Vorwort des Übersetzers

Orthopädische Beschwerden sind ein weit verbreitetes Problem, im Laufe seines Lebens ist fast jeder Mensch davon betroffen. Sie können Schmerzen verursachen und daraus resultierende Einschränkungen in der Beweglichkeit begünstigen. Die Thai-Akupressur beschäftigt sich intensiv mit diesen Beschwerdebildern und bietet vielfältige Möglichkeiten Blockaden zu lösen, Beweglichkeit und Körperhaltung zu verbessern, Organe zu stimulieren und Regenerationsprozesse zu fördern.

Während einer Fortbildung 2010 lernte ich Noam Tyroler kennen und stellte schnell fest: Thai-Akupressur ist eine umfassende Behandlungsmethode mit Geschichte. Sie ist geprägt von der Lehre der Energielinien, der Meridiane und den sich darauf befindenden Akupressurpunkten. Damit stellt sie eine der Ur-Lehren der heute immer intensiver erforschten meridianbasierten Behandlungen dar. Die Lokalisation der Punkte und die sorgfältige Auswahl der Punkt-Kombinationen bilden die Grundlage dieses überlieferten, traditionellen Wissens, welches bewusst innerhalb ausgewählter Kreise in Thailand weitergegeben wurde. Auf seinen zahlreichen Reisen im thailändischen Raum hatte Noam Tyroler die ausgesprochen seltene Möglichkeit, von erfahrenen Lehrern die Tradition der Thai Akupressur zu erlernen und anzuwenden.
Er trug dieses Wissen unverfälscht über die Grenzen Thailands hinaus und beendete damit das Nischendasein der Thai Akupressur in der westlichen Welt. Noam Tyrolers Unterricht ist geprägt von Authentizität, Leidenschaft und Begeisterung, er ist heute der bekannteste Lehrer dieser Behandlungsmethode in unseren Breitengraden. Dieses Buch ist ein weiterer wichtiger Grundstein auf dem Weg der Etablierung des Wissens um die authentische Thai Akupressur, ich freue mich, mit der Übersetzung dieses Buches einen Teil dazu beizutragen.

Ich möchte Sie nun einladen, sich von der Begeisterung anstecken zu lassen und wünsche Ihnen viel Freude beim Lesen dieses Buches.

Ihr
Andreas Klein
Massagetherapeut, Yogalehrer
www.sukha.yoga

นวดกดจุดบำบัดโรค

Nuad Kod Jud

Thai-Akupressur

gegen orthopädische Beschwerden

nach den Lehren der Wat Po Schule, Bangkok

Nuad kod Jud bumbud rok

(Massage-Druckpunkte zur Behandlung von Krankheiten)

Lernen Sie Thai-Akupressur per Video

Besuchen Sie die Website: www.thaiacu.com

KONTAKTINFORMATIONEN

info@thaiacu.com

www.thaiacu.com

Thai-Akupressur gegen orthopädische Beschwerden

Nach den Lehren der Wat Po Schule, Bangkok (Wat Pra Chetuphon)

ISBN 978-965-92242-6-5

Die Behandlungsmethoden, die in diesem Buch erläutert werden, dürfen ausschließlich von qualifizierten Therapeuten angewandt werden.

Dieses Buch ersetzt nicht die Diagnose oder Therapie durch einen Arzt oder Heilpraktiker. Akupressur darf nicht von Personen angewendet werden, die nicht über die notwendige medizinische Qualifikation verfügen. Therapeuten und Klienten sind angewiesen, die Abschnitte über Kontraindikationen in den Kapiteleinleitungen zu berücksichtigen, und alle Vorsichtsmaßnahmen für therapeutische Körperarbeit zu beachten. Im Fall von gesundheitlichen Bedenken, Krankheiten oder Verletzungen muss ein Arzt zu Rate gezogen werden. Sollten Massage-Klienten während oder nach der Akupressur-Anwendung ernste oder anhaltende Schmerzen haben, können Probleme zu Grunde liegen, die einer sofortigen medizinischen Behandlung bedürfen. Der Autor und die Lektoren übernehmen keine Verantwortung für nachteilige Auswirkungen, die aus der unsachgemäßen Anwendung der Informationen dieses Buches entstehen oder entstehen können.

2008 Veröffentlicht in Israel von Noam Tyroler
P.B. 430, Ha-Iros 37, Metula 10292, Israel

Email: noamtyroler@gmail.com

Website: http://www.thaiacu.com

Lektor: **Robin Treistman**

Medizinischer Lektor: **Gilaad Holy-Or**

Graphische Gestaltung: **Nicole Gluch**
mit **Noam Tyroler** und **Zohar Sde-Or**

Seitenlayout: **Amy Caron**
mit **Chamutal Leket**

Fotograf: **Dudi Ardon**

Adaption der Illustrationen: **Alon Lindenbaum**

Bildbearbeitung: **Alon Lindenbaum**

Anatomie: **Ayala Arad**

Lokalisation der chinesischen Akupunkturpunkte: **Eran Goldstein**

Model - Klient: **Daniel Loebenstein**

Model - Praktiker: **Noam Tyroler**

Übersetzung aus dem Englischen: **Andreas Klein** - Massagetherapeut, Yogalehrer
mit besonderem Dank für die Unterstützung des medizinischen Lektorats an:
Angela Posko - Heilpraktikerin und Osteopathin

Ich widme dieses Buch mit Liebe meinen Eltern
Rachel und **Jano Tyroler**

Für meine Frau **Idit**
und meine Töchter **Gal** und **Ilil**

Mein herzlicher Dank geht an
Judy Becker Worsley für die Erlaubnis,
ihre exzellenten Illustrationen aus dem Buch
Traditional Chinese Acupuncture Meridians and Points zu verwenden.

Außerdem danke ich
Mrs. Maureen Postins
von "Worsley Inc"
für ihre Hilfe und freundliche Unterstützung.

Ich möchte den folgenden Personen meinen Dank aussprechen:

Meinem Vater Jano Tyroler und meinem Freund Izhar Atzmon,
für ihre finanzielle Unterstützung und dafür, dass sie das Entstehen dieses Buches ermöglicht haben.

Sally Reidman,
Präsidentin und Gründerin des Reidman Collge für hollistische Medizin, dafür, dass sie in ihrem College eine Heimat für mich und die Lehre der Thai-Massage und -Akupressur geschaffen hat, und für viele Jahre der Förderung und Unterstützung.

Sanghati (Gary) Kshepitzki
für seine entscheidende Hilfe und Beratung, ohne die dieses Buch nicht entstanden wäre.

Eran Goldstein
für die Idee, dieses Buch zu schreiben, für die Hilfe bei der Lokalisation der Punkte und für seine vielen wichtigen Ratschläge.

Roy Henig
für guten Rat und Ermutigung.

Professor Avshalom Mizrahi,
akademischer Direktor und Leiter der Fakultät für Naturheilkunde am Reidman College, für seine Unterstützung und seine Beratung.

Muli Glazer
für seinen Rat und seinen Enthusiasmus.

Dalia Avigdor
für ihre guten Ratschläge.

Amos Bahat
für seine Großzügigkeit, seine Hilfe und seine Beratung zum Buchdruck.

Dank an:
Mr. Preeda Tangtrongchitr – Gründer der Wat Po Schule und
Mr. Serat Tangtrongchitr – Manager der Wat Po Schule
für ihre freundlichen Antworten auf all meine Fragen.

Ich möchte meinen wunderbaren Lehrern der medizinischen Thai-Akupressur danken
Mr. Suchat Wongurapresert (Ting)
Mrs. Guniga Piyapong (Kanika)

Ich möchte meinen Thai-Massage-Lehrern danken:
Den Lehrern des Shivaga Komarpaj
Thai-Massage-Schule des
"Traditional Old Hospital" in Chiang Mai

Mr. Pichet Boonthamme
Ein herausragender Meister und Lehrer der medizinischen Thai-Massage.

Mr. Chongkol Setthakorn (John)
Ein ausgezeichneter Leher und Gründer der International Training Massage School (ITM)
in Chiang Mai.

Dr. Sombat Tapanya
Ein wunderbarer Lehrer und Autor
zur Traditionellen Thai-Massage.

Mr. Sutichai Tameesak (Piak)
Ein äußerst talentierter Therapeut und wunderbarer Lehrer.

Mrs. Nid Chaimongkol
Eine wunderbare Frau und Lehrerin.

Mr. Chayut Priazit
Ein einzigartiger Praktiker und Meister von unzähligen Thai-Massage-Techniken.

Mein besonderer Dank gilt:
Avi Treistman, Daniel Lobenstein, Ayala Arad, Ziv Raviv, Rinat Goffer, Yosi Rachmani,
Sarit Barak, Roee Tsuk, Meirav Avraham, Shlomi Patito, und Javier Yusupoff.

Ich danke all meinen Thai-Massage und Thai-Akupressur Schülern, die mit mir
die Liebe zur alten thailändischen Heilkunde teilen.

Ich möchte den vielen Generationen von Lehrern und Schülern meinen Respekt zollen, die diese Lehre verfeinert und sie in ihren Herzen und ihrem Geist bewahrt haben, und sie von einer Generation an die nächste weitergegeben haben, in einer ungebrochenen Linie über viele Jahrhunderte.

Symbole und Begriffe

●●● Ein sehr häufiges Beschwerdebild

Häufig oder selten

Jede der 60 Behandlungsroutinen in diesem Buch ist eingestuft als häufiges oder seltenes Beschwerdebild. Lernen Sie vor allem die Routinen für die sehr häufigen Beschwerdebilder. Gehen Sie bei der Diagnose zunächst davon aus, dass Ihnen eines der häufigeren Beschwerdebilder vorgestellt wird.

Linie

Eine Akupressurlinie, ein Segment einer Sen-Linie, auf der die Akupressurpunkte lokalisiert sind. Wenn es die Zeit zulässt, werden die Linien der Routine massiert, bevor die Akupressurpunkte mit stärkerem Druck behandelt werden. Bei den Linien einer Routine handelt es sich um die Linien, auf denen die Akupressurpunkte der entsprechenden Routine zu finden sind. Wann immer ein Punkt einer Routine auf einer Linie "sitzt", sollte diese Line Massiert werden. Nur die Linien einer Routine zu behandeln, ohne eine zusätzliche Behandlung der Punkte ist wirksam, jedoch wird die Wirksamkeit durch die Behandlung der Punkte gesteigert. Sie finden eine Karte der Akupressurlinien im Anatomieatlas

Die Namen der Linien

Obwohl es sich bei den Linien um Segmente der Sen-Linien handelt, sind sie nicht nach den Sen-Linien benannt. Die Namen der Sen-Linien variieren von Lehrer zu Lehrer. Die Namen in diesem Buch sind die vom Wat Po verwendeten

Gelbe Punkte

Alternative Punkte. Der gelbe Punkt 1 ist eine Alternative zum regulären Punkt 1. Bei manchen Klienten kann es zu einem oder zwei Punkten der Routine Alternativen geben, die effektiver sind und stattdessen verwendet werden sollten. Versuchen Sie beide Punkte und finden heraus, welcher effektiver ist. In vielen Fällen sind beide Punkte effektiv.

Die Namen der Punkte

Die Namen der Punkte setzen sich zusammen aus dem Namen der Linie, auf der der Punkt liegt und seiner Nummer auf der Linie. Der erste Punkt auf der Daumenlinie heißt "Daumen-1", der dritte Punkt auf dieser Line heißt "Daumen-3", usw.

Punkte

Ein Thai-Akupressurpunkt. Die Punkte "sitzen" auf den Linien. Die Behandlungsroutinen setzen sich zusammen aus Kombinationen von Punkten, die einer nach dem anderen für 10 - 15 Sekunden gedrückt werden. Die Routinen beginnen bei Punkt 1 und enden beim letzten Punkt. Wenn alle Punkte einmal gedrückt wurden, folgt eine weitere Runde. Die Punkte können je nach Bedarf bis zu neunmal gedrückt werden.

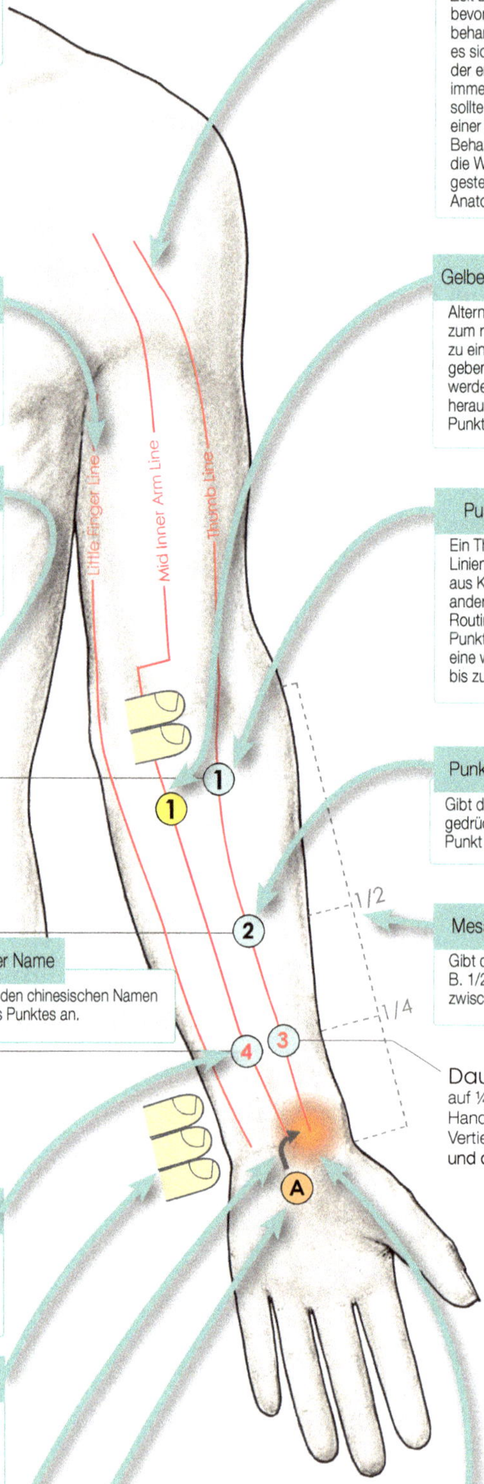

Daumen-3
2 Finger unter der großen Vertiefung des Ellenbogens • In der Vertiefung zwischen M. brachioradialis und M. flexor carpi radialis • drücken Sie gegen den Knochen • strahlt zum Daumen aus

Daumen-2
auf ½ Weg zwischen Handgelenk und Ellenbogen • in der Vertiefung direkt medial zum Radius, zwischen M. brachioradialis und M. flexor carpi radialis

Mitte Innenarm-1 (P–6)
auf ¼ des Weges (3 Finger) vom Handgelenk zum Ellenbogen • in einer Vertiefung zwischen den beiden Sehnen des M. palmaris longus und M. flexor carpi radialis

Daumen-1 (LU-7 Region)
auf ¼ des Weges (3 Finger) vom Handgelenk zum Ellenbogen • in einer Vertiefung zwischen dem Radius und der Sehne des M. flexor carpi adialis

Punkt-Nummer

Gibt die Reihenfolge an, in der die Akupressurpunkte gedrückt werden. Punkt 1 wird als erster gedrückt, Punkt 2 als zweiter und Punkt 10 als zehnter.

Mess-Skala

Gibt die relative Distanz zwischen zwei Punkten an - z. B. 1/2- oder 1/4 des Weges. Punkt 2 liegt auf 1/2 Weg zwischen Handgelenk und Ellenbogen.

Roter Name

Gibt den chinesischen Namen eines Punktes an.

Punkte mit roter Nummer

Diese Akupressurpunkte sind identisch mit einem chinesischen Akupunkturpunkt. Diese Information soll es Schülern und Therapeuten, die über Hintergrundwissen der chinesischen/japanischen Medizin verfügen erleichtern, die Punkte zu finden.

Roter Name + Region

Wenn ein Thai-Akupressurpunkt sehr nahe bei einem Akupunkturpunkt liegt, ist das Wort "Region" hinzugefügt, sowie eine kurze Beschreibung der Lage des Thai-Akupressurpunktes im Verhältnis zur Lage des Akupunkturpunktes in roter Schrift.

Finger

Maßeinheit zum Auffinden der Punkte. Punkte 3 und 4 liegen drei Fingerbreiten, der Finger Ihres Klienten, oberhalb des Handgelenks. Verwenden Sie Ihre Finger zum Abmessen. Falls Ihr Klient wesentlich größer oder kleiner als Sie ist, verlängern oder kürzen Sie die gemessene Distanz entsprechend.

Pfeile

Die Pfeile zeigen die Richtung des Drucks an, wenn der Druck nicht wie üblich direkt zum Zentrum des Arms, des Beins oder des Körperteils gerichtet wird, auf dem der Punkt liegt.

Orangefarbener Punkt

Ein Extra-Punkt. In manchen Routinen können Extra-Punkte hinzugefügt werden. Finden Sie heraus, ob diese Extra-Punkte effektiv sind oder nicht. Wenn sie effektiv sind, verwenden Sie sie als Teil der Routine. Wenn nicht, sparen Sie sie aus.

Schmerzzentrum

Die Illustration zeigt das Zentrum der Schmerzen.

(Finger)	Distanz-Maßeinheiten
①	Thai-Akupressurpunkt
① (gelb)	Alternativpunkt
Ⓐ	Extra-Punkt
① (rot)	Akupunkturpunkt
(orange)	Schmerzzentrum
↱	Richtung für den Daumendruck

Gebräuchliche Techniken für die Druckbehandlung von Akupressurlinien und -punkten

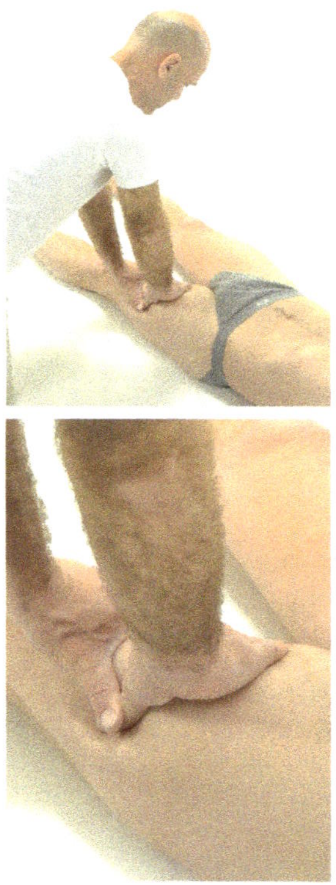

Daumen über Daumen, gekreuzt
Wird verwendet, um von Ihnen weg oder direkt abwärts zu drücken. Die am häufigsten eingesetzte Drucktechnik.

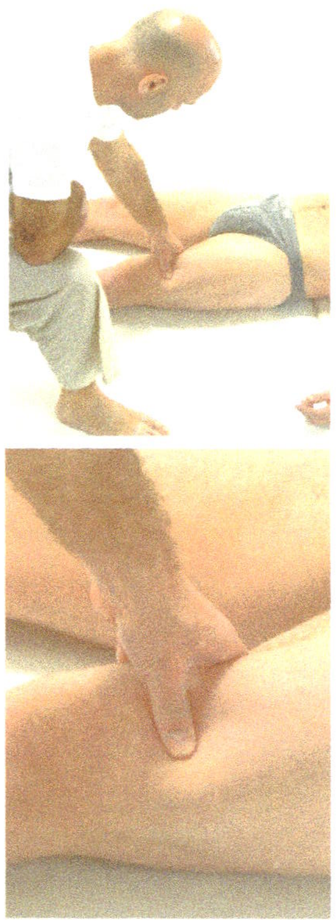

Ein Daumen
Wird verwendet, um von Ihnen weg, in Ihre Richtung oder direkt abwärts zu drücken. Eine sehr häufig eingesetzte Drucktechnik.

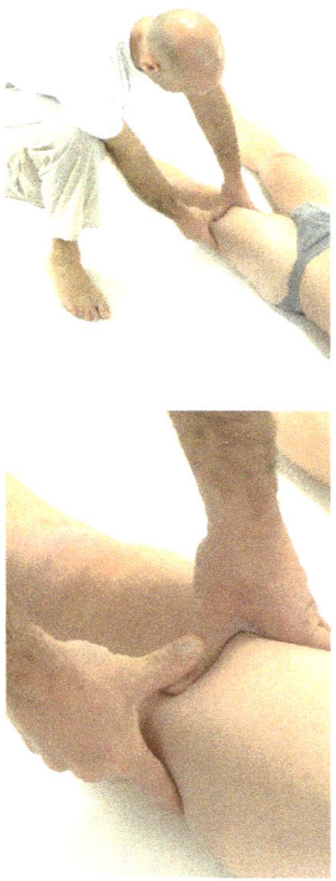

Daumen über Daumen
Wird verwendet, um direkten Abwärtsdruck und manchmal um Druck, der von Ihnen weg weist auszuüben. Eine sehr häufig eingesetzte Drucktechnik.

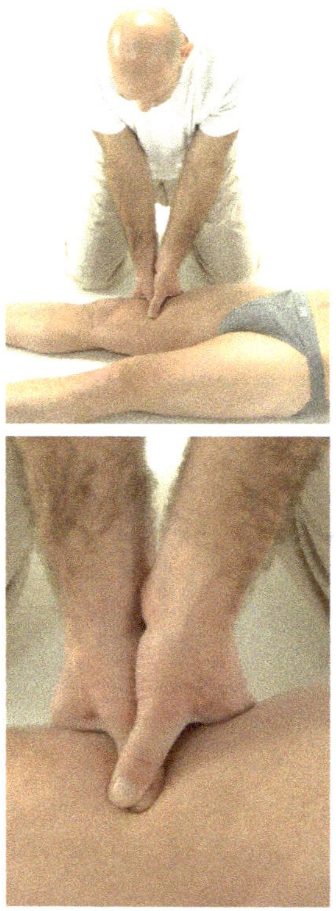

Daumen über Daumen, Hände gedreht
Wird verwendet, um Abwärtsdruck und Druck in Ihre Richtung auszuüben. Verwenden Sie diese Technik, wenn Sie Ihre Position nicht ändern, und sich nicht auf die andere Seite des Klienten bewegen wollen.

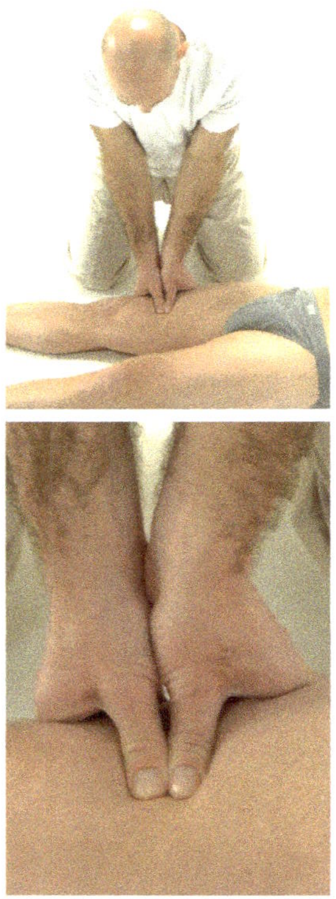

Daumen nebeneinander
Wird verwendet, um Abwärtsdruck und Druck in Ihre Richtung auszuüben. Mit dieser Technik wird oberflächlicher Druck erzeugt.

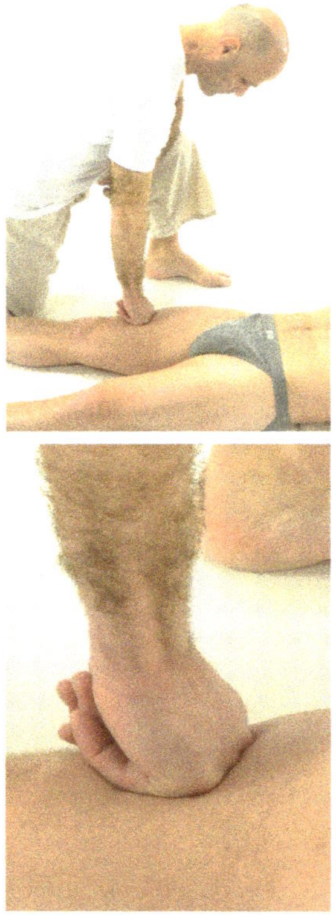

Faust
Wird verwendet, um Abwärtsdruck auszuüben. Mit dieser Technik wird oberflächlicher, tiefer Druck erzeugt. Sie kann verwendet werden, wenn Ihre Daumen ermüden.

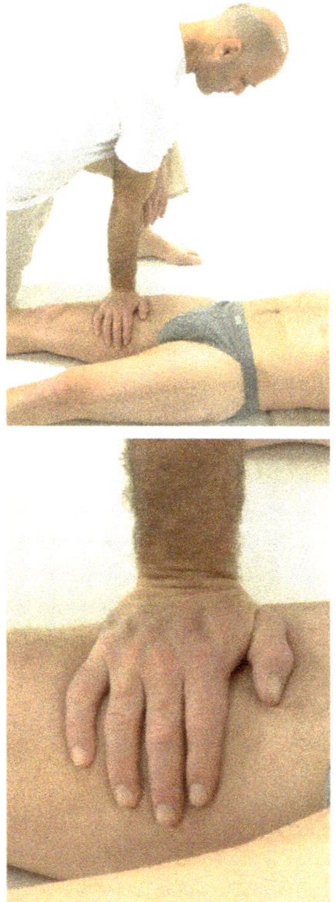

Handballen
Wird verwendet, um Abwärtsdruck auszuüben. Mit dieser Technik wird sanfter, nicht-durchdringender Druck bei der Behandlung von empfindlichen Arealen oder sensiblen Klienten erzeugt.

INHALTSVERZEICHNIS

VORWORT

EINLEITUNG:

THAI-AKUPRESSUR BEHANDLUNGSROUTINEN

TRADITIONELLE THAI AKUPRESSURPUNKTE - ANATOMIEATLAS:

Punktkombinationen
Vorgefertigte Punktkombinationen werden in verschiedenen Traditionen der Akupunktur und Akupressur angewendet. Es ist ein wichtiger Aspekt dieser Punktkombinationen, dass sie als effektives therapeutisches Werkzeug von Therapeuten angewendet werden können, auch wenn diese nur über eine Grundausbildung in manueller Therapie verfügen und kein medizinisches Hintergrundwissen haben. Außerdem schafft die Anwendung von Punktkombinationen eine solide Grundlage, um ein Gefühl für das Auffinden von Linien und Punkten auf dem Körper zu entwickeln.

Die Punktkombinationen des Wat Po
Dieses Buch enthält 60 Punktkombinationen. Diese bilden (zusammen mit den Routinen der medizinischen "königlichen" Massage) die Standard-Basissammlung von Akupressurroutinen der Thaimedizin. Sie wurden im Jahr 1955, während einer Serie von Seminaren zusammengestellt und gesammelt von Lehrern, die vom Gründer der Wat Po Massageschule, Mr. Preeda Tangtrongchitr versammelt wurden.
Auf diesen Seminaren wurde Wissen geteilt und ausgetauscht, um eine Standard Behandlungsroutine für die allgemeine Massage zu entwickeln und einen Standard-Korpus von bewährten und effektiven Punktkombinationen für die Behandlung von einfachen Orthopädischen Erkrankungen zusammenzustellen. Dieses gesammelte Wissen wird seitdem im Basiskurs für allgemeine Massage und im Kurs für therapeutische Massage an der Massageschule des Wat Po in Bangkok gelehrt.

Einfache orthopädische Erkrankungen
Die Routinen in diesem Buch dienen der Behandlung von vielen der häufigsten orthopädischen Erkrankungen, die mit manuellen Therapiemethoden behandelt werden können. Sie behandeln Erkrankungen des weichen Gewebes, wie muskuläre Hypertonie und myofasziale Triggerpunkte,
Muskelschwäche, Muskelzerrungen, Erkrankungen der Sehnen, wie zum Beispiel Sehnenrupturen, Sehnenentzündungen, Sehnenscheidenentzündungen, Verstauchungen, Arthrose, Kompressionen von Gefäßen und Nerven und Nervenreizungen. Mit den Routinen können keine schweren Erkrankungen oder Verletzungen behandelt werden, wie Frakturen, Verrenkungen, orthopädische Beschwerden, die durch virale oder bakterielle Infektionen, innere oder systemische Erkrankungen verursacht wurden. In Thailand werden noch viele weitere Akupressurpunkt-Kombinationen für die Behandlung verschiedenster Erkrankungen angewendet, die in diesem Buch nicht enthalten sind. Es besteht die Möglichkeit in Thailand, bei verschiedenen Schulen und Lehrern Fortgeschrittenen-Kurse zu belegen, in denen weitere Routinen, die auf der Kombination von Akupressurpunkten basieren vermittelt werden.

Das vorliegende Buch ist als Begleitbuch für Schüler der Thai-Akupressur gedacht, sowie für Praktiker jeder Form von manueller Therapie. Die 60 Behandlungsroutinen können direkt, mit Hilfe des Buches angewendet werden ohne Anleitung eines Lehrers. Dennoch wird empfohlen, diese Tradition unter Anleitung eines erfahrenen Lehrers zu studieren. Die direkte Unterweisung ist von unschätzbarem Wert.

Wenden Sie die 60 Routinen dieses Buchs bitte zuerst an Familienmitgliedern und Freunden an. Sobald Sie mit den Prinzipien dieser einfachen Methoden vertraut sind und wissen, wie Sie die Punkte finden, werden Sie in der Lage sein, Klienten mit Hilfe dieses Buchs zu behandeln.

Ziel dieses Buches ist es, eine alte, mündlich überlieferte Tradition, deren Unterweisungen oftmals schwer verständlich und mehrdeutig sind auf eine klare Art und Weise darzustellen. Traditionell wurde die Lehrer nur mündlich, über einen langen Zeitraum weitergegeben. Heutzutage wird dieses Wissen jedoch in sehr kurzen, intensiven Kursen vermittelt, es ist nicht mehr möglich, es wie früher auswendig zu lernen. Die einzige Möglichkeit, sich ein so umfangreiches Wissen in einem kurzen Kurs anzueignen, ist es ein Handbuch, mit klaren Darstellungen zu Hilfe zu nehmen, das ein selbständiges Üben ermöglicht und die Möglichkeit bietet, dass Gelernte in den Monaten nach Abschluss des Kurses zu verinnerlichen.

Dieses Buch soll auch dazu beitragen, diese beinahe unbekannte Tradition der Heilkunde jedem Praktiker einer manuellen Therapie zugänglich zu machen. Ich habe keine andere Methode für die Behandlung von orthopädischen Beschwerden kennengelernt, so wirksam und gleichzeitig so einfach zu lernen und in der Praxis anzuwenden ist.

Die Anwendung dieser Routinen ist sehr verführerisch, weil sie direkt an die schmerzhaften Punkte gehen und sofort ein Gefühl der Erleichterung verschaffen, das Gefühl:"Ah! Das ist genau das, was ich brauche."

Ein wichtiger Aspekt bei der Behandlung von orthopädischen Beschwerden ist die Suche nach empfindlichen und/ oder "hungrigen" (Energiemangel) Arealen, Linien und Punkten:
Ihr Klient muss "seine" Punkte finden. Klienten versuchen häufig, diese Punkte selber zu erreichen, und können Sie oft zumindest zu einigen der Punkte führen. Sensible und erfahrene Praktiker können alle für eine perfekte Behandlung relevanten Punkte finden. Ich erinner mich daran, wie ich voller Erstaunen Behandlungen in Thailand beobachten konnte, die von Praktikern ausgeführt wurden, die die Punktkombinationen nie gelernt hatten und dennoch alle Punkte finden konnten.

Bei jeder orthopädischen Erkrankung werden bestimmte Linien und Punkte empfindlich, sie haben einen Mangel oder ein Übermaß an Energie und müssen behandelt werden. Die Behandlung kann durch Nadeln, Druck oder Massage erfolgen. An diesen Punkten zu arbeiten ist ein entscheidender Aspekt für die Heilung.

Vorgefertigte Punktkombinationen geben Anwendern eine Richtschur, bei Ihrer Suche nach Punkten, die sich in einem Mangel oder einem Übermaß befinden. Nur wenige Anwender haben ausreichende Erfahrung oder die Fähigkeit alle relevanten Punkte für die Behandlung einer Erkrankung ohne Hilfe zu finden. Für die meisten Praktiker ist es daher sehr hilfreich, Punktkombinationen zu kennen. Nach einer kurzen Diagnose, mit Hilfe dieses Buches werden Sie wissen, welche Punktkombination Sie anwenden müssen. Sie werden wissen, wo Sie die Punkte betreffenden finden, die Punkte, die Ihre Berührung brauchen.

Versuchen sie diese Punktkombinationen an Ihren Klienten und Sie werden Ihre Heilkraft selber erkennen. Es ist meine Hoffnung, dass Sie sich in diese alte Thai-Kunst genauso verlieben, wie ich es getan habe.

Bitte beachten Sie, dass in diesem Buch durchgehend die männliche Form verwendet wird (er, sein, ihm). Der Verzicht auf die weibliche Form geschieht der Vereinfachung halber. Alle Beschreibungen gelten für männliche und weibliche Klienten oder Praktiker gleichermaßen.

Eine Akupressur-Behandlungsroutine

Eine Akupressurbehandlung kann auf einer Matte am Bode, auf einem Bett oder auf einer Massageliege gegeben werden. Die Behandlung kann auch auf einem Stuhl durchgeführt werden, wenn Beschwerden am Oberkörper behandelt werden. Der Klient bleibt vollständig bekleidet. In Thailand werden Männer manchmal mit freiem Oberkörper behandelt. In diesem Buch ist mein "Klient" fast vollständig entkleidet, damit es für Sie leichter ist, zu sehen, wo sich die Linien und Punkte befinden und damit Sie exakt nachvollziehen können, was der Therapeut macht.

Behandlungsroutine versus allgemeine Massage

Aus medizinischer Sicht, ist eine allgemeine Massage am besten als Präventivmaßnahme geeignet. Anders als eine allgemeine Massage des ganzen Körpers, zielt eine Behandlungsroutine darauf ab, bestehende Beschwerden zu behandeln, sie ist auf einige, ausgewählte Areale, sowie Linien und Punkte beschränkt (manchmal werden Dehntechniken hinzugefügt). Die Linien und Punkte einer Routine bilden den Kern der Behandlung, während andere Teile des Körpers außen vor bleiben oder nur behandelt werden, wenn es die Zeit zulässt. Wenn ein gesundheitliches Problem besteht, ist eine Behandlung von nicht-relevanten Teilen des Körpers Zeitverschwendung. Es ist nicht das, was Ihr Klient braucht, und möglicherweise auch nicht das, was er möchte. Er oder Sie möchte, dass die Schmerzen behandelt werden - Es wäre frustrierend, wenn die Schmerzen nicht direkt behandelt würden. Nachdem Sie die Linien und Punkte, die n Bezug zu den bestehenden Schmerzen stehen ausreichend lange und mit angemessenem Druck behandelt haben, fahren Sie mit einer allgemeinen Massage fort. Vermeiden Sie jedoch jeden Druck oder Dehnungen, die Schmerzen verursachen könnten.

Kurze Behandlungen - nur Punkte - 20 - 30 Minuten

Wenn Ihnen nur wenig Zeit zur Verfügung steht, verwenden Sie nur die Punktkombinationen.
Beginnen Sie mit dem ersten Punkt der Routine, fahren Sie fort mit dem Zweiten und dann mit den restlichen Punkten. Wenn Sie einen Durchgang vollendet haben, wiederholen Sie die Punktekombination immer wieder, bis die Behandlungszeit abgelaufen ist. Sie halten den Druck auf jedem Punkt so lange, wie Ihr Gefühl sagt, dass es richtig ist. In der Regel ist das zwischen 10 und 15 Sekunden, manchmal auch länger. Der Druck sollte in den meisten Fällen in die Tiefe gehen, idealerweise so stark, dass Ihr Klient ihn noch genießen kann - jedoch nicht so stark, dass er sich zusammenzieht oder von Ihren Händen weg bewegt.

Vollständige Behandlung - 1,5 bis 3 Stunden

Eine ideale Behandlung dauert so lange, wie Ihr Klient es braucht. Manche Beschwerden können innerhalb von 20 Minuten gut behandelt werden, während andere eine vollständige, 3-stündige Behandlung brauchen. Z. B. brauchen die meisten Beschwerden im unteren Rücken eine lange Behandlung, sie können jedoch auch effektiv mit kurzen (25 Minuten) Anwendungen behandelt werden. Idealerweise wird so lange behandelt, wie eine Verbesserung der Beschwerden zu beobachten ist, und so lange, wie Ihr Klient die weitere Behandlung wünscht. Hören sie auf, wenn die Punkte "müde" werden. Ein erfahrener Therapeut kann spüren, wenn die Punkte keinen weiteren Druck brauchen.

Die Behandlung von akuten Beschwerden

Führen Sie solche Behandlungen mit großer Vorsicht aus! Behandeln Sie nur die Linien und Akupressurpunkte der relevanten Routine. Behandeln sie dieselben Punkte immer wieder, bis sie vollkommen "zufrieden" sind. Sie verschwenden wertvolle Behandlungszeit, wenn Sie nicht-relevante Körperteile behandeln. Außerdem können sich die Beschwerden Ihres Klienten verschlechtern, wenn Sie die Dehnungen der allgemeinen Massage anwenden.

Die Behandlung von chronischen Beschwerden

Wenn Sie chronische Beschwerden behandeln - wie z. B. Beschwerden im unteren Rücken, bei denen das hauptsächliche Symptom jetzt mehr Steifheit ist, und weniger ein Schmerz - können die Dehnungen von Beinen und Rücken aus der allgemeinen Massage wirksam sein, wenn sie vorsichtig angewendet werden. Wenn sich die Beschwerden Ihres Klienten bessern, können Sie nach und nach immer mehr Elemente der allgemeinen Massage verwenden. Irgendwann werden Sie Ihren Klienten mit einer vollständigen, allgemeinen Ganzkörper-Massage behandeln können, wobei Sie den für seine Beschwerden relevanten Linien besondere Aufmerksamkeit schenken.

Die allgemeine Massage wird am "Anfang" und am "Ende" angewendet. Am "Anfang" wird sie als Präventivmaßnahme angewendet, und am "Ende" wird sie als Rehabilitationsmaßnahme angewendet. Eine wöchentliche oder zweiwöchentliche allgemeine Massage wird das Entstehen der meisten Beschwerden, die mit den Akupressurroutinen behandelt werden verhindern.

Wählen Sie eine Routine und behandeln Sie ihren Klienten
Jedes orthopädische Beschwerdebild hat eine Routine, die für dessen Behandlung vorgesehen ist. Dieses Buch wird Ihnen dabei helfen, die richtige Routine zu finden und wird Sie Schritt für Schritt durch den Behandlungs-Prozess führen.

1. Finden Sie das relevante Kapitel
Finden Sie heraus, wo die Schmerzen sind und welche Bewegungen sie verstärken.
Wenn die Schmerzen z. B. im Nacken auftreten und durch eine Bewegung des Nackens verstärkt werden, handelt es sich um ein Nackenproblem - Gehen Sie zum Kapitel "Nacken". Gehen Sie immer wieder auf die gleiche Weise vor. Handels es sich um Schmerzen im unteren Rücken - gehen Sie zum Kapitel "Unterer Rücken".

2. Wählen Sie eine Routine des entsprechenden Kapitels
Wenn Sie das Kapitel gefunden haben, lesen Sie "Die Auswahl der Behandlungsroutine" und die "Diagnosetafel". Wählen Sie die Routine, die die Beschwerden Ihres Klienten am vollständigsten beschreibt. In manchen Fällen müssen zwei Routinen für die Behandlung kombiniert werden.

3. Gehen Sie weiter zur Seite "Behandlungsschritte" und folgen Sie den Anweisungen
Beginnen Sie Ihre Behandlung mit Schritt Nummer eins und folgen Sie den Schritten in der vorgegebenen Reihenfolge. Wenn Ihre Behandlungszeit begrenzt ist, wenden Sie nur den Schritt "Akupressurpunkte" an.

4. Lokalisieren Sie die Akupressurlinien und -punkte der Routine
Lokalisieren Sie die Punkte auf der Zeichnung mit Hilfe der Linien, Maße und Anstandsangaben. Nehmen Sie auch den Abschnitt "Ausgewählte Punkte" am Ende der Seite "Behandlungsschritte" zur Hilfe.

5. Wenn Sie sich bei der Lokalisierung der Punkte nicht sicher sind
Verwenden Sie den Anatomieatlas, um die Akuoressurpunke aufzufinden.

Die Behandlungsschritte

Aufwärmphase
Wenn es die Zeit zulässt, beginnen Sie die Behandlung mit Handballendruck entlang den Linien der Beine, der Arme oder des Rückens. Oder beginnen Sie mit einer allgemeinen Massage des oberen Rückens oder des Bauches, wenn das die Areal sind, die bei den Behandlungsschritten genannt werden.

Energielinien
Setzen Sie die Behandlung mit tieferem Daumendruck auf den in der Routine beschriebenen Energielinien fort. Wenn es die Zeit zulässt, behandeln Sie die Linien, auf denen sich die Akupressurpunkte der Routine befinden, bevor Sie die Punkte selbst behandeln. Vor den Punkte, die relevanten Linien zu behandeln wird die Behandlung sehr viel effektiver machen. Auch die alleinige Behandlung der relevanten Linien ist wirksam, jedoch ist eine Behandlung zusammen mit den Punkten effektiver.

Punktkombination
Jetzt folgt der wichtigste Teil der Behandlung - die Akupressurpunkte. Wiederholen Sie die Behandlung der Punktkombination mehrfach, so oft wie notwendig, jedoch für maximal 10 Runden. Wenn Sie nur begrenzte Zeit zur Verfügung haben, behandeln Sie nur die Punkte. Sogar die alleinige Behandlung der Punkte wird gute Resultate bringen.

Optionale ergänzende Maßnahmen
Nachdem Sie die Behandlung der Punkte abgeschlossen haben, können Sie, wenn es die Zeit zulässt mit zusätzlichen, ergänzenden Maßnahmen fortfahren, die auf den Seiten, die die "Behandlungsschritte" enthalten erläutert sind. Wenn Sie zum Beispiel chronische Nackenbeschwerden behandeln, können Sie zusätzlich verschiedene Dehnungen ausführen und die Therapielinien entlang des Rückens und der Hüfte behandeln. Bei der Behandlung von chronischen Beschwerden ist die Anwendung von ergänzenden Maßnahmen sehr wirksam.

Techniken aus der allgemeinen Massage:
Wenn es die Zeit zulässt, können Sie nach dem Abschluss aller Behandlungsschritte noch verschiedene Techniken aus der allgemeinen Massage an verschiedenen Körperteilen anwenden, sofern das sinnvoll ist. Gehen Sie in jedem Fall sicher, dass Sie keinen Druck ausüben der Schmerzen verursacht oder auf andere Art und Weise Schmerzen im behandelten Areal oder sensiblen Teilen des Körpers verursachen.

Die Wahl der Routine

Eine Thai-Akupressur-Routine wird an Hand der Lokalisation der Schmerzen, dem Muster der Schmerzen sowie der Bewegung, die Schmerzen verursacht oder sie verstärkt ausgewählt. Finden Sie die Routine, die die Beschwerden Ihres Klienten am genauesten beschreibt. Die Diagnose durch einen Erfahrenen Therapeuten wird in der Regel nicht länger als ein oder zwei Minuten dauern.

1. Finden Sie zunächst heraus, wo die Schmerzen auftreten und welche Bewegungen die Schmerzen auslösen oder verstärken

Bitten Sie Ihren Klienten, Ihnen die Stelle zu zeigen, an der die Schmerzen auftreten. Bitten Sie ihn, Ihnen vorsichtig die Bewegungen und Haltungen zu zeigen, die die Schmerzen auslösen oder verstärken. Wenn der Schmerz ausgelöst wird, bitten Sie ihn, Ihnen die entsprechende Stelle noch einmal zu zeigen. Dies ist die genaueste Art, herauszufinden, an welcher Stelle die Schmerzen auftreten.

2. Wählen Sie eine Routine

Wählen Sie eine Routine des entsprechenden Kapitels, an Hand der für die Thai-Diagnose relevanten Symptome aus, unabhängig von der Definition der Beschwerden durch die westliche Medizin. Wenn die Symptome Ihres Klienten mit den in einer Routine beschriebenen Symptomen übereinstimmen, wenden Sie die Routine an und beobachten Sie die Reaktionen Ihres Klienten. Wenn ihm der Druck gut tut, wird Ihre Behandlung wahrscheinlich gute Ergebnisse bringen. Wenn Sie eine Verbesserung der Beschwerden erkennen, fahren Sie mit der Behandlung fort. Manche Beschwerden setzen sich auch aus zwei verschiedenen, miteinander zusammenhängenden Beschwerdebildern zusammen. Diese Fälle werden mit zwei Routinen behandelt, denken Sie jedoch daran, dass wertvolle Behandlungszeit verschwendet wird, wenn zwei Routinen angewendet werden, wo nur eine gebraucht wird.
Jede der 60 Behandlungsroutinen in diesem Buch nach der Häufigkeit der Beschwerden eingestuft. Gehen Sie bei der Diagnose zunächst davon aus, dass es sich um ein häufiges Beschwerdebild handelt, bedenken Sie jedoch gleichzeitig, dass Sie möglicherweise ein seltenes Beschwerdebild finden werden.

3. Beginnen Sie die Behandlung und stellen Sie sicher, dass Sie die richtige Routine ausgewählt haben

Beginnen Sie mit der Behandlung und prüfen Sie, ob die Linien und Punkte relevant und wirksam sind. Ein wichtiger Teil der Diagnose findet erst während der Behandlung statt. Ein erfahrener Therapeut ist in der Lage zu fühlen, wie relevant und wirksam die ausgewählten Punkte sind. Ein empfindsamer Klient wiederum, kann dem Therapeuten sagen, ob die Behandlung relevant und effektiv ist. Beobachten Sie die Reaktionen Ihres Klienten, während Sie die Punkte drücken. Bitte stellen Sie Ihrem Klienten nicht zu schnell, zu viele Fragen! Lassen Sie Ihn die tiefe Entspannung genießen. Oft wird Ihr Klient einige Zeit brauchen, bevor er in der Lage sein wird auszudrücken (nicht unbedingt durch Worte), ob die behandelten Punkte relevant sind oder nicht. Wenn Ihr Klient die Behandlung genießt, wenn er möchte, dass Sie weiter machen, sie um weitere Behandlungen bittet oder das Gefühl hat, dass Ihre Behandlung ein tiefes Bedürfnis "befriedigt", sind das klare Zeichen dafür, dass Ihre Behandlung die richtige "Medizin" für Ihn ist.

Mehr Informationen zu den spezifischen Diagnosen finden Sie in der Einleitung zu jedem Kapitel.

Relevante und wirksame Punkte

Für de Behandlung ist die Fähigkeit hilfreich, zu erkennen, ob ein Punkt relevant ist oder nicht.

Manche Klienten können Ihnen genau sagen, welche Punkte relevant sind und welche nicht. Sie werden Ihnen helfen, die exakte Lage eines Punktes zu finden, die genaue Richtung sowie die richtige Tiefe und Kraft für den Druck zu bestimmen. Andere Klienten werden nicht in der Lage sein, Ihnen zu sagen ob ein Punkt relevant ist oder nicht, jedoch können Sie einen relevanten Punkt meistens erkennen, wenn Sie ihn drücken. Es gibt auch Klienten, die nicht in der Lage sein werden, Ihnen zu helfen. In solchen Fällen müssen Sie sich auf Ihr Gefühl für die Punkte und die nicht-verbalen Reaktionen Ihres Klienten verlassen. Falls Ihnen beides nicht hilft, folgen Sie nur dem Verfahren der Routine.

Drei häufige Arten von relevanten Punkten

Ob ein Punkt relevant und wirksam ist kann sowohl durch den Therapeuten, als auch durch den Klienten auf verschiedene Weisen erspürt werden.

Die erste und am leichtesten aufzuspürende Art von relevanten, wirksamen Punkten fühlen sich fest und "voll" an. Diese Punkte brauchen häufig wiederholten Druck. Die Klient wird diese Punkte sowohl als schmerzhaft und sensibel, als auch als angenehm und Druckbedürftig empfinden. Er wird das Gefühl haben, das seine Schmerzen durch den Druck direkt angesprochen werden.

Die zweite Art von Punkten ist nicht so leicht zu finden, sie ist jedoch sehr wichtig. Diese Punkte sind fest und flach. Sie sind nicht "voll" und erheben sich nicht unter der Haut. Sie sind "verschlossen", "leer" und "leblos". Ein Therapeut wird das Bedürfnis haben, einen solchen Punkt tief und lange zu drücken um auf etwas lebendiges zu stoßen - ein Pulsieren oder eine Reaktion. Der Klient wird einen solchen Punkt als taub empfinden, fast, als würde er gar keinen Druck spüren. Er wird diesen Punkt erst nach langem Druck spüren oder wer wird seine Reaktion auf extrem tiefen Druck spüren, und er wird beides als notwendig empfinden. Es kann auch sein, dass sich der Klient schläfrig fühlt.

Die dritte Art von Punkt ist etwas leichter zu erkennen und ebenfalls sehr wichtig. Diese Punkte liegen sehr "tief", sie ziehen den Daumen des Therapeuten tiefer und tiefer in den Körper und wollen, dass der Druck bleibt (oftmals länger als 15 Sekunden, 30 oder 60 Sekunden oder sogar für mehrere Minuten), bis der Daumen irgendwann vom Körper wieder abgestoßen wird. Der Klient empfindet solche Punkte als unsensibel und "hungrig", mit dem Gefühl, dass sie tiefen und langen Druck brauchen. Der Klient wird sich vielleicht schläfrig fühlen.

Die Einstufung der Schmerzen

Sie können die Wirksamkeit Ihrer Behandlung an der Veränderung des Schmerzlevels erkennen. Bitten Sie Ihren Klienten vor dem Beginn der Behandlung, sein Schmerzlevel auf einer Skala von eins bis zehn einzustufen. Bitten Sie ihn nach der Behandlung, sein Schmerzlevel erneut einzustufen.

Wenn die Schmerzen abnehmen und er sich insgesamt besser fühlt, ist Ihre Behandlung wirksam.

Die Einstufung der Beweglichkeit und der Qualität der Bewegung

Beurteilen Sie vor und nach der Behandlung die Einschränkung der Beweglichkeit. Wenn sich die Bewegungseinschränkung verbessert oder sich die Qualität der Bewegung, zu größerer Geschmeidigkeit, Leichtigkeit und Natürlichkeit verbessert ist Ihre Behandlung wirksam.

Wenn Sie nicht sicher sind, ob die Behandlung wirksam ist

Wenn die Linien und Punkte Ihren Druck nicht "annehmen" und Ihr Klient nicht das Gefühl hat, dass sich seine Schmerzen zum Positiven verändern oder nur manche Punkte die Schmerzen ansprechen, während es andere nicht tun, kann das bedeuten, dass Sie eine andere Routine anwenden sollten. Es ist möglich, dass Sie im Verlauf einer Behandlung erkennen, dass Symptome, die zu einer Routine zu passen scheinen in Wirklichkeit in eine andere Routine passen. Symptome, die eine bestimmten Kapitel des Buches zugeordnet werden, können manchmal in ein vollkommen anderes Kapitel gehören. Zum Beispiel können Schulterschmerzen ein Symptom von Nackenbeschwerden sein und sollten als solche Diagnostiziert und behandelt werden.

Wenn die Behandlung bestehende Schmerzen verstärkt oder neue Schmerzen verursacht

Wenn Symptome verstärkt oder verursacht werden, stoppen Sie die Behandlung. Es kann bedeuten, dass Sie die falsche Routine verwenden, oder dass der tiefe Druck der Thai-Akupressur nicht für die vorliegenden Beschwerden geeignet und kontraindiziert ist. Bei manchen Erkrankungen, zum Beispiel des unteren Rückens, kann Druck auf die Akupressurpunkte die Symptome verstärken und ist in diesem Fall kontraindiziert. Jedoch können andere Teile der Routine, bei denen Punkte am Abdomen oder an den Beinen behandelt werden gute therapeutische Ergebnisse bringen.

Sammata
Bei der Thai-Akupressur spielt, wie bei anderen manuellen Heilverfahren, die Fähigkeit zur Konzentration (Sammata) eine wichtige Rolle. Die Konzentration Ihres Klienten entwickelt sich auf natürliche Weise von selbst. Ihre Konzentration entwickelt sich ebenfalls auf natürliche Weise, jedoch oft nicht so schnell und in einem solchen Maß wie bei Ihrem Klienten. Es ist Ihre Aufgabe ist es, Ihrem Klienten die Entwicklung von tieferen meditativen Zuständen zu ermöglichen und ihn so wenig wie möglich dabei zu stören. Mehr als notwendig zu sprechen oder andere Störungen (Telefonanrufe, Anklopfen an Türen) behindern die Konzentration. Eine meditative Stimmung oder Atmosphäre führt dazu, dass Ihre Behandlung sehr viel effektiver wird. Eine meditative Stimmung setzt jedoch keine vollkommene Stille voraus, die Atmosphäre darf nicht zu ernsthaft oder schwer werden. Es geht darum, wieder Ihre eigene, noch die natürliche meditative Stimmung Ihres Klienten zu stören.

Spüren Sie, was Sie tun
Die Wirksamkeit einer Behandlung und ihre therapeutischen Ergebnisse variieren, abhängig von der Qualität Ihrer Techniken sehr stark. Selbst mit einer korrekten Diagnose, der richtigen Routine und richtigen Lokalisierung aller Punkte kann es sein, dass Ihre Behandlung nicht sehr wirksam ist. Die Effektivität einer Behandlung hängt in hohem Maß davon ab, wie Sie die Linien und Punkte drücken. Dafür ist vor allem Ihre Erfahrung von Bedeutung, dennoch gelingt es auch Anfängern, effektive Behandlungen zu geben. Es ist typisch, dass Anfänger bei Ihren Behandlungen sehr "technisch" vorgehen und oftmals hastig die Linien und Punkte einer Routine abarbeiten, ohne zu fühlen, was sie tun. Das ist völlig in Ordnung! Wenn man Akupressur lernt, lokalisiert man die Punkte zunächst "oberflächlich", wenn man später eine gute Orientierung bei der Lokalisierung der Punkte und in den Behandlungsabläufen hat, wird das Verständnis ganz natürlich wachsen und Sie werden spielerischer in Ihren Bewegungen, Ihren Haltungen und im Umgang mit Ihre Klienten. Sie werden beginnen zu spüren, was Sie tun.

Fokussieren Sie Ihr Gewicht auf einen Punkt
Versuchen Sie, Ihr ganzes Körpergewicht auf den Akupressurpunkt zu fokussieren, den Sie gerade drücken. Eine angenehme Körperhaltung ist wichtig. Finden Sie heraus, wie Sie Ihren Körper positionieren müssen, um tiefen und langen Druck über 10 - 15 Sekunden aufbauen zu können. Wenn Sie wissen, wie Sie einen Punkt lange und tief, in einer für Sie bequemen Haltung drücken können, wird Ihre Behandlung effektiver.

Spüren Sie Ihren Klienten durch einen Punkt
Das Gespür für Ihren Daumen, den Punkt und Ihren Klienten durch den Druck auf einen Punkt macht Ihre Behandlung effektiv. Folgen Sie intuitiv dem, was Ihr Daumen machen möchte.

Stellen Sie sich selbst die folgenden Fragen:
Bevor Sie den Punkt berühren: Wie werde ich mich diesem Punkt nähern? Wir wird sich dieser Punkt anfühlen? Während Sie den Punkt berühren: Ist meine Berührung dort erwünscht? In welche Richtung möchte mein Daumen drücken? Wie tief möchte der Punkt, dass ich drücke? Wo liegt die tiefste Stelle in diesem Punkt? Sollte ich tiefer drücken? Ist der Druck stark genug? Ist der Druck zu stark? Sollte ich den Druck ein wenig nachlassen? Sollte ich den Druck länger halten? Hat dieser Punkt genug?

Den ganzen Körper durch einen Punkt behandeln
Bei Kopfschmerzen zum Beispiel, handelt es sich nicht nur um Schmerzen am Kopf, sondern sie betreffen den gesamten Körper. Mit den Punkten der betreffenden Routine wird der gesamte Körper behandelt, nicht nur der Kopf. Wenn Sie einen Punkt drücken, der nicht Teil der Routine ist, drücken Sie lediglich einen lokalen Punkt. Wenn Sie einen Punkt drücken, der zu der Routine gehört, hat das eine Auswirkung auf den gesamten Körper. Wenn Sie erkennen, dass Sie tatsächlich den gesamten Körper behandeln, wird Ihre Behandlung effektiver sein.

Wenn es zu den Beschwerden Ihres Klienten keine passende Routine in diesem Buch gibt
Versuchen Sie selber, die relevanten Therapielinien und Punkte zu finden. Beginnen Sie mit einer allgemeinen Massage des schmerzhaften Areals. Verwenden Sie Handballendruck und drücken Sie danach die Therapielinien mit Ihren Daumen. Während Sie Ihren Klienten behandeln, gelingt es Ihnen vielleicht, für die Behandlung relevante Linien und Punkte zu erspüren. Sie fühlen sich normalerweise fest und hart, "verschlossen" und "leblos" oder tieferliegend an. Relevante Linien und Punkte brauchen Druck, auch wenn sie empfindlicher sind als andere Linien und Punkte. Wenn Ihr Klient empfindsam ist und Erfahrung hat, kann er Ihnen helfen, die Linien und Punkte zu finden.

Die Behandlung einer traumatischen Verletzung

Eine traumatische Verletzung kann durch einen Autounfall, eine Sportverletzung, einen Sturz, einen harten Aufprall eines Körperteils oder etwas ähnlichem verursacht werden. Die Thai-Routinen in diesem Buch können bei der Behandlung von manchen traumatischen Verletzungen effektiv eingesetzt werden. Es wäre jedoch unklug und verantwortungslos ein ernsthaftes Trauma zu behandeln, insbesondere in der akuten Phase, vor der Beurteilung des Zustands durch einen Spezialisten. Hinter Entzündungen und verkrampften Muskeln können sich ernste Erkrankungen verbergen, wie zum Beispiel Frakturen, Verrenkungen von Gelenken, Sehnen-, Bänder- oder Muskelrisse, Schädigungen von Nerven oder Blutgefäßen und/oder Verletzungen innerer Organe. Die Behandlung eines Traumas in der chronischen Phase ist sicherer und bringt normalerweise gute Ergebnisse, dennoch sollte die Behandlung mit Vorsicht erfolgen.

Die Behandlung einer durch Überbeanspruchung verursachten Verletzung

Verletzungen durch Überbeanspruchung betreffen das Weichteilgewebe, die Knochen und die Faszien. Sie entstehen durch schlechte Haltung, mentalen Stress, zu wenig körperliche Aktivität, Belastungen und Abnutzung des Alters und/oder wiederholte Überbeanspruchung im Beruf, bei Freizeit- oder Sportaktivitäten. Die Thai-Routinen sind für die Behandlung Verletzungen sehr gut geeignet, sicher und effektiv, dennoch sollten akute Fälle mit Vorsicht behandelt werden.

Die Behandlung von inneren oder systemischen Erkrankungen

Die Thai-Akupressur-Routinen behandeln keine orthopädischen Beschwerden, die durch innere oder systemische Erkrankungen verursacht werden, wie zum Beispiel bakterielle oder virale Infektionen der Gelenke oder des zentralen Nervensystems, Tumore, Autoimmunerkrankungen, wie zum Beispiel Gicht oder Rheumatoide Arthritis, Mangelernährung, genetische Erkrankungen oder andere Arten von inneren Erkrankungen.

Bei manchen Beschwerden dieser Kategorie handelt es sich um medizinische Notfälle. Falls ein solcher Klient Sie um Ihre Hilfe bittet, schicken Sie ihn sofort zu einem Arzt! Die allgemeine Thai-Massage kann hilfreich sein in Phasen zwischen den Schüben von Rheumatoider Arthritis oder Gicht, die Akupressur-Routinen in diesem Buch sind jedoch nicht dafür gedacht, solche Erkrankungen zu behandeln. Natürlich können Sie die orthopädischen Beschwerden von Klienten mit inneren Erkrankungen behandeln, sofern diese nicht in Zusammenhang mit den orthopädischen Beschwerden stehen.

Die Behandlung von akuten Beschwerden
Der Begriff "akut" wird in diesem Buch verwendet, um einen Zustand zu bezeichnen, mit entweder schwerwiegenden oder starken Symptomen im Anfangsstadium - in den ersten 1, 2 oder manchmal 3 Tagen. Es bezeichnet einen Zustand, bei dem die Symptome auf ihrem Höhepunkt sind.

Auf eine schwere Verletzung folgt eine schwere, akute Phase. Auf eine leichte Verletzung folgt eine leichte akute Phase. Die akute Phase umfasst typischerweise akute Schmerzen, gesteigerte Empfindlichkeit, Verkrampfung der Muskulatur zum Schutz des betroffenen Körperteils, starke Einschränkung der Beweglichkeit und eine ausgeprägte Entzündung.

Die Thai-Routinen können benutzt werden, um akute Beschwerden effektiv zu behandeln, jedoch müssen Therapeuten in der Lage sein, medizinische Notfälle oder solche Beschwerden zu erkennen, die durch die Akupressur verschlimmert werden. Wenn Sie Zweifel haben, behandeln Sie Ihren Klienten erst, nachdem sein Zustand von einem Spezialisten untersucht wurde. Wenn Sie ihn behandeln, gehen Sie sehr langsam und behutsam vor, wenden Sie keine Dehnungen an, und schenken Sie den Reaktionen Ihres Klienten große Beachtung. Die Thai-Routinen können zu kräftig sein und zu sehr in die Tiefe gehen und deshalb nicht für die Behandlung von schweren akuten Fällen geeignet sein, bei denen der Klient oft übersensibel ist. Wenn Ihr Klient die Behandlung nicht genießen kann, sich von Ihren Händen weg bewegt oder sich versteift und anspannt, brechen Sie die Behandlung ab. Wenn Ihr Druck die Symptome verstärkt oder neue verursacht, brechen Sie ebenfalls ab. Warten Sie einige Tage und versuchen Sie die Akupressurbehandlung erneut.

Die Behandlung von subakuten Beschwerden
Der Begriff "subakut" wird in diesem Buch verwendet, um einen Zustand zu beschreiben, bei dem die Symptome nicht mehr auf dem Höhepunkt sind, sondern sich bereits bessern. Schmerzen bestehen immer noch, jedoch nicht mehr so schwer, wie zu Beginn, die Empfindlichkeit ist schwächer, verkrampfte Muskeln sind nur noch steif, die Beweglichkeit ist etwas besser und die Entzündung nimmt ab.

Subakute Beschwerden können immer noch sehr ernsthaft sein, mit schweren Symptomen. Die Behandlung sollte mit großer Vorsicht gegeben werden. Arbeiten Sie langsam und behutsam, wenden Sie keine Dehnungen an und schenken Sie den Reaktionen Ihres Klienten große Aufmerksamkeit. Sie können mit tieferem Druck arbeiten, versichern Sie sich jedoch bei Ihrem Klienten, dass der Druck nicht zu stark ist.

Die Behandlung von chronischen Beschwerden
Der Begriff "chronisch" wird in diesem Buch versendet, um einen Zustand zu beschreiben, der entweder mild ist oder in der Phase, die auf die subakute Phase folgt. Es ist eine Phase der Stagnation, während der sich der Zustand kaum verändert oder bessert. Schmerzen sind da, sie sind jedoch nicht stark, Steifheit ist da, die Beweglichkeit ist immer noch eingeschränkt und der Klient scheint in dieser Phase festzustecken. Die chronische Phase kann für einige Tage, einige Wochen oder auch einige Jahre oder sogar das ganze Leben anhalten, abhängig von der Art der Beschwerden und von deren Behandlung. Beschwerden, die überhaupt nicht behandelt werden können sehr langwierig sein.

Chronische Beschwerden können immer noch ernste Symptome haben. Die Behandlung sollte mit großer Vorsicht ausgeführt werden. Arbeiten Sie langsam und behutsam, so wie auf den Seiten mit den "Behandlungsschritten" beschrieben. Bei langwierigen, milden chronischen Beschwerden können Sie Dehnungen der allgemeinen Massage anwenden. Wenn Ihre Dehnungen die Schmerzen verschlimmern oder neue Schmerzen verursachen, hören Sie auf. Sie können möglicherweise tieferen Druck anwenden, aber achten Sie sehr genau auf die Reaktionen Ihres Klienten.

Erkrankungen, wie sie durch die westliche Medizin definiert werden, können verschiedene Beschwerden verursachen. Mit den Routinen in diesem Buch können manche dieser Beschwerden behandelt werden, jedoch können andere Beschwerden, die durch die selbe Erkrankung verursacht werden möglicherweise nicht behandelt werden. Zum Beispiel kann ein Bandscheibenvorfall verschiedenen Beschwerden verursachen, abhängig vom Schweregrad, der Lokalisation und der Richtung des Vorfalls. Mit den Thai-Routinen in diesem Buch können einige dieser Beschwerden sehr effektiv behandelt werden, jedoch können andere, mögliche Beschwerden dieser Erkrankung nicht behandelt werden. In anderen Fällen wiederum, können verschiedene Erkrankungen mit einer einzigen Akupressur-Routine behandelt werden. Die Routine "Schulterschmerzen beim Heben des Arms" zum Beispiel, wird sehr wirksam bei verschiedenen Erkrankungen der Schulter angewandt, wie Adhäsive Kapsulitis (Frozen Shoulder), Subacromiale Bursitis, Tendinitis Calcarea, Zerrung oder Riss der Rotatorenmanschette, Subacromiales Impingement Syndrom sowie Bizepssehenriss oder –sehnenscheidenentzündung. Die folgende Übersicht enthält, in der linken Spalte spezifische Erkrankungen, die mit den Routinen dieses Buches behandelt werden können (abhängig von ihrem Schweregrad) und in der rechten Spalte spezifische Erkrankungen für die in diesem Buch keine passenden Routinen enthalten sind. In den einzelnen Kapiteln finden Sie mehr Informationen zu den Definitionen der Erkrankungen durch die westliche Medizin und deren Bezug zu den Thai-Routinen.

Erkrankungen von Fuß, Knöchel und Unterschenkel

Mit Thai-Routinen behandelbar	**Nicht durch Thai-Routinen behandelbar**
Laterale knöchelverstauchung	Syndesmoseverstauchung
Mediale Knöchelverstauchung	Morton's Zeh
Tarsaltunnelsyndrom	Hallux valgus
Retrocalcaneale Bursitis	Hammerzehen
Beschwerden an der Achillessehne	Morton Neurom
Verstauchungen der Zehen	Plantarfasciitis
	Stressfraktur des Fußes
	Achillessehnenriss
	Tibialis-anterior-Syndrom
	Schienbeinkantensyndrom
	Stressfraktur des Beins

Knie und Oberschenkel

Mit Thai-Routinen behandelbar	**Nicht durch Thai-Routinen behandelbar**
Mit Thai-Routinen behandelbar	Überlastung der hinteren Oberschenkelmuskulatur
Patella-Tendonitis (Springerknie)	
Patellofemorales Schmerzsyndrom (Läuferknie)	
Präpatellare Bursitis	
Baker-Zyste (Poplieatalzyste)	
Ilio-tibiales Bandsyndrom	
Meniskusschäden	
Poplietalkompressionssyndrom	
Einklemmung des N. fibularis communis (gemeinsamer Wadenbeinnerv)	
Vorderer Kreuzbandriss (VKB-Ruptur)	
Hinterer Kreuzbandriss (HKB-Ruptur)	
Verstauchunges medialen Kollateralbandes	
Verstauchung des äußeren Kollateralbandes	
Adduktorenüberlastung	

Hüfte und Becken	
Mit Thai-Routinen behandelbar	**Nicht durch Thai-Routinen behandelbar**
Piriformis-Syndrom	
Iliosacralgelenk-Syndrom	
Bursitis des Trochanter major	
Tendopathie des M. gluteus medius und des M. gluteus minimus	
Hüftgelenksarthrose	
Coxa saltans (schnappende Hüfte)	
Hüftdysplasie	

Lenden- und Brustwirbelsäule	
Mit Thai-Routinen behandelbar	**Nicht durch Thai-Routinen behandelbar**
Spondylose	
Lumbales Facettensyndrom	
Spondylolyse und Spondylolisthesis	
Bandscheibenvorfall	
Ischialgie	
Verstauchung der Bänder an der Wirbelsäule	

Halswirbelsäule	
Mit Thai-Routinen behandelbar	**Nicht durch Thai-Routinen behandelbar**
Facettengelenkssyndrom an der Halswirbelsäule	
Bandscheibenvorfall	
Arthrose der Zwischenwirbelgelenke der Halswirbelsäule (Spondylose)	
Schleudertrauma	
Torticollis (Schiefhals)	
Verstauchung der Bänder der Wirbelsäule	
Muskelzerrung	

Schulter, Schulterblatt und oberer Rücken	
Mit Thai-Routinen behandelbar	**Nicht durch Thai-Routinen behandelbar**
Adhäsive Kapsulitis (frozen shoulder)	Schulterverrenkung oder Schulterausrenkung
Subacromiale Bursitis	
Tendinitis Calcarea	
Zerrung oder Riss der Rotatorenmanschette	
Subacromiales Impingement Syndrom	
Bizepssehenriss oder –sehnenscheidenentzündung	
SLAP Läsion (Verletzung des oberen Labrum-Bizepsanker-Komplexes)	
Arthrose des Glenohumeralgelenks	
Verstauchung des Acromioclaviculargelenks	

Arm Ellenbogen und Unterarm	
Mit Thai-Routinen behandelbar	**Nicht durch Thai-Routinen behandelbar**
Thoracic outlet Syndrom (TOS)	Epicondylitis humeri medialis
laterale Epicondylitis (Tennisellenbogen)	Bursitis olecrani
	Kubitaltunnelsynsrom
	Pronator-Teres-Syndrom
	Radial-Tunnel-Syndrom

Handgelenk und Hand	
Mit Thai-Routinen behandelbar	**Nicht durch Thai-Routinen behandelbar**
Karpaltunnelsyndrom	Schnappfinger
Loge-de-Guyon-Syndrom	
Ganglion	
Sehnenscheidenentzündung	
Tendovaginitis stenosans de Quervain (Quervain-Krankheit)	
Verstauchngen der Finger	

Thai-Akupressur Behandlungsroutinen

DIE KAPITEL

KAPITEL 1 KOPFSCHMERZEN

Behandlungsroutinen dieses Kapitels

Routine - 1 **„Beidseitige Kopfschmerzen"**
Routine - 2 **„Einseitige Kopfschmerzen mit trockenen Augen und verschwommener Sicht (Migräne)"**
Routine - 3 **„Spannungskopfschmerzen"**
Routine - 4 **„Schläfenschmerzen"**

Die Behandlung von Kopfschmerzen

Kopfschmerzen sind ein sehr häufiges Beschwerdebild. Sie sind so häufig, dass sie oftmals nicht als Krankheit, sondern als natürlicher Teil des Lebens empfunden werden. Den meisten Formen von Kopfschmerzen (98%) liegt keine ernsthafte Erkrankung zu Grunde und sie sprechen sehr gut auf eine manuelle Behandlung an. Die Behandlungsroutinen der Thai Akupressur sind sehr effektiv bei der Behandlung von Spannungskopfschmerzen, der häufigsten Form von Kopfschmerzen. Außerdem können vaskuläre Kopfschmerzen (Migräne) mit den Routinen sehr gut behandelt werden. Vaskuläre Kopfschmerzen sind seltener und gehen mit sehr starken Schmerzen einher.
Die Routine „Einseitige Kopfschmerzen mit trockenen Augen und verschwommener Sicht" wird verwendet um vaskuläre Kopfschmerzen zu behandeln. Die Behandlung von vaskulären Kopfschmerzen wird am besten durchgeführt, wenn sich die Schmerzen in einem frühen Stadium befinden. Obwohl die Behandlung im akuten Stadium bis zu einem gewissen Grad wirksam ist, wird eine Behandlung im subakuten Stadium deutlich effektiver sein.
Die Routinen „Beidseitige Kopfschmerzen", „Spannungskopfschmerzen" und „Schläfenschmerzen" werden angewandt bei der Behandlung von Kopfschmerzen, die durch muskuläre Verspannungen ausgelöst werden.
Wählen Sie eine der vier Routinen, entsprechend den Symptomen, die für die Thai-Diagnose relevant sind (siehe Diagnosetafel), unabhängig von der Definition der Beschwerden durch die westliche Medizin. Wenn die Symptome Ihres Klienten zu den Symptomen passen, die in den Thai-Routinen beschrieben werden, wenden Sie diese an und beobachten Sie die Reaktionen Ihres Klienten. Wenn ihm der von Ihnen ausgeübte Druck gut tut, wird Ihre Behandlung gute Ergebnisse bringen. Wenn Sie eine Verbesserung der Symptome erkennen, fahren Sie mit der Behandlung fort.

Thai-Routinen	Mögliche zu Grunde liegende Erkrankungen
Beidseitige Kopfschmerzen	Spannungskopfschmerzen Vaskuläre (kongestive) Kopfschmerzen
Einseitige Kopfschmerzen mit trockenen Augen und verschwommener Sicht (Migräne)	Spannungskopfschmerzen Vaskuläre (kongestive) Kopfschmerzen
Spannungskopfschmerzen	Spannungskopfschmerzen
Schläfenschmerzen	Spannungskopfschmerzen

Kopfschmerz-Erkrankungen

Muskuläre Spannungskopfschmerzen

90 % aller Kopfschmerzen fallen in diese Kategorie. Die Ursachen hierfür beinhalten Belastung der Nackenmuskulatur und -bänder, muskuläre Verspannungen durch Fehlhaltungen oder mentalen Stress, Blockade von Halswirbeln, verbunden mit Irritationen der Bänder oder Verkrampfung der Muskulatur, Verschiebung von kranialen Knochen oder CMD (Craniomandibuläre Dysfunktion), sowie Triggerpunkte in der Nackenmuskulatur, die Schmerzen zum Kopf übertragen. Berufliche Situationen, die körperliche Fehlhaltungen verlangen, spielen ebenfalls eine große Rolle bei der Verursachung von Spannungskopfschmerzen.

Vaskuläre (kongestive) Kopfschmerzen

8 % aller Kopfschmerzen fallen in diese Kategorie. Hierbei handelt es sich um ernstzunehmende Kopfschmerzen, deren Ursachen nicht vollständig geklärt sind.
Sie beginnen langsam, mit einer Verengung der Blutgefäße (Vasokonstriktion) in einer Gehirnhälfte, gefolgt von einer Dilatation der selben Blutgefäße (Vasodilatation), die einen starken Blutfluss in die betroffene Gehirnhälfte verursacht und zu einem übermäßigen Flüssigkeitsdruck auf die Hirnhäute, sowie zu starken Schmerzen führt. Vaskuläre (kongestive) Kopfschmerzen kommen bei Frauen sehr viel häufiger vor als bei Männern, und stehen mit einer genetischen Disposition in Zusammenhang. Symptome beinhalten starke einseitige Schmerzen, Übelkeit, manchmal mit Erbrechen, übermäßige Empfindlichkeit gegen Licht, Geräusche und Bewegungen des Kopfes. Die Schmerzen dauern mehrere Stunden bis Tage.

Unterkategorien von vaskulären Kopfschmerzen umfassen:
Klassische Migräne, bei der den Schmerzen verschwommene Sicht und aufblitzende Lichter vorausgehen.
Gewöhnliche Migräne mit klopfenden einseitigen Schmerzen, die ein tränendes Auge und laufende Nase verursachen kann.
Cluster-Kopfschmerzen sind eine seltene Form von vaskulären Kopfschmerzen, die häufiger bei Männern als Frauen vorkommt. Hierbei treten die Kopfschmerzen über einen längeren Zeitraum von mehreren Tagen bis Wochen immer wieder in kurzer Folge auf. Cluster-Kopfschmerzen treten gewöhnlich nachts auf. Sie können Schwellungen im Gesicht und einseitiges Schwitzen verursachen.
Sinus-Kopfschmerzen sind kongestive Kopfschmerzen, die durch einen übermäßigen Druck auf die Nasennebenhöhlen verursacht werden und nicht durch Druck auf den Schädel. Sie treten auf bei Nasennebenhöhlenentzündungen (Sinusitis).

Kopfschmerzen durch Schwellung oder Entzündung
Bei den folgenden Arten von Kopfschmerzen handelt es sich um medizinische Notfälle. Ihre Behandlung durch Thai Akupressur oder andere manuelle Therapien ist kontraindiziert.
2 % aller Kopfschmerzen sind Kopfschmerzen auf Grund von Schwellung oder Entzündung, denen eine der folgenden, schwerwiegenden Ursachen zu Grunde liegt:
Bakterielle- oder Virusinfektionen, einschließlich Infektion des zentralen Nervensystems (Meningitis), Gehirntumor oder Gehirnaneurysma. Die Symptome können hohes Fieber, sehr starke wiederkehrende Kopfschmerzen, die nicht abklingen, lang anhaltende Kopfschmerzen (4-5 Tage) und Probleme der motorischen Kontrolle umfassen.

Kontraindikationen und Warnhinweise

- **Behandlung von Kopfschmerzen auf Grund von Schwellung oder Entzündung**
- **Druck auf sensible Punkte, die Schmerzen auslösen oder bestehende Symptome verschlimmern**
- **Druck, der Ihren Klienten dazu bringt, sich zusammenzuziehen oder sich von Ihren Händen wegzubewegen.**

Achtung

Falls eines der folgenden Symptome auftritt, muss der Klient zur Untersuchung an einen Arzt verwiesen werden.

- **Kopfschmerzen, die nach einem kürzlichen Trauma aufgetreten sind**
  Die folgenden Symptome können Zeichen einer bakteriellen oder einer Virusinfektion des zentralen Nervensystems (Meningitis), eines Gehirntumors oder eines Gehirnaneurysmas sein:
- **Kopfschmerzen die begleitet werden von einer sehr ausgeprägten Nackensteifheit und eingeschränkter Beweglichkeit, besonders beim Vorwärtsbeugen**
- **Kopfschmerzen mit Fieber**
- **Sehr starke, immer wieder auftretende Kopfschmerzen, die nicht abklingen.**
- **Kopfschmerzen, die länger als 4 oder 5 Tage anhalten.**
- **Kopfschmerzen, die einhergehen mit Problemen der motorischen Kontrolle, undeutlicher Sprache und/oder Taubheit in verschiedenen Körperregionen**

Die Auswahl der Behandlungs-Routine – grundsätzliche Richtlinien

1. Klären Sie die Lokalisation der Beschwerden, ihre Eigenschaften und ob die Beschwerden allmählich oder plötzlich aufgetreten sind.

Bitten Sie Ihren Klienten:
die Beschwerden zu lokalisieren und ihre Eigenschaften zu beschreiben;
zu beschreiben, wie die Schmerzen begonnen und sich entwickelt haben.

2. Wählen Sie eine Behandlungsroutine

Wenn Sie die Lokalisation und die Eigenschaften der Beschwerden kennen und wissen, wie die Beschwerden begonnen haben, sollten Sie in der Lage sein, eine Behandlungsroutine auszuwählen (siehe Diagnosetafel)

3. Beginnen Sie mit der Behandlung und prüfen Sie, ob Sie die richtige Routine ausgewählt haben.

Achten Sie, während Sie die Punkte drücken auf die Reaktionen Ihres Klienten und prüfen Sie, ob die gewählten Punkte relevant und wirksam sind. Bitte stellen Sie Ihrem Klienten nicht zu schnell zu viele Fragen! Lassen Sie ihn tiefer in die Konzentration eintauchen. Oft wird Ihr Klient einige Zeit brauchen, bevor er in der Lage ist auszudrücken (nicht unbedingt durch Worte), ob die behandelten Punkte relevant sind oder nicht. Sie werden oftmals erst bei der zweiten Runde in der Sie die Punkte behandeln „zuverlässige" Reaktionen von Ihrem Klienten erhalten.

ROUTINE 1 (SEITE 34)

Beidseitige Kopfschmerzen

- Die Schmerzen sind an beiden Seiten des Kopfes lokalisiert.
- Die Symptome umfassen klopfende Schmerzen, die plötzlich, nicht allmählich auftreten.
- Die Schmerzen können ausgelöst werden durch zu langes Lesen, Computerarbeit oder Fernsehen.

ROUTINE 2 (SEITE 36)

Einseitige Kopfschmerzen mit trockenen Augen und verschwommener Sicht (Migräne)

- Die Schmerzen sind auf einer Seite des Kopfes lokalisiert, Sie werden normalerweise begleitet durch schmerzhaften Druck um die Augen.
- Die Symptome können trockene Augen und verschwommene Sicht umfassen.
- Die Schmerzen entwickeln sich allmählich.
- Mit zunehmenden Schmerzen reagiert der Klient empfindlicher auf Bewegung, laute Geräusche und helles Licht.

LOKALISATION DER BESCHWERDEN

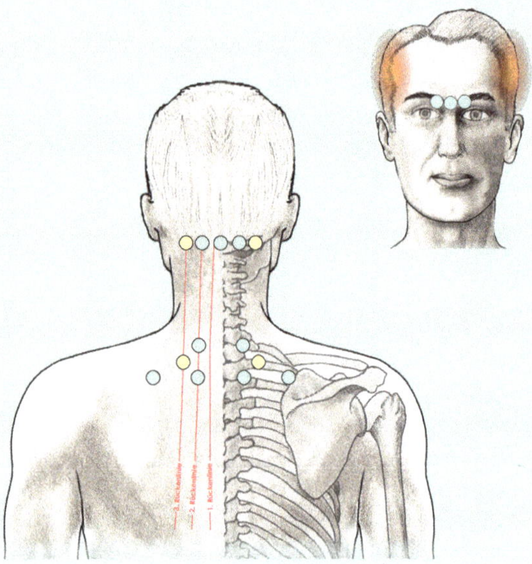

LOKALISATION DER BESCHWERDEN

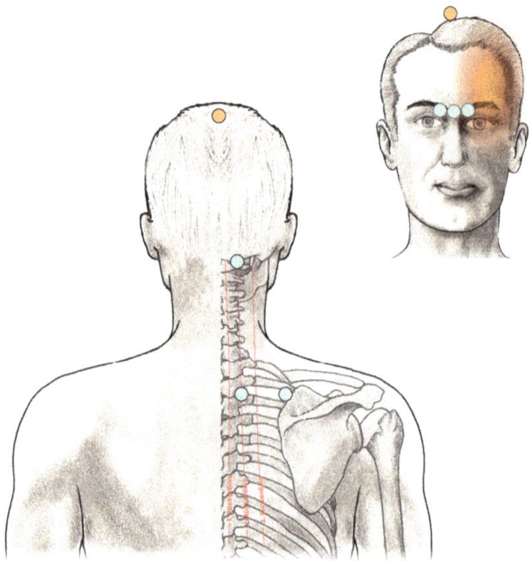

ROUTINE 3 (SEITE 38)	ROUTINE 4 (SEITE 40)

Spannungskopfschmerzen

- Die Schmerzen sind um den gesamten Kopf lokalisiert.
- Symptome können Steifheit des Nackens, des oberen Rückens, der Schultern und Schulterblätter umfassen.
- Die Schmerzen können verursacht werden durch Überanstrengung der Augen zusammen mit Überanstrengung der Arme, Schultern, Schulterblätter und des Nackens. Manchmal wird diese Form von Kopfschmerzen verursacht durch mentale oder emotionale Anspannung und Stress.

Schläfenschmerzen

- Die Schmerzen sind an der Schläfe lokalisiert – ein- oder beidseitig.
- Das Schmerzzentrum befindet sich in einem kleinen Bereich zwischen dem lateralen Ende des Auges und des Ohrs, es umfasst keine größere Region, wie die anderen Arten von Kopfschmerzen.
- Die Symptome können schnell klopfende Schmerzen beinhalten.

LOKALISATION DER BESCHWERDEN

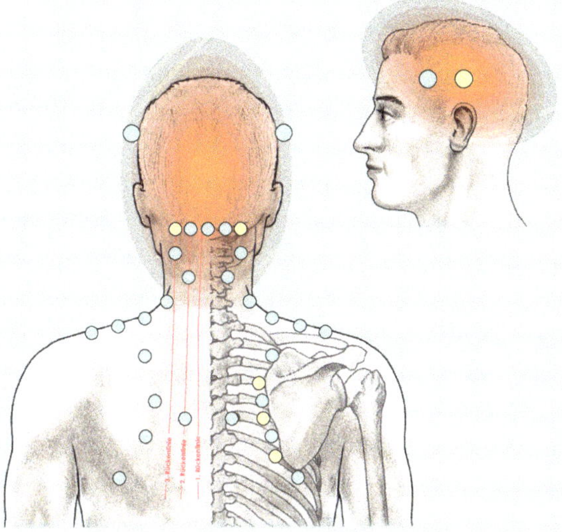

LOKALISATION DER BESCHWERDEN

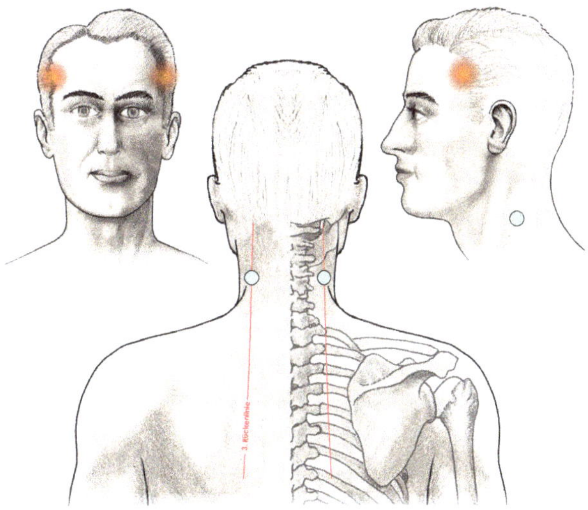

Routine - 1 KOPFSCHMERZEN

Beidseitige Kopfschmerzen

●●● ein sehr häufiges Beschwerdebild

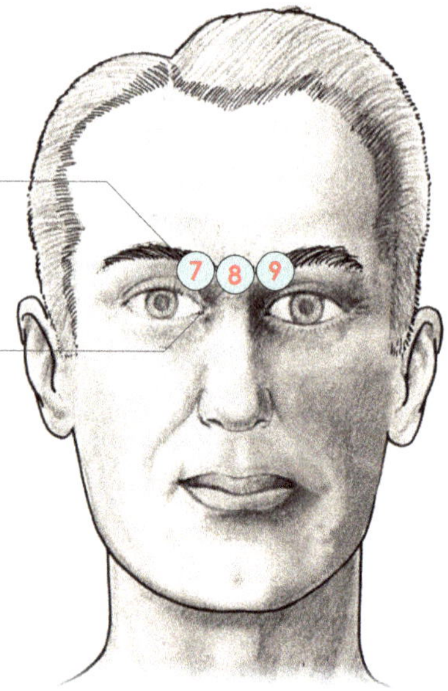

Augenbraue-medial (Bl-2)
am medialen Ende der Augenbraue • 1 Finger lateral zur Mittellinie • in der Incisura supraorbitalis

Mitte Gesicht-2 (Yintang)
oberhalb der Nasenwurzel • zwischen den inneren Enden der Augenbrauen (Glabella)

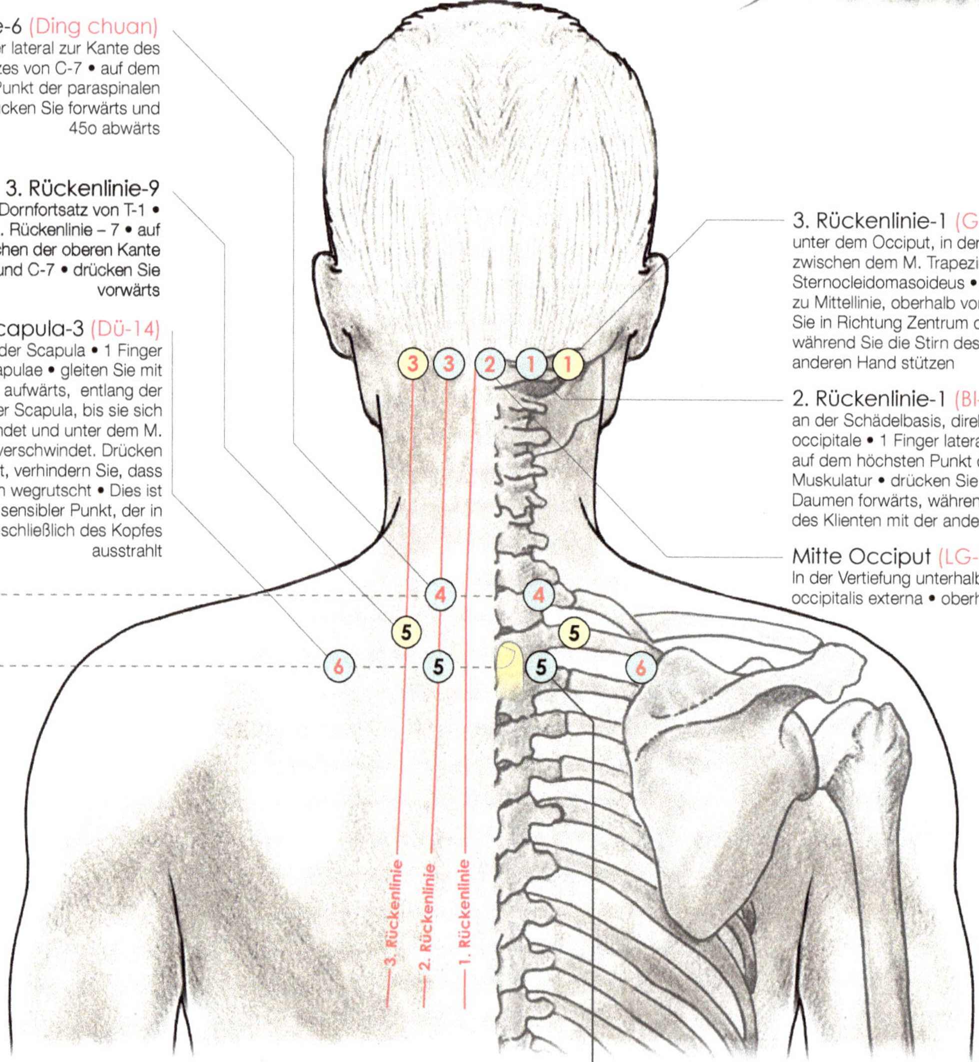

2. Rückenlinie-6 (Ding chuan)
1 Finger lateral zur Kante des Dornfortsatzes von C-7 • auf dem höchsten Punkt der paraspinalen Muskulatur • drücken Sie forwärts und 45o abwärts

3. Rückenlinie-9
2 Finger lateral zum Dornfortsatz von T-1 • auf einer Höhe mit 2. Rückenlinie – 7 • auf halbem Weg zwischen der oberen Kante des Schulterblattes und C-7 • drücken Sie vorwärts

Scapula-3 (Dü-14)
oberer Winkel der Scapula • 1 Finger über der Spina scapulae • gleiten Sie mit Ihrer Fingerspitze aufwärts, entlang der medialen Kante der Scapula, bis sie sich nach lateral wendet und unter dem M. levator scapulae verschwindet. Drücken Sie diesen Punkt, verhindern Sie, dass der Muskel seitlich wegrutscht • Dies ist ein fester und sehr sensibler Punkt, der in alle Richtingen, einschließlich des Kopfes ausstrahlt

3. Rückenlinie-1 (Gb-20)
unter dem Occiput, in der Vertiefung zwischen dem M. Trapezius und dem M. Sternocleidomasoideus • 4 Finger lateral zu Mittellinie, oberhalb von C-1 • drücken Sie in Richtung Zentrum des Nackens, während Sie die Stirn des Klienten mit der anderen Hand stützen

2. Rückenlinie-1 (Bl-10)
an der Schädelbasis, direkt unter dem Os occipitale • 1 Finger lateral zur Mittellinie • auf dem höchsten Punkt der paraspinalen Muskulatur • drücken Sie mit Ihrem Daumen forwärts, während Sie die Stirn des Klienten mit der anderen Hand stützen

Mitte Occiput (LG-16)
In der Vertiefung unterhalb der Protuberantia occipitalis externa • oberhalb von C-1

2. Rückenlinie-8
1 Finger lateral zum Dornfortsatz von T-2 • 1 Finger unter C-7 • auf einer Höhe mit der oberen Kante des Schulterblattes • auf dem höchsten Punkt der paraspinalen Muskulatur • drücken Sie vorwärts und 45o abwärts

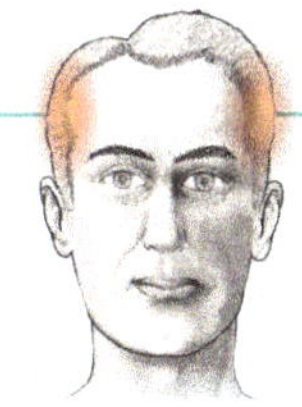

Problembeschreibung

- *Die Schmerzen sind auf beiden Seiten des Kopfes lokalisiert.*
- *Die Symptome umfassen klopfende Schmerzen, die plötzlich, nicht allmählich auftreten.*
- *Die Schmerzen können ausgelöst werden durch zu langes Lesen, Computerarbeit oder Fernsehen.*
- *Mit zunehmenden Schmerzen reagiert der Klient empfindlicher auf Bewegung, laute Geräusche und helles Licht.*

Behandlungsschritte

1. Sorgen Sie für eine ruhige Umgebung

Schalten Sie das Licht aus und/oder dunkeln Sie die Fenster ab. Lassen Sie Ihren Klienten still sitzen, er sollte sich so wenig wie möglich bewegen. Bewegen Sie sich langsam, führen Sie Ihre Behandlung langsam aus und sprechen Sie leise, nur so viel wie nötig. Stellen Sie sicher, dass Ihr Klient ausreichend Wasser getrunken hat.

2. Nacken- und Schulterbehandlung

Bitten Sie Ihren Klienten sich mit gekreuzten oder gestreckten Beinen zu setzen. Wenn es für den Klienten unbequem ist auf dem Boden zu sitzen, verwenden Sie ein Kissen oder einen Stuhl. Massieren Sie den Nacken, oberen Rücken und entlang der medialen Kante des Schulterblatts. Sie können hierfür jede Ihnen bekannte Technik anwenden, aber vermeiden Sie Dehnungen.

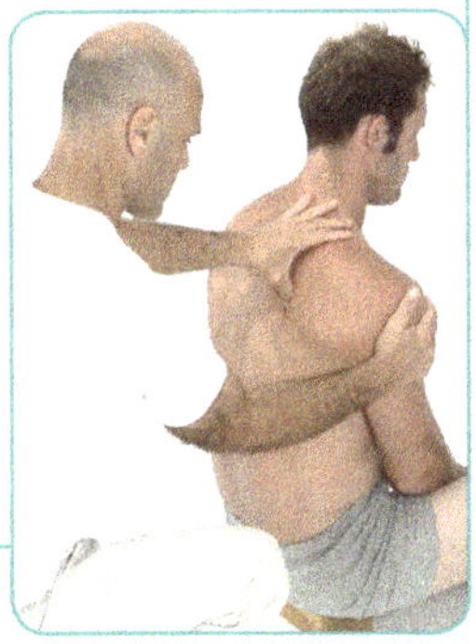

3. Akupressurpunkte

Phase a: Drücken Sie die Punkte (1) bis (6) mit Ihren Daumen. Halten Sie den Druck auf jedem Punkt für 10 bis 15 Sekunden. Wiederholen Sie den Daumendruck auf den Punkten so lange, wie sich die Beschwerden bessern, bis zu maximal 10 Wiederholungen. Hören Sie mit der Behandlung auf, wenn die Punkte empfindlich werden. Verwenden Sie soviel Druck wie es für Ihren Klienten angemessen ist.

Phase b: Drücken Sie die Punkte (7) bis (9) mit Ihren Daumen. Halten Sie den Druck auf jedem Punkt für 10 bis 15 Sekunden. Drücken Sie zunächst die Punkte (7) und (9) zusammen und dann Punkt (8). Wiederholen Sie die Behandlungsschritte für diese Punkte mehrmals, wenn Ihr Klient dies wünscht. Diese Punkte sind extrem sensibel. Verwenden Sie so viel Druck wie es für Ihren Klienten angemessen ist.

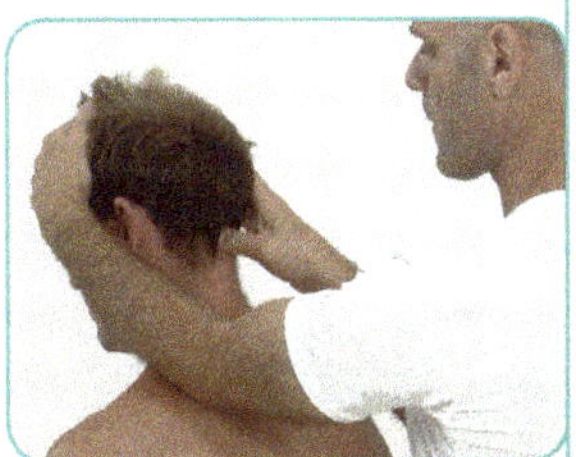

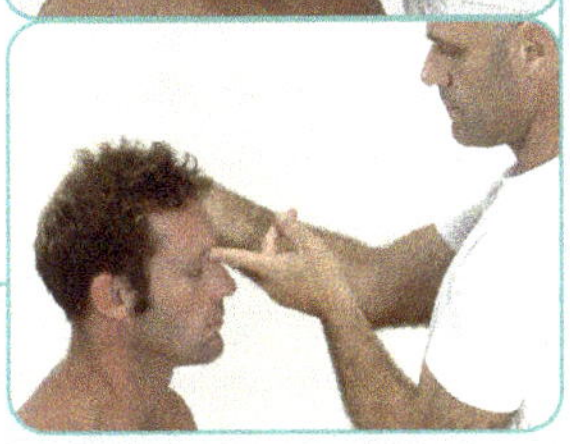

Optionale ergänzende Maßnahmen

4. Gesichtsmassage

Nach Abschluss der Behandlung können Sie Ihrem Klienten eine Gesichtsmassage geben, entweder in der sitzenden oder liegenden Position.

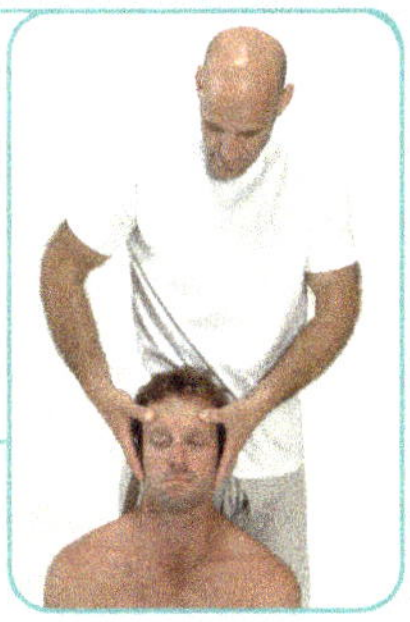

5. Hand- und Fußmassage

Nach Abschluss der Behandlungsroutine können Sie Ihrem Klienten eine allgemeine Massage der Hände und Füße in der Rückenlage oder im Sitzen geben.

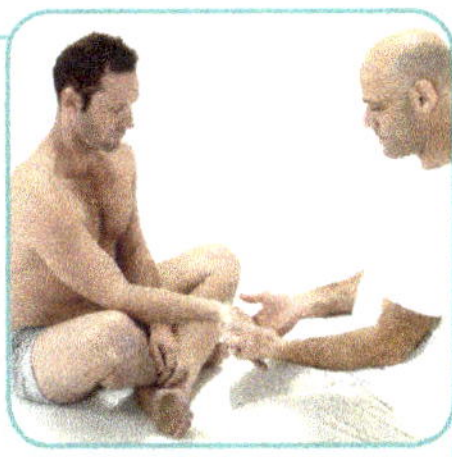

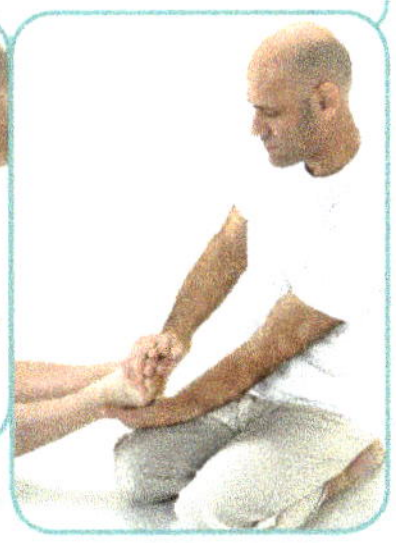

Vorsichtsmaßnahmen:

- *Konsultieren Sie einen Spezialisten, bevor Sie ein akutes oder unklares Beschwerdebild behandeln.*
- *Versuchen Sie es zu vermeiden, den Kopf oder Körper Ihres Klienten zu bewegen, da jede Bewegung seine Kopfschmerzen verschlimmern könnte.*
- *Sorgen Sie für gedämpftes Licht und Ruhe im Behandlungsraum. Sprechen Sie langsam und leise.*
- *Stellen Sie sicher, dass Ihr Klient ausreichend Wasser getrunken hat.*
- *Führen Sie die Behandlung nur aus, wenn Schmerzen vorhanden sind – verwenden Sie Behandlungsroutinen gegen Kopfschmerzen nicht als Präventivmaßnahme.*
- *Die Anwendung dieser Behandlungsroutinen während schmerzfreier Phasen kann Kopfschmerzen auslösen.*

Ausgewählte Akupressurpunkte

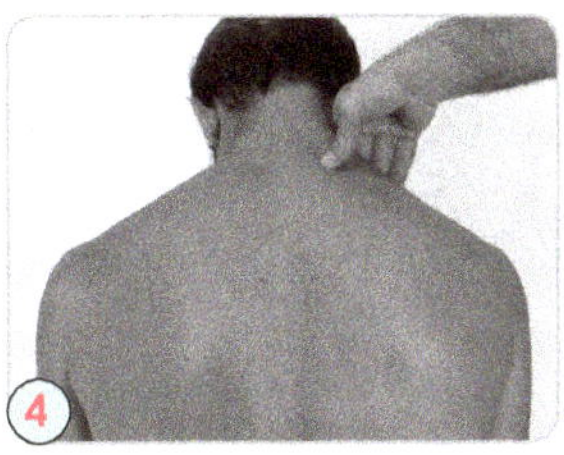

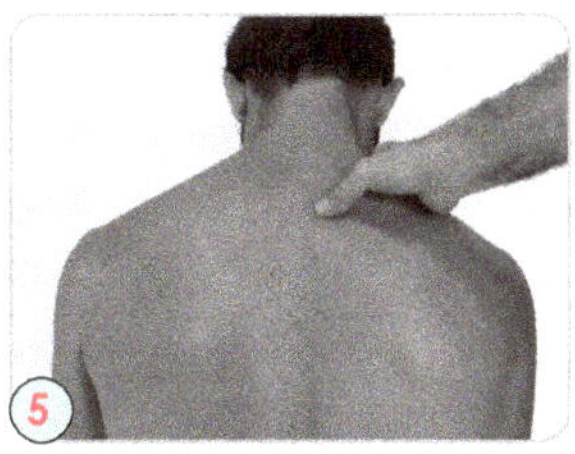

Routine - 2 KOPFSCHMERZEN
Einseitige Kopfschmerzen (Migräne)

●●● ein sehr häufiges Beschwerdebild

Kopf Spitze (LG-20)
mittig auf der Spitze des Kopfes (sagittale Schädelnaht), zwischen den Ohren

Augenbraue-medial (Bl-2)
am medialen Ende der Augenbraue • 1 Finger lateral zur Mittellinie • in der Incisura supraorbitalis

Mitte Gesicht-2 (Yintang)
oberhalb der Nasenwurzel • zwischen den inneren Enden der Augenbrauen (Glabella)

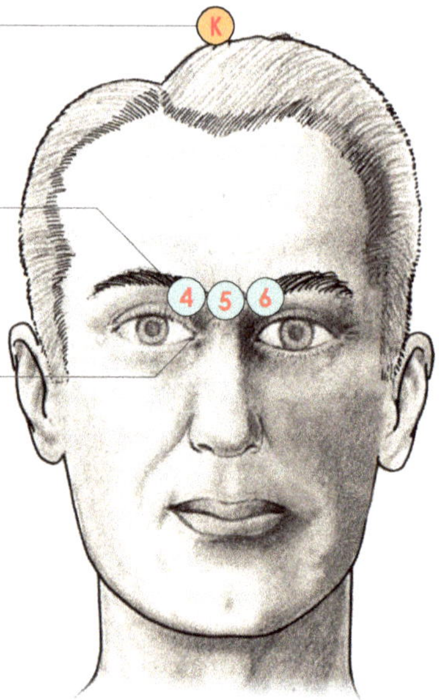

2. Rückenlinie-1 (Bl-10)
an der Schädelbasis, direkt unter dem Os occipitale • 1 Finger lateral zur Mittellinie • auf dem höchsten Punkt der paraspinalen Muskulatur • drücken Sie mit Ihrem Daumen forwärts, während Sie die Stirn des Klienten mit der anderen Hand stützen

Scapula-3 (Dü-14)
oberer Winkel der Scapula • 1 Finger über der Spina scapulae • gleiten Sie mit Ihrer Fingerspitze aufwärts, entlang der medialen Kante der Scapula, bis sie sich nach lateral wendet und unter dem M. levator scapulae verschwindet. Drücken Sie diesen Punkt, verhindern Sie, dass der Muskel seitlich wegrutscht • Dies ist ein fester und sehr sensibler Punkt, der in alle Richtingen, einschließlich des Kopfes ausstrahlt

2. Rückenlinie-8
1 Finger lateral zum Dornfortsatz von T-2 • 1 Finger unter C-7 • auf einer Höhe mit der oberen Kante des Schulterblattes • auf dem höchsten Punkt der paraspinalen Muskulatur • drücken Sie vorwärts und 45o abwärts

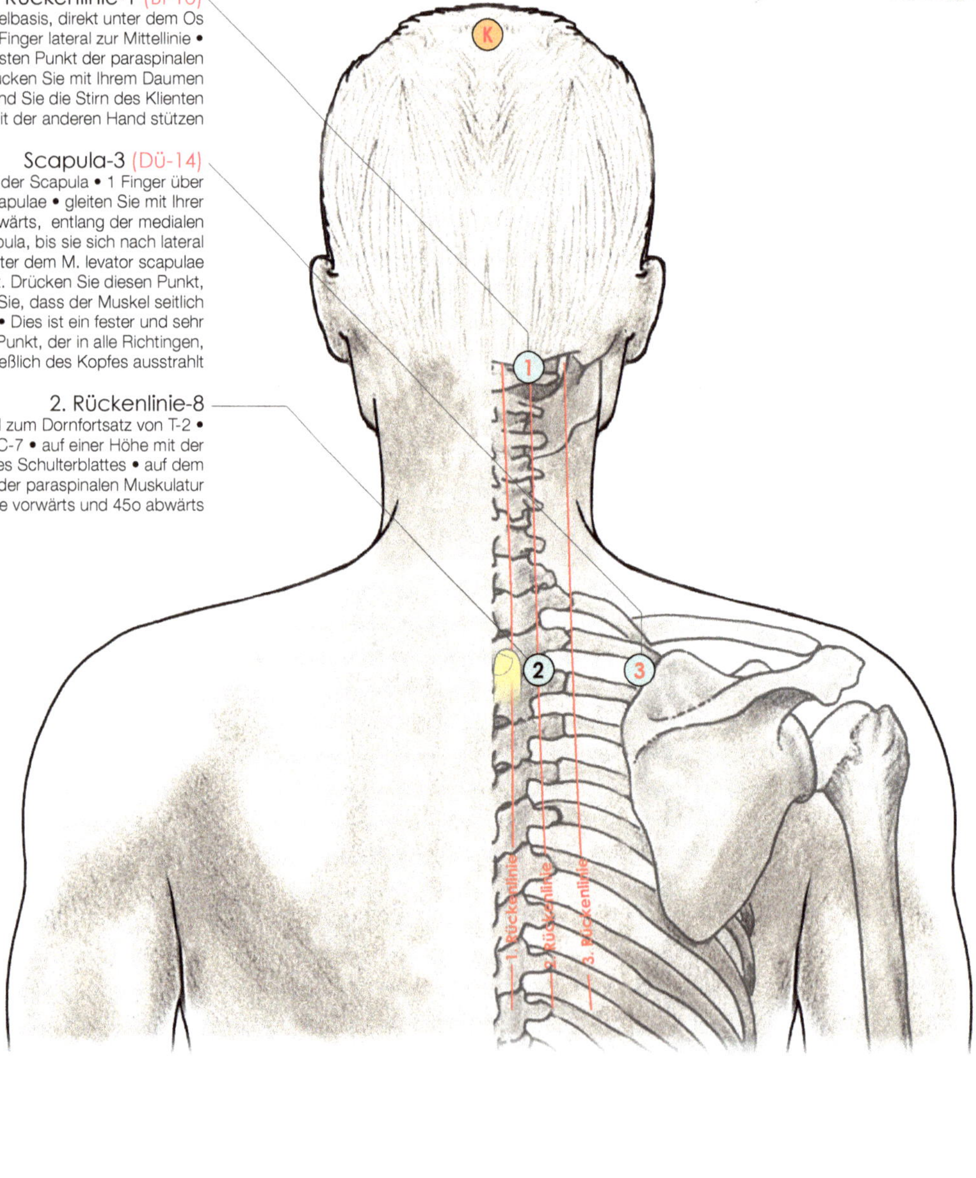

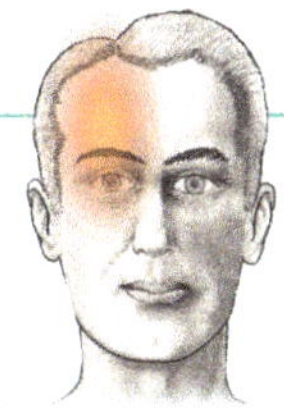

Problembeschreibung

- *Die Schmerzen sind auf einer Seite des Kopfes lokalisiert, Sie werden normalerweise begleitet durch schmerzhaften Druck um die Augen.*
- *Die Symptome können trockene Augen und verschwommene Sicht umfassen.*
- *Die Schmerzen entwickeln sich allmählich.*
- *Mit zunehmenden Schmerzen reagiert der Klient empfindlicher auf Bewegung, laute Geräusche und helles Licht.*

Behandlungsschritte

1. Sorgen Sie für eine ruhige Umgebung

Schalten Sie das Licht aus und/oder dunkeln Sie die Fenster ab. Lassen Sie Ihren Klienten still sitzen, er sollte sich so wenig wie möglich bewegen. Bewegen Sie sich langsam, führen Sie Ihre Behandlung langsam aus und sprechen Sie leise, nur so viel wie nötig. Stellen Sie sicher, dass Ihr Klient ausreichend Wasser getrunken hat.

2. Nacken- und Schulterbehandlung

Bitten Sie Ihren Klienten sich mit gekreuzten oder gestreckten Beinen zu setzen. Wenn es für den Klienten unbequem ist auf dem Boden zu sitzen verwenden Sie ein Kissen oder einen Stuhl. Massieren Sie den Nacken, oberen Rücken und entlang der medialen Kante des Schulterblatts. Sie können hierfür jede Ihnen bekannte Technik anwenden, aber vermeiden Sie Dehnungen.

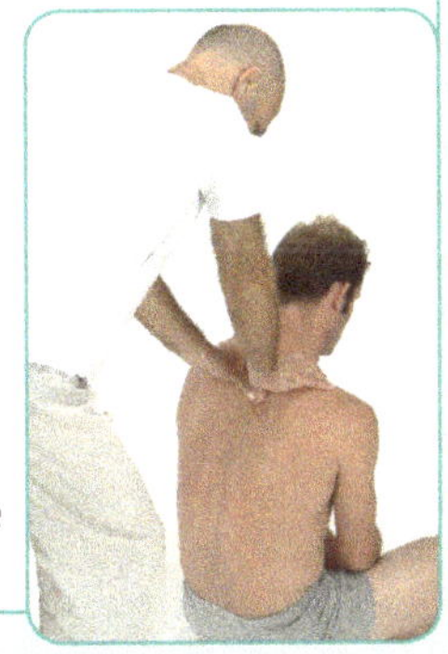

3. Akupressurpunkte

Phase a: Drücken Sie die Punkte (1) bis (3) mit Ihren Daumen. Halten Sie den Druck auf jedem Punkt für 10 bis 15 Sekunden. Wiederholen Sie den Daumendruck auf den Punkten so lange, wie sich die Beschwerden bessern, bis zu maximal 10 Wiederholungen. Hören Sie mit der Behandlung auf, wenn die Punkte empfindlich werden. Verwenden Sie soviel Druck wie es für Ihren Klienten angemessen ist.

Phase b: Drücken Sie die Punkte (4) bis (6) mit Ihren Daumen. Halten Sie den Druck auf jedem Punkt für 10 bis 15 Sekunden. Drücken Sie zunächst die Punkte (4) und (6) zugleich und dann Punkt (5). Wiederholen Sie die Behandlungsschritte für diese Punkte mehrmals, wenn Ihr Klient dies wünscht. Diese Punkte sind extrem sensibel. Verwenden Sie so viel Druck wie es für Ihren Klienten angemessen ist.

Phase c: Drücken Sie die Extra-Punkte (A) mit Ihren Daumen. Falls die Punkte effektiv sind, wiederholen Sie den Druck zwei bis drei Mal.

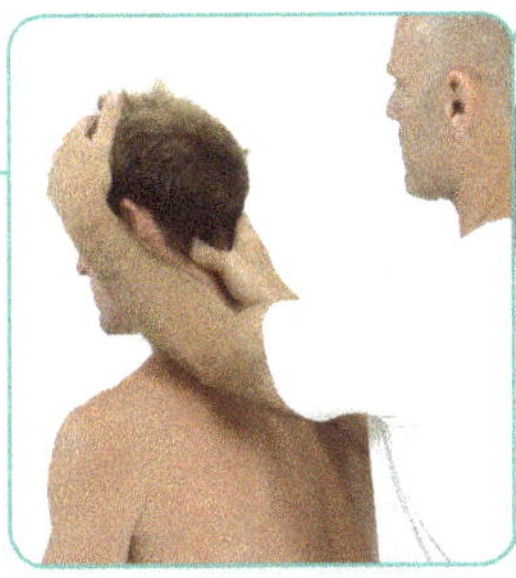

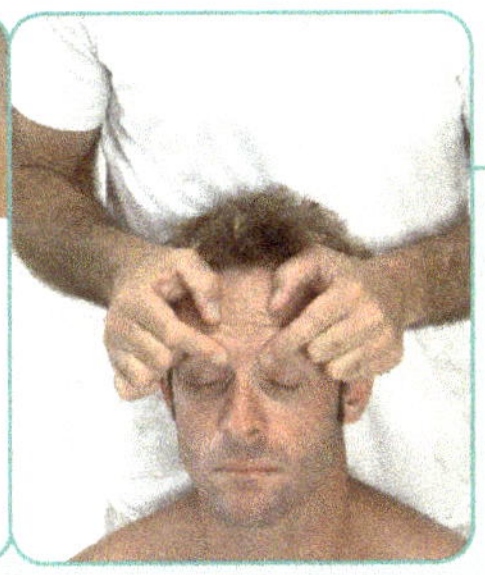

Optionale ergänzende Maßnahmen

4. Gesichtsmassage

Nach Abschluss der Behandlung können Sie Ihrem Klienten eine Gesichtsmassage geben, entweder in der sitzenden oder liegenden Position.

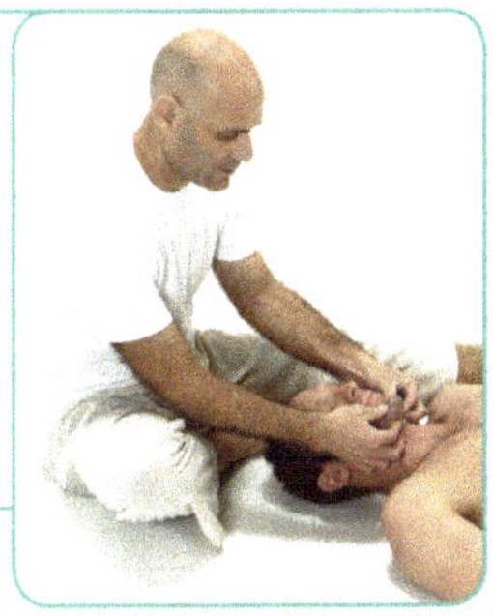

5. Hand- und Fußmassage

Nach Abschluss der Behandlungsroutine können Sie Ihrem Klienten eine allgemeine Massage der Hände und Füße in der Rückenlage oder im Sitzen geben.

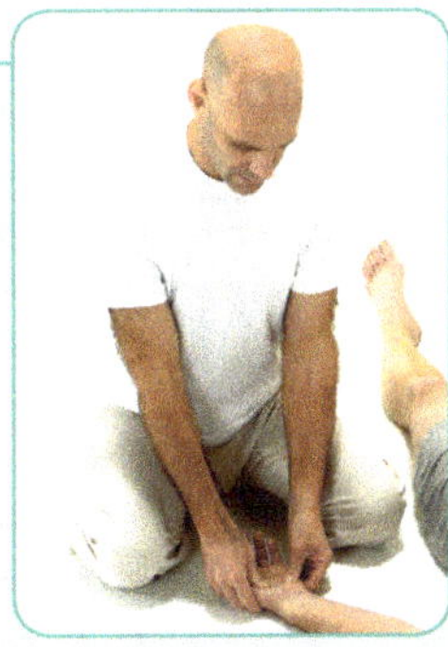

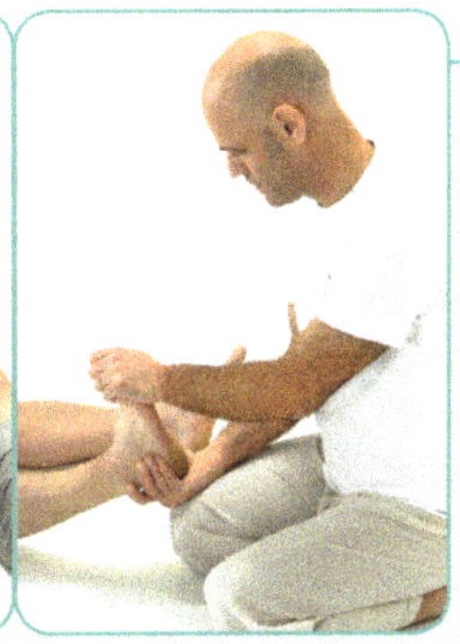

Vorsichtsmaßnahmen:

- *Konsultieren Sie einen Spezialisten, bevor Sie ein akutes oder unklares Beschwerdebild behandeln.*
- *Versuchen Sie es zu vermeiden, den Kopf oder Körper Ihres Klienten zu bewegen, da jede Bewegung seine Kopfschmerzen verschlimmern könnte.*
- *Sorgen Sie für gedämpftes Licht und Ruhe im Behandlungsraum. Sprechen Sie langsam und sanft.*
- *Stellen Sie sicher, dass Ihr Klient ausreichend Wasser getrunken hat.*
- *Führen Sie die Behandlung nur aus, wenn Schmerzen vorhanden sind – verwenden Sie die Behandlungsroutinen gegen Kopfschmerzen nicht als Präventivmaßnahme.*
- *Die Anwendung dieser Behandlungsroutinen während schmerzfreier Phasen kann Kopfschmerzen auslösen.*

Ausgewählte Akupressurpunkte

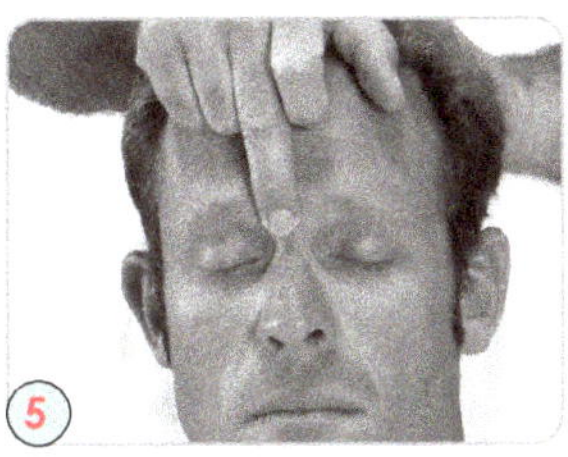

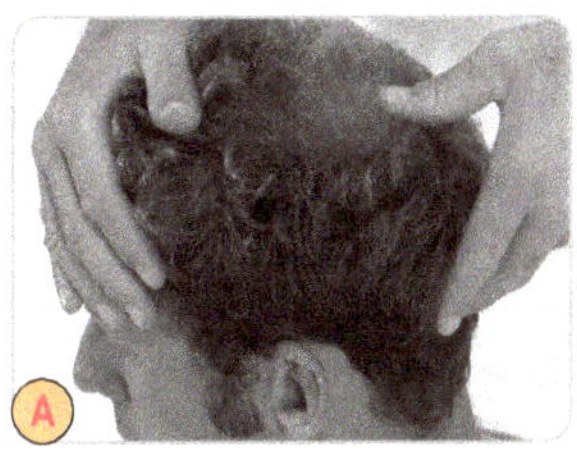

Routine - 3 KOPFSCHMERZEN
Spannungskopfschmerzen

●●● ein sehr häufiges Beschwerdebild

2. Rückenlinie-1 (Bl-10)
an der Schädelbasis, direkt unter dem Os occipitale • 1 Finger lateral zur Mittellinie • auf dem höchsten Punkt der paraspinalen Muskulatur • drücken Sie mit Ihrem Daumen vorwärts, während Sie die Stirn des Klienten mit der anderen Hand stützen

3. Rückenlinie-1 (Gb-20)
unter dem Occiput, in der Vertiefung zwischen dem M. Trapezius und dem M. Sternocleidomasoideus • 4 Finger lateral zu Mittellinie, oberhalb von C-1 • drücken Sie in Richtung Zentrum des Nackens, während Sie die Stirn des Klienten mit der anderen Hand stützen

3. Rückenlinie-2
2 Finger unter dem Occiput, in der Vertiefung zwischen

Kopf Seite
Über dem Ohr • auf einer Höhe mit der Schläfe • drücken Sie mit den Handflächen, nicht mit den Daumen

Schläfe
auf einer Ebene mit Mitte Gesicht – 1 • 1 Finger posterior zu einer gedachten Linie, die vom lateralen Ende der Augenbrauen aufwärts läuft • empfindlich – Vorsicht! • drücken Sie mit den Handflächen, nicht mit den Daumen

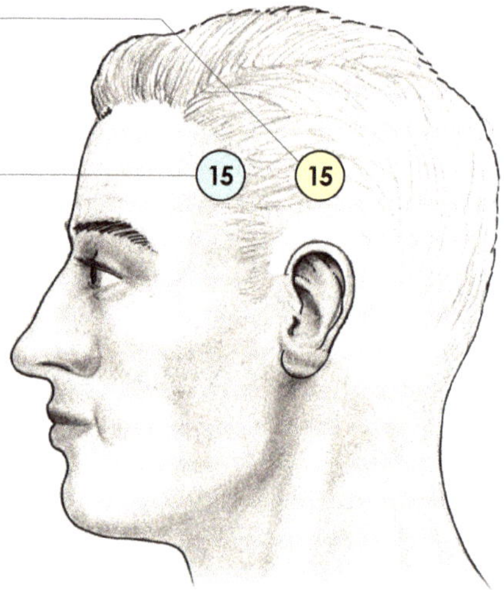

3. Rückenlinie-4
4 Finger lateral zum Dornfortsatz von C-6 • ein empfindlicher Punkt am Bogen des Nackens auf der anteriolateralen Kante des M. Trapezius • drücken Sie 45o einwärts und abwärts in Richtung C-7

3. Rückenlinie-5
auf der oberen Kante des M. Trapezius • auf einer Höhe mit der medialen Kante des Schulterblatts • ein fester, empfindlicher Punkt, drücken Sie vorsichtig abwärts

3. Rückenlinie-6 (Gb-21)
auf der oberen Kante des M. Trapezius auf ½ Weg von der Mittellinie zum Acromion • direkt über Scapula – 1 • ein fester, empfindlicher Punkt, drücken Sie vorsichtig abwärts

3. Rückenlinie-7
on the top edge of the trapezius, auf der oberen Kante des M. Trapezius, medial zum Schultergelenk • drücken Sie abwärts auf die Sehne des M. Supraspinatus

Mitte Occiput (LG-16)
In der Vertiefung unterhalb der Protuberantia occipitalis externa • oberhalb von C-1

2. Rückenlinie-3
auf ½ Weg vom Occiput zu C-7 • 1 Finger lateral zur Mittellinie • in der Falte des Nackens, bei zurückgebeugtem Kopf • auf dem höchsten Punkt der paraspinalen Muskulatur

Scapula-3 (Dü-14)
oberer Winkel der Scapula • 1 Finger über der Spina scapulae • gleiten Sie mit Ihrer Fingerspitze aufwärts, entlang der medialen Kante der Scapula, bis sie sich nach lateral wendet und unter dem M. levator scapulae verschwindet. Drücken Sie diesen Punkt, verhindern Sie, dass der Muskel seitlich wegrutscht

Scapula-4
auf einer Höhe mit der medialen Kante der Spina scapulae

Scapula-5
medial zur medialen Kante der Scapula • auf einer Höhe mit einer gedachten Linie, die unterhalb der Spina scapulae verläuft

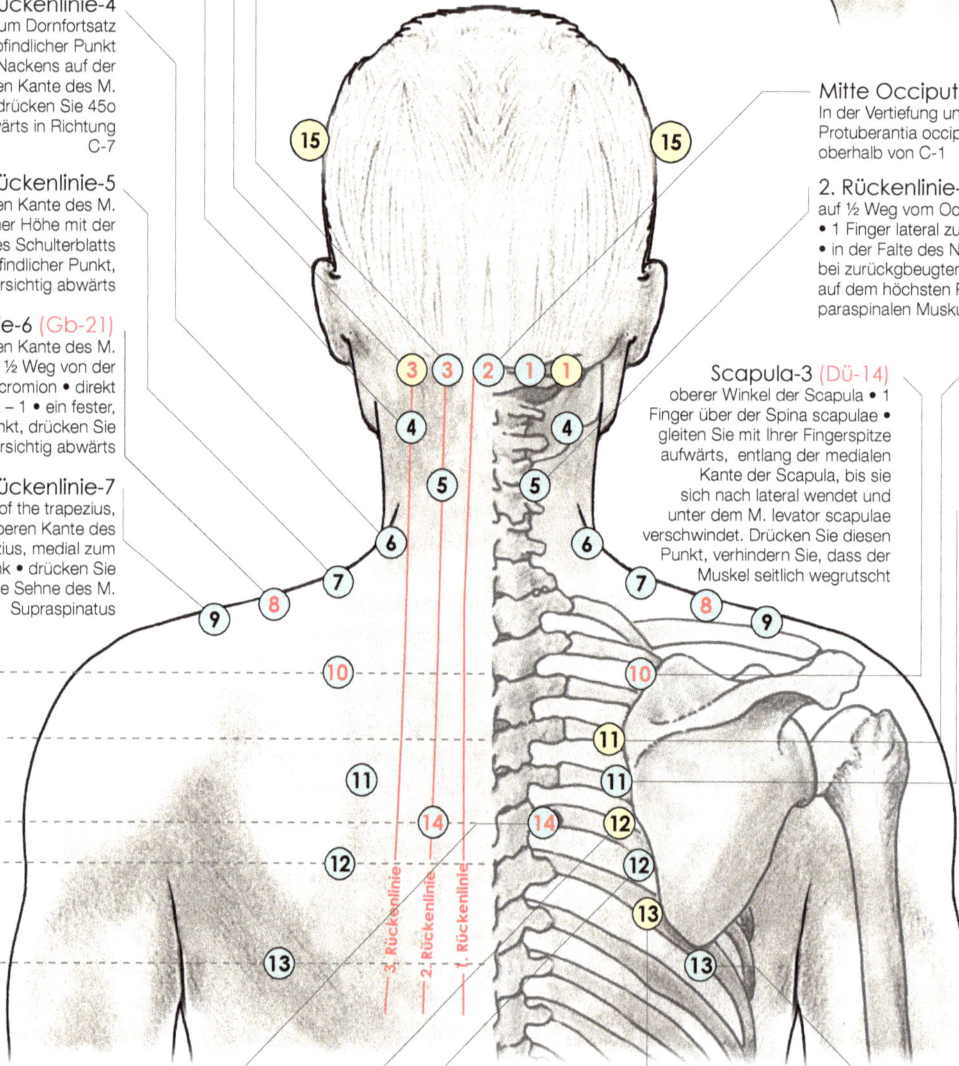

2. Rückenlinie-11 (Bl-15)
1 – 1,5 Finger lateral zum Dornfortsatz von T-5 • auf einer Höhe mit dem Mittelpunkt der medialen Grenze des Schulterblattes • auf dem höchsten Punkt der paraspinalen Muskulatur

Scapula-6
der Mittelpunkt der medialen Kante der Scapula

Scapula-7
medial zur medialen Kante der Scapula • auf 1/3 des Weges von der unteren zur oberen Kante der Scapula • 1 Finger unter dem Mittelpunkt der medialen Kante der Scapula

Scapula-8
medial zur medialen Kante der Scapula • auf 1/5 des Weges von der unteren zur oberen Kante der Scapula • 2 Finger superior zur unteren Kante der Scapula

Scapula-9
ein wenig lateral unterhalb der unteren Kante der Scapula • suchen Sie einen schlüpferigen Muskel

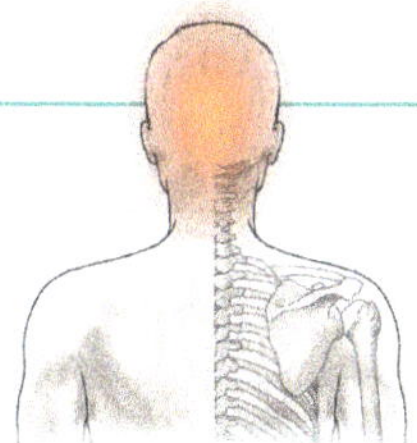

Problembeschreibung

- *Die Schmerzen sind um den gesamten Kopf lokalisiert.*
- *Symptome können Steifheit des Nackens, des oberen Rückens, der Schultern und Schulterblätter umfassen.*
- *Die Schmerzen können verursacht werden durch Überanstrengung der Augen zusammen mit Überanstrengung der Arme, Schultern, Schulterblätter und des Nackens. Manchmal wird diese Form von Kopfschmerzen verursacht durch mentale oder emotionale Anspannung und Stress.*
- *Mit zunehmenden Schmerzen reagiert der Klient empfindlicher auf Bewegung, laute Geräusche und helles Licht.*

Behandlungsschritte

1. Sorgen Sie für eine ruhige Umgebung

Schalten Sie das Licht aus und/oder dunkeln Sie die Fenster ab. Lassen Sie Ihren Klienten still sitzen, er sollte sich so wenig wie möglich bewegen. Bewegen Sie sich langsam, führen Sie Ihre Behandlung langsam aus und sprechen Sie leise, nur so viel wie nötig. Stellen Sie sicher, dass Ihr Klient ausreichend Wasser getrunken hat.

2. Nacken- und Schulterbehandlung

Bitten Sie Ihren Klienten sich mit gekreuzten oder gestreckten Beinen zu setzen. Wenn es für den Klienten unbequem ist auf dem Boden zu sitzen verwenden Sie ein Kissen oder einen Stuhl. Massieren Sie den Nacken, oberen Rücken und entlang der medialen Kante des Schulterblatts. Sie können hierfür jede Ihnen bekannte Technik anwenden, aber vermeiden Sie Dehnungen.

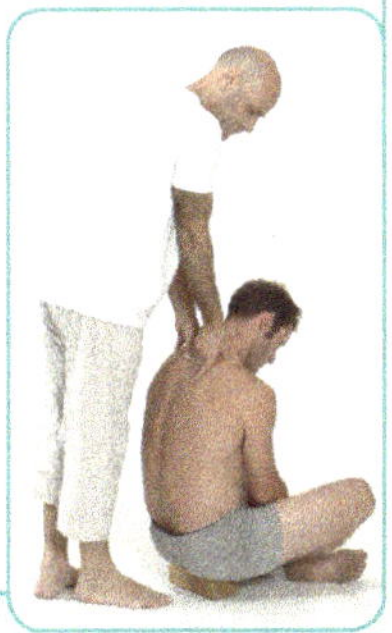

3. Akupressurpunkte

Phase a: Drücken Sie die Punkte (1) bis (14) mit Ihren Daumen. Halten Sie den Druck auf jedem Punkt für 10 bis 15 Sekunden. Die beiden Punkte (10) werden zugleich gedrückt. Wiederholen Sie den Daumendruck auf den Punkten so lange, wie sich die Beschwerden bessern, bis zu maximal 10 Wiederholungen. Hören Sie mit der Behandlung auf, wenn die Punkte empfindlich werden. Verwenden Sie soviel Druck wie es für Ihren Klienten angemessen ist.

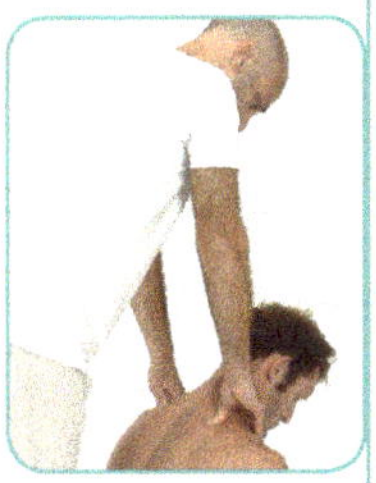

Phase b: Drücken Sie die Punkte (15) und (16) mit Ihren Handflächen, nicht mit den Daumen. Pressen Sie diese Punkte sanft zusammen und dann aufwärts für 5 Sekunden. Dann lösen Sie den Druck und wiederholen die Technik. Wenn Ihr Klient dies wünscht, wiederholen Sie die Technik noch ein drittes und ein viertes mal. Diese Punkte sind sehr sensibel, überfordern Sie sie nicht. Arbeiten Sie auch die Alternativpunkte und behandeln Sie die effektivsten Punkte. Wenn beide Optionen effektiv sind, behandeln Sie alle vier Punkte.

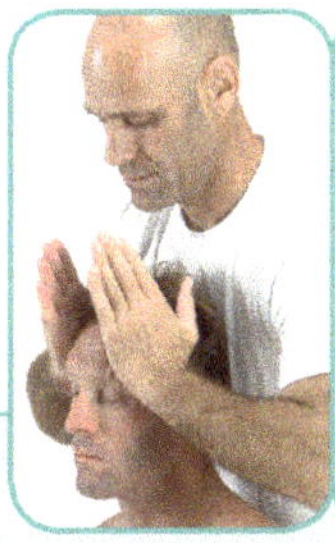

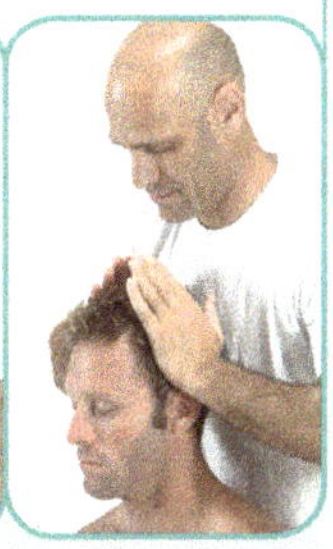

Optionale ergänzende Maßnahmen

4. Gesichtsmassage

Nach Abschluss der Behandlung können Sie Ihrem Klienten eine Gesichtsmassage geben, entweder in der sitzenden oder liegenden Position.

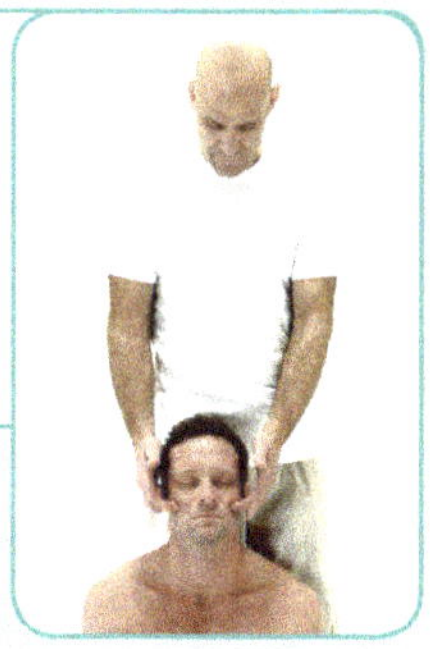

5. Hand- und Fußmassage

Nach Abschluss der Behandlung können Sie Ihrem Klienten eine allgemeine Massage der Hände und Füße in der Rückenlage oder im Sitzen geben.

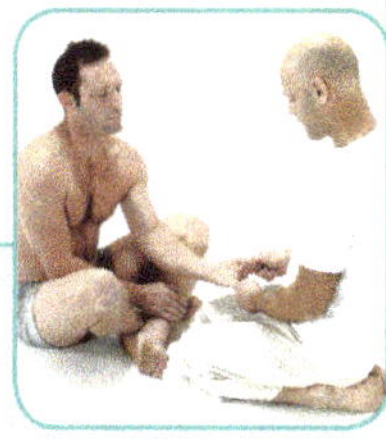

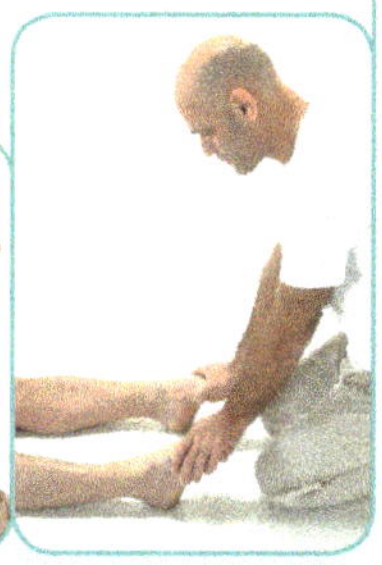

Vorsichtsmaßnahmen:

- *Konsultieren Sie einen Spezialisten, bevor Sie ein akutes oder unklares Beschwerdebild behandeln.*
- *Versuchen Sie es zu vermeiden, den Kopf oder Körper Ihres Klienten zu bewegen, da jede Bewegung seine Kopfschmerzen verschlimmern könnte.*
- *Sorgen Sie für gedämpftes Licht und Ruhe im Behandlungsraum. Sprechen Sie langsam und sanft.*
- *Stellen Sie sicher, dass Ihr Klient ausreichend Wasser getrunken hat.*
- *Führen Sie die Behandlung nur aus, wenn Schmerzen vorhanden sind – verwenden Sie die Behandlungsroutinen gegen Kopfschmerzen nicht als Präventivmaßnahme.*
- *Die Anwendung dieser Behandlungsroutinen während schmerzfreier Phasen kann Kopfschmerzen auslösen.*

Ausgewählte Akupressurpunkte

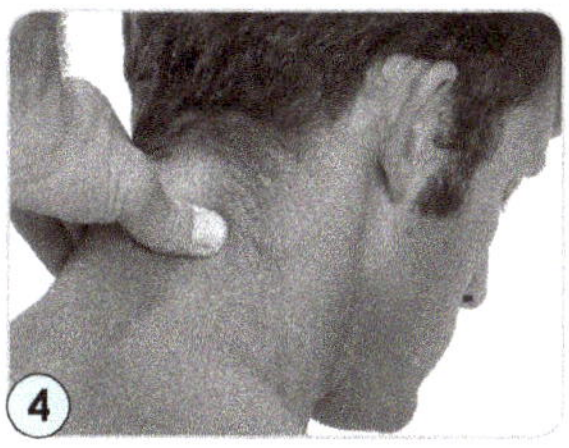

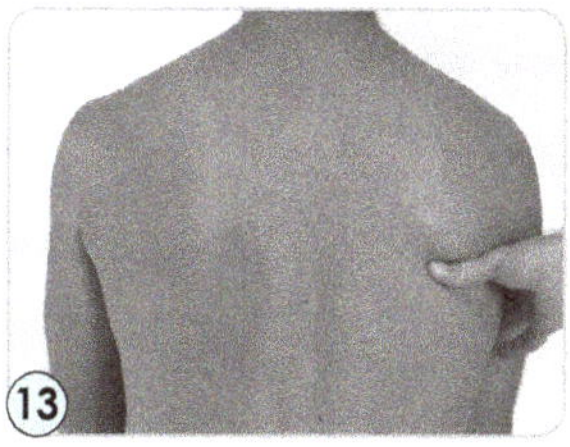

Routine - 4 KOPFSCHMERZEN

Schläfenschmerzen

● ein sehr seltenes Beschwerdebild

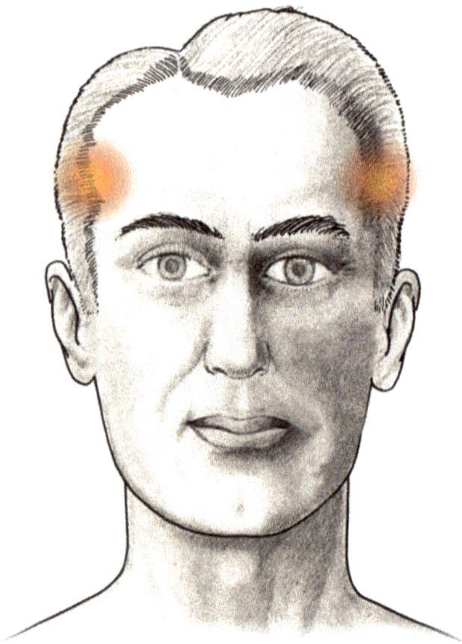

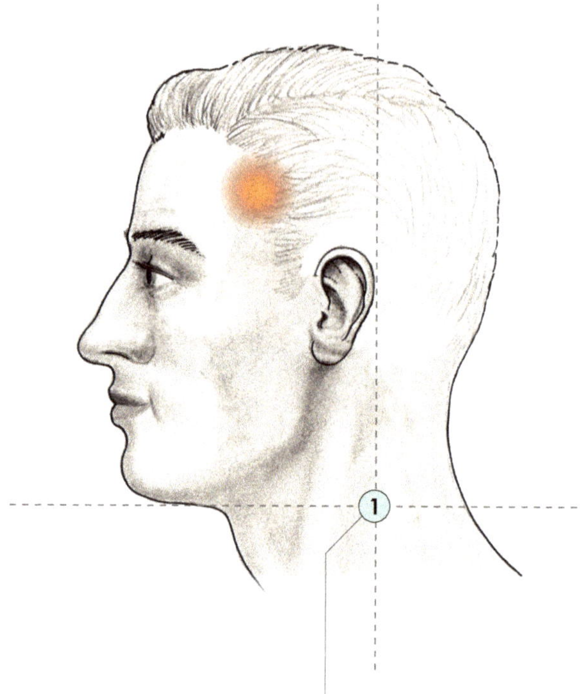

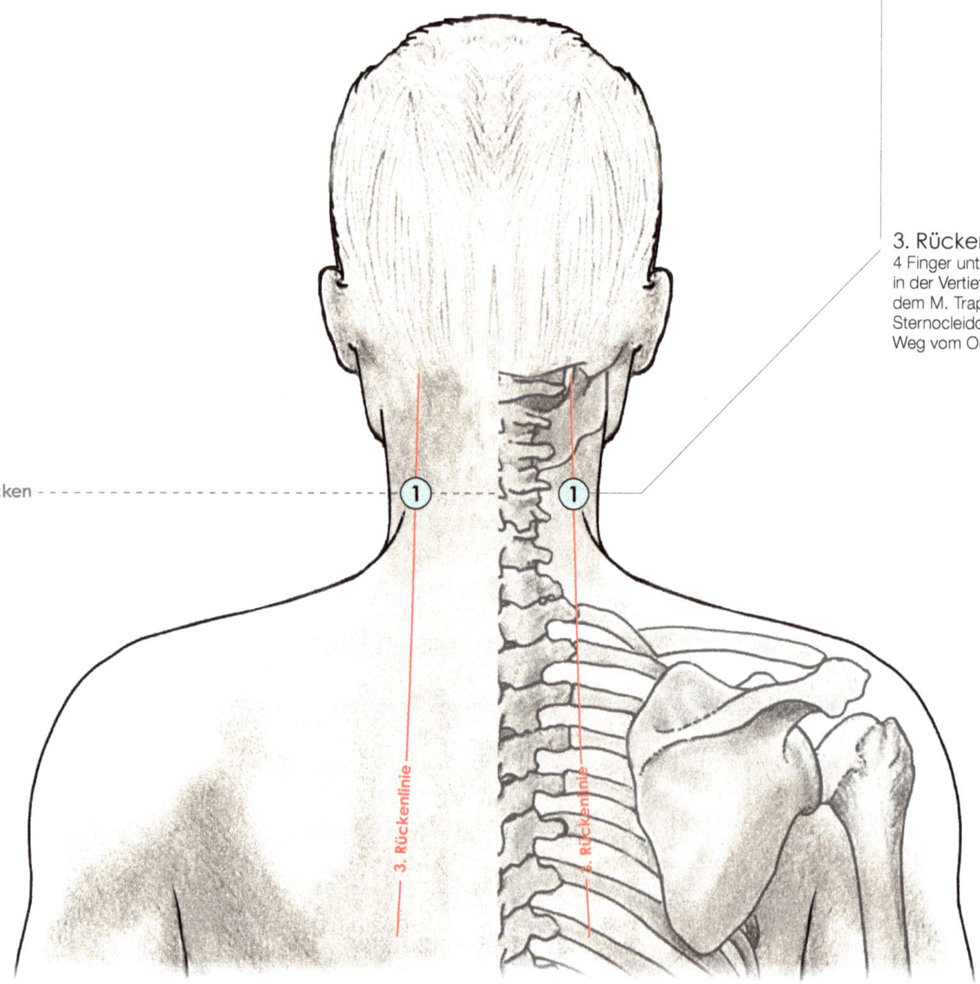

Problembeschreibung

- *Die Schmerzen sind an der Schläfe lokalisiert – ein- oder beidseitig.*
- *Das Schmerzzentrum befindet sich in einem kleinen Bereich zwischen dem lateralen Ende des Auges und dem Ohr, es umfasst keine größere Region, wie die anderen Arten von Kopfschmerzen.*
- *Die Symptome können schnell klopfende Schmerzen beinhalten.*
- *Mit zunehmenden Schmerzen reagiert der Klient empfindlicher auf Bewegung, laute Geräusche und helles Licht.*

Behandlungsschritte

1. Sorgen Sie für eine ruhige Umgebung

Schalten Sie das Licht aus und/oder dunkeln Sie die Fenster ab. Lassen Sie Ihren Klienten still sitzen, er sollte sich so wenig wie möglich bewegen. Bewegen Sie sich langsam, führen Sie Ihre Behandlung langsam aus und sprechen Sie leise, nur so viel wie nötig. Stellen Sie sicher, dass Ihr Klient ausreichend Wasser getrunken hat.

2. Nacken- und Schulterbehandlung

Bitten Sie Ihren Klienten sich mit gekreuzten oder gestreckten Beinen zu setzen. Wenn es für den Klienten unbequem ist auf dem Boden zu sitzen verwenden Sie ein Kissen oder einen Stuhl. Massieren Sie den Nacken, oberen Rücken und entlang der medialen Kante des Schulterblatts. Sie können hierfür jede Ihnen bekannte Technik anwenden, aber vermeiden Sie Dehnungen.

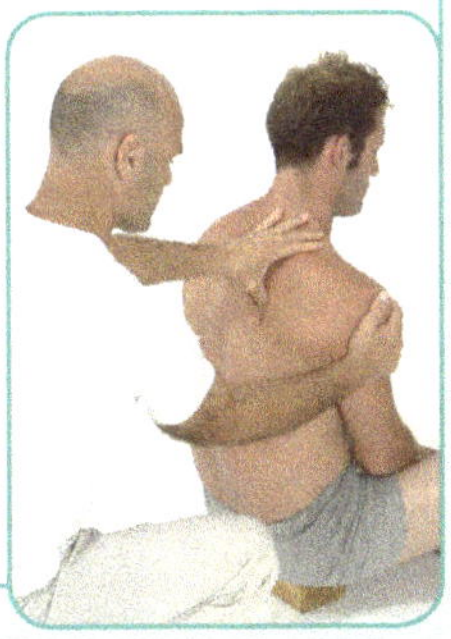

3. Akupressurpunkte

Drücken Sie Punkt (1) auf der schmerzhaften Seite oder auf beiden Seiten, wenn die Schmerzen beidseitig sind. Bei beidseitigen Schmerzen drücken Sie mehrfach beide Seiten gleichzeitig. Verschränken Sie dazu Ihre Finger und verwenden Sie die Daumen, um die Punkte zugleich für 10 bis 15 Sekunden zu drücken. Wiederholen Sie die Behandlung der Punkte solange sich die Symptome bessern, bis zu maximal 10 Wiederholungen. Hören Sie mit der Behandlung auf, wenn die Punkte empfindlich werden. Verwenden Sie soviel Druck wie es für Ihren Klienten angemessen ist.

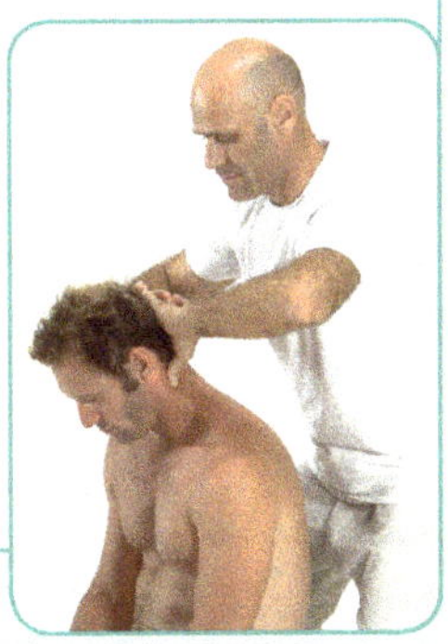

Optionale ergänzende Maßnahmen

4. Gesichtsmassage

Nach Abschluss der Behandlung können Sie Ihrem Klienten eine Gesichtsmassage geben, entweder in der sitzenden oder liegenden Position.

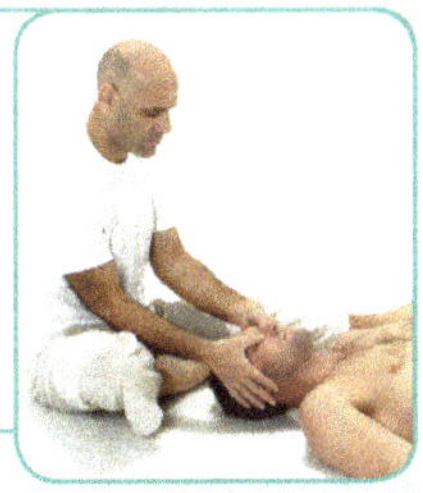

5. Hand- und Fußmassage

Nach Abschluss der Behandlung können Sie Ihrem Klienten eine allgemeine Massage der Hände und Füße in der Rückenlage oder im Sitzen geben.

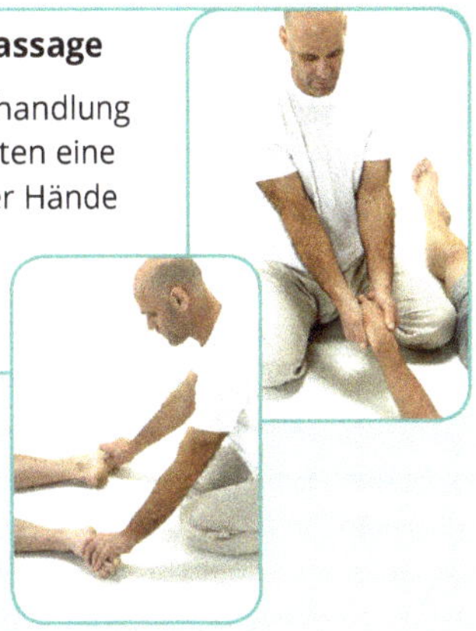

Anweisung für Ihren Klienten

Sie können Ihren Klienten anleiten sich selbst zu behandeln, indem er seine Finger verschränkt und mit seinen Daumen beide Punkte gleichzeitig drückt.

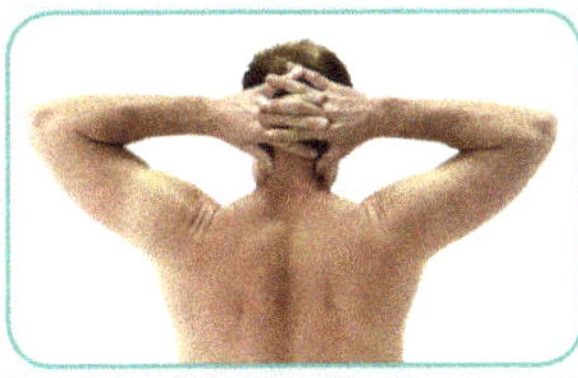

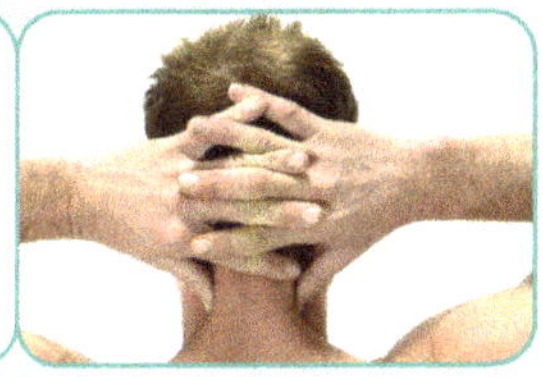

Vorsichtsmaßnahmen:

- *Konsultieren Sie einen Spezialisten, bevor Sie ein akutes oder unklares Beschwerdebild behandeln.*
- *Versuchen Sie es zu vermeiden, den Kopf oder Körper Ihres Klienten zu bewegen, da jede Bewegung seine Kopfschmerzen verschlimmern könnte.*
- *Sorgen Sie für gedämpftes Licht und Ruhe im Behandlungsraum. Sprechen Sie langsam und leise.*
- *Stellen Sie sicher, dass Ihr Klient ausreichend Wasser getrunken hat.*
- *Führen Sie die Behandlung nur aus, wenn Schmerzen vorhanden sind – verwenden Sie die Behandlungsroutinen gegen Kopfschmerzen nicht als Präventivmaßnahme.*
- *Die Anwendung dieser Behandlungsroutinen während schmerzfreier Phasen kann Kopfschmerzen auslösen.*

Behandlungsroutinen dieses Kapitels

Routine - 5 **„Periphere Gesichtslähmung (Bell'sche Parese)"**
Routine - 6 **„Kiefergelenkschmerzen (CMD)"**

Die Behandlung von Beschwerden des Gesichts

Periphere Gesichtslähmung und Kiefergelenkschmerzen (CMD) sind sehr häufig. Mit den Thai-Routinen können beide Beschwerdebilder effektiv behandelt werden. Wählen Sie eine der beiden Routinen, entsprechend den Symptomen, die für die Thai-Diagnose relevant sind (siehe Diagnosetafel), unabhängig von der Definition der Beschwerden durch die westliche Medizin. Wenn die Symptome Ihres Klienten zu den Symptomen passen, die in den Thai-Routinen beschrieben werden, wenden Sie diese an und beobachten Sie die Reaktionen Ihres Klienten. Wenn ihm der von Ihnen ausgeübte Druck gut tut, wird Ihre Behandlung gute Ergebnisse bringen. Wenn Sie eine Verbesserung der Symptome erkennen, fahren Sie mit der Behandlung fort.

Thai-Routinen	Mögliche zu Grunde liegende Erkrankungen
Periphere Gesichtslähmung (Bell'sche Parese)	Störung der Gesichtsnerven (Bell'sche Parese)
Kiefergelenkschmerzen (CMD)	Craniomandibuläte Dysfunktion (CMD)

Erkrankungen des Gesichts

Craniomandibuläre Dysfunktion (CMD)

Störungen oder Symptome in der Kiefergelenkregion, ausgelöst durch Fehlstellungen der Gelenke, Arthritis oder muskuläre Verspannungen, die bedingt sind durch mentalen Stress, Überbeanspruchung durch einseitiges Kauen, oder durch einem Zahnarztbesuch, oder durch Knirschen und Zusammenbeißen der Zähne im Schlaf. Symptome können Kiefergelenkschmerzen, Muskelkater, Steifheit des Kiefers, Schwierigkeiten und Schmerzen bei weitem Öffnen des Mundes, knackende Geräusche mit Schmerzen im Kiefergelenk beim Kauen, Ohrenschmerzen, Kopfschmerzen, Nackenschmerzen und Schmerzen im oberen Rücken umfassen.

Periphere Gesichtslähmung (Bell'sche Parese)

Eine vorübergehende Schwäche oder Lähmung der Muskulatur auf einer Seite des Gesichts, ausgelöst durch eine Infektion, Schwellung und Kompression des Gesichtsnervs an seinem Austrittspunkt an der Schädelbasis. Die Schwellung wird in der Regel ausgelöst durch eine Virusinfektion wie Herpes, Epstein-Barr oder Influenza (Grippe) und wird außerdem in Verbindung gebracht mit dem Krankheitserreger der Lyme-Borreliose. Die Symptome treten normalerweise 1-2 Wochen nach der Virusinfektion auf und verschwinden in einem Zeitraum von wenigen Wochen bis zu drei Monaten von selbst wieder. Wenn die Erkrankung unbehandelt bleibt kann die Schwäche der Muskulatur zum Teil bestehen bleiben. Die Symptome können das Herabhängen einer Gesichtshälfte, Steifheit derselben Hälfte, Schwäche oder die Unfähigkeit die betroffene Seite des Gesichts zu bewegen, Schwierigkeiten ein Auge vollständig zu schließen und die Störung des Geschmacksinns an der Zungenspitze auf der betroffenen Seite umfassen. Normalerweise treten keine Schmerzen auf.

Kontraindikationen und Warnhinweise

- Druck auf empfindliche Linien und Punkte, die Symptome auslösen oder verstärken
- Druck, der Ihren Klienten dazu bringt sich zusammenzuziehen oder sich von Ihren Händen wegzubewegen

Achtung

Falls eines der folgenden Symptome auftritt, muss der Klient zur Untersuchung an einen Arzt verwiesen werden.

- Kürzliches, schweres Trauma
- Symptome treten nicht nur im Gesicht sondern auch an anderern Körperstellen auf
- Konstante oder fortschreitende Schmerzen
- Anhaltende Schmerzen, die ohne offensichtlichen Grund plötzlich aufgetreten sind
- Akute starke Schmerzen
- Alle ungewöhnlichen Zeichen

Die Auswahl der Behandlungsroutine - grundsätzliche Richtlinien

1. Prüfen Sie, ob es sich um eine Parese von einer Seite des Gesichts handelt, oder ob es sich um Schmerzen in der Kiefergelenkregion beim Öffnen des Mundes oder Kauen handelt.

2. Wählen Sie eine Behandlungsroutine.

3. Beginnen Sie die Behandlung und stellen Sie sicher, dass Sie die passende Routine gewählt haben.

Achten Sie, während Sie die Punkte drücken auf die Reaktionen Ihres Klienten und prüfen Sie, ob die gewählten Punkte relevant und wirksam sind. Bitte stellen Sie Ihrem Klienten nicht zu schnell zu viele Fragen! Lassen Sie ihn tiefer in die Konzentration eintauchen. Oft wird Ihr Klient einige Zeit brauchen, bevor er in der Lage ist auszudrücken (nicht unbedingt durch Worte), ob die behandelten Punkte relevant sind oder nicht. Sie werden oftmals erst bei der zweiten Runde in der Sie die Punkte behandeln „zuverlässige" Reaktionen von Ihrem Klienten erhalten. Stellen Sie kurze Fragen, wie z. B.: „Hier?" „Gut?" „Schmerzhaft?" Wenn die Linien und Punkte relevant und wirksam sind, fahren Sie mit Ihrer Behandlung fort - Sie haben die richtige Routine ausgewählt.

ROUTINE 5 (SEITE 46)

Periphere Gesichtslähmung (Bell'sche Parese)

- Eine Seite des Gesichts ist gelähmt, was zu Herabhängen oder Verformung der Muskulatur auf der betroffenen Seite führt. Es kann außerdem zu Schwierigkeiten beim Trinken und beim Schließen des Auges auf der betroffenen Seite kommen.
- Normalerweise kommt es zu keinen oder nur zu leichten Schmerzen.
- Die Beschwerden treten plötzlich auf und verschwinden gewöhnlich innerhalb von wenigen Tagen von selbst.
- Das Problem kann ausschließlich das Auge oder den Mund betreffen.

LOKALISATION DER BESCHWERDEN

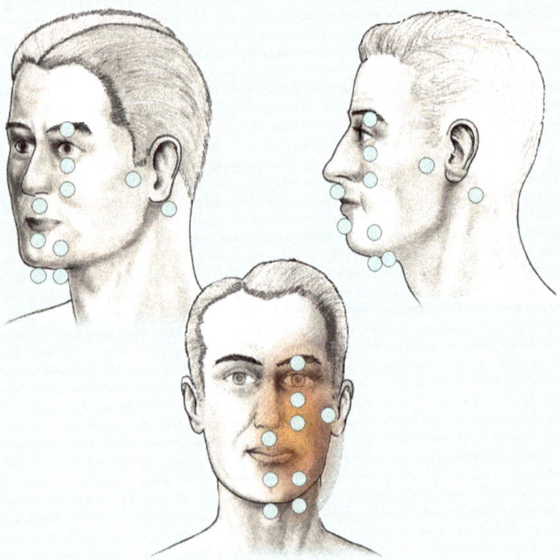

ROUTINE 6 (SEITE 48)

Kiefergelenkschmerzen (CMD)

- Die Schmerzen befinden sich in der Umgebung der Akupressurpunkte und können von Nacken- und Schulterschmerzen begleitet sein.
- Die Schmerzen werden stärker beim Kauen oder vollständigen Öffnen des Mundes.
- Es kommt zu einer ausgeprägten Steifheit der Kiefermuskeln.
- Dieses Beschwerdebild kann verursacht werden durch langes Öffnen des Mundes bei einer Zahnarztbehandlung, durch einseitiges Kauen, durch Zähneknirschen im Schlaf oder durch Stress.

LOKALISATION DER BESCHWERDEN

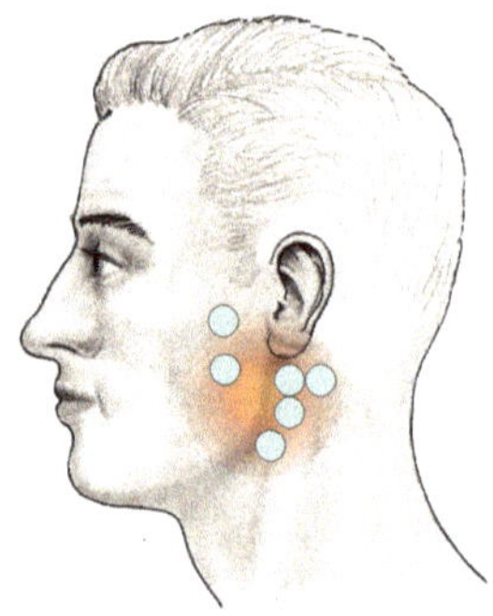

Routine - 5 GESICHT

Periphere Gesichtslähmung (Bell'sche Parese)

● ein seltenes Beschwerdebild

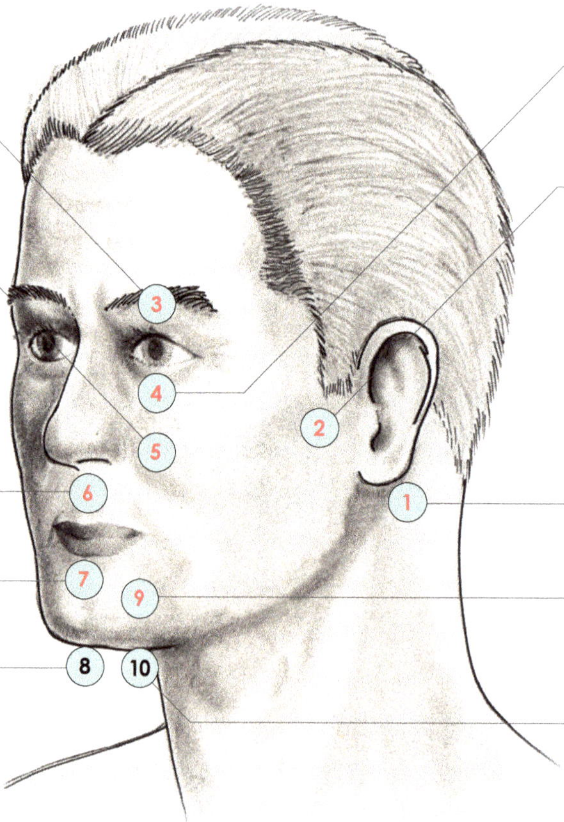

Augenbraue-Mitte (Yuyao)
Ein sensibler Punkt am Mittelpunkt der Augenbraue • direkt über der Pupille • drücken Sie den vorderen Teil des Knochens, oder alternativ den unteren Teil des Knochens aufwärts • auf der Margo supraorbitalis (Stirnbein)

Gesicht-2 (Ma-3)
direkt unter der Pupille • auf Höhe der Nasenlöcher • auf der lateralen Seite der Nasolabialfalte unterhalb des Knochens

Mitte Gesicht-3 (LG-26)
auf 1/3 des Weges zwischden der Oberlippe und der Nase (im Philtrum)

Mitte Gesicht-4 (KG-24)
in der Vertiefung direkt über dem Kinn • drücken Sie abwärts

Mitte Gesicht-5
unter dem Kinn • hinter der Unterkiefer • auf dem weichen Gewebe (vorderer M. digastricus) des Bodens der Mundhöhle •strahlt zur Zunge aus

Gesicht-1 (Ma-2)
1 Finger unter der Pupille • in einer kleinen Vertiefung in der Maxilla (Foramen infraorbitale)

Gesicht-9 (Ma-7)
In einer leichten Vertiefung unterhalb des Wangenknochens (Jochbogen) • Wenn der Mund weit geöffnet wird, verschwindet die Vertiefung • 1 Finger anterior zum Ohr • gleiten Sie mit Ihrer Fingerspitze von der Nase, unterhalb des Wangenknochens (Jochbein) entlang, stoppen Sie 1 Finger vor dem Ohr • anterior zum Processus condylaris mandibulae • strahlt aus zu den Zähnen, dem Mund, der Nase, Augen und den Schläfen

Processus mastoideus (Gb-12)
Posterior und inferior zur unteren Kante des Processus mastoideus • drücken Sie den M. sternocleidomastoideus

Gesicht-3 (Jiachengjiang)
1 Finger lateral zu Mitte Gesicht – 4 • über dem Kinn, auf dem Foramen mentale • drücken Sie abwärts

Gesicht-4
Unter dem Kinn (Gesicht-3) • hinter dem Unterkiefer • auf dem weichen Gewebe (vorderer M.digastricus) des Bodens der Mundhöhle • strahlt zur Zunge aus

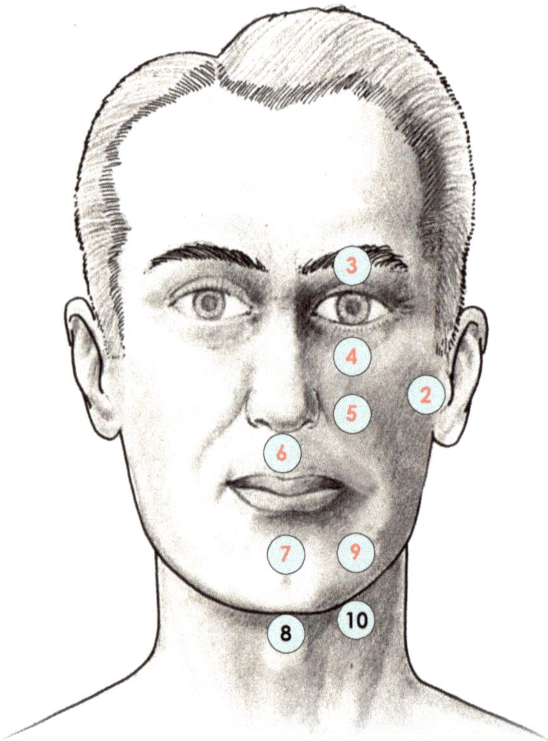

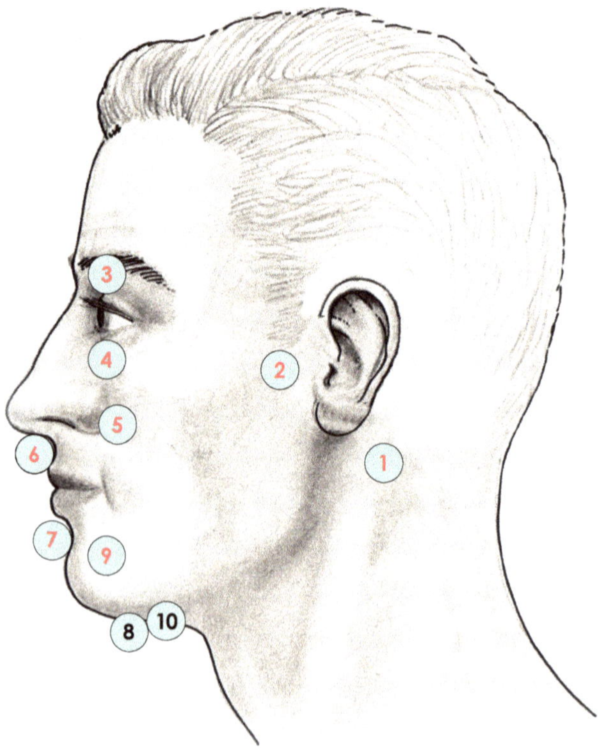

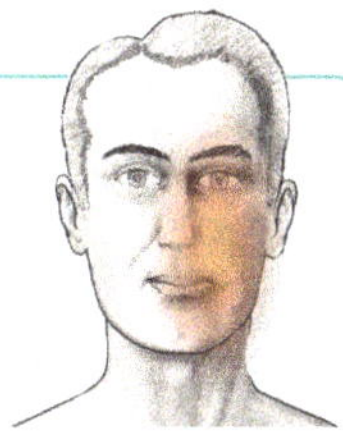

Problembeschreibung:

- *Eine Seite des Gesichts ist gelähmt, was zu Herabhängen oder Verformung der Muskulatur auf der betroffenen Seite führt. Es kann außerdem zu Schwierigkeiten beim Trinken und beim Schließen des Auges auf der betroffenen Seite kommen.*
- *Normalerweise treten keine oder nur leichte Schmerzen auf.*
- *Die Beschwerden treten plötzlich auf und verschwinden gewöhnlich innerhalb von weningen Tagen von selbst. Jedoch können einige der Symptome langwieriger sein und eine Langzeit-Behandlung benötigen, möglicherweise über einen Zeitraum von mehreren Monaten.*
- *Die Behandlung wird die Genesung beschleunigen und der Gefahr einer permanenten Schädigung vorbeugen.*
- *Das Problem kann ausschließlich das Auge oder den Mund betreffen (siehe Schritt 1).*

Behandlungsschritte

1. Akupressurpunkte

Drücken Sie die Punkte (1) bis (10) mit Ihren Daumen. Wiederholen Sie den Daumendruck auf den Punkten so lange, wie sich die Beschwerden bessern, bis zu maximal 10 Wiederholungen. Hören Sie mit der Behandlung auf, wenn die Punkte empfindlich werden. Verwenden Sie soviel Druck, wie es für Ihren Klienten angemessen ist. Wenn die Beschwerden nur das Auge betreffen, behandeln Sie lediglich die Punkte (1) bis (4). Wenn die Beschwerden nur den Mund betreffen, lassen Sie die Punkte (3) und (4) aus.

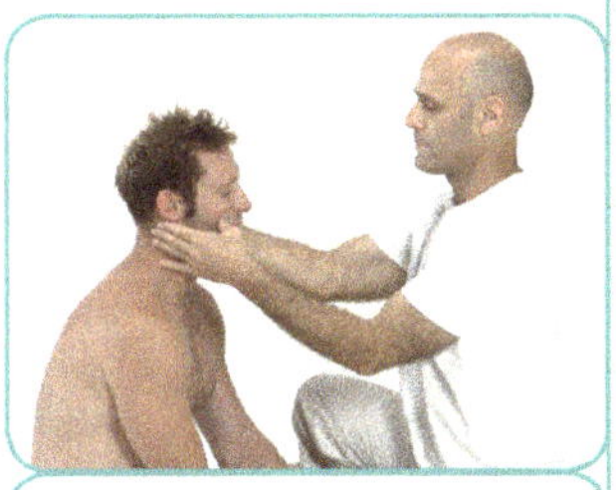

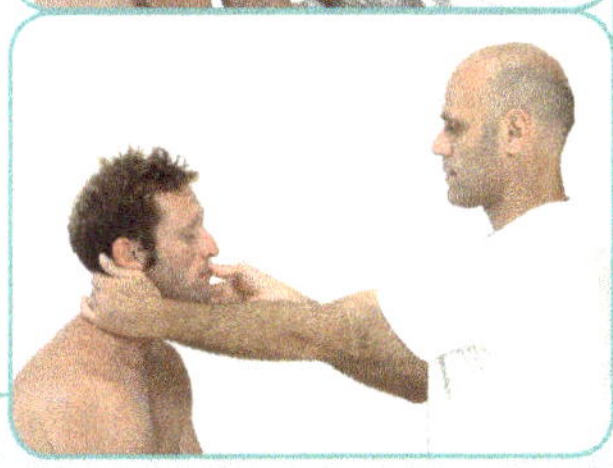

4. Nacken- und Schulterbehandlung

Eine vollständige Behandlung des Nackens, der Schultern, des oberen Rückens und der Schulterblätter kann sehr hilfreich sein.

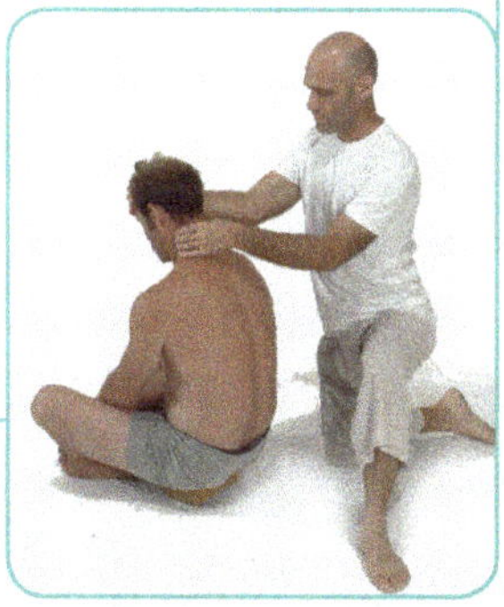

Vorsichtsmaßnahmen:

- *Führen Sie eine Behandlung nur nach der Diagnose durch einen Spezialisten durch.*
- *Führen Sie die Behandlung täglich, bis zur Genesung durch. Bei chronischen, nicht-akuten Beschwerden führen Sie die Behandlung 2 mal pro Woche durch.*
- *Wiederhohlen Sie die Behandlung erst, nachdem der Klient keine Schmerzen von der vorigen Behandlung mehr hat (falls das der Fall war.)*

Optionale ergänzende Maßnahmen

2. Dehnung des Gesichts

Ziehen Sie mit Ihrer Hand sanft die Haut von der Nase in Richtung des Ohrs, lassen Sie Ihre Hand über das Gesicht Ihres Klienten gleiten. Wiederholen Sie das mehrfach. Sie können auch Ihren Zeigefinger in der gleichen Weise von der Nase in Richtung des Ohrs gleiten lassen, unterhalb und entlang des Wangenknochens.

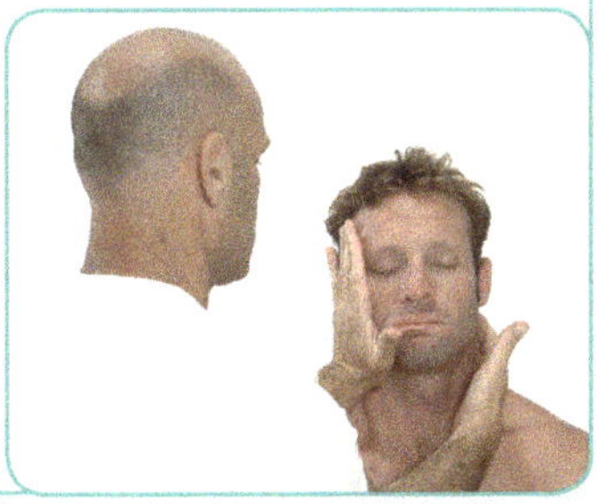

3. Gesichtsmassage

Im Anschluss an die Behandlung können Sie Ihrem Klienten eine vollständige Gesichtsmassage geben.

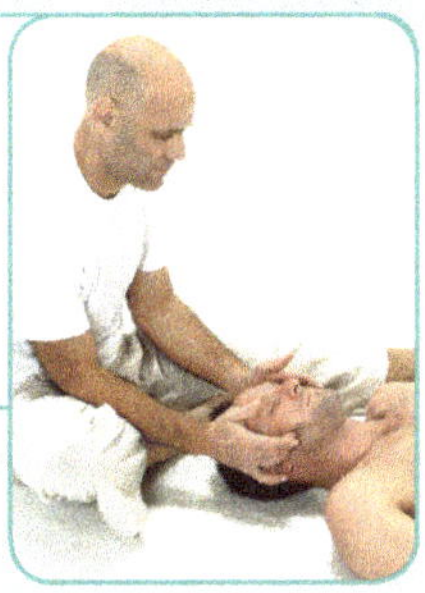

Ausgewählte Akupressurpunkte

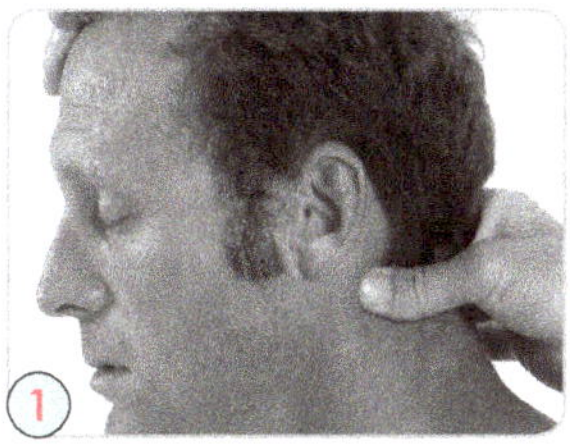

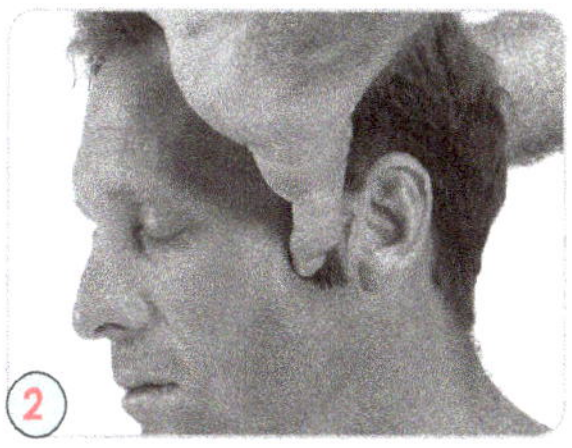

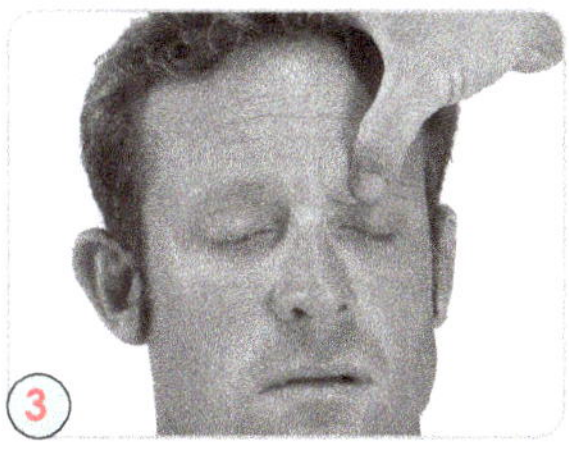

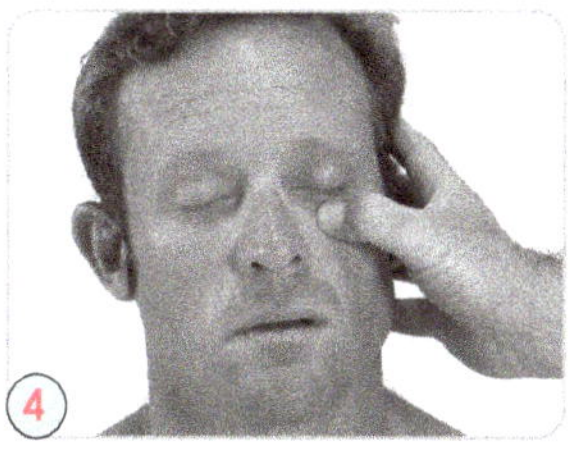

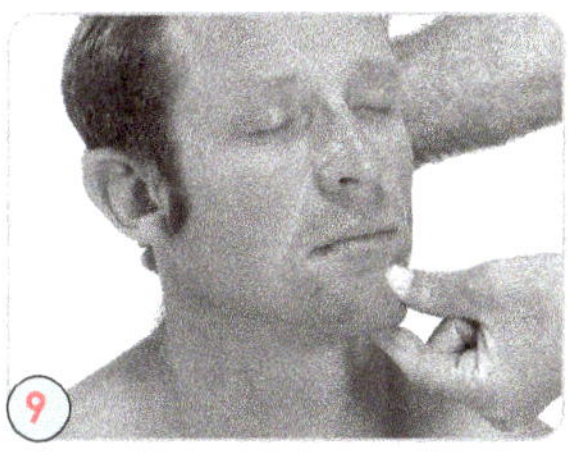

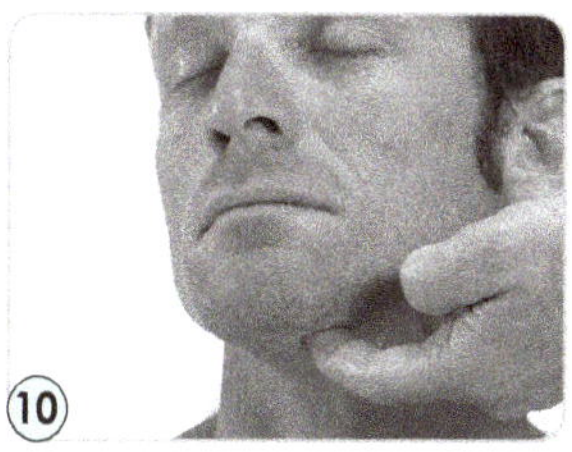

Routine - 6 GESICHT

Kiefergelenkschmerzen (CMD)

●● ein häufiges Beschwerdebild

Gesicht-8

1 Finger direkt unter Gesicht-9 • unterhalb der Ebene des Ohrläppchens • 1 Finger anterior zur posterioren Kante des Unterkiefers • suchen Sie einen kleinen, festen Muskel

Gesicht-9 (Ma-7)

In einer leichten Vertiefung unterhalb des Wangenknochens (Jochbogen) • Wenn der Mund weit geöffnet wird, verschwindet die Vertiefung • 1 Finger anterior zum Ohr • gleiten Sie mit Ihrer Fingerspitze von der Nase, unterhalb des Wangenknochens (Jochbein) entlang, stoppen Sie 1 Finger vor dem Ohr • anterior zum Processus condylaris mandibulae • strahlt aus zu den Zähnen, dem Mund, der Nase, Augen und den Schläfen

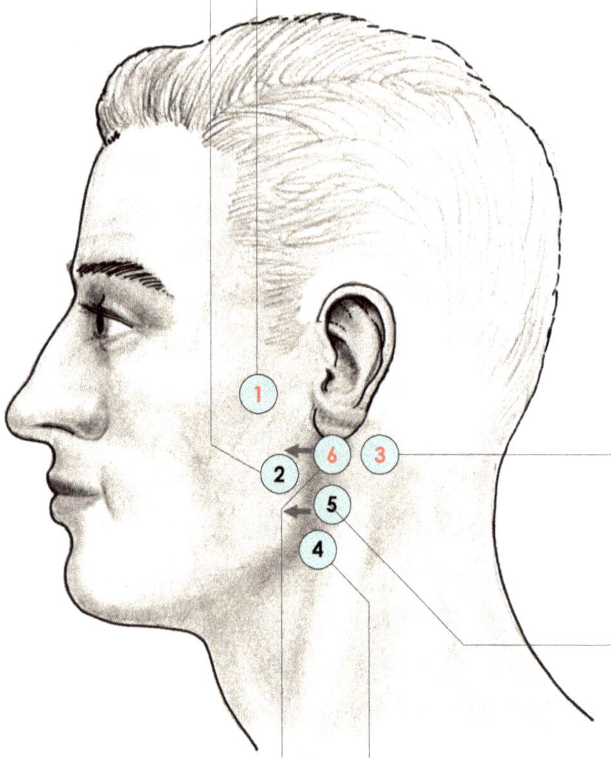

Processus mastoideus (Gb-12)

Posterior und inferior zur unteren Kante des Processus mastoideus • drücken Sie den M. sternocleidomastoideus

Gesicht-6

auf der posterioren Kante des Unterkiefers • über Gesicht-5 • legen Sie ihre Finger- oder Daumenspitze zwischen den Unterkiefer und den M. sternocleidomasoideus und drücken Sie gegen den Knochen

Gesicht-7 (3E-17)

In der Vertiefung zwischen Unterkiefer und M. sternocleidomastoideus • direkt unterhalb der Ebene des Processus mastoideus • drücken Sie in Richtung des Unterkiefers

Gesicht-5

am posterioren Unterkieferwinkel oder knapp darüber • gleiten Sie mit Ihrem Finger zwischen Unterkiefer und M. sternocleidomastoideus und ziehen Sie den Knochen nach lateral (vom Klienten weg), während der Klient Widerstand gibt

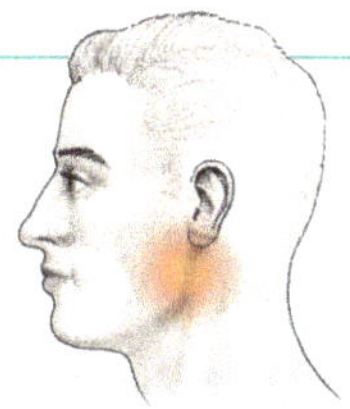

Problembeschreibung:

- *Die Schmerzen befinden sich in der Umgebung der Akupressurpunkte und können von Nacken- und Schulterschmerzen begleitet sein.*
- *Die Schmerzen werden stärker beim Kauen und sie behindern das Öffnen des Mundes.*
- *Es kommt zu einer ausgeprägten Steifheit der Kiefermuskeln.*
- *Dieses Beschwerdebild kann verursacht werden durch langes Öffnen des Mundes bei einer Zahnarztbehandlung, durch einseitiges Kauen, durch Zähneknirschen im Schlaf oder durch Stress.*

Behandlungsschritte

1. Akupressurpunkte

Drücken Sie die Punkte (1) bis (6) mit Ihren Daumen. Behandeln Sie Punkt (4) folgendermaßen: Platzieren Sie Ihren Zeigefinger hinter dem Kieferknochen und benutzen Sie ihn als Haken, mit dem Sie den Knochen ziehen (siehe Foto). Wiederholen Sie den Daumendruck auf den Punkten so lange, wie sich die Beschwerden bessern, bis zu maximal 10 Wiederholungen. Hören Sie mit der Behandlung auf, wenn die Punkte empfindlich werden. Verwenden Sie so viel Druck wie es für Ihren Klienten angemessen ist.

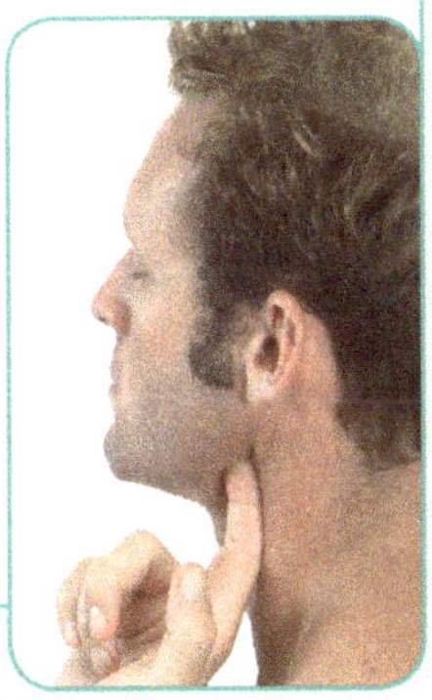

Optionale ergänzende Maßnahmen

2. Gesichtsmassage

Im Anschluss an die Behandlung können Sie Ihrem Klienten eine vollständige Gesichtsmassage geben.

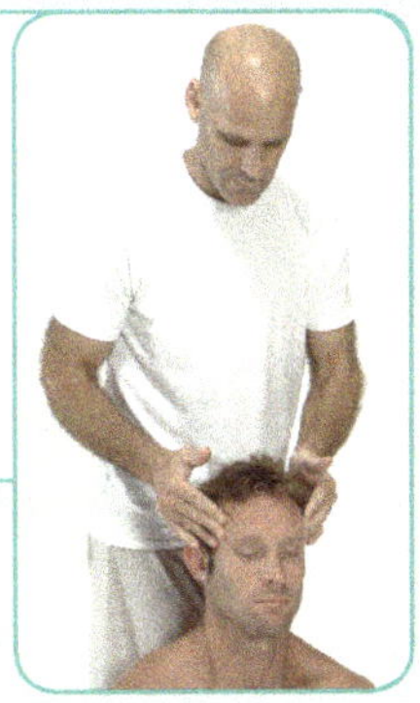

3. Nacken- und Schulterbehandlung

Geben Sie Ihrem Klienten eine vollständige Behandlung des Nackens, der Schultern, des oberen Rückens und der Schulterblätter.

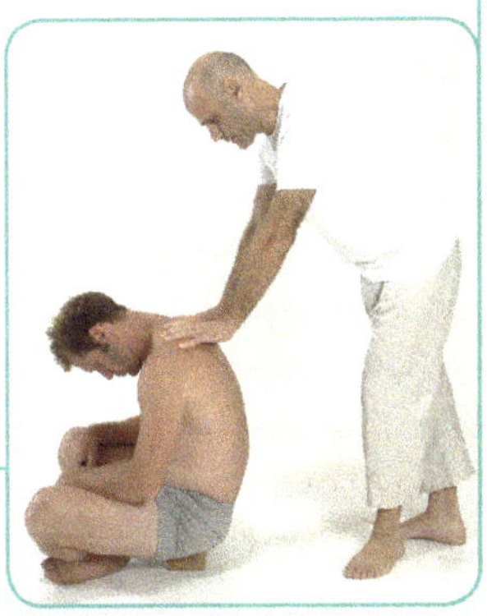

Vorsichtsmaßnahmen:

- *Konsultieren Sie einen Spezialisten, bevor Sie ein akutes oder unklares Beschwerdebild behandeln.*
- *Führen Sie die Behandlung täglich, bis zur Genesung durch. Bei chronischen, nicht-akuten Beschwerden führen Sie die Behandlung 2 mal pro Woche durch.*
- *Wiederhohlen Sie die Behandlung erst, nachdem der Klient keine Schmerzen von der vorigen Behandlung mehr hat (falls das der Fall war).*

Ausgewählte Akupressurpunkte

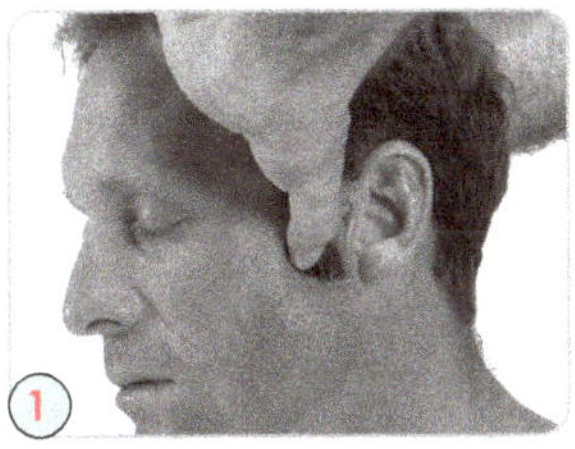

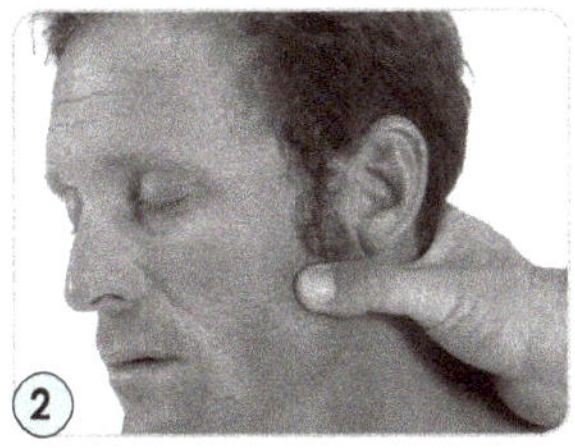

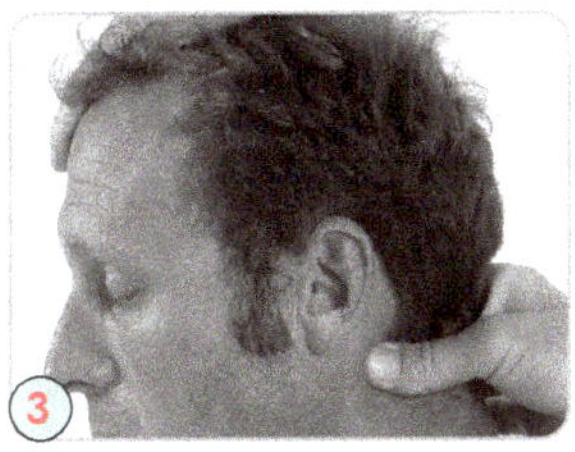

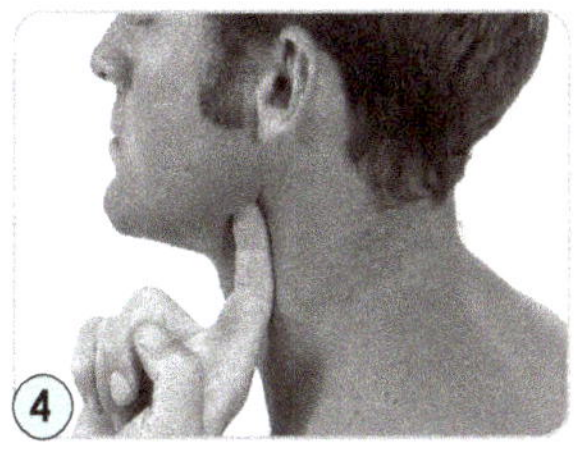

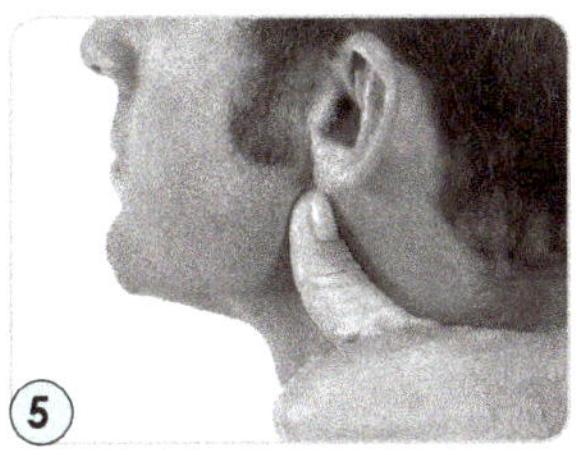

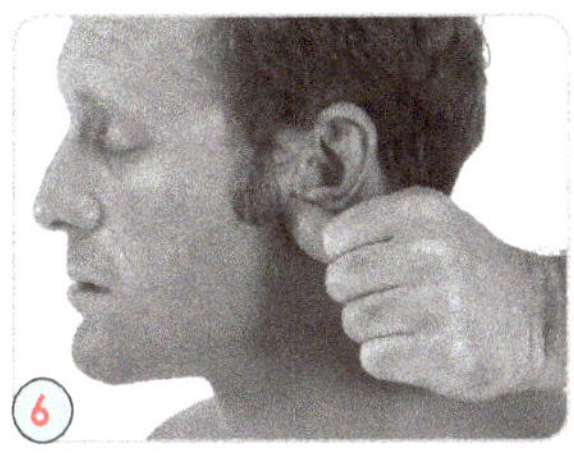

KAPITEL 3 NACKEN

Behandlungsroutinen dieses Kapitels

Routine - 7 **„Zerrung des Nackens"**
Routine - 8 **„Steifer Nacken"**
Routine - 9 **„Nackenschmerzen beim Drehen des Kopfes 1"**
Routine - 10 **„Nackenschmerzen beim Drehen des Kopfes 2"**

Die Behandlung von Nackenbeschwerden

Nackenbeschwerden kommen sehr häufig vor, lediglich Beschwerden des unteren Rückens sind noch häufiger. Die Aufgabe des Nackens ist es, den Kopf zu tragen, während dieser seine vielfältigen Bewegungen ausführt, dabei werden Muskeln und Sehnen großen Belastungen ausgesetzt. Die Halswirbelsäule ist außerdem weniger gut geschützt als die Brust- oder Lendenwirbelsäule, sie ist daher vielen Verletzungsrisiken ausgesetzt: schlechte Körperhaltung, Fehlstellungen, mentaler Stress, wiederholte Überbelastung, sowie große und kleine Verletzungen können Ursachen von Nackenbeschwerden sein. Die meisten Formen von Nackenbeschwerden sprechen gut auf die Behandlung mit Thai-Akupressur an. Starke Beschwerden, die ernsthafte Erkrankungen der Wirbelgelenke einschließen, jedoch keiner Operation bedürfen sprechen in der Regel ebenfalls gut auf Thai-Akupressur an. Allerdings wird ein Heilungsprozess in solchen Fällen länger dauern und es ist nicht gewiss, ob eine vollständige Heilung erreicht werden kann. Wählen Sie eine der vier Routinen, entsprechend den Symptomen, die für die Thai-Diagnose relevant sind (siehe Diagnosetafel), unabhängig von der Definition der Beschwerden durch die westliche Medizin. Wenn die Symptome Ihres Klienten zu den Symptomen passen, die in den Thai-Routinen beschrieben werden, wenden Sie diese an und beobachten Sie die Reaktionen Ihres Klienten. Wenn ihm der von Ihnen ausgeübte Druck gut tut, wird Ihre Behandlung gute Ergebnisse bringen. Wenn Sie eine Verbesserung der Symptome erkennen, fahren Sie mit der Behandlung fort.

Thai-Routinen	Mögliche zu Grunde liegende Erkrankungen
Zerrung des Nackens	Schleudertrauma Muskelzerrung Zerrung der Bänder der Wirbelsäule Hypertonus und myofasziale Triggerpunkte Bandscheibenvorfall Arthrose der Zwischenwirbelgelenke der Halswirbelsäule (Spondylose) Facettengelenkssyndrom an der Halswirbelsäule Spinalkanalstenose an der Halswirbelsäule Torticollis (Schiefhals) Pathologische Kyphose (Rundrücken) Ventralstellung des Kopfes (Forward head posture / FHP) Hypolordose der Halswirbelsäule
Steifer Nacken	Muskelzerrung Zerrung der Bänder der Wirbelsäule Hypertonus und myofasziale Triggerpunkte Bandscheibenvorfall Facettengelenkssyndrom an der Halswirbelsäule Arthrose der Zwischenwirbelgelenke der Halswirbelsäule (Spondylose) Spinalkanalstenose an der Halswirbelsäule Pathologische Kyphose (Rundrücken) Ventralstellung des Kopfes (Forward head posture / FHP) Hypolordose der Halswirbelsäule
Nackenschmerzen beim Drehen des Kopfes 1	Hypertonus und myofasziale Triggerpunkte Muskelzerrung Zerrung der Bänder der Wirbelsäule Facettengelenkssyndrom an der Halswirbelsäule Arthrose der Zwischenwirbelgelenke der Halswirbelsäule (Spondylose)
Nackenschmerzen beim Drehen des Kopfes 2	Hypertonus und myofasziale Triggerpunkte Pathologische Kyphose (Rundrücken)

Erkrankungen des Nackens:

Nackenbeschwerden liegen in der Regel mehr als nur eine Störung zu Grunde.

Facettengelenkssyndrom an der Halswirbelsäule

Durch Verletzung, Fehlstellung oder Abnutzung von Bandscheiben geschädigte Facettengelenke. Die Symptome umfassen Nackenschmerzen, möglicherweise mit ausstrahlenden Schmerzen zu Trapezmuskel, Schulterblatt, Armen oder Kopf. Schmerzen treten typischerweise morgens auf, sowie im Sitzen oder beim Einnehmen bestimmter Körperhaltungen. Die Schmerzen werden stärker in der Extension und der lateralen Flexion, besonders starke Schmerzen treten auf, wenn die Facettengelenke in eine kompakte, fixierte Position kommen (Rotation + laterale Flexion zur selben Seite).

Bandscheibenvorfall und durch eine vorgefallene Bandscheibe eigeklemmter Nerv (Radikulopathie)

Eine Bandscheibe fällt vor, sie reizt die umgebenden Bänder und möglicherweise die Nervenwurzeln, oder den Duralsack des Rückenmarks.

Zu einem Bandscheibenvorfall kann es kommen auf Grund eines schweren Traumas oder auf Grund von fortschreitender Abnutzung, die bedingt ist durch das Alter des Klienten, schlechte Körperhaltung, wie z. B. ständige Flexion des Nackens, Überbeanspruchung, frühere schwächere Traumata. Schwere Schädigungen (irreversible neurologische Schäden) können durch dauerhafte Nervenreizungen entstehen.

Ein gerader (zentraler) posteriorer Vorfall, der direkten Druck auf die Dura Mater und das Rückenmark ausübt kann sowohl zu motorischen Störungen, als auch zu Empfindungsstörungen führen. Die Symptome können akut oder chronisch sein und Schmerzen im Nacken, oberen Rücken oder den Schulterblättern umfassen. Die Beweglichkeit des Nackens in verschiedene Richtungen kann stark eingeschränkt und schmerzhaft sein. Bewegungen des Nackens können zu einschießenden Schmerzen in die Schulter oder den Arm und zu Taubheit oder Kribbeln in den Fingern führen. Außerdem kann es zu einschießenden Schmerzen und Hitze- oder Kälteempfindungen den Körper hinab, bis in die Beine kommen, die Probleme beim Laufen verursachen. Die Symptome können auch ausschließlich im Unterarm und der Hand auftreten und in unterschiedlichen Nackenpositionen stärker werden.

Arthrose der Zwischenwirbelgelenke der Halswirbelsäule (Spondylose)

Degeneration der Gelenke auf Grund der normalen Abnutzung durch alltägliche Belastungen und von fortschreitendem Alter. Von der Abnutzung betroffen sind der Knorpel der Facettengelenke, Bandscheiben und Bänder. Diese führt zu Entzündungen und Instabilität der Gelenke, die wiederum die Bildung von Osteophyten und eine mögliche Kompression von Nervenwurzeln und Rückenmark verursacht.

Die Arthrose betrifft normalerweise den fünften, sechsten und siebten Halswirbel, da eine schlechte Körperhaltung hier die größte Belastung darstellt und sich besonders stark auswirkt. Chronische Symptome umfassen Steifheit, Schmerzen im Nacken und oberen Rücken, eingeschränkte Beweglichkeit und manchmal ausstrahlende Schmerzen in die Arme. Akute Symptome umfassen, in besonders schweren Fällen stark eingeschränkte Beweglichkeit mit heftigen Schmerzen bei nur leichten Bewegungen in verschiedene Richtungen. Möglich sind such Schmerzen in Arm und/oder Hand, Schwäche von verschiedenen Muskelgruppen, veränderte Reflexe, Kribbeln, Taubheit und Lähmung. In späteren Stadien können die Wirbel in einer angewinkelten Haltung miteinander verwachsen, sodass der Nacken dauerhaft gebeugt bleibt.

Spinalkanalstenose an der Halswirbelsäule

Spinalkanalstenose ist eine Komplikation der Spondylose oder der Folgeschaden einer Verletzung. Es handelt sich um eine bleibende Verengung von einem oder mehreren Wirbellöchern (Foramen vertebrale) und/oder eine oder mehrere Verengungen an verschiedenen Stellen des Spinalkanals. Sie werden verursacht durch die Verdickung von einzelnen Wirbeln oder das Wachstum von Osteophyten. Die Verengung von Wirbellöchern verursacht Druck auf Nervenwurzeln, die Verengung des Spinalkanals verursacht Druck auf das Rückenmark. Dieser Zustand kann sehr ernst werden, wenn der Druck auf die Nervenwurzel oder das Rückenmark stark genug ist, um einen fortschreitenden neurologischen Ausfall zu verursachen, der zu einer dauerhaften Schädigung führen kann, wenn der Druck nicht rechtzeitig durch eine Operation gelöst wird. Wird eine Operation nur kurze Zeit zu spät ausgeführt, können irreversible neurologische Schäden die Folge sein. Eine Spinalkanalstenose betrifft meistens Menschen über 50 Jahren. Jüngere Menschen, die eine Wirbelsäulenverletzung hatten oder deren Spinalkanal sehr eng ist tragen ebenfalls ein Risiko. Die Symptome treten in der Regel sehr langsam, manchmal auch überhaupt nicht auf, abhängig vom Ort und von der Stärke des Drucks auf die Nerven. Sie umfassen Schmerzen im Nacken, im oberen Rücken, an den Schulterblättern, sowie Taubheit, Schwäche oder Schmerzen der Arme und/oder Beine. Schwierigkeiten beim Gehen mit einschießenden Schmerzen, den Körper abwärts ausstrahlende Hitze oder Kälte bis in beide Beine sind Zeichen für einen starken Druck auf das Rückenmark. Darm- und Blasendysfunktion (Kontrollverlust) sind sehr ernsthafte Symptome und werden möglicherweise irreversibel. In einem solchen Fall ist eine Operation unvermeidbar.

Schleudertrauma

Ein schweres oder leichtes Trauma des Nackens, welches häufig durch Verkehrsunfälle verursacht wird und zu Verletzungen der Muskeln, Bänder, Bandscheiben und Facettengelenke führt. Mögliche Folgen können auch Luxation von Gelenken, Dehnung des Rückenmarks und Gehirnschädigungen sein. Die Symptome variieren, abhängig von der Schwere des Traumas. Sie können Nackenschmerzen, Kopfschmerzen, Schulterschmerzen umfassen, sowie Schmerzen zwischen den Schulterblättern, Schmerzen im unteren Rücken, Schmerzen oder Taubheit im Arm und/oder der Hand, Schwindel, Klingeln in den Ohren, verschwommene Sicht, Schwierigkeiten sich zu konzentrieren oder sich an bestimmte Sachen zu erinnern, Reizbarkeit, Schlafstörungen, Übelkeit und Lähmungen (Tetraplegie).

Torticollis (Schiefhals)

Der Kopf ist seitlich verdreht mit einem einseitigen Muskelspasmus, verursacht durch eine leichte Verletzung, Belastung oder Überbeanspruchung. Akute Fälle gehen häufig mit Schwierigkeiten den Nacken aufrecht zu halten einher, weil die Muskulatur, die den Nacken stützt geschwächt ist. In chronischen Fällen verbleibt der Körper in dieser Fehlhaltung. Torticollis kann die Folge einer genetischen Störung des Nervensystems sein (Torticollis spasmodicus). Ein angeborener Schiefhals kann vorkommen, wenn der Kopf des Fetus während der späten Stadien der Schwangerschaft verdreht ist und es zur Distorsion von Muskeln und Gelenken kommt. Die Symptome umfassen Steifheit, Schmerzen, eingeschränkte Beweglichkeit bei leicht gebeugtem und seitlich gedrehtem Kopf.

Zerrung der Bänder der Wirbelsäule

Schwere oder leichte Bänderrisse, verursacht durch eine Überdehnung, oder durch leichte, sich wiederholende Überdehnung beim Sport oder andern Aktivitäten. Zerrungen der Bänder können zu chronischen Beschwerden durch Schwächung und Reizung der Bänder führen, begleitet von Muskelsteifheit, Gelenkinstabilität und -schädigung. Die Symptome umfassen Nackenschmerzen und -steifheit, Schmerzen in der Schulter oder zwischen den Schulterblättern, stark eingeschränkte Beweglichkeit mit Schmerzen. Gezerrte Bänder können Schmerzen zu Kopf, Brust und Armen übertragen.

Muskelzerrung

Eine Überdehnung der Muskulatur durch eine schwere oder leichte Verletzung, und chronische Muskelsteifheit mit Schmerzen. Mikrorisse von Muskelfasern und Faszien, die nicht vollständig ausgeheilt sind können zu Steifheit, Schmerzen und eingeschränkter Beweglichkeit führen, sowie zu schmerzempfindlichen Punkten und Arealen am Körper.

Hypertonus und myofasziale Triggerpunkte

Verspannung der Muskulatur des Nackens und der Brustwirbelsäule auf Grund von schlechter Körperhaltung, Fehlstellungen, sich wiederholender Überanstrengung und Mikrotraumata an Muskelfasern und Faszien. Sie führen zu Steifheit, Schmerzen und eingeschränkter Beweglichkeit. Verspannte, steife Bänder können dazu führen, dass Muskelfasern und Faszien Schmerzen verursachen und diese zu Nacken, oberen Rücken, Schultern und Schulterblättern übertragen. Hinter einem muskulären Hypertonus können sich auch schwerwiegende Erkrankungen der Wirbelsäule verbergen.

Pathologische Kyphose (Rundrücken)

Eine überstarke kyphotische Krümmung der Wirbelsäule, die ausgelöst werden kann durch genetische Veranlagung, systemische Beschwerdebilder (Osteoporose, rheumatoide Arthritis, Morbus Scheuermann), Entwicklungsstörungen, schlechte Körperhaltung und/oder fortgeschrittenes Alter. Die pathologische Kyphose kann die Ursache für verschiedene spezifische oder unspezifische Erkrankungen sein, die mit Symptomen wie Erschöpfung, Schmerzen im Nacken- und Brustbereich und von dort zu den Schulterblättern, Schultern und Armen übertragenen Schmerzen einhergehen.

Ventralstellung des Kopfes (Forward head posture / FHP)

Auf Grund von chronischen Haltungsfehlern ist der untere Teil des Nackens nach vorne gebeugt (Flexion), während der Kopf nach hinten gebeugt ist. Dies führt zu einem Verziehen der Muskulatur im Bereich der Brustwirbelsäule, des Nackens und des Brustraums, sowie zu Triggerpunkten die Schmerzen im Nacken, im oberen Rücken und der Brust verursachen und möglicherweise Schmerzen zu Kopf und Kiefer weiterleiten. Eine Ventralstellung des Kopfes kann die Ursache für verschiedene Arten von Nackenbeschwerden sein.

Hypolordose der Halswirbelsäule

Hierbei handelt es sich um den Verlust der Nackenlordose, auf Grund eines Nackentraumas (Schleudertrauma, Sturz, Operation im Bereich des Nackens). Meistens ist diese Fehlstellung des Nackens vorübergehend. Sie wird verursacht durch eine, reflektorisch verkrampfte Nackenmuskulatur (Schutzmechanismus) oder durch eine schlechte Körperhaltung. Eine Hypolordose der Halswirbelsäule führt zu muskulären Verspannungen und myofaszialen Triggerpunkten. Sie kann außerdem die Ursache sein für Irritationen der Facettengelenke, Degeneration der Bandscheiben, sowie für Bandscheibenvorfälle.

Warnhinweise

Akute Nackenbeschwerden (besonders in Folge einer Verletzung) müssen unter Umständen innerhalb weniger Stunden medizinisch behandelt werden. Manche, sich verschlimmernde Beschwerden müssen innerhalb von einigen Tagen oder Wochen operativ behandelt werden, um irreversible neurologische Schäden zu vermeiden. Solche Beschwerdebilder schließen nicht unbedingt Nackenschmerzen mit ein. Schwäche der Beine während des Gehens, kann z. B. Hinweis auf einen starken Druck auf das Rückenmark im Bereich der Halswirbelsäule sein.

Wenn Sie starke Nackenbeschwerden behandeln (ausschließlich mit der Erlaubnis eines Arztes), arbeiten Sie langsam und vorsichtig und führen Sie auf keinen Fall Dehnungen aus!

Der starke Druck der Thai-Akupressur-Routinen kann im Fall von akuten Nackenbeschwerden unangebracht sein, z. B. im Fall eines Schleudertraumas, welches mit einer Entzündung oder mit starken muskulären Verspannungen, auf Grund körperlicher Schutzmechanismen einhergeht. Verletzungen, wie z. B. ein Schleudertraume können stark oder schwach sein. Sehen Sie von einer Behandlung während der akuten Phase (die ersten 3 Tage nach dem Trauma) ab, wenn die Schmerzen oder der Spasmus sehr stark sind. Behandeln Sie erst in der subakuten Phase, wenn die Schmerzen und der Spasmus nachlassen, und ausschließlich nach einer Untersuchung der Beschwerden durch einen Spezialisten und mit dessen Erlaubnis.

Seien Sie sehr vorsichtig und sanft, wenn sie den Nacken eines älteren, über sechzig jährigen Klienten mit Daumendruck behandeln (besonders bei Frauen), da die Gefahr der Verletzung eines Blutgefäßes oder eines Gelenks, das auf Grund von Degeneration durch Arthrose, Osteoporose oder Rheumatoide Arthritis abgenutzt ist sehr hoch ist. Solche starken Schädigungen an Wirbelgelenken kommen oftmals im oberen Nacken an C-2 vor.

Sich verschlimmernde Beschwerden auf Grund einer Spinalkanalstenose können zu einem ernsthaften Zustand werden, der durch einen Spezialisten behandelt werden muss. Dabei kann eine Operation unvermeidbar werden. Akupressurpunkte werden im Fall einer Spinalkanalstenose wahrscheinlich nicht wirksam sein. Falls Ihr Klient jedoch medizinisch untersucht wurde und nicht operiert werden muss, kann eine Reihe von Behandlungen versucht werden. Die Behandlungen werden wahrscheinlich für kurze Zeit Entlastung bringen, führen in manchen Fällen jedoch auch zu längerfristigen Verbesserungen.

Beschwerden, die von einer vorgefallenen Bandscheibe verursacht werden sind sehr ernst, obwohl Bandscheibenvorfälle oftmals keine Symptome verursachen. Einige Therapeuten glauben, dass durch Bandscheiben irritierte Bänder und Muskeln, die keine Nervenirritation mit einschließen, die Hauptursache für Nackenbeschwerden sind. Irritierte Bänder und Muskeln können ausstrahlende Schmerzen verursachen. Daher werden ausstrahlende Schmerzen nicht notwendigerweise durch komprimierte oder irritierte Nervenwurzeln hervorgerufen. Wenn die Nervenwurzel irritiert ist, kommt es zu einem sehr unangenehmen, dauerhaften Ausstrahlen von Schmerzen oder zu einem Kribbeln entlang der Arme zu bestimmten Punkten. Diese Zustände können episodenhaft auftreten oder über längere Zeiten von Wochen oder Jahren anhalten, abhängig von der Stärke des Vorfalls. Behandeln Sie solche Beschwerden nur, wenn sie medizinisch eindeutig abgeklärt sind. Die Besserung von solchen Beschwerden kann sehr langsam von statten gehen und viele Behandlungen erfordern. Möglicherweise kommt es auch zu gar keiner Besserung, wenn man lang andauernde, chronische Beschwerden behandelt.

Kontraindikationen und Warnhinweise

- Direkter Druck auf einen Muskel, der auf Grund eines körperlichen Schutzmechanismus stark verkrampft ist.
- Direkter Druck auf entzündetes Gewebe
- Druck auf empfindliche Linien und Punkte, die Symptome auslösen oder verstärken
- Druck der dazu führt, dass sich Ihr Klient zusammenzieht oder von Ihren Händen weg bewegt
- Starker Druck entlang des Nackens von älteren Klienten

Achtung

Falls eines der folgenden Symptome auftritt, muss der Klient zur Untersuchung an einen Arzt verwiesen werden.

- Kürzliches schweres Trauma
- Konstante oder fortschreitende Schmerzen
- Anhaltende Schmerzen, die ohne offensichtlichen Grund plötzlich aufgetreten sind
- Konstante ausstrahlende oder einschießende Schmerzen, brennendes oder kribbelndes Gefühl entlang des Arms (besonders, wenn beide Arme betroffen sind) oder Taubheit oder Kribbeln in den Fingern (besonders, wenn beide Hände betroffen sind). Diese können ein Zeichen für eine strake Kompression der Nervenwurzeln sein
- Eine sehr starke Steifheit des Nackens mit eingeschränkter Beweglichkeit, besonders wenn beim Vorbeugen des Kopfes Kopfschmerzen auftreten, können Zeichen für eine Meningitis sein.
- Alle akuten Beschwerden
- Alle ungewöhnlichen Anzeichen

Die folgenden Symptome können Zeichen für ein neurologisches Problem sein:

- Kopfschmerzen
- Taumeln
- Schwindel
- Klingeln in den Ohren oder verschwommene Sicht
- Schwierigkeiten sich zu konzentrieren oder sich zu erinnern
- Reizbarkeit, Schlafstörungen, Erschöpfung
- Ausstrahlende Schmerzen, Taubheit oder Schwächegefühl in Armen oder Beinen, ohne erhebliche Nackenschmerzen
- Verlust von Kraft, steife Beine oder Schwierigkeiten beim Gehen
- Einschießende Schmerzen, den Körper abwärts und in die Beine ausstrahlende Hitze- oder Kältegefühle
- Veränderungen bei Toilettengängen, besonders ein plötzliches Einsetzen von Inkontinenz
- Einschießende Schmerzen, die in die Schulter durch die Schulterblätter hindurch, oder den Arm hinab ausstrahlen, sowie Taubheit und Kribbeln in den Fingern

Die Auswahl der Behandlungsroutine - grundsätzliche Richtlinien

1. Finden Sie zuerst die Lokalisation der Beschwerden heraus und die Bewegungen, die die Beschwerden auslösen oder verstärken:

Bitten Sie Ihren Klienten:

Seinen Nacken nach vorne zu beugen, indem er sein Kinn zur Brust bewegt.

Seinen Nacken nach hinten zu beugen und ihn zu überstrecken, indem er seinen Kopf zum oberen Rücken beugt.

Seinen Kopf zur rechten und zur linken Seite zu drehen. Wenn die Schmerzen bei einer der Bewegungen ausgelöst oder verstärkt werden, bitten Sie Ihren Klienten, ihnen zu zeigen, wo die Beschwerden auftreten. Auf diese Weise lassen sich die Beschwerden sehr genau lokalisieren.

2. Wählen Sie eine Behandlungsroutine

Wenn Sie wissen, wo die Beschwerden auftreten, sowie die Bewegungen, die die Beschwerden auslösen festgestellt haben, können Sie die Behandlung entsprechend auswählen.

3. Beginnen Sie mit der Behandlung und prüfen Sie, ob Sie die richtige Routine ausgewählt haben

Achten Sie, während Sie die Punkte drücken auf die Reaktionen Ihres Klienten und prüfen Sie, ob die gewählten Punkte relevant und wirksam sind. Bitte stellen Sie Ihrem Klienten nicht zu schnell zu viele Fragen! Lassen Sie tiefer in die Konzentration eintauchen. Oft wird Ihr Klient einige Zeit brauchen, bevor er in der Lage sein wird auszudrücken (nicht unbedingt durch Worte), ob die behandelten Punkte relevant sind oder nicht. Sie werden oftmals erst bei der zweiten Runde in der Sie die Punkte behandeln „zuverlässige" Reaktionen von Ihrem Klienten erhalten. Stellen Sie knappe Fragen wie: „Hier?" „Gut?" „Schmerzhaft?". Wenn die Linien und die Punkte relevant und effektiv sind, fahren Sie mit der Behandlung fort - Sie haben die richtige Routine ausgewählt.

Das Auffinden von C-7

Wenn Sie Ihren Finger entlang der Mittellinie des Nackens abwärts bewegen, ist der erste Wirbel, den Sie tasten können C-6. Wenn Ihr Klient seinen Nacken überstreckt, ist dieser Wirbel nicht mehr tastbar.

Der nächste Wirbel darunter ist C-7. Er ist sehr viel leichter zu tasten und er bleibt auch in der Streckung tastbar. Wenn Ihr Klient seinen Kopf von links nach rechts wendet, bewegt sich auch C-7 ein wenig mit. Jedoch T-1, der nächste Wirbel darunter bewegt sich nicht.

ROUTINE 7 (SEITE 58)

Zerrung des Nackens

- Der Klient hat chronische oder akute Schmerzen an einigen oder allen Akupressurpunkten, jedoch hauptsächlich in der Umgebung unterhalb von C-7 und oberhalb der oberen Kante des Schulterblattes.
- Die Schmerzen sind oftmals beidseitig und dabei auf einer Seite stärker ausgeprägt als auf der anderen.
- Es treten keine Schmerzen oberhalb von C-7 auf.
- Die Schmerzen strahlen gewöhnlich zu Punkten entlang der Wirbelsäule, auf Höhe der Schulterblattmitte aus, sowie manchmal zur medialen Kante des Schulterblattes, zur lateralen Kante des Schulterblattes und zu den Armen.
- Die Schmerzen werden stärker, beim Dehnen des Nackens und wenn das Kinn zur Brust bewegt wird. Häufig verstärken sich die Schmerzen auch beim zurückbeugen des Kopfes.
- Das Drehen des Kopfes ist häufig die schmerzhafteste Bewegung, besonders zu einer Seite.
- Wenn der Kopf zur rechten Seite gedreht wird, werden die Schmerzen auf derselben (rechten) Seite stärker, und umgekehrt.
- Die Haltung des Nackens kann gekrümmt sein.

LOKALISATION DER BESCHWERDEN

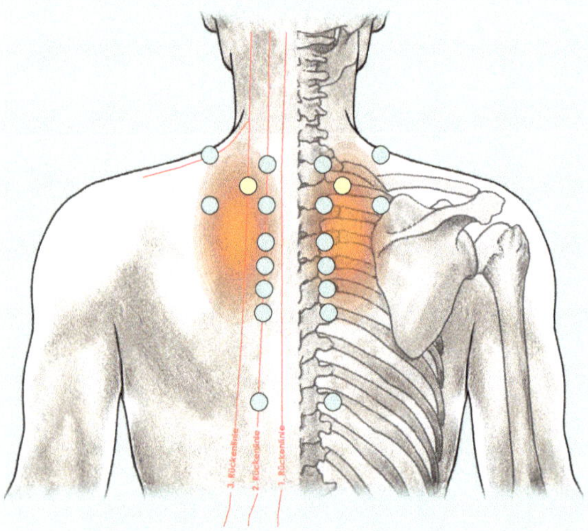

SCHMERZHAFTE BEWEGUNGEN

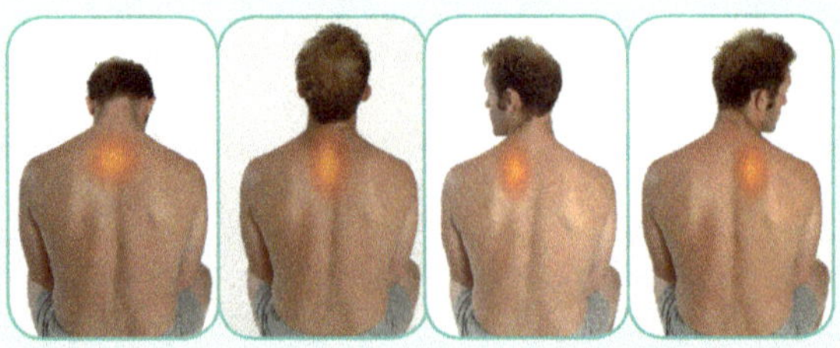

ROUTINE 8 (SEITE 60)

Steifer Nacken

- Der Klient leidet unter chronischer Steifheit, mit oder ohne Schmerzen an einigen oder allen Akupressurpunkten, jedoch hauptsächlich in der Umgebung von C-7 und oberhalb der oberen Kante des Schulterblattes.
- Die Schmerzen sind nicht stechend. Die Beschwerden sind in der Regel eher Steifheit, als Schmerzen.
- Die Schmerzen oder Steifheit sind beidseitig, jedoch auf einer Seite meistens stärker ausgeprägt als auf der anderen.
- Die Schmerzen strahlen zu Punkten entlang der Wirbelsäule, auf Höhe der Schulterblattmitte aus, manchmal auch zu einem Punkt über der Mitte der Spina Scapulae.
- Die Schmerzen werden stärker beim Zurückbeugen des Kopfes. Das Schmerzzentrum befindet sich normalerweise an der Falte des Nackens.
- Das Vorbeugen des Kopfes kann eingeschränkt und ebenfalls schmerzhaft sein.
- Steifheit zeigt sich oftmals beim Drehen des Kopfes zu beiden Seiten, dabei ist die Steifheit auf einer Seite stärker ausgeprägt.
- Wenn der Kopf zur rechten Seite gedreht wird, werden die Schmerzen auf der gegenüber liegenden (linken) Seite stärker, und umgekehrt.

LOKALISATION DER BESCHWERDEN

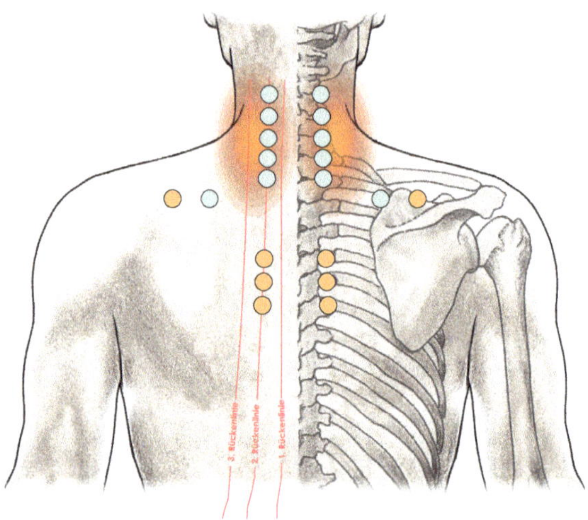

SCHMERZHAFTE BEWEGUNGEN

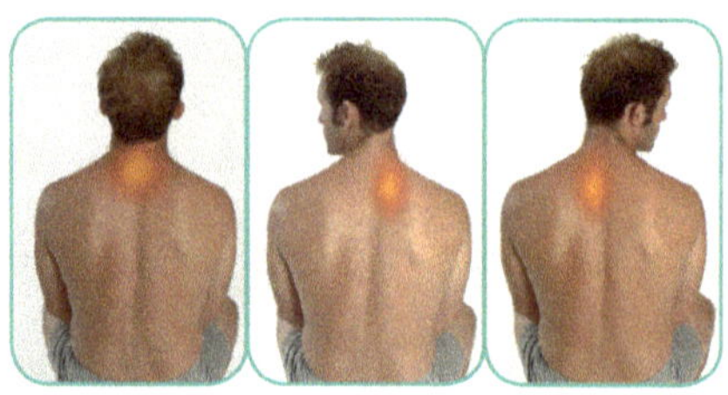

ROUTINE 9 (SEITE 62)

Nackenschmerzen beim Drehen des Kopfes 1

- Der Klient leidet unter chronischen oder akuten Schmerzen an einigen oder allen Akupressurpunkten, jedoch hauptsächlich in der Umgebung unterhalb von C-7 und oberhalb der oberen Kante des Schulterblattes.
- Die Schmerzen strahlen aufwärts, entlang der Seite des Nackens aus (Linie 3) und entlang der oberen Kante des Trapezmuskels.
- Die Schmerzen können auch in Schulter und Arm ausstrahlen.
- Die Beschwerden sind fast immer einseitig.
- Nur in wenigen Fällen werden die Schmerzen stärker durch das Vor- oder Zurückbeugen des Kopfes.
- Das Drehen des Kopfes ist immer schmerzhaft, besonders zu einer Seite. Wenn der Kopf zur rechten Seite gedreht wird, werden die Schmerzen auf derselben (rechten) Seite stärker, und umgekehrt.
- In manchen Fällen kann auch das Anheben des Arms schmerzhaft und eingeschränkt sein, wie es bei Schulterbeschwerden der Fall wäre.

LOKALISATION DER BESCHWERDEN

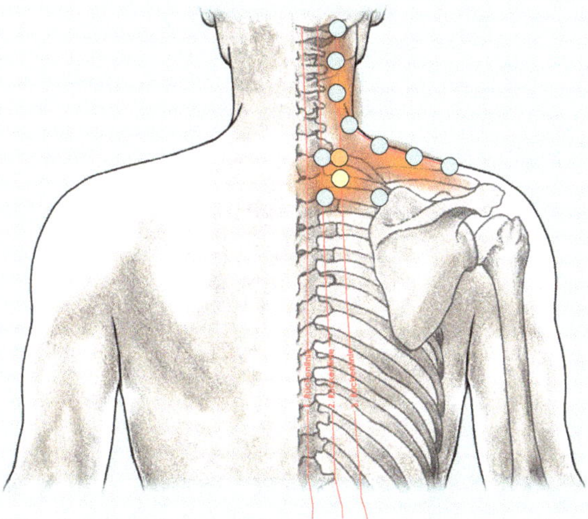

SCHMERZHAFTE BEWEGUNGEN

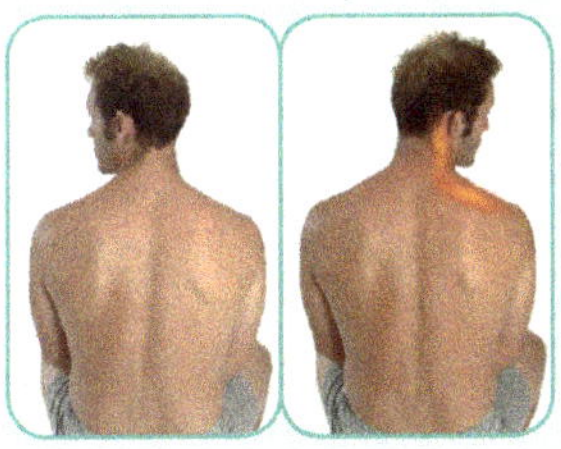

ROUTINE 10 (SEITE 66)

Nackenschmerzen beim Drehen des Kopfes 2

- Der Klient leidet unter chronischen Schmerzen und Steifheit an allen drei Akupressurpunkten am Nacken.
- Die Schmerzen können zur oberen Kante des Trapezmuskels ausstrahlen.
- In wenigen Fällen werden die Schmerzen stärker durch das Vor- oder Zurückbeugen des Kopfes.
- Das Drehen des Kopfes ist besonders zu einer Seite schmerzhaft. Wenn der Kopf zur rechten Seite gedreht wird, werden die Schmerzen auf der gegenüberliegenden (linken) Seite stärker, und umgekehrt. Die Schmerzen können in einigen Fällen dabei auch auf derselben Seite auftreten.

LOKALISATION DER BESCHWERDEN

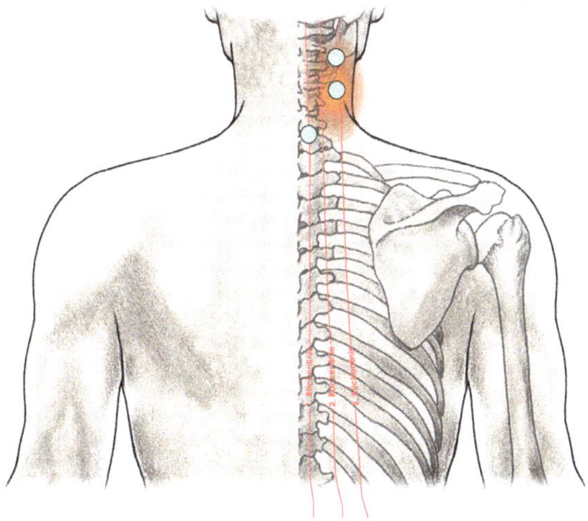

SCHMERZHAFTE BEWEGUNGEN

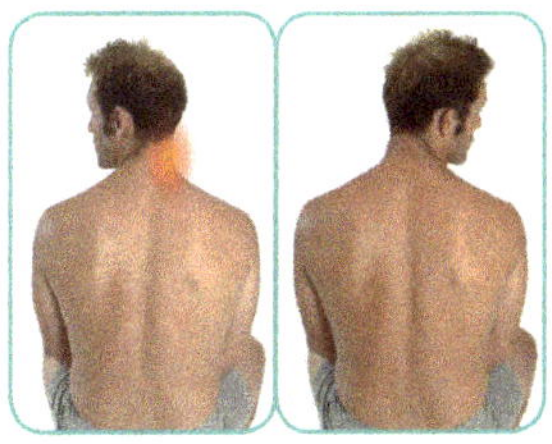

Routine - 7 NACKEN
Zerrung des Nackens

●●● ein sehr häufiges Beschwerdebild

2. Rückenlinie-6 (Ding chuan)
1 Finger lateral zur Kante des Dornfortsatzes von C-7 • auf dem höchsten Punkt der paraspinalen Muskulatur • drücken Sie vorwärts und 45° abwärts

2. Rückenlinie-8
1 Finger lateral zum Dornfortsatz von T-2 • 1 Finger unter C-7 • auf einer Höhe mit der oberen Kante des Schulterblattes • auf dem höchsten Punkt der paraspinalen Muskulatur • drücken Sie vorwärts und 45° abwärts

3. Rückenlinie-9
2 Finger lateral zum Dornfortsatz von T-1 • auf einer Höhe mit 2. Rückenlinie – 7 • auf halbem Weg zwischen der oberen Kante des Schulterblattes und C-7 • drücken Sie vorwärts

3. Rückenlinie-5
auf der oberen Kante des M. Trapezius • auf einer Höhe mit der medialen Kante des Schulterblatts • ein fester, empfindlicher Punkt, drücken Sie vorsichtig abwärts

Scapula-3 (Dü-14)
oberer Winkel der Scapula • 1 Finger über der Spina scapulae • gleiten Sie mit Ihrer Fingerspitze aufwärts, entlang der medialen Kante der Scapula, bis sie sich nach lateral wendet und unter dem M. levator scapulae verschwindet. Drücken Sie diesen Punkt, verhindern Sie, dass der Muskel seitlich wegrutscht • Dies ist ein fester und sehr sensibler Punkt, der in alle Richtungen, einschließlich des Kopfes ausstrahlt

2. Rückenlinie-9 (Bl-13)
1 Finger lateral zum Dornfortsatz von T-3 • auf einer Höhe mit der medialen Kante der Spina scapulae • auf dem höchsten Punkt der paraspinalen Muskulatur • drücken Sie vorwärts

2. Rückenlinie-10 (Bl-14)
1 Finger lateral zum Dornfortsatz von T-4 • 1 Finger über 2. Rückenlinie – 11 • auf dem höchsten Punkt der paraspinalen Muskulatur • auf einer Höhe mit dem unteren Rand der Spina Scapulae • drücken Sie vorwärts

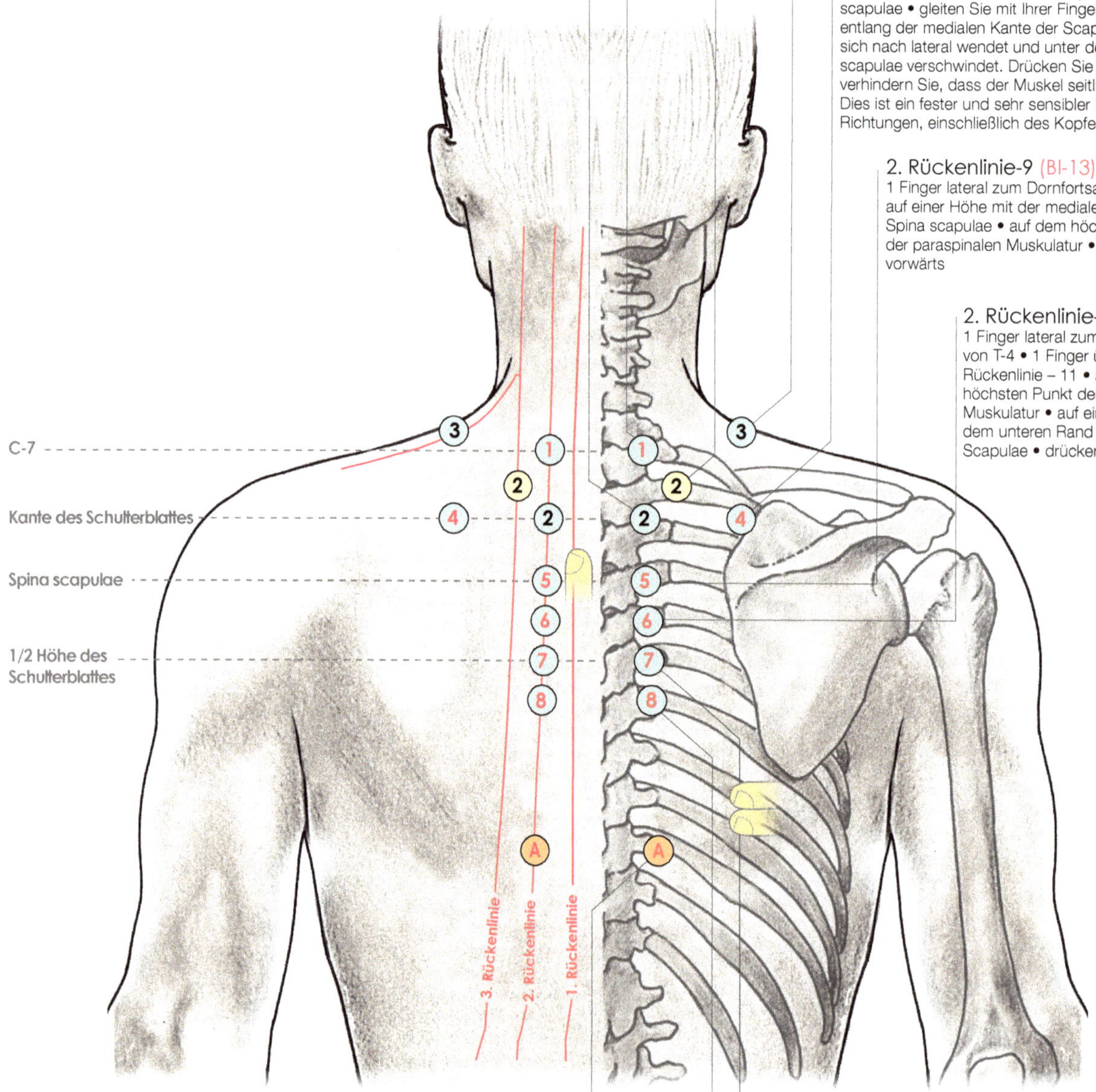

2. Rückenlinie-14 (Bl-18)
1,5 Finger lateral zum Dornfortsatz von T-9 • 2 Finger unterhalb der unteren Kante des Schulterblattes • 2 Finger unterhalb des unteren Bogens des Schulterblattes • auf dem höchsten Punkt der paraspinalen Muskulatur

2. Rückenlinie-11 (Bl-15)
1 – 1,5 Finger lateral zum Dornfortsatz von T-5 • auf einer Höhe mit dem Mittelpunkt der medialen Grenze des Schulterblattes • auf dem höchsten Punkt der paraspinalen Muskulatur

2. Rückenlinie-12 (Bl-16)
1 – 1,5 Finger lateral zum Dornfortsatz von T-6 • auf Höhe von 1/3 des Schulterblattes • 1 Finger unter 2. Rückenlinie – 11 • auf dem höchsten Punkt der paraspinalen Muskulatur

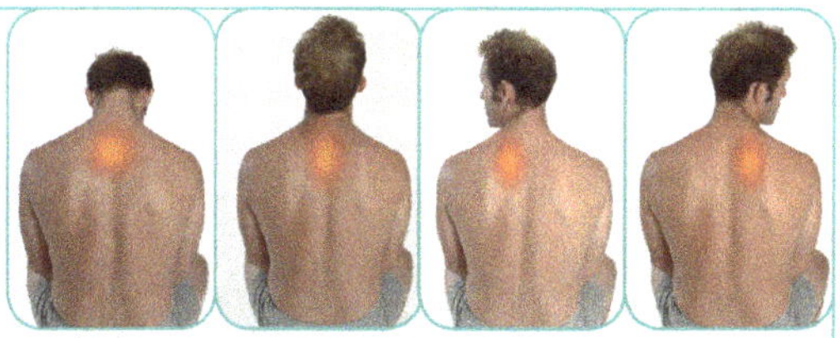

Problembeschreibung:

- *Der Klient leidet unter chronischen oder akuten Schmerzen an einigen oder allen Akupressurpunkten, jedoch hauptsächlich an den Punkten (1), (2), (3) und (4).*
- *Die Schmerzen sind häufig beidseitig, wobei eine Seite schmerzhafter ist als die andere.*
- *Es treten keine Beschwerden oberhalb von C-7 auf.*
- *Die Schmerzen sind in der Regel am stärksten an den Punkten 5, 6 und 7, sowie in einigen Fällen an der medialen Kante des Schulterblattes, der lateralen Kante des Schulterblattes und den Armen.*
- *Die Schmerzen werden stärker, beim Vorbeugen des Kopfes, wenn das Kinn zur Brust bewegt wird. Häufig verstärken sich die Schmerzen auch beim Zurückbeugen des Kopfes.*
- *Das Drehen des Kopfes ist häufig die schmerzhafteste Bewegung, besonders zu einer Seite.*
- *Wenn der Kopf zur rechten Seite gedreht wird, werden die Schmerzen auf derselben (rechten) Seite stärker, und umgekehrt.*
- *Die Haltung des Nackens kann gekrümmt sein.*

Behandlungsschritte

1. Nacken- und Schulterbehandlung

Bitten Sie Ihren Klienten sich mit gekreuzten oder gestreckten Beinen zu setzen. Wenn es für den Klienten unbequem ist auf dem Boden zu sitzen verwenden Sie ein Kissen oder einen Stuhl. Massieren Sie den Nacken, oberen Rücken und entlang der medialen Kante des Schulterblatts. Sie können hierfür jede Ihnen bekannte Technik anwenden, aber vermeiden Sie Dehnungen!

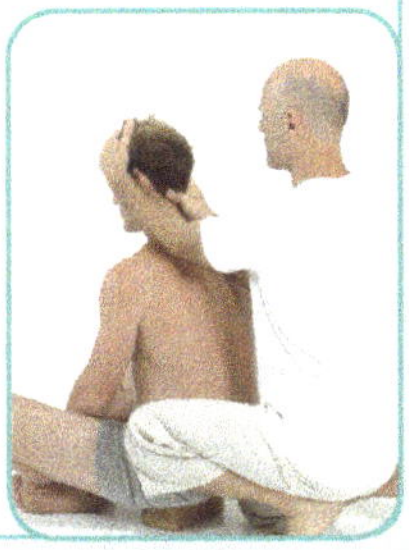

2. Akupressurpunkte

Drücken Sie die Punkte (1) bis (4) mit Ihren Daumen, zuerst auf der einen, danach auf der anderen Seite. Dann drücken Sie die Punkte (5) bis (8) auf der einen, danach auf der anderen Seite. Prüfen Sie, ob die Punkte (A) wirksam sind, falls ja, drücken Sie die Punkte. Verwenden Sie so viel Druck, wie es für Ihren Klienten angemessen ist.

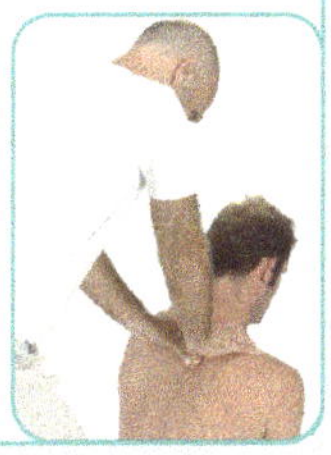

Optionale ergänzende Maßnahmen

3. Nackenbeugung und -dehnung

Verwenden sie beide Daumen zusammen und drücken Sie die Akupressurpunkte (1) auf beiden Seiten gleichzeitig. Weisen Sie Ihren Klienten an, seinen Kopf vor und zurückzubeugen. Lassen Sie ihn die Bewegung zweimal wiederholen, während Sie die Punkte drücken. Fahren Sie fort mit den Punkten (2), dann den Punkten (5), den Punkten (6) und (7). Bitten Sie Ihren Klienten, die Bewegung an jedem Punkt zu wiederholen. Stellen Sie sicher, dass der Klient seinen Nacken dabei nicht überdehnt. Die Bewegung sollte angenehm und nicht schmerzhaft sein.

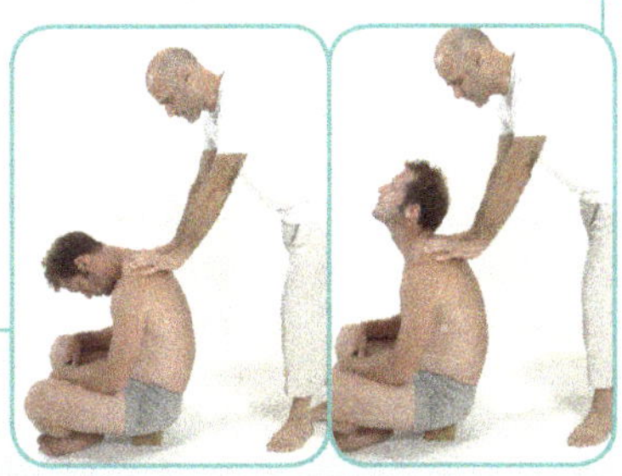

4. Nackenrotation

Drücken Sie dieselben Punkte wie in Behandlungsschritt 3, verwenden Sie jedoch Ihre Fingerknöchel anstatt Ihrer Daumen. Weisen Sie Ihren Klienten an, seinen Kopf sanft nach vorne zu beugen und seinen Kopf in dieser Position nach links und rechts zu drehen. Stellen Sie sicher, dass dabei keine Schmerzen auftreten.

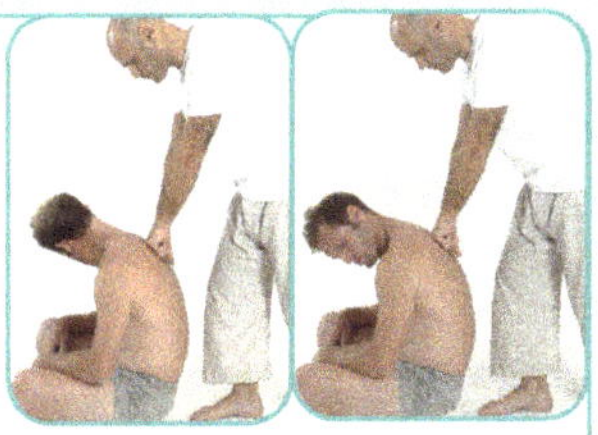

5. Rücken-und Hüftmassage

Nach Abschluss der Behandlungsroutine, können Sie die Linien des gesamten Rückens, sowie die Hüfte in der Seitenlage massieren.

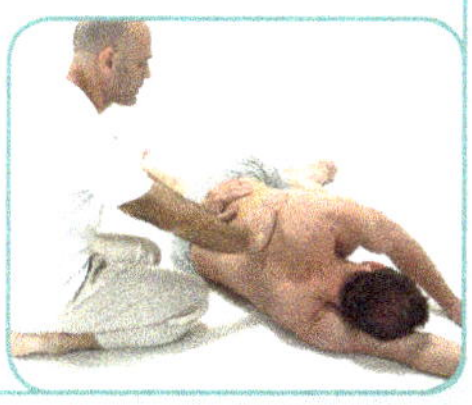

6. Nackendehnungen

In nicht-akuten Fällen können Sie nach der Behandlung, den Nacken sehr vorsichtig dehnen. Falls dabei Schmerzen auftreten, hören Sie mit den Dehnungen auf. Thaimassage-Praktiker: Wenden Sie die Dehnungen in der Rückenlage an, diese sind sicherer, als die Dehnungen in der sitzenden Position.

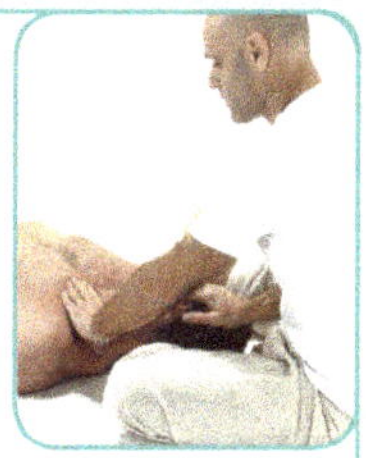

Vorsichtsmaßnahmen:

- *Konsultieren Sie einen Spezialisten, bevor Sie akute oder unklare Beschwerden behandeln.*
- *Vermeiden Sie Dehnungen, bei der Behandlung akuter Beschwerden.*
- *Seien Sie sehr vorsichtig und sanft, wenn Sie den Nacken älterer Klienten (über 60) mit Daumendruck behandeln.*
- *Führen Sie die Behandlung täglich, bis zur Genesung durch. Bei chronischen, nicht-akuten Beschwerden führen Sie die Behandlung 2-mal pro Woche durch.*
- *Wiederhohlen Sie die Behandlung erst, nachdem der Klient keine Schmerzen von der vorigen Behandlung mehr hat (falls das der Fall war).*
- *Weisen Sie Ihren Klienten an, schnelle oder plötzliche Bewegungen, sowie schmerzhafte Tätigkeiten oder Haltungen zu vermeiden.*
- *Weisen Sie Ihren Klienten an, nicht auf dem Bauch zu schlafen. Falls dies nicht möglich ist, soll er kein Kissen verwenden.*

Routine - 8 NACKEN

Steifer Nacken

●●● ein sehr häufiges Beschwerdebild

2. Rückenlinie-3
auf ½ Weg vom Occiput zu C-7 • 1 Finger lateral zur Mittellinie • in der Falte des Nackens, bei zurückgebeugtem Kopf • auf dem höchsten Punkt der paraspinalen Muskulatur • drücken Sie in Richtung Zentrum des Nackens, während Sie sie die Stirn des Klienten mit der anderen Hand stützen

2. Rückenlinie-4
unter 2. Rückenlinie – 3 • 1 Finger lateral zur Mittellinie • auf dem höchsten Punkt des M. Trapezius • drücken Sie in Richtung Zentrum des Nackens, während Sie sie die Stirn des Klienten mit der anderen Hand stützen

2. Rückenlinie-5
1 Finger lateral zur Mittellinie • auf einer Höhe mit dem Dornfortsatz von C-6 • direkt über C-7 • auf dem höchsten Punkt der paraspinalen Muskulatur • drücken Sie in Richtung Zentrum des Nackens, während Sie sie die Stirn des Klienten mit der anderen Hand stützen

2. Rückenlinie-6 (Ding chuan)
1 Finger lateral zur Kante des Dornfortsatzes von C-7 • auf dem höchsten Punkt der paraspinalen Muskulatur • drücken Sie vorwärts und 45° abwärts

2. Rückenlinie-7
1 Finger lateral zum Dornfortsatz von T-1 • direkt unter C-7 • auf ½ Weg zwischen 2. Rückenlinie-6 und 2. Rückenlinie – 8 • auf dem höchsten Punkt der paraspinalen Muskulatur • drücken Sie vorwärts und 45° abwärts

Scapula-3 (Dü-14)
oberer Winkel der Scapula • 1 Finger über der Spina scapulae • gleiten Sie mit Ihrer Fingerspitze aufwärts, entlang der medialen Kante der Scapula, bis sie sich nach lateral wendet und unter dem M. levator scapulae verschwindet. Drücken Sie diesen Punkt, verhindern Sie, dass der Muskel seitlich wegrutscht • Dies ist ein fester und sehr sensibler Punkt, der in alle Richtungen, einschließlich des Kopfes ausstrahlt

Scapula-1 (Dü-12)
in der Fossa supraspinata über der Spina scapulae • auf ½ Weg von der lateralen zur medialen Kante der Scapula

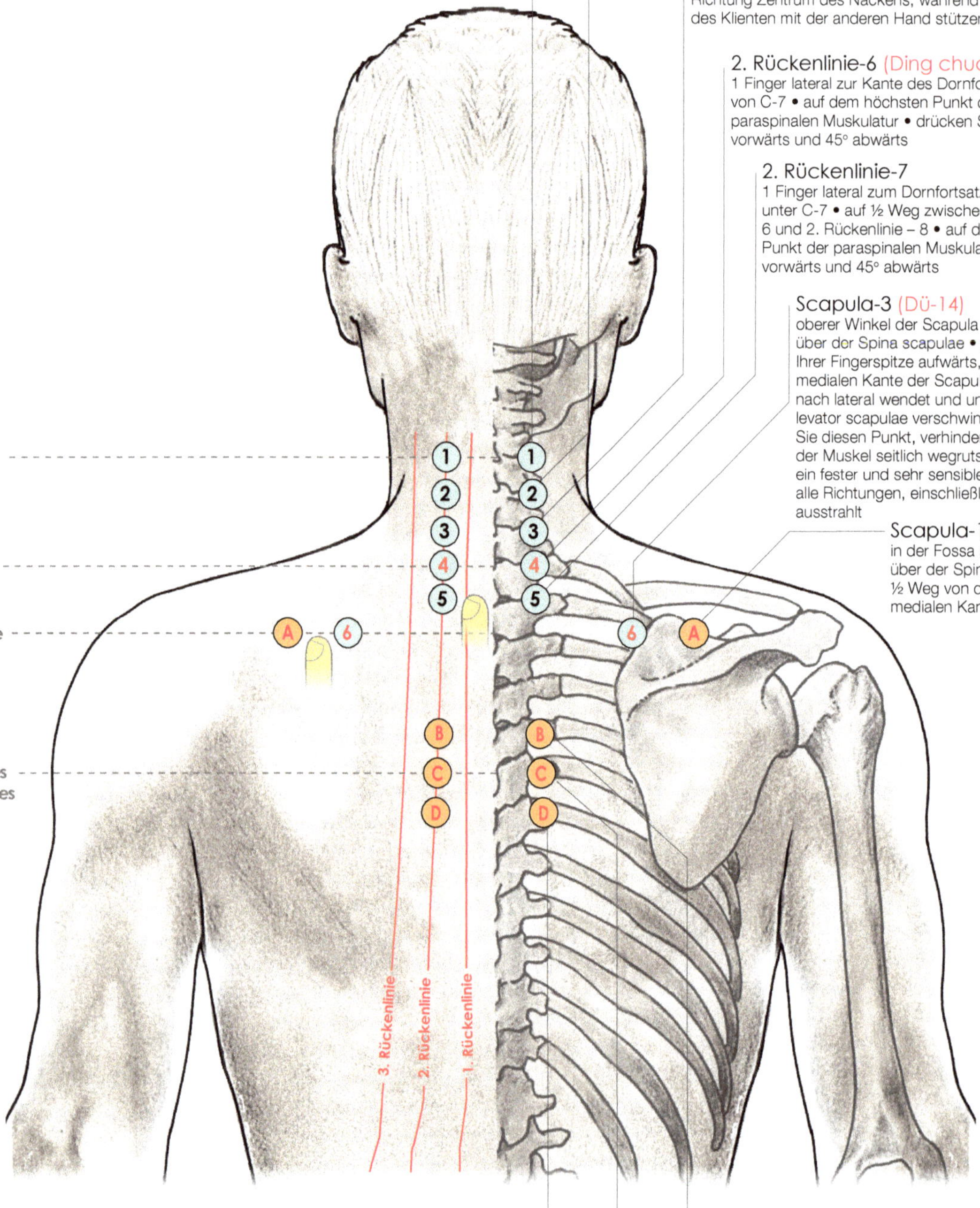

2. Rückenlinie-12 (Bl-16)
1 – 1,5 Finger lateral zum Dornfortsatz von T-6 • auf Höhe von 1/3 des Schulterblattes • 1 Finger unter 2. Rückenlinie – 11 • auf dem höchsten Punkt der paraspinalen Muskulatur

2. Rückenlinie-10 (Bl-14)
1 Finger lateral zum Dornfortsatz von T-4 • 1 Finger über 2. Rückenlinie – 11 • auf dem höchsten Punkt der paraspinalen Muskulatur • auf einer Höhe mit dem unteren Rand der Spina Scapulae • drücken Sie vorwärts

2. Rückenlinie-11 (Bl-15)
1 – 1,5 Finger lateral zum Dornfortsatz von T-5 • auf einer Höhe mit dem Mittelpunkt der medialen Grenze des Schulterblattes • auf dem höchsten Punkt der paraspinalen Muskulatur

Problembeschreibung:

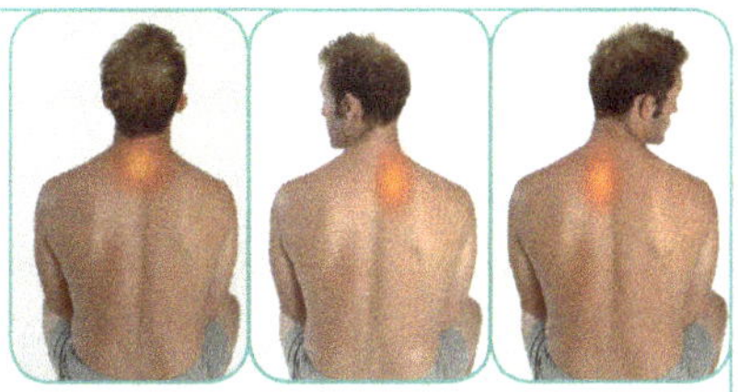

- *Der Klient leidet unter chronischer Steifheit, mit oder ohne Schmerzen an einigen oder allen Akupressurpunkten, jedoch hauptsächlich an den Punkten (4), (5) und (6).*
- *Die Schmerzen sind nicht stechend. Die Beschwerden sind in der Regel eher Steifheit, als Schmerzen.*
- *Die Schmerzen oder Steifheit sind beidseitig, jedoch auf einer Seite meistens stärker ausgeprägt als auf der anderen.*
- *Die Schmerzen strahlen zu den Punkten (3), (2), und (1) aus, manchmal auch zu den Punkten (A), (B), und (C).*
- *Die Schmerzen werden stärker beim zurückbeugen des Kopfes. Das Schmerzzentrum befindet sich normalerweise an Punkt 1, in der Falte des Nackens.*
- *Das Vorbeugen des Kopfes kann eingeschränkt und ebenfalls schmerzhaft sein.*
- *Steifheit zeigt sich oftmals beim Drehen des Kopfes zu beiden Seiten, dabei ist die Steifheit auf einer Seite stärker ausgeprägt*
- *Wenn der Kopf zur rechten Seite gedreht wird, werden die Schmerzen auf der gegenüber liegenden (linken) Seite stärker, und umgekehrt.*

Behandlungsschritte

1. Nacken- und Schulterbehandlung

Bitten Sie Ihren Klienten sich mit gekreuzten oder gestreckten Beinen zu setzen. Wenn es für den Klienten unbequem ist auf dem Boden zu sitzen verwenden Sie ein Kissen oder einen Stuhl. Massieren Sie den Nacken, oberen Rücken und entlang der medialen Kante des Schulterblatts. Sie können hierfür jede Ihnen bekannte Technik anwenden, aber vermeiden Sie Dehnungen!

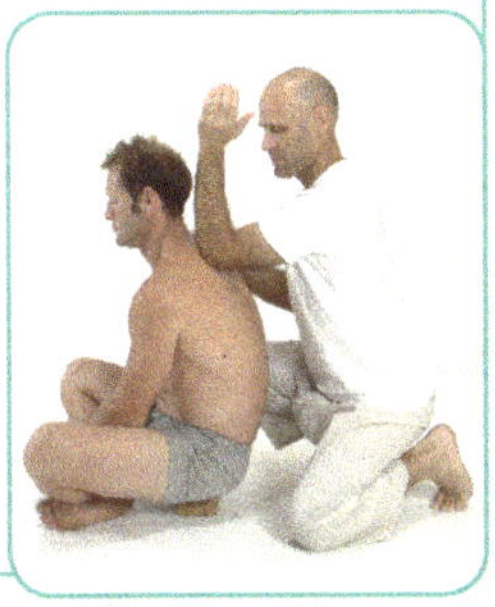

2. Akupressurpunkte

Drücken Sie die Punkte (1) bis (6), sowie die Punkte (A) bis (D). mit Ihren Daumen. Halten Sie den Druck auf jedem Punkt für 10 bis 15 Sekunden. Wiederholen Sie den Daumendruck auf den Punkten so lange, wie sich die Beschwerden bessern, bis zu maximal 10 Wiederholungen. Falls die Punkte (A) bis (C) oder die Punkte (D) nicht relevant sind, lassen Sie diese aus. Hören Sie mit der Behandlung auf, wenn die Punkte empfindlich werden. Verwenden Sie nur so viel Druck wie es für Ihren Klienten angemessen ist.

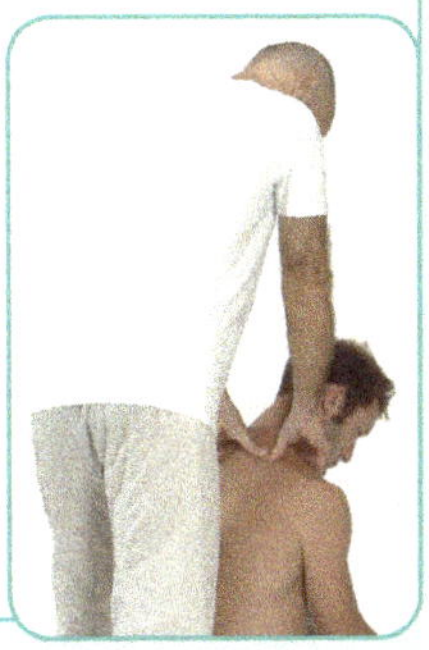

Optionale ergänzende Maßnahmen

3. Rücken-und Hüftmassage

Nach Abschluss der Behandlungsroutine, können Sie die Linien des gesamten Rückens, sowie die Hüfte in der Seitenlage behandeln.

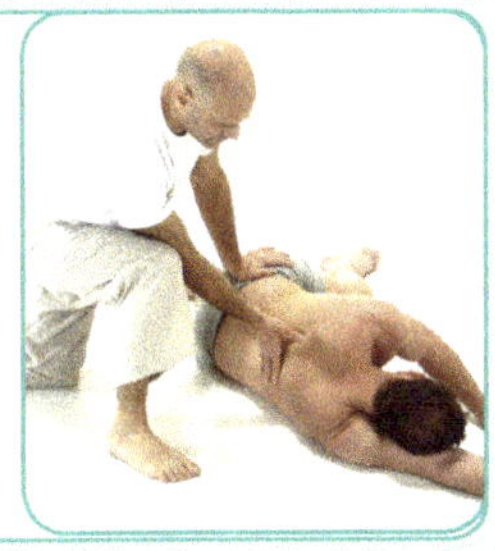

4. Nackendehnungen

In nicht-akuten Fällen können Sie nach der Behandlung, den Nacken sehr vorsichtig dehnen. Falls dabei Schmerzen auftreten, hören Sie mit den Dehnungen auf. Thaimassage-Praktiker: Wenden Sie die Dehnungen in der Rückenlage an, diese sind sicherer, als die Dehnungen in der sitzenden Position.

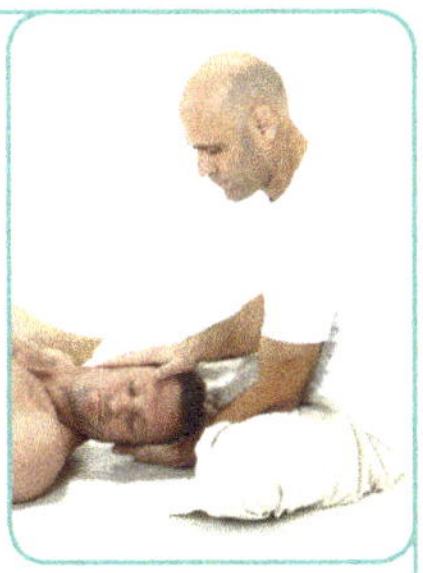

Vorsichtsmaßnahmen:

- *Konsultieren Sie einen Spezialisten, bevor Sie akute oder unklare Beschwerden behandeln.*
- *Vermeiden Sie Dehnungen, bei der Behandlung akuter Beschwerden.*
- *Seien Sie sehr vorsichtig und sanft, wenn Sie den Nacken älterer Klienten (über 60) mit Daumendruck behandeln.*
- *Führen Sie die Behandlung täglich, bis zur Genesung durch. Bei chronischen, nicht-akuten Beschwerden führen Sie die Behandlung 2-mal pro Woche durch.*
- *Wiederhohlen Sie die Behandlung erst, nachdem der Klient keine Schmerzen von der vorigen Behandlung mehr hat (falls das der Fall war).*
- *Weisen Sie Ihren Klienten an, schnelle oder plötzliche Bewegungen, sowie schmerzhafte Tätigkeiten oder Haltungen zu vermeiden.*
- *Weisen Sie Ihren Klienten an, nicht auf dem Bauch zu schlafen. Falls dies nicht möglich ist, soll er kein Kissen verwenden.*

Ausgewählte Akupressurpunkte

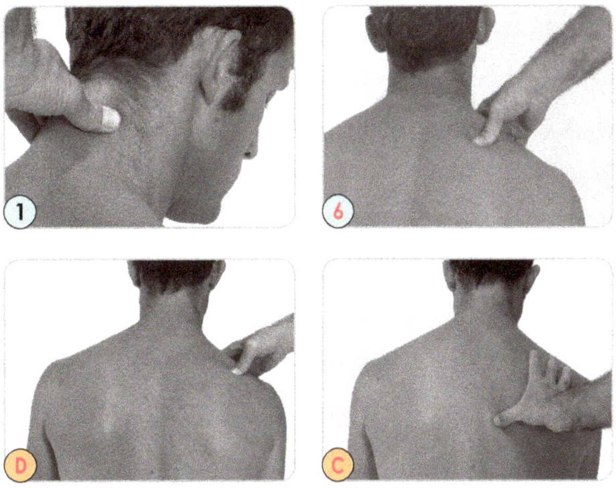

Routine - 9 NACKEN

Nackenschmerzen beim Drehen des Kopfes1

●●● ein sehr häufiges Beschwerdebild

3. Rückenlinie-2
2 Finger unter dem Occiput, in der Vertiefung zwischen dem M. Trapezius und dem M. Sternocleidomastoideus • auf 1/4 des Weges vom Occiput zu C-7 • drücken Sie in Richtung Zentrum des Nackens, während Sie die Stirn des Klienten mit der anderen Hand stützen

3. Rückenlinie-1 (Gb-20)
unter dem Occiput, in der Vertiefung zwischen dem M. Trapezius und dem M. Sternocleidomastoideus • 4 Finger lateral zu Mittellinie, oberhalb von C-1 • drücken Sie in Richtung Zentrum des Nackens, während Sie die Stirn des Klienten mit der anderen Hand stützen

3. Rückenlinie-3
4 Finger unter dem Occiput, in der Vertiefung zwischen dem M. Trapezius und dem M. Sternocleidomastoideus • auf ½ Weg vom Occiput zu C-7

3. Rückenlinie-4
4 Finger lateral zum Dornfortsatz von C-6 • ein empfindlicher Punkt am Bogen des Nackens auf der anteriolateralen Kante des M. Trapezius • drücken Sie 45° einwärts und abwärts in Richtung C-7

3. Rückenlinie-8
2 Finger lateral zum Dornfortsatz von C-7 • in einer schmalen Furche • drücken Sie 45° einwärts und vorwärts

3. Rückenlinie-5
auf der oberen Kante des M. Trapezius • auf einer Höhe mit der medialen Kante des Schulterblatts • ein fester, empfindlicher Punkt, drücken Sie vorsichtig abwärts

2. Rückenlinie-6 (Ding chuan)
1 Finger lateral zur Kante des Dornfortsatzes von C-7 • auf dem höchsten Punkt der paraspinalen Muskulatur • drücken Sie vorwärts und 45° abwärts

3. Rückenlinie-6 (Gb-21)
auf der oberen Kante des M. Trapezius auf ½ Weg von der Mittellinie zum Acromion • direkt über Scapula – 1 • ein fester, empfindlicher Punkt, drücken Sie vorsichtig abwärts

3. Rückenlinie-7
auf der oberen Kante des M. Trapezius, medial zum Schultergelenk • drücken Sie abwärts auf die Sehne des M. Supraspinatus

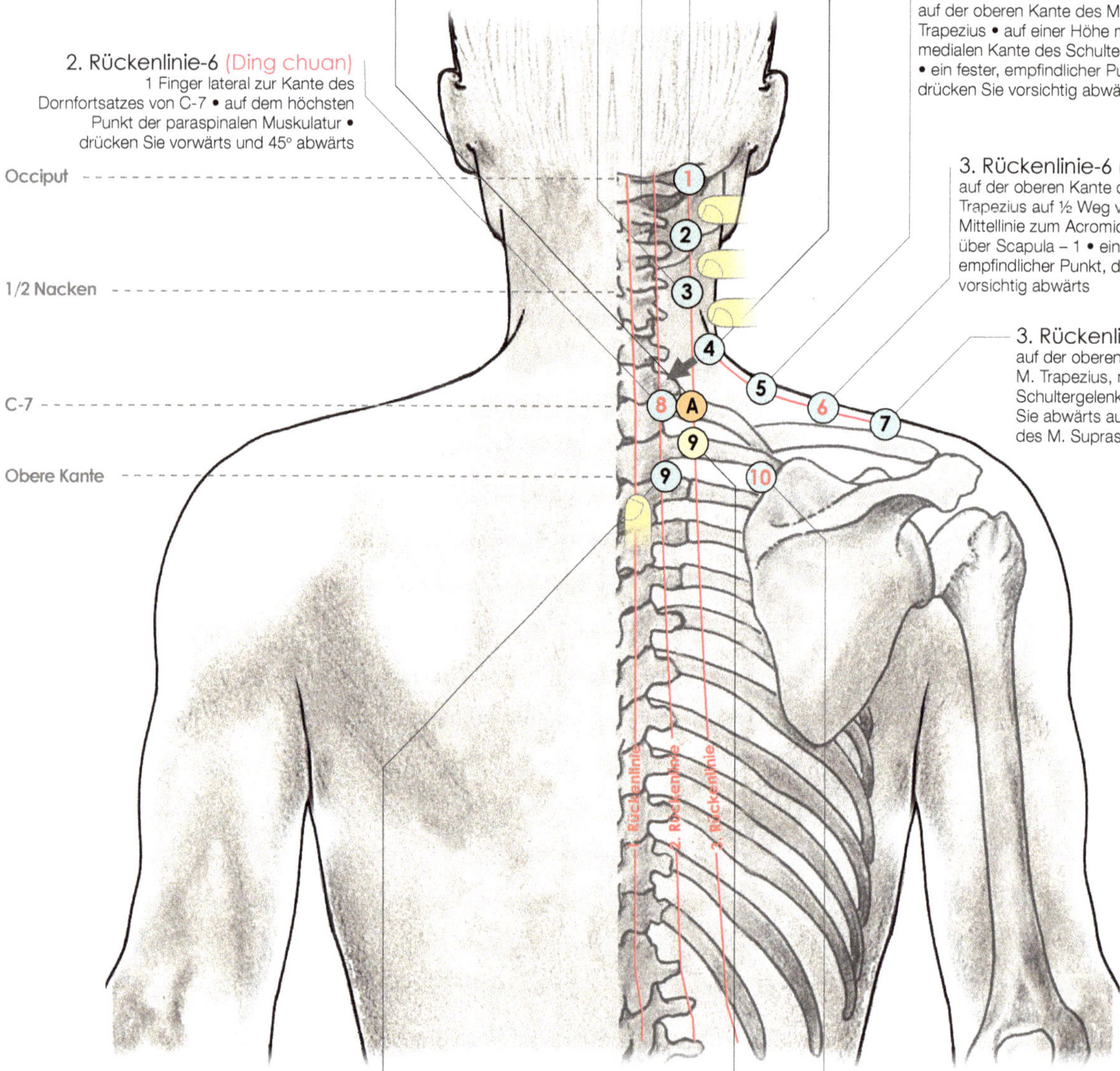

2. Rückenlinie-8
1 Finger lateral zum Dornfortsatz von T-2 • 1 Finger unter C-7 • auf einer Höhe mit der oberen Kante des Schulterblattes • auf dem höchsten Punkt der paraspinalen Muskulatur • drücken Sie vorwärts und 45° abwärts

3. Rückenlinie-9
2 Finger lateral zum Dornfortsatz von T-1 • auf einer Höhe mit 2. Rückenlinie – 7 • auf halbem Weg zwischen der oberen Kante des Schulterblattes und C-7 • drücken Sie vorwärts

Scapula-3 (Dü-14)
oberer Winkel der Scapula • 1 Finger über der Spina scapulae • gleiten Sie mit Ihrer Fingerspitze aufwärts, entlang der medialen Kante der Scapula, bis sie sich nach lateral wendet und unter dem M. levator scapulae verschwindet. Drücken Sie diesen Punkt, verhindern Sie, dass der Muskel seitlich wegrutscht • Dies ist ein fester und sehr sensibler Punkt, der in alle Richtungen, einschließlich des Kopfes ausstrahlt

Problembeschreibung:

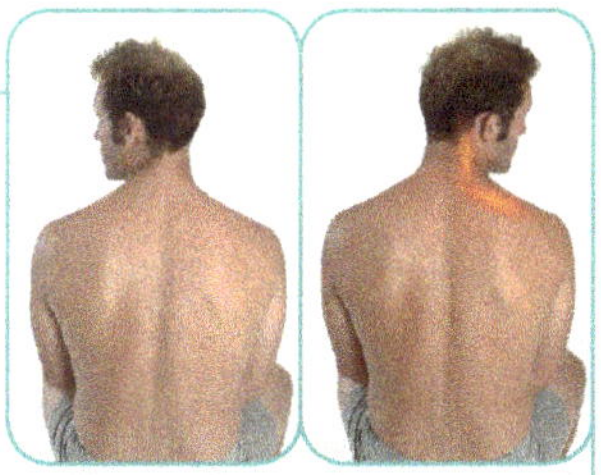

- *Der Klient leidet unter chronischen oder akuten Schmerzen an einigen oder allen Akupressurpunkten, jedoch hauptsächlich an den Punkten (5), (8), (9) und (10).*
- *Die Schmerzen strahlen aus zu den Punkten (1), (2), (3), (4) und zu den Punkten (6) und (7).*
- *Die Schmerzen können auch in Schulter und Arm ausstrahlen.*
- *Die Beschwerden sind fast immer einseitig.*
- *Nur in wenigen Fällen werden die Schmerzen stärker durch das Vor- oder Zurückbeugen des Kopfes.*
- *Das Drehen des Kopfes ist immer schmerzhaft, besonders zu einer Seite. Wenn der Kopf zur rechten Seite gedreht wird, werden die Schmerzen auf derselben (rechten) Seite stärker, und umgekehrt.*
- *In manchen Fällen kann auch das Anheben des Arms schmerzhaft und eingeschränkt sein, wie es bei Schulterbeschwerden der Fall wäre.*

Behandlungsschritte

1. Nacken- und Schulterbehandlung

Bitten Sie Ihren Klienten sich mit gekreuzten oder gestreckten Beinen zu setzen. Wenn es für den Klienten unbequem ist auf dem Boden zu sitzen verwenden Sie ein Kissen oder einen Stuhl. Massieren Sie den Nacken, oberen Rücken und entlang der medialen Kante des Schulterblatts. Sie können hierfür jede Ihnen bekannte Technik anwenden, aber vermeiden Sie Dehnungen!

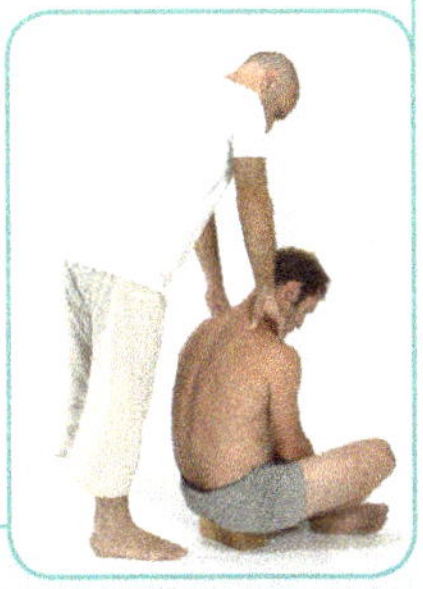

2. Akupressurpunkte

Drücken Sie die Punkte (1) bis (10) mit Ihren Daumen. Halten Sie den Druck auf jedem Punkt für 10 bis 15 Sekunden. Wiederholen Sie den Daumendruck auf den Punkten so lange, wie sich die Beschwerden bessern, bis zu maximal 10 Wiederholungen. Hören Sie mit der Behandlung auf, wenn die Punkte empfindlich werden. Verwenden Sie nur so viel Druck wie es für Ihren Klienten angemessen ist.

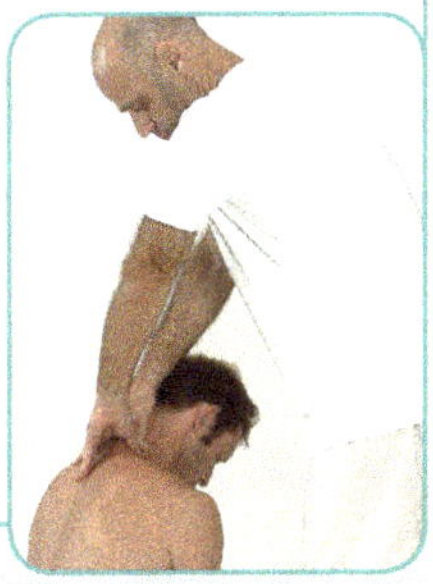

Optionale ergänzende Maßnahmen

3. Ellenbogenmassage

Benutzen Sie Ihren Ellenbogen, um die Umgebung der Punkte (8), (9) und (10) folgendermaßen zu behandeln: Setzen Sie Ihren Ellenbogen auf den entsprechenden Punkt und ziehen Sie die Haut des Klienten sanft nach unten. Dann drücken Sie und schieben die Haut aufwärts, dabei spüren Sie, wie die Muskeln unter Ihrem Ellenbogen gleiten. Das Aufwärtsschieben ist der wichtige Teil dieser Technik. Die Technik geht in die Tiefe und ist kraftvoll, sodass sie möglicherweise ein leicht schmerzhaftes, jedoch gleichzeitig angenehmes Gefühl verursacht. Falls die Technik für Ihren Klienten zu intensiv ist, brechen Sie ab.

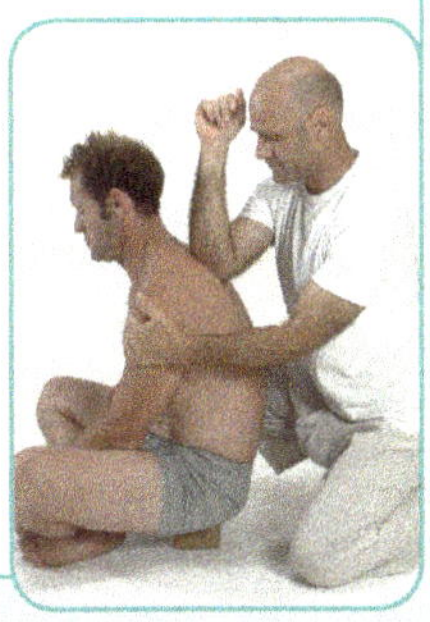

4. Drehung

Bitten Sie Ihren Klienten, seine Hände mit verschränkten Fingern hinter den Kopf zu legen. Ziehen Sie die Innenseite seines Ellenbogens, während Sie gleichzeitig das Schulterblatt der andern Seite Schieben. Halten Sie den Oberschenkel des Klienten sanft mit Ihrem Fuß, damit dieser sich nicht wegbewegen kann, während Sie seinen Oberkörper drehen. Üben Sie keinen Druck auf den Oberschenkel aus, verhindern Sie lediglich, dass er sich bewegt. Drehen Sie seinen Oberkörper soweit wie möglich, ohne dabei Schmerzen zu verursachen. Danach drehen Sie den Oberkörper auf die gleiche Weise zur anderen Seite. Wiederholen Sie die Technik zweimal.

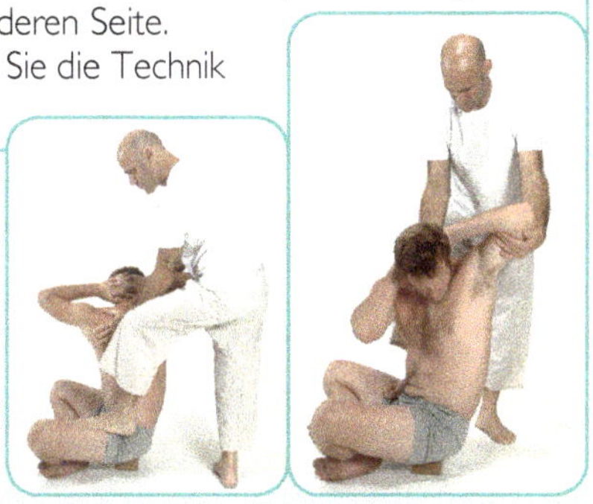

5. Manipulation der Brustwirbelsäule

Wenden Sie die folgende Technik nur dann bei einer Behandlung an, wenn Sie ausreichend Erfahrung damit gesammelt haben und sie sicher beherrschen. Weisen Sie Ihren Klienten an, sich selbst zu umarmen, indem er seine Arme vor seiner Brust kreuzt. Lassen Sie ihn seinen Körper vollständig entspannen und sich mit seinem Rücken gegen Ihre Knie lehnen. Ihre Knie befinden sich links und rechts der Wirbelsäule auf Höhe des mittleren Rückens. Jetzt lehnen Sie sich zurück und ziehen seine Hände, während Sie gleichzeitig Ihre Knie nach vorne schieben und dabei allmählich mehr Kraft aufbauen. Fahren Sie fort, seinen Rumpf auf Ihre Knie zu ziehen, bis Sie ein „knacken" der Wirbelsäule hören. Wiederholen Sie die Technik zweimal und platzieren Sie Ihre Knie bei jedem Mal fünf Finger höher.

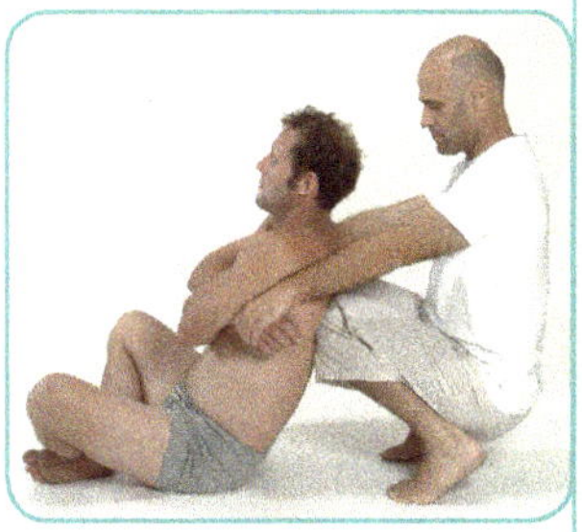

Fortsetzung auf der nächsten Seite ➤

➤ *Fortsetzung*

Nackenschmerzen beim Drehen des Kopfes 1

6. Nackenrotationen

Drücken Sie Punkt (4), oder alternativ Punkt (5) mit Ihren Daumen. Weisen Sie Ihren Klienten an, seinen Kopf nach links und rechts zu drehen während Sie drücken. Lösen Sie Ihren Druck nach zwanzig Sekunden für einige Momente und wiederholen Sie die Technik mehrere Male. Diese Punkte zu drücken ist normalerweise schmerzhaft für den Klienten. In diesem Fall ist der durch den Druck entstehende Schmerz jedoch in Ordnung. Stellen Sie sicher, dass der Klient seinen Nacken nicht überdehnt.

Auf Grund der Dehnung sollten keine Schmerzen auftreten.

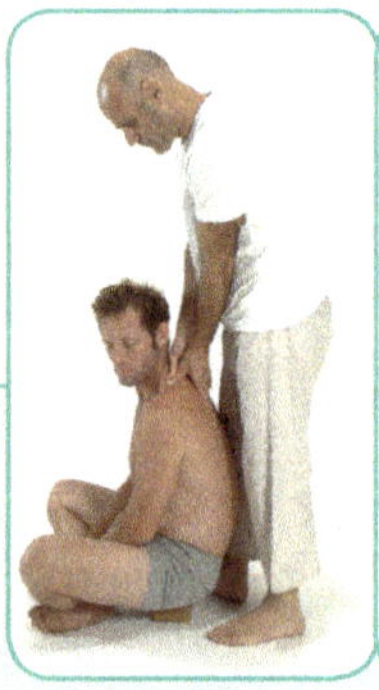

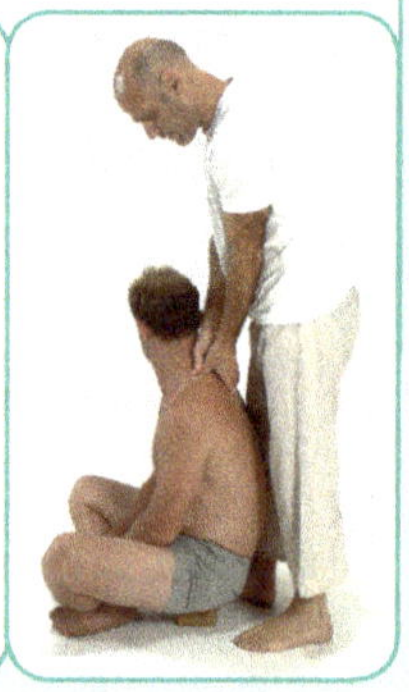

7. Rücken-und Hüftmassage

Nach den oben beschriebenen Behandlungsschritten, können Sie die Linien des gesamten Rückens, sowie die Hüfte in der Seitenlage behandeln.

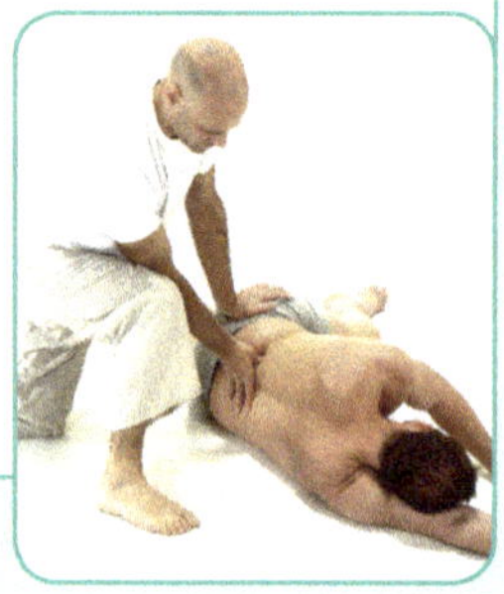

8. Nackendehnungen

In nicht-akuten Fällen können Sie nach der Behandlung, den Nacken sehr vorsichtig dehnen. Falls dabei Schmerzen auftreten, hören Sie mit den Dehnungen auf.

Thaimassage-Praktiker: Wenden Sie die Dehnungen in der Rückenlage an, diese sind sicherer, als die Dehnungen in der sitzenden Position.

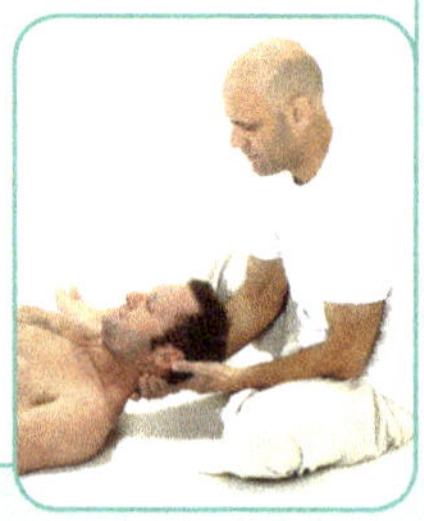

Vorsichtsmaßnahmen:

- *Konsultieren Sie einen Spezialisten, bevor Sie akute oder unklare Beschwerden behandeln.*
- *Vermeiden Sie Dehnungen, bei der Behandlung akuter Beschwerden.*
- *Seien Sie sehr vorsichtig und sanft, wenn Sie den Nacken älterer Klienten (über 60) mit Daumendruck behandeln.*
- *Führen Sie die Behandlung täglich, bis zur Genesung durch. Bei chronischen, nicht-akuten Beschwerden führen Sie die Behandlung 2-mal pro Woche durch.*
- *Wiederhohlen Sie die Behandlung erst, nachdem der Klient keine Schmerzen von der vorigen Behandlung mehr hat (falls das der Fall war).*
- *Weisen Sie Ihren Klienten an, schnelle oder plötzliche Bewegungen, sowie schmerzhafte Tätigkeiten oder Haltungen zu vermeiden.*
- *Weisen Sie Ihren Klienten an, nicht auf dem Bauch zu schlafen. Falls dies nicht möglich ist, soll er kein Kissen verwenden.*

Ausgewählte Akupressurpunkte

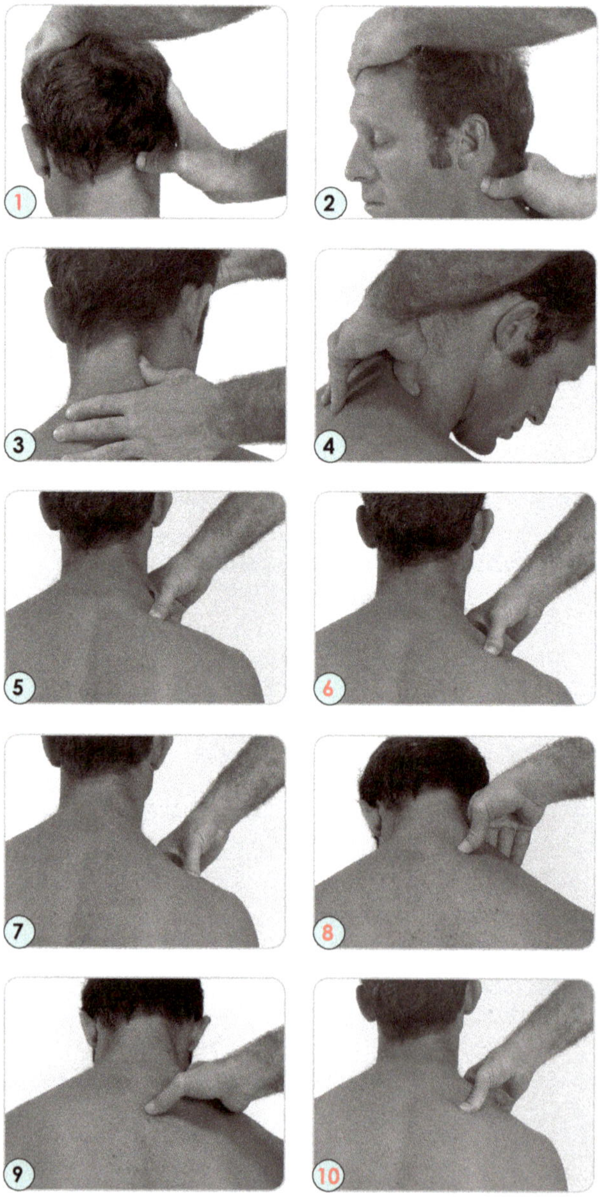

Routine - 10 NACKEN

Nackenschmerzen beim Drehen des Kopfes 2

● ein seltenes Beschwerdebild

3. Rückenlinie-2
2 Finger unter dem Occiput, in der Vertiefung zwischen dem M. Trapezius und dem M. Sternocleidomastoideus • auf 1/4 des Weges vom Occiput zu C-7 • drücken Sie in Richtung Zentrum des Nackens, während Sie die Stirn des Klienten mit der anderen Hand stützen

3. Rückenlinie-3
4 Finger unter dem Occiput, in der Vertiefung zwischen dem M. Trapezius und dem M. Sternocleidomastoideus • auf ½ Weg vom Occiput zu C-7

1. Rückenlinie-1
Über C-7 in der Vertiefung direkt neben der Wirbelsäule • auf einer Höhe mit dem Dornfortsatz von C-6 • drücken Sie direkt neben dem Dornfortsatz in Richtung Zentrum des Nackens, , während Sie sie die Stirn des Klienten mit der anderen Hand stützen

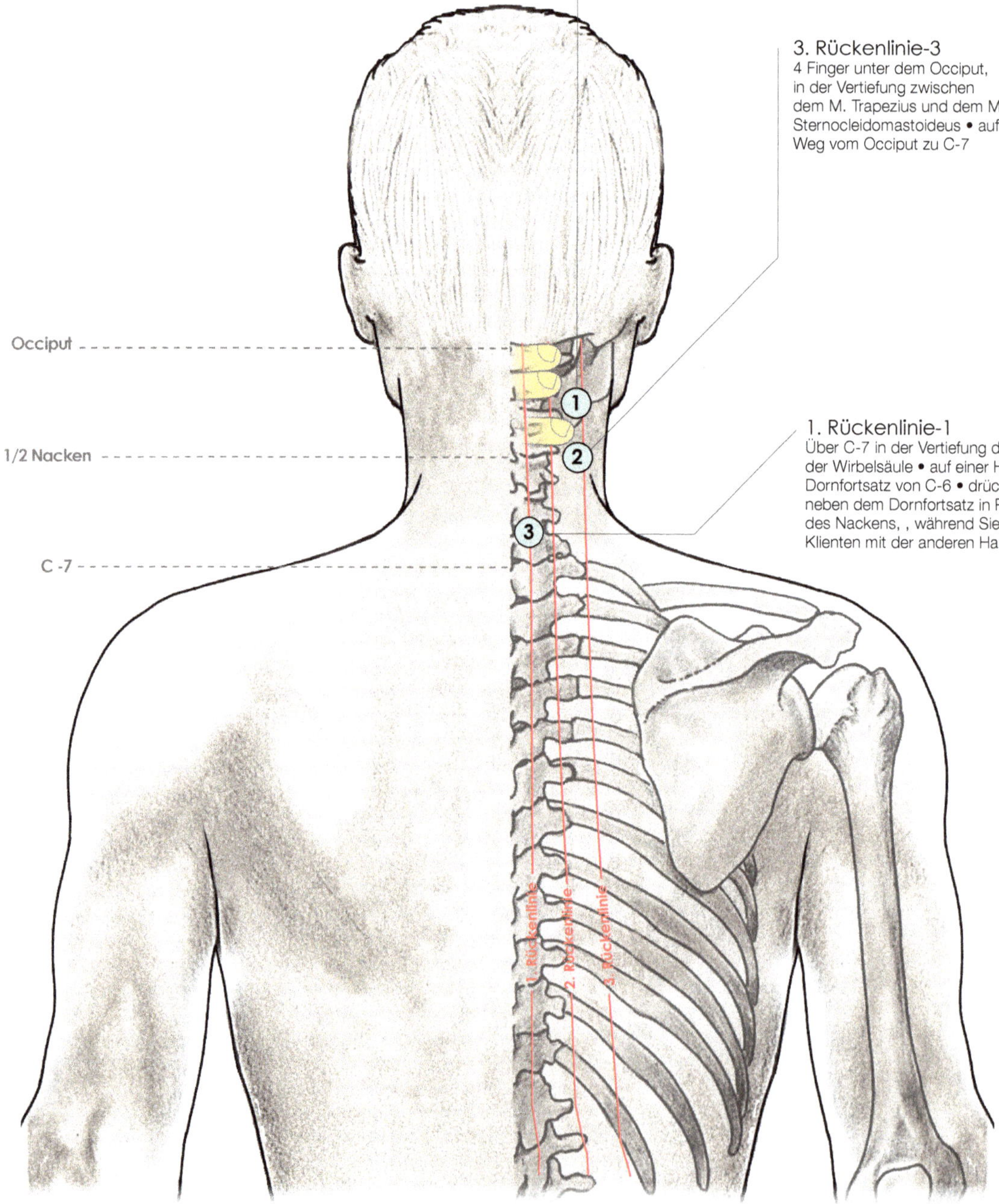

Problembeschreibung:

- *Der Klient leidet unter chronischen Schmerzen und Steifheit an allen drei Akupressurpunkten.*
- *Die Schmerzen können zur oberen Kante des Trapezmuskels ausstrahlen.*
- *In wenigen Fällen werden die Schmerzen stärker durch das Vor- oder Zurückbeugen des Kopfes.*
- *Das Drehen des Kopfes ist besonders zu einer Seite schmerzhaft. Wenn der Kopf zur rechten Seite gedreht wird, werden die Schmerzen auf der gegenüberliegenden (linken) Seite stärker, und umgekehrt. Die Schmerzen können in einigen Fällen dabei auch auf derselben Seite auftreten.*

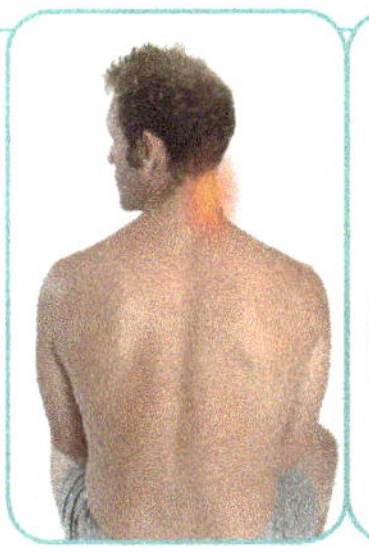

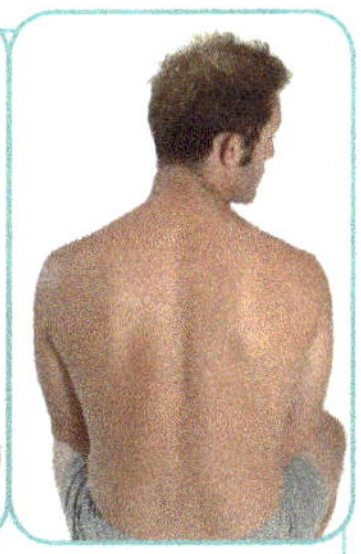

Behandlungsschritte

1. Nacken- und Schulterbehandlung

Bitten Sie Ihren Klienten sich mit gekreuzten oder gestreckten Beinen zu setzen. Wenn es für den Klienten unbequem ist auf dem Boden zu sitzen verwenden Sie ein Kissen oder einen Stuhl. Massieren Sie den Nacken, oberen Rücken und entlang der medialen Kante des Schulterblatts. Sie können hierfür jede Ihnen bekannte Technik anwenden, aber vermeiden Sie Dehnungen!

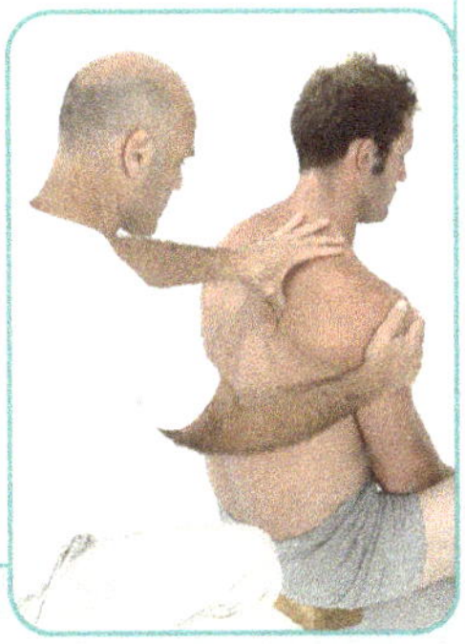

2. Akupressurpunkte

Drücken Sie die Punkte (1) bis (3) mit Ihren Daumen. Halten Sie den Druck auf jedem Punkt für 10 bis 15 Sekunden. Wiederholen Sie den Daumendruck auf den Punkten so lange, wie sich die Beschwerden bessern, bis zu maximal 10 Wiederholungen. Hören Sie mit der Behandlung auf, wenn die Punkte empfindlich werden. Verwenden Sie nur so viel Druck wie es für Ihren Klienten angenehm ist.

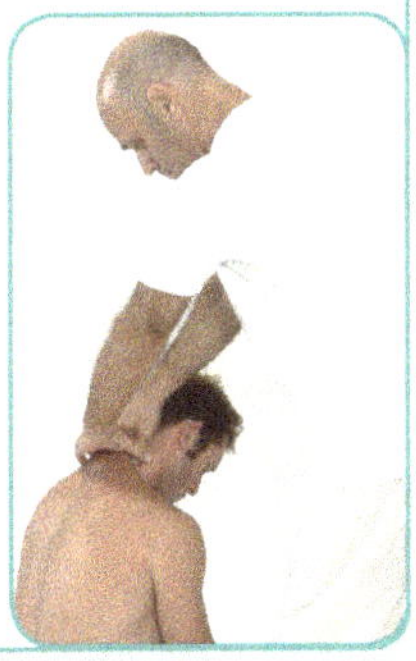

Optionale ergänzende Maßnahmen

3. Rücken-und Hüftmassage

Nach Abschluss der Behandlungsroutine, können Sie die Linien des gesamten Rückens, sowie die Hüfte in der Seitenlage behandeln.

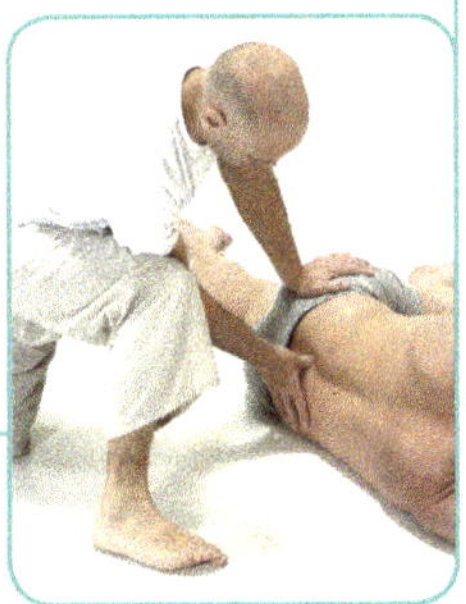

4. Nackendehnungen

In nicht-akuten Fällen können Sie nach der Behandlung, den Nacken sehr vorsichtig dehnen. Falls dabei Schmerzen auftreten, hören Sie mit den Dehnungen auf. Thaimassage-Praktiker: Wenden Sie die Dehnungen in der Rückenlage an, diese sind sicherer, als die Dehnungen in der sitzenden Position.

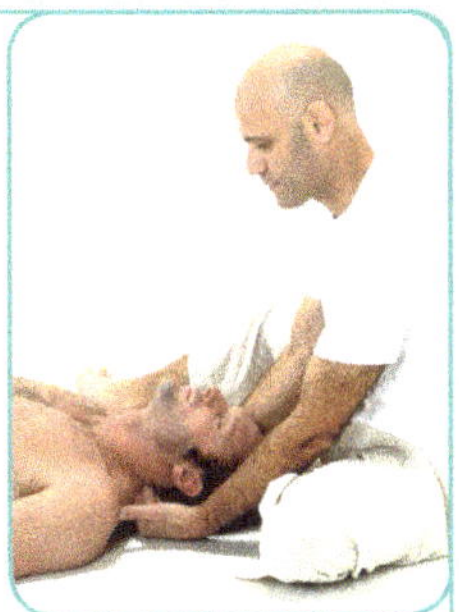

Vorsichtsmaßnahmen:

- *Konsultieren Sie einen Spezialisten, bevor Sie akute oder unklare Beschwerden behandeln.*
- *Vermeiden Sie Dehnungen, bei der Behandlung akuter Beschwerden.*
- *Seien Sie sehr vorsichtig und sanft, wenn Sie den Nacken älterer Klienten (über 60) mit Daumendruck behandeln.*
- *Führen Sie die Behandlung täglich, bis zur Genesung durch. Bei chronischen, nicht-akuten Beschwerden führen Sie die Behandlung 2-mal pro Woche durch.*
- *Wiederhohlen Sie die Behandlung erst, nachdem der Klient keine Schmerzen von der vorigen Behandlung mehr hat (falls das der Fall war).*
- *Weisen Sie Ihren Klienten an, schnelle oder plötzliche Bewegungen, sowie schmerzhafte Tätigkeiten oder Haltungen zu vermeiden.*
- *Weisen Sie Ihren Klienten an, nicht auf dem Bauch zu schlafen. Falls dies nicht möglich ist, soll er kein Kissen verwenden.*

Ausgewählte Akupressurpunkte

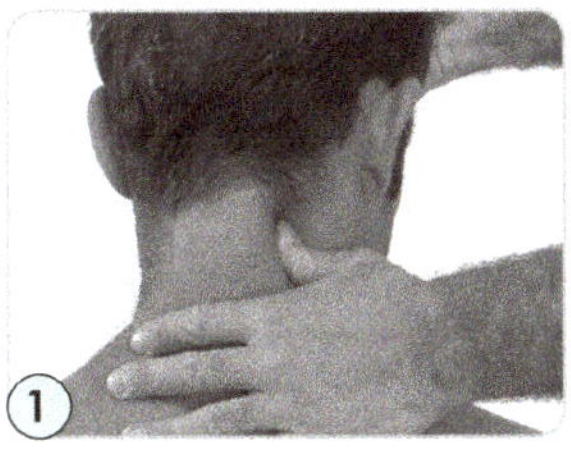

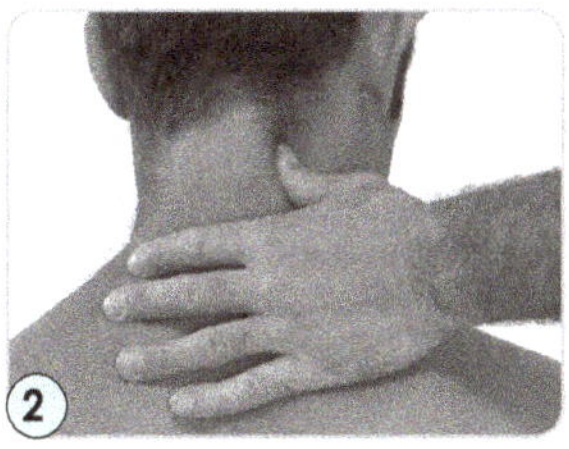

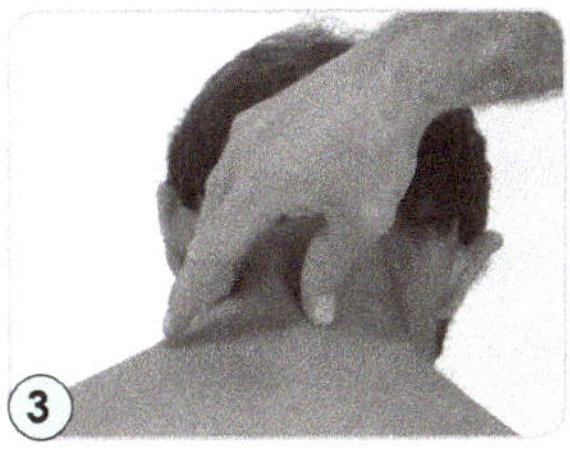

Behandlungsroutinen dieses Kapitels

Die Schmerzen bei den folgenden vier Beschwerdebildern treten unabhängig von Schulterbewegungen auf:

Routine - 11 **„Schmerzen am Mittelpunkt der Innenkante des Schulterblattes"**
Routine - 12 **„Schmerzen im unteren Drittel der Innenkante des Schulterblattes"**
Routine - 13 **„Schulterschmerzen mit zusätzlichen Schmerzen beim Atmen"**
Routine - 14 **„Schmerzen direkt neben dem unteren medialen Teil des Schulterblattes, mit zusätzlichen Schmerzen entlang der Brustwirbelsäule"**

Die Schmerzen bei den folgenden zwei Beschwerdebildern entstehen durch Schulterbewegungen:

Routine - 15 **„Steife Schulter mit Schmerzen beim Heben des Arms"**
Routine - 16 **„Schulterschmerzen beim Beugen des Arms hinter den Rücken"**

Die Behandlung von Beschwerden des oberen Rückens, des Schulterblattes und von Schulterbeschwerden

Schulterbeschwerden sind die dritthäufigste Form von Schmerzen des Bewegungsapparates, nach Schmerzen im unteren Rücken und Nackenbeschwerden. Schulterbeschwerden können das Resultat von Traumata sein, sie treten jedoch häufiger als Resultat von beruflicher Überbeanspruchung, sportlicher Belastung, schlechter Körperhaltung, Fehlhaltungen oder Stress auf. Die Routinen in diesem Kapitel sind in zwei Gruppen unterteilt: Schulterbeschwerden mit Schmerzen, die durch Bewegungen der Schulter ausgelöst werden, und Beschwerden am oberen Rücken oder am Schulterblatt mit Schmerzen, die unabhängig von Schulterbewegungen auftreten. Zur ersten Gruppe gehören Beschwerden am Schultergelenk (Glenohumeralgelenk und Acromioklaviculargelenk). Dabei handelt es sich in der Regel um ernsthafte Beschwerden, deren Heilung viel Zeit in Anspruch nimmt. Die Thai-Routinen bringen dabei in den meisten Fällen, in denen keine Operation notwendig ist exzellente Ergebnisse. Zur zweiten Gruppe gehören Beschwerden am oberen Rücken und des Schulterblattes, die in der Regel nicht schwerwiegend sind und schnell auf eine Therapie ansprechen. Mit den Thai-Routinen lassen sich keine Schultergelenkverrenkungen oder -subluxationen behandeln. Diese erfordern eine Behandlung durch einen Spezialisten. Die chronischen Beschwerden, die einer solchen Verletzung folgen, können mit den Thai-Routinen behandelt werden, dabei müssen jedoch alle Dehnungen der Schulter, die in der allgemeinen Thai-Massage angewandt werden vermieden werden! Wählen Sie eine der sechs Routinen, entsprechend den Symptomen, die für die Thai-Diagnose relevant sind (siehe Diagnosetafel), unabhängig von der Definition der Beschwerden durch die westliche Medizin. Wenn die Symptome Ihres Klienten zu den Symptomen passen, die in den Thai-Routinen beschrieben werden, wenden Sie diese an und beobachten Sie die Reaktionen Ihres Klienten. Wenn der von Ihnen ausgeübte Druck Ihrem Klienten gut tut, wird Ihre Behandlung gute Ergebnisse bringen. Wenn Sie eine Verbesserung der Symptome erkennen, fahren Sie mit der Behandlung fort.

Thai-Routinen	Mögliche zu Grunde liegende Erkrankungen
Schmerzen am Mittelpunkt der Innenkante des Schulterblattes	Muskulärer Hypertonus und myofasziale Triggerpunkte Muskelzerrung Unspezifische neurovaskuläre Kompressionen Pathologische Kyphose (Rundrücken) Skoliose
Schmerzen im unteren Drittel der Innenkante des Schulterblattes	Muskulärer Hypertonus und myofasziale Triggerpunkte Muskelzerrung Unspezifische neurovaskuläre Kompressionen Pathologische Kyphose (Rundrücken) Skoliose
Schulterschmerzen mit zusätzlichen Schmerzen beim Atmen	Muskulärer Hypertonus und myofasziale Triggerpunkte Unspezifische neurovaskuläre Kompressionen Schmerzen der Costovertebralgelenke Pathologische Kyphose (Rundrücken) Skoliose

Schmerzen direkt neben dem unteren medialen Teil des Schulterblattes, mit zusätzlichen Schmerzen entlang der Brustwirbelsäule	Muskulärer Hypertonus und myofasziale Triggerpunkte Unspezifische neurovaskuläre Kompressionen Skoliose Pathologische Kyphose (Rundrücken)
Steife Schulter mit Schmerzen beim Heben des Arms	Adhäsive Kapsulitis (frozen shoulder) Subacromiale Bursitis Tendinitis Calcarea Zerrung oder Riss der Rotatorenmanschette Subacromiales Impingement Syndrom Bizepssehenriss oder -sehnenscheidenentzündung SLAP Läsion (Verletzung des oberen Labrum-Bizepsanker-Komplexes) Arthrose des Glenohumeralgelenks Zerrung des Acromioclaviculargelenks Nachwirkungen einer Schultergelenkverrenkung Nachwirkungen einer Schulterluxation oder -subluxation Muskulärer Hypertonus und myofasziale Triggerpunkte Unspezifische neurovaskuläre Kompressionen Skoliose
Schulterschmerzen beim beugen des Arms hinter den Rücken	Adhäsive Kapsulitis (frozen shoulder) Tendinitis Calcarea Subacromiales Impingement Syndrom Bizepssehenriss oder -sehnenscheidenentzündung Arthrose des Glenohumeralgelenks Muskulärer Hypertonus und myofasziale Triggerpunkte Unspezifische neurovaskuläre Kompressionen Zerrung des Acromioclaviculargelenks Pathologische Kyphose (Rundrücken)

Erkrankungen der Schulter, des Schulterblattes und des oberen Rückens:

Schulterbeschwerden liegen in der Regel mehre Krankheitsbilder, bzw. Gewebestörungen zu Grunde.

Adhäsive Kapsulitis (frozen shoulder)

Verlust der Beweglichkeit der Schulter, auf Grund von Adhäsionen (Verklebungen) in der Kapsel des Glenohumeralgelenks, sowie dem Schrumpfen von Bändern, die die Bewegung des Gelenks blockieren und dadurch Schmerzen verursachen. Dieses Krankheitsbild kann mit einer Autoimmunreaktion zusammenhängen. Der Heilungsprozess beansprucht eine sehr lange Zeit.

Subacromiale Bursitis

Entzündung des Schleimbeutels, der sich zwischen dem Schultergelenk und der Sehne des M. supraspinatus befindet. Sie wird ausgelöst durch eine Kompression des Schleimbeutels durch den Coracoacromialbogen, auf Grund von wiederholtem Druck oder einer Verletzung. Sie führt zu Schmerzen und eingeschränkter Beweglichkeit der Schulter, insbesondere beim Anheben des Arms.

Tendinitis Calcarea

Eine Erkrankung der Sehnen, die ausgelöst wird, durch Ablagerungen von Kalziumkristallen in der Bizepssehne oder anderen Sehnen der Rotatorenmanschette. Sie tritt meistens am M. supraspinatus auf und führt zu Schmerzen und eingeschränkter Beweglichkeit der Schulter.

Zerrung oder Riss der Rotatorenmanschette

Hierbei handelt es sich um die häufigsten Schulterbeschwerden. Sie entstehen durch kleine oder fortschreitende Schädigungen auf Grund von Überanstrengung oder Verletzungen an vier verschiedenen Muskeln und Sehnen - M. supraspinatus, M. infraspinatus, M. teres minor und M. subcapularis. Es kommt zu Schmerzen und eingeschränkter Beweglichkeit der Schulter, möglicherweise zu Gelenkinstabilität und einem Knacken der Schulter bei Schulterbewegungen.

Subacromiales Impingement Syndrom

Kompression des weichen Gewebes zwischen dem Humeruskopf und dem Coracoacromialbogen, auf Grund einer Fehlhaltung oder verschiedener Schultererkrankungen. Sie führt zu einer Sehen- oder Schleimbeutelentzündung, Typisch für das Subacromiale Impingement Syndrom ist eine Einschränkung der Bewegung in der Abduktion über einen 90° Winkel hinaus.

Bizepssehnenriss oder -sehnenscheidenentzündung

Sehnenriss oder Sehnenscheidenentzündung der Sehnen des kurzen oder langen Kopfes des M. biceps brachii, auf Grund von ständiger Belastung, durch einseitige Bewegungen, die sich, z. B. im beruflichen Alltag ständig wiederholen. Führt zu Schmerzen am vorderen Teil der Schulter und zu Bewegungseinschränkungen.

SLAP Läsion (Verletzung des oberen Labrum-Bizepsanker-Komplexes)

Schädigung gewöhnlich durch Risse- am Rand des Labrum glenoidale (Knorpel) auf Grund von Verletzung, Überbeanspruchung oder Degeneration. Die Beschwerden werden oft durch eine Sportverletzung hervorgerufen, bei der der Bizeps, der mit dem Labrum glenoidale verbunden ist, einem starken Zug ausgesetzt wird.

Arthrose des Glenohumeralgelenks

Degeneration des Gelenks (Knorpel und Bänder), die Entzündungen und Gelenkinstabilität verursacht. Diese führt zur Bildung von Osteophyten, Einklemmungen von weichem Gewebe, Schmerzen und eingeschränkter Beweglichkeit der Schulter.

Zerrung des Acromioclaviculargelenks

Zerrung der Bänder des Acromioclaviculargelenks, auf Grund einer kleineren oder schweren Verletzung. Sie führt zu Steifheit der Schulter und Schmerzen. Die Schmerzen werden bei unterschiedlichen Bewegungen stärker, hauptsächlich jedoch in der horizontalen Adduktion.

Schulterluxation oder -subluxation

Hierbei handelt es sich um die vollständige oder unvollständige Ausrenkung des Glenohumeralgelenks, auf Grund einer Verletzung. Eine Schulterluxation oder -subluxation wird begleitet von Schmerzen in der Muskulatur der Rotatorenmanschette. Symptome schließen starke Schmerzen, sowie Bewegungseinschränkungen der Schulter ein. Behandeln Sie dieses Beschwerdebild nicht. Der Klient muss durch einen Arzt behandelt werden! Sie können jedoch die chronischen Beschwerden, die auf solche Verletzungen folgen mit den Thai-Routinen behandeln. Wenden Sie hierbei jedoch keine Dehnungen aus der allgemeinen Thai-Massage an!

Muskelzerrung

Überdehnung der Muskulatur des Schultergürtels und des oberen Rückens. Sie wird ausgelöst durch eine schwere oder mittelschwere Verletzung, die Schmerzen und Steifheit verursachen kann.

Muskulärer Hypertonus und myofasziale Triggerpunkte

Verspannung der Muskulatur der Hals- und Brustwirbelsäule, sowie des Schultergürtels. Sie wird verursacht durch wiederholte einseitige Bewegung, haltungsbedingte Belastungen und Verletzungen. Myofasziale Triggerpunkte - empfindliche, verhärtete Bänder in der hypertonen Muskulatur der Hals- und Brustwirbelsäule, sowie der Schulter und des Schulterblattes- können zu Steifheit und Schmerzen führen, außerdem können Triggerpunkte Schmerzen zu verschiedenen Punkten der Schulterregion übertragen.

Unspezifische neurovaskuläre Kompressionen

Kompression der Nervenwurzeln in der Hals- oder Brustwirbelsäule (Radikulopathie) oder der peripheren Nerven (Neuropathie) und/oder von Blutgefäßen in der Region der Halswirbelsäule, Brustwirbelsäule oder der Schulter. Einklemmungen werden entweder durch eine Verletzung verursacht, die zu akuten Beschwerden führt, oder durch längere Ruhigstellung von Körperteilen, Fehlhaltungen und/oder muskuläre Verspannungen, die zu chronischen Beschwerden führen. Folgende Symptome können auftreten: Schmerzen, brennendes oder kribbelndes Gefühl, ein Gefühl von Schwere, Schwäche oder Taubheit in der Region der Brustwirbelsäule, des Schulterblattes, der Schulter oder im Arm und in der Hand. Während unterschiedlichen Aktivitäten oder Haltungen können die Symptome stärker werden, z. B. während des Schlafs oder bei Haltungen, die Druck auf den betroffenen Nerv erzeugen.

Pathologische Kyphose (Rundrücken)

Eine überstark ausgeprägte Kyphose, auf Grund von genetischer Veranlagung, systemischen Beschwerden (Osteoporose, Rheumatoide Arthritis, Morbus Scheuerman), Entwicklungsstörungen, schlechter Körperhaltung und/ oder fortgeschrittenen Alters. Eine pathologische Kyphose kann die Ursache für verschiedene spezifische Erkrankungen und unspezifische Beschwerden sein, wie z: B.: Ermüdungserscheinungen, Schmerzen in der Region von Hals- und Brustwirbelsäule, sowie übertragene Schmerzen zu den Schulterblättern, Schultern und Armen.

Skoliose
Eine seitliche Abweichung der Wirbelsäule von ihrer Längsachse mit einer Rotation. Sie kommt am häufigsten an der Brustwirbelsäule vor, jedoch auch manchmal an der Lendenwirbelsäule, oder an beiden Teilen der Wirbelsäule. Eine Skoliose kann funktionell oder strukturell sein, ihre Ursache kann unbekannt sein (Idiopathische Skoliose) oder bekannt sein (Symptomatische Skoliose). Eine Skoliose ist das Resultat einer muskulären Dysbalance oder einer knöchernen Deformation der Wirbelkörper. Eine Skoliose geht immer mit muskulärem Hypertonus, sowie muskulärer Dysbalance einher. Zu den Symptomen zählen: Schmerzen in der Lenden- oder Brustwirbelsäule oder entlang der Lenden- und Burstwirbelsäule, sowie eingeschränkte Beweglichkeit. Eine Skoliose kann die Ursache sein für verschiedene Beschwerden des unteren, mittleren und oberen Rückens, sowie der Schulter und des Schulterblattes. Jedoch haben Menschen mit einer Skoliose (selbst bei starker Ausprägung) oft keine Beschwerden, wenn sie regelmäßig moderaten Sport treiben oder ausgleichende Körperübungen praktizieren.

Schmerzen der Costovertebralgelenke
Ein durch Druck gereiztes Gelenk zwischen einer Rippe und einem Wirbelkörper. Der Druck wird verursacht durch kleinere Verletzungen oder Fehlhaltungen und führt zu lokalen und übertragenen Schmerzen bei verschiedenen Bewegungen des Brustkorbs (z. B. beim Atmen) oder der Brustwirbelsäule.

Kontraindikationen und Warnhinweise

- Behandeln Sie keinen Klienten, bei dem der Verdacht einer Schultergelenkverrenkung, -luxation oder -subluxation besteht
  Nach der Behandlung durch einen Spezialisten wird die Anwendung der Thai-Routinen sehr hilfreich sein, um die Symptome zu behandeln, die durch die Verrenkung, Luxation oder Subluxation der Schulter hervorgerufen wurden. Vermeiden Sie jede Dehnung der Schulter.
- Dehnen Sie die Schulter eines Patienten, der in der Vergangenheit eine Schulterluxation oder -subluxation hatte keinesfalls.
- Führen Sie keine Behandlung in der akuten Phase, d. h. den ersten drei Tagen nach einem Schultertrauma durch, wenn die Schmerzen und die Muskelverkrampfung noch sehr ausgeprägt sind
  Behandeln Sie erst in der subakuten Phase, wenn die Verkrampfung und die Schmerzen abklingen. Behandeln Sie nur, wenn die Beschwerden durch einen Spezialisten untersucht wurden und dieser eine Anwendung der Thai-Routinen erlaubt.
- Führen Sie keine Dehnungen aus, wenn die Schmerzen durch Bewegungen der Schulter ausgelöst werden
  Sanfte Dehnungen können bei chronischen Fällen hilfreich sein.
- Wenden Sie keinen direkten Druck auf entzündeten Arealen der Schulter an
  Eine sehr sanfte Massage, bei schweren chronischen Fällen kann hilfreich sein
- Wenden Sie keinen Druck an, der Ihren Klienten dazu bewegt, sich zusammenzuziehen oder sich von Ihren Händen wegzubewegen

Achtung

Falls eines der folgenden Symptome auftritt, muss der Klient zur Untersuchung an einen Arzt verwiesen werden.

- Kürzliches schweres Trauma, wie z. B. ein Autounfall oder ein Sturz
- Starke Schmerzen an einem Knochen.
  Diese können auf eine Fraktur oder eine Bänderverletzung hinweisen.
- Starke Muskelverspannung auf Grund eines Schutzmechanismus des Körpers.
  Hinter solchen Verspannungen können sich schwere Gelenkerkrankungen verbergen.
- Andauernde oder fortschreitende Schmerzen
- Anhaltende, ohne offensichtlichen Grund, plötzlich aufgetretene Schmerzen
- Schmerzen, die nicht mechanisch bedingt sind
- Schulterschmerzen, die einhergehen mit Beklemmungs- oder Angstgefühlen und manchmal Schwitzen
  Solche Beschwerden können Zeichen für eine Herzerkrankung sein.
- Alle ungewöhnlichen Zeichen

Die Auswahl der Behandlungsroutine - grundsätzliche Richtlinien

1. Finden Sie zuerst heraus welche Bewegungen die Beschwerden auslösen oder verstärken:

Bitten Sie Ihren Klienten:

Seine Schulter zu beugen, indem er seinen Arm an der Körpervorderseite mit gestrecktem Ellenbogen anhebt.

Seine Schulter in die Abduktion zu bringen, indem er seinen Arm mit gestrecktem Ellenbogen seitlich anhebt.

Seine Schulter in die horizontale Adduktion zu bringen, indem er versucht seine andere Schulter zu berühren, so als würde er sich selbst umarmen.

Seine Schulter zu strecken, indem er seinen Arm an der Körperrückseite mit gestrecktem Ellenbogen anhebt.

Seine Schulter zu rotieren, indem er seinen Arm hinter den Rücken beugt.

2. Wenn Schulterbewegungen nicht der Hauptauslöser der Schmerzen sind, bitten Sie Ihren Klienten, Ihnen zu zeigen, wo die Beschwerden auftreten:

Sind die Schmerzen an der medialen Grenze des Schulterblattes, am Mittelpunkt zwischen der oberen und der unteren Kante?

Sind die Schmerzen an der medialen Grenze des Schulterblattes, ca. 2 bis 3 Finger über der unteren Kante?

Liegt der Hauptschmerzpunkt zwischen dem unteren Teil des Schulterblattes und der Wirbelsäule, mit zusätzlichen Schmerzen entlang der Burstwirbelsäule?

Sind die Schmerzen auf der zweiten Rückenlinie, auf einer Höhe mit der medialen Kante der Spina scapulae?

Kommt es zu zusätzlichen Schmerzen während des Einatmens?

3. Wählen Sie eine Behandlungsroutine

Wenn Sie wissen, wo die Beschwerden auftreten, sowie die Bewegungen, die die Beschwerden auslösen festgestellt haben, können Sie die Behandlung entsprechend auswählen (siehe Diagnosetafel).

4. Beginnen Sie mit der Behandlung und stellen Sie sicher, dass Sie die richtige Routine ausgewählt haben

Achten Sie, während Sie die Punkte drücken auf die Reaktionen Ihres Klienten und prüfen Sie, ob die gewählten Punkte relevant und wirksam sind. Bitte stellen Sie Ihrem Klienten nicht zu schnell zu viele Fragen! Lassen Sie ihn tiefer in die Konzentration eintauchen. Oft wird Ihr Klient einige Zeit brauchen, bevor er in der Lage ist auszudrücken (nicht unbedingt durch Worte), ob die behandelten Punkte relevant sind oder nicht. Sie werden oftmals erst bei der zweiten Runde in der Sie die Punkte behandeln „zuverlässige" Reaktionen von Ihrem Klienten erhalten. Stellen Sie kurze Fragen, wie z. B.: „Hier?",„Gut?" „Schmerzhaft?" Wenn die Linien und Punkte relevant und wirksam sind, fahren Sie mit Ihrer Behandlung fort- Sie haben die richtige Routine ausgewählt.

ROUTINE - 11 (SEITE 78)

Schmerzen am Mittelpunkt der Innenkante des Schulterblattes

- Es kommt zu Steifheit mit oder ohne Schmerzen, direkt an der medialen Grenze des Schulterblattes, auf Höhe des Mittelpunktes zwischen der oberen und der unteren Kante des Schulterblattes.
- Die Schmerzen können plötzlich auftreten, als Folge einer „falschen" Bewegung oder nachdem man eine Nacht auf der Schulter geschlafen hat.
- Die Schmerzen können zur Brust ausstrahlen.
- Die Schmerzen können bei Nackenbewegungen schlimmer werden, bei dem Versuch, die gegenüber liegende Schulter zu berühren, als würde man sich selbst umarmen (horizontale Adduktion) oder bei einer Drehung des Schultergelenks.

LOKALISATION DER BESCHWERDEN

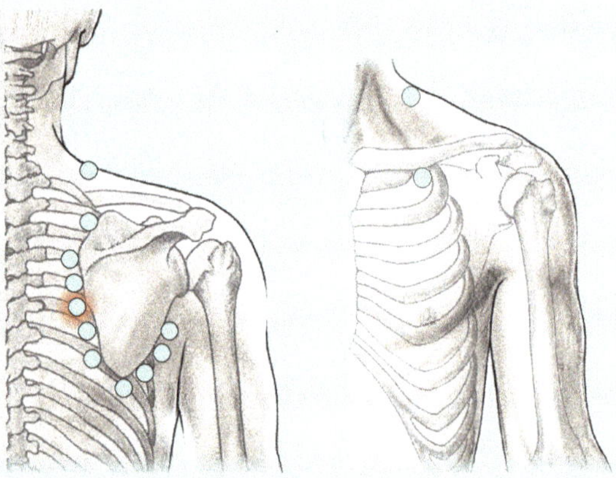

ROUTINE - 12 (SEITE 80)

Schmerzen im unteren Drittel der Innenkante des Schulterblattes

- Es kommt zu chronischer Steifheit mit Schmerzen, direkt an der medialen Grenze des Schulterblattes, auf 1/3 oder 1/5 des Weges zwischen der unteren und der oberen Kante des Schulterblattes, 2-3 Finger oberhalb der unteren Kante des Schulterblattes.
- Die Schmerzen können die Folge von einseitigen, sich über einen Zeitraum von Monaten oder Jahren ständig wiederholenden Bewegungen oder Belastungen sein. Die Schmerzen können den Schlaf des Klienten stören.
- Es kommt zu einer ausgeprägten Steifheit des weichen Gewebes, an dem Ort wo die Schmerzen auftreten.

LOKALISATION DER BESCHWERDEN

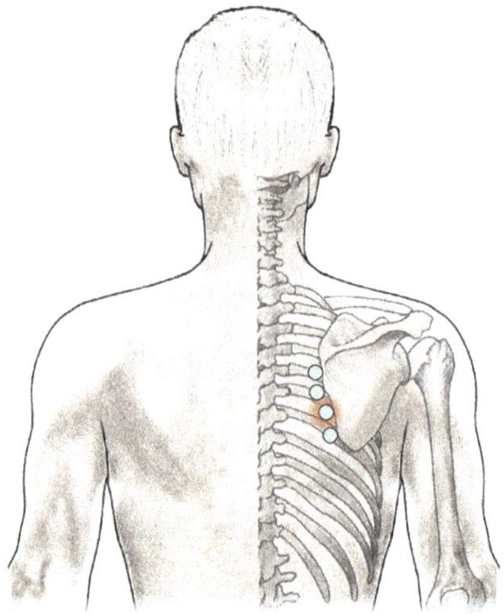

ROUTINE - 13 (SEITE 82)

Schulterschmerzen mit zusätzlichen Schmerzen beim Atmen

Unter dieser Beschwerdebezeichnung existieren zwei verschiedene Behandlungsroutinen, für zwei ähnliche Beschwerdebilder, die jedoch voneinander zu trennen sind. Wenn die zusätzlichen Schmerzen an der Brust auftreten, wird die Behandlungsroutine mit 3 Akupressurpunkten am Rücken angewandt. Tauchen die zusätzlichen Schmerzen am Rücken auf, wird die Routine mit den Akupressurpunkten an der Brust angewandt.

- Es kommt zu chronischen oder akuten Schmerzen an Punkt 3 des oberen Rückens.
- Es kommt zu zusätzlichen Schmerzen beim Einatmen, entweder an Punkt 3 am Rücken oder an Punkt 1 an der Brust. Die beim Atmen auftretenden Schmerzen sind normalerweise weniger ausgeprägt, als die hauptsächlichen Schmerzen an Punkt 3.

LOKALISATION DER BESCHWERDEN

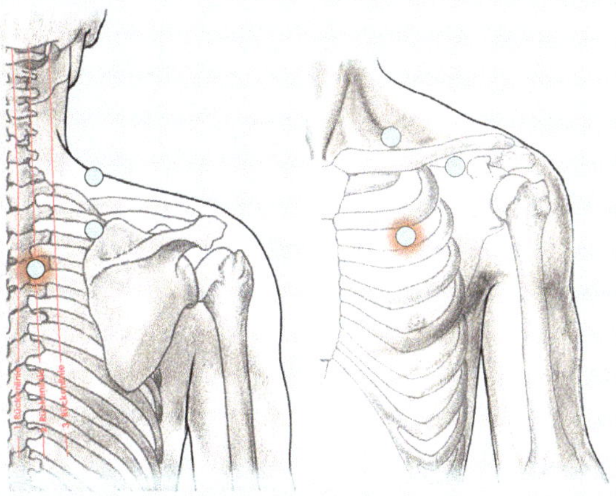

ROUTINE - 14 (SEITE 84)

Schmerzen direkt neben dem unteren medialen Teil des Schulterblattes, mit zusätzlichen Schmerzen entlang der Brustwirbelsäule

- Es kommt zu Schmerzen entlang der Brustwirbelsäule, sowie an der unteren, medialen Kante des Schulterblattes.
- Außerdem kommt es zu einer ausgeprägten Steifheit des weichen Gewebes, entlang der lateralen Kante des Schulterblattes.

LOKALISATION DER BESCHWERDEN

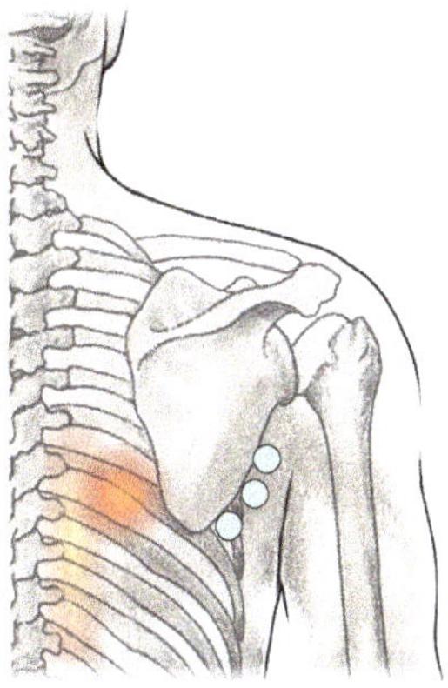

ROUTINE - 15 (SEITE 86)

Steife Schulter mit Schmerzen beim Heben des Arms

- Es kommt zu chronischen oder akuten Schmerzen am vorderen und / oder rückwärtigen Teil der Schulter.
- Die Schmerzen werden stärker beim Anheben des Arms (Flexion), beim seitlichen Heben (Abduktion), bei dem Versuch, die gegenüberliegende Schulter zu berühren, als würde man sich selbst umarmen (horizontale Adduktion) oder beim Beugen des Arms hinter den Rücken (mediale Rotation).

LOKALISATION DER BESCHWERDEN

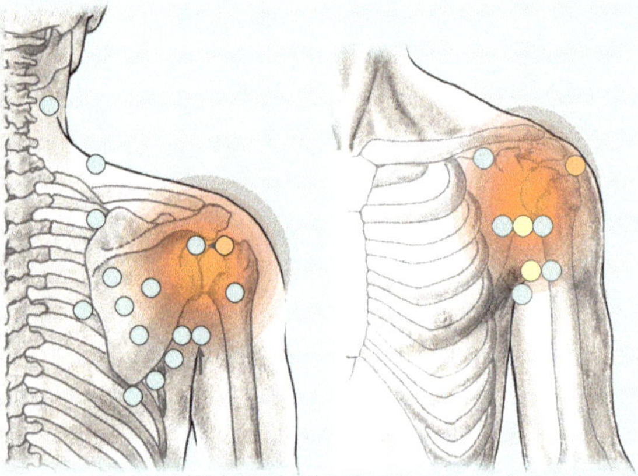

SCHMERZHAFTE BEWEGUNGEN

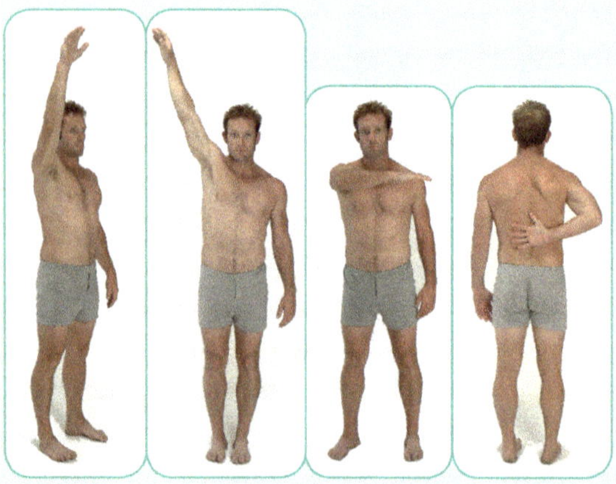

ROUTINE - 16 (SEITE 88)

Schulterschmerzen beim Beugen des Arms hinter den Rücken (medial rotation)

- Es kommt zu chronischen oder akuten Schmerzen am vorderen Teil der Schulter.
- Die Schmerzen werden stärker beim Heben des Arms hinter dem Rücken (Extension), sowie beim Beugen des Arms hinter den Rücken (mediale Rotation).

LOKALISATION DER BESCHWERDEN

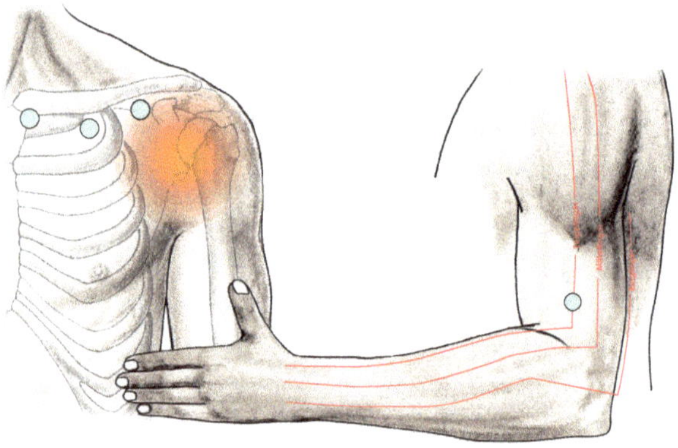

SCHMERZHAFTE BEWEGUNGEN

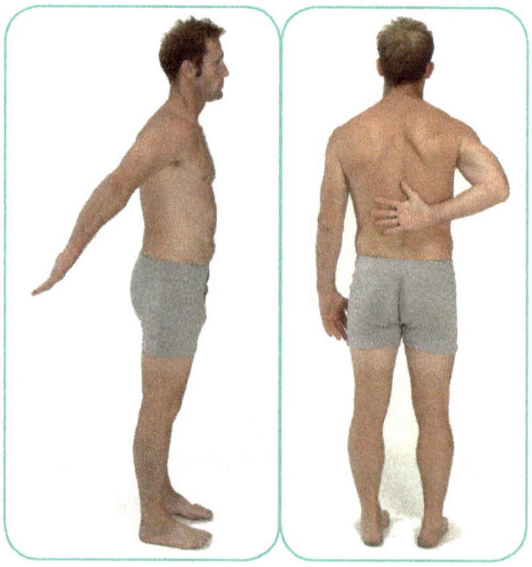

Routine - 11 SCHULTER UND SCHULTERBLATT

Schmerzen am Mittelpunkt der Innenkante des Schulterblattes

●● ein häufiges Beschwerdebild

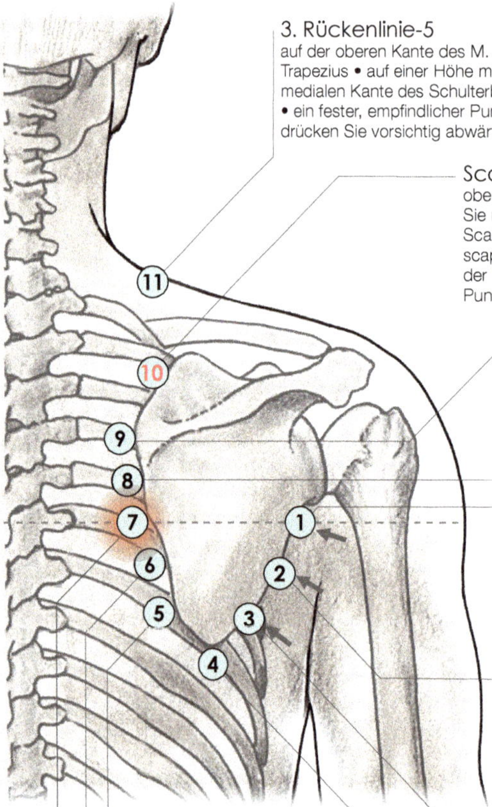

1/2 Höhe des Schulterblattes

3. Rückenlinie-5
auf der oberen Kante des M. Trapezius • auf einer Höhe mit der medialen Kante des Schulterblatts • ein fester, empfindlicher Punkt, drücken Sie vorsichtig abwärts

Scapula-3 (Dü-14)
oberer Winkel der Scapula • 1 Finger über der Spina scapulae • gleiten Sie mit Ihrer Fingerspitze aufwärts, entlang der medialen Kante der Scapula, bis sie sich nach lateral wendet und unter dem M. levator scapulae verschwindet. Drücken Sie diesen Punkt, verhindern Sie, dass der Muskel seitlich wegrutscht • Dies ist ein fester und sehr sensibler Punkt, der in alle Richtungen, einschließlich des Kopfes ausstrahlt

Scapula-4
medial zur medialen Kante der Scapula • auf einer Höhe mit der medialen Kante der Spina scapulae

Scapula-5
medial zur medialen Kante der Scapula • auf einer Höhe mit einer gedachten Linie, die unterhalb der Spina scapulae verläuft

Scapula-12
lateral zur lateralen Kante der Scapula • 2 Finger über der Achselhöhle • drücken Sie medial• ein sehr sensibler Punkt über dem M. teres minor

Scapula-11
lateral zur lateralen Kante der Scapula • auf einer Höhe mit der Achselhöhle • drücken Sie in Richtung Kante der Scapula, gegen den Knochen

Scapula-10
lateral zur lateralen Kante der Scapula • 1 Finger superior zu Scapula – 9 • auf ½ Weg von der unteren Kante der Scapula zur Achselhöhle • drücken Sie in Richtung Kante der Scapula, gegen den Knochen

Scapula-6
der Mittelpunkt der medialen Kante der Scapula • auf ½ Weg von der unteren zur oberen Kante der Scapula

Scapula-7
medial zur medialen Kante der Scapula • auf 1/3 des Weges von der unteren zur oberen Kante der Scapula • 1 Finger unter dem Mittelpunkt der medialen Kante der Scapula

Scapula-8
medial zur medialen Kante der Scapula • auf 1/5 des Weges von der unteren zur oberen Kante der Scapula • 2 Finger superior zur unteren Kante der Scapula

Scapula-9
ein wenig lateral unterhalb der unteren Kante der Scapula • suchen Sie einen schlüpfrigen Muskel

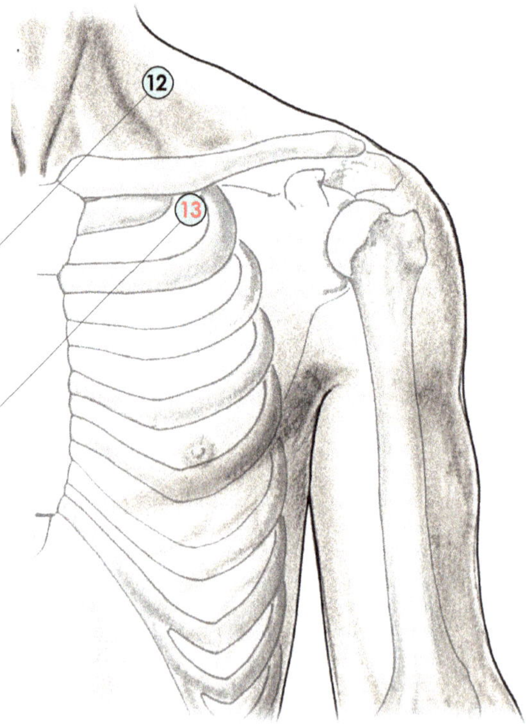

M. scalenus posterior
ein empfindlicher Punkt, auf einer Linie mit der lateralen Kante des Nackens • drücken Sie den hinteren M. scalenus, anterior zur oberen Kante des M. trapezius

Brust-2 (Ma-13)
Direkt unter dem Schlüsselbein • auf halbem Weg Zwischen der Mittellinie und der lateralen Grenze der Brust • 3 Finger lateral zur Mittellinie • bündig mit der lateralen Kante des Nackens

Problembeschreibung:

- *Es kommt zu Steifheit mit oder ohne Schmerzen neben der medialen Grenze des Schulterblattes, auf Höhe der Mitte zwischen der oberen und der unteren Kante des Schulterblattes.*
- *Die Schmerzen können plötzlich auftreten, nach einer „falschen" Bewegung oder nachdem man im Schlaf auf der Schulter lag.*
- *Die Schmerzen können zur Brust ausstrahlen.*
- *Die Schmerzen können stärker werden, bei dem Versuch die gegenüberliegende Schulter zu berühren, so als würde man sich selber umarmen (horizontale Adduktion), oder bei einer Drehung.*

Behandlungsschritte

1. Nacken-und Schulterbehandlung

Bitten Sie Ihren Klienten sich mit gekreuzten oder gestreckten Beinen zu setzen. Wenn es für den Klienten unbequem ist auf dem Boden zu sitzen verwenden Sie ein Kissen oder einen Stuhl. Massieren Sie den Nacken, oberen Rücken und entlang der medialen Kante des Schulterblatts. Sie können hierfür jede Ihnen bekannte Technik anwenden, aber vermeiden Sie Dehnungen!

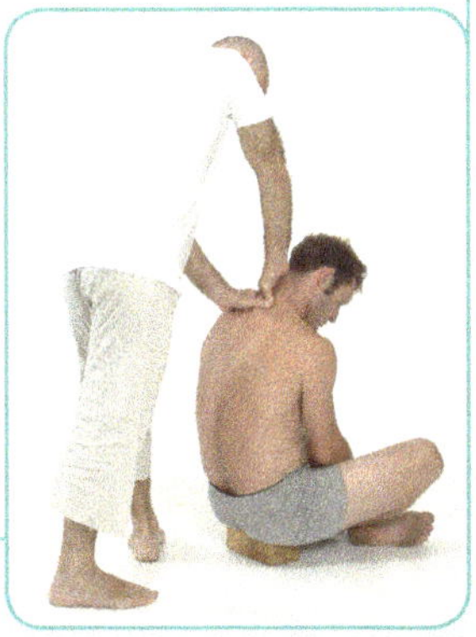

2. Akupressurpunkte

Drücken Sie die Punkte (1) bis (12) zwei bis dreimal mit Ihren Daumen. Danach drücken Sie Punkt (13) auf der Brust. Kehren Sie zum Rücken zurück und drücken Sie die Punkte (1) bis (12) noch einmal, danach drücken Sie wieder Punkt (13) auf der Brust. Halten Sie den Druck auf jedem Punkt für 10 bis 15 Sekunden. Wiederholen Sie den Daumendruck auf den Punkten so lange, wie sich die Beschwerden bessern, bis zu maximal 10 Wiederholungen. Hören Sie mit der Behandlung auf, wenn die Punkte empfindlich werden. Verwenden Sie so viel Druck wie es für Ihren Klienten angemessen ist.

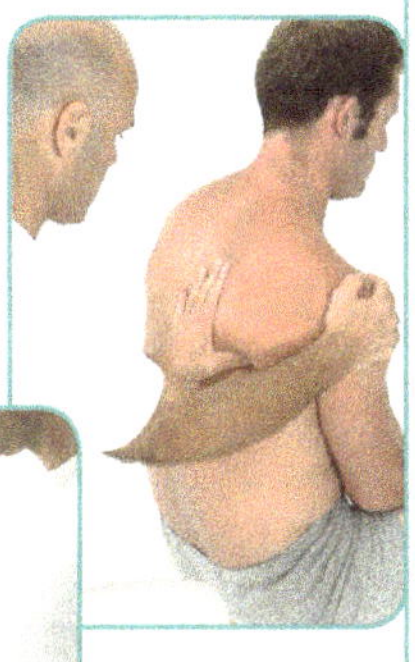

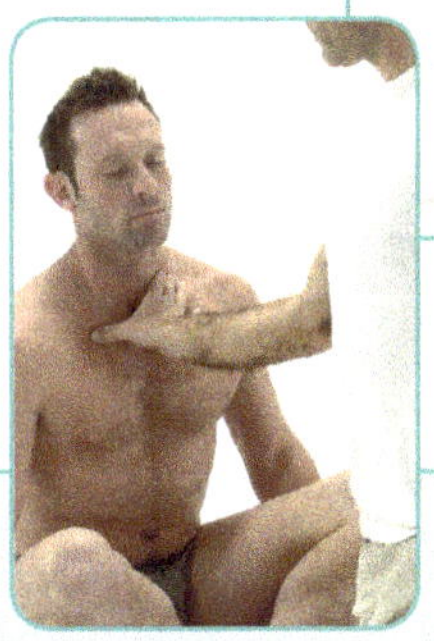

Vorsichtsmaßnahmen:

- *Konsultieren Sie einen Spezialisten, bevor Sie akute oder unklare Beschwerden behandeln.*
- *Vermeiden Sie Dehnungen, bei der Behandlung akuter Beschwerden.*
- *Führen Sie die Behandlung täglich, bis zur Genesung durch.*
- *Wiederhohlen Sie die Behandlung erst, nachdem der Klient keine Schmerzen von der vorigen Behandlung mehr hat (falls das der Fall war).*
- *Weisen Sie Ihren Klienten an, schnelle oder plötzliche Bewegungen, sowie schmerzhafte Tätigkeiten oder Haltungen zu vermeiden.*

Ausgewählte Akupressurpunkte

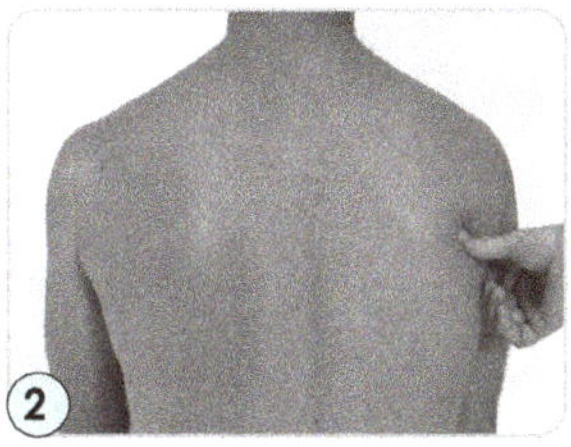

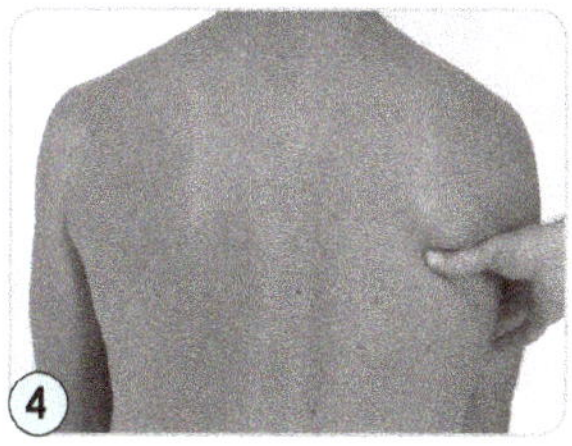

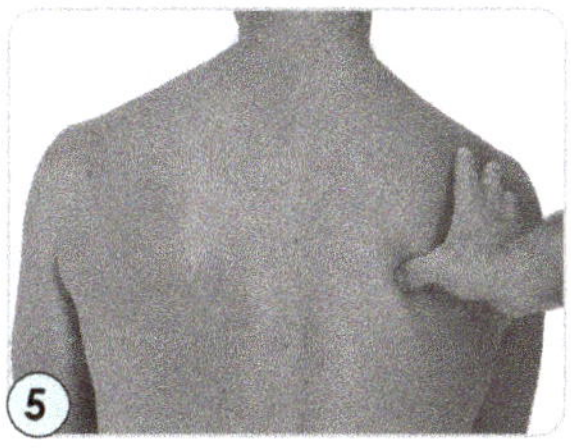

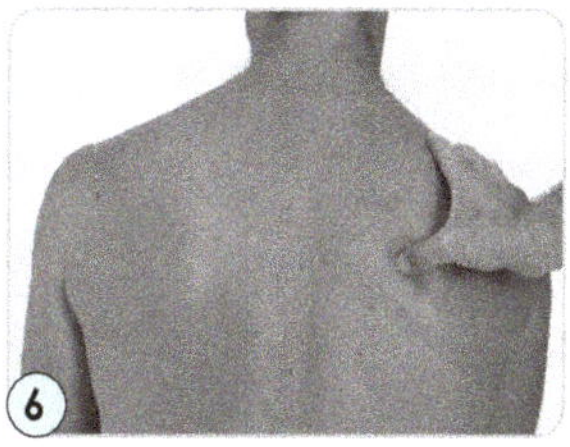

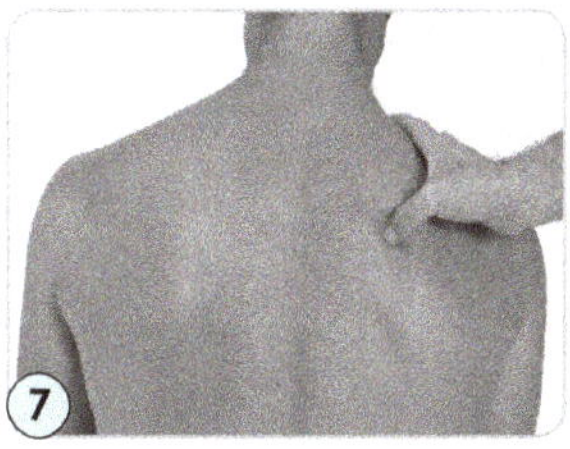

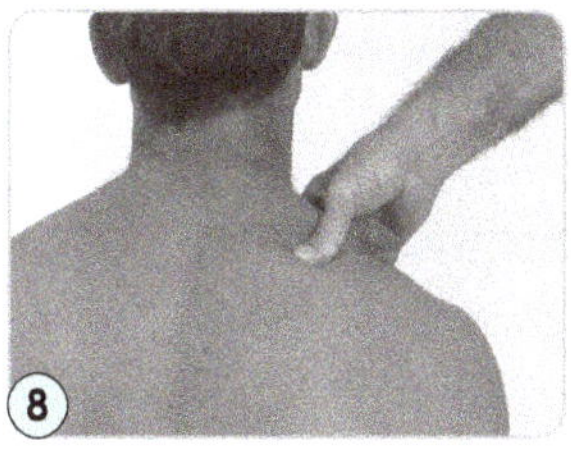

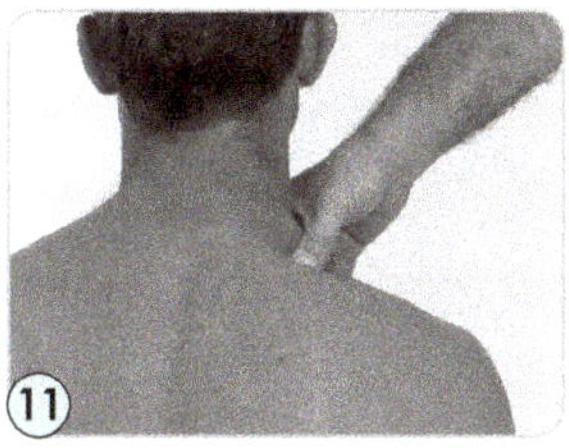

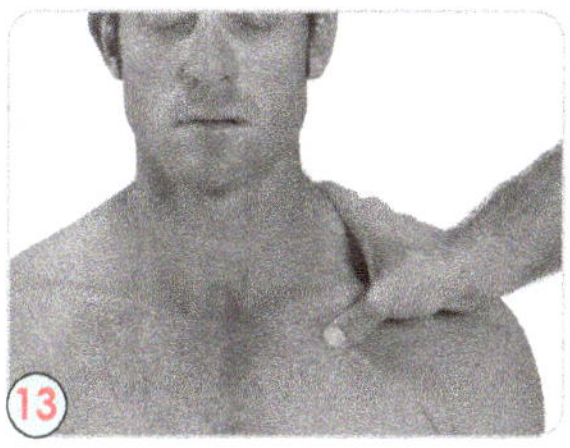

Schmerzen im unteren Drittel der Innenkante des Schulterblattes

●● ein häufiges Beschwerdebild

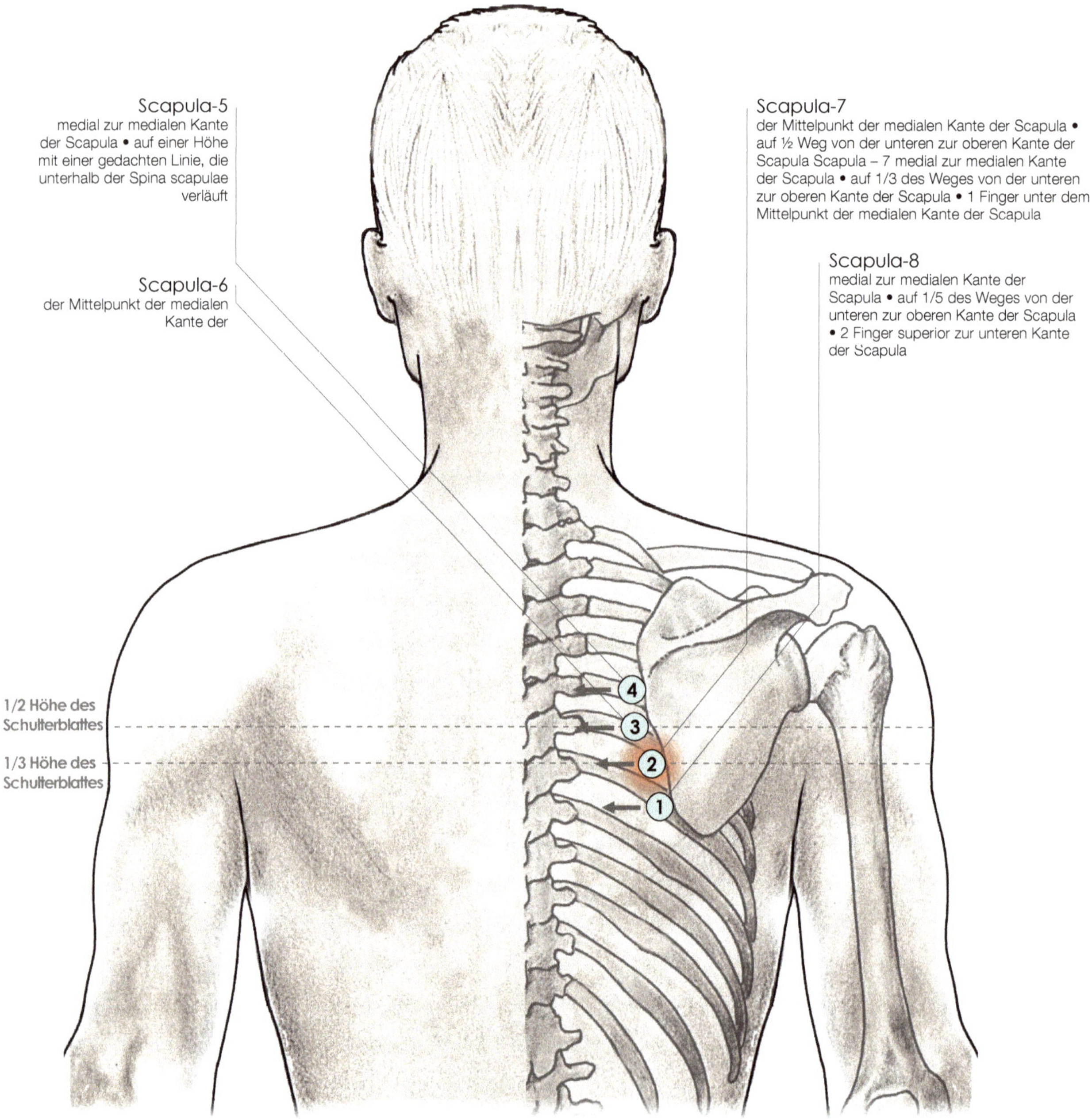

Problembeschreibung:

- *Es kommt zu chronischer Steifheit mit Schmerzen an der medialen Grenze des Schulterblattes, auf 1/3 oder 1/5 der Höhe zwischen der unteren und der oberen Kante des Schulterblattes, bzw. 2 – 3 Finger über der oberen Kante des Schulterblattes.*
- *Die Schmerzen können die Folge von Monate- bis Jahrelanger, sich wiederholender einseitiger Bewegung oder Belastung sein. Die Schmerzen können den Schlaf beeinträchtigen.*
- *Es kommt zu einer ausgeprägten Steifheit des weichen Gewebes am Ort des Schmerzes.*

Behandlungsschritte

1. Nacken-und Schulterbehandlung

Bitten Sie Ihren Klienten sich mit gekreuzten oder gestreckten Beinen zu setzen. Wenn es für den Klienten unbequem ist auf dem Boden zu sitzen verwenden Sie ein Kissen oder einen Stuhl. Massieren Sie den Nacken, oberen Rücken und entlang der medialen Kante des Schulterblatts. Sie können hierfür jede Ihnen bekannte Technik anwenden, aber vermeiden Sie Dehnungen!

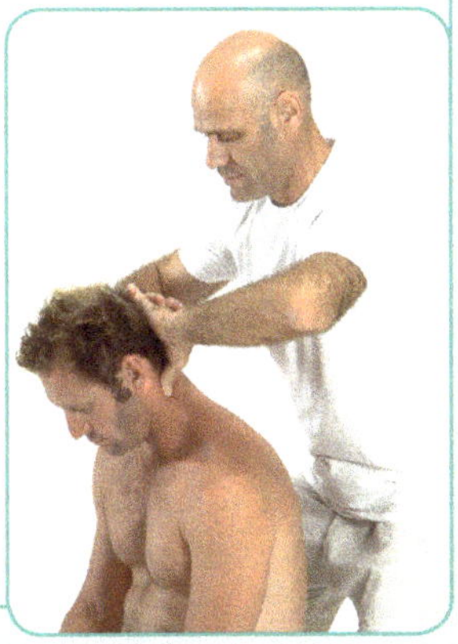

2. Akupressurpunkte

Bei dieser Routine werden die Punkte (1) bis (4) auf eine andere Weise behandelt. Anhaltender, starker Daumendruck auf den Akupressurpunkten ist bei der Behandlung dieses Beschwerdebildes nicht effektiv. Verwenden Sie die folgenden Techniken:

Schritt a: Fixieren Sie sanft den Oberschenkel Ihres Klienten mit Ihrem Knie. Halten Sie den Ellenbogen Ihres Klienten und schieben Sie seinen Arm horizontal (horizontale Adduktion) zur gegenüberliegenden Schulter. Dann ziehen Sie den Arm zurück, um den Druck zu lösen, dann schieben Sie den Arm wieder vor. Wiederholen Sie diese Bewegung mehrfach. Während Sie den Ellenbogen vorschieben, drücken Sie den Akupressurpunkt vom Schulterblatt weg, in Richtung der Wirbelsäule, so als würden Sie eine Gitarrensaite anschlagen. Ziehen sie den Arm zurück, dann schieben Sie wieder und drücken den nächsten Punkt. Dann fahren Sie fort zum nächsten Punkt. Behandeln Sie die Punkte solange weiter, wie sich die Beschwerden bessern und solange, Sie fühlen, wie das steife Gewebe an den Punkten unter Ihrem Daumen „weg schnippt". Fahren Sie solange fort, bis die steifen Muskeln weich werden, jedoch nicht mehr als zehnmal. Hören Sie mit der Behandlung auf, wenn die Punkte empfindlich werden. Verwenden Sie so viel Druck wie es für Ihren Klienten angemessen ist.

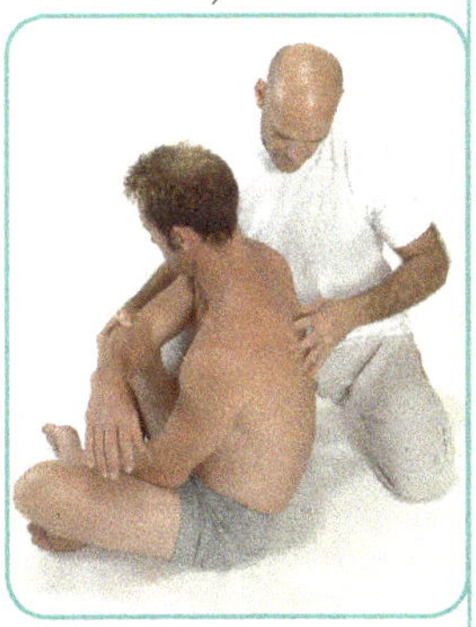

Schritt b: Weisen Sie Ihren Klienten an, seine Hand auf die gegenüberliegende Schulter zu legen und halten Sie seine Hand, sodass er seinen Arm mühelos auf der Schulter liegen lassen kann. Verwenden Sie Ihren Ellenbogen und massieren Sie entlang der medialen Kante des Schulterblattes. Setzen Sie dazu Ihren Ellenbogen auf den Rücken des Klienten auf und ziehen und dehnen Sie die Haut sanft nach unten. Dann üben Sie Druck auf das Gewebe aus und schieben aufwärts. Wiederholen Sie die Technik mehrfach.

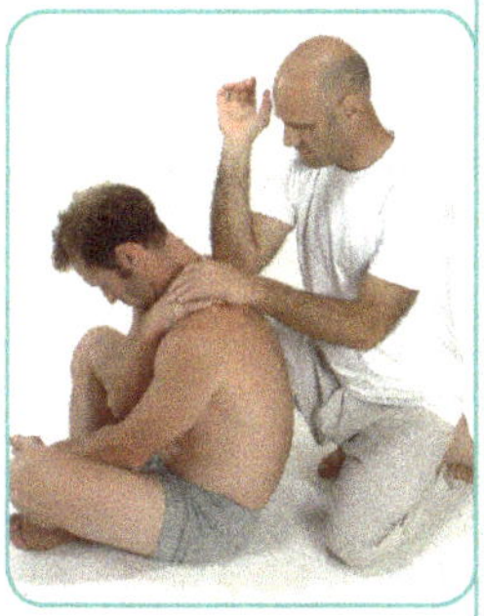

Vorsichtsmaßnahmen:

- *Konsultieren Sie einen Spezialisten, bevor Sie akute oder unklare Beschwerden behandeln.*
- *Vermeiden Sie Dehnungen, bei der Behandlung akuter Beschwerden.*
- *Führen Sie die Behandlung täglich, bis zur Genesung durch.*
- *Wiederhohlen Sie die Behandlung erst, nachdem der Klient keine Schmerzen von der vorigen Behandlung mehr hat (falls das der Fall war).*
- *Weisen Sie Ihren Klienten an, schnelle oder plötzliche Bewegungen, sowie schmerzhafte Tätigkeiten oder Haltungen zu vermeiden.*

Ausgewählte Akupressurpunkte

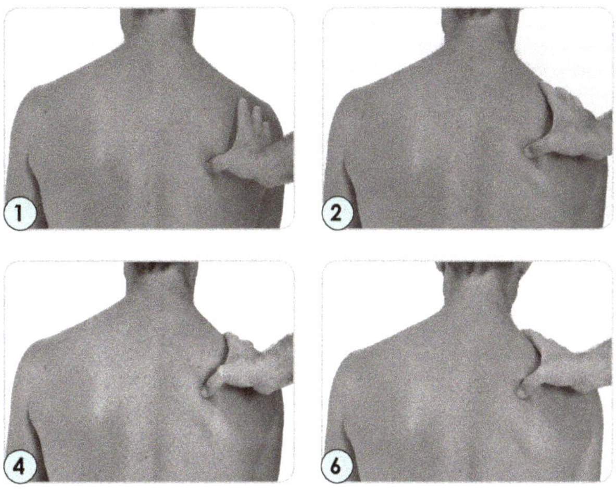

Routine - 13 SCHULTER UND SCHULTERBLATT

Schulterscherzen mit zusätzlichen Schmerzen bei der Atmung

●● ein häufiges Beschwerdebild

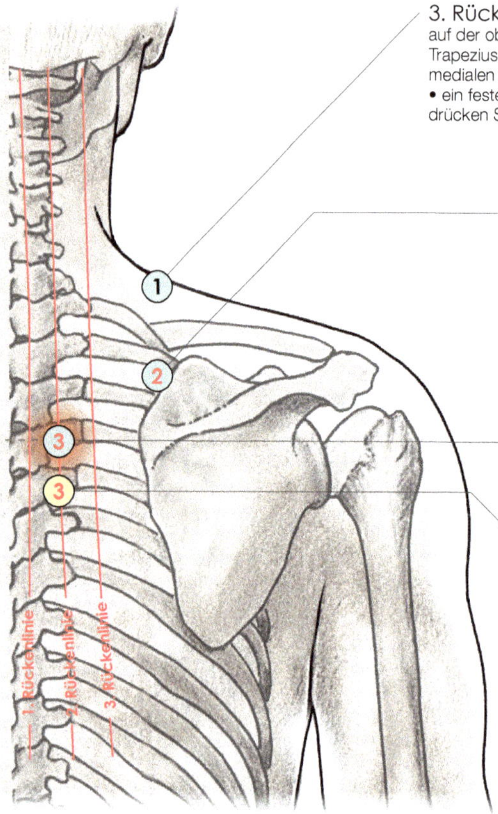

3. Rückenlinie-5
auf der oberen Kante des M. Trapezius • auf einer Höhe mit der medialen Kante des Schulterblatts • ein fester, empfindlicher Punkt, drücken Sie vorsichtig abwärts

Scapula-3 (Dü-14)
oberer Winkel der Scapula • 1 Finger über der Spina scapulae • gleiten Sie mit Ihrer Fingerspitze aufwärts, entlang der medialen Kante der Scapula, bis sie sich nach lateral wendet und unter dem M. levator scapulae verschwindet. Drücken Sie diesen Punkt, verhindern Sie, dass der Muskel seitlich wegrutscht • Dies ist ein fester und sehr sensibler Punkt, der in alle Richtungen, einschließlich des Kopfes ausstrahlt

2. Rückenlinie-9 (Bl-13)
1 Finger lateral zum Dornfortsatz von T-3 • auf einer Höhe mit der medialen Kante der Spina scapulae • auf dem höchsten Punkt der paraspinalen Muskulatur • drücken Sie vorwärts

2. Rückenlinie-10 (Bl-14)
1 Finger lateral zum Dornfortsatz von T-4 • 1 Finger über 2. Rückenlinie – 11 • auf dem höchsten Punkt der paraspinalen Muskulatur • auf einer Höhe mit dem unteren Rand der Spina Scapulae • drücken Sie vorwärts

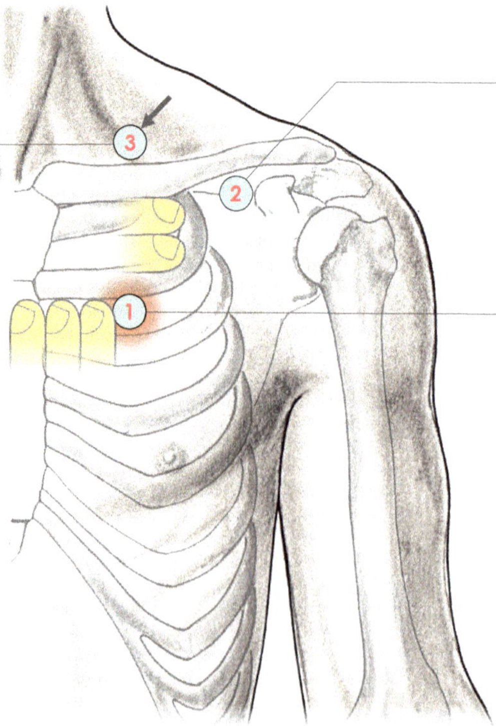

M. scalenus anterior (Ma-12 Region)
In der Schlüsselbeingrube, direkt über Brust-2 • bündig mit der lateralen Kante des Nackens • drücken Sie vorsichtig in Richtung des Nackens auf den M. Scalenus anterior • strahlt schmerzhaft zum Arm aus

Brust-3 (Lu-2)
direkt unter dem Schlüsselbein • medial zum Processus coracoideus, in einer starken Vertiefung direkt vor der Schulter • drücken Sie vorwärts und aufwärts

Brust-6 (Ma-15)
2 Finger unter dem Schlüsselbein • im zweiten Intercostalraum • 3 Finger lateral zur Mittellinie • Bündig mit der lateralen Kante des Nackens • direkt unter Brust-2

Problembeschreibung:

- *Der Klient leidet unter chronischen oder akuten Schmerzen am Punkt ③ des oberen Rückens.*
- *Es treten zusätzlich Schmerzen bei der Einatmung auf, entweder an Punkt ③ des Rückens oder an Punkt ① der Brust. Die bei der Atmung auftretenden Schmerzen sind normalerweise zweitrangig, nach den Schmerzen an Punkt ③ des Rückens. Manche Patienten vermuten Herzbeschwerden, auf Grund der Schmerzen beim Atmen und suchen ein Krankenhaus auf.*
- *In manchen Fällen können verschiedene Bewegungen die Schmerzen verstärken. Dies ist jedoch nicht immer der Fall und geschieht auch nicht immer durch dieselben Bewegungen.*
- *Dieses Beschwerdebild wird häufig von Niedergeschlagenheit begleitet.*

Behandlungsschritte

1. Nacken-und Schulterbehandlung

Bitten Sie Ihren Klienten sich mit gekreuzten oder gestreckten Beinen zu setzen. Wenn es für den Klienten unbequem ist auf dem Boden zu sitzen verwenden Sie ein Kissen oder einen Stuhl. Massieren Sie den Nacken, oberen Rücken und entlang der medialen Kante des Schulterblatts. Sie können hierfür jede Ihnen bekannte Technik anwenden, aber vermeiden Sie Dehnungen!

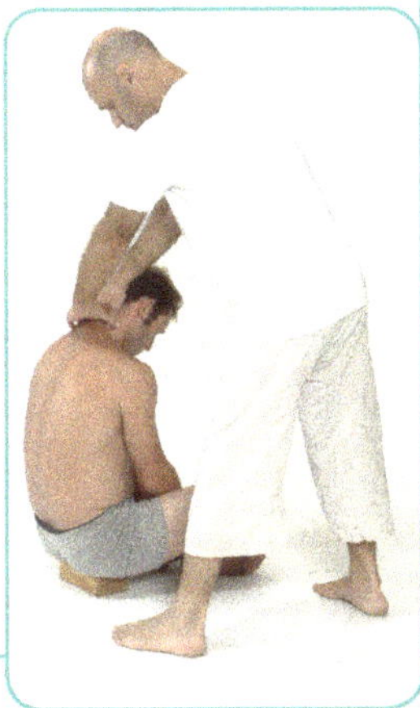

2. Akupressurpunkte

Behandeln Sie die gegenüberliegende Seite: Verwenden Sie die Punkte-Kombination auf der Seite, die der schmerzenden Seite gegenüberliegt. Drücken Sie die Punkte ① bis ③ am Rücken mit Ihren Daumen, wenn die Schmerzen beim Atmen an der Brust auftreten. Drücken Sie die Punkte ① bis ③ an der Brust mit Ihren Daumen, wenn die Schmerzen beim Atmen am Rücken auftreten. Halten Sie den Druck auf jedem Punkt für 10 bis 15 Sekunden. Wiederholen Sie den Daumendruck auf den Punkten so lange, wie sich die Beschwerden bessern, bis zu maximal 10 Wiederholungen. Hören Sie mit der Behandlung auf, wenn die Punkte empfindlich werden. Verwenden Sie so viel Druck wie es für Ihren Klienten angemessen ist.

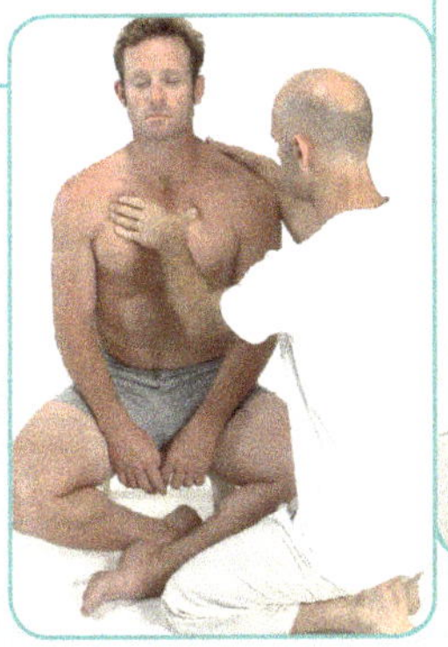

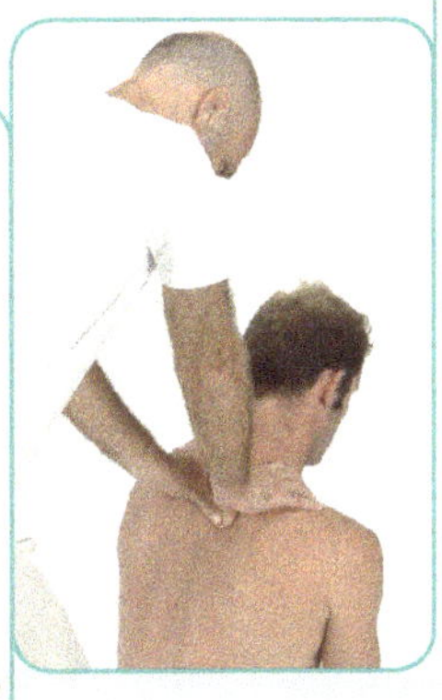

Vorsichtsmaßnahmen:

- *Konsultieren Sie einen Spezialisten, bevor Sie akute oder unklare Beschwerden behandeln.*
- *Vermeiden Sie Dehnungen, bei der Behandlung akuter Beschwerden.*
- *Führen Sie die Behandlung täglich, bis zur Genesung durch. Bei chronischen, nicht-akuten Beschwerden führen Sie die Behandlung 2-mal pro Woche durch.*
- *Wiederhohlen Sie die Behandlung erst, nachdem der Klient keine Schmerzen von der vorigen Behandlung mehr hat (falls das der Fall war).*
- *Weisen Sie Ihren Klienten an schmerzhafte Tätigkeiten oder Haltungen zu vermeiden.*

Ausgewählte Akupressurpunkte

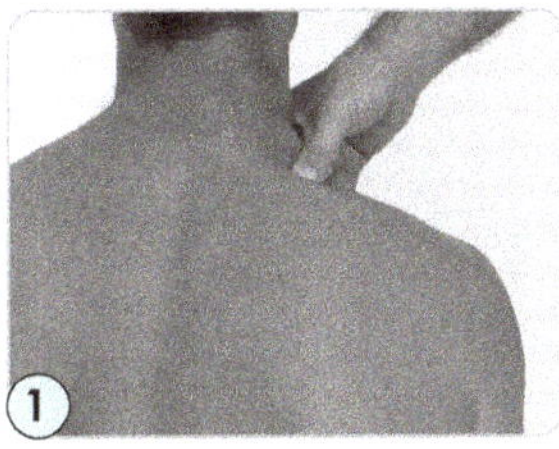

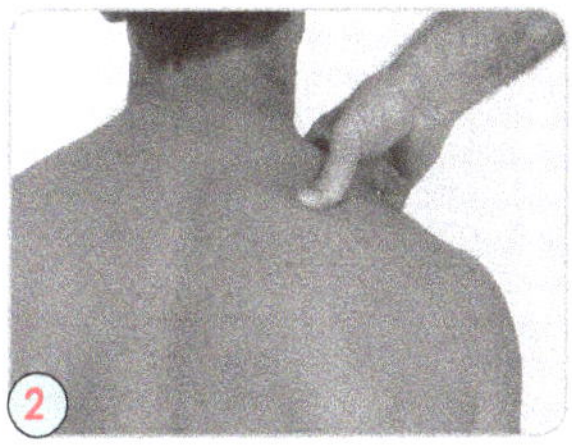

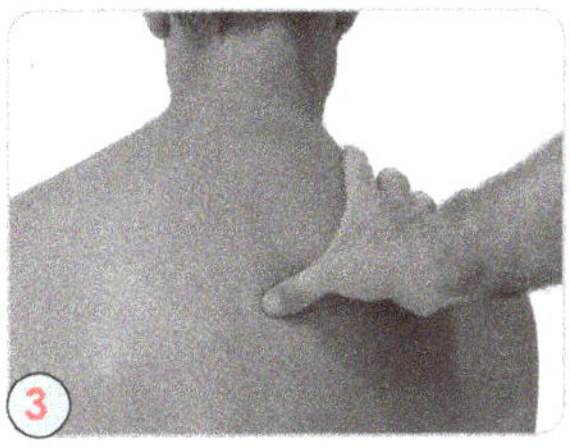

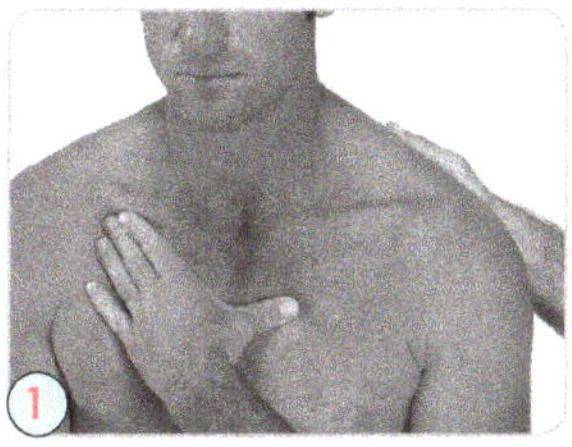

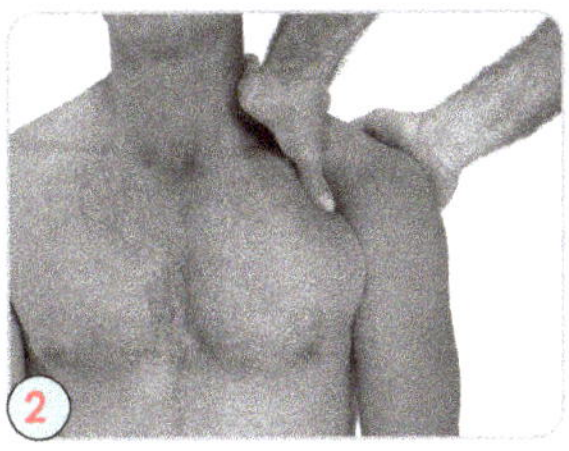

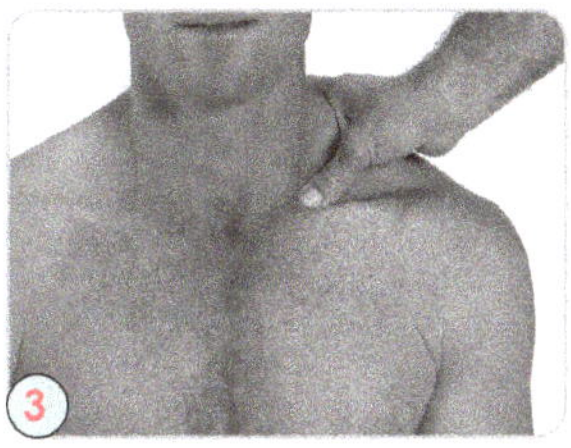

Schmerzen direkt neben dem unteren medialen Teil des Schulterblattes, mit zusätzlichen Schmerzen entlang der Brustwirbelsäule

● ein seltenes Beschwerdebild

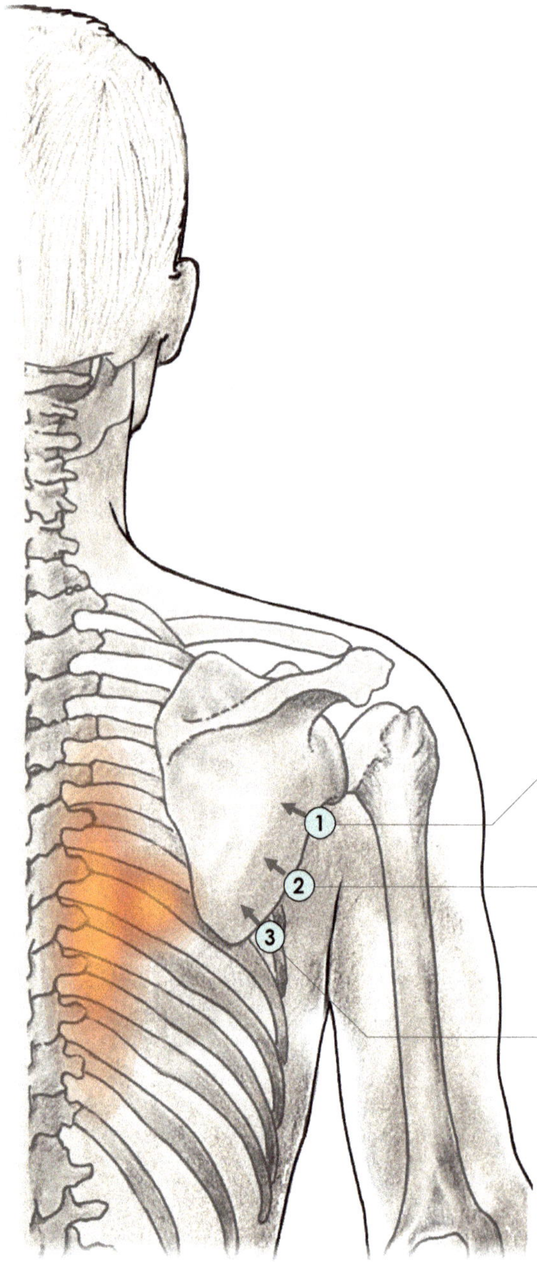

Scapula-12
lateral zur lateralen Kante der Scapula • 2 Finger über der Achselhöhle • drücken Sie medial • ein sehr sensibler Punkt über dem M. teres minor

Scapula-11
lateral zur lateralen Kante der Scapula • auf einer Höhe mit der Achselhöhle • drücken Sie in Richtung Kante der Scapula, gegen den Knochen

Scapula-10
lateral zur lateralen Kante der Scapula • 1 Finger superior zu Scapula – 9 • auf ½ Weg von der unteren Kante der Scapula zur Achselhöhle • drücken Sie in Richtung Kante der Scapula, gegen den Knochen

Problembeschreibung:

- *Die Schmerzen treten entlang der Brustwirbelsäule, sowie an der unteren, medialen Kante des Schulterblattes auf.*
- *Es kommt außerdem zu einer ausgeprägten Steifheit des Weichgewebes entlang der lateralen Kante des Schulterblattes.*

Behandlungsschritte

1. Nacken-und Schulterbehandlung

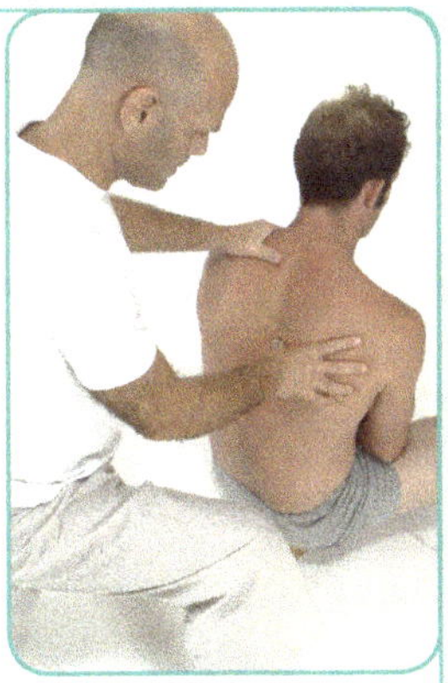

Bitten Sie Ihren Klienten sich mit gekreuzten oder gestreckten Beinen zu setzen. Wenn es für den Klienten unbequem ist auf dem Boden zu sitzen verwenden Sie ein Kissen oder einen Stuhl. Massieren Sie den Nacken, oberen Rücken, entlang der medialen und der lateralen Kante des Schulterblatts und entlang der Ringfingerlinie an der Außenseite des Unterarms. Sie können hierfür jede Ihnen bekannte Technik anwenden.

2. Akupressurpunkte

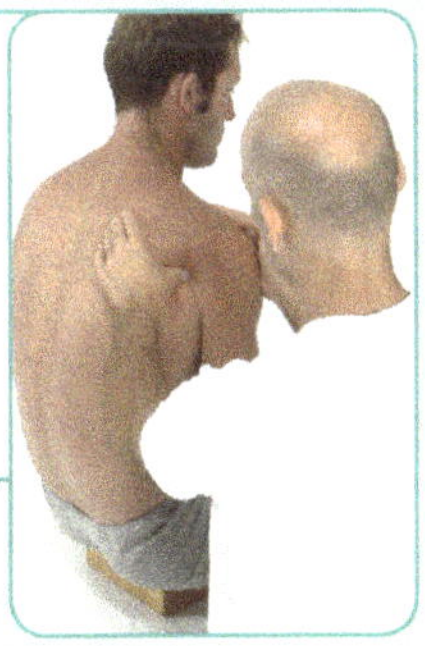

Drücken Sie die Punkte (1) bis (3) mit Ihren Daumen. Halten Sie den Druck auf jedem Punkt für 10 bis 15 Sekunden.

Optionale ergänzende Maßnahmen

3. Anschlagen der Punkte

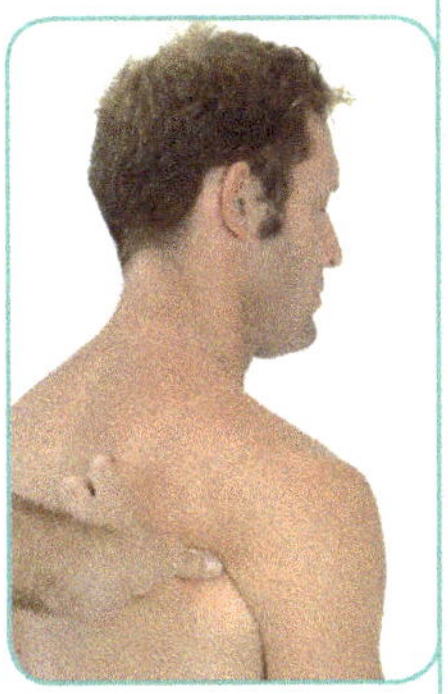

Drücken Sie die Punkte (1) bis (3) mit Ihren Daumen, so als würden Sie die Saiten einer Gitarre anschlagen. Drücken Sie gegen die laterale Kante des Schulterblattes. Wiederholen Sie die Behandlung der Punkte entweder mit beiden Methoden oder mit der Methode, die sich als effektiver erweist, solange wie sich die Beschwerden bessern, bis zu maximal 10 Wiederholungen. Hören Sie mit der Behandlung auf, wenn die Punkte empfindlich werden. Verwenden Sie so viel Druck wie es für Ihren Klienten angemessen ist.

Vorsichtsmaßnahmen:

- *Konsultieren Sie einen Spezialisten, bevor Sie akute oder unklare Schultereschwerden behandeln.*
- *Vermeiden Sie Dehnungen, bei der Behandlung akuter Beschwerden.*
- *Führen Sie die Behandlung täglich, bis zur Genesung durch. Bei chronischen, nicht-akuten Beschwerden führen Sie die Behandlung 2-mal pro Woche durch.*
- *Wiederhohlen Sie die Behandlung erst, nachdem der Klient keine Schmerzen von der vorigen Behandlung mehr hat (falls das der Fall war).*
- *Weisen Sie Ihren Klienten an, schmerzhafte Tätigkeiten oder Haltungen zu vermeiden.*

Ausgewählte Akupressurpunkte

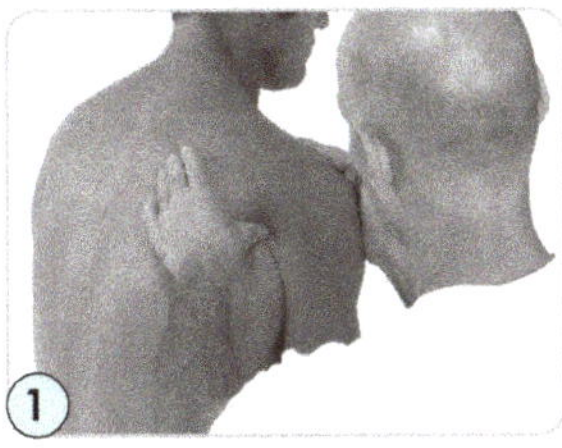

1

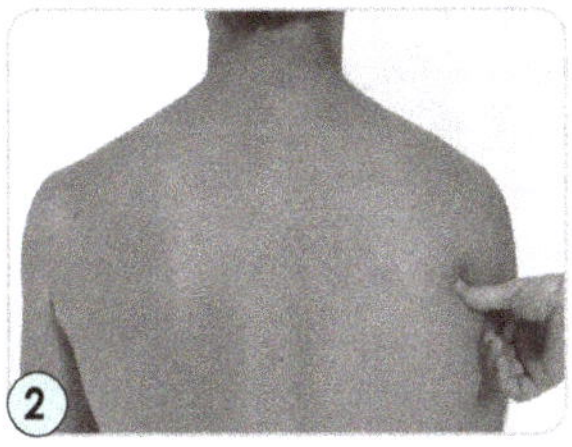

2

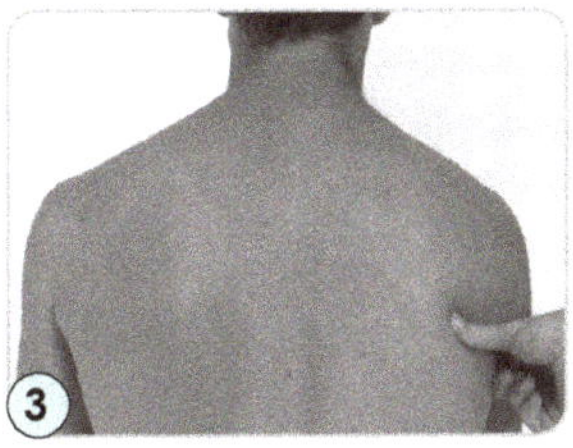

3

Routine - 15 SCHULTER UND SCHULTERBLATT

Steife Schulter mit Schmerzen beim Heben des Arms ●●● ein sehr häufiges Beschwerdebild

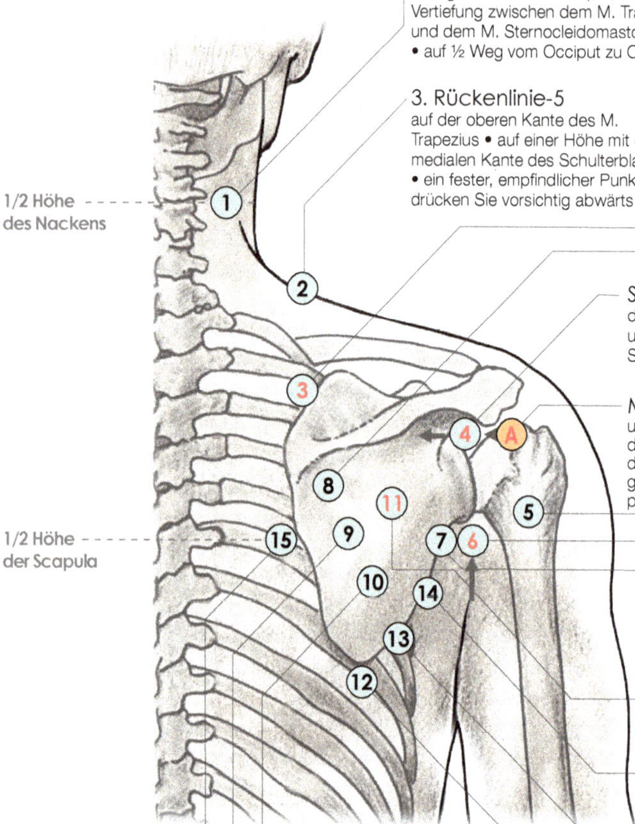

3. Rückenlinie-3
4 Finger unter dem Occiput, in der Vertiefung zwischen dem M. Trapezius und dem M. Sternocleidomastoideus • auf ½ Weg vom Occiput zu C-7

3. Rückenlinie-5
auf der oberen Kante des M. Trapezius • auf einer Höhe mit der medialen Kante des Schulterblatts • ein fester, empfindlicher Punkt, drücken Sie vorsichtig abwärts

Scapula-3 (Dü-14)
oberer Winkel der Scapula • 1 Finger über der Spina scapulae • gleiten Sie mit Ihrer Fingerspitze aufwärts, entlang der medialen Kante der Scapula, bis sie sich nach lateral wendet und unter dem M. levator scapulae verschwindet. Drücken Sie diesen Punkt, verhindern Sie, dass der Muskel seitlich wegrutscht • Dies ist ein fester und sehr sensibler Punkt, der in alle Richtungen, einschließlich des Kopfes ausstrahlt

Scapula-14
unter der Spina scapulae • lateral zur medialen Kante der Scapula • suchen Sie eine leichte Vertiefung an einem knöchernen Winkel, der von der Spina scapulae und der medialen Kante des Schulterblattes geformt wird

Scapula-13 (Dü-10)
direkt über der Achselhöhle • unterhalb der unteren Kante der Spina scapulae • drücken Sie in Richtung Körperzentrum (medial)

Mittelfinger-6
3 Finger unter der lateralen Spitze des Acromion • in der Vertiefung zwischen dem lateralen und posterioren M. deltoideus

Mittelfinger-7 (3E-14)
unterhalb und posterior zur lateralen Kante des Acromion • in einer leichten Vertiefung, die entsteht, wenn der Arm seitwärts gehoben wird • zwischen dem lateralen und posterioren Kopf des Deltamuskels

Ringfinger-6 (Dü-9)
ein empfindlicher Punkt der den Arm herunter ausstrahlt • legen Sie Ihren Daumen an die Achselhöhle und drücken Sie aufwärts, auf den Muskel, dort wo der Arm auf die Scapula trifft, alternativ, drücken Sie vorwärts, 2 Finger über der Achselhöhle

Scapula-12
lateral zur lateralen Kante der Scapula • 2 Finger über der Achselhöhle • drücken Sie medial • ein sehr sensibler Punkt über dem M. teres minor

Scapula-17 (Dü-11)
im oberen Drittel der Scapula, auf ½ Weg zwischen der medialen und lateralen Kante der Scapula • suchen Sie einen sehr empfindlichen Punkt, auf ½ Weg von der oberen Kante der Scapula zur Achselhöhle • 1 Finger von Scapula – 14 in Richtung der Achselhöhle • dieser Punkt strahlt in alle Richtungen aus, einschließlich der Vorderseite Schulter

Scapula-11
lateral zur lateralen Kante der Scapula • auf einer Höhe mit der Achselhöhle • drücken Sie in Richtung Kante der Scapula, gegen den Knochen

Scapula-6
der Mittelpunkt der medialen Kante der Scapula • auf ½ Weg von der unteren zur oberen Kante der Scapula

Scapula-16
1 Finger inferior zu Scapula – 16 • suchen Sie eine leichte Vertiefung im knöchernen Winkel, der von der medialen und lateralen Kante des Schulterblattes geformt wird • 3 Finger über der unteren Kante der Scapula

Scapula-9
ein wenig lateral unterhalb der unteren Kante der Scapula • suchen Sie einen schlüpfrigen Muskel

Scapula-10
lateral zur lateralen Kante der Scapula • 1 Finger superior zu Scapula – 9 • auf ½ Weg von der unteren Kante der Scapula zur Achselhöhle • drücken Sie in Richtung Kante der Scapula, gegen den Knochen

Scapula-15
lateral zur medialen Kante der Scapula • 1 Finger inferior zu Scapula 14

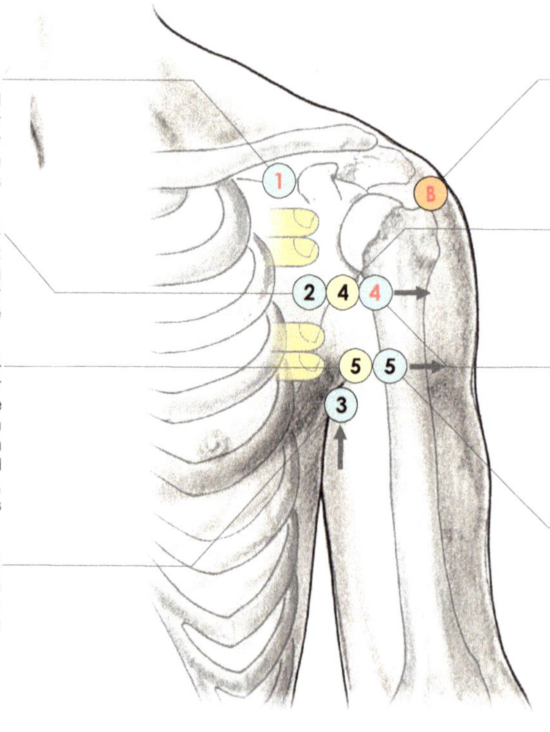

Brust-3 (Lu-2)
Unter dem Schlüsselbein • medial zum Processus coracoideus, in einer starken Vertiefung direkt vor der Schulter •drücken Sie medial gegen den Processus coracoideus

Brust-4
auf der Grenzlinie von Brust und Schulter • auf halbem Weg zwischen dem Schlüsselbein und der Achselhöhle

Mitte Innenseite Arm-4
über der Achselhöhle • 1 Finger lateral zu einer gedachten Linie von der Achselhöhle aufwärts zum Schlüsselbein •legen Sie den Daumen direkt oberhalb der Achselhöhle an und drücken Sie lateral auf die Bizepssehne, gegen den Humerus

Brust-5
am vorderen Teil der Achselhöhle, wenn der Arm seitlich hängt (Adduktion) • drücken Sie den Muskel

Zeigefinger-5 (Di-15)
2 Finger über der Ellenbogenbeuge • auf dem anteriolateralen Teil des Humerus • zwischen Bizeps und Trizeps • schieben Sie zuerst aufwärts und drücken Sie dann • strahlt in alle Finger aus

Mitte Innenseite Arm-5
1 Finger lateral zu einer gedachten Linie, die von der Axelhöhle aufwärts zum Schlüsselbein gezogen wird • auf einer Höhe mit dem Mittelpunkt zwischen dem Schlüsselbein und der Achselhöhle • legen Sie den Daumen auf die Grenze zwischen Brust und Arm, und drücken Sie lateral auf die Bizepssehne, gegen den Humerus

Daumen-7 (Jianqian)
auf halbem Weg zwischen der Achselhöhle und der lateralen Spitze des Acromions • 2 Finger lateral zu einer gedachten Linie von der Achselhöhle aufwärts zum Schlüsselbein • am Ansatz des Humeruskopfes • drücken Sie in die Vertiefung an der medialen Grenze des vorderen Deltamuskels

Daumen-6
über der Achselhöhle • 2 Finger lateral zu einer gedachten Linie von der Achselhöhle aufwärts zum Schlüsselbein • drücken Sie in die Vertiefung an der medialen Grenze des vorderen Deltamuskels

Problembeschreibung:

- *Der Klient leidet unter chronischen oder akuten Schmerzen an der Vorder- oder Rückseite der Schulter.*
- *Die Schmerzen werden stärker beim Heben des Arms (Flexion), beim Abspreizen des Arms (Abduktion), bei dem Versuch des Klienten die andere Schulter zu berühren, so als würde er sich selbst umarmen (horizontale Adduktion), oder beim Beugen des Arms hinter dem Rücken (mediale Rotation).*
- *Die Beweglichkeit kann wenig bis stark eingeschränkt sein. Ein einschießender Schmerz kann auftreten, wenn der Arm über einen kritischen Punkt hinaus bewegt wird. Dieser Punkt kann von Klient zu Klient variieren.*

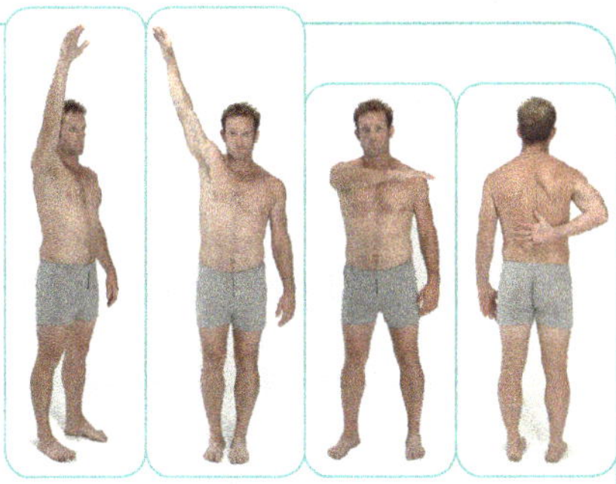

Behandlungsschritte

1. Nacken-und Schulterbehandlung

Bitten Sie Ihren Klienten sich mit gekreuzten oder gestreckten Beinen zu setzen. Wenn es für den Klienten unbequem ist auf dem Boden zu sitzen verwenden Sie ein Kissen oder einen Stuhl. Massieren Sie den Nacken, oberen Rücken und entlang der medialen Kante des Schulterblatts. Sie können hierfür jede Ihnen bekannte Technik anwenden, aber vermeiden Sie Dehnungen!

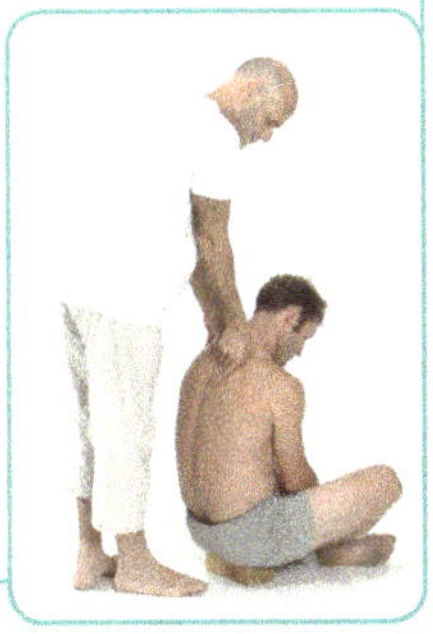

2. Akupressurpunkte

Drücken Sie die Punkte (1) bis (15) am Rücken mit Ihren Daumen, sowie die Punkte (1) bis (5) an der Vorderseite des Körpers. Versuchen Sie auch die Extrapunkte (A) und (B). Verwenden Sie diese Punkte, wenn sie sich als effektiv erweisen. In manchen Fällen reicht es aus, die Punkte-Kombination am Rücken oder an der Vorderseite des Körpers zu verwenden. Wenn die Schmerzen beispielsweise nur am Rücken auftreten, und die Punkte-Kombination an der Vorderseite nicht effektiv ist, reicht es nur die Punkte am Rücken zu behandeln.

Halten Sie den Druck auf jedem Punkt für 10 bis 15 Sekunden. Wiederholen Sie den Daumendruck auf den Punkten so lange, wie sich die Beschwerden bessern, bis zu maximal 10 Wiederholungen.

Hören Sie mit der Behandlung auf, wenn die Punkte empfindlich werden.

Verwenden Sie so viel Druck wie es für Ihren Klienten angemessen ist.

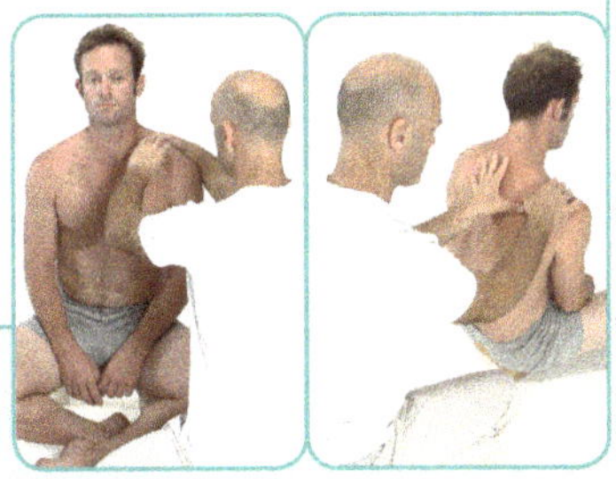

Ausgewählte Akupressurpunkte

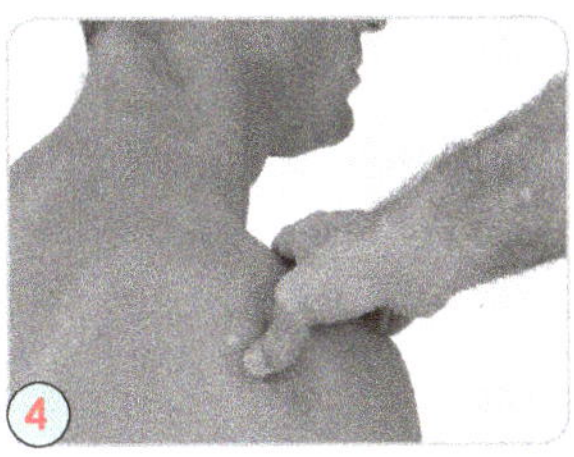

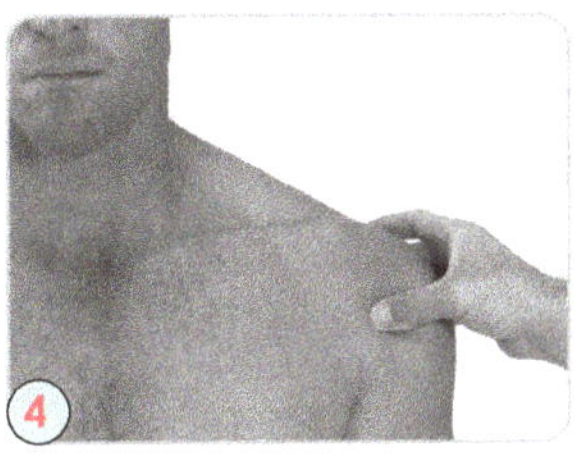

Optionale ergänzende Maßnahmen

3. Horizontale Adduktion der Schulter

Halten Sie den Ellenbogen Ihres Klienten und schieben Sie ihn horizontal (horizontale Adduktion), soweit wie möglich. Bewegen Sie den Ellenbogen niemals über den Schmerzpunkt hinaus. Ziehen Sie den Ellenbogen zurück und schieben Sie ihn wieder horizontal. Wiederholen Sie die Bewegung mehrere Male. Drücken Sie Punkt (5) am Rücken, während Sie den Ellenbogen schieben. Lösen Sie den Druck, wenn Sie den Ellenbogen zurückziehen.

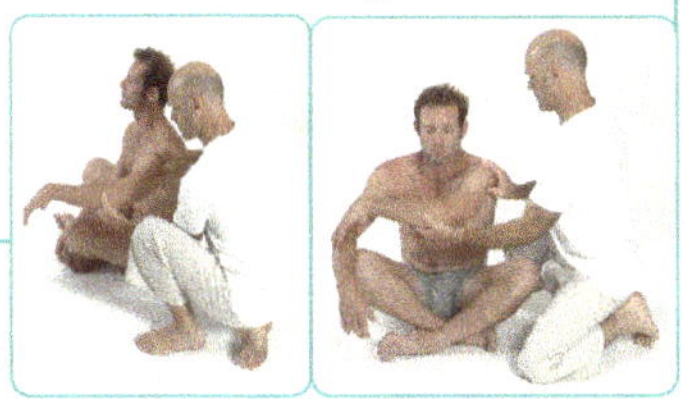

4. Massieren Sie den Bizeps und den Trizeps

Weisen Sie Ihren Klienten an, seine Hand vorsichtig auf Ihre Schulter zu legen und den Arm dabei zu strecken. Achten Sie darauf, dass der Arm nicht über den Schmerzpunkt gehoben wird. Massieren Sie mehrere Male die Außenseite des Arms, entlang des Humerus (Zeigefingerlinie), von der Schulter zum Ellenbogen und wieder zurück. Verwenden Sie Ihre Fingerspitzen einer Hand um den Bizeps vom Oberarmknochen (Humerus) weg zu ziehen und zu rollen um danach den Trizeps mit der anderen Hand vom Humerus weg zu ziehen und zu rollen. Die recht und die linke Hand ziehen abwechselnd in einem rhythmischen Fluss.

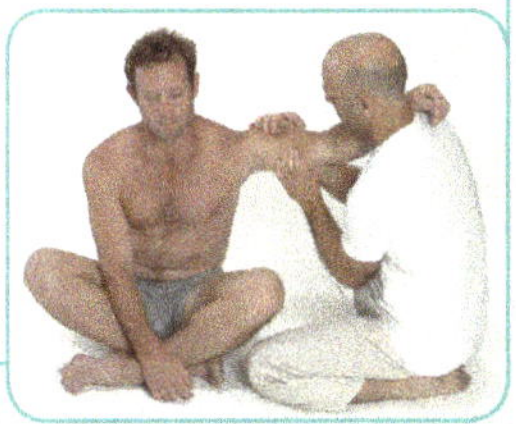

Vorsichtsmaßnahmen:

- *Konsultieren Sie einen Spezialisten, bevor Sie akute oder unklare Schultereschwerden behandeln.*
- *Vermeiden Sie Dehnungen, bei der Behandlung akuter Beschwerden.*
- *Vermeiden Sie es während der ganzen Behandlung, den Arm über den Schmerzpunkt hinaus zu bewegen.*
- *Führen Sie die Behandlung täglich, bis zur Genesung durch. Bei chronischen, nicht-akuten Beschwerden führen Sie die Behandlung 2-mal pro Woche durch.*
- *Wiederhohlen Sie die Behandlung erst, nachdem der Klient keine Schmerzen von der vorigen Behandlung mehr hat (falls das der Fall war).*
- *Weisen Sie Ihren Klienten an, schnelle oder plötzliche Bewegungen, sowie schmerzhafte Tätigkeiten oder Haltungen zu vermeiden.*

Routine - 16 SCHULTER UND SCHULTERBLATT

Schulterschmerzen beim Beugen des Arms hinter dem Rücken

●● ein häufiges Beschwerdebild

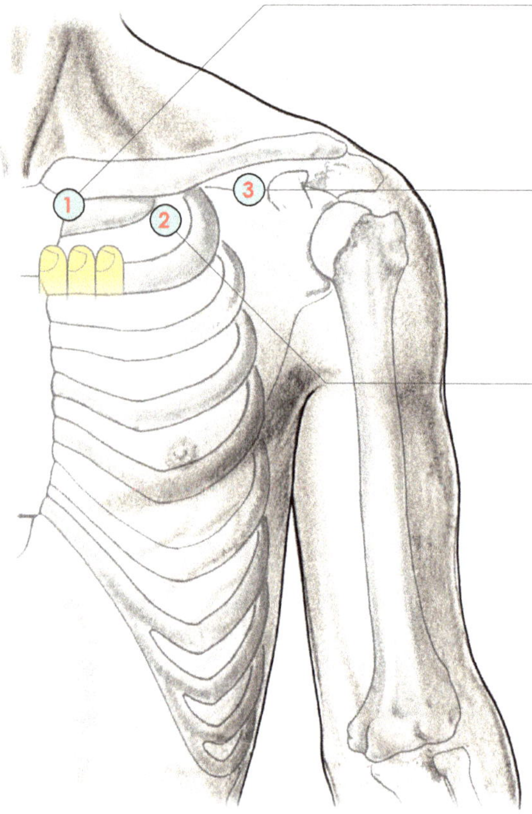

Brust-1 (Ni-27)
an der lateralen Kante des Brustbeins • in der schmalen Vertiefung unter dem Schlüsselbeinkopf, über der ersten Rippe • strahlt zur Schulter aus

Brust-3 (Lu-2)
Unter dem Schlüsselbein • medial zum Processus coracoideus, in einer starken Vertiefung direkt vor der Schulter •drücken Sie medial gegen den Processus coracoideus

Brust-2 (Ma-13)
Direkt unter dem Schlüsselbein • auf halbem Weg Zwischen der Mittellinie und der lateralen Grenze der Brust • 3 Finger lateral zur Mittellinie • bündig mit der lateralen Kante des Nackens

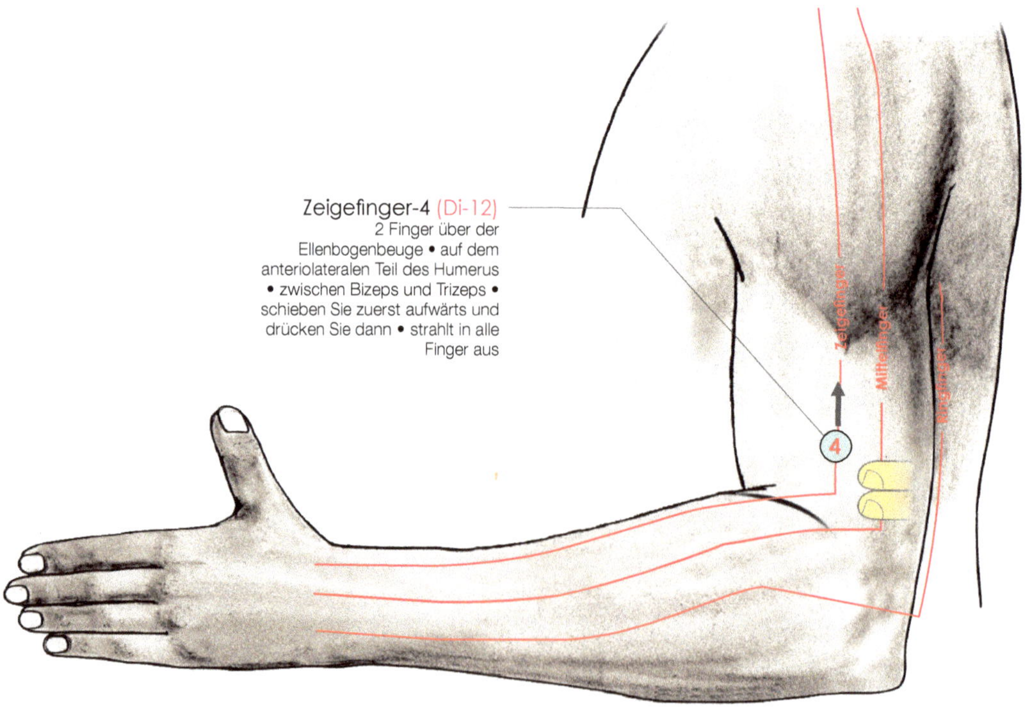

Zeigefinger-4 (Di-12)
2 Finger über der Ellenbogenbeuge • auf dem anteriolateralen Teil des Humerus • zwischen Bizeps und Trizeps • schieben Sie zuerst aufwärts und drücken Sie dann • strahlt in alle Finger aus

Problembeschreibung:

- *Der Klient leidet unter chronischen oder akuten Schmerzen an der Vorderseite der Schulter.*
- *Die Schmerzen nehmen zu beim Heben des Arms hinter dem Körper (Extension), sie werden noch stärker beim Beugen des Arms hinter dem Rücken (mediale Rotation)*
- *Die Beweglichkeit kann wenig bis stark eingeschränkt sein. Ein einschießender Schmerz kann auftreten, wenn der Arm über einen kritischen Punkt hinaus bewegt wird. Dieser Punkt kann von Klient zu Klient variieren.*

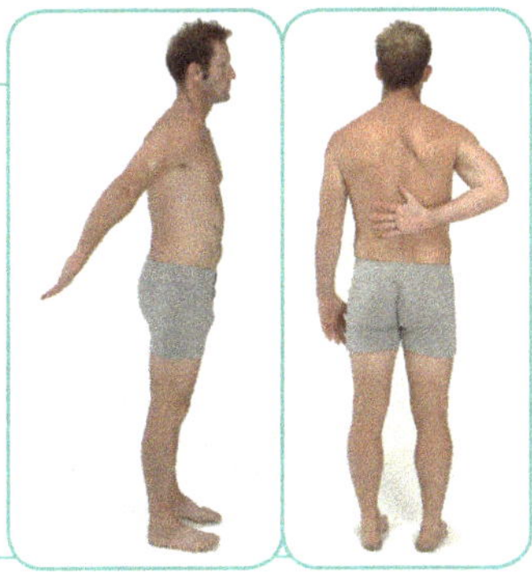

Behandlungsschritte

1. Nacken-und Schulterbehandlung

Bitten Sie Ihren Klienten sich mit gekreuzten oder gestreckten Beinen zu setzen. Wenn es für den Klienten unbequem ist auf dem Boden zu sitzen verwenden Sie ein Kissen oder einen Stuhl. Massieren Sie den Nacken, oberen Rücken und entlang der medialen Kante des Schulterblatts. Sie können hierfür jede Ihnen bekannte Technik anwenden, aber vermeiden Sie Dehnungen!

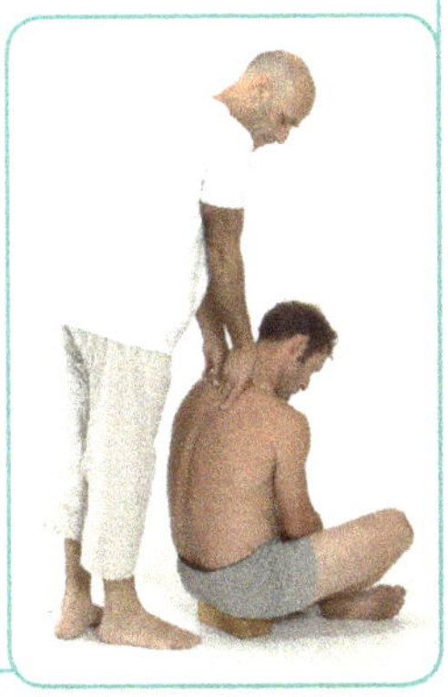

2. Therapie-Linien an den Armen

Massieren Sie die drei Linien an der Außenseite des Arms, sowie die Daumenlinie. Widmen Sie der Zeigefingerlinie besondere Aufmerksamkeit. Massieren Sie die Linien 1- bis 3-mal, von der Achselhöhle abwärts, bis zum Ellenbogen und wieder zurück. Sie können hierfür jede Ihnen bekannte Technik anwenden. Thai-Massage-Praktiker wenden Daumendrucktechniken an.

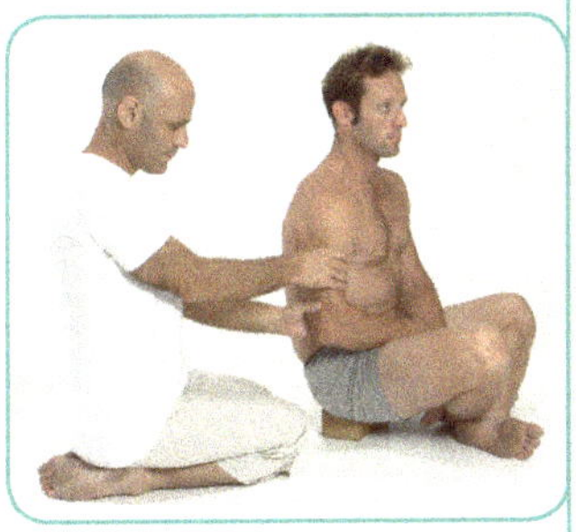

3. Akupressurpunkte

Drücken Sie die Punkte (1) bis (4). Halten Sie den Druck auf jedem Punkt für 10 bis 15 Sekunden. Wiederholen Sie den Daumendruck auf den Punkten so lange, wie sich die Beschwerden bessern, bis zu maximal 10 Wiederholungen. Hören Sie mit der Behandlung auf, wenn die Punkte empfindlich werden. Verwenden Sie nur so viel Druck wie es für Ihren Klienten angenehm ist.

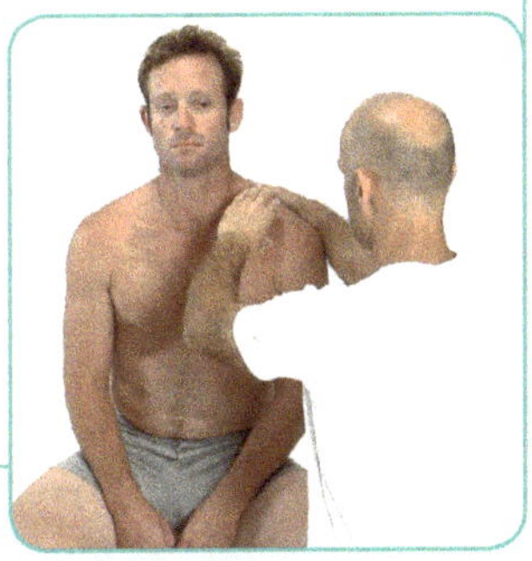

Vorsichtsmaßnahmen:

- *Konsultieren Sie einen Spezialisten, bevor Sie akute oder unklare Schultereschwerden behandeln.*
- *Vermeiden Sie Dehnungen, bei der Behandlung akuter Beschwerden.*
- *Vermeiden Sie es während der ganzen Behandlung, den Arm über den Schmerzpunkt hinaus zu bewegen.*
- *Führen Sie die Behandlung täglich, bis zur Genesung durch. Bei chronischen, nicht-akuten Beschwerden führen Sie die Behandlung 2-mal pro Woche durch.*
- *Wiederhohlen Sie die Behandlung erst, nachdem der Klient keine Schmerzen von der vorigen Behandlung mehr hat (falls das der Fall war).*
- *Weisen Sie Ihren Klienten an, schnelle oder plötzliche Bewegungen, sowie schmerzhafte Tätigkeiten oder Haltungen zu vermeiden.*

Ausgewählte Akupressurpunkte

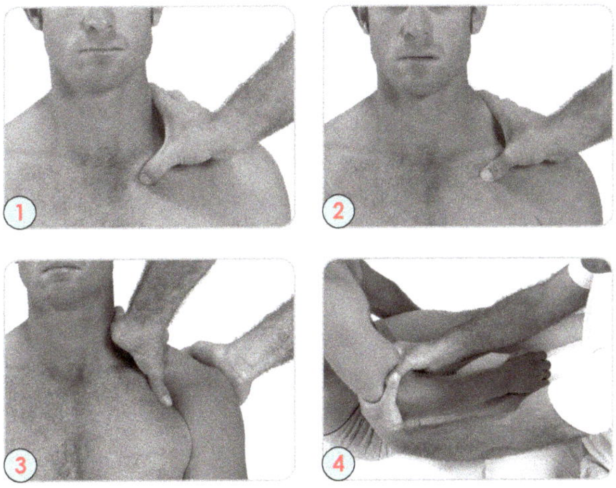

Behandlungsroutinen dieses Kapitels

Routine - 17 **„Schwacher Arm"**
Routine - 18 **„Schwerer Arm"**
Routine - 19 **„Taube Hand"**
Routine - 20 **„Schmerzen von der Schulter zum Handgelenk"**

Die Behandlung von Beschwerden der Arme

Dieses Kapitel enthält vier Behandlungsroutinen für Beschwerden der Arme, die nicht sehr häufig vorkommen und bei denen es sich nicht um spezifische Erkrankungen handelt. Wählen Sie eine der vier Routinen, entsprechend den Symptomen, die für die Thai-Diagnose relevant sind (siehe Diagnosetafel), unabhängig von der Definition der Beschwerden durch die westliche Medizin. Wenn die Symptome Ihres Klienten zu den Symptomen passen, die in den Thai-Routinen beschrieben werden, wenden Sie diese an und beobachten Sie die Reaktionen Ihres Klienten. Wenn der von Ihnen ausgeübte Druck Ihrem Klienten gut tut, wird Ihre Behandlung gute Ergebnisse bringen. Wenn Sie eine Verbesserung der Symptome erkennen, fahren Sie mit der Behandlung fort.

Thai-Routinen	Mögliche zu Grunde liegende Erkrankungen
Schwacher Arm	Thoracic outlet Syndrom (TOS) Unspezifische Einklemmung von Nerven und/oder Gefäßen Pathologische Kyphose (Rundrücken) Muskulärer Hypertonus Myofasziale Triggerpunkte
Schwerer Arm	Thoracic outlet Syndrom (TOS) Unspezifische Einklemmung von Nerven und/oder Gefäßen Muskulärer Hypertonus Myofasziale Triggerpunkte Pathologische Kyphose (Rundrücken)
Schmerzen von der Schulter zum Handgelenk	Thoracic outlet Syndrom (TOS) Unspezifische Einklemmung von Nerven und/oder Gefäßen Pathologische Kyphose (Rundrücken)
Taube Hand	Thoracic outlet Syndrom (TOS) Unspezifische Einklemmung von Nerven und/oder Gefäßen Muskulärer Hypertonus Myofasziale Triggerpunkte Pathologische Kyphose (Rundrücken)

Erkrankungen der Arme

Thoracic outlet Syndrom (TOS)

Verschiedene Beschwerden, die hervorgerufen werden durch eine Einklemmung oder die Kompression von Nerven und/oder Blutgefäßen in der Umgebung des Nackens, des Schlüsselbeins oder der ersten Rippe. Ursache können anatomische Anomalien, Fehlhaltungen, Verletzungen, wiederholte Überlastung und/oder muskulärer Hypertonus sein. Die Symptome sind neurologisch oder vaskulär, sie treten auf in Arm und Hand und können Gefühle von Schwere, Schwäche, Kälte, Taubheit, Prallheit, Anschwellen, Schmerzen, Brennen oder Kribbeln umfassen. Die Symptome können bei verschiedenen Aktivitäten und Bewegungen (den Arm seitlich anheben) oder in bestimmten Positionen, wie z. B. einer Schlafstellung, bei der Druck auf die obere Thoraxapertur ausgeübt wird stärker werden.

Einklemmung von Nerven und/oder Gefäßen

Es kommt zur Schädigung von Nerven, zu gestörter Durchblutung und/oder gestörtem Lymphfluss, auf Grund einer Kompression von Nervenwurzeln an der Hals- oder Brustwirbelsäule (Radikulopathie), oder der peripheren Nerven (Neuropathie) und/oder von Blutgefäßen in der Region von Brust oder Hals, in der Schulter oder entlang des Arms. Ursache ist entweder eine Verletzung, die zu akuten Beschwerden führt, oder eine schlechte Körperhaltung,

Fehlhaltungen und/oder muskulärer Hypertonus auf Grund von wiederholter Überbeanspruchung oder psychischer Überlastung, diese Ursachen führen zu chronischen Beschwerden. Symptome können sein: Schmerzen, Missempfindungen, Brennen oder Kribbeln, Gefühle von Schwere, Schwäche, Kälte, Taubheit, Prallheit oder Schwellung. Die Symptome können bei verschiedenen Aktivitäten und Bewegungen oder in bestimmten Positionen, wie z. B. einer Schlafstellung, bei der Druck auf den betroffenen Nerven und/oder das betroffene Blutgefäß ausgeübt wird stärker werden. .

Pathologische Kyphose (Rundrücken)

Eine überstark ausgeprägte Kyphose, auf Grund von genetischer Veranlagung, systemischen Beschwerden (Osteoporose, Rheumatoide Arthritis, Morbus Scheuerman), psychischer Überlastung (häufig bei Teenagern), Entwicklungsstörungen, schlechter Körperhaltung und/oder fortgeschrittenem Alter. Eine pathologische Kyphose kann die Ursache für verschiedene spezifische Erkrankungen und unspezifische Beschwerden sein, wie z: B.: Ermüdungserscheinungen des oberen Rückens, Schmerzen in der Region von Hals- und Brustwirbelsäule, sowie übertragene Schmerzen zu den Schulterblättern, Schultern und Armen.

Muskulärer Hypertonus

Chronische Verspannung der Muskulatur des Nackens, des oberen Rückens, der Schulterblätter, der Schultern und der Arme. Sie wird verursacht durch wiederholte Belastung, schlechte Körperhaltung, Fehlhaltungen, sowie psychische Überlastung. Dies führt zu Störungen neuromuskulärer Funktionen, Steifheit und Schmerzen im Nacken, im oberen Rücken, an den Schulterblättern, in der gesamten Schulterregion und/oder entlang der Arme und Hände.

Myofasziale Triggerpunkte

Empfindliche, verhärtete Bänder in der Muskulatur des Nackens, des oberen Rückens, der Schulterblätter, sowie der Arme. Es kommt zu örtlichen Schmerzen und zu übertragenen Schmerzen zu Kopf, Kiefer, Brust, Nacken, oberem Rücken, Schulterblättern, Schultern, Armen und/oder Händen.

Kontraindikationen und Warnhinweise

- Druck auf empfindliche Linien und Punkte, die Symptome auslösen oder verstärken
- Druck der dazu führt, dass sich Ihr Klient zusammenzieht oder von Ihren Händen weg bewegt

Achtung

Falls eines der folgenden Symptome auftritt, muss der Klient zur Untersuchung an einen Arzt verwiesen werden.

- Kürzliches schweres Trauma
- Andauernde oder fortschreitende Schmerzen
- Anhaltende, ohne offensichtlichen Grund plötzlich aufgetretene Schmerzen
- Andauernde, ausstrahlende Schmerzen oder einschießende Schmerzen, das Gefühl von Brennen oder Kribbeln entlang des Arms (besonders wenn beide Arme betroffen sind), oder Taubheit oder Kribbeln in den Fingern (besonders, wenn beide Hände betroffen sind). Diese können Zeichen sein für eine schwerwiegende Einklemmung von Nervenwurzeln oder, wenn beide Arme oder Hände betroffen sind, für Druck auf das Rückenmark.
- Alle akuten Beschwerden
- Alle ungewöhnlichen Zeichen

Die Auswahl der Behandlungsroutine - grundsätzliche Richtlinien

Die Passende Routine für die Behandlung von Armbeschwerden zu finden kann für Anfänger verwirrend sein, besonders wenn es um die Unterscheidung von „schwerem Arm" und „schwachem Arm" geht.

1. Prüfen Sie zunächst, ob es sich um Schmerzen, Schwere oder Schwäche des Arms handelt, oder ob es sich um Taubheit der Hand handelt. Finden Sie heraus, welche Bewegungen die Symptome verstärken.

Bitten Sie Ihren Klienten:

a) die Art seiner Beschwerden zu beschreiben - ob es sich um Schmerzen handelt, um Schwere oder Schwäche des Arms oder um Taubheit der Hand.

b) zuerst seinen beschwerdefreien Arm und danach den betroffenen Arm anzuheben, um herauszufinden, ob es tatsächlich um Schwere eines Arms handelt. Beobachten Sie, ob einer der Arme deutlich schwerer ist. (Beachten Sie, dass der schwerere Arm mit der Routine „Schwacher Arm" behandelt wird, nicht mit der Routine „Schwerer Arm".

c) verschiedene Armbewegungen auszuführen, insbesondere solche Bewegungen, die die Schmerzen auslösen. Beobachten Sie dabei, ob schmerzhafte oder unnatürliche Bewegungen vorkommen (Schmerzen bei verschiedenen Bewegungen sind charakteristisch für einen „schweren Arm".)

d) Ihnen zu zeigen, wo die Beschwerden auftreten.

2. Wählen Sie eine Behandlungsroutine

Wenn Sie wissen, ob es sich um Schwere oder Schwäche des Arms, oder um Taubheit der Hand handelt und wenn Sie die Bewegungen kennen, die die Symptome verstärken, sollten Sie in der Lage sein, eine Behandlungs-Routine auszuwählen (siehe Diagnosetafel).

3. Beginnen Sie mit der Behandlung und prüfen Sie, ob Sie die richtige Routine ausgewählt haben

Achten Sie, während Sie die Punkte drücken auf die Reaktionen Ihres Klienten und prüfen Sie, ob die gewählten Punkte relevant und wirksam sind. Bitte stellen Sie Ihrem Klienten nicht zu schnell zu viele Fragen! Lassen Sie ihn in tiefere Phasen der Konzentration eintauchen. Oft wird Ihr Klient einige Zeit brauchen, bevor er in der Lage ist auszudrücken (nicht unbedingt durch Worte), ob die behandelten Punkte relevant sind oder nicht. Sie werden oftmals erst bei der zweiten Runde in der Sie die Punkte behandeln „zuverlässige" Reaktionen von Ihrem Klienten erhalten. Stellen Sie kurze Fragen, wie z. B.: „Hier?" „Gut?" „Schmerzhaft?" Wenn die Linien und Punkte relevant und wirksam sind, fahren Sie mit Ihrer Behandlung fort - Sie haben die richtige Routine ausgewählt.

ROUTINE 17 (SEITE 96)

Schwacher Arm

- Es kommt zu allgemeiner Schwäche und Schwere des Arms mit oder ohne Schmerzen.
- Die Schmerzen haben kein spezifisches Zentrum, sie ziehen jedoch abwärts.
- Die Schwäche und die Schwere sind stärker, wenn der Arm angehoben wird (Flexion und Abduktion).
- Normalerweise fühlt sich bei jedem Menschen ein Arm schwerer und schwächer an als der andere. Bei diesem Beschwerdebild ist der Unterschied jedoch sehr stark ausgeprägt.

LOKALISATION DER BESCHWERDEN

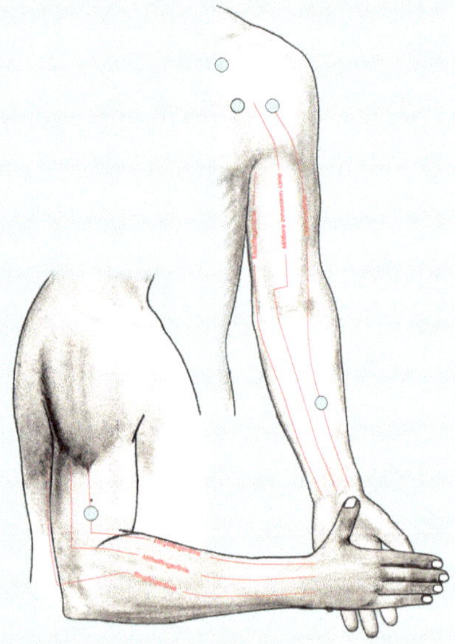

ROUTINE 18 (SEITE 98)

Schwerer Arm

- Der Arm fühlt sich insgesamt sehr schwer an.
- Die Schmerzen treten entlang der Außenseite des Arms, sowie am Unterarm, bei verschiedenen Bewegungen auf.
- Die Schmerzen werden stärker während der Belastung, sowie nach der Belastung.
- Die Ausführung von Armbewegungen wird unnatürlich, auf Grund der Schmerzen.

LOKALISATION DER BESCHWERDEN

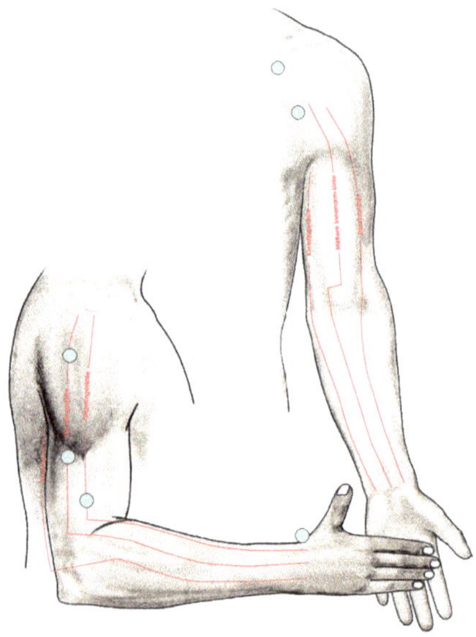

ROUTINE 19 (SEITE 100)

Taube Hand

- Die betroffene Hand fühlt sich taub an.
- Es kommt zum Gefühlsverlust in der betroffenen Hand.

LOKALISATION DER BESCHWERDEN

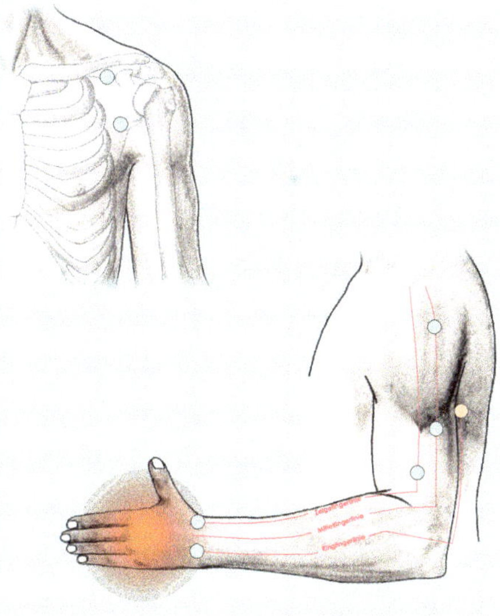

ROUTINE 20 (SEITE 102)

Schmerzen von der Schulter zum Handgelenk

- Die Schmerzen ziehen von der Schulter den gesamten Arm entlang, bis zum Mittelpunkt der Außenseite des Handgelenks.
- Die Schmerzen werden bei verschiedenen Bewegungen des Arms, der Schulter und in manchen Fällen des Nackens stärker.
- Die Schmerzen werden oft von einem Gefühl der Niedergeschlagenheit begleitet.

LOKALISATION DER BESCHWERDEN

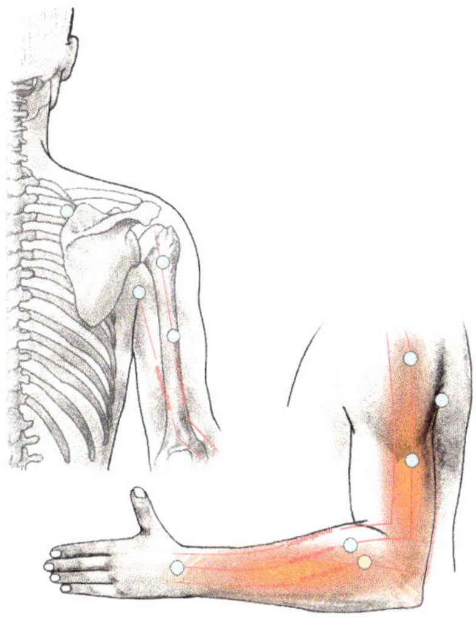

Routine - 17 ARM UND HAND

Schwacher Arm

● ein seltenes Beschwerdebild

Brust-3 (Lu-2)
Unter dem Schlüsselbein • medial zum Processus coracoideus, in einer starken Vertiefung direkt vor der Schulter •drücken Sie medial gegen den Processus coracoideus

Brust-4
auf der Grenzlinie von Brust und Schulter • auf halbem Weg zwischen dem Schlüsselbein und der Achselhöhle

Daumen-7 (Jianquan)
auf halbem Weg zwischen der Achselhöhle und der lateralen Spitze des Acromions • 2 Finger lateral zu einer gedachten Linie von der Achselhöhle aufwärts zum Schlüsselbein • am Ansatz des Humeruskopfes • drücken Sie in die Vertiefung an der medialen Grenze des vorderen Deltamuskels

Daumen-2 (Lu-6 Region)
auf ½ Weg zwischen Handgelenk und Ellenbogen • in der Vertiefung direkt medial zum Radius, zwischen M. brachioradialis und M. flexor carpi radialis

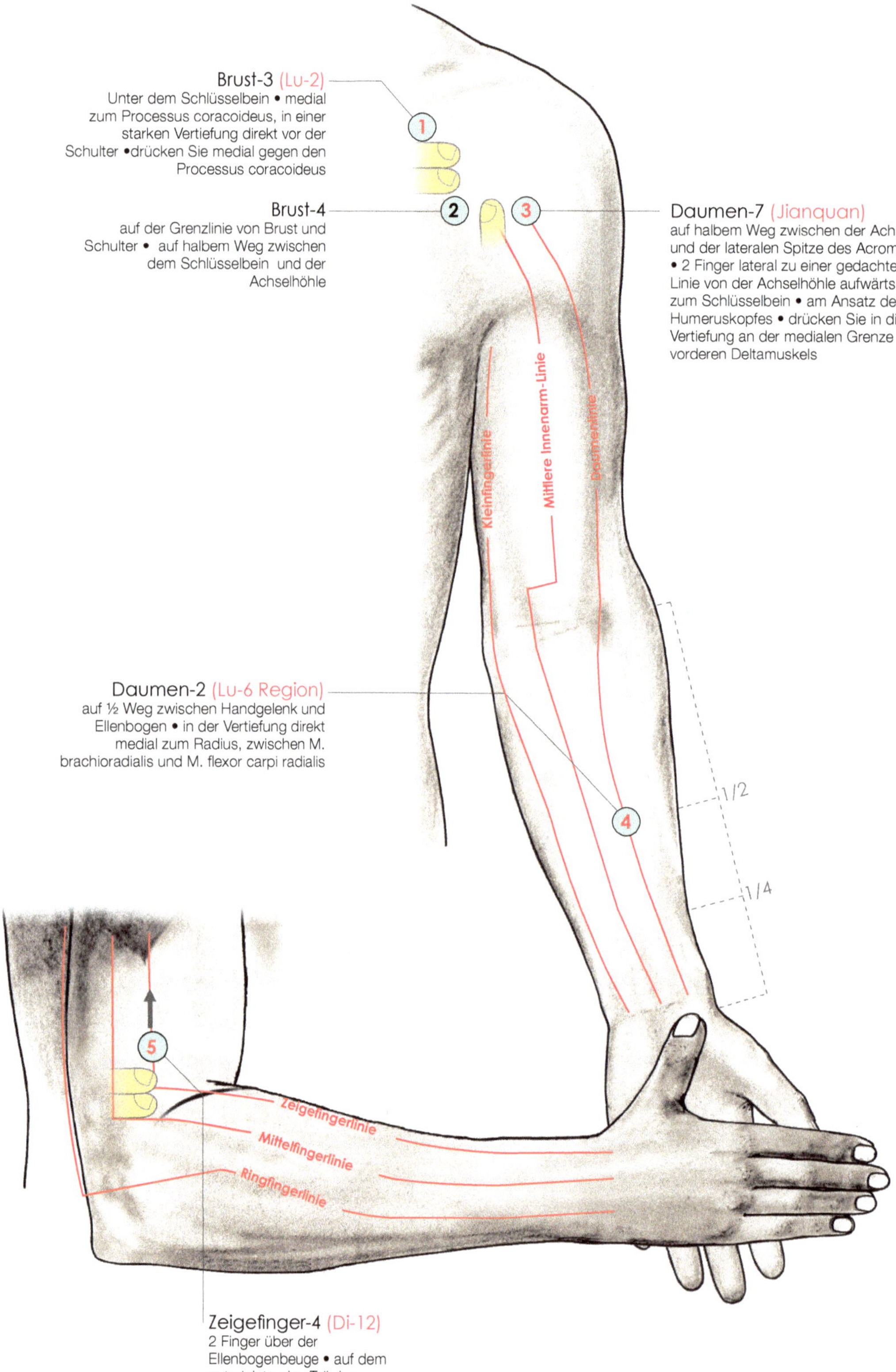

Zeigefinger-4 (Di-12)
2 Finger über der Ellenbogenbeuge • auf dem anteriolateralen Teil des Humerus • zwischen Bizeps und Trizeps • schieben Sie zuerst aufwärts und drücken Sie dann • strahlt in alle Finger aus

Problembeschreibung:

- *Es kommt zu allgemeiner Schwäche und Schwere des Arms, mit oder ohne Schmerzen.*
- *Die Schmerzen haben kein spezifisches Zentrum, sie ziehen jedoch abwärts, bzw. strahlen nach unten aus.*
- *Die Schwäche und die Schwere sind stärker, wenn der Arm angehoben wird (Flexion und Abduktion).*
- *Normalerweise fühlt sich bei jedem Menschen ein Arm ein wenig schwerer und schwächer an als der andere an. Bei diesem Beschwerdebild ist der Unterschied jedoch sehr stark ausgeprägt.*
- *Die Schwäche kann verursacht sein durch wiederholte Überlastung oder eine schlechte Körperhaltung.*

Behandlungsschritte

1. Massage des Arms

Bitten Sie Ihren Klienten sich hinzulegen oder mit gekreuzten oder gestreckten Beinen zu setzen. Wenn es für den Klienten unbequem ist auf dem Boden zu sitzen verwenden Sie ein Kissen, einen Hocker oder einen Stuhl. Massieren Sie die Innen- und die Außenseite des Arms. Sie können hierfür jede Ihnen bekannte Technik anwenden. Setzen Sie Ihr Körpergewicht ein, wenn Sie den Arm, von der Achselhöhle abwärts, bis zum Handgelenk und wieder zurück massieren. Wiederholen Sie die Massage 1- bis 3-mal. Thai-Massage-Praktiker wenden Handballendruck an.

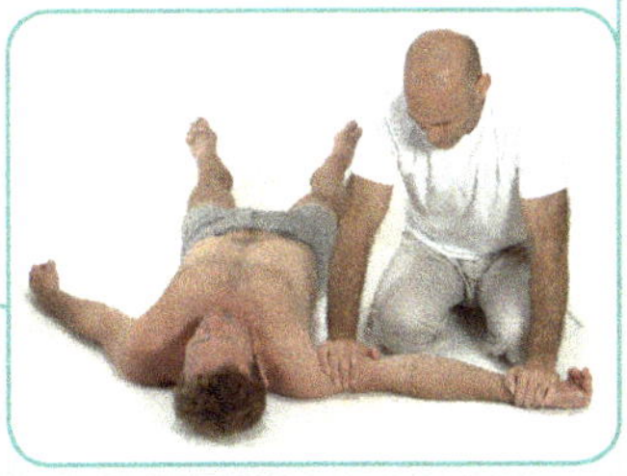

2. Therapielinien des Arms (Sen)

Behandeln Sie die drei inneren und die drei äußeren Linien. Widmen Sie der Daumenlinie und der Mittelfingerlinie besondere Aufmerksamkeit. Beginnen Sie an der Handgelenkfalte und behandeln Sie die Linien 1- bis 3-mal aufwärts bis zur Achselhöhle und wieder abwärts. Sie können hierfür jede Ihnen bekannte Technik anwenden. Thai-Massage-Praktiker verwenden Daumendruck-Techniken.

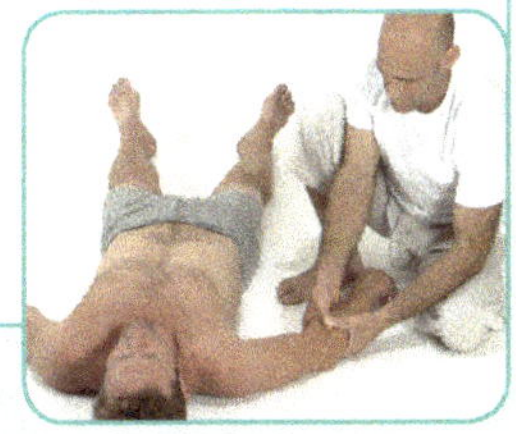

3. Akupressurpunkte

Drücken Sie die Punkte (1) bis (5) mit Ihren Daumen. Wiederholen Sie den Daumendruck auf den Punkten so lange, wie sich die Beschwerden bessern, bis zu maximal 10 Wiederholungen. Hören Sie mit der Behandlung auf, wenn die Punkte empfindlich werden. Verwenden Sie so viel Druck wie es für Ihren Klienten angemessen ist. Wenn Sie die Punkte (1) und (2) an der Brust behandeln, während Ihr Klient auf dem Rücken liegt, können Sie seine Hand halten und hochziehen und so seinen Arm anheben, während Sie Druck auf die Punkte ausüben. Auf diese Weise wird Ihr Druck tiefer eindringen.

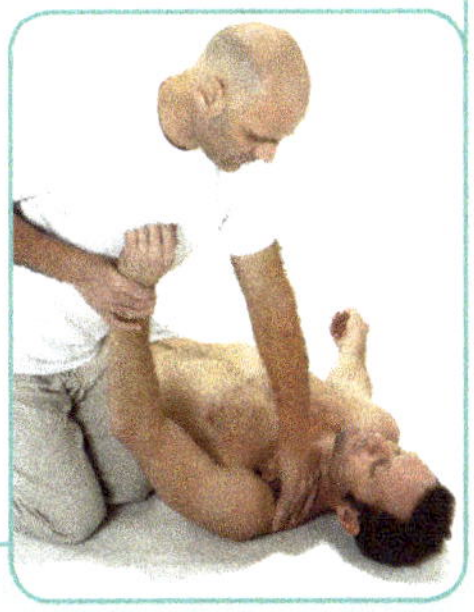

Optionale ergänzende Maßnahmen

4. Dehnung des Arms

Wenden Sie verschiedene Techniken an, um den gesamten Arm zu dehnen.

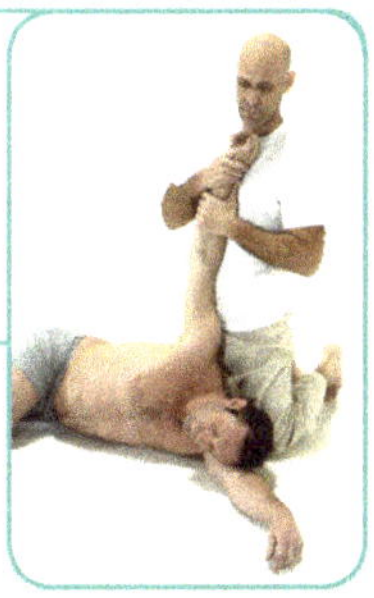

5. Massage der Brust

Geben Sie Ihrem Klienten eine vollständige Behandlung der Brust.

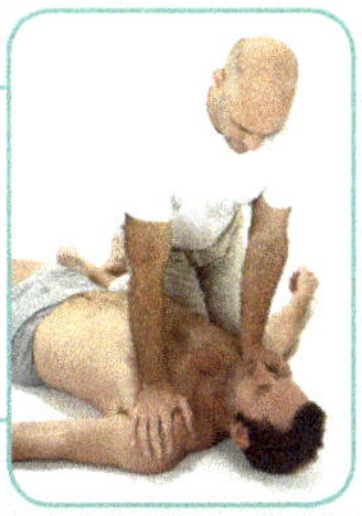

6. Massage des Nackens - Rückenlage

Geben Sie Ihrem Klienten eine vollständige Nackenmassage in Rückenlage.

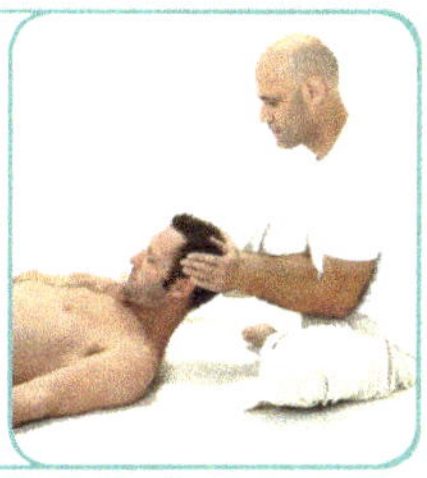

7. Behandlung von Nacken und Schultern

Geben Sie Ihrem Klienten eine vollständige Massage des Nackens, der Schultern, des oberen Rückens und der Schulterblätter. Sie können verschiedene Dehnungen Anwenden.

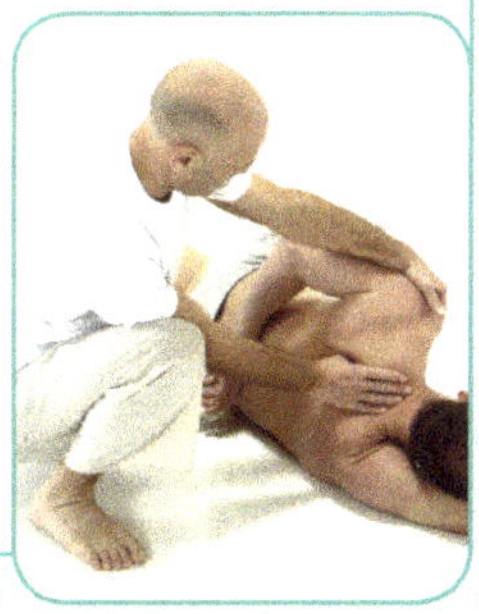

Vorsichtsmaßnahmen:

- *Konsultieren Sie einen Spezialisten, bevor Sie akute oder unklare Beschwerden behandeln.*
- *Führen Sie die Behandlung täglich, bis zur Genesung durch. Bei chronischen, nicht-akuten Beschwerden behandeln Sie den Klienten zweimal pro Woche.*
- *Wiederhohlen Sie die Behandlung erst, nachdem der Klient keine Schmerzen von der vorigen Behandlung mehr hat (falls das der Fall war).*
- *Weisen Sie Ihren Klienten an, schmerzhafte Tätigkeiten oder Haltungen zu vermeiden.*

Routine -18 ARM UND HAND

Schwerer Arm

● ein seltenes Beschwerdebild

Brust-3 (Lu-2)
Unter dem Schlüsselbein • medial zum Processus coracoideus, in einer starken Vertiefung direkt vor der Schulter •drücken Sie medial gegen den Processus coracoideus

Brust-4
auf der Grenzlinie von Brust und Schulter • auf halbem Weg zwischen dem Schlüsselbein und der Achselhöhle

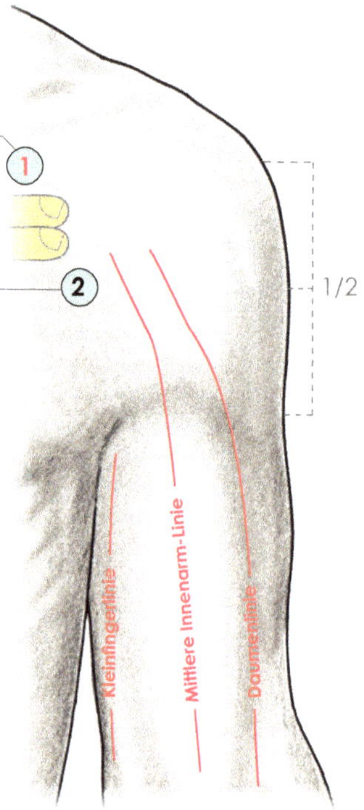

Mittelfinger-6
3 Finger unter der lateralen Spitze des Acromion • in der Vertiefung zwischen dem lateralen und posterioren Deltamuskel

Mittelfinger-5 (3E-12 Region)
auf ½ Weg zwischen dem Ellenbogen und der lateralen Spitze des Acromion • ein empfindlicher Punkt auf dem posterolateralen Teil des Humerus • auf einer Höhe mit der Tuberositas deltoidea • in einer Furche zwischen dem Humerus und dem lateralen Kopf des M. trizeps brachii • schieben Sie den M. triceps brachii auf die Rückseite des Humerus

Zeigefinger-4 (Di-12)
2 Finger über der Ellenbogenbeuge • auf dem anteriolateralen Teil des Humerus • zwischen Bizeps und Trizeps • schieben Sie zuerst aufwärts und drücken Sie dann • strahlt in alle Finger aus

Handgelenk-Daumen (Di-5)
an der radialen Kante des Handgelenks • in der Kuhle, die entsteht, wenn der Daumen gestreckt ist • zwischen den langen und kurzen Daumenstreckern • in der anatomischen Tabatiere • drücken Sie in die Vertiefung und dann in Richtung Pfeiles, auf den Daumen zu

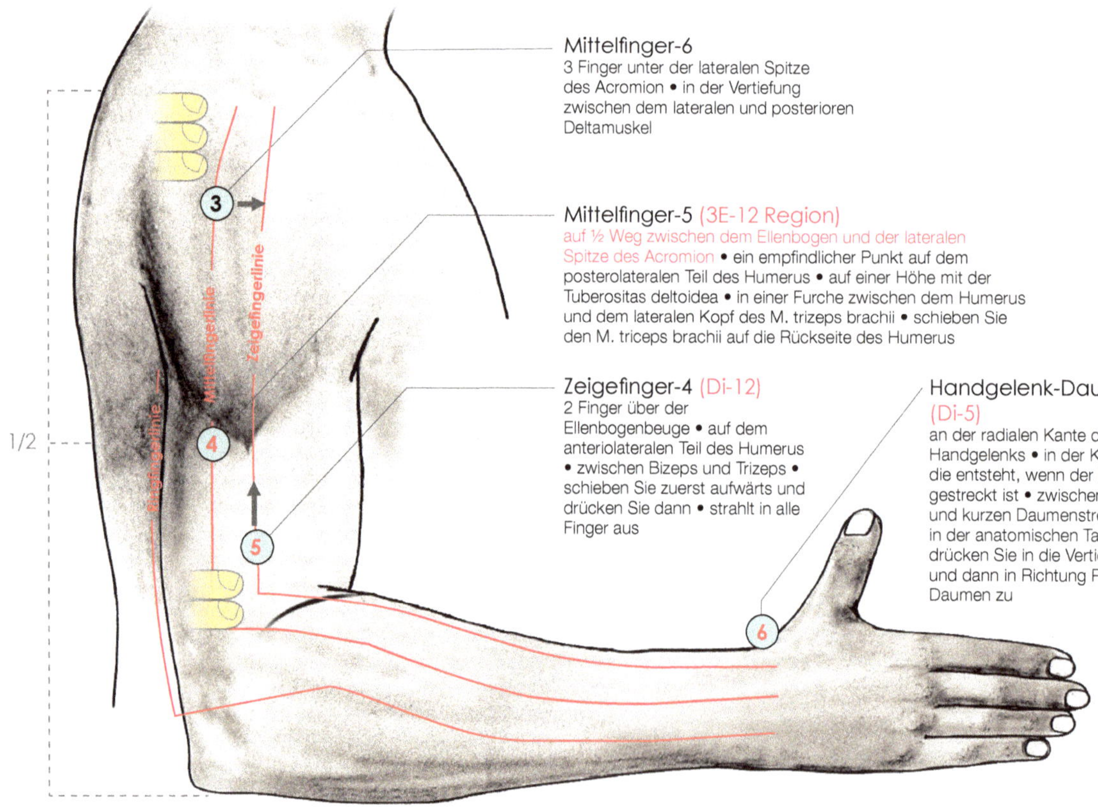

Problembeschreibung:

- *Der Arm fühlt sich insgesamt sehr schwer an.*
- *Die Schmerzen treten entlang der Außenseite des Arms, sowie am Unterarm, bei verschiedenen Bewegungen auf.*
- *Die Schmerzen werden stärker während der Belastung, sowie nach der Belastung.*
- *Die Ausführung von Armbewegungen wird unnatürlich, auf Grund der Schmerzen.*
- *Die Schmerzen können ausgelöst werden durch wiederholte Überlastung, eine schlechte Körperhaltung oder durch das Schlafen auf dem Arm.*

Behandlungsschritte

1. Massage des Arms

Bitten Sie Ihren Klienten sich hinzulegen oder mit gekreuzten oder gestreckten Beinen zu setzen. Wenn es für den Klienten unbequem ist auf dem Boden zu sitzen verwenden Sie ein Kissen, einen Hocker oder einen Stuhl. Massieren Sie die Innen- und die Außenseite des Arms. Sie können hierfür jede Ihnen bekannte Technik anwenden. Setzen Sie Ihr Körpergewicht ein, wenn Sie den Arm, von der Achselhöhle abwärts, bis zum Handgelenk und wieder zurück massieren. Wiederholen Sie die Massage 1- bis 3-mal. Thai-Massage-Praktiker wenden Handballendruck an.

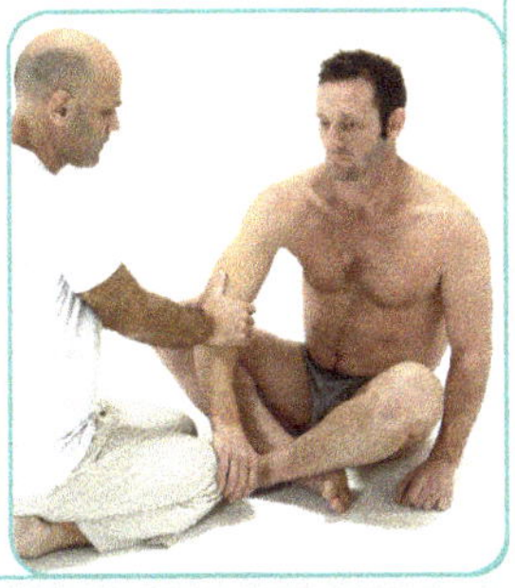

2. Therapielinien der Außenseite des Arms (Sen)

Behandeln Sie die Mittelfingerlinie und Ringfingerlinie. Beginnen Sie an der Schulter und behandeln Sie die Linien 1- bis 3-mal abwärts bis zum Handgelenk und wieder zurück. Sie können hierfür jede Ihnen bekannte Technik anwenden. Thai-Massage-Praktiker verwenden Daumendruck-Techniken.

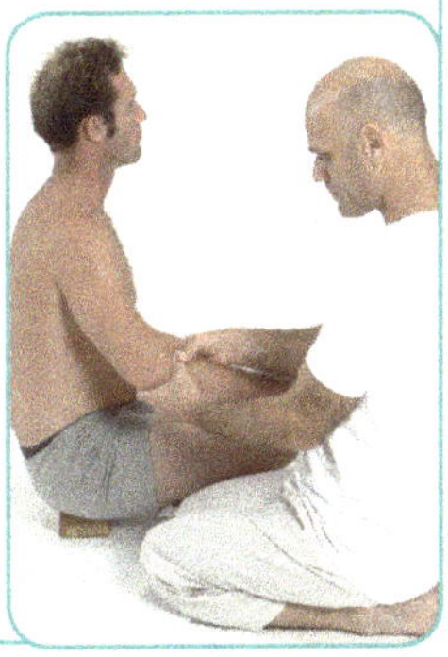

3. Akupressurpunkte

Drücken Sie die Punkte ① bis ⑥ mit Ihren Daumen. Wiederholen Sie den Daumendruck auf den Punkten so lange, wie sich die Beschwerden bessern, bis zu maximal 10 Wiederholungen. Hören Sie mit der Behandlung auf, wenn die Punkte empfindlich werden. Verwenden Sie so viel Druck wie es für Ihren Klienten angemessen ist. Wenn Sie die Punkte ① und ② an der Brust behandeln, während Ihr Klient auf dem Rücken liegt, können Sie seine Hand halten und hochziehen und so seinen Arm anheben, während Sie Druck auf die Punkte ausüben. Auf diese Weise wird Ihr Druck tiefer eindringen.

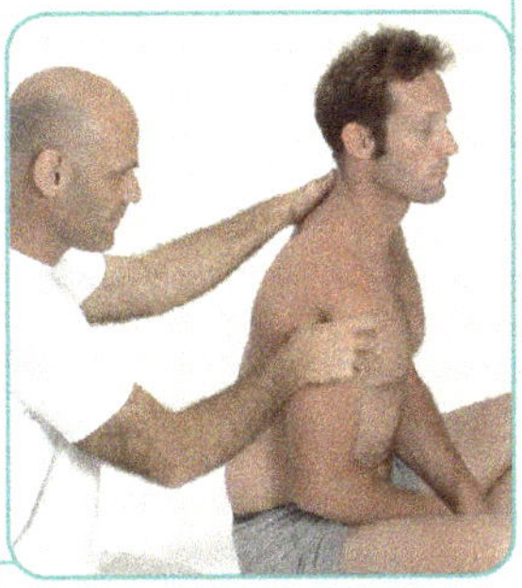

Optionale ergänzende Maßnahmen

4. Dehnung des Arms

Wenden Sie verschiedene Techniken an, um den gesamten Arm zu dehnen.

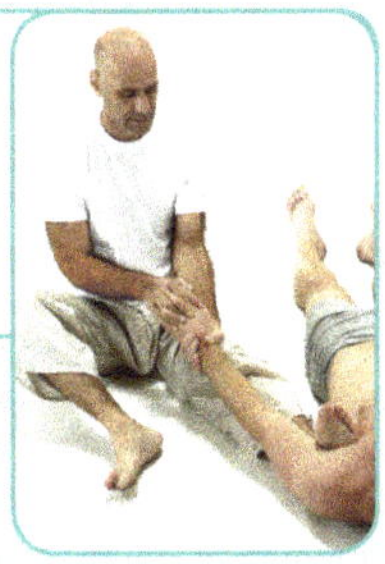

5. Massage der Brust

Geben Sie Ihrem Klienten eine vollständige Behandlung der Brust.

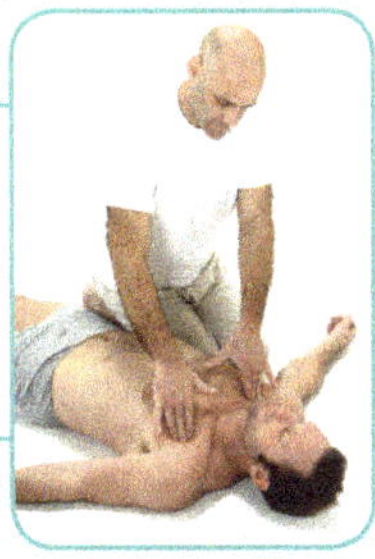

6. Massage des Nackens

Geben Sie Ihrem Klienten eine vollständige Nackenmassage in Rückenlage.

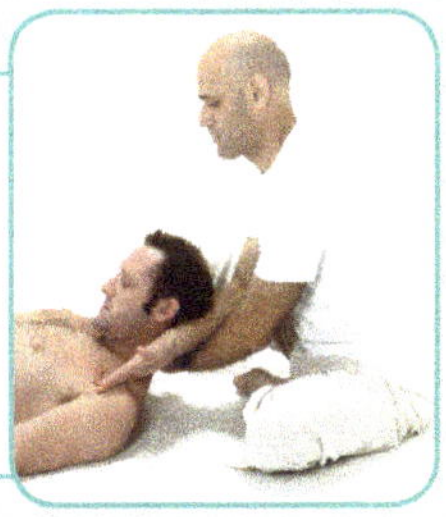

7. Behandlung von Nacken und Schultern

Geben Sie Ihrem Klienten eine vollständige Massage des Nackens, der Schultern, des oberen Rückens und der Schulterblätter. Sie können verschiedene Dehnungen Anwenden.

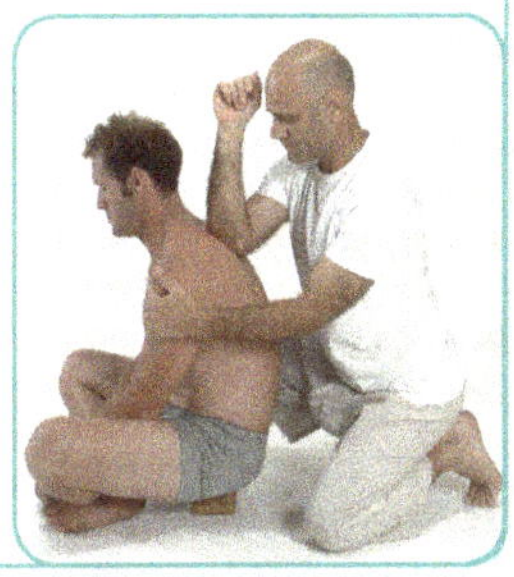

Vorsichtsmaßnahmen:

- *Konsultieren Sie einen Spezialisten, bevor Sie akute oder unklare Beschwerden behandeln.*
- *Führen Sie die Behandlung täglich, bis zur Genesung durch. Bei chronischen, nicht-akuten Beschwerden behandeln Sie den Klienten zweimal pro Woche.*
- *Wiederhohlen Sie die Behandlung erst, nachdem der Klient keine Schmerzen von der vorigen Behandlung mehr hat (falls das der Fall war).*
- *Weisen Sie Ihren Klienten an, schmerzhafte Tätigkeiten oder Haltungen zu vermeiden.*

Routine - 19 ARM UND HAND

Taube Hand

●● ein häufiges Beschwerdebild

Falls die Akupressurpunkte dieser Routine nicht wirksam sind, versuchen Sie die Punkte von Routine 9 und die Punkte: M. scalenus psterior und M. Scalenus anterior.

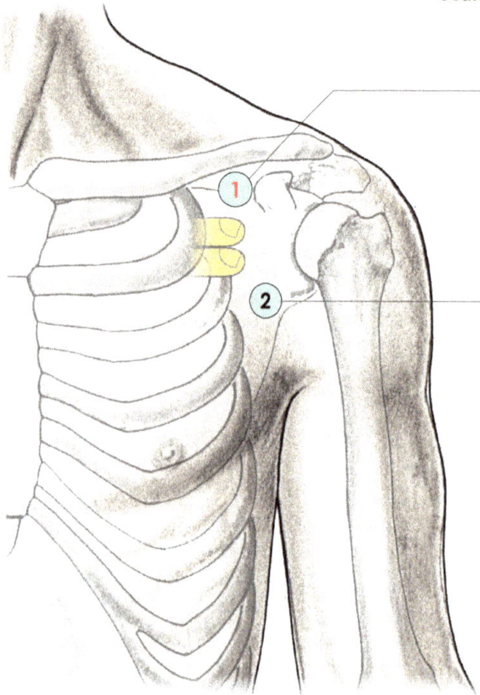

Brust-3 (Lu-2)
Unter dem Schlüsselbein • medial zum Processus coracoideus, in einer starken Vertiefung direkt vor der Schulter •drücken Sie medial gegen den Processus coracoideus

Brust-4
auf der Grenzlinie von Brust und Schulter • auf halbem Weg zwischen dem Schlüsselbein und der Achselhöhle

Mittelfinger-6
3 Finger unter der lateralen Spitze des Acromion • in der Vertiefung zwischen dem lateralen und posterioren Deltamuskel

Ringfinger-5
auf 1/3 des Weges von der lateralen Spitze des Acromion zum Ellenbogen • 2 Finger unter der Achselhöhle • auf dem medialen Kopf des M. triceps brachii

Mittelfinger-5 (3E-12 Region)
auf ½ Weg zwischen dem Ellenbogen und der lateralen Spitze des Acromion • ein empfindlicher Punkt auf dem posterolateralen Teil des Humerus • auf einer Höhe mit der Tuberositas deltoidea • in einer Furche zwischen dem Humerus und dem lateralen Kopf des M. trizeps brachii • schieben Sie den M. triceps brachii auf die Rückseite des Humerus

Handgelenk-Zeigefinger
in einer Vertiefung auf einer Linie mit dem Zeigefinger • zwischen den beiden Sehnen des M. extensor pollicis longus und M. extensor digitorum • ½ Finger ulnar zur radialen Kante des Handgelenks

Zeigefinger-4 (Di-12)
2 Finger über der Ellenbogenbeuge • auf dem anteriolateralen Teil des Humerus • zwischen Bizeps und Trizeps • schieben Sie zuerst aufwärts und drücken Sie dann • strahlt in alle Finger aus

Handgelenk-Ringfinger (3E-4)
in einer Vertiefung auf einer Linie mit dem Ringfinger • zwischen den Sehnen des M. extensor carpi ulnaris und M. extensor digiti minimi • 1 Finger entfernt von der ulnaren Kante des Handgelenks

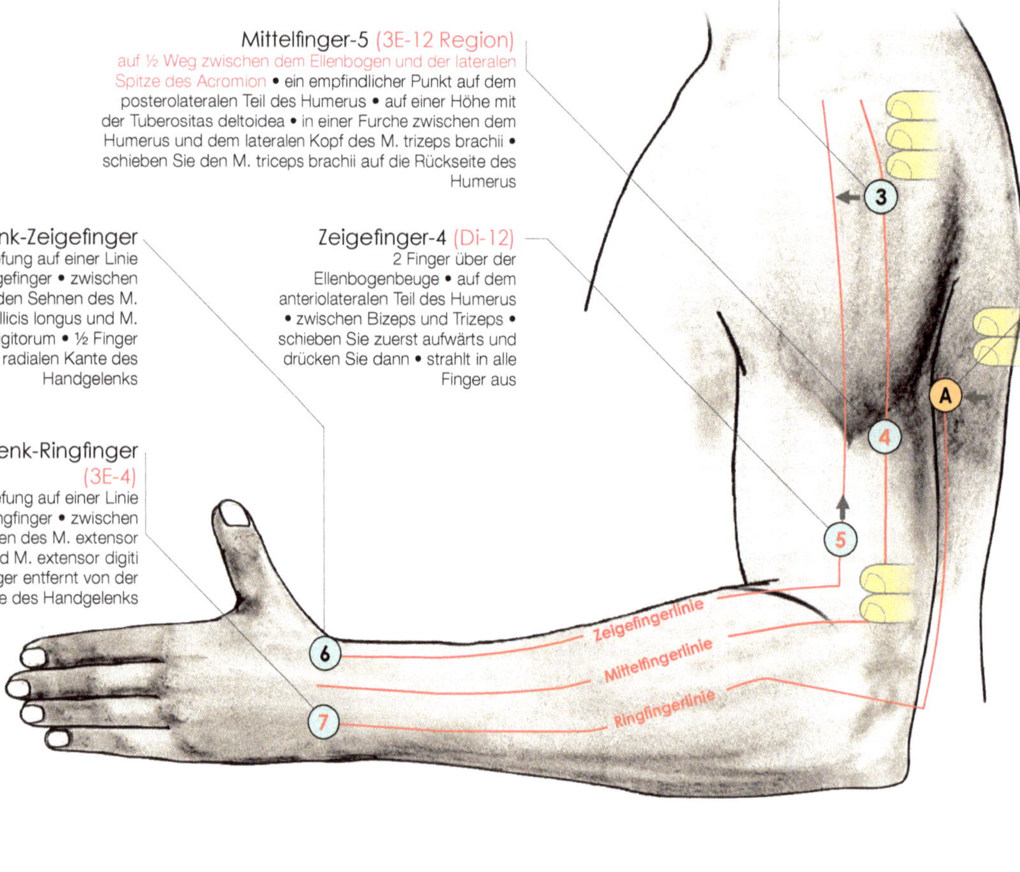

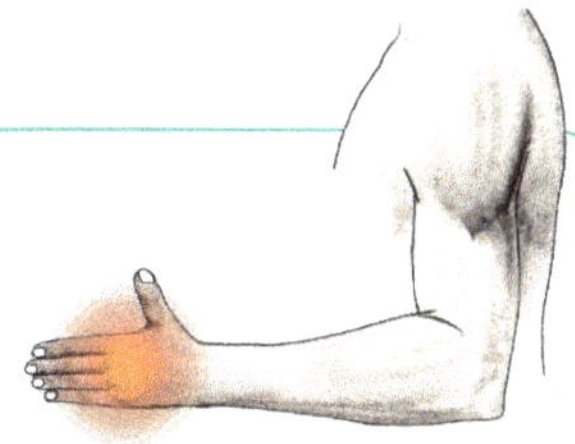

Problembeschreibung:

- *Die betroffene Hand fühlt sich taub an.*
- *Es kommt zum Gefühlsverlust in der betroffenen Hand.*
- *Die Taubheit kann ausgelöst sein durch wiederholte Überlastung, eine schlechte Körperhaltung oder durch das Schlafen auf dem Arm.*

Behandlungsschritte

1. Massage des Arms

Bitten Sie Ihren Klienten sich hinzulegen oder mit gekreuzten oder gestreckten Beinen zu setzen. Wenn es für den Klienten unbequem ist auf dem Boden zu sitzen verwenden Sie ein Kissen, einen Hocker oder einen Stuhl. Massieren Sie die Innen- und die Außenseite des Arms. Sie können hierfür jede Ihnen bekannte Technik anwenden. Setzen Sie Ihr Körpergewicht ein, wenn Sie den Arm, von der Achselhöhle abwärts, bis zum Handgelenk und wieder zurück massieren. Wiederholen Sie die Massage 1- bis 3-mal. Thai-Massage-Praktiker wenden Handballendruck an.

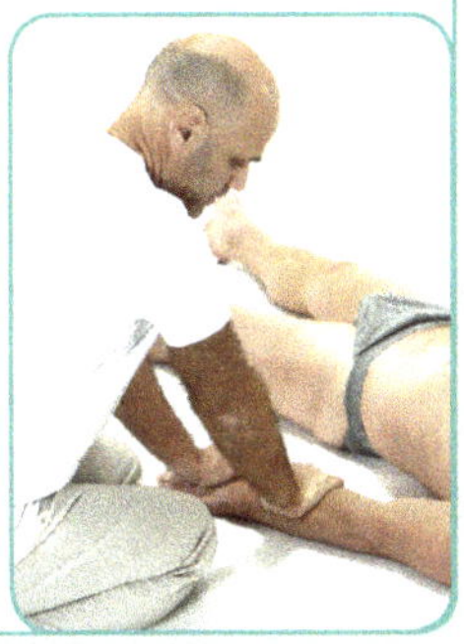

2. Therapielinien des Arms (Sen)

Behandeln Sie die drei inneren und die drei äußeren Linien. Widmen Sie der Zeigefingerlinie und der Mittelfingerlinie besondere Aufmerksamkeit. Beginnen Sie an der Handgelenkfalte und behandeln Sie die Linien 1- bis 3-mal aufwärts bis zur Schulter und wieder abwärts. Sie können hierfür jede Ihnen bekannte Technik anwenden. Thai-Massage-Praktiker verwenden Daumendruck-Techniken.

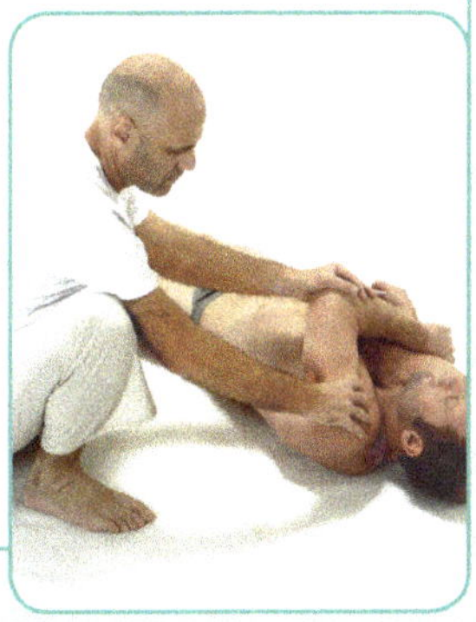

3. Akupressurpunkte

Drücken Sie die Punkte (1) bis (7) mit Ihren Daumen. Wiederholen Sie den Daumendruck auf den Punkten so lange, wie sich die Beschwerden bessern, bis zu maximal 10 Wiederholungen. Hören Sie mit der Behandlung auf, wenn die Punkte empfindlich werden. Verwenden Sie so viel Druck wie es für Ihren Klienten angemessen ist. Wenn Sie die Punkte (1) und (2) an der Brust behandeln, während Ihr Klient auf dem Rücken liegt, können Sie seine Hand halten und hochziehen und so seinen Arm anheben, während Sie Druck auf die Punkte ausüben. Auf diese Weise wird Ihr Druck tiefer eindringen.

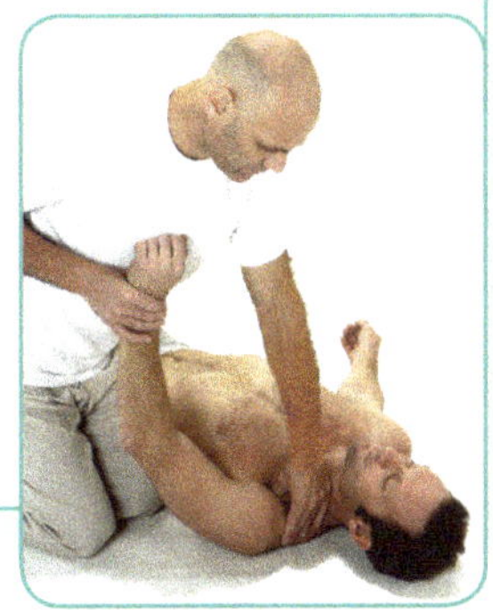

Optionale ergänzende Maßnahmen

4. Massage der Hand und Dehnung des Arms

Geben Sie Ihrem Klienten eine vollständige Handmassage und wenden Sie verschiedene Techniken an, um den gesamten Arm zu dehnen.

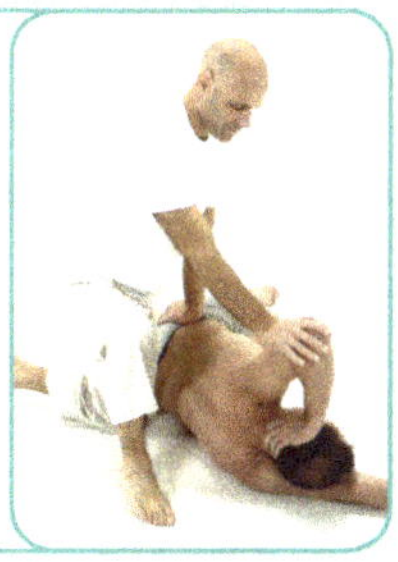

5. Massage der Brust

Geben Sie Ihrem Klienten in Rückenlage eine vollständige Behandlung der Brust.

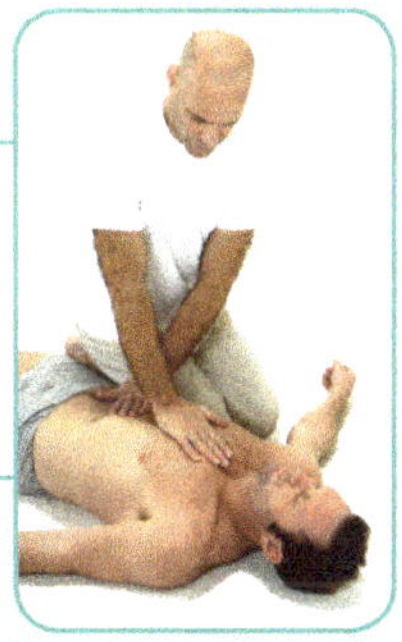

6. Massage des Nackens

Geben Sie Ihrem Klienten eine vollständige Nackenmassage in Rückenlage.

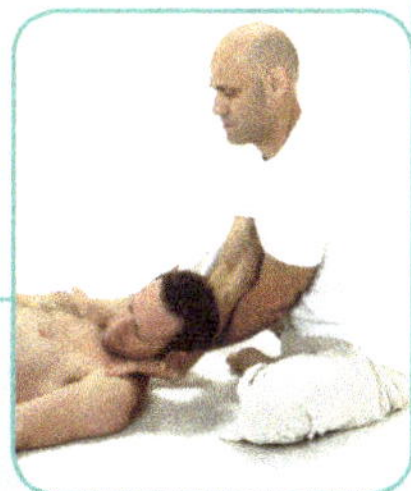

7. Behandlung von Nacken und Schultern

Geben Sie Ihrem Klienten eine vollständige Massage des Nackens, der Schultern, des oberen Rückens und der Schulterblätter. Sie können verschiedene Dehnungen Anwenden.

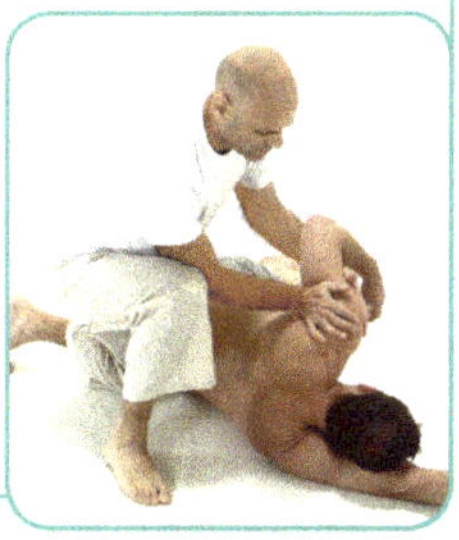

Vorsichtsmaßnahmen:

- *Konsultieren Sie einen Spezialisten, bevor Sie akute oder unklare Beschwerden behandeln.*
- *Wenn Ihr Druck die Symptome verstärkt, beenden Sie die Behandlung.*
- *Wiederhohlen Sie die Behandlung erst, nachdem der Klient keine Schmerzen von der vorigen Behandlung mehr hat (falls das der Fall war).*
- *Weisen Sie Ihren Klienten an, schmerzhafte Tätigkeiten oder Haltungen zu vermeiden.*

Routine - 20 ARM UND HAND

Schmerzen von der Schulter zum Handgelenk

●● ein häufiges Beschwerdebild

Scapula-3 (Dü-14)
oberer Winkel der Scapula • 1 Finger über der Spina scapulae • gleiten Sie mit Ihrer Fingerspitze aufwärts, entlang der medialen Kante der Scapula, bis sie sich nach lateral wendet und unter dem M. levator scapulae verschwindet. Drücken Sie diesen Punkt, verhindern Sie, dass der Muskel seitlich wegrutscht • Dies ist ein fester und sehr sensibler Punkt, der in alle Richtungen, einschließlich des Kopfes ausstrahlt

Ringfinger-6 (Dü-9)
ein empfindlicher Punkt der den Arm herunter ausstrahlt • legen Sie Ihren Daumen an die Achselhöhle und drücken Sie aufwärts, auf den Muskel, dort wo der Arm auf die Scapula trifft, alternativ, drücken Sie vorwärts, 2 Finger über der Achselhöhle

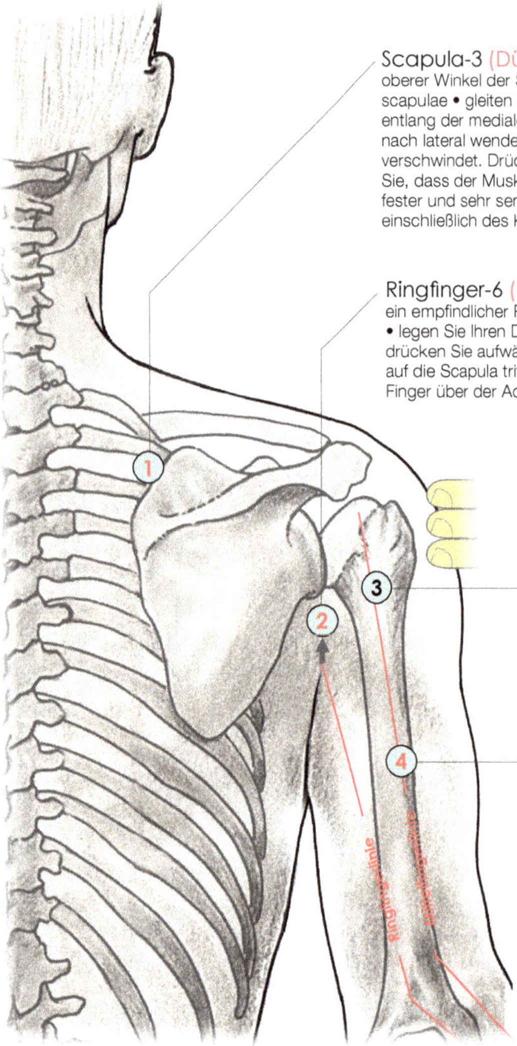

Mittelfinger-6
3 Finger unter der lateralen Spitze des Acromion • in der Vertiefung zwischen dem lateralen und posterioren Deltamuskel

Mittelfinger-5 (3E-12 Region)
auf ½ Weg zwischen dem Ellenbogen und der lateralen Spitze des Acromion • ein empfindlicher Punkt auf dem posterolateralen Teil des Humerus • auf einer Höhe mit der Tuberositas deltoidea • in einer Furche zwischen dem Humerus und dem lateralen Kopf des M. trizeps brachii • schieben Sie den M. triceps brachii auf die Rückseite des Humerus

Mittelfinger-3 (Di-10)
2 Finger unter dem lateralen Ende der Ellenbogenbeuge, wenn der Arm angewinkelt ist • in der leichten Vertiefung zwischen den Mm. extensor digitorum und extensor carpi radialis

Handgelenk-Mittelfinger
in einer Vertiefung am Mittelpunkt der Rückseite des Handgelenks • auf einer Linie mit dem Mittelfinger

Ringfinger-3
1 Finger unter der Ellenbogenbeuge • direkt über dem Radiuskopf • auf dem M. extensor digitorum

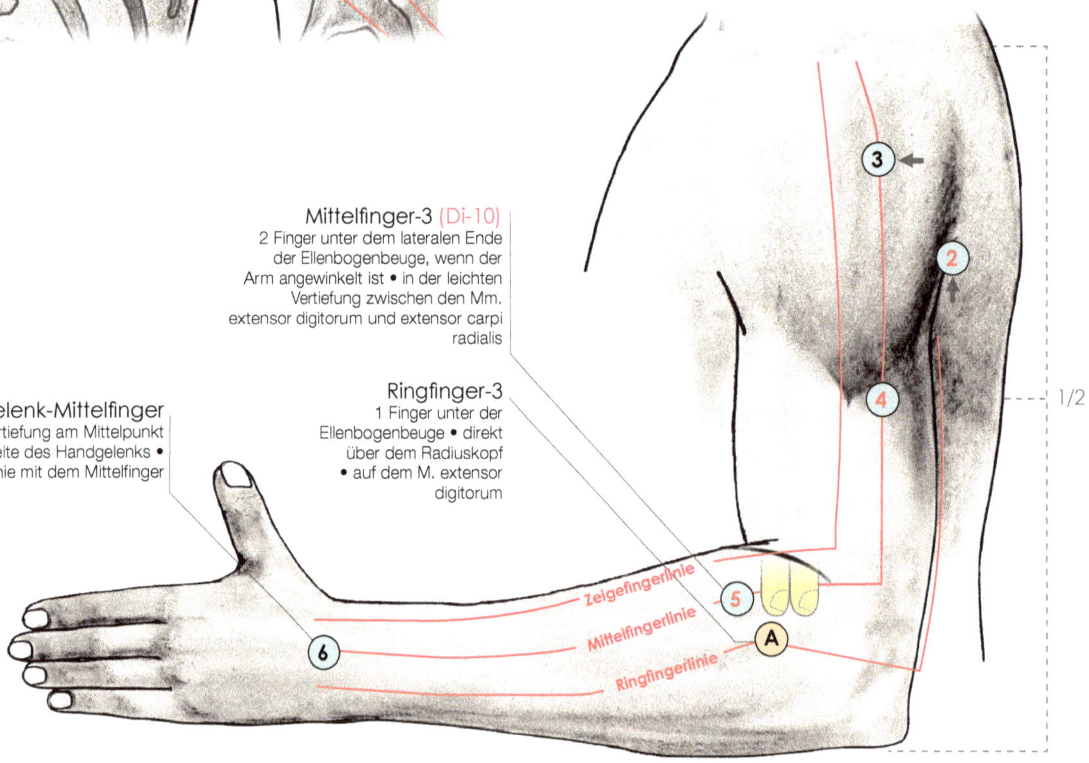

Problembeschreibung:

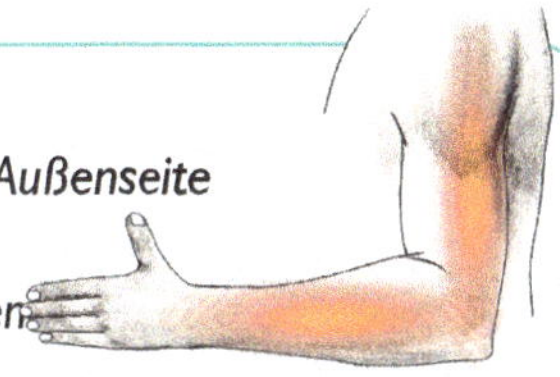

- *Die Schmerzen ziehen von der Schulter den gesamten Arm entlang, bis zum Mittelpunkt der Außenseite des Handgelenks.*
- *Die Schmerzen werden bei verschiedenen Bewegungen des Arms, der Schulter und in manchen Fällen des Nackens stärker.*
- *Die Schmerzen werden oft von einem Gefühl der Niedergeschlagenheit begleitet.*

Behandlungsschritte

1. Behandlung von Nacken und Schultern

Bitten Sie Ihren Klienten sich mit gekreuzten oder gestreckten Beinen zu setzen. Wenn es für den Klienten unbequem ist auf dem Boden zu sitzen verwenden Sie ein Kissen, einen Hocker oder einen Stuhl. Geben Sie Ihrem Klienten eine vollständige Massage von Nacken, Schultern, oberem Rücken und Schulterblättern Vermeiden Sie Dehnungen.

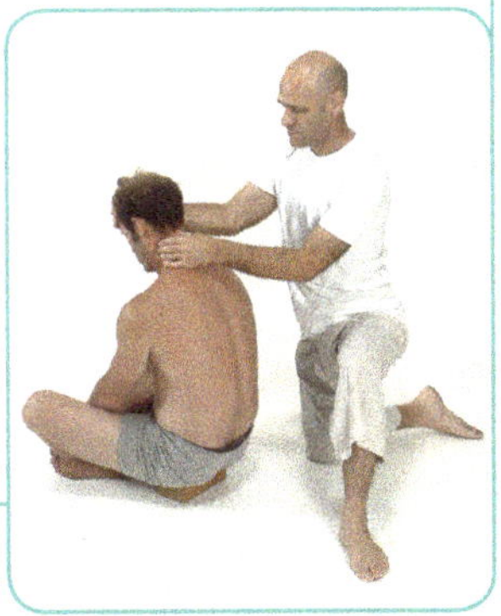

2. Therapielinien der Außenseite des Arms (Sen)

Behandeln Sie die drei inneren und die drei äußeren Linien des Arms. Widmen Sie der Zeigefingerlinie und der Mittelfingerlinie besondere Aufmerksamkeit. Beginnen Sie an der Handgelenkfalte und behandeln Sie die Linien 1- bis 3-mal aufwärts bis zur Achselhöhle und wieder abwärts. Sie können hierfür jede Ihnen bekannte Technik anwenden. Thai-Massage-Praktiker verwenden Daumendruck-Techniken.

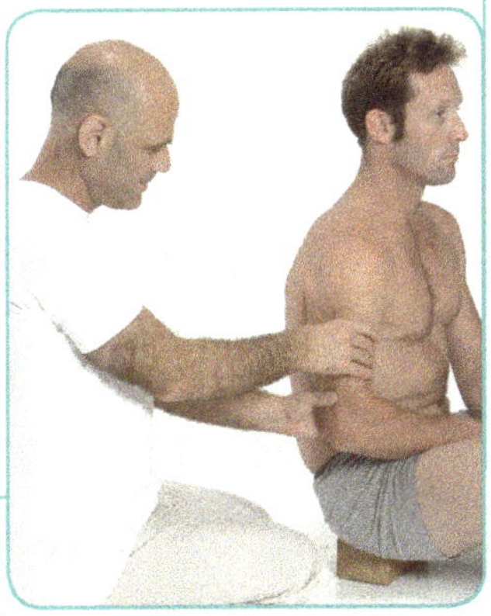

3. Akupressurpunkte

Drücken Sie die Punkte (1) bis (6) mit Ihren Daumen. Wiederholen Sie den Daumendruck auf den Punkten so lange, wie sich die Beschwerden bessern, bis zu maximal 10 Wiederholungen. Hören Sie mit der Behandlung auf, wenn die Punkte empfindlich werden. Verwenden Sie so viel Druck wie es für Ihren Klienten angemessen ist.

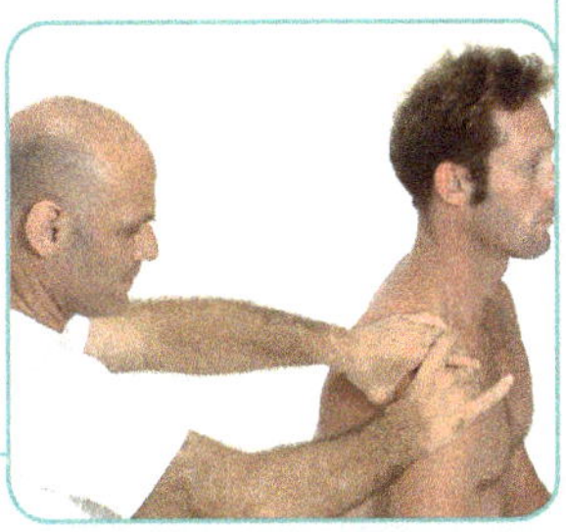

Optionale ergänzende Maßnahmen

4. Massage des Nackens

Geben Sie Ihrem Klienten eine vollständige Nackenmassage in Rückenlage.

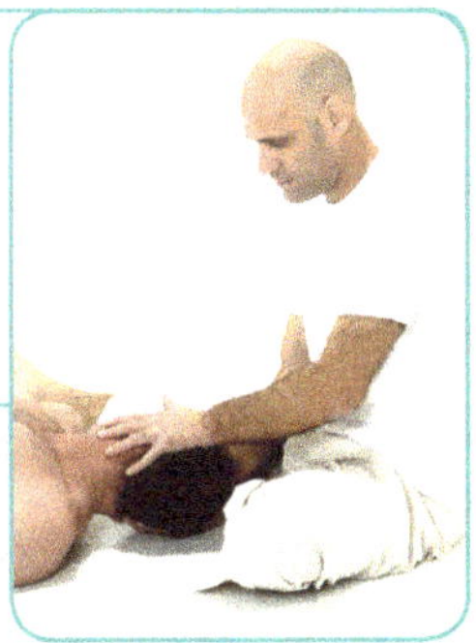

Vorsichtsmaßnahmen:

- *Konsultieren Sie einen Spezialisten, bevor Sie akute oder unklare Beschwerden behandeln.*
- *Führen Sie die Behandlung täglich, bis zur Genesung durch. Bei chronischen, nicht-akuten Beschwerden behandeln Sie den Klienten zweimal pro Woche.*
- *Wiederhohlen Sie die Behandlung erst, nachdem der Klient keine Schmerzen von der vorigen Behandlung mehr hat (falls das der Fall war).*
- *Weisen Sie Ihren Klienten an, schmerzhafte Tätigkeiten oder Haltungen zu vermeiden.*

Ausgewählte Akupressurpunkte

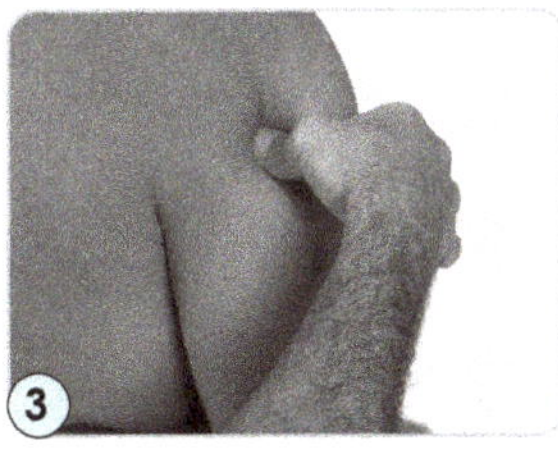

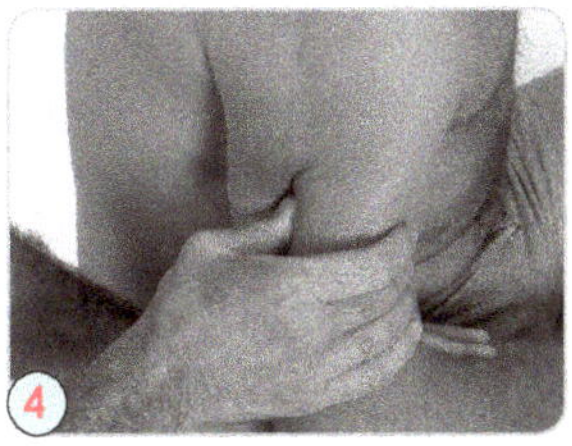

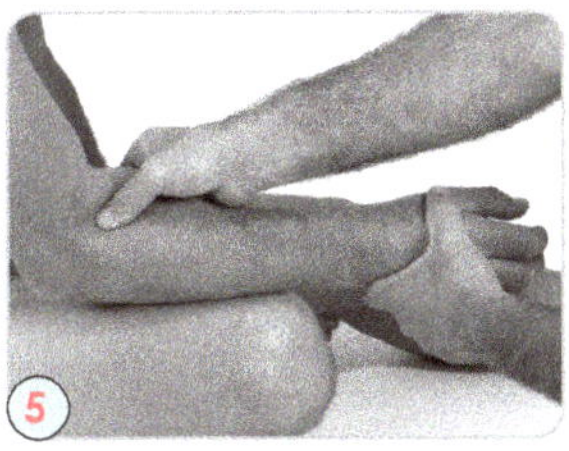

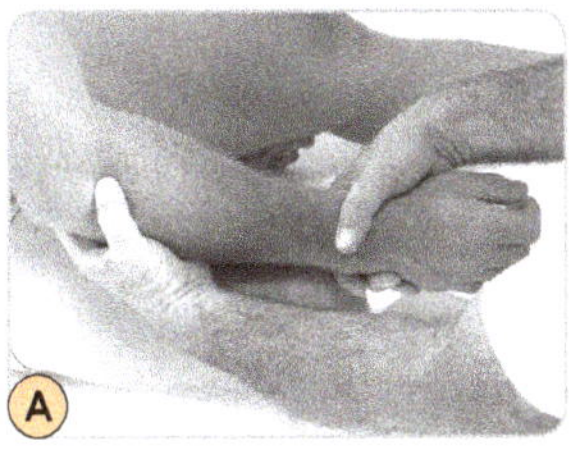

Behandlungsroutinen dieses Kapitels

Routine - 21 **„Tennisellenbogen"**
Routine - 22 **„Steifheit mit Schmerzen beim Beugen und Strecken des Arms"**

Die Behandlung von Beschwerden der Arme

Dieses Kapitel enthält zwei Behandlungsroutinen. Die erste Routine ist sehr wirksam bei der Behandlung eines bekannten und häufigen Beschwerdebildes: dem Tennisellenbogen. Die zweite Routine wird angewandt um verschiedene, unspezifische Ellenbogenerkrankungen zu behandeln, die mit Steifheit und Schmerzen einhergehen. Wählen Sie eine der zwei Routinen, entsprechend den Symptomen, die für die Thai-Diagnose relevant sind (siehe Diagnosestafel), unabhängig von der Definition der Beschwerden durch die westliche Medizin. Wenn die Symptome Ihres Klienten zu den Symptomen passen, die in den Thai-Routinen beschrieben werden, wenden Sie diese an und beobachten Sie die Reaktionen Ihres Klienten. Wenn der von Ihnen ausgeübte Druck Ihrem Klienten gut tut, wird Ihre Behandlung gute Ergebnisse bringen. Wenn Sie eine Verbesserung der Symptome erkennen, fahren Sie mit der Behandlung fort.

Thai-Routinen	Mögliche zu Grunde liegende Erkrankungen
Tennisellenbogen	Laterale Epicondylitis (Tennisellenbogen) Muskulärer Hypertonus und myofasziale Triggerpunkte Arthrose des Ellenbogengelenks Unspezifische Tendopathie Nerveneinklemmung am Ellenbogen
Steifheit mit Schmerzen beim Beugen und Strecken des Arms	Beschwerden nach Verletzungen Unspezifische Tendopathie Nerveneinklemmung am Ellenbogen Arthrose des Ellenbogengelenks Überlastung oder Ermüdungserscheinungen an Bändern des Ellenbogens Gelenkentzündung Beschwerden nach Verletzungen

Erkrankungen des Ellenbogens

Laterale Epicondylitis (Tennisellenbogen)

Zugrunde liegt entweder eine Entzündung oder häufiger eine Degeneration des Collagen in den Sehnen der Streckmuskeln des Handgelenks, in den meisten Fällen des M. extensor carpi radialis brevis, oder eine Irritation am Ansatzpunkt dieser Sehnen am lateralen Epicondylus. Die Irritation entsteht durch sich wiederholende Bewegungen, die das Greifen eines Objektes beinhalten. Tennisellenbogen ist eine Erkrankung, die häufig durch sportliche oder berufliche Belastungen entsteht. Sie hat einen stufenweisen Verlauf. Die Symptome reichen von leichten Beschwerden bis hin zu starken, manchmal schneidenden Schmerzen. Die Schmerzen treten am äußeren Ellenbogengelenk auf und strahlen in den Unterarm aus. Sie führen häufig zu Schwierigkeiten beim Greifen. Die Schmerzen werden stärker bei verschiedenen Bewegungen und Aktivitäten, die den Unterarm und den Ellenbogen involvieren, z. B. Pronation, Supination, Handgelenkstreckung sowie verschiedene Arten von Hand- und Armbewegungen. Der Heilungsprozess für einen Tennisellenbogen verläuft typischerweise langsam.

Unspezifische Tendopathie

Degeneration des Collagen in einer der Sehnen des Ellenbogens. Die Degeneration entsteht auf Grund von wiederholter Überlastung bei sportlichen Aktivitäten, die heftige, wiederkehrende Belastungen des Arms involvieren. Die Beschwerden kommen besonders häufig bei Turnern vor.

Muskulärer Hypertonus und myofasziale Triggerpunkte

Verspannung der Muskulatur an Ober- und Unterarm. Sie wird verursacht durch wiederholte Überlastung und führt zu Steifheit des Ellenbogens und Schmerzen mit empfindlichen und angespannten Bändern in den betroffenen Muskeln. Diese können Schmerzen zum Ellenbogen übertragen.

Nerveneinklemmung am Ellenbogen

Einklemmung und Kompression von Nerven, die durch den Ellenbogen verlaufen. Es kommt zu Steifheit und Schmerzen.

Verstauchung oder Überlastung und Ermüdungserscheinungen an den Bändern oder der Gelenkkapsel des Ellenbogens

Die Bänder werden überdehnt oder es kommt zu Ermüdungserscheinungen, auf Grund von kleineren oder größeren

Verletzungen, oder sich wiederholenden Überlastungen bei sportlichen Aktivitäten, die eine heftige und häufige Belastung des Arms involvieren. Die Beschwerden kommen besonders häufig bei Turnern vor. Sich wiederholende, beruflich bedingte Überlastung kann ebenfalls zu Schmerzen und Steifheit des Ellenbogengelenks führen.

Gelenkentzündung

Entzündung der Gelenkkapsel oder des Gelenkknorpels, auf Grund von größeren oder kleineren Verletzungen oder sich wiederholenden Überlastungen bei sportlichen Aktivitäten, die eine heftige und häufige Belastung des Arms involvieren. Die Beschwerden kommen besonders häufig bei Turnern vor.

Arthrose des Ellenbogengelenks

Eine chronische und fortschreitende Degeneration des Knorpels zwischen den Knochen des Ellenbogengelenks. Sie wird verursacht durch sich wiederholende Belastungen, frühere Traumata, Alter und/oder metabolische und genetische Faktoren. Die Symptome umfassen die Deformation des Ellenbogens, das Wachstum von Knochenauswüchsen (Osteophyten) um das Gelenk herum, Schmerzen, Schwellungen mit Hitze, Steifheit und Schwäche mit eingeschränkter Beweglichkeit. Die Erkrankung schreitet im Lauf der Zeit fort.

Beschwerden nach Verletzungen

Steifheit, Schwäche und Schmerzen, die einer Ellenbogen- oder Schulterverletzung folgen, wie z. B. einer Verstauchung oder einer Fraktur. Die Verletzung hat die Inaktivität des Ellenbogens über einen langen Zeitraum zur Folge. Diese Inaktivität führt zu Steifheit und Schmerzen beim Beugen und Strecken des Ellenbogens.

Kontraindikationen und Warnhinweise

- Jede Art von Dehnung bei akuten Beschwerden
  Vorsichtiges Dehnen kann bei chronischen Beschwerden helfen, würde bei akuten Beschwerden jedoch schädlich sein.
- Druck auf empfindliche Linien und Punkte, die Schmerzen verursachen oder Symptome verstärken
- Druck der Ihren Klienten dazu bewegt, sich zusammenzuziehen oder sich von Ihren Händen wegzubewegen

Achtung

Falls eines der folgenden Symptome auftritt, muss der Klient zur Untersuchung an einen Arzt verwiesen werden.

- Kürzliches schweres Trauma
- Andauernde oder fortschreitende Schmerzen
- Anhaltende, ohne offensichtlichen Grund plötzlich aufgetretene Schmerzen
- Alle akuten Beschwerden
- Alle ungewöhnlichen Zeichen

Die Auswahl der Behandlungsroutine - grundsätzliche Richtlinien

1. Bestimmen Sie die Lokalisation der Beschwerden sowie die Bewegungen, die die Beschwerden verursachen

Bitten Sie Ihren Klienten, Ihnen zu zeigen, wo die Beschwerden auftreten

a) während er seinen Ellenbogen beugt und streckt

b) während er sein Handgelenk beugt und streckt

c) während er seinen Ellenbogen dreht (Pronation und Supination)

2. Wählen Sie eine Behandlungsroutine

Wenn Sie wissen, wo die Beschwerden auftreten und die Bewegungen kennen, die die Beschwerden verursachen, sollten Sie in der Lage sein, eine entsprechende Routine auszuwählen (siehe Diagnosetafel).

3. Beginnen Sie die Behandlung und stellen Sie sicher, dass Sie die passende Routine gewählt haben

Achten Sie, während Sie die Punkte drücken auf die Reaktionen Ihres Klienten und prüfen Sie, ob die gewählten Punkte relevant und wirksam sind. Bitte stellen Sie Ihrem Klienten nicht zu schnell zu viele Fragen! Lassen Sie ihn in tiefere Phasen der Konzentration eintauchen. Oft wird Ihr Klient einige Zeit brauchen, bevor er in der Lage ist auszudrücken (nicht unbedingt durch Worte), ob die behandelten Punkte relevant sind oder nicht. Sie werden oftmals erst bei der zweiten Runde in der Sie die Punkte behandeln „zuverlässige" Reaktionen von Ihrem Klienten erhalten. Stellen Sie kurze Fragen, wie z. B.: „Hier?" „Gut?" „Schmerzhaft?" Wenn die Linien und Punkte relevant und wirksam sind, fahren Sie mit Ihrer Behandlung fort - Sie haben die richtige Routine ausgewählt.

ROUTINE 21 (SEITE 108)

Tennisellenbogen

- Steifheit und Schmerzen treten an der Außenseite des Arms, unterhalb und oberhalb des Ellenbogens auf.
- Die Schmerzen werden bei verschiedenen Bewegungen und Belastungen von Unterarm und Ellenbogen stärker – Pronation, Supination, Beugen und Strecken des Handgelenks, sowie bei verschiedenstem Gebrauch von Hand oder Arm.

LOKALISATION DER BESCHWERDEN

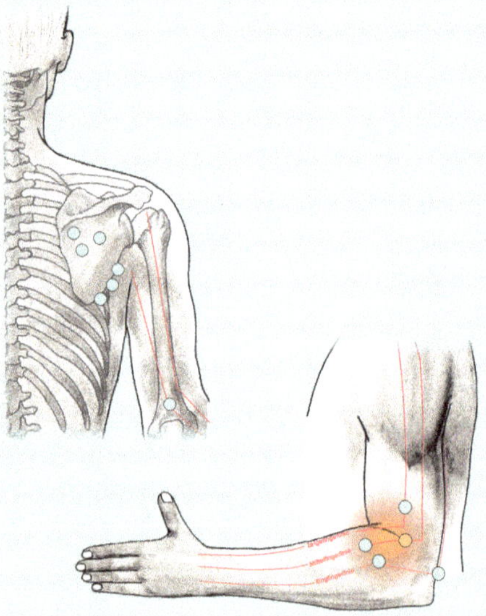

SCHMERZHAFTE BEWEGUNGEN

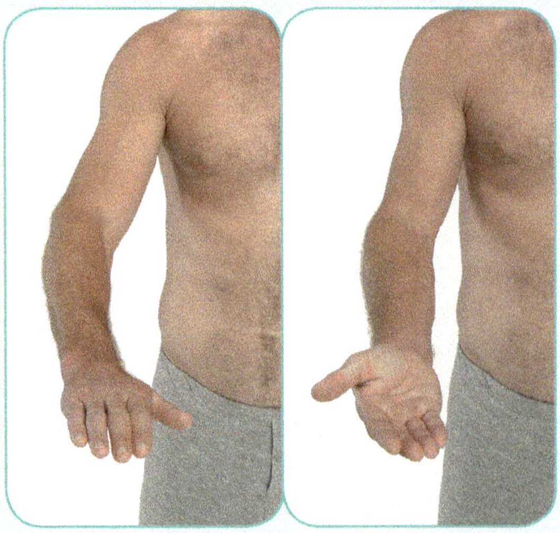

ROUTINE 22 (SEITE 110)

Steifheit mit Schmerzen beim Beugen und Strecken des Arms

- Es kommt zu Steifheit und Schmerzen beim Beugen und Strecken des Arms.
- Die Beschwerden können die Folge einer längeren Ruhigstellung des Arms sein, z. B. durch das Tragen eines Gipses nach einer Fraktur.

LOKALISATION DER BESCHWERDEN

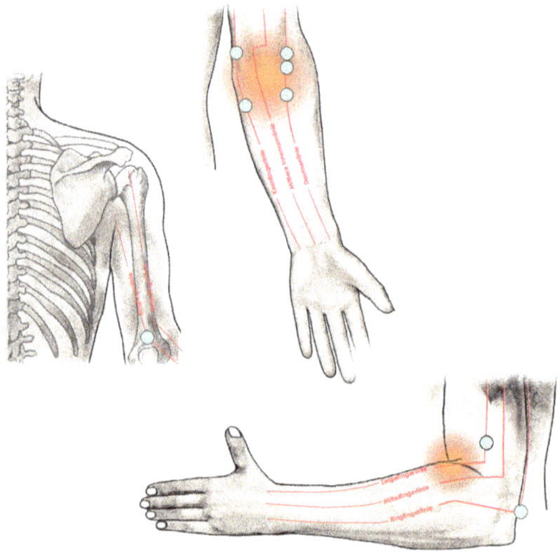

SCHMERZHAFTE BEWEGUNGEN

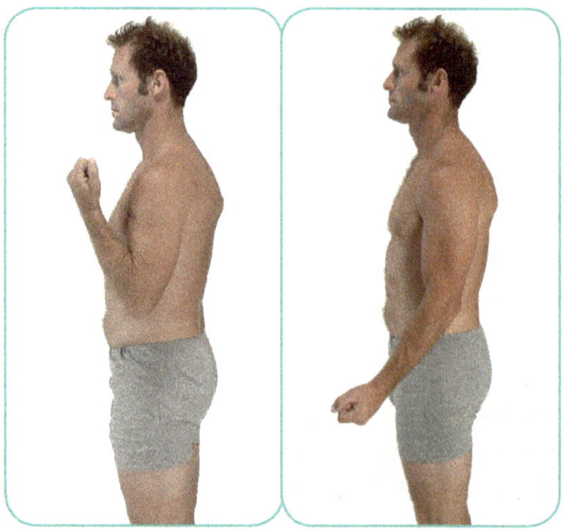

Tennisellenbogen

●● ein häufiges Beschwerdebild

Für die Behandlung eines „Golfellenbogens" massieren Sie die Ringfingerlinie von der Achselhöle bis zum Ellenbogen und die Kleinfingerlinie vom Handgelenk zur Achselhöhle. Drücken Sie die Punkte: Ringfinger-4, kleiner Finger-3 und kleiner Finger-4

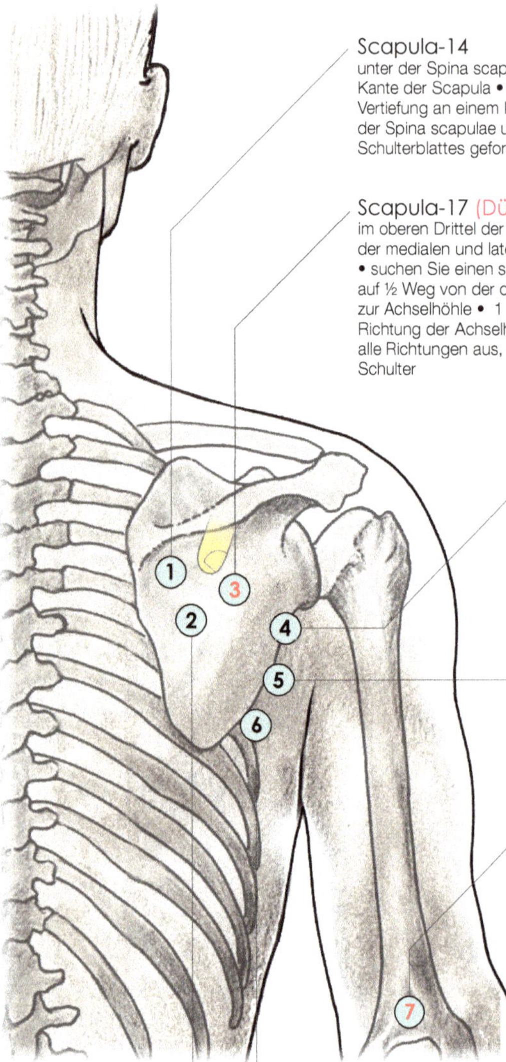

Scapula-14
unter der Spina scapulae • lateral zur medialen Kante der Scapula • suchen Sie eine leichte Vertiefung an einem knöchernen Winkel, der von der Spina scapulae und der medialen Kante des Schulterblattes geformt wird

Scapula-17 (Dü-11)
im oberen Drittel der Scapula, auf ½ Weg zwischen der medialen und lateralen Kante der Scapula • suchen Sie einen sehr empfindlichen Punkt, auf ½ Weg von der oberen Kante der Scapula zur Achselhöhle • 1 Finger von Scapula – 14 in Richtung der Achselhöhle • dieser Punkt strahlt in alle Richtungen aus, einschließlich der Vorderseite Schulter

Scapula-12
lateral zur lateralen Kante der Scapula • 2 Finger über der Achselhöhle • drücken Sie medial • ein sehr sensibler Punkt über dem M. teres minor

Scapula-11
lateral zur lateralen Kante der Scapula • auf einer Höhe mit der Achselhöhle • drücken Sie in Richtung Kante der Scapula, gegen den Knochen

Ringfinger-4 (3E-10)
2 Finger über dem Olecranon • in der Mitte der Vertiefung • auf der Sehne des M. triceps brachii

Scapula-15
lateral zur medialen Kante der Scapula • 1 Finger inferior zu Scapula 14

Scapula-10
lateral zur lateralen Kante der Scapula • 1 Finger superior zu Scapula – 9 • auf ½ Weg von der unteren Kante der Scapula zur Achselhöhle • drücken Sie in Richtung Kante der Scapula, gegen den Knochen

Zeigefinger-4 (Di-12)
2 Finger über der Ellenbogenbeuge • auf dem anteriolateralen Teil des Humerus • zwischen Bizeps und Trizeps • schieben Sie zuerst aufwärts und drücken Sie dann • strahlt in alle Finger aus

Mittelfinger-4 (Di-11)
in der Vertiefung zwischen dem lateralen Ende der Ellenbogenbeuge, wenn der Arm angewinkelt ist, am lateralen Epicondylus des Ellenbogens

Mittelfinger-3 (Di-10)
2 Finger unter dem lateralen Ende der Ellenbogenbeuge, wenn der Arm angewinkelt ist • in der leichten Vertiefung zwischen den Mm. extensor digitorum und extensor carpi radialis

Ringfinger-3
1 Finger unter der Ellenbogenbeuge • direkt über dem Radiuskopf • auf dem M. extensor digitorum

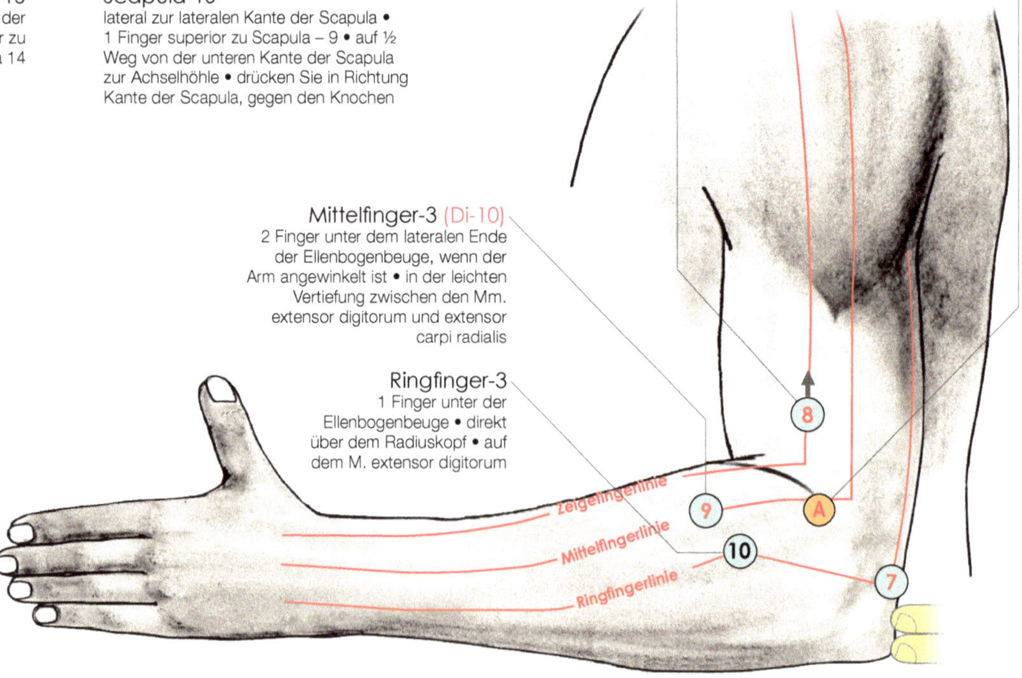

Problembeschreibung:

- *Es kommt zu Steifheit und Schmerzen an der Außenseite des Arms, unterhalb und oberhalb de Ellenbogens.*
- *Die Schmerzen werden stärker bei verschiedenen Bewegungen und Belastungen des Unterarms und des Ellenbogens (Pronation, Supination), des Handgelenks (Beugen und Strecken), sowie bei verschiedenstem Gebrauch von Hand oder Arm.*

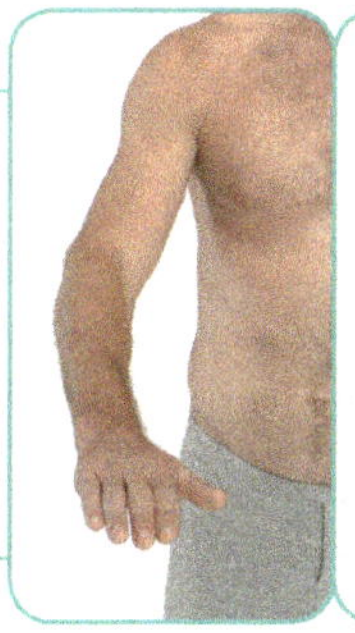

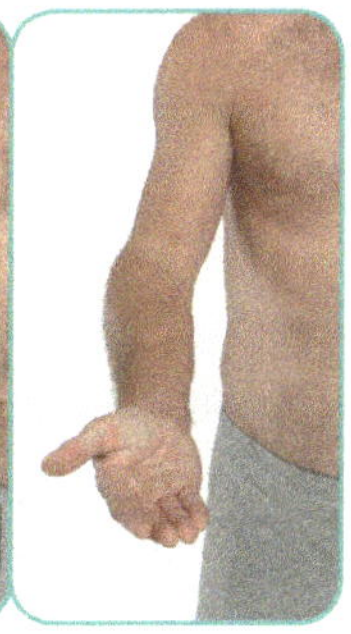

Behandlungsschritte

1. Massage der Außenseite des Schulterblatts

Bitten Sie Ihren Klienten sich mit gekreuzten oder gestreckten Beinen zu setzen. Wenn es für den Klienten unbequem ist auf dem Boden zu sitzen verwenden Sie ein Kissen, einen Hocker oder einen Stuhl. Massieren Sie entlang der lateralen Kante des Schulterblattes. Sie können jede Ihnen bekannte Technik anwenden.

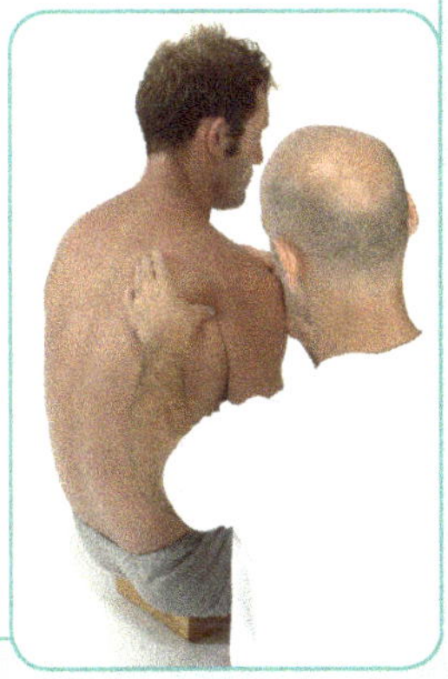

2. Therapielinien der Außenseite des Arms (Sen)

Behandeln Sie die drei äußeren Linien des Arms. Widmen Sie der Ringfingerlinie von der Schulter bis zum Handgelenk besondere Aufmerksamkeit. Behandeln Sie die Linie 1- bis 3-mal abwärts von der Schulter bis zum Handgelenk und wieder aufwärts. Sie können hierfür jede Ihnen bekannte Technik anwenden. Thai-Massage-Praktiker verwenden Daumendruck-Techniken.

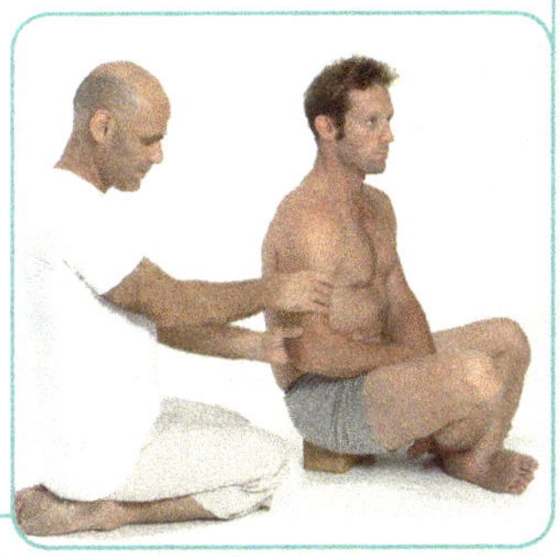

3. Akupressurpunkte

Drücken Sie die Punkte (1) bis (10), sowie den Extra-Punkt (A) mit Ihren Daumen. Wiederholen Sie den Daumendruck auf den Punkten so lange, wie sich die Beschwerden bessern, bis zu maximal 10 Wiederholungen. Hören Sie mit der Behandlung auf, wenn die Punkte empfindlich werden. Verwenden Sie so viel Druck wie es für Ihren Klienten angemessen ist.

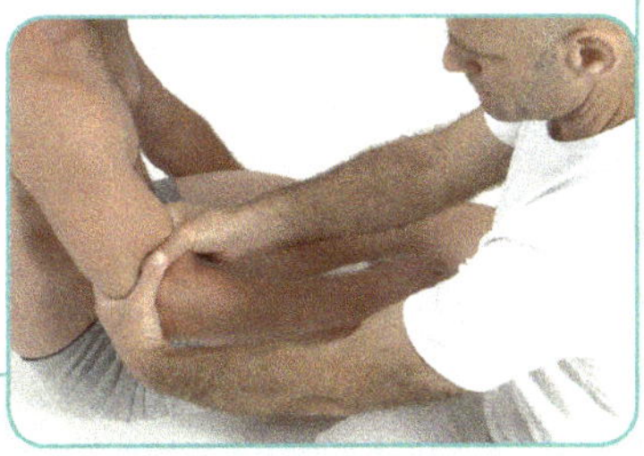

Optionale ergänzende Maßnahmen

4. Massage von Nacken und Schultern

Geben Sie Ihrem Klienten eine vollständige Massage des Nackens, der Schultern, des oberen Rückens und der Schulterblätter. Sie können verschiedene Dehnungen anwenden.

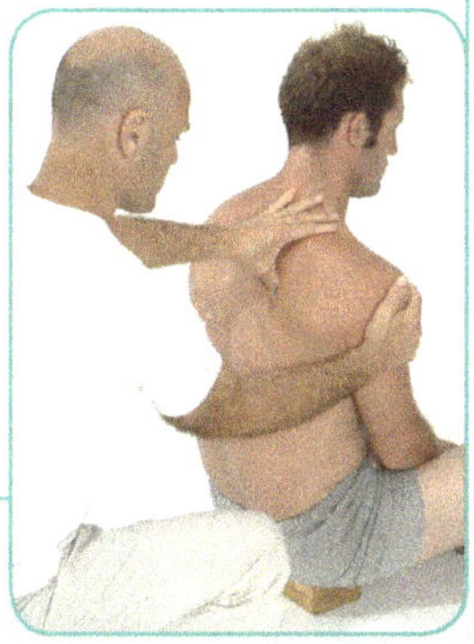

Vorsichtsmaßnahmen:

- *Konsultieren Sie einen Spezialisten, bevor Sie akute oder unklare Beschwerden behandeln.*
- *Führen Sie die Behandlung täglich, bis zur Genesung durch. Bei chronischen, nicht-akuten Beschwerden behandeln Sie den Klienten zweimal pro Woche.*
- *Wiederhohlen Sie die Behandlung erst, nachdem der Klient keine Schmerzen von der vorigen Behandlung mehr hat (falls das der Fall war).*
- *Weisen Sie Ihren Klienten an, schmerzhafte Tätigkeiten oder Haltungen zu vermeiden*

Ausgewählte Akupressurpunkte

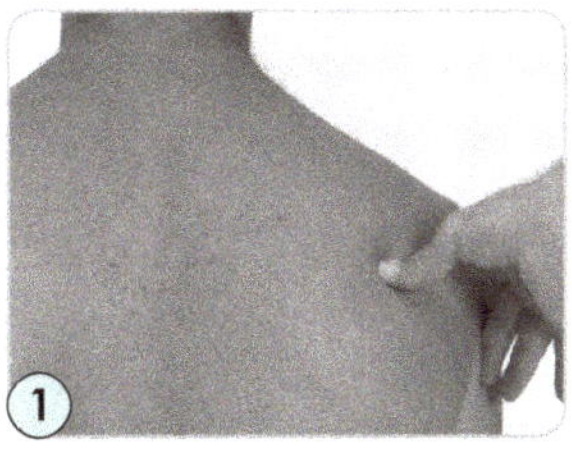

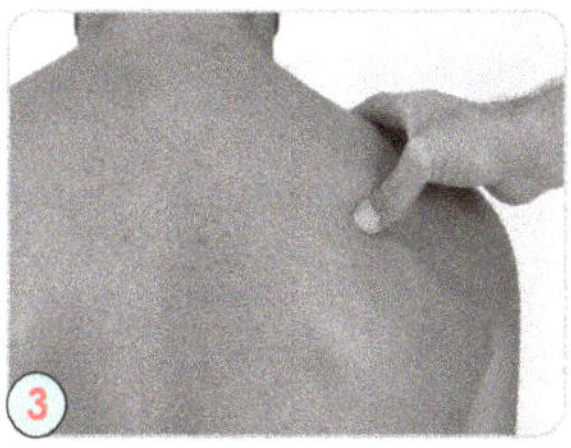

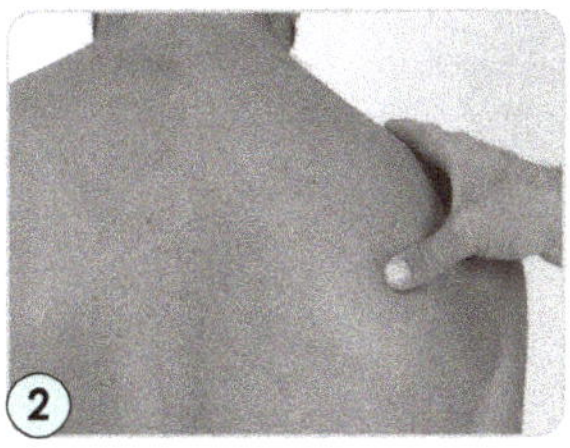

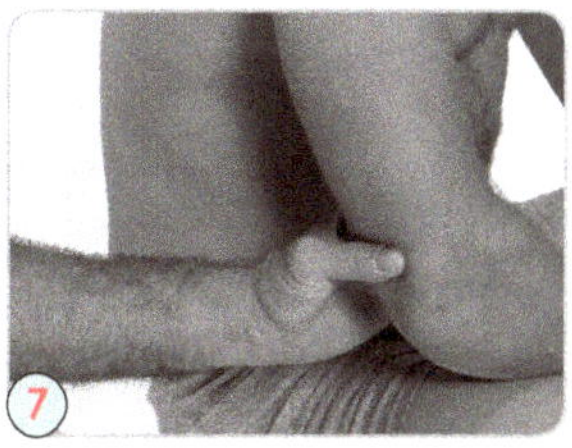

Routine - 22 ELLENBOGEN

Steifheit mit Schmerzen beim Beugen und Strecken des Arms

● ein seltenes Beschwerdebild

Kleiner Finger-4
1 Finger über dem medialen Epicondylus des Ellenbogens • auf dem medialen Kopf des Trizeps • drücken Sie gegen den Knochen • strahlt aus zum Handgelenk und kleinen Finger

Kleiner Finger-3
1 Finger unter dem medialen Epicondylus des Ellenbogens • auf der Sehne des M. flexor carpi ulnaris • strahlt zum kleinen Finger aus

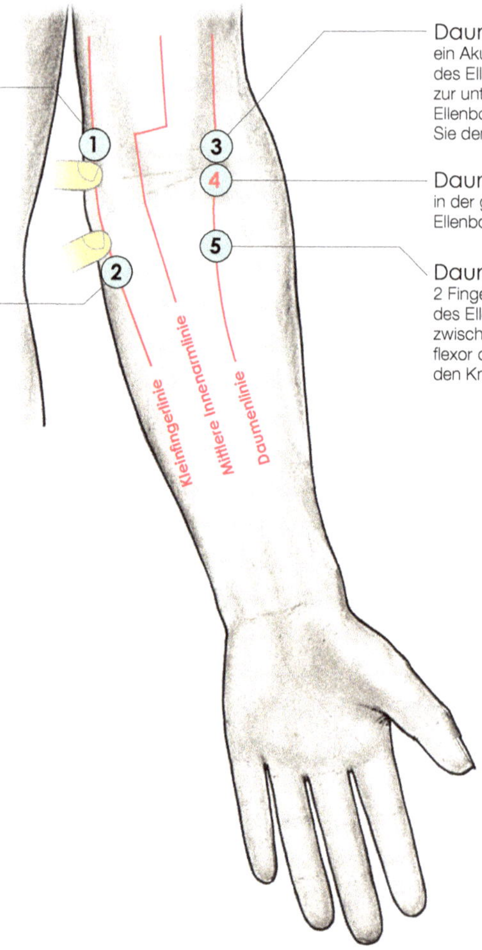

Daumen-5
ein Akupressurpunkt über der großen Vertiefung des Ellenbogens • unterhalb und lateral zur unteren Grenze des Bizeps, wenn der Ellenbogen halb angewinkelt ist (90°) • drücken Sie den M. brachialis in Richtung des Knochens

Daumen-4 (Lu-5)
in der großen Vertiefung des Ellenbogens

Daumen-3
2 Finger unter der großen Vertiefung des Ellenbogens • In der Vertiefung zwischen M. brachioradialis und M. flexor carpi radialis • drücken Sie gegen den Knochen • strahlt zum Daumen aus

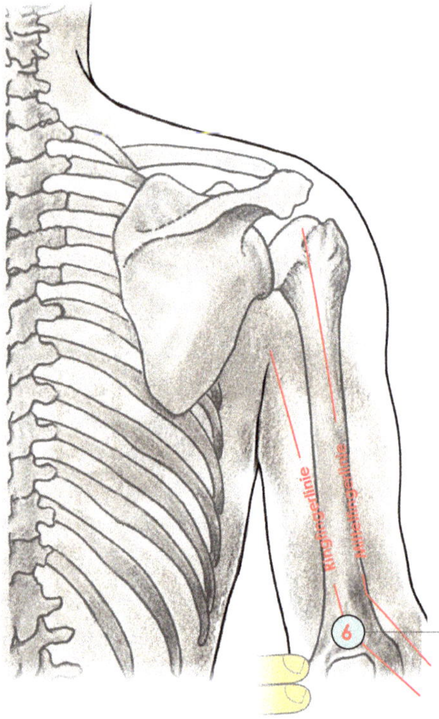

Ringfinger-4 (3E-10)
2 Finger über dem Olecranon • in der Mitte der Vertiefung • auf der Trizepssehne

Mittelfinger-4 (Di-11)
in der Vertiefung zwischen dem lateralen Ende der Ellenbogenbeuge, wenn der Arm angewinkelt ist, am lateralen Epicondylus des Ellenbogens

Zeigefinger-4 (Di-12)
2 Finger über der Ellenbogenbeuge • auf dem anteriolateralen Teil des Humerus • zwischen Bizeps und Trizeps • schieben Sie zuerst aufwärts und drücken Sie dann • strahlt in alle Finger aus

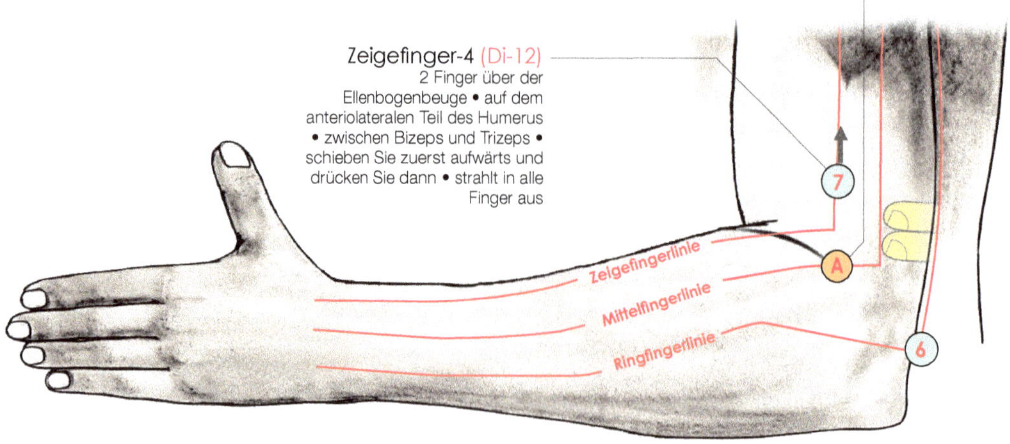

Problembeschreibung:

- *Steifheit und Schmerzen treten auf beim Beugen und Strecken des Ellenbogens, sowie beim Heben schwerer Lasten.*
- *Die Beschwerden können die Folge einer Verletzung sein oder der einer längerfristigen Ruhigstellung des Arms, z. B. durch das Tragen eines Gipses, nach einer Fraktur.*

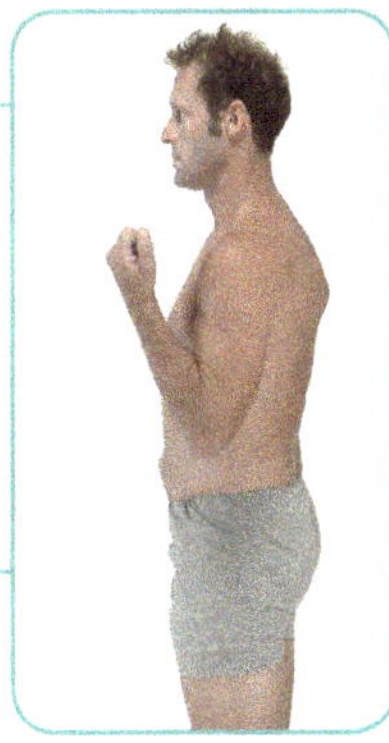

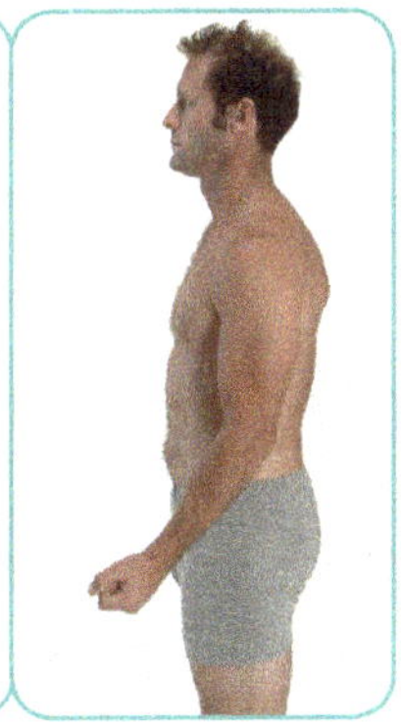

Behandlungsschritte

1. Massage des Arms

Bitten Sie Ihren Klienten sich hinzulegen oder mit gekreuzten oder gestreckten Beinen zu setzen. Wenn es für den Klienten unbequem ist auf dem Boden zu sitzen verwenden Sie ein Kissen, einen Hocker oder einen Stuhl. Massieren Sie den Arm des Klienten. Sie können hierfür jede Ihnen bekannte Technik anwenden. Setzen Sie Ihr Körpergewicht ein, wenn Sie den Arm, von der Achselhöhle abwärts, bis zum Handgelenk und wieder zurück massieren. Wiederholen Sie die Massage 1- bis 3-mal. Thai-Massage-Praktiker wenden Handballendruck an der Innen- und der Außenseite des Arms an.

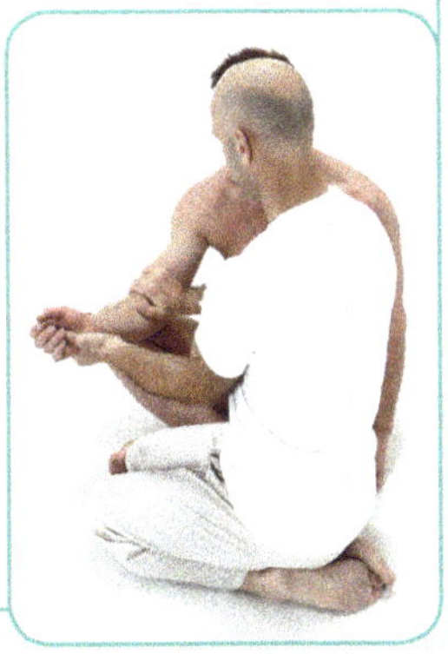

2. Therapielinien des Arms (Sen)

Behandeln Sie die drei Linien der Innenseite und der Außenseite des Arms. Widmen Sie den Linien des Daumens, des kleinen Fingers und des Ringfingers besondere Aufmerksamkeit. Beginnen Sie an der Handgelenkbeuge und behandeln Sie die Linien 1- bis 3-mal aufwärts bis zur Achselhöhle und wieder zurück. Sie können hierfür jede Ihnen bekannte Technik anwenden. Thai-Massage-Praktiker verwenden Daumendruck-Techniken.

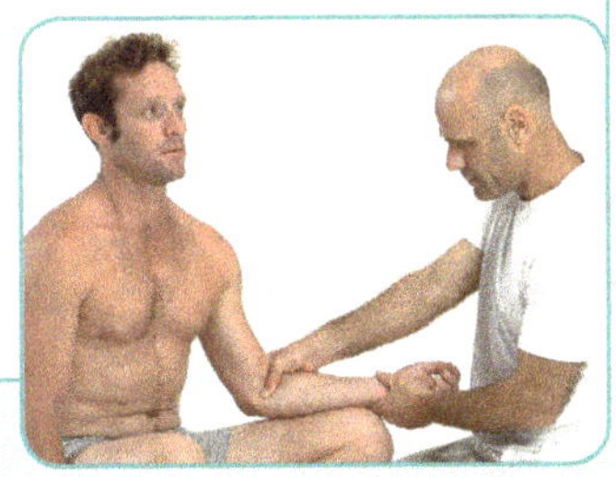

3. Akupressurpunkte

Drücken Sie die Punkte (1) bis (7), sowie den Extra-Punkt (A) mit Ihren Daumen. Wiederholen Sie den Daumendruck auf den Punkten so lange, wie sich die Beschwerden bessern, bis zu maximal 10 Wiederholungen. Hören Sie mit der Behandlung auf, wenn die Punkte empfindlich werden. Verwenden Sie so viel Druck wie es für Ihren Klienten angemessen ist.

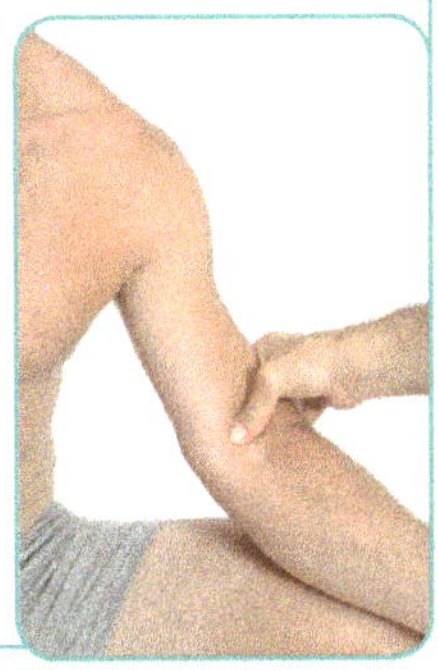

Optionale ergänzende Maßnahmen

4. Massage von Nacken und Schultern

Geben Sie Ihrem Klienten eine vollständige Massage des Nackens, der Schultern, des oberen Rückens und der Schulterblätter. Sie können verschiedene Dehnungen anwenden.

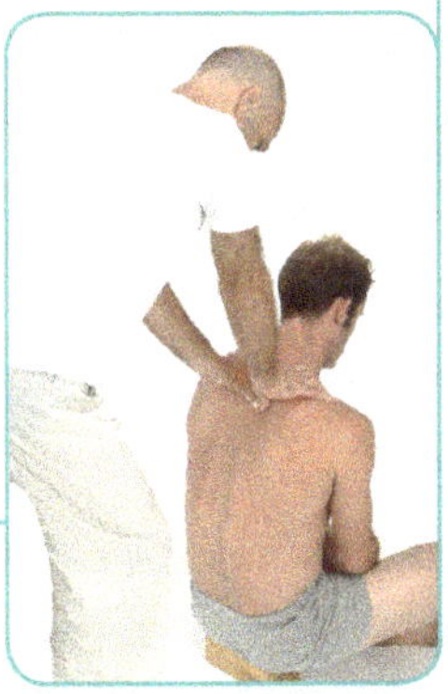

Vorsichtsmaßnahmen:

- *Konsultieren Sie einen Spezialisten, bevor Sie akute oder unklare Ellenbogenbeschwerden behandeln.*
- *Führen Sie die Behandlung täglich, bis zur Genesung durch. Bei chronischen, nicht-akuten Beschwerden behandeln Sie den Klienten zweimal pro Woche.*
- *Wiederhohlen Sie die Behandlung erst, nachdem der Klient keine Schmerzen von der vorigen Behandlung mehr hat (falls das der Fall war).*
- *Weisen Sie Ihren Klienten an, schmerzhafte Tätigkeiten oder Haltungen zu vermeiden.*

Ausgewählte Akupressurpunkte

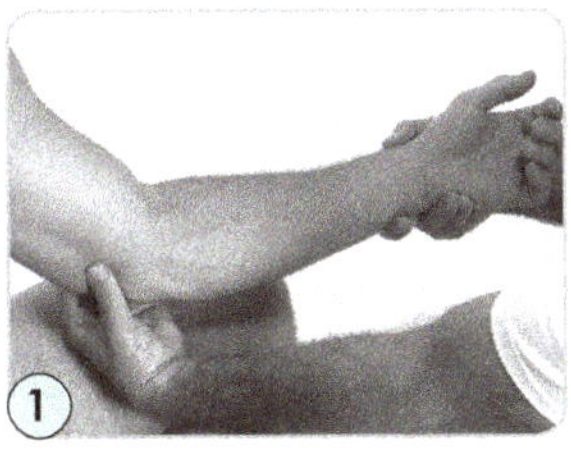

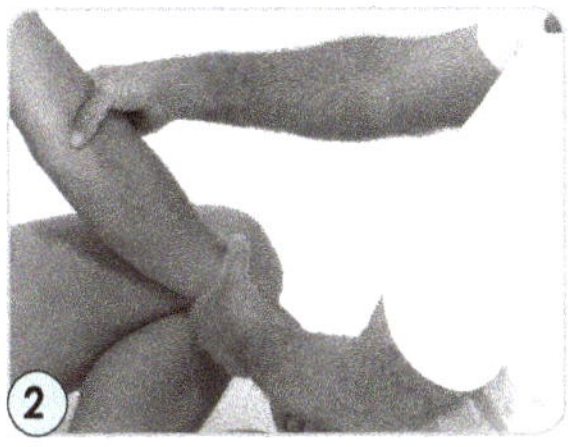

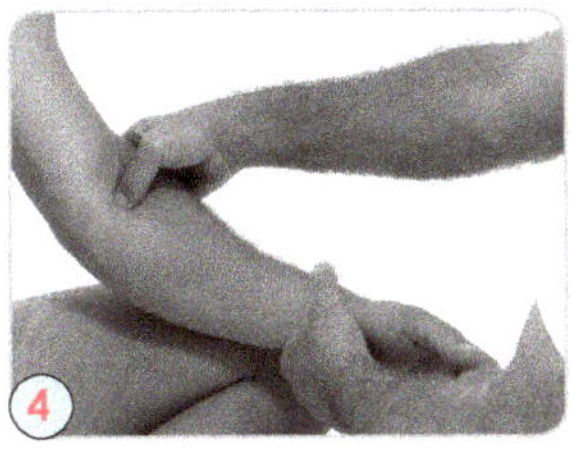

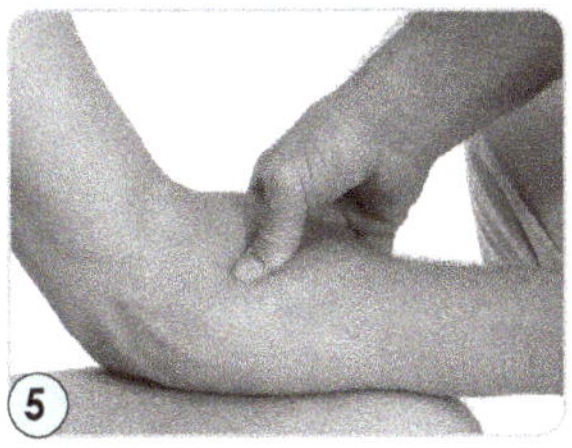

KAPITEL 7 HANDGELENK

Behandlungsroutinen dieses Kapitels

Routine - 23 **„Handgelenkschmerzen an der Kleinfingerlinie"**
Routine - 24 **„Handgelenkschmerzen an der Daumenlinie"**
Routine - 25 **„Handgelenkschmerzen an der Mittelfingerlinie"**
Routine - 26 **„Geschwollenes Handgelenk"**

Die Behandlung von Beschwerden der Handgelenke

Handgelenkschmerzen kommen sehr häufig vor und sprechen sehr gut auf die Behandlung mit Thai-Akupressur an.
Die Hand spielt eine Hauptrolle bei den meisten beruflichen und sportlichen Aktivitäten, wobei das Handgelenk wiederholten Belastungen ausgesetzt wird, die der Grund für die meisten Handgelenkbeschwerden sind. Massage-Therapeuten sind z. B. häufige Kandidaten für Handgelenkverletzungen, die durch wiederholte Belastung ausgelöst werden. Doch auch scheinbar leichte Belastungen für das Handgelenk, wie das Bedienen einer Computertastatur oder einer Computer-Maus können zu Schmerzen und ernsthaften Beschwerden der Handgelenke führen. Die kleine Größe der Knochen, Gelenke, Sehnen und Bänder, machen das Handgelenk zu einem leichten Ziel für Traumata durch Sport- oder andere Verletzungen, wie z. B. durch das Fallen auf die ausgestreckte Hand. Ein Carpaltunnel-Syndrom oder ein Loge-de-Guyon-Syndrom erfordern unter Umständen eine Operation. In Fällen, in denen keine Operation notwendig ist, kann eine Behandlung mit verschiedenen, wiederholten Handgelenkstreckungen gute Resultate bringen. Die Akupressurpunkte bringen in der Regel keine guten Resultate.
Wählen Sie eine der vier Routinen, entsprechend den Symptomen, die für die Thai-Diagnose relevant sind (siehe Diagnosetafel, unabhängig von der Definition der Beschwerden durch die westliche Medizin. Wenn die Symptome Ihres Klienten zu den Symptomen passen, die in den Thai-Routinen beschrieben werden, wenden Sie diese an und beobachten Sie die Reaktionen Ihres Klienten. Wenn der von Ihnen ausgeübte Druck Ihrem Klienten gut tut, wird Ihre Behandlung gute Ergebnisse bringen. Wenn Sie eine Verbesserung der Symptome erkennen, fahren Sie mit der Behandlung fort.

Thai-Routinen	Mögliche zu Grunde liegende Erkrankungen
Handgelenkschmerzen an der Kleinfingerlinie	Arthrose Tendopathie und Tendinitis Verstauchung Hypertonus und myofasziale Triggerpunkte
Handgelenkschmerzen an der Daumenlinie	Tendopathie und Tendinitis Tendovaginitis stenosans de Quervain (Quervain-Krankheit) Arthrose Verstauchung Hypertonus und myofasziale Triggerpunkte
Handgelenkschmerzen an der Mittelfingerlinie	Ganglion (Überbein) Tendopathie und Tendinitis Sehnenscheidenentzündung Arthrose Verstauchung Hypertonus und myofasziale Triggerpunkte
Geschwollenes Handgelenk	Tendopathie und Tendinitis Sehnenscheidenentzündung Tendovaginitis stenosans de Quervain (Quervain-Krankheit) Arthrose Verstauchung

Erkrankungen des Handgelenks

Carpaltunnel-Syndrom(CTS)

Eine Kompression des Nervus medianus (Mittelarmnerv) führt zu Symptomen und Anzeichen die mit der Nervenleitung in Zusammenhang stehen. Eine Schwellung auf Grund wiederholter Belastung, Verletzung oder Trauma führt zur Kompression des Nervus medianus im Carpaltunnel. In manchen Fällen kann auch ein Stau von prämenstrueller Flüssigkeit, eine rheumatoide Arthritis im Frühstadium mit einer Schwellung der Sehnenscheide und/oder eine alte Fraktur verantwortlich für die Kompression des Nervs sein. Manchmal kommt ein Carpaltunnelsyndrom in Verbindung mit einer Schwangerschaft vor. Die Symptome können Schmerzen, oftmals Schwellungen, Gefühle von Kribbeln und Brennen, schmerzhafte Taubheit des Handgelenks, der Handfläche (radiale Seite), des Daumens oder der Finger (Zeigefinger, Mittelfinger und die Hälfte des Ringfingers), besonders in der Nacht umfassen. Oftmals sind alle Finger von den Beschwerden betroffen. Die Schmerzen können auch zum Ellenbogen ausstrahlen. In späteren Stadien können Schwierigkeiten beim Greifen auftreten, weil die Muskulatur des Daumens schwächer wird. Von einem Carpaltunnel-Syndrom sind meistens Frauen im Alter zwischen 30 und 60 Jahren betroffen. Die Schwellung muss nicht sichtbar sein, kann jedoch getastet werden. Die Behandlung erfolgt über Handgelenkstreckungen.

Loge-de-Guyon-Syndrom

Kompression des Nervus ulnaris in der Guyon Loge (oder Ulnarisloge), einer anatomischen Engstelle zwischen dem Retinaculum flexorum und den Handwurzelknochen Os pisiforme und Os triquetrum. Führt zu Symptomen und Anzeichen die in Zusammenhang mit der Nervenleitung zum Ring- und kleinen Finger stehen.

Ganglion (Überbein)

Fibröse Schwellungen, die normalerweise am dorsalen Teil des Handgelenks auftreten.

Der Ursprung ist unbekannt. Es besteht die Möglichkeit, dass sie mit einer Verletzung (Trauma oder RSI-Syndrom) an einer Sehne oder einem Gelenk zusammenhängen. Überbeine treten sehr häufig an den Händen und Handgelenken auf. Symptome umfassen kleine oder große, weiche oder harte Geschwülste an der Rückseite des Handgelenks. Sie sind harmlos (sofern sie keine Nerven beeinträchtigen), können jedoch sehr schmerzhaft sein. In der Regel verschwinden sie von selber, treten jedoch häufig wieder auf. Die lokale Schwellung ist oft nur sichtbar, wenn das Handgelenk in Richtung Handfläche gebeugt ist (Palmarflexion).

Tendopathie und Tendinitis

Eine Tendopathie entsteht auf Grund einer Degeneration an einer der Sehnen des Handgelenks, während eine Tendinitis eine Entzündung an einer der Sehnen, sowie der Sehnenscheiden des Handgelenks ist. Sie entsteht durch wiederholte Überlastung oder Überdehnung, die zu kleinsten Rissen an den Sehnen führt. Sport, das Schreiben auf einer Tastatur, das Benutzen einer Computer-Maus, malen, nähen oder das Benutzen elektrischer Werkzeuge, die stark vibrieren können zu Schäden an den Sehnen führen. Die Symptome umfassen Handgelenkschmerzen bei muskulärer Belastung, in fortgeschrittenen Stadien auch Schmerzen in Ruhe, Entzündung, Schwellung und Reizung.

Sehnenscheidenentzündung

Die Wände der fibrösen Sehnenscheiden von einer oder allen Extensorsehnen des Handgelenks (Rückseite des Handgelenks) sind entzündet und stark geschwollen, wodurch die Beweglichkeit der Sehnen eingeschränkt wird. Diese Beschwerden treten am häufigsten in der Altersgruppe von 20-40-jährigen auf, sie sind normalerweise Folge von übermäßiger Beanspruchung. Symptome können Schwellung, Schmerzen und schmerzahfte Spannung an der Rückseite des Handgelenks umfassen. Die Schmerzen werden unter Bewegung stärker.

Tendovaginitis stenosans de Quervain (Quervain-Krankheit)

Die Sehnenscheiden auf den Daumenseiten des Handgelenks sind entzündet und geschwollen, wodurch die Beweglichkeit der Sehnen eingeschränkt wird. Symptome können Schwellungen, Schmerzen und schmerzhafte Spannung entlang der Daumenseite des Handgelenks umfassen, die beim Ballen der Faust, beim Fassen oder Greifen von Objekten oder beim Drehen des Handgelenks auftreten. Irritationen des Nervs, der über der Sehne liegt können zu Taubheit auf der Rückseite des Daumens und des Zeigefingers führen. Die Schmerzen können bis zum Ellenbogen reichen.

Arthrose

Eine degenerative, entzündliche Gelenkerkrankung. Sie ist chronisch und fortschreitend. In ihrem Verlauf kommt es zur Abnutzung der Knorpelschichten zwischen den Knochen. Wenn die Krankheit fortschreitet, kann sich der Knorpel vollständig abnutzen, wodurch die Knochen aufeinander reiben und sich das Gelenk entzündet. Mechanische Faktoren, wie Verletzungen durch wiederholte Belastung, Gelenkfehlstellungen, frühere Traumata, sowie Altern, Soffwechselbedingte und genetische Faktoren sind Auslöser von Arthrose. Mögliche Symptome sind Verformungen des Handgelenks, der Hand und der Finger, Knochewucherungen die die Beweglichkeit des Gelenks einschränken, Schmerzen, Schwellungen mit Hitzegefühl, Steifheit und Schwäche die sowohl bei Belastung des Gelenks auftreten, als auch in Ruhe oder als Reaktion auf Wetterumschwünge. Die Symptome werden bei kaltem Wetter schlechter und bessern sich bei Wärme. Die Erkrankung schreitet mit der Zeit fort. Im Alter von 70 Jahren ist ein Großteil der Bevölkerung davon betroffen.

Verstauchung

Hierbei handelt es sich um eine Verletzung der Bänder durch Zugbelastung des Handgelenks, verursacht durch einen Sturz oder eine Verdrehung des Handgelenks, die zur Überdehnung oder zu einem Riss der Bänder führt. Verstauchungen können von einer leichten Überdehnung bis zu einem vollständigen Sehnenriss führen.

Symptome umfassen Handgelenkschmerzen, blaue Flecken, Schwellungen, Schmerzen bei Bewegungen und Instabilität des Gelenks. Sehr schwere Verstauchungen können mit einer Fraktur einhergehen.

Hypertonus und myofasziale Triggerpunkte

Auf Grund von Überbelastung ist die Muskulatur des Unterarms und der Hand verspannt, was zu Schmerzen führen kann. Es kann sich eine Verspannung und Versteifung von Bändern in der hypertonen Muskulatur entwickeln, die zu Schmerzen führen und diese in die betroffene Region übertragen kann.

Kontraindikationen und Warnhinweise

- Direkter Druck auf entzündetem Gewebe. Die meisten Handgelenkbeschwerden können mit einer Entzündung einhergehen. Direkter Druck auf ein entzündetes Areal würde die Entzündung verschlimmern und ist kontraindiziert. Eine leichte Massage bei chronischen Beschwerden kann helfen.
- Tiefe Akupressur-Behandlung bei sehr akuten Beschwerden.
  Der tiefe Druck der Thai-Akupressur-Routinen kann bei akuten Handgelenkbeschwerden kontraindiziert sein.
  Wann immer Ihr Druck unangenehm für den Klienten wird, führen Sie keine Behandlung durch. Behandeln Sie während subakuten und chronischen Phasen.
- Druck auf empfindliche Linien und Punkte die Symptome verursachen oder verschlimmern.
- Druck der dazu führt, dass sich Ihr Klient zusammenzieht oder von Ihren Händen weg bewegt.

Achtung

Falls eines der folgenden Symptome auftritt, muss der Klient zur Untersuchung an einen Arzt verwiesen werden.

- kürzliches schweres Trauma
- Verletzungen, die zu einer Verformung des Gelenks führen, sie können auf eine Fraktur hindeuten.
- Schwellungen oder schwere Quetschungen um das Gelenk oder den Unterarm
- Starke Schmerzen, sowie Verlust der Beweglichkeit
- Der Verlust der Fähigkeit Arm, Handgelenk oder Hand zu benutzen.
- Handgelenkschmerzen, von denen der Klient nachts wach wird.
- Anhaltende Schmerzen ohne offensichtlichen Grund, die plötzlich aufteten.
- Zeichen einer Infektion mit Fieber, Rötung und Wärme
- Alle ungewöhnlichen Zeichen

Die Auswahl der Behandlungs-Routine – grundsätzliche Richtlinien

1. Prüfen Sie, ob das Gelenk geschwollen ist, indem sie beide Handgelenke miteinander vergleichen:

a. Wenn das Handgelenk geschwollen, aber schmerzfrei ist, wenden Sie die Routine „geschwollenes Handgelenk" an, ohne die Extra-Punkte zu behandeln.

b. Wenn das Handgelenk geschwollen und schmerzhaft ist, fügen Sie die Extra-Punkte entsprechend den Behandlungsanweisungen hinzu.

2. Bitten Sie den Klienten Ihnen folgendes zu zeigen:

a. Die Bewegung, die die Schmerzen auslöst oder verstärkt.

b. Die Lokalisation der Beschwerden, während er die Bewegung, die die Schmerzen auslöst oder verstärkt ausführt. Die Lokalisation der Beschwerden auf diese Art einzugrenzen ist die akkuratere Methode.

3. Wählen Sie eine Behandlungsroutine

Wenn Sie wissen, wo die Beschwerden auftreten, unabhängig davon ob das Gelenk geschwollen ist oder nicht, sollten Sie in der Lage sein, eine Behandlungsroutine auszuwählen (siehe Diagnosetafel).

4. Beginnen Sie mit der Behandlung und prüfen Sie, ob Sie die richtige Routine ausgewählt haben

Achten Sie, während Sie die Punkte drücken auf die Reaktionen Ihres Klienten und prüfen Sie, ob die gewählten Punkte relevant und wirksam sind. Bitte stellen Sie Ihrem Klienten nicht zu schnell zu viele Fragen! Lassen Sie ihn tiefer in die Konzentration eintauchen. Oft wird Ihr Klient einige Zeit brauchen, bevor er in der Lage ist auszudrücken (nicht unbedingt durch Worte), ob die behandelten Punkte relevant sind oder nicht. Sie werden oftmals erst bei der zweiten Runde in der Sie die Punkte behandeln „zuverlässige" Reaktionen von Ihrem Klienten erhalten. Stellen Sie knappe Fragen wie: „Hier?" „Gut?" „Schmerzhaft?". Wenn die Linien und die Punkte relevant und effektiv sind, fahren Sie mit der Behandlung fort - Sie haben die richtige Routine ausgewählt.

ROUTINE 23 (SEITE 118)

Handgelenkschmerzen an der Linie des kleinen Fingers

- Die Schmerzen treten an der ulnaren Seite der inneren Handgelenkbeuge auf, auf der Linie des kleinen Fingers.
- Die Schmerzen werden verstärkt durch Bewegung oder das Benutzen von Hand und Arm.
- Die Kleinfinger-Linie und die mittlere Innenarm-Linie sind oft verhärtet und bedürfen der Behandlung.
- Druck auf den Punkten dieser Linien strahlt oft in das Schmerzzentrum aus.

LOKALISATION DER BESCHWERDEN

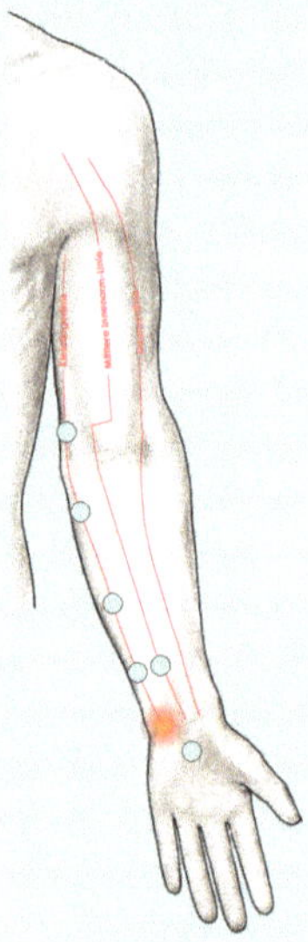

ROUTINE 24 (SEITE 120)

Handgelenkschmerzen an der Daumenlinie

- Der Schmerz tritt an der radialen Seite der inneren Handgelenkbeuge, auf der Daumenlinie auf.
- Die Schmerzen werden verstärkt durch Bewegung oder das Benutzen von Hand und Arm.
- Die Daumenlinie und die mittlere Innenarm-Linie sind oft verhärtet und bedürfen der Behandlung.
- Druck auf den Punkten dieser Linien strahlt oft in das Schmerzzentrum aus.

LOKALISATION DER BESCHWERDEN

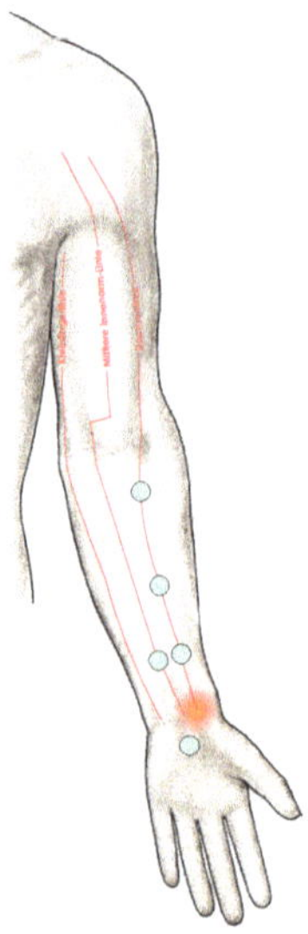

ROUTINE 25 (SEITE 122)	ROUTINE 26 (SEITE 124)

Handgelenkschmerzen an der Mittelfingerlinie

- Die Schmerzen treten am Mittelpunkt der dorsalen Handgelenkbeuge, auf der Mittelfingerlinie auf.
- Die Schmerzen werden verstärkt durch Bewegung oder das Benutzen von Hand und Arm.
- Die Mittelfingerlinie und die mittlere Innenarm-Linie sind oft verhärtet und bedürfen der Behandlung.
- Druck auf den Punkten dieser Linien strahlt oft in das Schmerzzentrum aus.

Geschwollenes Handgelenk

- Das Handgelenk ist geschwollen, mit oder ohne Schmerzen.
- Wenn das Handgelenk schmerzlos geschwollen ist, kann die Ursache das Schlafen auf dem Arm sein oder ein Lymphproblem.
- Wenn Schmerzen auftreten, kann sich das Schmerzzentrum an einem, zwei oder drei der folgenden Areale befinden: Die ulnare Seite der inneren Handgelenkbeuge (Kleinfingerlinie), die radiale Seite der inneren Handgelenkbeuge (Daumenlinie), der Mittelpunkt der dorsalen Handgelenkbeuge (Mittelfingerlinie), oder um das gesamte Handgelenk herum.
- Das geschwollene Areal kann erwärmt und druckempfindlich sein.

LOKALISATION DER BESCHWERDEN

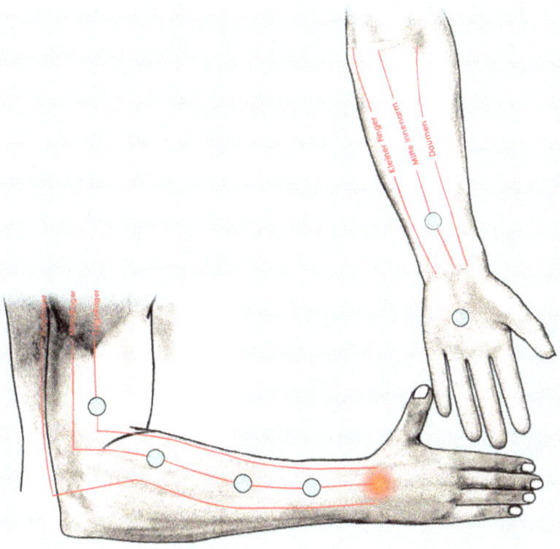

LOKALISATION DER BESCHWERDEN

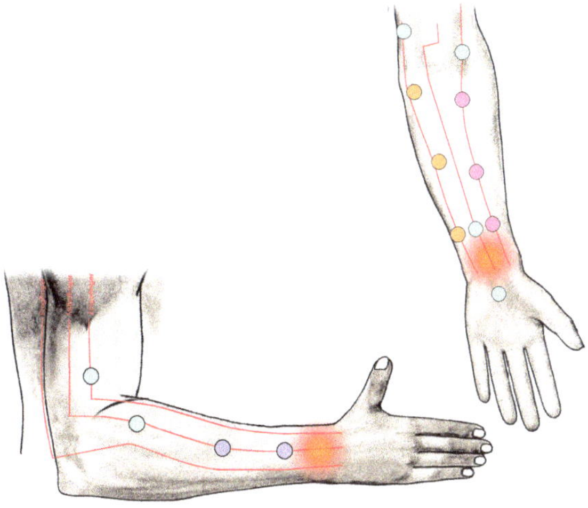

Routine - 23 HANDGELENK

Handgelenkschmerzen an der Kleinfingerlinie

● ein seltenes Beschwerdebild

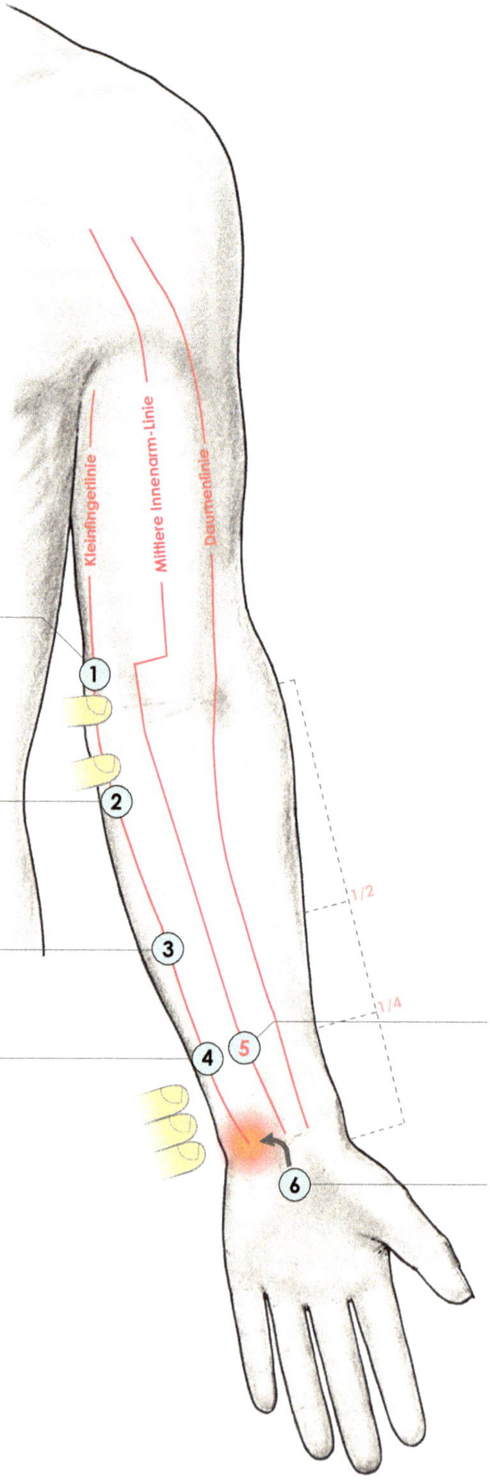

Problembeschreibung:

- *Die Schmerzen treten an der ulnaren Seite der inneren Handgelenkbeuge, auf der Mittelfingerlinie auf.*
- *Die Schmerzen werden verstärkt durch Bewegung oder das Benutzen von Hand und Arm.*
- *Die Kleinfinger-Linie und die mittlere Innenarm-Linie sind oft verhärtet und bedürfen der Behandlung.*
- *Druck auf den Punkten dieser Linien strahlt oft in das Schmerzzentrum aus.*

Behandlungsschritte

1. Massage des Arms

Bitten Sie Ihren Klienten sich entweder auf den Rücken zu legen oder sich mit gekreuzten oder gestreckten Beinen zu setzen. Wenn es für den Klienten unbequem ist auf dem Boden zu sitzen verwenden Sie ein Kissen, einen Hocker oder einen Stuhl. Massieren Sie den Arm. Sie können jede, Ihnen vertraute Technik anwenden. Setzen Sie Ihr Körpergewicht ein. Beginnen Sie an der Achselhöhle und massieren Sie den Arm bis zum Handgelenk und wieder zurück - 1, 2, oder 3-mal. Thai-Massage-Praktiker verwenden Handballendruck an der Innen- und Außenseite des Arms.

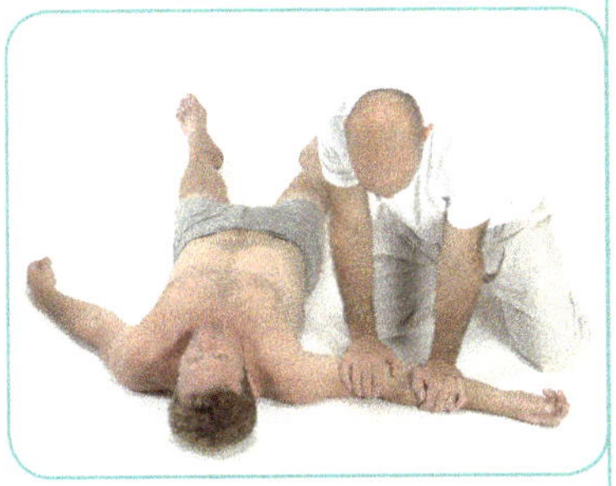

2. Daumendruck auf den Therapielinien

Behandeln Sie die Kleinfingerlinie und die Mittlere Innenarm-Linie, von der Achselhöhle bis zum Handgelenk und wieder zurück - 1, 2 oder 3-mal. Sie können jede, Ihnen vertraute Technik anwenden. Thai-Massage-Praktiker verwenden Daumendruck auf den Linien.

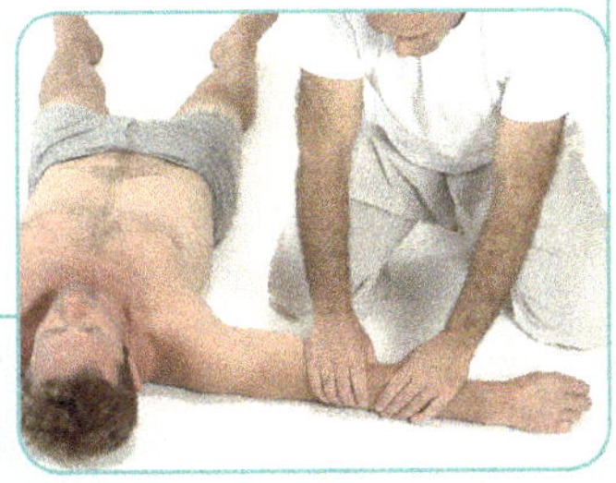

3. Therapiepunkte

Drücken Sie die Punkte ① bis ⑥ mit Ihren Daumen. Wiederholen Sie den Daumendruck auf den Punkten so lange, wie sich die Beschwerden bessern, bis zu maximal 10 Wiederholungen. Hören Sie mit der Behandlung auf, wenn die Punkte empfindlich werden. Verwenden Sie so viel Druck wie es für Ihren Klienten angemessen ist.

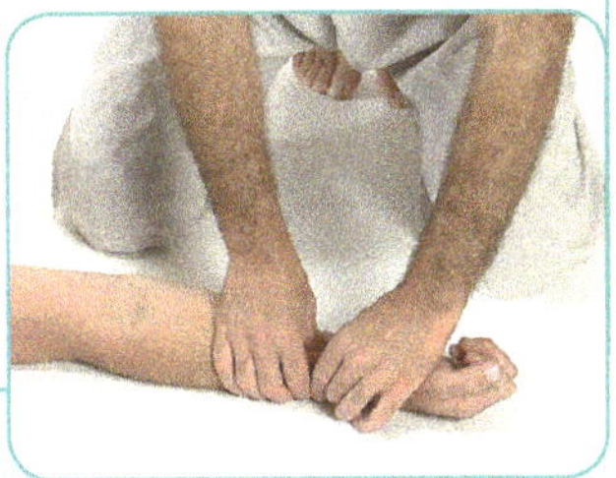

Optionale ergänzende Maßnahmen

4. Öffnen und Schließen der Faust

Der Klient kann seine Faust öffnen und schließen während Sie die Punkte drücken, um die Effektivität der Behandlung zu steigern.

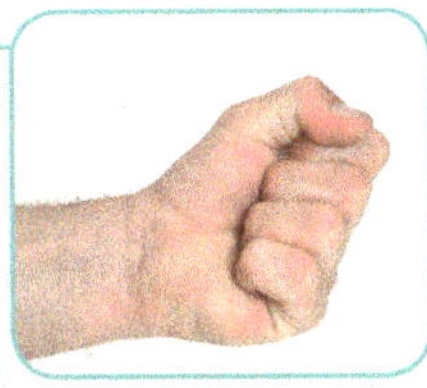

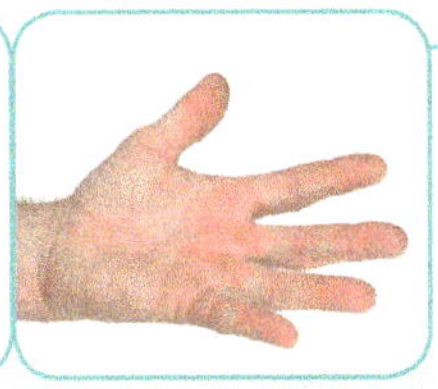

5. Nacken- und Schulterbehandlung

Geben Sie Ihrem Klienten eine vollständige Behandlung des Nackens, der Schultern und des oberen Rückens.

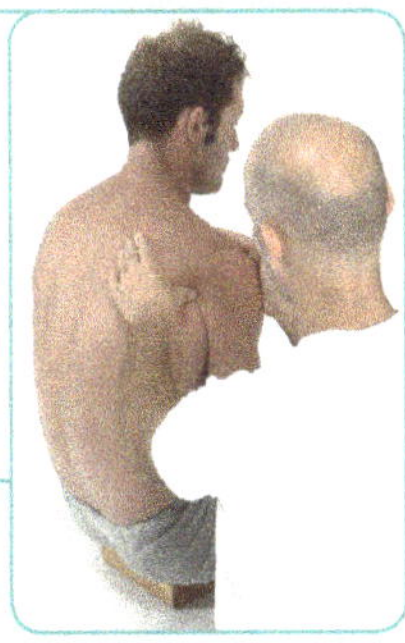

6. Arm- und Handgelenkdehnungen

Wenn Sie akute Schmerzen am Handgelenk behandeln, massieren Sie die Linien aber verwenden Sie keine Dehnungen. Bei nicht-akuten Fällen können Sie verschiedene Dehnungen des gesamten Arms, sowie Rotationen, Dehnung und Traktion des Handgelenks anwenden.

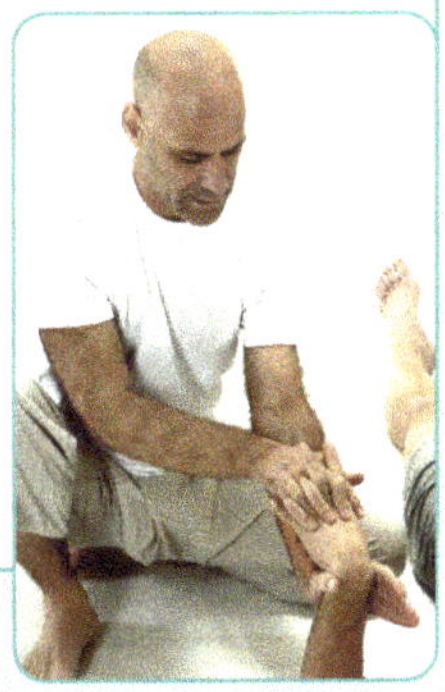

Vorsichtsmaßnahmen:

- *Konsultieren Sie einen Spezialisten, bevor Sie akute oder unklare Beschwerden behandeln.*
- *Üben Sie keinen direkten Druck auf das Schmerzzentrum aus.*
- *Wenn Sie akute Handgelenkbeschwerden behandeln, vermeiden Sie Dehnungen.*
- *Wiederholen Sie die Behandlung täglich bis zur Genesung. In nicht-akuten Fällen behandeln Sie zweimal pro Woche.*
- *Wiederholen Sie die Behandlung erst, nachdem der Klient keine Schmerzen von der vorigen Behandlung mehr hat (falls das der Fall war).*
- *Weisen Sie Ihren Klienten an, schmerzhafte Tätigkeiten oder Haltungen zu vermeiden.*

Routine - 24 HANDGELENK

Handgelenkschmerzen an der Daumenlinie

● ein seltenes Beschwerdebild

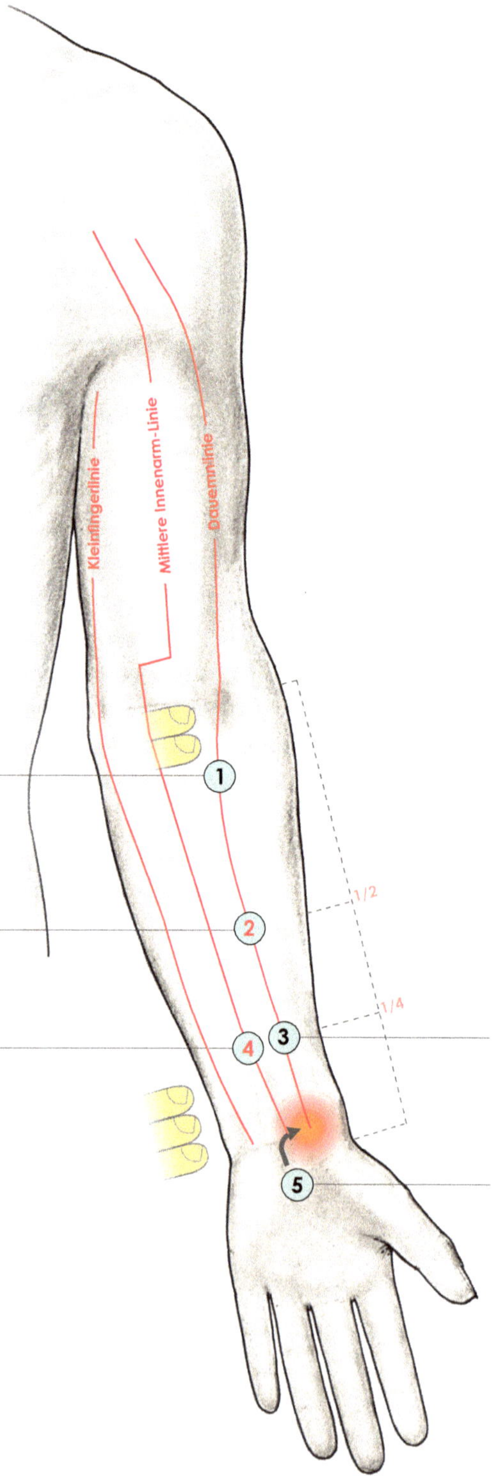

Daumen-3
2 Finger unter der großen Vertiefung des Ellenbogens • In der Vertiefung zwischen M. brachioradialis und M. flexor carpi radialis • drücken Sie gegen den Knochen • strahlt zum Daumen aus

Daumen-2 (Lu-6 Region)
auf ½ Weg zwischen Handgelenk und Ellenbogen • in der Vertiefung direkt medial zum Radius, zwischen M. brachioradialis und M. flexor carpi radialis

Mitte Innenarm-1 (P-5)
auf ¼ des Weges (3 Finger) vom Handgelenk zum Ellenbogen • in einer Vertiefung zwischen den beiden Sehnen des M. palmaris longus und M. flexor carpi radialis

Daumen-1
auf ¼ des Weges (3 Finger) vom Handgelenk zum Ellenbogen • in einer Vertiefung zwischen dem Radius und der Sehne des M. flexor carpi radialis

Handgelenk – Handfläche
1 Finger unter der Handgelenkbeuge • an der palmaren Kante des Retinaculum flexorum • drücken Sie einwärts und schieben dann in Richtung der schmerzhaften Region

Problembeschreibung:

- *Der Schmerz tritt an der radialen Seite der inneren Handgelenkbeuge, auf der Daumenlinie auf.*
- *Die Schmerzen werden verstärkt durch Bewegung oder das Benutzen von Hand und Arm.*
- *Die Daumenlinie und die mittlere Innenarm-Linie sind oft verhärtet und bedürfen der Behandlung.*
- *Druck auf den Punkten dieser Linien strahlt oft in das Schmerzzentrum aus.*

Behandlungsschritte

1. Massage des Arms

Bitten Sie Ihren Klienten sich entweder auf den Rücken zu legen oder sich mit gekreuzten oder gestreckten Beinen zu setzen. Wenn es für den Klienten unbequem ist auf dem Boden zu sitzen verwenden Sie ein Kissen, einen Hocker oder einen Stuhl. Massieren Sie den Arm. Sie können jede, Ihnen vertraute Technik anwenden. Setzen Sie Ihr Körpergewicht ein. Beginnen Sie an der Achselhöhle und massieren Sie den Arm bis zum Handgelenk und wieder zurück - 1, 2, oder 3-mal. Thai-Massage-Praktiker verwenden Handballendruck an der Innen- und Außenseite des Arms.

2. Daumendruck auf den Therapielinien

Behandeln Sie die Daumenlinie und die Mittlere Innenarm-Linie, von der Achselhöhle bis zum Handgelenk und wieder zurück - 1, 2 oder 3-mal. Sie können jede, Ihnen vertraute Technik anwenden. Thai-Massage-Praktiker verwenden Daumendruck auf den Linien.

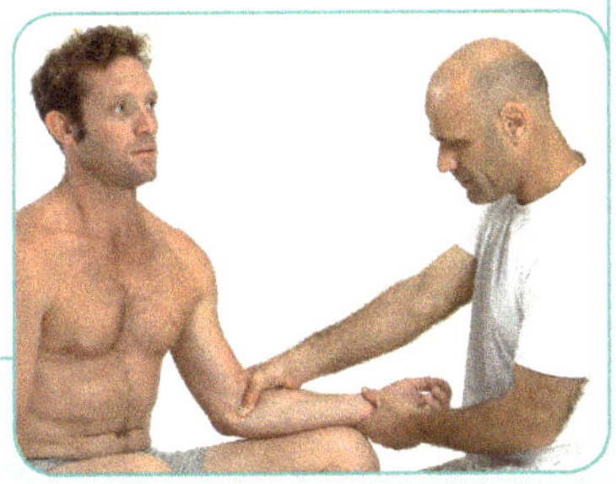

3. Therapiepunkte

Drücken Sie die Punkte ① bis ⑤ mit Ihren Daumen. Wiederholen Sie den Daumendruck auf den Punkten so lange, wie sich die Beschwerden bessern, bis zu maximal 10 Wiederholungen. Hören Sie mit der Behandlung auf, wenn die Punkte empfindlich werden. Verwenden Sie so viel Druck wie es für Ihren Klienten angemessen ist.

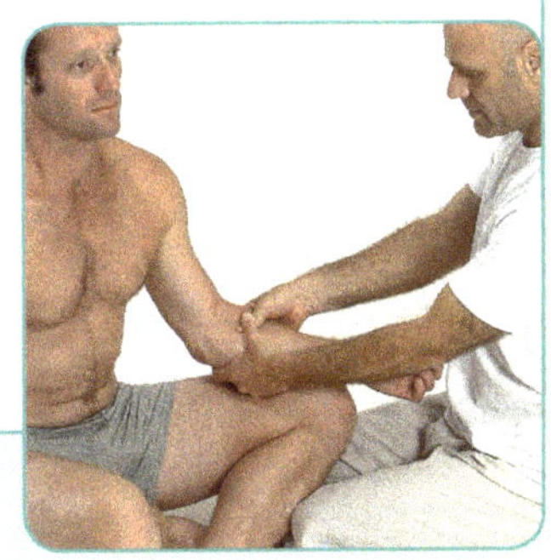

Optionale ergänzende Maßnahmen

4. Öffnen und Schliessen der Faust

Der Klient kann seine Faust öffnen und schließen während Sie die Punkte drücken, um die Effektivität der Behandlung zu steigern.

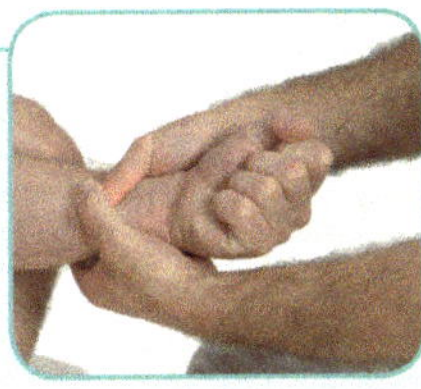

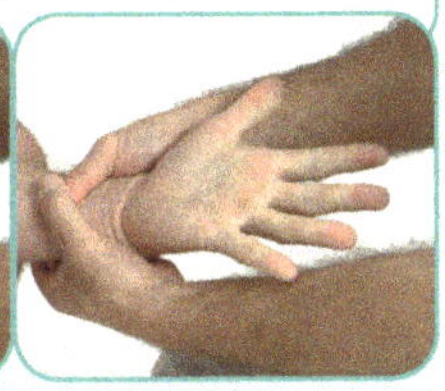

5. Nacken- und Schulterbehandlung

Geben Sie Ihrem Klienten eine vollständige Behandlung des Nackens, der Schultern und des oberen Rückens.

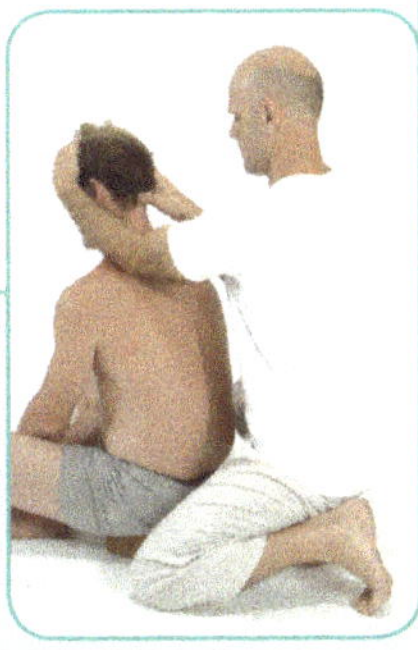

6. Arm- und Handgelenkdehnungen

Wenn Sie akute Schmerzen am Handgelenk behandeln, massieren Sie die Linien aber verwenden Sie keine Dehnungen. Bei nicht-akuten Fällen können Sie verschiedene Dehnungen des gesamten Arms, sowie Rotationen, Dehnung und Traktion des Handgelenks anwenden.

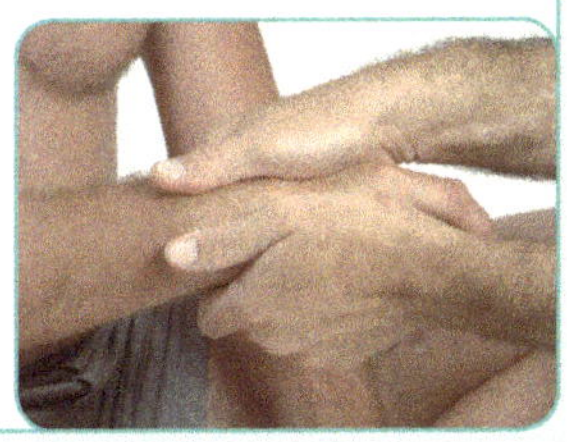

Vorsichtsmaßnahmen:

- *Konsultieren Sie einen Spezialisten, bevor Sie akute oder unklare Beschwerden behandeln.*
- *Üben Sie keinen direkten Druck auf das Schmerzzentrum aus.*
- *Wenn Sie akute Handgelenkbeschwerden behandeln, vermeiden Sie Dehnungen.*
- *Wiederholen Sie die Behandlung täglich bis zur Genesung. In nicht-akuten Fällen behandeln Sie zweimal pro Woche.*
- *Wiederholen Sie die Behandlung erst, nachdem der Klient keine Schmerzen von der vorigen Behandlung mehr hat (falls das der Fall war).*
- *Weisen Sie Ihren Klienten an, schmerzhafte Tätigkeiten oder Haltungen zu vermeiden.*

Handgelenkschmerzen an der Mittelfingerlinie

●● ein häufiges Beschwerdebild

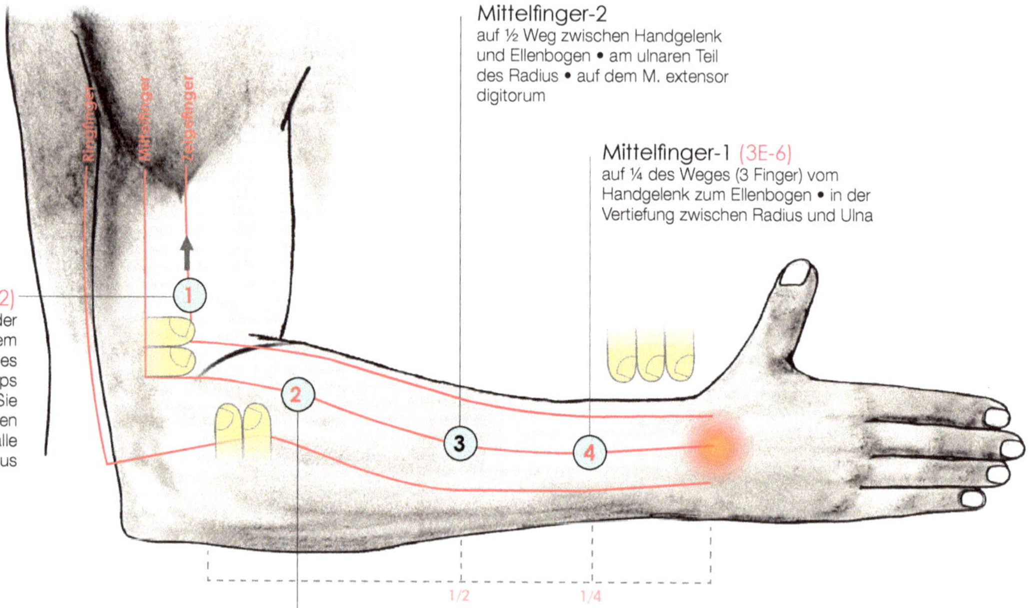

Mittelfinger-2
auf ½ Weg zwischen Handgelenk und Ellenbogen • am ulnaren Teil des Radius • auf dem M. extensor digitorum

Mittelfinger-1 (3E-6)
auf ¼ des Weges (3 Finger) vom Handgelenk zum Ellenbogen • in der Vertiefung zwischen Radius und Ulna

Zeigefinger-4 (Di-12)
2 Finger über der Ellenbogenbeuge • auf dem anteriolateralen Teil des Humerus • zwischen Bizeps und Trizeps • schieben Sie zuerst aufwärts und drücken Sie dann • strahlt in alle Finger aus

Mittelfinger-3 (Di-10)
2 Finger unter dem lateralen Ende der Ellenbogenbeuge, wenn der Arm angewinkelt ist • in der leichten Vertiefung zwischen den Mm. extensor digitorum und extensor carpi radialis

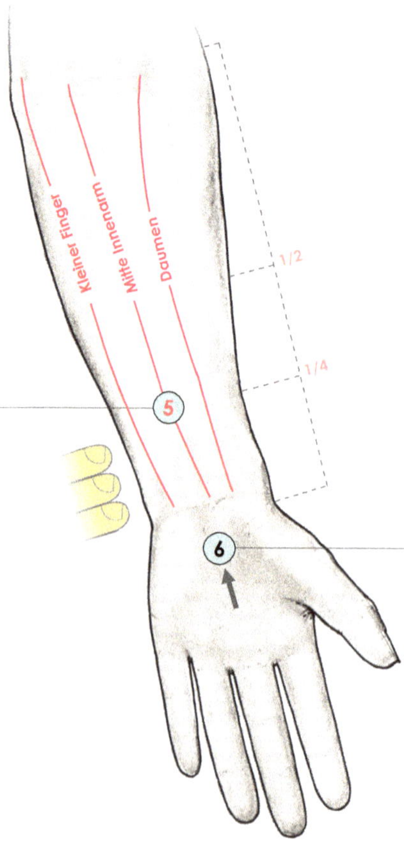

Mitte Innenarm-1 (P-5)
auf ¼ des Weges (3 Finger) vom Handgelenk zum Ellenbogen • in einer Vertiefung zwischen den beiden Sehnen des M. palmaris longus und M. flexor carpi radialis

Handgelenk – Handfläche
1 Finger unter der Handgelenkbeuge • an der palmaren Kante des Retinaculum flexorum • drücken Sie einwärts und schieben dann in Richtung der schmerzhaften Region

Problembeschreibung:

- *Die Schmerzen treten am Mittelpunkt der dorsalen Handgelenkbeuge auf der Mittelfingerlinie auf.*
- *Die Schmerzen werden verstärkt durch Bewegung oder das Benutzen von Hand und Arm.*
- *Die Mittelfingerlinie und die mittlere Innenarm-Linie sind oft verhärtet und bedürfen der Behandlung.*
- *Druck auf den Punkten dieser Linien strahlt oft in das Schmerzzentrum aus.*

Behandlungsschritte

1. Massage des Arms

Bitten Sie Ihren Klienten sich entweder auf den Rücken zu legen oder sich mit gekreuzten oder gestreckten Beinen zu setzen. Wenn es für den Klienten unbequem ist auf dem Boden zu sitzen verwenden Sie ein Kissen, einen Hocker oder einen Stuhl. Massieren Sie den Arm. Sie können jede, Ihnen vertraute Technik anwenden. Setzen Sie Ihr Körpergewicht ein. Beginnen Sie an der Achselhöhle und massieren Sie den Arm bis zum Handgelenk und wieder zurück - 1, 2, oder 3-mal. Thai-Massage-Praktiker verwenden Handballendruck an der Innen- und Außenseite des Arms.

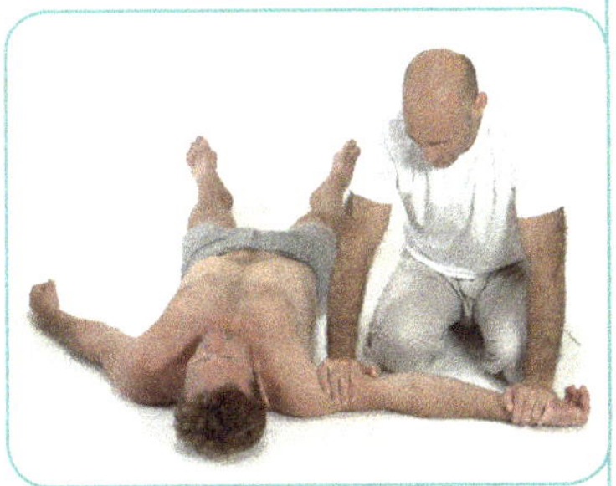

2. Daumendruck auf den Therapielinien

Behandeln Sie die Mittelfingerlinie und die Mittlere Innenarm-Linie, von der Achselhöhle bis zum Handgelenk und wieder zurück - 1, 2 oder 3-mal. Sie können jede, Ihnen vertraute Technik anwenden. Thai-Massage-Praktiker verwenden Daumendruck auf den Linien.

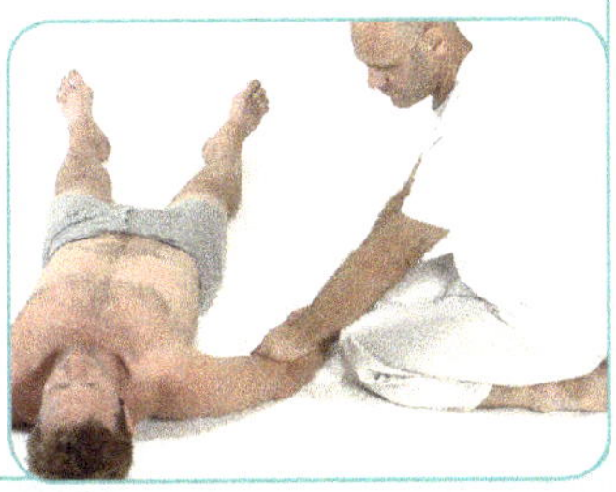

3. Therapiepunkte

Drücken Sie die Punkte (1) bis (6) mit Ihren Daumen. Wiederholen Sie den Daumendruck auf den Punkten so lange, wie sich die Beschwerden bessern, bis zu maximal 10 Wiederholungen. Hören Sie mit der Behandlung auf, wenn die Punkte empfindlich werden. Verwenden Sie so viel Druck wie es für Ihren Klienten angemessen ist.

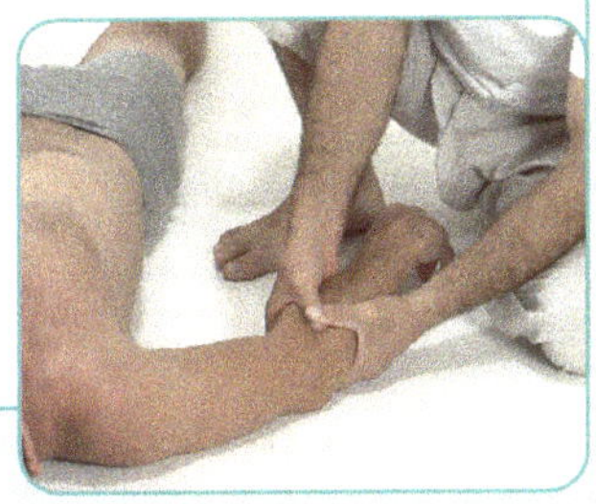

Optionale ergänzende Maßnahmen

4. Öffnen und Schliessen der Faust

Der Klient kann seine Faust öffnen und schließen während Sie die Punkte drücken, um die Effektivität der Behandlung zu steigern.

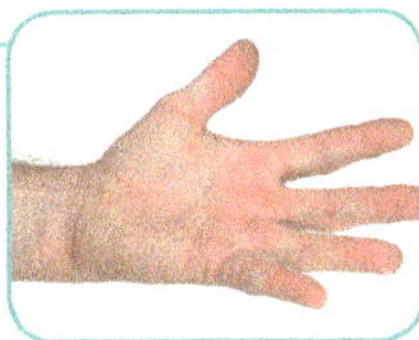

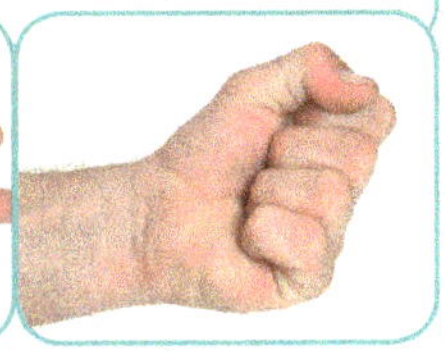

5. Nacken- und Schulterbehandlung

Geben Sie Ihrem Klienten eine vollständige Behandlung des Nackens, der Schultern und des oberen Rückens.

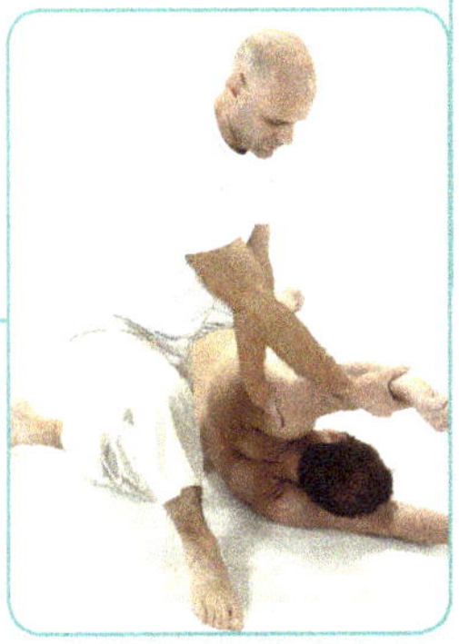

6. Arm- und Handgelenkdehnungen

Wenn Sie akute Schmerzen am Handgelenk behandeln, massieren Sie die Linien aber verwenden Sie keine Dehnungen. Bei nicht-akuten Fällen können Sie verschiedene Dehnungen des gesamten Arms, sowie Rotationen, Dehnung und Traktion des Handgelenks anwenden.

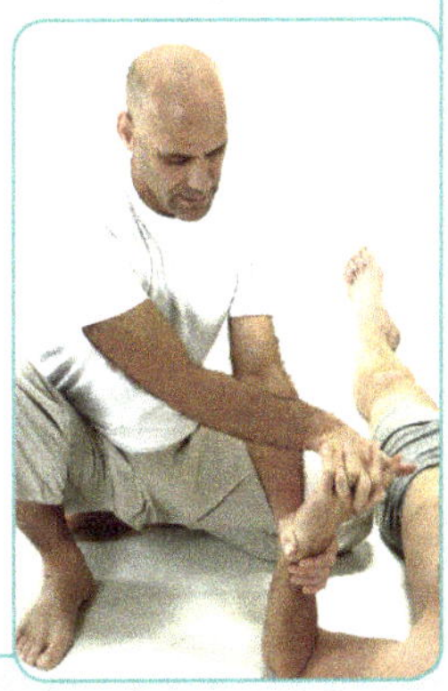

Vorsichtsmaßnahmen:

- *Konsultieren Sie einen Spezialisten, bevor Sie akute oder unklare Beschwerden behandeln.*
- *Üben Sie keinen direkten Druck auf das Schmerzzentrum aus.*
- *Wenn Sie akute Handgelenkbeschwerden behandeln, vermeiden Sie Dehnungen.*
- *Wiederholen Sie die Behandlung täglich bis zur Genesung. In nicht-akuten Fällen behandeln Sie zweimal pro Woche.*
- *Wiederholen Sie die Behandlung erst, nachdem der Klient keine Schmerzen von der vorigen Behandlung mehr hat (falls das der Fall war).*
- *Weisen Sie Ihren Klienten an, schmerzhafte Tätigkeiten oder Haltungen zu vermeiden.*

Routine - 26 HANDGELENK

Geschwollenes Handgelenk

● ein seltenes Beschwerdebild

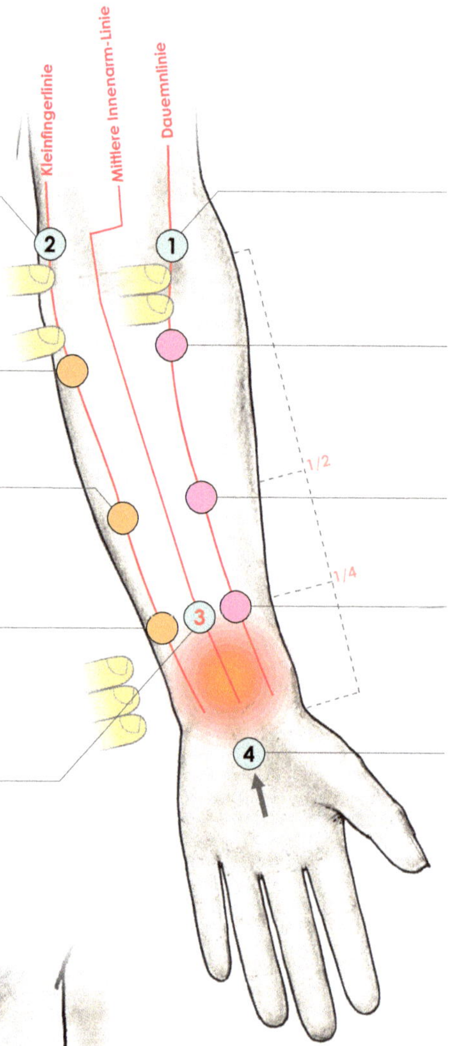

Kleiner Finger-4
1 Finger über dem medialen Epicondylus des Ellenbogens • auf dem medialen Kopf des Trizeps • drücken Sie gegen den Knochen • strahlt aus zum Handgelenk und kleinen Finger

Kleiner Finger-3
1 Finger unter dem medialen Epicondylus des Ellenbogens • auf der Sehne des M. flexor carpi ulnaris • strahlt zum kleinen Finger aus

Kleiner Finger-2
auf ½ Weg zwischen Ellenbogen und Handgelenk • in der leichten Vertiefung zwischen M. palmaris longus und M. flexor carpi ulnaris

Kleiner Finger-1
auf ¼ des Weges (3 Finger) vom Handgelenk zum Ellenbogen • in der Vertiefung zwischen den Sehnen des M. palmaris longus und M. flexor carpi ulnaris

Mitte Innenarm-1 (P-5)
auf ¼ des Weges (3 Finger) vom Handgelenk zum Ellenbogen • in einer Vertiefung zwischen den beiden Sehnen des M. palmaris longus und M. flexor carpi radialis

Daumen-5
ein Akupressurpunkt über der großen Vertiefung des Ellenbogens • unterhalb und lateral zur unteren Grenze des Bizeps, wenn der Ellenbogen halb angewinkelt ist (90o) • drücken Sie den M. brachialis in Richtung des Knochens

Daumen-3
2 Finger unter der großen Vertiefung des Ellenbogens • In der Vertiefung zwischen M. brachioradialis und M. flexor carpi radialis • drücken Sie gegen den Knochen • strahlt zum Daumen aus

Daumen-2 (Lu-6 Region)
auf ½ Weg zwischen Handgelenk und Ellenbogen • in der Vertiefung direkt medial zum Radius, zwischen M. brachioradialis und M. flexor carpi radialis

Daumen-1
auf ¼ des Weges (3 Finger) vom Handgelenk zum Ellenbogen • in einer Vertiefung zwischen dem Radius und der Sehne des M. flexor carpi radialis

Handgelenk – Handfläche
1 Finger unter der Handgelenkbeuge • an der palmaren Kante des Retinaculum flexorum • drücken Sie einwärts und schieben dann in Richtung der schmerzhaften Region

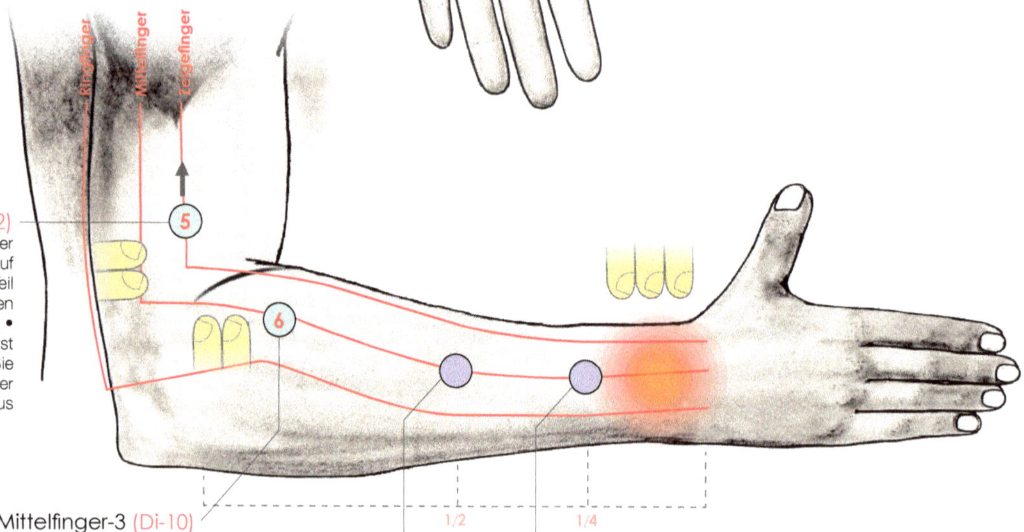

Zeigefinger-4 (Di-12)
2 Finger über der Ellenbogenbeuge • auf dem anteriolateralen Teil des Humerus • zwischen Bizeps und Trizeps • schieben Sie zuerst aufwärts und drücken Sie dann • strahlt in alle Finger aus

Mittelfinger-3 (Di-10)
2 Finger unter dem lateralen Ende der Ellenbogenbeuge, wenn der Arm angewinkelt ist • in der leichten Vertiefung zwischen den Mm. extensor digitorum und extensor carpi radialis

Mittelfinger-2
auf ½ Weg zwischen Handgelenk und Ellenbogen • am ulnaren Teil des Radius • auf dem M. extensor digitorum

Mittelfinger-1 (3E-6)
auf ¼ des Weges (3 Finger) vom Handgelenk zum Ellenbogen • in der Vertiefung zwischen Radius und Ulna

●●● Extrapunkte, siehe Schritt 4

Problembeschreibung:

- *Das Handgelenk ist geschwollen, mit oder ohne Schmerzen.*
- *Wenn das Handgelenk schmerzlos geschwollen ist, kann die Ursache das Schlafen auf dem Arm sein oder ein Lymphproblem.*
- *Wenn Schmerzen auftreten, kann sich das Schmerzzentrum an einem, zwei oder drei der folgenden Areale befinden: Die ulnare Seite der inneren Handgelenkbeuge (Kleinfingerlinie), die radiale Seite der inneren Handgelenkbeuge (Daumenlinie), der Mittelpunkt der dorsalen Handgelenkbeuge (Mittelfingerlinie), oder um das gesamte Handgelenk herum.*
- *Das geschwollene Areal kann erwärmt und druckempfindlich sein.*
- *Die Schmerzen werden bei Bewegung des Handgelenks stärker, es kann auch ein Ruheschmerz auftreten.*

Behandlungsschritte

1. Massage des Arms

Bitten Sie Ihren Klienten sich entweder auf den Rücken zu legen oder sich mit gekreuzten oder gestreckten Beinen zu setzen. Wenn es für den Klienten unbequem ist auf dem Boden zu sitzen verwenden Sie ein Kissen, einen Hocker oder einen Stuhl. Massieren Sie den Arm. Sie können jede, Ihnen vertraute Technik anwenden. Setzen Sie Ihr Körpergewicht ein. Beginnen Sie an der Achselhöhle und massieren Sie den Arm bis zum Handgelenk und wieder zurück - 1, 2, oder 3-mal. Thai-Massage-Praktiker verwenden Handballendruck an der Innen- und Außenseite des Arms.

2. Daumendruck auf den Therapielinien

Behandeln Sie die Daumenlinie, die Mittlere Innenarm-Linie, die Kleinfingerlinie und die Mittelfingerlinie von der Achselhöhle bis zum Handgelenk und wieder zurück - 1, 2 oder 3-mal. Sie können jede, Ihnen vertraute Technik anwenden. Thai-Massage-Praktiker verwenden Daumendruck auf den Linien.

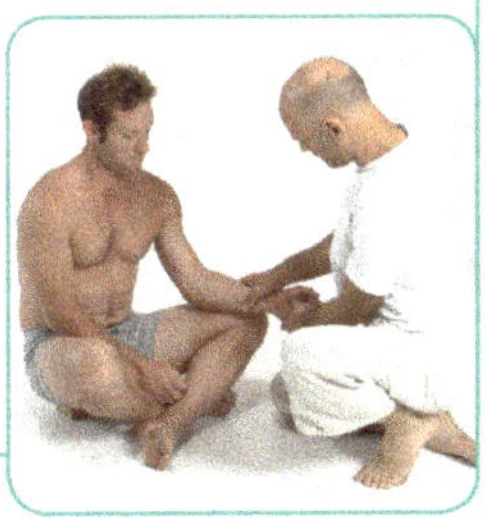

3. Therapiepunkte

Drücken Sie die Punkte (1) bis (6) mit Ihren Daumen. Wiederholen Sie den Daumendruck auf den Punkten so lange, wie sich die Beschwerden bessern, bis zu maximal 10 Wiederholungen. Hören Sie mit der Behandlung auf, wenn die Punkte empfindlich werden. Verwenden Sie so viel Druck wie es für Ihren Klienten angemessen ist.

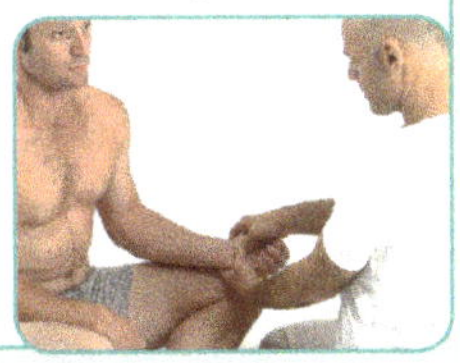

4. Zusätzliche Therapiepunkte - Anwendung bei akuten Schmerzen

Behandeln Sie die orangenen Punkte ◯ mit Daumendruck, bei Schmerzen an der Kleinfingerlinie. Behandeln Sie die pinkfarbenen Punkte ◯, bei Schmerzen an der Daumenlinie, und behandeln Sie die violetten Punkte ◯ bei Schmerzen an der Mittelfingerlinie. Behandeln Sie die orangenen, violetten und pinkfarbenen Punkte bei Schmerzen um das gesamte Handgelenk.

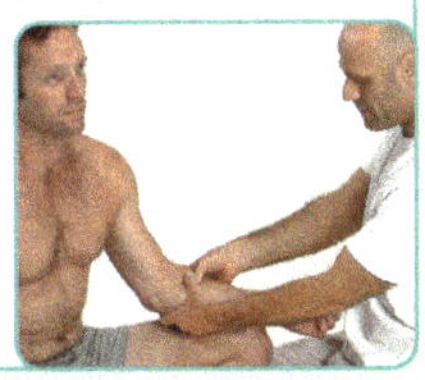

Optionale ergänzende Maßnahmen

5. Öffnen und Schliessen der Faust

Der Klient kann seine Faust öffnen und schließen während Sie die Punkte drücken, um die Effektivität der Behandlung zu steigern.

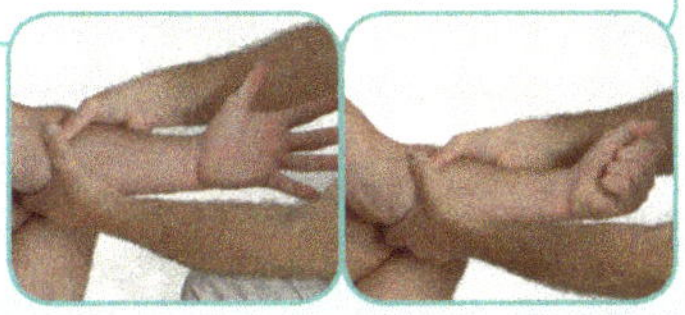

6. Nacken- und Schulterbehandlung

Geben Sie Ihrem Klienten eine vollständige Behandlung des Nackens, der Schultern und des oberen Rückens.

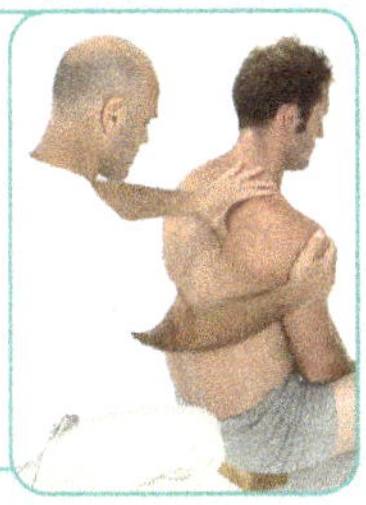

7. Arm- und Handgelenkdehnungen

Wenn Sie akute Schmerzen am Handgelenk behandeln, massieren Sie die Linien aber verwenden Sie keine Dehnungen.
Bei nicht-akuten Fällen können Sie verschiedene Dehnungen des gesamten Arms, sowie Rotationen, Dehnung und Traktion des Handgelenks anwenden.

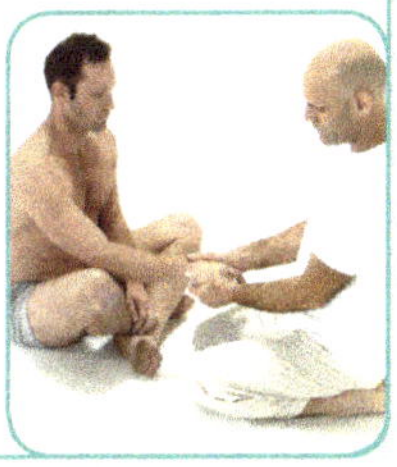

Vorsichtsmaßnahmen:

- *Konsultieren Sie einen Spezialisten, bevor Sie akute oder unklare Beschwerden behandeln.*
- *Üben Sie keinen direkten Druck auf das Schmerzzentrum aus.*
- *Vermeiden Sie Druck auf geschwollene Areale, eine leichte Massage bei nicht akuten Fällen ist empfehlenswert.*
- *Wenn Sie akute Handgelenkbeschwerden behandeln, vermeiden Sie Dehnungen.*
- *Weisen Sie Ihren Klienten an, schmerzhafte Tätigkeiten oder Haltungen zu vermeiden.*
- *Wiederholen Sie die Behandlung täglich bis zur Genesung. In nicht-akuten Fällen behandeln Sie zweimal pro Woche.*
- *Wiederholen Sie die Behandlung erst, nachdem der Klient keine Schmerzen von der vorigen Behandlung mehr hat (falls das der Fall war).*

Behandlungsroutinen dieses Kapitels

Routine - 27 **„Verstauchter Daumen"**
Routine - 28 **„Verstauchter Zeigefinger"**
Routine - 29 **„Verstauchter Mittelfinger"**
Routine - 30 **„Verstauchter Ringfinger"**
Routine - 31 **„Verstauchter kleiner Finger"**

Die Behandlung von Beschwerden der Finger

Die Thai-Routinen in diesem Kapitel werden für die Behandlung von Verstauchungen der Finger angewendet. Dabei handelt es sich um traumatische Verletzungen der Bänder. Auch Verletzungen der Bänder auf Grund von wiederholter Überbelastung werden mit diesen Routinen behandelt, z. B. der schmerzende Daumen eines Massage-Therapeuten, nach einem sehr intensiven Arbeitstag oder nach der Behandlung eines Klienten, der sehr tiefen Druck benötigte.
Die Routine „Verstauchter Daumen" kann auch bei der Behandlung der Quervain-Krankheit erfolgreich sein. Wenden Sie die Routine an, die Sie für Ihren Klienten ausgewählt haben. Wenn der Druck Ihrem Klienten gut tut, kann Ihre Behandlung gute Erfolge bringen. Wenn Sie eine Verbesserung feststellen, fahren Sie mit der Behandlung fort.

Thai-Routine	Mögliche zu Grunde liegende Erkrankungen
Verstauchter kleiner Finger	Verstauchung des Fingers Verletzung der Bänder durch wiederholte Überbelastung
Verstauchter Ringfinger	Verstauchung des Fingers Verletzung der Bänder durch wiederholte Überbelastung
Verstauchter Mittelfinger	Verstauchung des Fingers Verletzung der Bänder durch wiederholte Überbelastung
Verstauchter Zeigefinger	Verstauchung des Fingers Verletzung der Bänder durch wiederholte Überbelastung
Verstauchter Daumen	Verstauchung des Fingers Verletzung der Bänder durch wiederholte Überbelastung Tendovaginitis stenosans de Quervain (Quervain-Krankheit)

Beschwerden der Finger

Verstauchung des Fingers

Traumatische Verletzung, die Schmerzen und Entzündung einschließt. Kann verursacht werden durch einen Sturz oder durch sportliche Aktivitäten, besonders bei Ballsportarten. Betroffen ist meistens das Metacarpophalangealgelenk, beim Daumen kann auch das Carpometacarpalgelenk betroffen sein.

Verletzung der Bänder durch wiederholte Überbelastung

Zu einer nicht-traumatischen Verletzung der Bänder kann es durch wiederholte Belastung bei verschiedenen Sportarten oder beruflichen Tätigkeiten kommen. Überanstrengte, geschwächte Bänder können Symptome wie Schmerzen und/oder Entzündungen hervorrufen. Betroffen ist meistens das Metacarpophalangealgelenk, beim Daumen kann auch das Carpometacarpalgelenk betroffen sein.

Tendovaginitis stenosans de Quervain (Quervain-Krankheit)

Durch Überbeanspruchung sind die Sehnenscheiden auf den Daumenseiten des Handgelenks entzündet und geschwollen, wodurch die Beweglichkeit der Sehnen eingeschränkt wird. Symptome können Schwellungen, Schmerzen und schmerzhafte Spannung entlang der Daumenseite des Handgelenks umfassen, die beim Strecken und Beugen des Daumens, beim Ballen der Faust, beim Fassen oder Greifen von Objekten oder beim Drehen des Handgelenks auftreten. Irritationen des Nervs, der über der Sehne liegt können zu Taubheit auf der Rückseite des Daumens und des Zeigefingers führen. Die Schmerzen können bis zum Ellenbogen reichen.

Kontraindikationen und Warnhinweise

- Dehnungen des Fingers bei akuten Beschwerden. Vorsichtiges Dehnen kann bei chronischen Beschwerden helfen. Bei akuten Beschwerden ist es schädlich.
- Druck auf empfindlichen Linien und Punkten, die Symptome verursachen oder verschlimmern.
- Druck der dazu führt, dass sich Ihr Klient zusammenzieht oder von Ihren Händen weg bewegt

Achtung

Falls eines der folgenden Symptome auftritt, muss der Klient zur Untersuchung an einen Arzt verwiesen werden.

- kürzliches schweres Trauma
- Andauernde oder fortschreitende Schmerzen
- Verformung an einem der Gelenke, diese können auf eine Fraktur hindeuten.
- Anhaltende Schmerzen ohne offensichtlichen Grund, die plötzlich aufteten.
- Alle akuten Beschwerden
- Alle ungewöhnlichen Zeichen

Die Auswahl der Behandlungs-Routine – grundsätzliche Richtlinien

Die Auswahl der passenden Routine für die Behandlung von Beschwerden an einem Finger ist sehr einfach.

1. Finden Sie heraus welcher Finger verletzt ist oder schmerzt

Bitten Sie ihren Klienten, Ihnen zu zeigen, wo die Beschwerden auftreten und welche Bewegungen sie auslösen.

2. Wählen Sie eine der Behandlungsroutinen

Wenn Sie wissen, welcher Finger verletzt oder schmerzhaft ist, sind Sie in der Lage eine Routine auszuwählen (siehe Diagnosetafel).

3. Beginnen Sie mit der Behandlung und prüfen Sie, ob Sie die richtige Routine ausgewählt haben

Achten Sie, während Sie die Punkte drücken auf die Reaktionen Ihres Klienten und prüfen Sie, ob die gewählten Punkte relevant und wirksam sind. Bitte stellen Sie Ihrem Klienten nicht zu schnell zu viele Fragen! Lassen Sie ihn tiefer in die Konzentration eintauchen. Oft wird Ihr Klient einige Zeit brauchen, bevor er in der Lage ist auszudrücken (nicht unbedingt durch Worte), ob die behandelten Punkte relevant sind oder nicht. Sie werden oftmals erst bei der zweiten Runde in der Sie die Punkte behandeln „zuverlässige" Reaktionen von Ihrem Klienten erhalten. Stellen Sie knappe Fragen wie: „Hier?" „Gut?" „Schmerzhaft?". Wenn die Linien und die Punkte relevant und effektiv sind, fahren Sie mit der Behandlung fort - Sie haben die richtige Routine ausgewählt.

ROUTINE 27 (SEITE 130)

Verstauchter Daumen

- Die Schmerzen treten am Carpometacarpalgelenk und/oder dem Metacarpophalangealgelenk des Daumens auf, sowie entlang der Außenseite des Daumens vom Handgelenk bis zum letzten Daumengelenk, und an den palmaren und dorsalen Muskeln an der Basis des Daumens. Manchmal können die Schmerzen bis zum Ellenbogen reichen.
- Die Schmerzen werden bei Belastung oder Bewegung des Daumens stärker, besonders bei forcierter Abduktion, Streckung und Kompression, zum Beispiel durch Daumendruck bei einer Massage.
- Die Ursache für einen verstauchten Daumen kann eine Verletzung oder wiederholte Überlastung sein.

LOKALISATION DER BESCHWERDEN

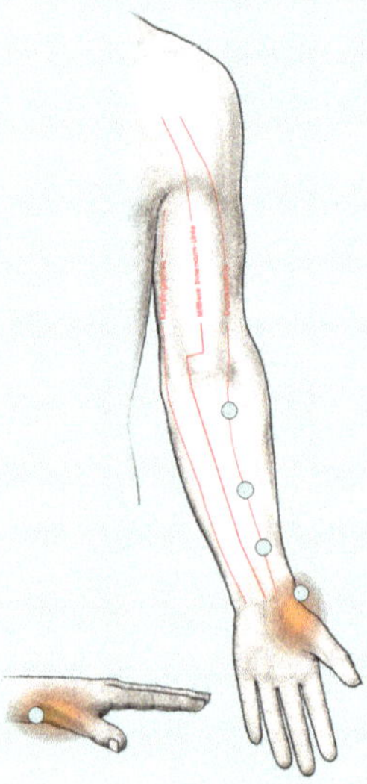

ROUTINE 28 (SEITE 132)

Verstauchter Zeigefinger

- Die Schmerzen treten am Metacarpophalangealgelenk des Zeigefingers auf.
- Die Schmerzen werden bei Bewegung oder Belastung des Zeigefingers stärker.
- Die Ursache für einen verstauchten Zeigefinger ist normalerweise eine Verletzung.

LOKALISATION DER BESCHWERDEN

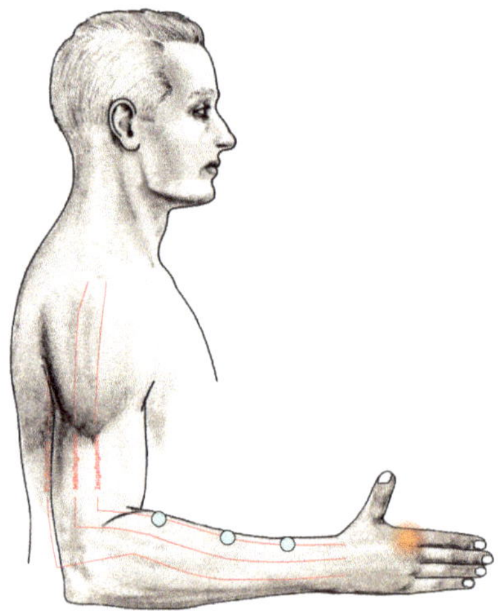

ROUTINE 29 (SEITE 134)

Verstauchter Mittelfinger

- Die Schmerzen treten am Metacarpophalangealgelenk des Mittelfingers auf.
- Die Schmerzen werden bei Bewegung oder Belastung des Mittelfingers stärker.
- Die Ursache für einen verstauchten Mittelfinger ist normalerweise eine Verletzung.

ROUTINE 30 (SEITE 136)

Verstauchter Ringfinger

- Die Schmerzen treten am Metacarpophalangealgelenk des Ringfingers auf.
- Die Schmerzen werden bei Bewegung oder Belastung des Ringfingers stärker.
- Die Ursache für einen verstauchten Ringfinger ist normalerweise eine Verletzung.

ROUTINE 31 (SEITE 138)

Verstauchter kleiner Finger

- Die Schmerzen treten am Metacarpophalangealgelenk des kleinen Fingers auf.
- Die Schmerzen werden bei Bewegung oder Belastung des kleinen Fingers stärker.
- Die Ursache für einen verstauchten kleinen Finger ist normalerweise eine Verletzung.

LOKALISATION DER BESCHWERDEN

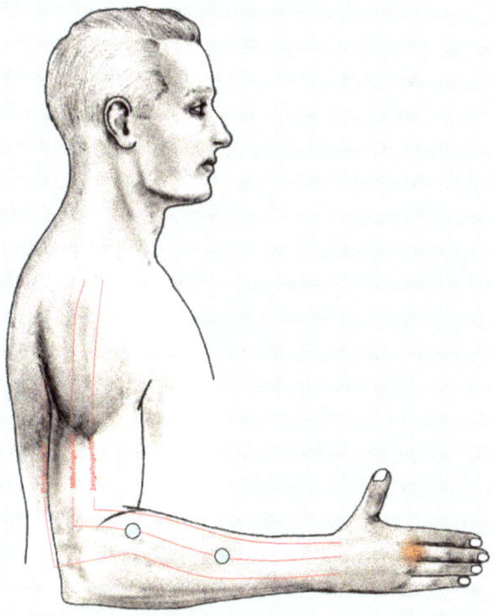

LOKALISATION DER BESCHWERDEN

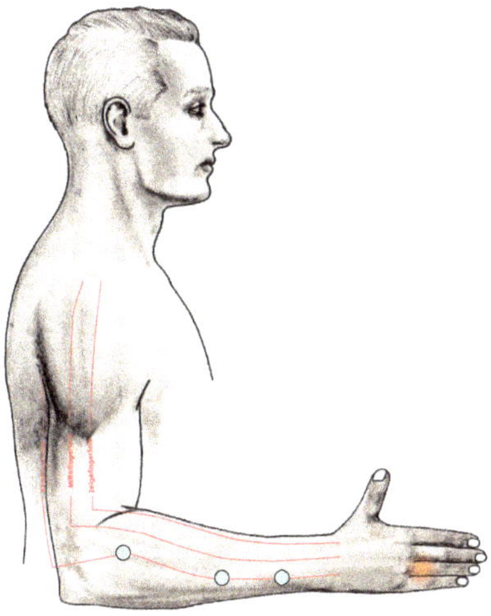

LOKALISATION DER BESCHWERDEN

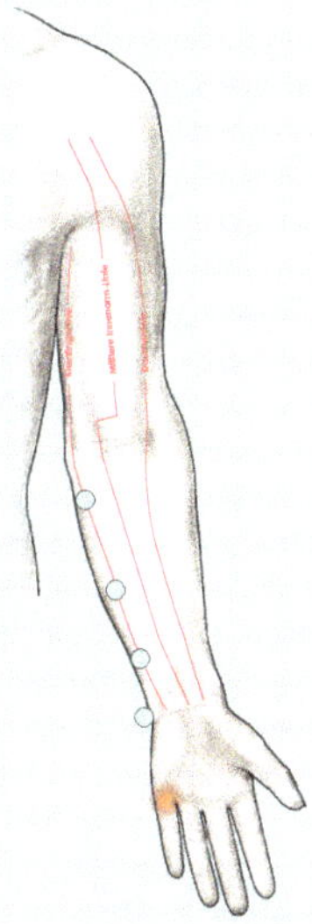

Routine - 27 FINGER

Verstauchter Daumen

●● ein häufiges Beschwerdebild

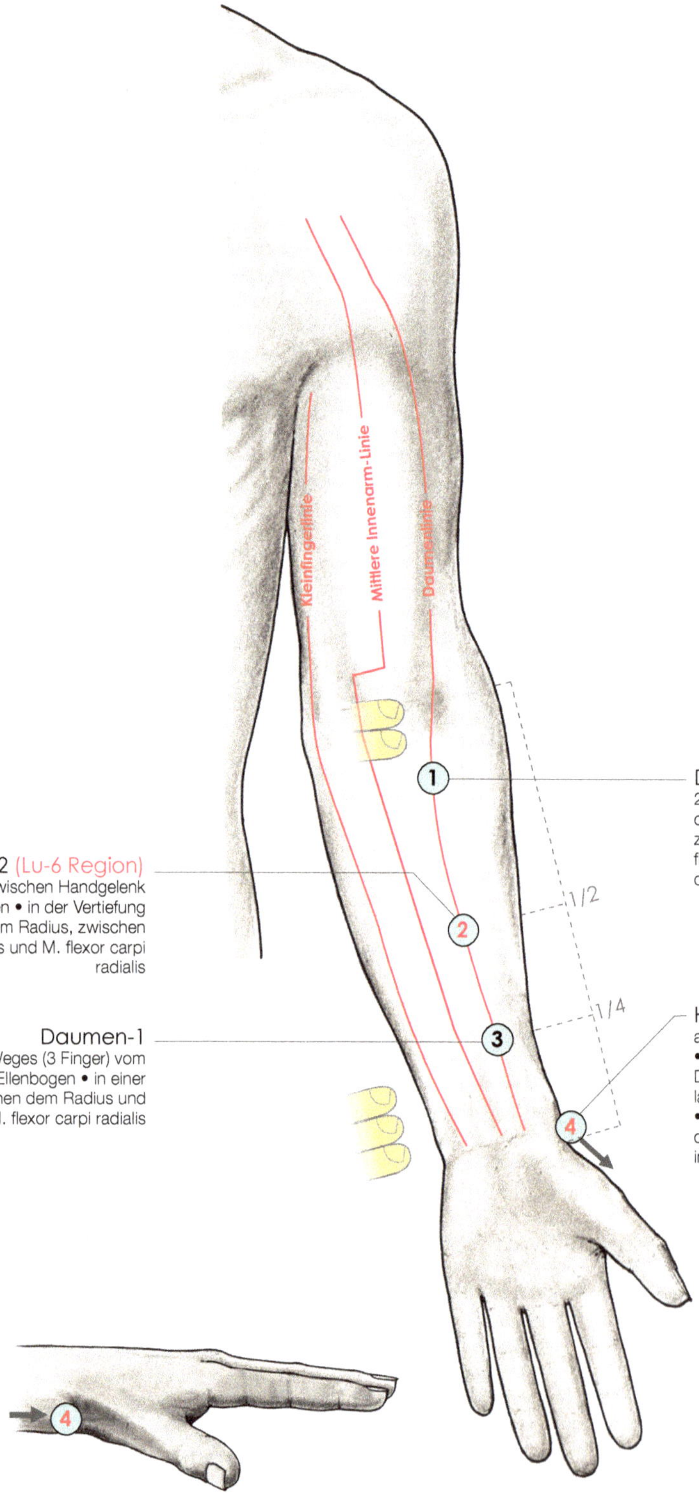

Daumen-3
2 Finger unter der großen Vertiefung des Ellenbogens • In der Vertiefung zwischen M. brachioradialis und M. flexor carpi radialis • drücken Sie gegen den Knochen • strahlt zum Daumen aus

Daumen-2 (Lu-6 Region)
auf ½ Weg zwischen Handgelenk und Ellenbogen • in der Vertiefung direkt medial zum Radius, zwischen M. brachioradialis und M. flexor carpi radialis

Daumen-1
auf ¼ des Weges (3 Finger) vom Handgelenk zum Ellenbogen • in einer Vertiefung zwischen dem Radius und der Sehne des M. flexor carpi radialis

Handgelenk-Daumen (Di-5)
an der radialen Kante des Handgelenks • in der Kuhle, die entsteht, wenn der Daumen gestreckt ist • zwischen den langen und kurzen Daumenstreckern • in der anatomischen Tabatière • drücken Sie in die Vertiefung und dann in Richtung des Daumens

Problembeschreibung:

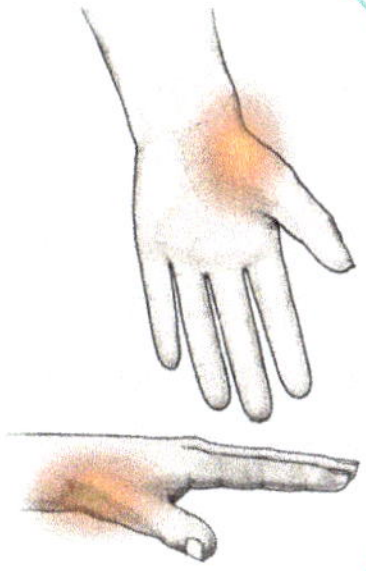

- *Die Schmerzen treten am Carpometacarpalgelenk und/oder dem Metacarpophalangealgelenk des Daumens auf, sowie entlang der Außenseite des Daumens vom Handgelenk bis zum letzten Daumengelenk, und an den palmaren und dorsalen Muskeln an der Basis des Daumens. Manchmal können die Schmerzen bis zum Ellenbogen reichen.*
- *Die Schmerzen werden bei Belastung oder Bewegung des Daumens stärker, besonders bei forcierter Abduktion, Streckung und Kompression, zum Beispiel durch Daumendruck bei einer Massage.*
- *Die Ursache für einen verstauchten Daumen kann eine Verletzung oder wiederholte Überlastung sein.*

Behandlungsschritte

1. Massage der Innenseite des Arms

Bitten Sie Ihren Klienten sich entweder auf den Rücken zu legen oder sich mit gekreuzten oder gestreckten Beinen zu setzen. Wenn es für den Klienten unbequem ist auf dem Boden zu sitzen verwenden Sie ein Kissen, einen Hocker oder einen Stuhl. Massieren Sie die Innenseite des Arms. Sie können jede, Ihnen vertraute Technik anwenden. Setzen Sie Ihr Körpergewicht ein. Beginnen Sie an der Achselhöhle und massieren Sie den Arm bis zum Handgelenk und wieder zurück - 1, 2, oder 3-mal. Thai-Massage-Praktiker verwenden Handballendruck an der Innenseite des Arms.

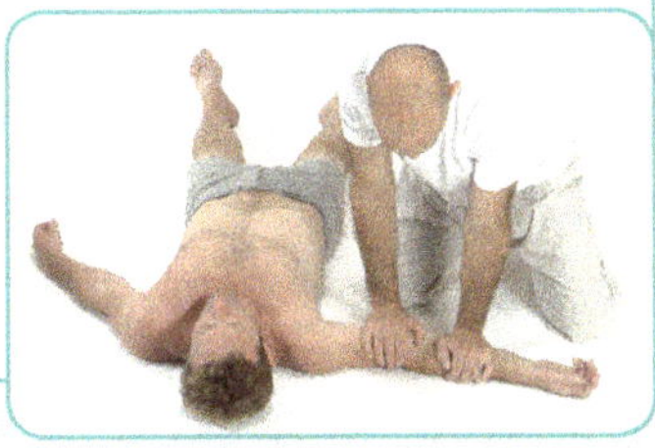

2. Therapielinien der Innenseite des Arms

Behandeln Sie die Daumenlinie vom Ellenbogen bis zum Handgelenk und wieder zurück - 1, 2 oder 3-mal. Sie können jede, Ihnen vertraute Technik anwenden. Thai-Massage-Praktiker verwenden Daumendruck.

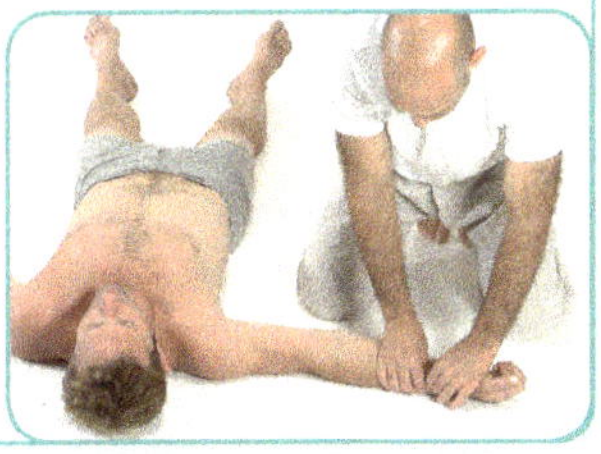

3. Akkupressurpunkte

Stufe a: Drücken Sie die Punkte (1) bis (3) mit Ihren Daumen. Wiederholen Sie den Daumendruck auf den Punkten so lange, wie sich die Beschwerden bessern, bis zu maximal 10 Wiederholungen. Hören Sie mit der Behandlung auf, wenn die Punkte empfindlich werden. Verwenden Sie so viel Druck wie es für Ihren Klienten angemessen ist.

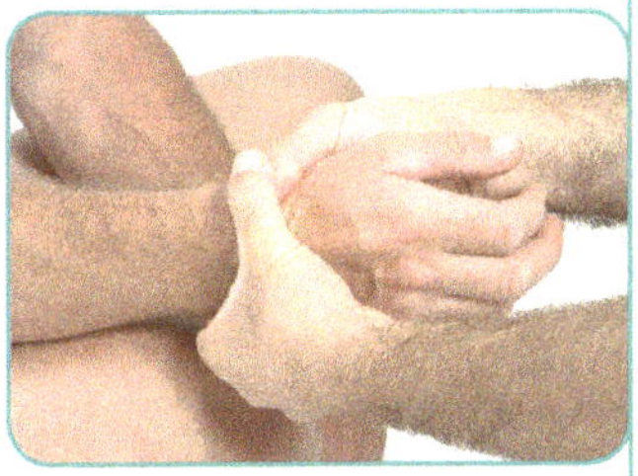

Stufe b: Drücken Sie Punkt (4) mit beiden übereinandergelegten Daumen. Drücken Sie und dann ziehen Sie (siehe Pfeil) das erste Daumengelenk vom Handgelenk weg. Sie können auch die Daumenseite des Handgelenks dehnen (ulnare Deviation).

Optionale ergänzende Maßnahmen

4. Öffnen und Schliessen der Faust

Der Klient kann seine Faust öffnen und schließen während Sie die Punkte drücken, um die Effektivität der Behandlung zu steigern.

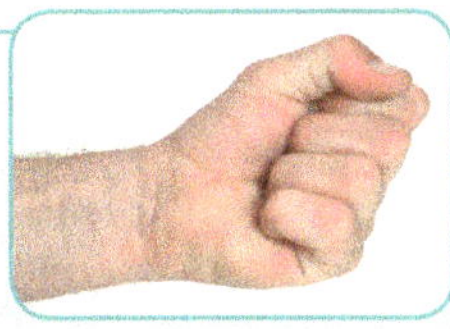

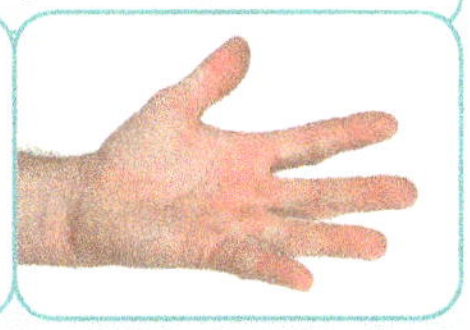

5. Daumenmassage

Massieren Sie die Sehne entlang der Außenseite des Daumens, sowie die palmaren und dorsalen Muskeln an der Basis des Daumens mit kreisenden Bewegungen. Bei nicht-akuten und nicht schwerwiegenden Fällen können Sie den Daumen ziehen und ihn knacken lassen.

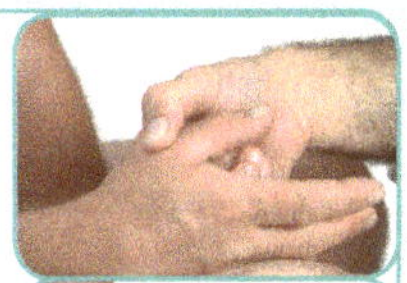

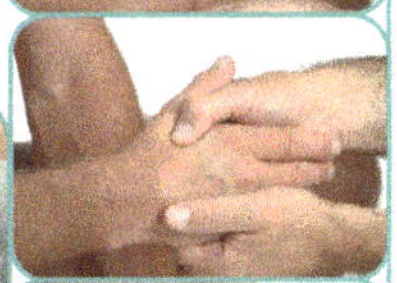

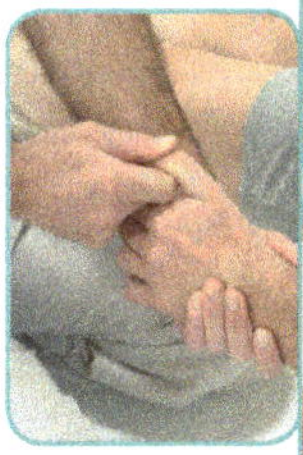

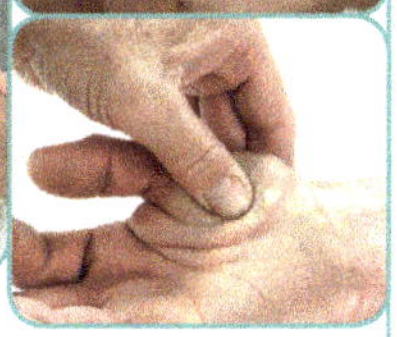

6. Selbstbehandlung

Klienten und Therapeuten, die ihren Daumen häufig in ihrer Praxis beanspruchen, können sich selbst behandeln, indem sie die Linien und Punkte dieser Routine mit ihrem Ellenbogen drücken (außer Punkt 4).

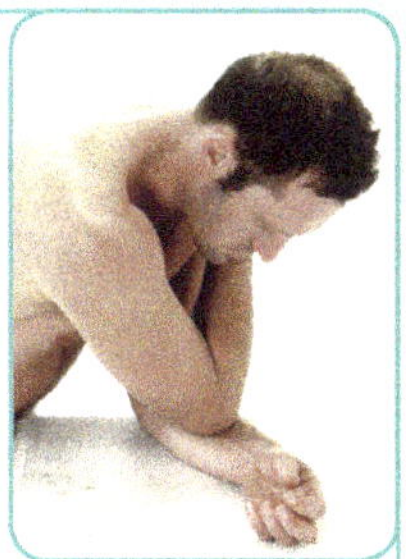

Vorsichtsmaßnahmen:

- *Konsultieren Sie einen Spezialisten, bevor Sie akute oder unklare Beschwerden behandeln.*
- *Wiederholen Sie die Behandlung täglich bis zur Genesung. In nicht-akuten Fällen behandeln Sie zwei mal pro Woche.*
- *Wiederhohlen Sie die Behandlung erst, nachdem der Klient keine Schmerzen von der vorigen Behandlung mehr hat (falls das der Fall war).*
- *Weisen Sie Ihren Klienten an, schmerzhafte Tätigkeiten oder Haltungen zu vermeiden.*

Verstauchter Zeigefinger

● ein seltenes Beschwerdebild

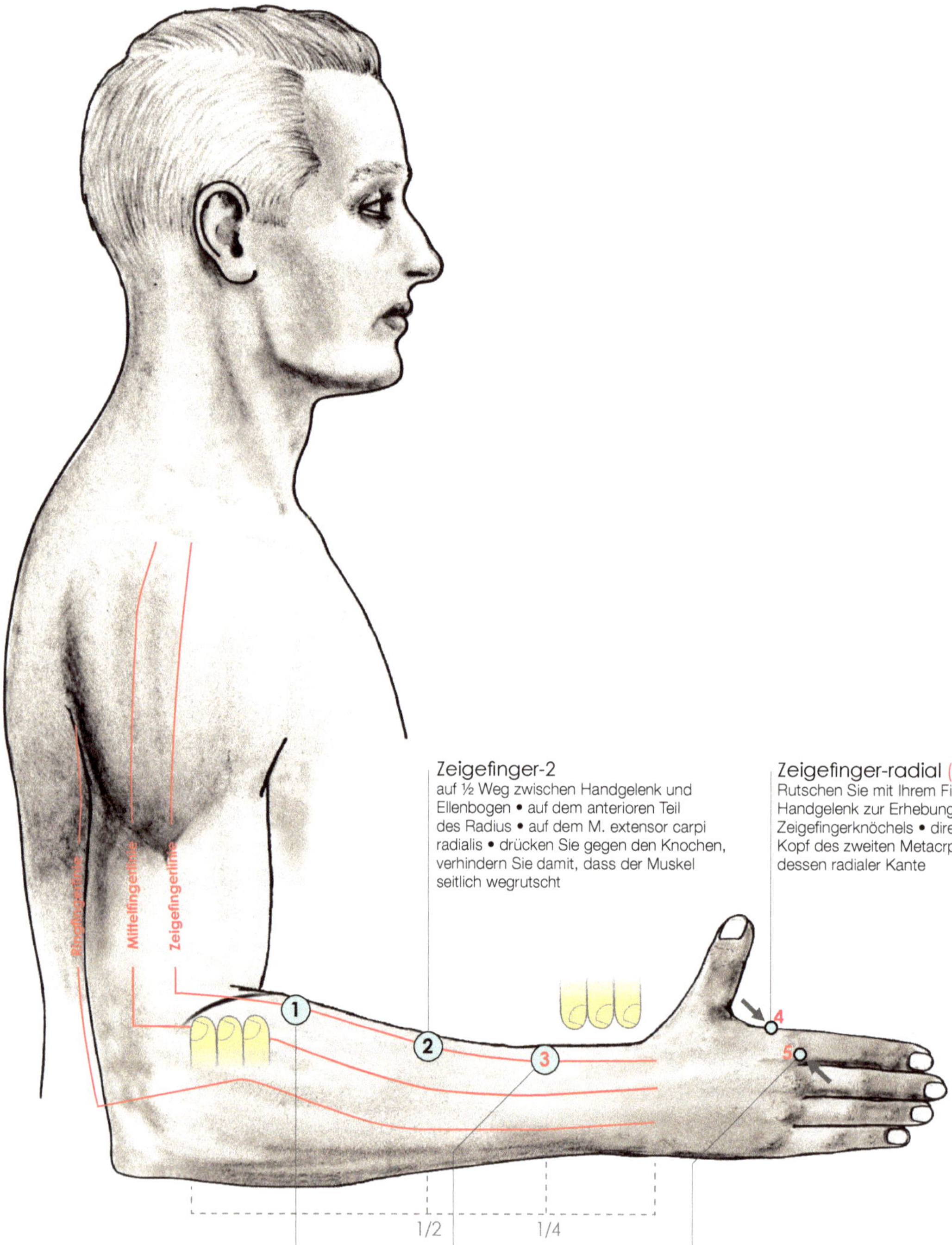

Zeigefinger-2
auf ½ Weg zwischen Handgelenk und Ellenbogen • auf dem anterioren Teil des Radius • auf dem M. extensor carpi radialis • drücken Sie gegen den Knochen, verhindern Sie damit, dass der Muskel seitlich wegrutscht

Zeigefinger-radial (Di-3)
Rutschen Sie mit Ihrem Finger vom Handgelenk zur Erhebung des Zeigefingerknöchels • direkt proximal zum Kopf des zweiten Metacrpalknochens, an dessen radialer Kante

Zeigefinger-3
3 Finger unter der Ellenbogenbeuge • auf dem M. brachioradialis • auf dem anterioren Teil des Radius • drücken Sie gegen den Knochen, verhindern Sie damit, dass der Muskel seitlich wegrutscht • strahlt zum Zeigefinger aus

Zeigefinger-ulnar (Baxie)
drücken Sie in Richtung des Gelenkspalts • in der Furche auf der ulnaren Seite des Zeigefingerknöchels • 1 Finger über dem Punkt an dem sich die Haut von Zeige- und Mittelfinger treffen (wenn die Hand zur Faust geballt ist)

Zeigefinger-1 (Di-6)
auf ¼ des Weges (3 Finger) vom Handgelenk zum Ellenbogen • auf dem anterioren Teil des Radius • auf dem diagonalen M. abductor pollicis longus • drücken Sie gegen den Knochen, verhindern Sie damit, dass der Muskel seitlich wegrutscht

Problembeschreibung:

- *Die Schmerzen treten am Metacarpophalangealgelenk des Zeigefingers auf.*
- *Die Schmerzen werden bei Bewegung oder Belastung des Zeigefingers stärker.*
- *Die Ursache für einen verstauchten Zeigefinger ist normalerweise eine Verletzung.*

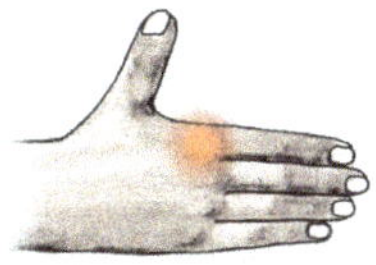

Behandlungsschritte

1. Armmassage

Bitten Sie Ihren Klienten sich entweder auf den Rücken zu legen oder sich mit gekreuzten oder gestreckten Beinen zu setzen. Wenn es für den Klienten unbequem ist auf dem Boden zu sitzen verwenden Sie ein Kissen, einen Hocker oder einen Stuhl. Massieren Sie die Außenseite des Arms. Sie können jede, Ihnen vertraute Technik anwenden. Setzen Sie Ihr Körpergewicht ein. Beginnen Sie an der Schulter und massieren Sie den Arm bis zum Handgelenk und wieder zurück - 1, 2, oder 3-mal. Thai-Massage-Praktiker verwenden Handballendruck an der Außenseite des Arms.

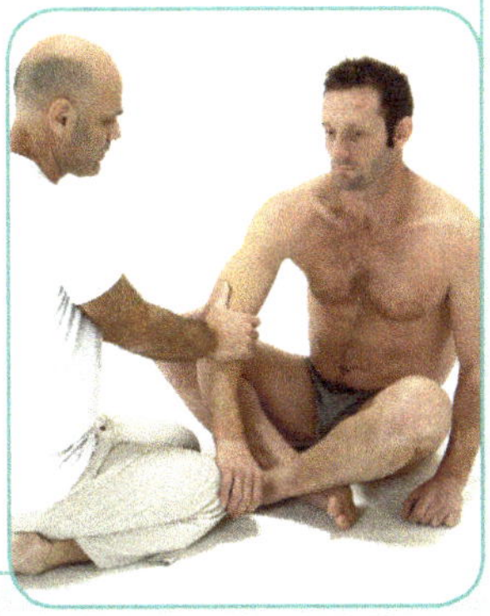

2. Therapielinien der Außenseite des Arms

Behandeln Sie die Zeigefingerlinie vom Ellenbogen bis zum Handgelenk und wieder zurück - 1- bis 3-mal. Sie können jede, Ihnen vertraute Technik anwenden. Thai-Massage-Praktiker verwenden Daumendruck.

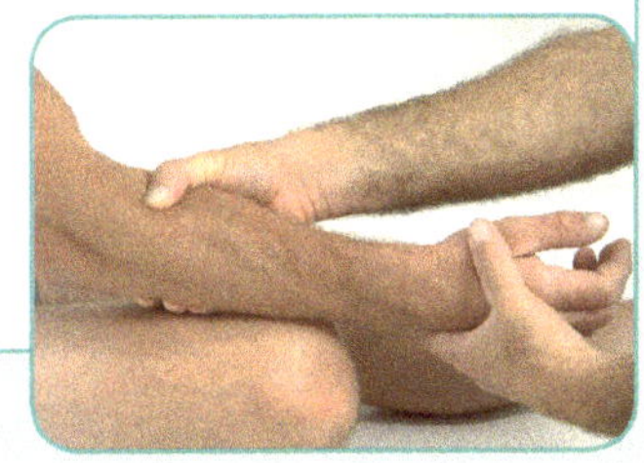

3. Akupressurpunkte

Drücken Sie die Punkte (1) bis (5) mit Ihren Daumen. Wiederholen Sie den Daumendruck auf den Punkten so lange, wie sich die Beschwerden bessern, bis zu maximal 10 Wiederholungen. Hören Sie mit der Behandlung auf, wenn die Punkte empfindlich werden. Verwenden Sie so viel Druck wie es für Ihren Klienten angemessen ist.

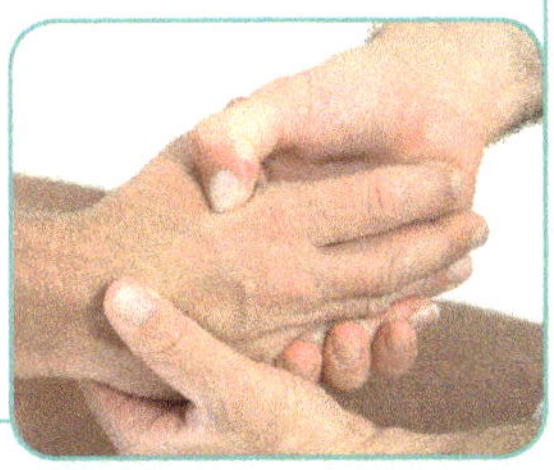

Optionale ergänzende Maßnahmen

4. Öffnen und Schliessen der Faust

Der Klient kann seine Faust öffnen und schließen während Sie die Punkte drücken, um die Effektivität der Behandlung zu steigern.

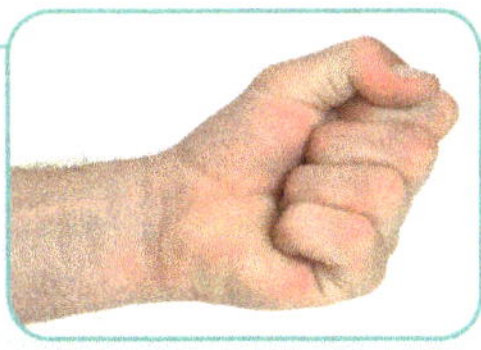

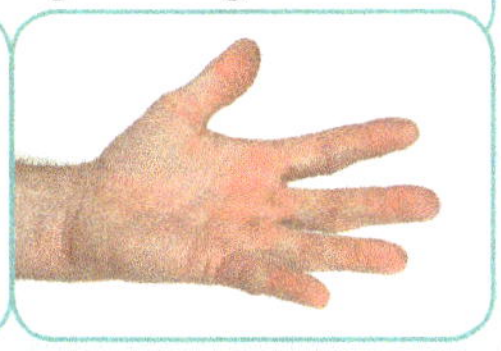

5. Zeigefingermassage

Massieren Sie die Sehne entlang der Außenseite des Zeigefingers, sowie beide Seiten des Gelenks mit kreisenden Bewegungen. Bei nicht-akuten und nicht schwerwiegenden Fällen können Sie den Zeigefinger ziehen und ihn knacken lassen.

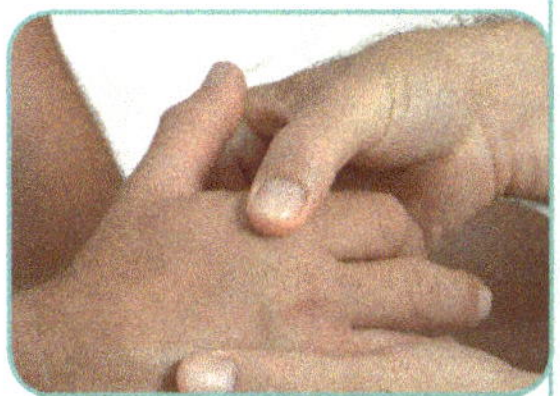

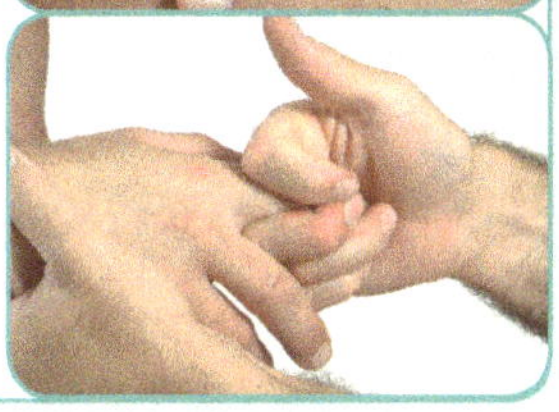

Vorsichtsmaßnahmen:

- *Konsultieren Sie einen Spezialisten, bevor Sie akute oder unklare Beschwerden behandeln.*
- *Wiederholen Sie die Behandlung täglich bis zur Genesung. In nicht-akuten Fällen behandeln Sie zwei mal pro Woche.*
- *Wiederhohlen Sie die Behandlung erst, nachdem der Klient keine Schmerzen von der vorigen Behandlung mehr hat (falls das der Fall war).*
- *Weisen Sie Ihren Klienten an, schmerzhafte Tätigkeiten oder Haltungen zu vermeiden.*

Ausgewählte Akupressurpunkte

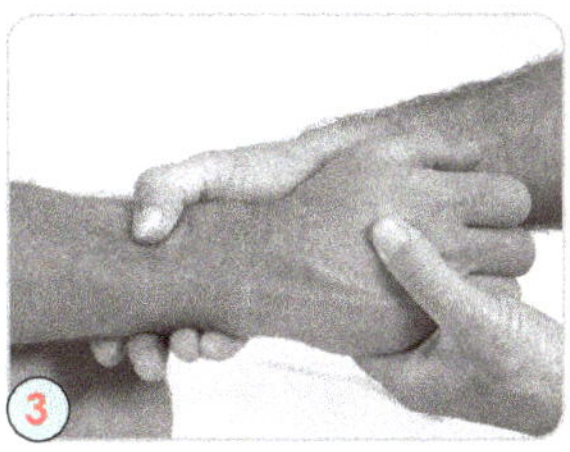

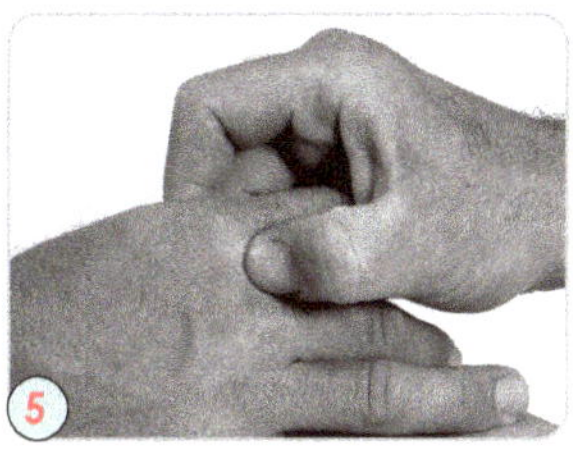

Verstauchter Mittelfinger

● ein seltenes Beschwerdebild

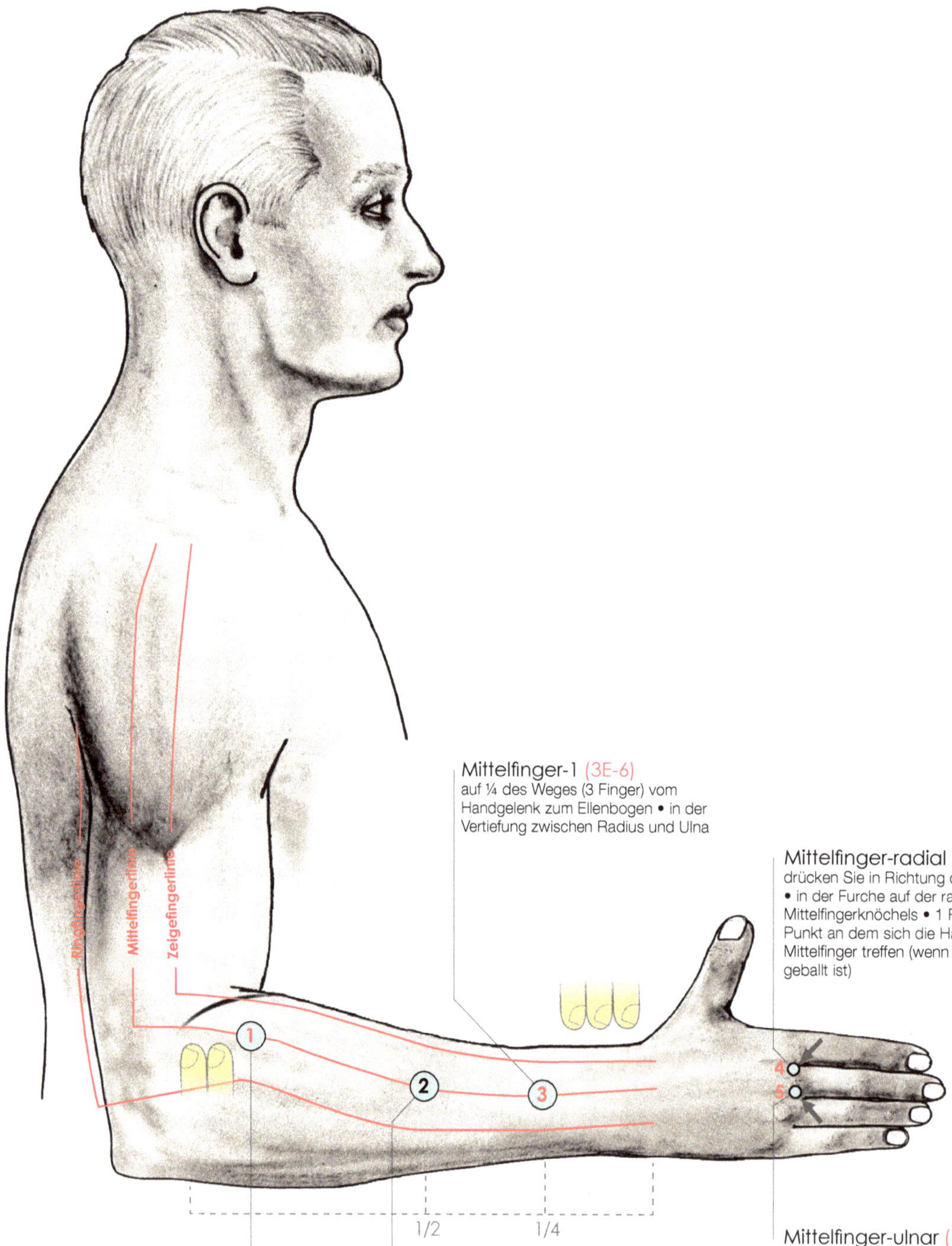

Mittelfinger-1 (3E-6)
auf ¼ des Weges (3 Finger) vom Handgelenk zum Ellenbogen • in der Vertiefung zwischen Radius und Ulna

Mittelfinger-radial (Baxie)
drücken Sie in Richtung des Gelenkspalts • in der Furche auf der radialen Seite des Mittelfingerknöchels • 1 Finger über dem Punkt an dem sich die Haut von Zeige- und Mittelfinger treffen (wenn die Hand zur Faust geballt ist)

Mittelfinger-ulnar (Baxie)
drücken Sie in Richtung des Gelenkspalts • in der Furche auf der ulnaren Seite des Mittelfingerknöchels • 1 Finger über dem Punkt an dem sich die Haut von Mittel- und Ringfinger treffen (wenn die Hand zur Faust geballt ist)

Mittelfinger-3 (Di-10)
2 Finger unter dem lateralen Ende der Ellenbogenbeuge, wenn der Arm angewinkelt ist • in der leichten Vertiefung zwischen den Mm. extensor digitorum und extensor carpi radialis

Mittelfinger-2
auf ½ Weg zwischen Handgelenk und Ellenbogen • am ulnaren Teil des Radius • auf dem M. extensor digitorum

Problembeschreibung:

- *Die Schmerzen treten am Metacarpophalangealgelenk des Mittelfingers auf.*
- *Die Schmerzen werden bei Bewegung oder Belastung des Mittelfingers stärker.*
- *Die Ursache für einen verstauchten Mittelfinger ist normalerweise eine Verletzung.*

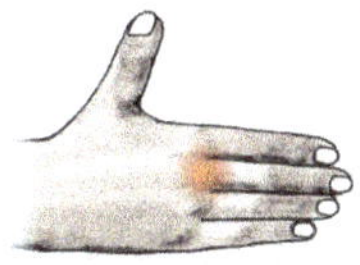

Behandlungsschritte

1. Massage der Außenseite des Arms

Bitten Sie Ihren Klienten sich entweder auf den Rücken zu legen oder sich mit gekreuzten oder gestreckten Beinen zu setzen. Wenn es für den Klienten unbequem ist auf dem Boden zu sitzen verwenden Sie ein Kissen, einen Hocker oder einen Stuhl. Massieren Sie die Außenseite des Arms. Sie können jede, Ihnen vertraute Technik anwenden. Setzen Sie Ihr Körpergewicht ein. Beginnen Sie an der Schulter und massieren Sie den Arm bis zum Handgelenk und wieder zurück - 1- bis 3-mal. Thai-Massage-Praktiker verwenden Handballendruck an der Außenseite des Arms.

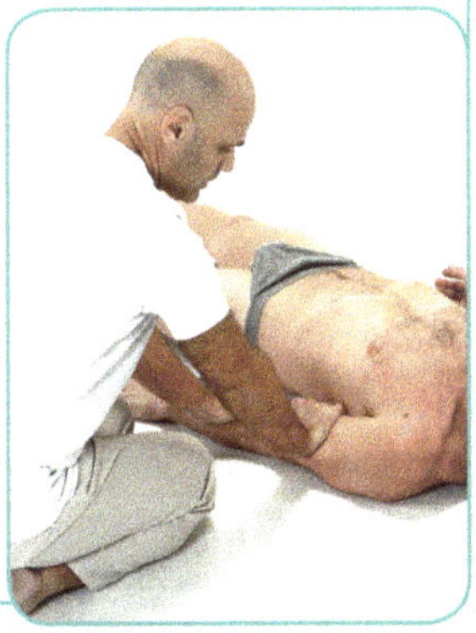

2. Therapielinien der Außenseite des Arms

Behandeln Sie die Mittelfingerlinie vom Ellenbogen bis zum Handgelenk und wieder zurück - 1- bis 3-mal. Sie können jede, Ihnen vertraute Technik anwenden. Thai-Massage-Praktiker verwenden Daumendruck.

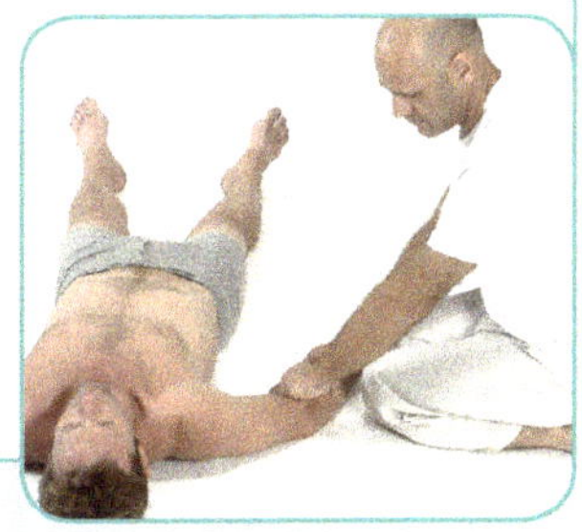

3. Akupressurpunkte

Drücken Sie die Punkte (1) bis (5) mit Ihren Daumen. Wiederholen Sie den Daumendruck auf den Punkten so lange, wie sich die Beschwerden bessern, bis zu maximal 10 Wiederholungen. Hören Sie mit der Behandlung auf, wenn die Punkte empfindlich werden. Verwenden Sie so viel Druck wie es für Ihren Klienten angemessen ist.

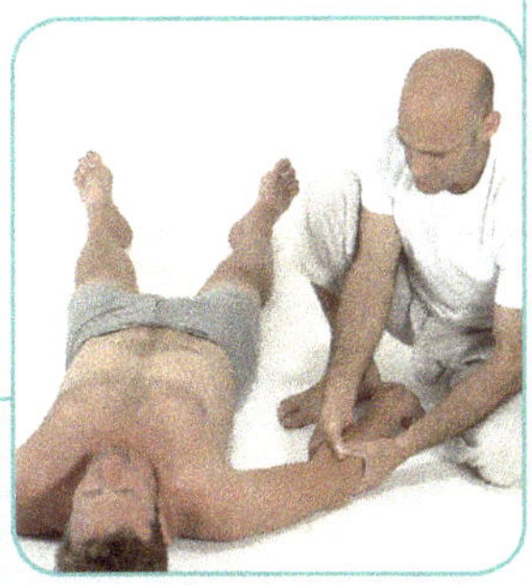

Optionale ergänzende Maßnahmen

4. Öffnen und Schliessen der Faust

Der Klient kann seine Faust öffnen und schließen während Sie die Punkte drücken, um die Effektivität der Behandlung zu steigern.

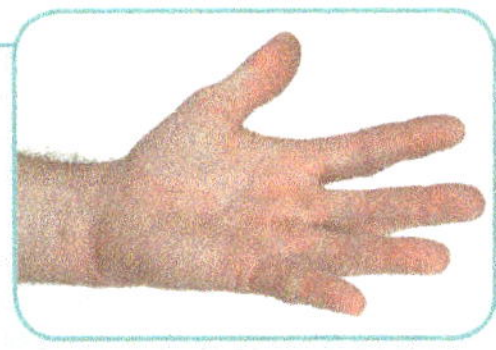

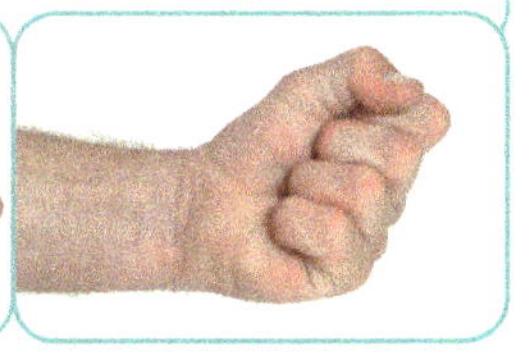

5. Zeigefingermassage

Massieren Sie die Sehne entlang der Außenseite des Mittelfingers, sowie beide Seiten des Gelenks mit kreisenden Bewegungen. Bei nicht-akuten und nicht schwerwiegenden Fällen können Sie den Mittelfinger ziehen und ihn knacken lassen.

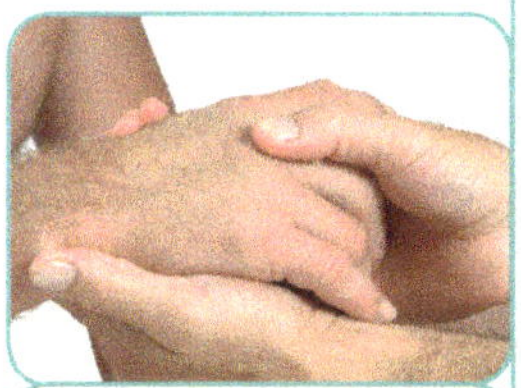

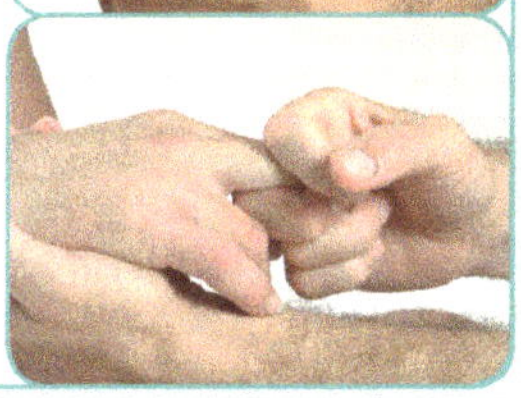

Vorsichtsmaßnahmen:

- *Konsultieren Sie einen Spezialisten, bevor Sie akute oder unklare Beschwerden behandeln.*
- *Wiederholen Sie die Behandlung täglich bis zur Genesung. In nicht-akuten Fällen behandeln Sie zwei mal pro Woche.*
- *Wiederhohlen Sie die Behandlung erst, nachdem der Klient keine Schmerzen von der vorigen Behandlung mehr hat (falls das der Fall war).*
- *Weisen Sie Ihren Klienten an, schmerzhafte Tätigkeiten oder Haltungen zu vermeiden.*

Ausgewählte Akupressurpunkte

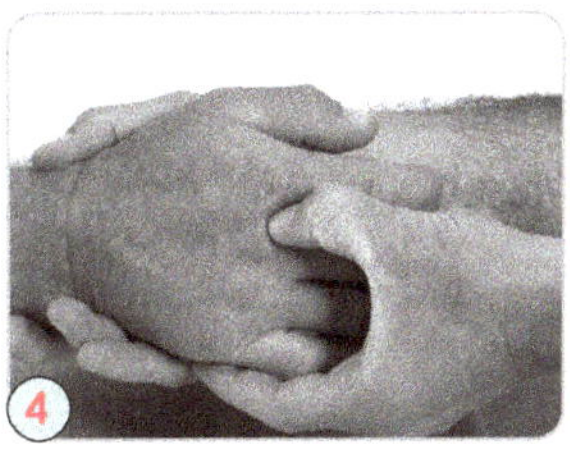

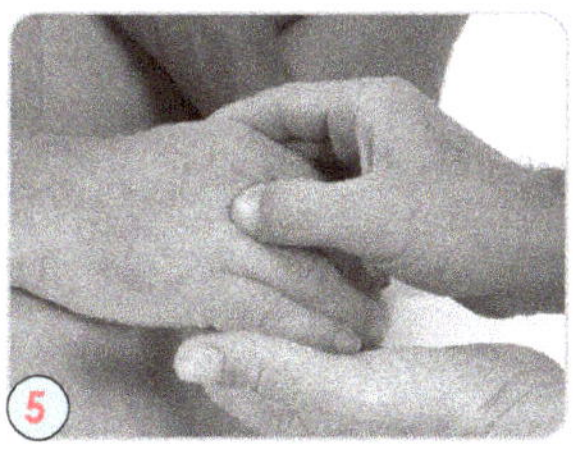

Routine - 30 FINGER

Verstauchter Ringfinger

● ein seltenes Beschwerdebild

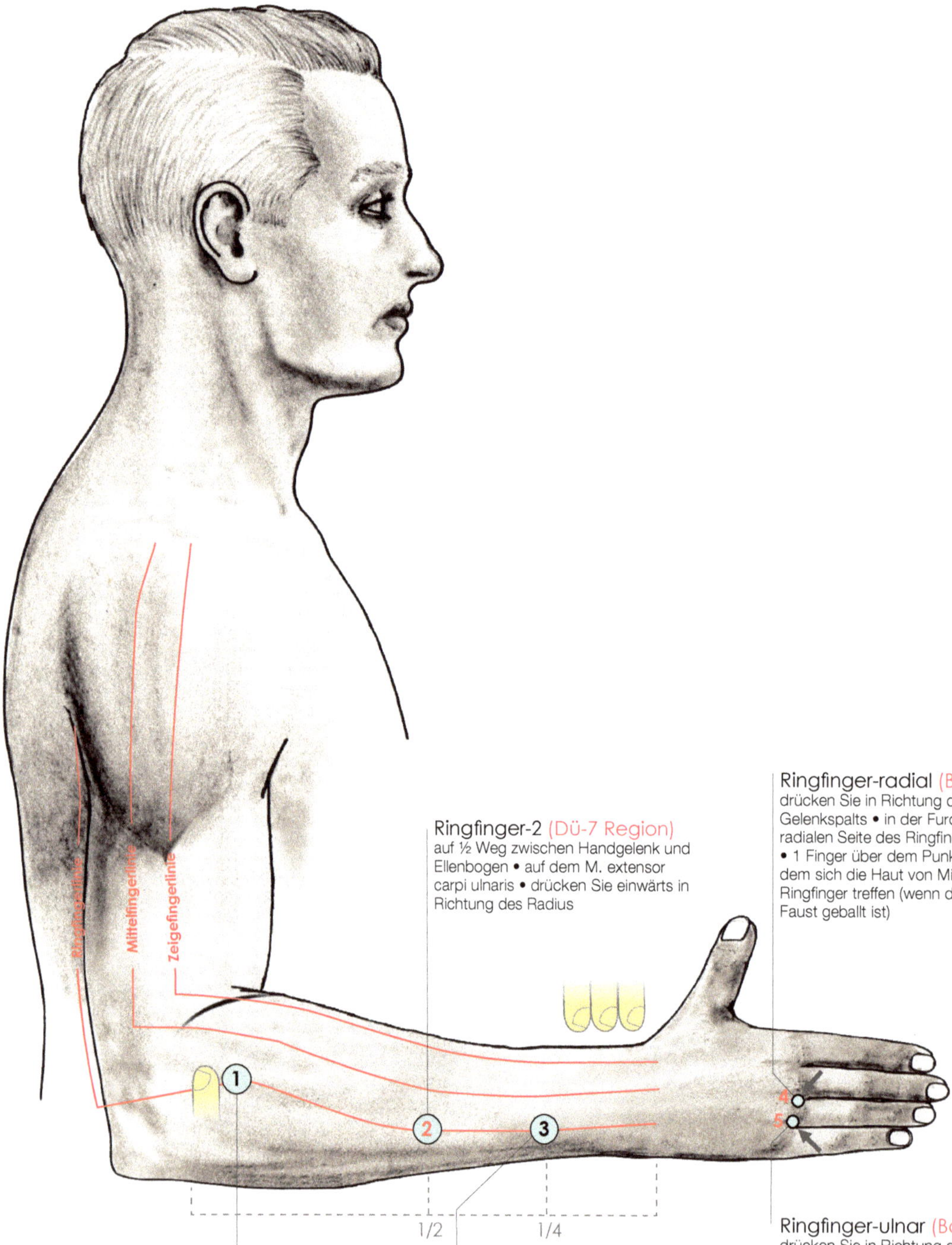

Ringfinger-radial (Baxie)
drücken Sie in Richtung des Gelenkspalts • in der Furche auf der radialen Seite des Ringfingerknöchels • 1 Finger über dem Punkt an dem sich die Haut von Mittel- und Ringfinger treffen (wenn die Hand zur Faust geballt ist)

Ringfinger-2 (Dü-7 Region)
auf ½ Weg zwischen Handgelenk und Ellenbogen • auf dem M. extensor carpi ulnaris • drücken Sie einwärts in Richtung des Radius

Ringfinger-ulnar (Baxie)
drücken Sie in Richtung des Gelenkspalts • in der Furche auf der ulnaren Seite des Ringfingerknöchels • 1 Finger über dem Punkt an dem sich die Haut von Ring- und kleinem Finger treffen (wenn die Hand zur Faust geballt ist)

Ringfinger-3
1 Finger unter der Ellenbogenbeuge • direkt über dem Radiuskopf • auf dem M. extensor digitorum

Ringfinger-1
auf ¼ des Weges (3 Finger) vom Handgelenk zum Ellenbogen • auf dem M. extensor carpi ulnaris • drücken Sie einwärts in Richtung des Radius

Problembeschreibung:

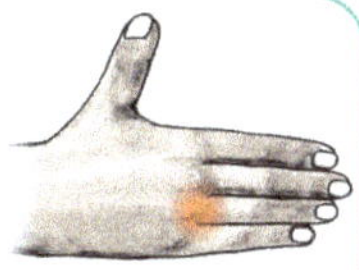

- *Die Schmerzen treten am Metacarpophalangealgelenk des Ringfingers auf.*
- *Die Schmerzen werden bei Bewegung oder Belastung des Ringfingers stärker.*
- *Die Ursache für einen verstauchten Ringfinger ist normalerweise eine Verletzung.*

Behandlungsschritte

1. Massage der Außenseite des Arms

Bitten Sie Ihren Klienten sich entweder auf den Rücken zu legen oder sich mit gekreuzten oder gestreckten Beinen zu setzen. Wenn es für den Klienten unbequem ist auf dem Boden zu sitzen verwenden Sie ein Kissen, einen Hocker oder einen Stuhl. Massieren Sie die Außenseite des Arms. Sie können jede, Ihnen vertraute Technik anwenden. Setzen Sie Ihr Körpergewicht ein. Beginnen Sie an der Schulter und massieren Sie den Arm bis zum Handgelenk und wieder zurück - 1- bis 3-mal. Thai-Massage-Praktiker verwenden Handballendruck an der Außenseite des Arms.

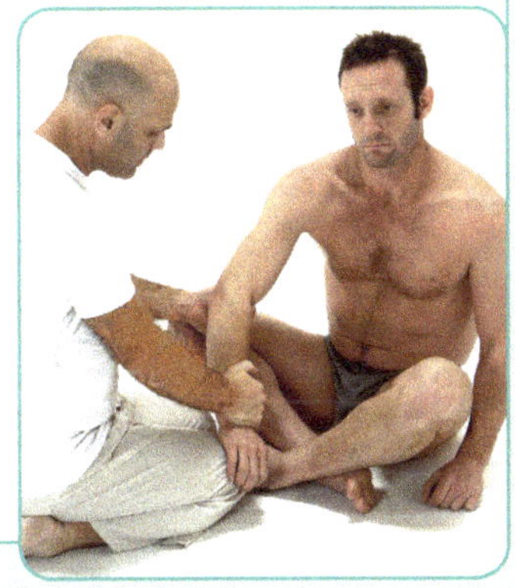

2. Therapielinien der Außenseite des Arms

Behandeln Sie die Ringfingerlinie vom Ellenbogen bis zum Handgelenk und wieder zurück - 1- bis 3-mal. Sie können jede, Ihnen vertraute Technik anwenden. Thai-Massage-Praktiker verwenden Daumendruck.

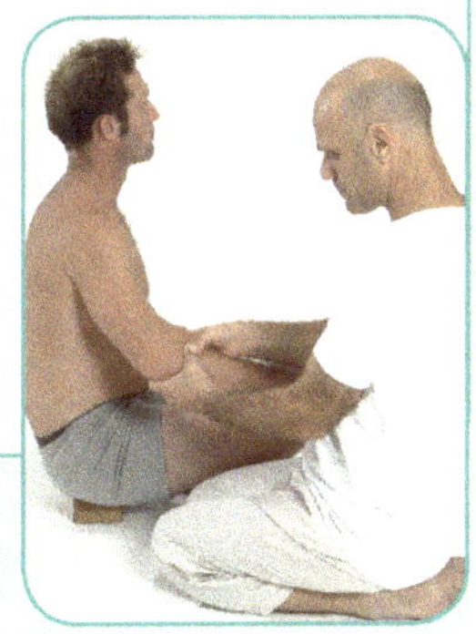

3. Akupressurpunkte

Drücken Sie die Punkte (1) bis (5) mit Ihren Daumen. Wiederholen Sie den Daumendruck auf den Punkten so lange, wie sich die Beschwerden bessern, bis zu maximal 10 Wiederholungen. Hören Sie mit der Behandlung auf, wenn die Punkte empfindlich werden. Verwenden Sie so viel Druck wie es für Ihren Klienten angemessen ist.

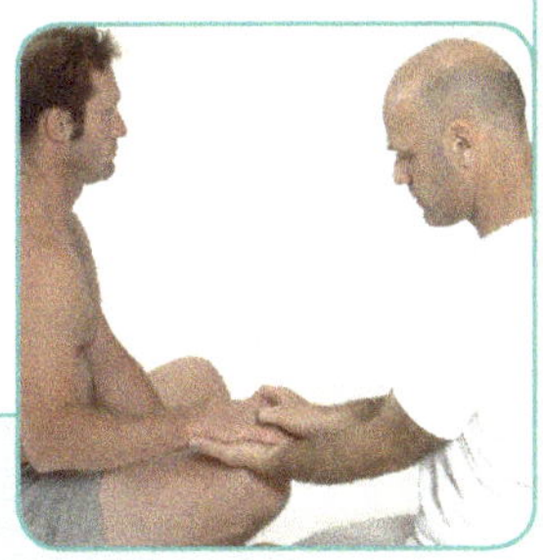

Optionale ergänzende Maßnahmen

4. Öffnen und Schliessen der Faust

Der Klient kann seine Faust öffnen und schließen während Sie die Punkte drücken, um die Effektivität der Behandlung zu steigern.

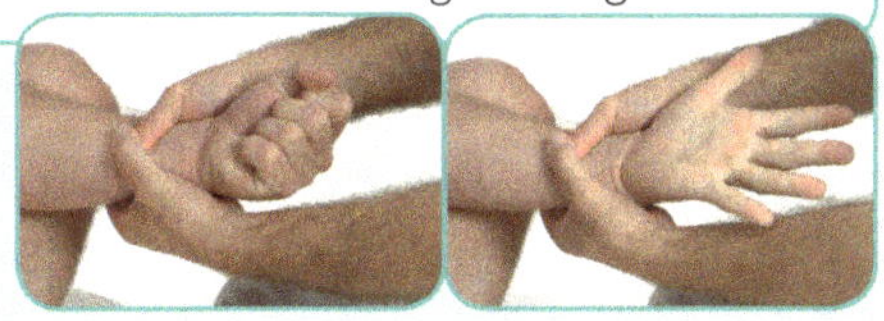

5. Ringfingermassage

Massieren Sie die Sehne entlang der Außenseite des Ringfingers, sowie beide Seiten des Gelenks mit kreisenden Bewegungen. Bei nicht-akuten und nicht schwerwiegenden Fällen können Sie den Zeigefinger ziehen und ihn knacken lassen.

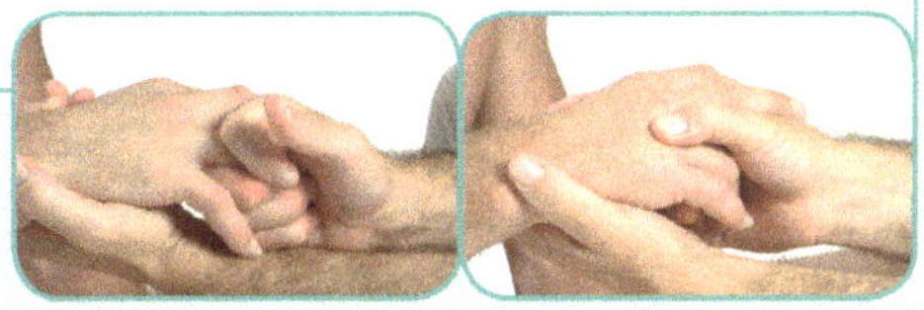

Vorsichtsmaßnahmen:

- *Konsultieren Sie einen Spezialisten, bevor Sie akute oder unklare Beschwerden behandeln.*
- *Wiederholen Sie die Behandlung täglich bis zur Genesung. In nicht-akuten Fällen behandeln Sie zwei mal pro Woche.*
- *Wiederhohlen Sie die Behandlung erst, nachdem der Klient keine Schmerzen von der vorigen Behandlung mehr hat (falls das der Fall war).*
- *Weisen Sie Ihren Klienten an, schmerzhafte Tätigkeiten oder Haltungen zu vermeiden.*

Ausgewählte Akupressurpunkte

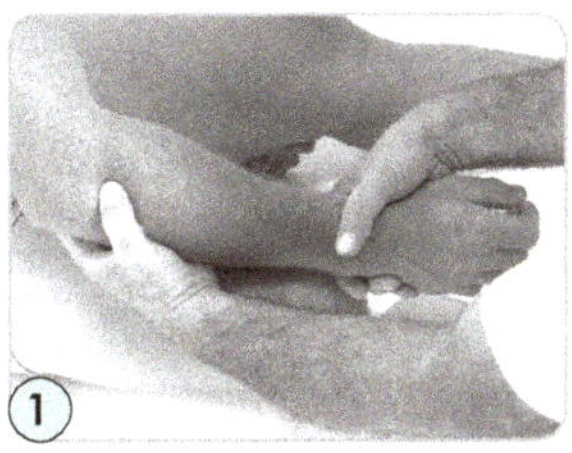

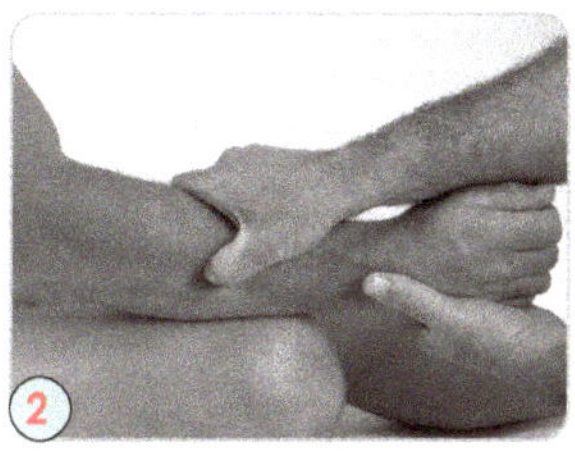

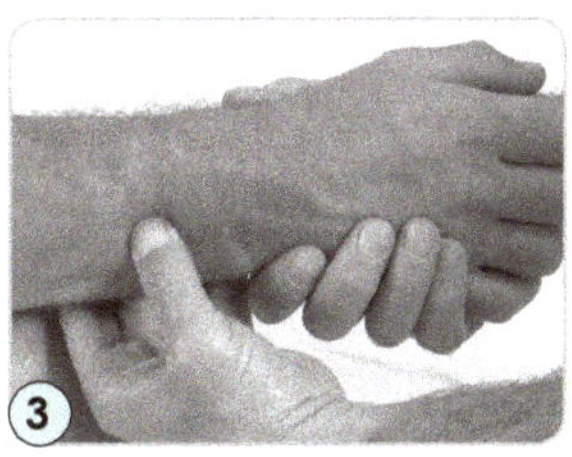

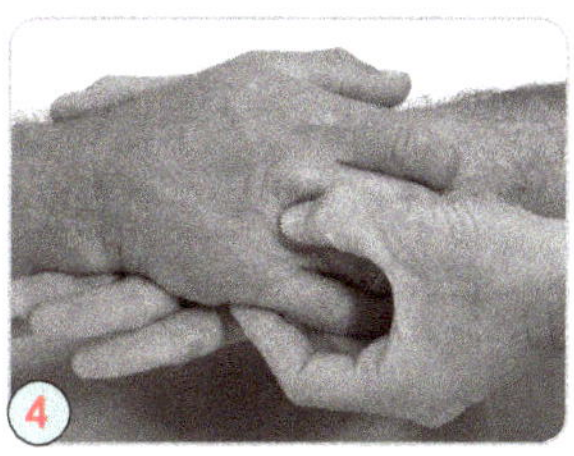

Routine - 31 FINGER
Verstauchter kleiner Finger

● ein seltenes Beschwerdebild

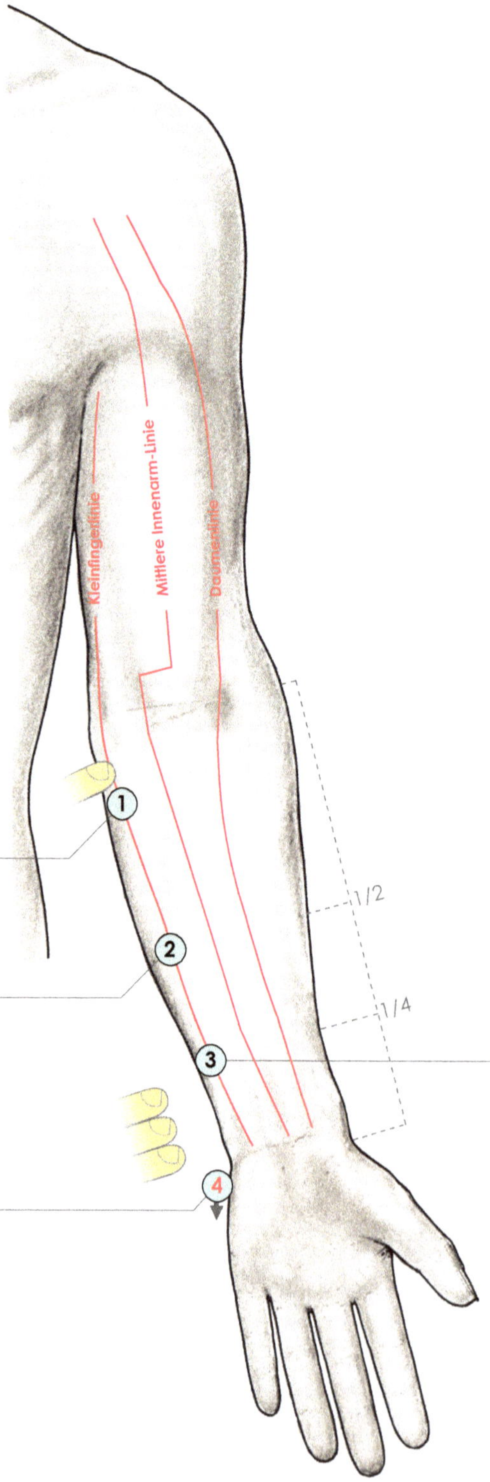

Kleiner Finger-3
1 Finger unter dem medialen Epicondylus des Ellenbogens • auf der Sehne des M. flexor carpi ulnaris • strahlt zum kleinen Finger aus

Kleiner Finger-2
auf ½ Weg zwischen Ellenbogen und Handgelenk • in der leichten Vertiefung zwischen M. palmaris longus und M. flexor carpi ulnaris

Kleiner Finger-1
auf ¼ des Weges (3 Finger) vom Handgelenk zum Ellenbogen • in der Vertiefung zwischen den Sehnen des M. palmaris longus und M. flexor carpi ulnaris

Handgelenk-kleiner Finger
(Dü-4)
drücken Sie den Muskel zwischen Os pisiforme und dem Basis der Mittelhandknochen • drücken Sie in Richtung des Pfeiles (kleiner Finger)

Problembeschreibung:

- *Die Schmerzen treten am Metacarpophalangealgelenk des kleinen Fingers auf.*
- *Die Schmerzen werden bei Bewegung oder Belastung des kleinen Fingers stärker.*
- *Die Ursache für einen verstauchten kleinen Finger ist normalerweise eine Verletzung.*

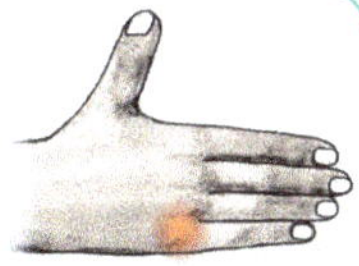

Behandlungsschritte

1. Massage der Innenseite des Arms

Bitten Sie Ihren Klienten sich entweder auf den Rücken zu legen oder sich mit gekreuzten oder gestreckten Beinen zu setzen. Wenn es für den Klienten unbequem ist auf dem Boden zu sitzen verwenden Sie ein Kissen, einen Hocker oder einen Stuhl. Massieren Sie die Innenseite des Arms. Sie können jede, Ihnen vertraute Technik anwenden. Setzen Sie Ihr Körpergewicht ein. Beginnen Sie an der Achselhöhle und massieren Sie den Arm bis zum Handgelenk und wieder zurück - 1- bis 3-mal. Thai-Massage-Praktiker verwenden Handballendruck an der Innenseite des Arms.

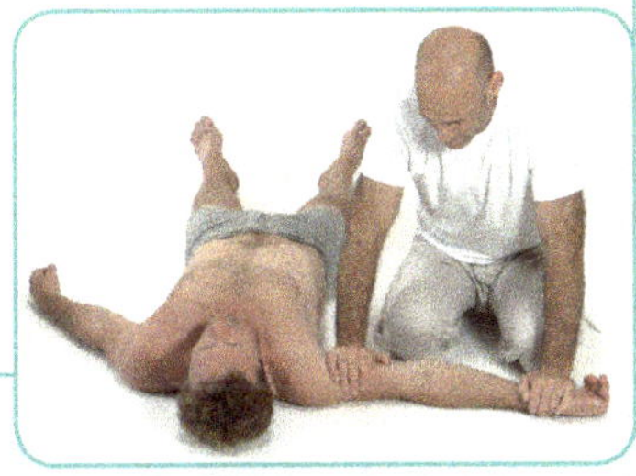

2. Therapielinien der Innenseite des Arms

Behandeln Sie die Kleinfingerlinie vom Ellenbogen bis zum Handgelenk und wieder zurück - 1- bis 3-mal. Sie können jede, Ihnen vertraute Technik anwenden. Thai-Massage-Praktiker verwenden Daumendruck.

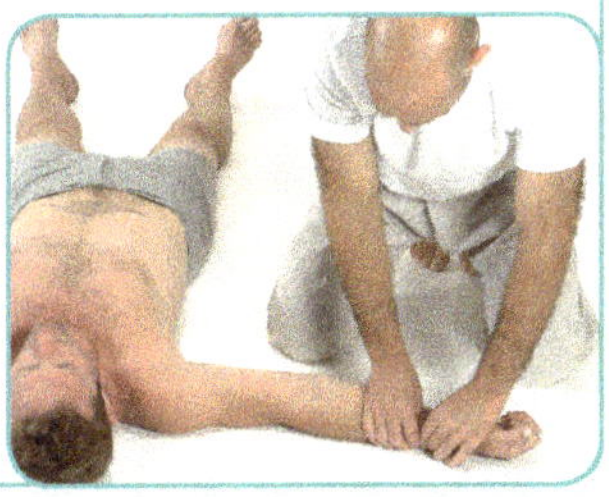

3. Akkupressurpunkte

Stufe a: Drücken Sie die Punkte (1) bis (3) mit Ihren Daumen. Wiederholen Sie den Daumendruck auf den Punkten so lange, wie sich die Beschwerden bessern, bis zu maximal 10 Wiederholungen. Hören Sie mit der Behandlung auf, wenn die Punkte empfindlich werden. Verwenden Sie so viel Druck wie es für Ihren Klienten angemessen ist.

Stufe b: Drücken Sie Punkt (4) mit beiden übereinandergelegten Daumen oder Zeigefingern. Drücken Sie und dann ziehen Sie (siehe Pfeil) die Hand vom Handgelenk weg. Sie können auch die Kleinfingerseite des Handgelenks dehnen (radiale Deviation). Um Punkt (4) mit Ihren Daumen zu drücken, bitten Sie Ihren Klienten seinen Ellenbogen zu beugen und seine Hand zu heben.

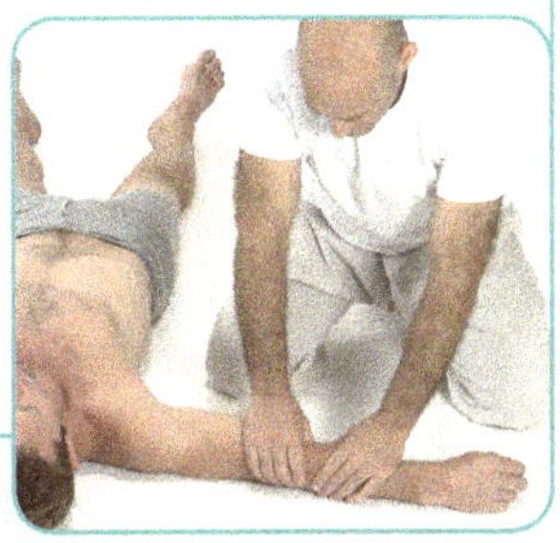

Optionale ergänzende Maßnahmen

4. Öffnen und Schliessen der Faust

Der Klient kann seine Faust öffnen und schliessen während Sie die Punkte drücken, um die Effektivität der Behandlung zu steigern.

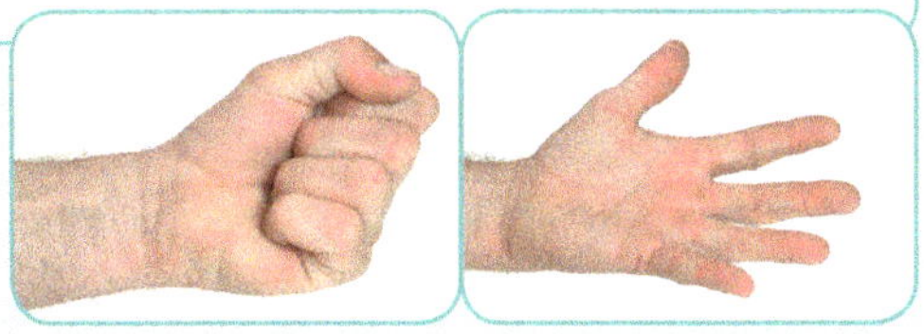

5. Massage des kleinen Fingers

Massieren Sie die Sehne entlang der Außenseite des kleinen Fingers, sowie beide Seiten des Gelenks mit kreisenden Bewegungen. Bei nicht-akuten und nicht schwerwiegenden Fällen können Sie den kleinen Finger ziehen und ihn knacken lassen.

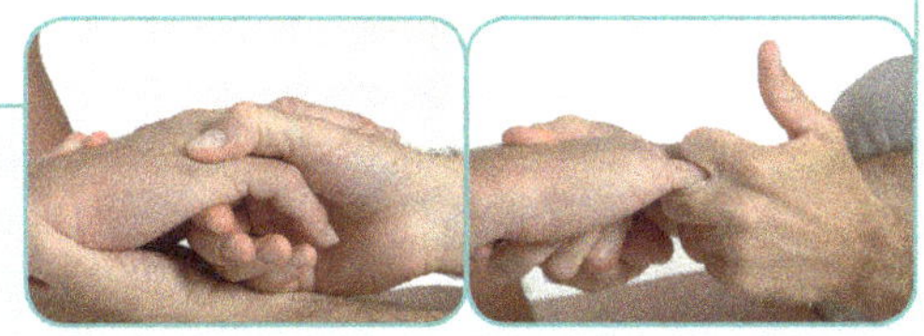

Vorsichtsmaßnahmen:

- *Konsultieren Sie einen Spezialisten, bevor Sie akute oder unklare Beschwerden behandeln.*
- *Wiederholen Sie die Behandlung täglich bis zur Genesung. In nicht-akuten Fällen behandeln Sie zwei mal pro Woche.*
- *Wiederhohlen Sie die Behandlung erst, nachdem der Klient keine Schmerzen von der vorigen Behandlung mehr hat (falls das der Fall war).*
- *Weisen Sie Ihren Klienten an, schmerzhafte Tätigkeiten oder Haltungen zu vermeiden.*

Ausgewählte Akupressurpunkte

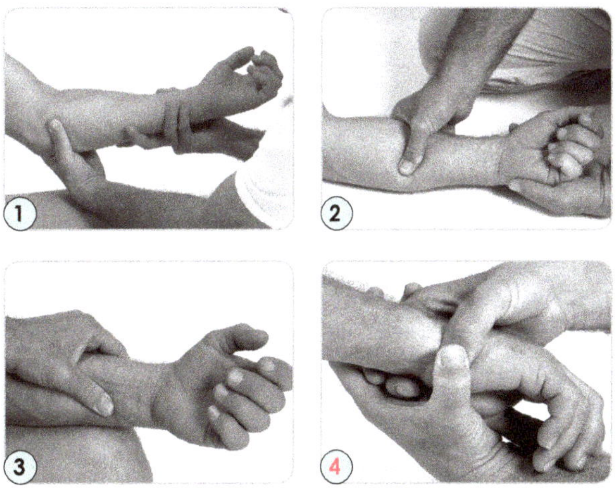

Behandlungsroutinen dieses Kapitels

Routine - 32 **„Schmerzen im mittleren Rücken"**
Routine - 33 **„Schmerzen im unteren, mittleren und oberen Rücken"**
Routine - 34 **„Schmerzen im mittleren Rücken mit ausstrahlenden Schmerzen zur Rückseite des Beins"**

Die Behandlung von Schmerzen im mittleren Rücken

Die Routine „Schmerzen im mittleren Rücken" behandelt ein häufiges Beschwerdebild, während die beiden anderen Routinen in diesem Kapitel seltenere Beschwerdebilder behandeln, besonders „Schmerzen im mittleren Rücken mit ausstrahlenden Schmerzen zur Rückseite des Beins". Diese Beschwerden können akut sein, sind jedoch in den meisten Fällen nicht so ernsthaft wie Schmerzen im unteren Rücken oder im Nacken.

Thai-Routinen	Mögliche zu Grunde liegende Erkrankungen
Schmerzen im mittleren Rücken	Schmerzen in den Kostovertebralgelenken Unspezifische Nerveinklemmungen Muskulärer Hypertonus und myofasziale Triggerpunkte Facettengelenksyndrom Discusprolaps (Bandscheibenvorfall)) Muskelzerrung Zerrung der Bänder an der Wirbelsäule Skoliose Pathologische Kyphose (Rundrücken)
Schmerzen im unteren, mittleren und oberen Rücken	Muskulärer Hypertonus und myofasziale Triggerpunkte Skoliose Pathologische Kyphose (Rundrücken)
Schmerzen im mittleren Rücken mit ausstrahlenden Schmerzen zur Rückseite des Beins	Muskelzerrung Muskulärer Hypertonus und myofasziale Triggerpunkte Unspezifische Einklemmung von Nerven und neurale Spannung Discusprolaps (Bandscheibenvorfall)) Skoliose Pathologische Kyphose (Rundrücken)

Rückenerkrankungen

Schmerzen in den Kostovertebralgelenken

Gereiztes Gelenk zwischen einer Rippe und einem Wirbelkörper, auf Grund von Druck der durch kleinere Verletzungen oder Fehlhaltungen entsteht. Es kommt zu lokalen Schmerzen sowie übertragenen Schmerzen bei verschiedenen Bewegungen des Brustkorbs (wie beim Atmen) oder der Brustwirbelsäule.

Skoliose

Eine seitliche Abweichung der Wirbelsäule von ihrer Längsachse mit einer Rotation. Sie kommt am häufigsten an der Brustwirbelsäule vor, jedoch auch manchmal an der Lendenwirbelsäule, oder an beiden Teilen der Wirbelsäule. Eine Skoliose kann funktionell oder strukturell sein, ihre Ursache kann unbekannt sein (Idiopathische Skoliose) oder bekannt sein (Symptomatische Skoliose). Eine Skoliose ist das Resultat einer muskulären Dysbalance oder einer knöchernen Deformation der Wirbelkörper. Eine Skoliose geht immer mit muskulärem Hypertonus, sowie muskulärer Dysbalance einher. Zu den Symptomen zählen: Schmerzen in der Lenden- oder Brustwirbelsäule oder entlang der Lenden- und Burstwirbelsäule, sowie eingeschränkte Beweglichkeit. Eine Skoliose kann die Ursache sein für verschiedene Beschwerden des unteren, mittleren und oberen Rückens, sowie der Schulter und des Schulterblattes. Jedoch haben Menschen mit einer Skoliose (selbst bei starker Ausprägung) oft keine Beschwerden, wenn sie regelmäßig moderaten Sport treiben oder ausgleichende Körperübungen praktizieren.

Pathologische Kyphose (Rundrücken)

Eine überstark ausgeprägte Kyphose, auf Grund von genetischer Veranlagung, systemischen Beschwerden (Osteoporose, Rheumatoide Arthritis, Morbus Scheuerman), Entwicklungsstörungen, schlechter Körperhaltung und/ oder fortgeschrittenen Alters. Eine pathologische Kyphose kann die Ursache für verschiedene Erkrankungen sein, die zu Ermüdungserscheinungen und Schmerzen in der Region der Brustwirbelsäule führen.

Unspezifische Einklemmung von Nerven und neurale Spannung

Kompression der Nervenwurzeln in der Wirbelsäule (Radikulopathie) oder der peripheren Nerven (Neuropathie), entweder an der Hüfte oder dem Bein, sowie periphäre neurale Spannung, verursacht durch eine Verletzung, oder durch längere Ruhigstellung von Körperteilen, Fehlhaltungen und/oder muskuläre Verspannungen, die durch wiederholte Überanstrengung oder mentalen Stress entstehen. Folgende Symptome können auftreten: Schmerzen, brennendes oder kribbelndes Gefühl, ein Gefühl von Schwere und Schwäche in der Region der Brustwirbelsäule und/oder den Beinen. Während unterschiedlichen Aktivitäten oder Haltungen die den Druck auf den betroffenen Nerv erhöhen können die Symptome stärker werden.

Muskulärer Hypertonus und myofasziale Triggerpunkte

Verspannung der Muskulatur der Brust- und Lendenwirbelsäule. Wird verursacht durch wiederholte einseitige Bewegung, haltungsbedingte Belastungen, emotionalen Stress und Verletzungen. Myofasziale Triggerpunkte - empfindliche, verhärtete Bänder in der hypertonen Muskulatur der Brust- und Lendenwirbelsäule können sich entwickeln und zu Steifheit und Schmerzen führen, außerdem können sie Schmerzen zu verschiedenen Stellen der Region übertragen.

Muskelzerrung

Eine Überdehnung der Muskulatur an der Brustwirbelsäule, verursacht durch eine schwere oder leichte Verletzung. Kann zu Schmerzen und Muskelsteifheit führen.

Facettengelenksyndrom

Schmerzhafte Irritation der Facettengelenke durch eine Verletzung, oder häufiger ein chronischer Zustand auf Grund von wiederholter biomechanischer Belastung. Kann zur Degeneration der Bandscheiben beitragen und kann schrittweise zum Wachstum von Osteophyten führen. Symptome können Schmerzen nahe der Wirbelsäule sowie übertragene Schmerzen umfassen. Schmerzen werden bei Bewegung und nach längerer Ruhe stärker. Schmerzen am Morgen sind typisch.

Discusprolaps (Bandscheibenvorfall)

Es gibt vier Grade von Bandscheibenschäden: Bandscheibenvorwölbung, dabei wölbt sich eine Bandscheibe vor, ohne dass der Faserring am Außenrand der Bandscheibe reißt. Bandscheibenprolaps, dieser führt zu einem partiellen Riss im Faserring. Bandscheibenextrusion, dabei bricht der Nucleus Pulposus durch den Faserring hindurch, und Sequester, dabei reißt der Faserring vollständig. Die Symptome variieren abhängig vom Grad, vom Ort und von der Austrittsrichtung des Vorfalls. Lokale und ausstrahlende Schmerzen können ihren Ursprung in der verletzten Bandscheibe selbst haben oder im Druck, den die Bandscheibe auf die Bänder oder die Muskulatur der Wirbelsäule die Nervenwurzeln oder das Rückenmark ausübt wenn die Bandscheibe direkt nach hinten austritt.

Schmerzen werden typischerweise verstärkt in verschiedenen statischen Haltungen (z. B. Sitzen) wegen der Unfähigkeit der Bandscheibe das Gewicht zu tragen. Sehr oft verursachen Bandscheibenvorfälle gar keine Symptome. In der Vergangenheit wurden Bandscheibenvorfälle häufig operiert. Heute wird jedoch seltener operiert, außer in sehr schwerwiegenden Fällen.

Zerrung der Bänder an der Wirbelsäule

Eine Verletzung die durch plötzliche, starke Zugebelastung an den Bändern der Brustwirbelsäule entsteht. Bandscheibenvorfälle können die Bänder des Rückens ebenfalls verletzen. Wiederholte Belastungen können die Bänder der Brustwirbelsäule schwächen und sie anfällig für leichten Druck machen, sodass sie keine ausreichende Unterstützung der Wirbelgelenke mehr bieten. Gezerrte Bänder führen zu lokalen und ausstrahlenden Schmerzen.

Kontraindikationen und Warnhinweise

- Jede Dehnung bei akuten Beschwerden. Vorsichtiges Dehnen kann bei chronischen Beschwerden wirkungsvoll sein, ist jedoch gefährlich bei akuten Beschwerden. Es kann Schmerzen verstärken oder zu einem reflektorischen Muskelkrampf führen, um das betroffene Areal zu schützen. Es können außerdem Muskeln oder Bänder verletzt werden; es kann zur Verschiebung einer Bandscheibe oder eines Wirbels kommen oder es kann anderweitig der Druck auf Nervenwurzeln oder das Rückenmark erhöht und die Beschwerden verschtärkt werden. Dehnungen können auch zu irreversiblen neurologischen Schäden führen.
- Direkter Druck auf entzündete oder empfindliche Punkte. Akute Beschwerden im mittleren Rücken können zu Empfindlichkeiten oder Entzündungen führen. Direkter Druck auf empfindliche und/oder entzündete Areale würden die Beschwerden verschlimmern und sind kontraindiziert. Wenn Ihr Druck unangenehm ist und einen Muskelspasmus im mittleren Rücken auslöst oder verstärkt, hören Sie auf und behandeln Sie den unteren rücken. Ihre Behandlung kann wirkungsvoll sein, auch wenn der mittlere Rücken nicht direkt behandelt wird.
- Druck auf alle empfindlichen Linien und Punkte, die Symptome auslösen oder verstärken.
- Druck der dazu führt, dass sich ihr Klient zusammenzieht oder von Ihren Händen weg bewegt.

Achtung

Falls eines der folgenden Symptome auftritt, muss der Klient zur Untersuchung an einen Arzt verwiesen werden.

- Kürzliches schweres Trauma
- Anhaltende fortschreitende Schmerzen
- Schmerzen die nicht mechanisch bedingt sind
- Anhaltender Schmerz, der ohne offensichtlichen Grund plötzlich aufgetreten ist
- Schwere akute Beschwerden
- Alle ungewöhnlichen Zeichen

Die folgenden Symptome können Zeichen sein, dass Druck auf dem Rückenmark lastet. Wenn solche Beschwerden nicht frühzeitig diagnostiziert werden, können sie zu irreversiblen neurologischen schäden führen.

- Funktionelle Störungen in Darm, Blase oder Sexualorganen
- Fortschreitende neurologische Ausfälle
- Schwäche der Beinmuskulatur und Schwierigkeiten beim Gehen
- Beidseitiges Kribbeln, Taubheit oder einschießende ausstrahlende Schmerzen oder ein Brennen in den Beinen

Die Auswahl der Behandlungsroutine - grundsätzliche Richtlinien

1. Finden Sie zuerst heraus, welche Bewegungen die Schmerzen auslösen oder verstärken.

Bitten Sie Ihren Klienten:

a. sich langsam nach vorne zu beugen, bis er gerade an den Punkt kommt an dem die Schmerzen beginnen.

b. sich langsam aufzurichten und nach hinten zu beugen, wieder bis er gerade den Punkt erreicht an dem die Schmerzen beginnen.

c. Ihnen andere Bewegungen zu zeigen, die Schmerzen auslösen.

Wenn die Schmerzen bei den oben genannten Bewegungen auftreten oder stärker werden, bitten Sie Ihren Klienten Ihnen genau zu zeigen, wo die Schmerzen sind. Es ist genauer, die Lokalisation der Beschwerden auf diese Weise zu bestimmen.

2. Wählen Sie eine Behandlungsroutine

Wenn Sie die Lokalisation der Beschwerden bestimmt haben, sollten Sie in der Lage sein die passende Routine auszuwählen.

3. Beginnen Sie die Behandlung und stellen Sie sicher, dass Sie die passende Routine gewählt haben.

Achten Sie, während Sie die Punkte drücken auf die Reaktionen Ihres Klienten und prüfen Sie, ob die gewählten Punkte relevant und wirksam sind. Bitte stellen Sie Ihrem Klienten nicht zu schnell zu viele Fragen! Lassen Sie ihn tiefer in die Konzentration eintauchen. Oft wird Ihr Klient einige Zeit brauchen, bevor er in der Lage ist auszudrücken (nicht unbedingt durch Worte), ob die behandelten Punkte relevant sind oder nicht. Sie werden oftmals erst bei der zweiten Runde in der Sie die Punkte behandeln „zuverlässige" Reaktionen von Ihrem Klienten erhalten. Stellen Sie knappe Fragen wie: „Hier?" „Gut?" „Schmerzhaft?". Wenn die Linien und die Punkte relevant und effektiv sind, fahren Sie mit der Behandlung fort - Sie haben die richtige Routine ausgewählt.

ROUTINE 32 (SEITE 146)

Schmerzen im mittleren Rücken

- Chronische oder akute Schmerzen treten am mittleren Rücken, unterhalb des Schulterblattes auf.
- Die Schmerzen sind ein- oder beidseitig und können sowohl chronisch, als auch akut sein.

LOKALISATION DER BESCHWERDEN

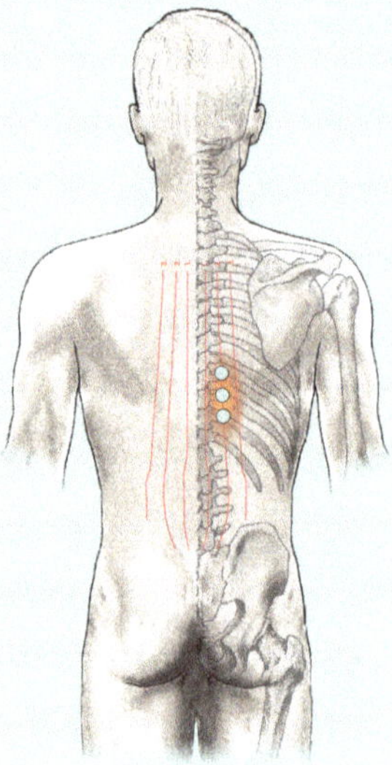

ROUTINE 33 (SEITE 148)

Schmerzen im unteren, mittleren und oberen Rücken

- Chronische Schmerzen treten entlang der Lenden- und Brustwirbelsäule auf, bis zur Höhe der Spina scapulae.
- Die Schmerzen sind beidseitig und selten schneidend und akut.

LOKALISATION DER BESCHWERDEN

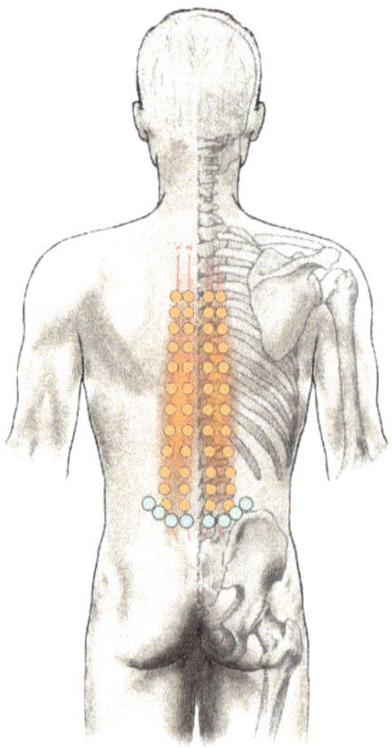

ROUTINE 34 (SEITE 150)

Schmerzen im mittleren Rücken mit ausstrahlenden Schmerzen zur Rückseite des Beins

- Chronische Schmerzen treten am mittleren rücken auf, unterhalb des Schulterblattes. Die Schmerzen strahlen aus zur Rückseite des Beins entlang der 1. Außenlinie des Beins, Seitlage.

LOKALISATION DER BESCHWERDEN

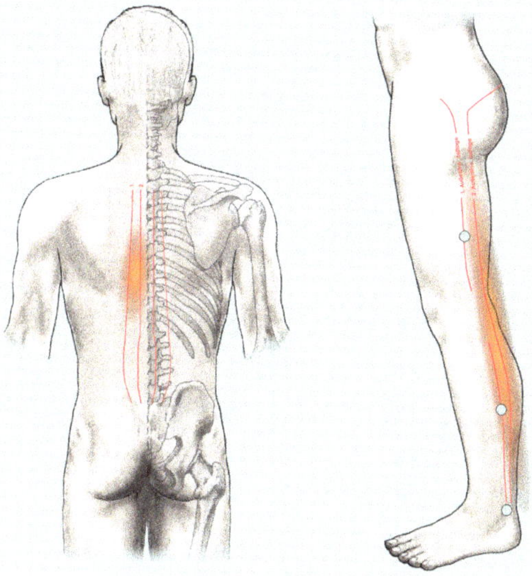

Schmerzen im mittleren Rücken

●● ein häufiges Beschwerdebild

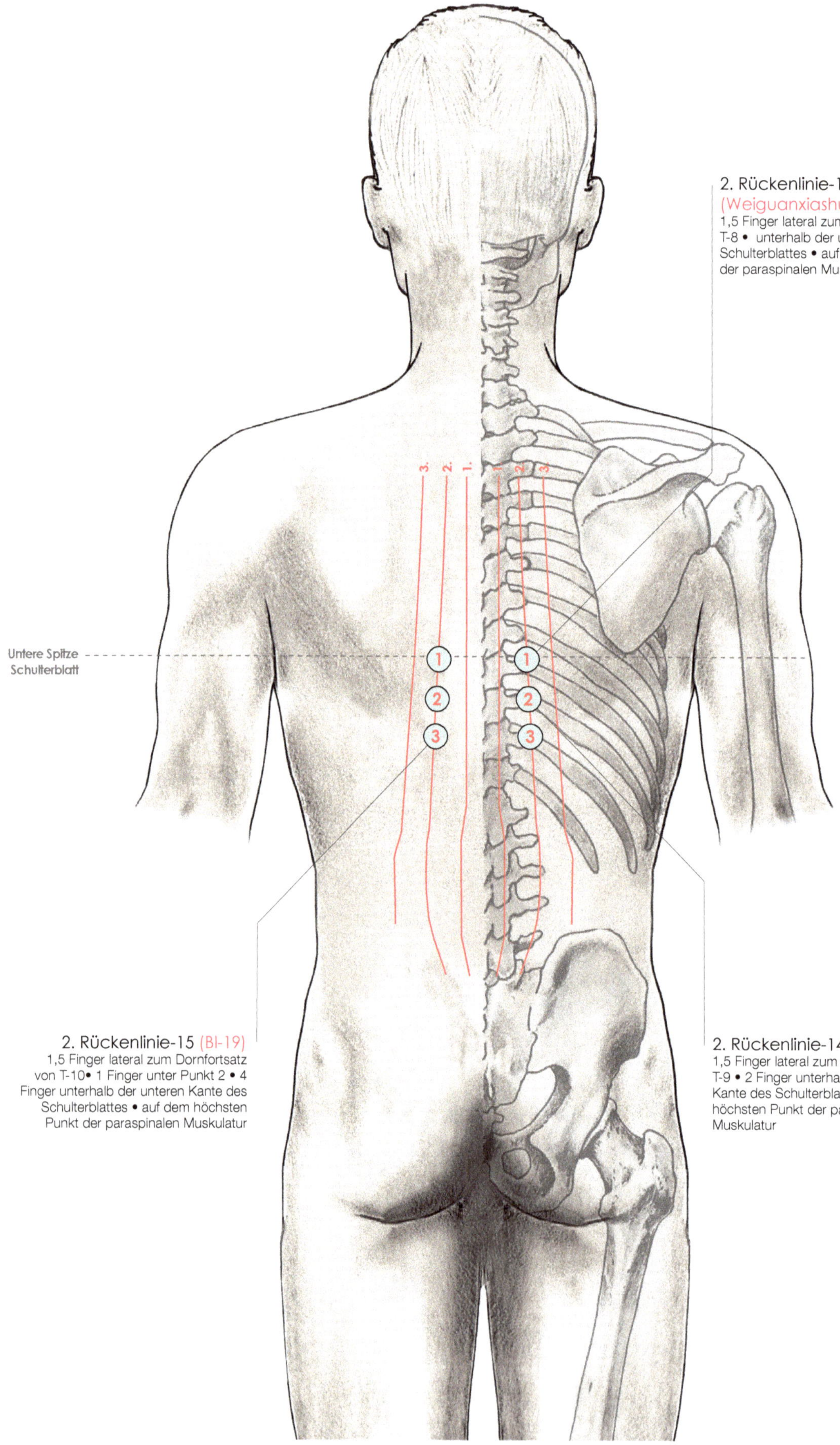

2. Rückenlinie-13 (Weiguanxiashu)
1,5 Finger lateral zum Dornfortsatz von T-8 • unterhalb der unteren Kante des Schulterblattes • auf dem höchsten Punkt der paraspinalen Muskulatur

2. Rückenlinie-15 (Bl-19)
1,5 Finger lateral zum Dornfortsatz von T-10• 1 Finger unter Punkt 2 • 4 Finger unterhalb der unteren Kante des Schulterblattes • auf dem höchsten Punkt der paraspinalen Muskulatur

2. Rückenlinie-14 (Bl-18)
1,5 Finger lateral zum Dornfortsatz von T-9 • 2 Finger unterhalb der unteren Kante des Schulterblattes • auf dem höchsten Punkt der paraspinalen Muskulatur

Rücken- oder Seitenlage

Problembeschreibung:

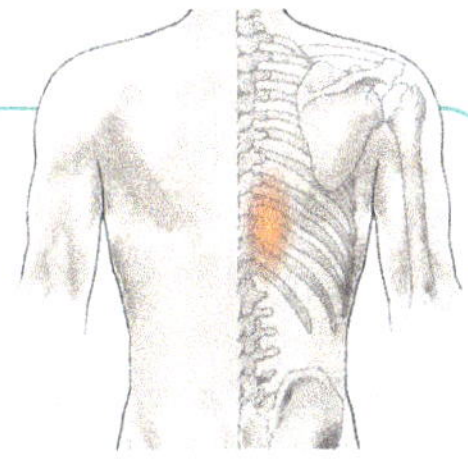

- *Chronische oder aktute Schmerzen treten am mittleren Rücken, unterhalb des Schulterblattes auf.*
- *Die Schmerzen sind entweder ein- oder beidseitig.*
- *Die Schmerzen können bei verschiedenen Aktivitäten stärker werden. Bei akuten Beschwerden können die Schmerzen zu Bewegungseinschränkungen führen.*

Behandlungsschritte

Allgemeine Anweisungen:
Behandeln Sie die schmerzhafte Seite oder beide Seiten, wenn die Schmerzen beidseitig auftreten.

1. Therapielinien des Rückens

Legen sie Ihren Klienten entweder in die Seitlage oder die Rückenlage. Wählen Sie die Position, die die Schmerzen nicht verstärkt. Behandeln Sie die 1. und 2. Rückenline mit Daumendruck, widmen Sie der 2. Linie mehr Zeit. Behandeln Sie von der Hüfte bis zum Nacken und wieder zurück. Wiederholen Sie die Behandlung ein- bis zweimal.

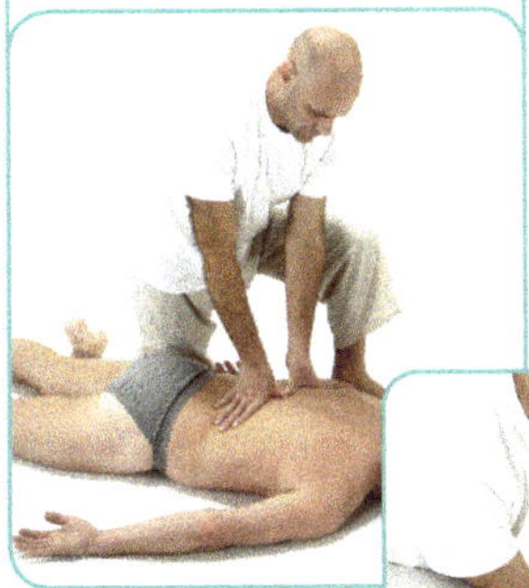

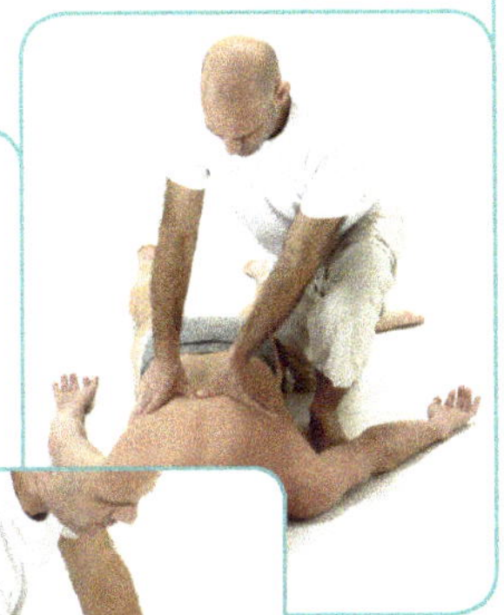

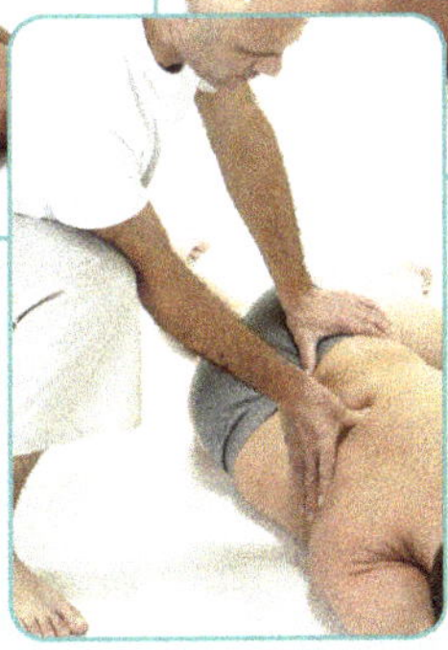

2. Akupressurpunkte

Drücken Sie die Punkte (1), (2) und (3) mit Ihren Daumen. Wiederholen Sie den Daumendruck auf den Punkten so lange, wie sich die Beschwerden bessern, bis zu maximal 10 Wiederholungen. Hören Sie mit der Behandlung auf, wenn die Punkte empfindlich werden. Verwenden Sie so viel Druck wie es für Ihren Klienten angemessen ist.

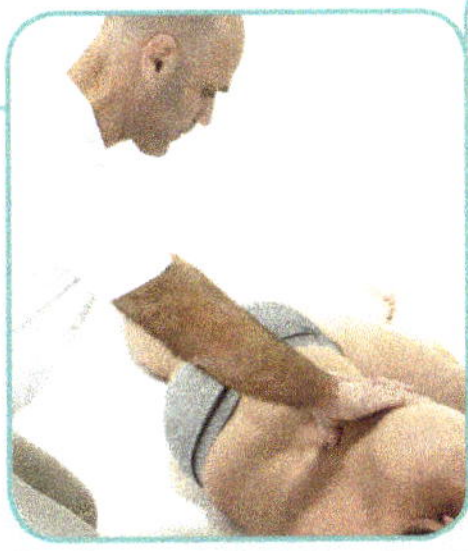

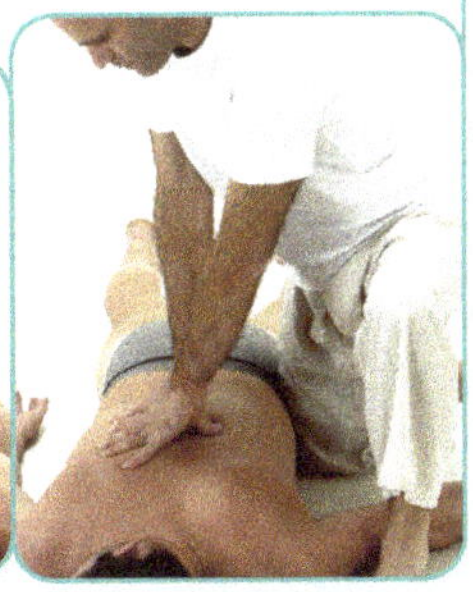

Optionale ergänzende Maßnahmen

3. Rückendehnungen

Bei nicht-akuten Fällen können Sie nach der Behandlung, den Rücken Ihres Klienten sehr vorsichtig dehnen. Falls dabei Schmerzen auftreten, hören Sie mit den Dehnungen auf. Verwenden Sie verschiedene Dehntechniken für die Brustwirbelsäule - Flexionen, Extensionen und Rotationen.

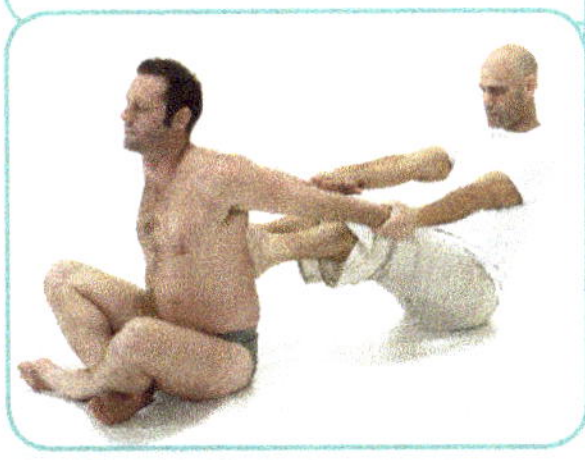

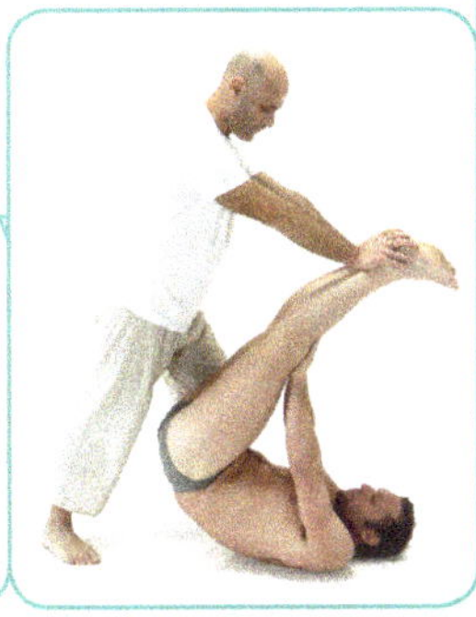

Vorsichtsmaßnahmen:

- *Konsultieren Sie einen Spezialisten, bevor Sie akute oder unklare Rückenschmerzen behandeln.*
- *Vermeiden Sie Dehnungen bei der Behandlung von akuten Beschwerden.*
- *Behandeln Sie täglich, bis zur Genesung. In nicht-akuten Fällen behandeln Sie zweimal pro Woche..*
- *Wiederhohlen Sie die Behandlung erst, nachdem der Klient keine Schmerzen von der vorigen Behandlung mehr hat (falls das der Fall war).*

Ausgewählte Akupressurpunkte

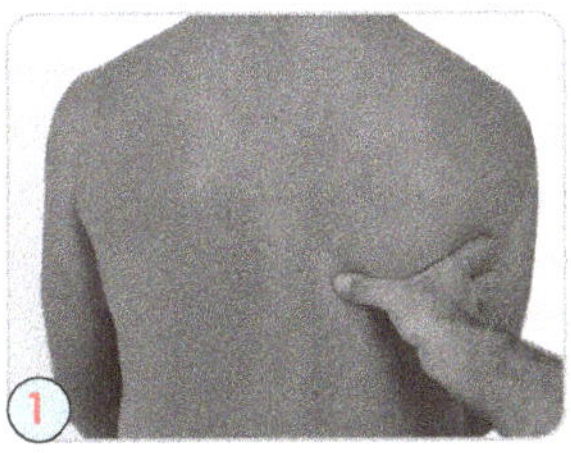

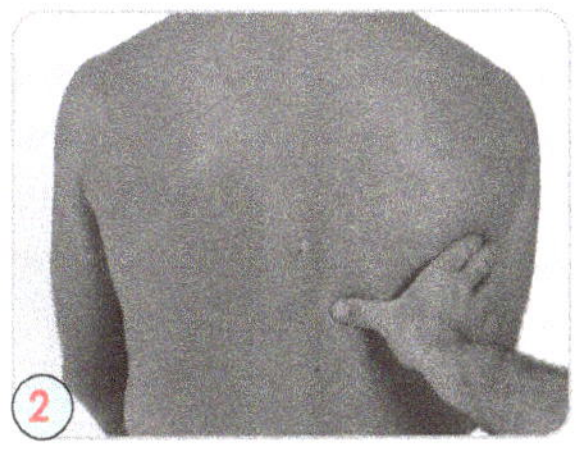

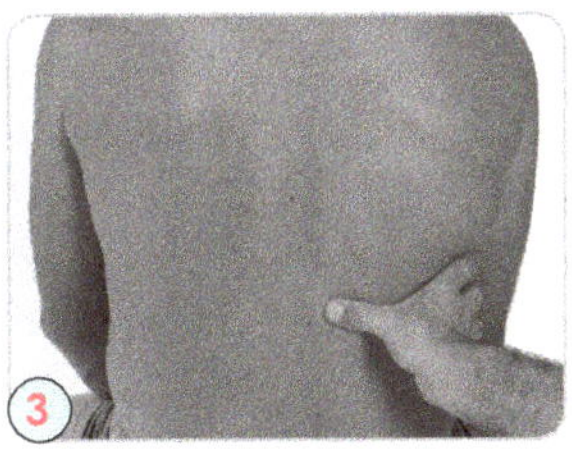

Routine - 33 RÜCKEN

Schmerzen im unteren, mittleren und oberen Rücken

● ein seltenes Beschwerdebild

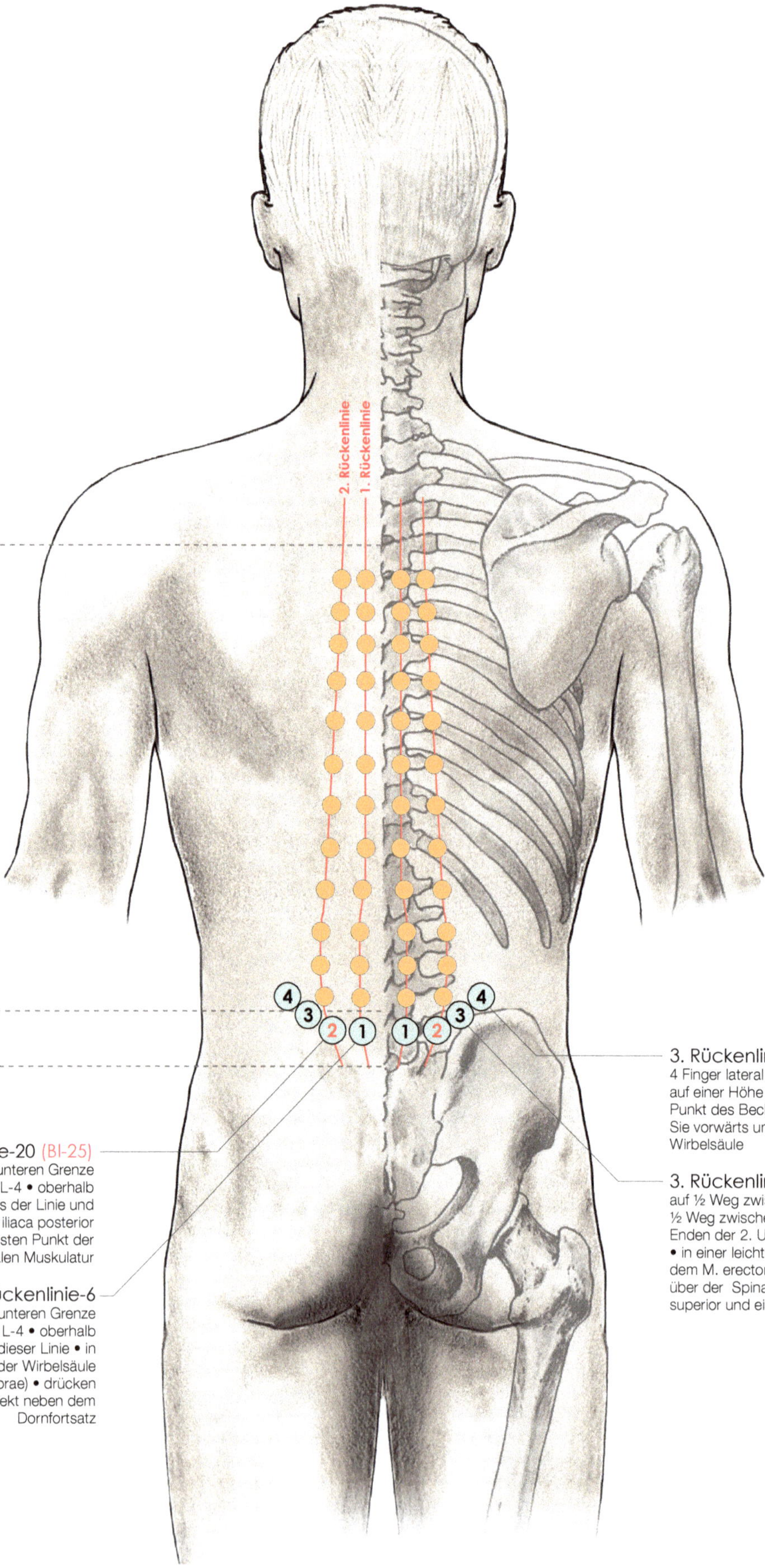

2. Rückenlinie-20 (Bl-25)
1 Finger lateral zur unteren Grenze des Dornfortsatzes von L-4 • oberhalb des untersten Punktes der Linie und direkt über der Spina iliaca posterior superior • auf dem höchsten Punkt der paraspinalen Muskulatur

1. Rückenlinie-6
auf einer Höhe mit der unteren Grenze des Dornfortsatzes von L-4 • oberhalb des untersten Punkts dieser Linie • in der Vertiefung entlang der Wirbelsäule (Lamina arcus vertebrae) • drücken Sie vorwärts, direkt neben dem Dornfortsatz

3. Rückenlinie-12
4 Finger lateral zum Dornfortsatz • auf einer Höhe mit dem höchsten Punkt des Beckenkamms • drücken Sie vorwärts und 45o in Richtung der Wirbelsäule

3. Rückenlinie-13
auf ½ Weg zwischen den auf ½ Weg zwischen den unteren Enden der 2. Und 3. Rückenlinie • in einer leichten Vertiefung auf dem M. erector spinae • direkt über der Spina iliaca posterior superior und ein wenig lateral

Rücken- oder Seitenlage

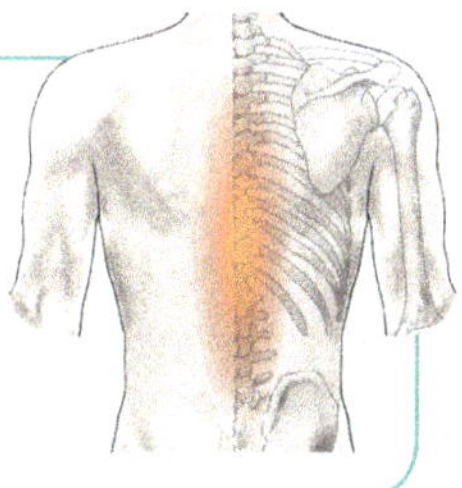

Problembeschreibung:
- *Chronische Schmerzen treten entlang der Lenden- und Brustwirbelsäule auf, bis zur Höhe der Spina scapulae.*
- *Die Schmerzen sind beidseitig und selten schneidend und akut.*
- *Verschiedene Aktivitäten können die Schmerzen verstärken, die Schmerzen können jedoch auch durch statische Haltungen stärker werden, z. B. durch Stehen, Sitzen oder Liegen.*

Behandlungsschritte

Allgemeine Anweisungen:
Wiederholen Sie diese Routen zweimal auf jeder Seite des Rückens. Wenn Sie genügend Zeit haben, machen Sie zwei weitere Wiederholungen auf jeder Seite, sodass Sie insgesamt auf vier Wiederholungen kommen.

1. Therapielinien des Rückens und Akupressurpunkte

Legen Sie Ihren Klienten in die Seitenlage oder auf den Rücken.

Stufe a: Drücken Sie Punkt (1) zweimal mit Ihren Daumen. halten Sie den Druck jedes Mal für 10 bis 15 Sekunden. Behandeln Sie die erste Rückenline mit Daumendruck, beginnend bei Punkt (1) bis zur Höhe der Spina scapulae und wieder zurück.

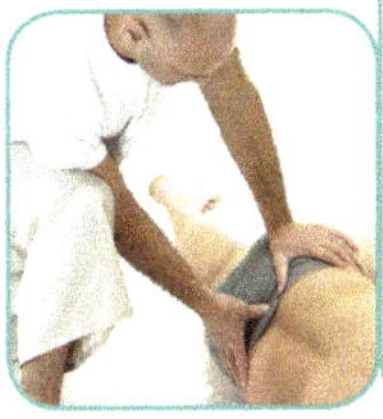

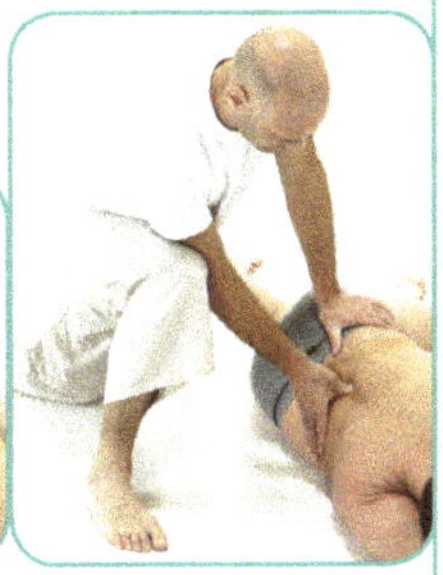

Halten sie den Druck für jeweils 3 Sekunden.

Stufe b: Drücken Sie Punkt (2) zweimal mit Ihren Daumen. Halten Sie den Druck jedes mal für 10 bis 15 Sekunden.

Behandeln Sie die zweite Rückenline mit Daumendruck, beginnend bei Punkt (2) bis zur Höhe der Spina scapulae und wieder zurück.

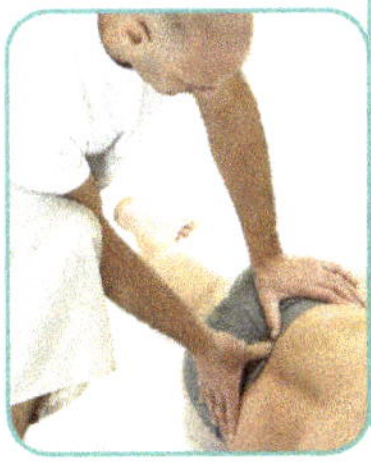

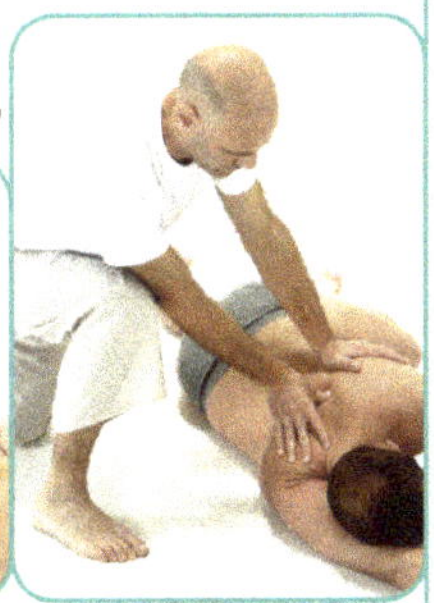

Halten sie den Druck für jeweils 3 Sekunden.

Stufe c: Drücken Sie die Punkte (3) und (4) mit Ihren Daumen. Halten Sie den Druck für 10 bis 15 Sekunden.

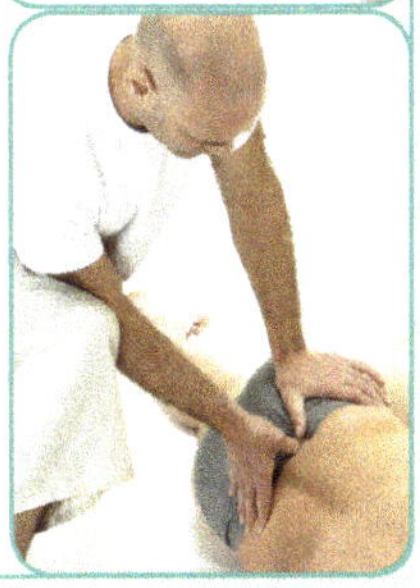

Optionale ergänzende Maßnahmen

2. Rückendehnungen

Bei nicht-akuten Fällen können Sie nach der Behandlung, den Rücken Ihres Klienten sehr vorsichtig dehnen. Falls dabei Schmerzen auftreten, hören Sie mit den Dehnungen auf. Verwenden Sie verschiedene Dehntechniken für die Lendenwirbelsäule - Flexionen, Extensionen und Rotationen.

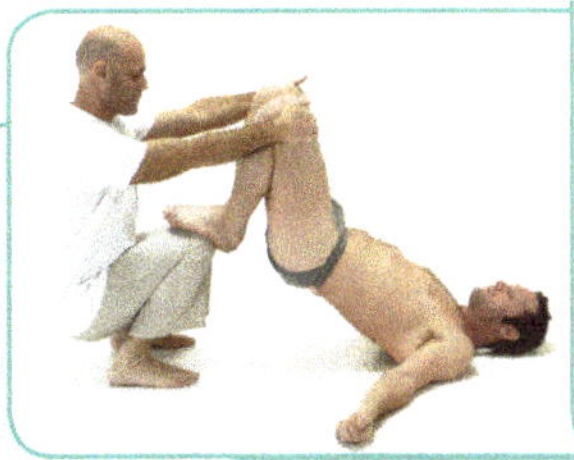

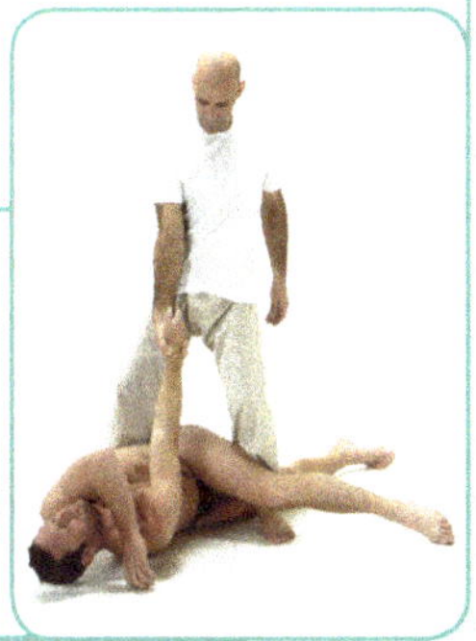

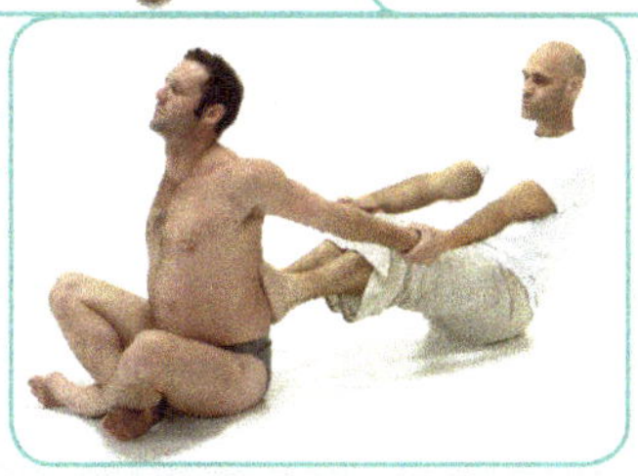

Vorsichtsmaßnahmen:
- *Konsultieren Sie einen Spezialisten, bevor Sie akute oder unklare Rückenschmerzen behandeln.*
- *Behandeln Sie täglich, bis zur Genesung.*
- *Wiederhohlen Sie die Behandlung erst, nachdem der Klient keine Schmerzen von der vorigen Behandlung mehr hat (falls das der Fall war).*

Ausgewählte Akupressurpunkte

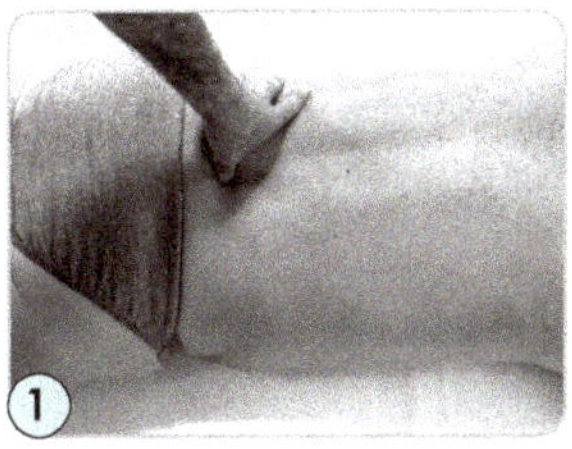

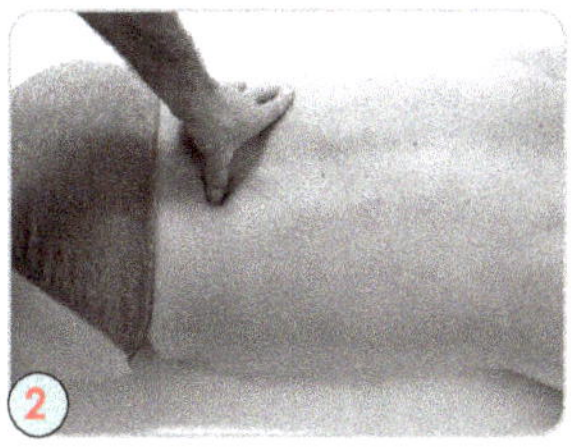

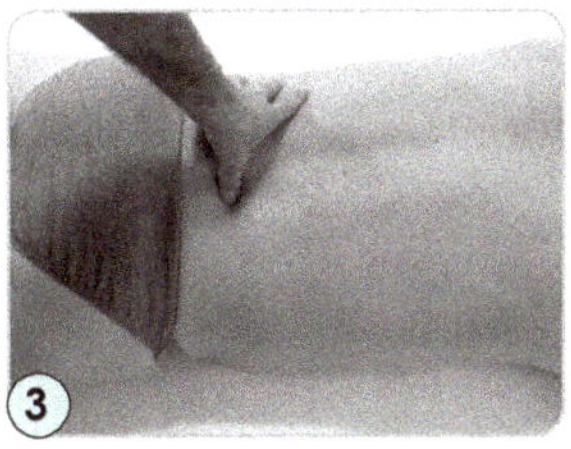

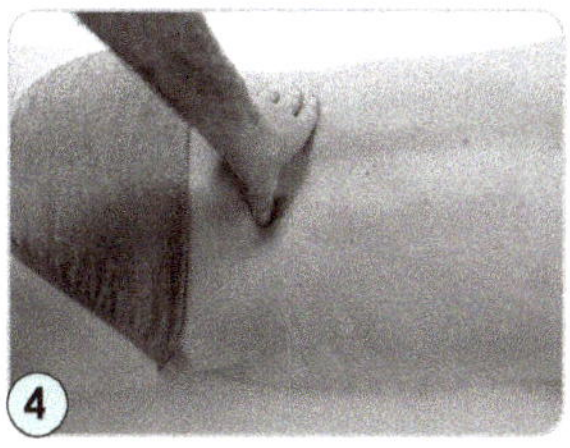

Routine - 34 RÜCKEN

Schmerzen im mittleren Rücken mit ausstrahlenden Schmerzen zur Rückseite des Beins

● ein seltenes Beschwerdebild

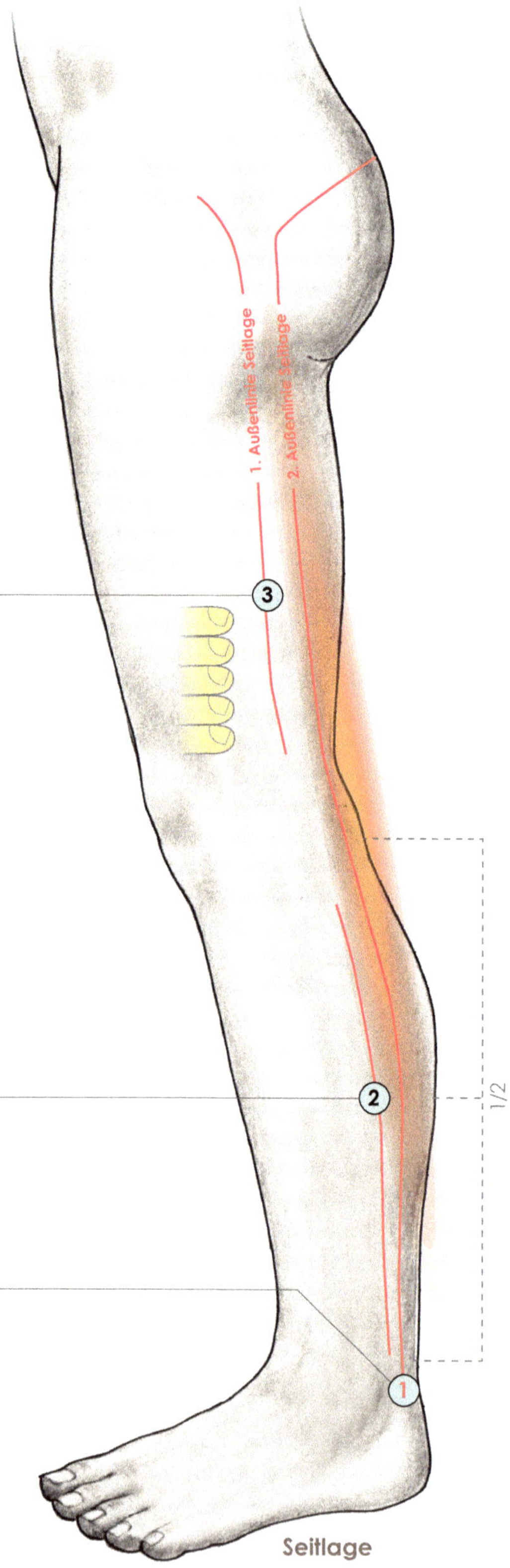

1. Außenlinie Seitenlage-5
5 Finger über dem Knie • auf der posterioren Kante des Tractus iliotibialis

1. Außenlinie Seitenlage-2
auf ½ Weg vom Knöchel zum Knie • in einer Vertiefung zwischen Fibula und M. gastrocnemius

2. Außenlinie Seitenlage-1 (Bl-60)
am lateralen Teil der Achillessehne • auf einer Höhe mit dem Außenknöchel

Problembeschreibung:

- *Chronische oder akute Schmerzen treten entlang der Bustwirbelsäule auf.*
- *Die Schmerzen strahlen entlang der 1. Außenlinie Seitlage zur Rückseite des Beins aus.*
- *Die Schmerzen können ein- oder beidseitig, sowie chronisch oder akut sein.*
- *Die Schmerzen können bei verschiedenen Aktivitäten stärker werden. Bei akuten Beschwerden können die Schmerzen zu Bewegungseinschränkungen führen, besonders beim Anwinkeln des Beins.*

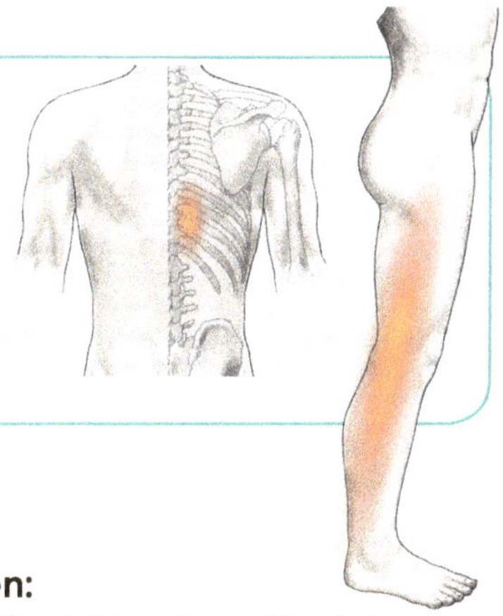

Behandlungsschritte

Allgemeine Anweisungen:

Bei dieser Routine werden keine Akupressurpunkte am Rücken behandelt. Den Rücken zu behandeln würde bei diesen Beschwerden keine Auswirkung haben.

1. 1. Außenlinie Bein, Seitlage

Legen Sie Ihren Klienten in die Seitlage. Drücken Sie die erste Außenlinie des Beins mit den Daumen, vom Fuß bis zur Hüfte und zum Rücken und wieder zurück. Wiederholen Sie den Vorgang ein- bis zweimal.

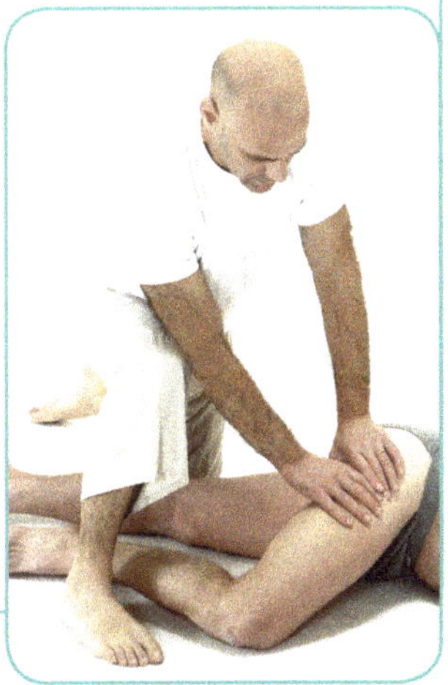

2. Akupressurpunkte

Drücken Sie die Punkte (1), (2) und (3) mit Ihren Daumen. Wiederholen Sie den Daumendruck solange wie sich die Beschwerden bessern, bis zu maximal 10 Wiederholungen. Hören Sie mit der Behandlung auf, wenn die Punkte empfindlich werden. Verwenden Sie so viel Druck wie es für Ihren Klienten angemessen ist.

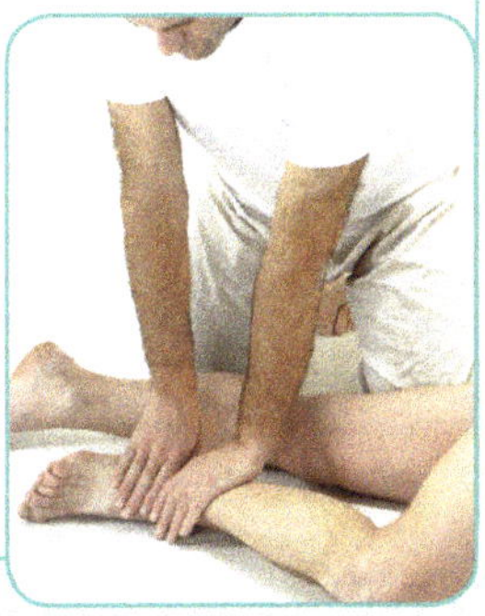

Vorsichtsmaßnahmen:

- *Konsultieren Sie einen Spezialisten, bevor Sie akute oder unklare Rückenschmerzen behandeln.*
- *Vermeiden Sie Dehnungen bei der Behandlung von akuten Beschwerden.*
- *Behandeln Sie täglich, bis zur Genesung. In nicht-akuten Fällen behandeln Sie zweimal pro Woche.*
- *Wiederhohlen Sie die Behandlung erst, nachdem der Klient keine Schmerzen von der vorigen Behandlung mehr hat (falls das der Fall war).*

Ausgewählte Akupressurpunkte

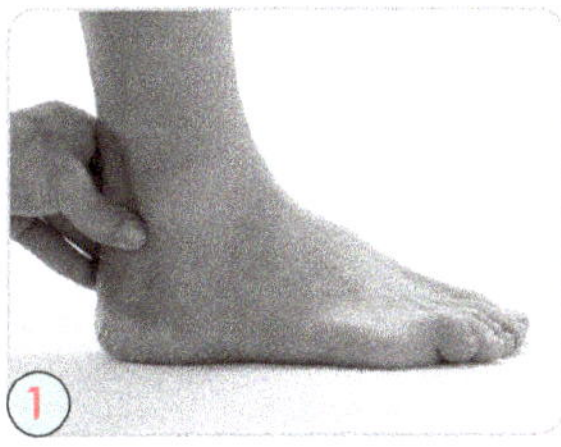

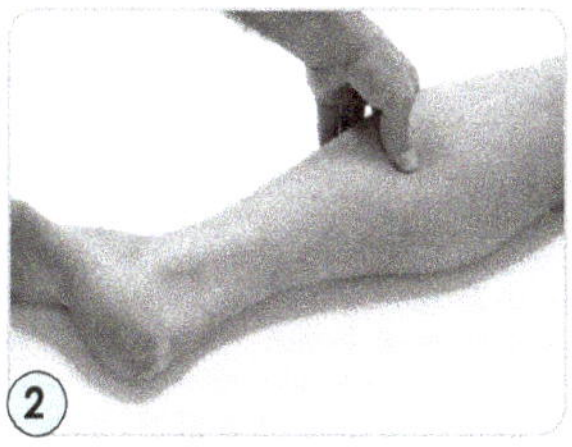

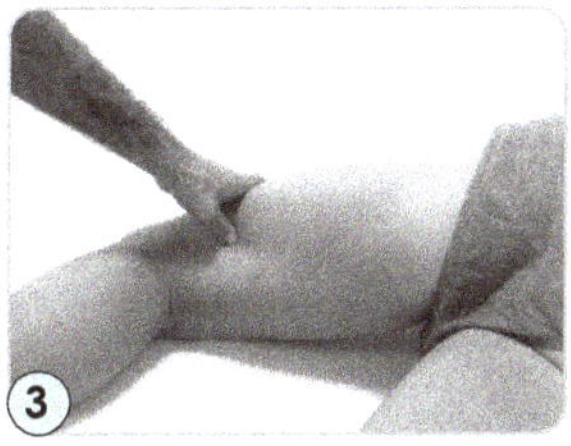

KAPITEL 10 UNTERER RÜCKEN

Behandlungsroutinen dieses Kapitels

Routine - 35 **„Schmerzen im unteren Rücken - im Areal von L-5 und S-1"**
Routine - 36 **„Schmerzen im unteren Rücken - an den Lendenwirbeln"**
Routine - 37 **„Schmerzen im unteren Rücken mit Schmerzen am Gesäß"**
Routine - 38 **„Ausstrahlende Schmerzen zum Bein"**
Routine - 39 **„Schmerzen im unteren Rücken beim Vorwärtsbeugen"**
Routine - 40 **„Schmerzen im unteren Rücken beim Aufrichten und Zurückbeugen"**
Routine - 41 **„Schmerzen im unteren Rücken bei Drehungen"**

Die Behandlung von Beschwerden des unteren Rückens

Schmerzen im unteren Rücken sind die häufigsten orthopädischen Beschwerden. In den meisten Fällen wird von Ärzten keine spezifische Diagnose gestellt, sondern einfach von „Schmerzen im unteren Rücken" gesprochen. Schmerzen im unteren Rücken sind natürlich und hängen mit unserem genetischen Erbe zusammen, sie variieren abhängig von der persönlichen genetischen Disposition. Wenn Schmerzen im unteren Rücken in Ihrer Familie gehäuft vorkommen, ist die Gefahr groß, dass auch Sie diese Art von Schmerzen bekommen. Eine schlechte Körperhaltung und wiederholte Belastung - sowohl physisch, als auch psychisch - spielen eine große Rolle bei der Entwicklung von Schmerzen im unteren Rücken. Ein gutes Körpergefühl, verschiedene Methoden zum Ausgleich und moderates Fitnesstraining (schon tägliche Spaziergänge von 20 Minuten können ausreichen) zusammen mit manuellen Behandlungen führen normalerweise zu exzellenten Ergebnissen bei der Behandlung und Prävention von Beschwerden im unteren Rücken. Thai-Akupressur-Routinen sind sicher und sehr effektiv, um Beschwerden im unteren Rücken zu behandeln. Wenn Beschwerden im unteren Rücken behandelt werden sollen, müssen Therapeuten jedoch solche Erkrankungen ausschließen die einen sofortigen operativen Eingriff erfordern (siehe Unterabschnitt „Achtung").

Schwere Schmerzen und der Verlust der Beweglichkeit mit ausstrahlenden Schmerzen in ein Bein sind häufig bei Beschwerden im unteren Rücken.

Die Thai-Routinen sind sicher und effektiv bei der Behandlung der meisten akuten Fälle, es ist jedoch Sinnvoll einen Arzt zu konsultieren, da es nicht möglich ist einzuschätzen, wie ernst Beschwerden wirklich sind. Oft sind moderne Diagnoseverfahren notwendig um die Ursache von Schmerzen zu identifizieren. Schwere Fälle von Wirbelgleiten, Bandscheibenvorfällen oder Spinalstenosen, bei denen direkter Druck auf das Rückenmark entsteht können eine Operation notwendig machen. In den meisten Fällen sind diese Beschwerden jedoch nicht so schwerwiegend und akut, dass operiert werden muss und Ihre Behandlung wird gute Ergebnisse bringen. Massage, Akupressur und Akupunktur werden im Fall einer Stenose, bei der es zu einer dauerhaften Verengung des Spinalkanals kommt nicht als effektiv erachtet. Dennoch ist eine Behandlung von Stenosen mit den Thai-Routinen sicher, wenn keine Operation notwendig ist. Jedoch kann es sein, dass die Behandlung nur langsame Ergebnisse bringt oder zu gar keinem Resultat führt. Wählen Sie eine der sieben Routinen entsprechend der Symptome die für die Thai-Diagnose relevant sind aus, unabhängig von der Definition der Beschwerden durch die westliche Medizin. Wenn die Symptome Ihres Klienten mit den Symptomen, die in einer der Thai-Routine beschrieben werden übereinstimmen, wenden Sie diese an und beobachten Sie die Reaktion Ihres Klienten. Wenn der Druck Ihrem Klienten gut tut, wird Ihre Behandlung gute Ergebnisse bringen. Wenn Sie eine Verbesserung feststellen, fahren Sie mit der Behandlung fort.

Thai-Routinen	Mögliche zu Grunde liegende Erkrankungen
Schmerzen im unteren Rücken - im Areal von L-5 und S-1	Spondylolyse und Spondylolisthesis Lumbales Facettensyndrom Bandscheibenvorfall (Prolapsus nuclei pulposi) Iliosacralgelenk-Syndrom Zerrung der Bänder an der Wirbelsäule Muskulärer Hypertonus und myofasziale Triggerpunkte Strukturelle und körperliche Fehlstellungen
Schmerzen im unteren Rücken - an den Lendenwirbeln	Spondylose und Stenose Spondylolyse und Spondylolisthesis Lumbales Facettensyndrom Bandscheibenvorfall (Prolapsus nuclei pulposi) Zerrung der Bänder an der Wirbelsäule Muskulärer Hypertonus und myofasziale Triggerpunkte Strukturelle und körperliche Fehlstellungen

Schmerzen im unteren Rücken mit Schmerzen am Gesäß	Spondylose und Stenose Spondylolyse und Spondylolisthesis Lumbales Facettensyndrom Bandscheibenvorfall (Prolapsus nuclei pulposi) Cauda-Equina-Syndrom Ischialgie und Piriformis-Syndrom Iliosakralgelenk-Syndrom Zerrung der Bänder an der Wirbelsäule Muskulärer Hypertonus und myofasziale Triggerpunkte Strukturelle und körperliche Fehlstellungen
Ausstrahlende Schmerzen zum Bein	Spondylose und Stenose Spondylolyse und Spondylolisthesis Lumbales Facettensyndrom Bandscheibenvorfall (Prolapsus nuclei pulposi) Cauda-Equina-Syndrom Ischialgie und Piriformis-Syndrom Iliosakralgelenk-Syndrom Muskulärer Hypertonus und myofasziale Triggerpunkte Strukturelle und körperliche Fehlstellungen
Schmerzen im unteren Rücken beim Vorwärtsbeugen	Spondylose und Stenose Spondylolyse und Spondylolisthesis Lumbales Facettensyndrom Bandscheibenvorfall (Prolapsus nuclei pulposi) Ischialgie und Piriformis-Syndrom Iliosakralgelenk-Syndrom Zerrung der Bänder an der Wirbelsäule Muskulärer Hypertonus und myofasziale Triggerpunkte Strukturelle und körperliche Fehlstellungen
Schmerzen im unteren Rücken beim Aufrichten und Zurückbeugen	Spondylose und Stenose Spondylolyse und Spondylolisthesis Lumbales Facettensyndrom Bandscheibenvorfall (Prolapsus nuclei pulposi) Ischialgie und Piriformis-Syndrom Iliosakralgelenk-Syndrom Zerrung der Bänder an der Wirbelsäule Muskulärer Hypertonus und myofasziale Triggerpunkte Strukturelle und körperliche Fehlstellungen
Schmerzen im Unteren Rücken bei Drehungen	Muskulärer Hypertonus und myofasziale Triggerpunkte im unteren Rücken

Erkrankungen des unteren Rückens

Die Differenzierung von Beschwerden des unteren Rückens in einzelne Ursachen ist eher theoretisch als praktisch. Tatsächlich enstehen solche Beschwerden auf Grund von mehreren Faktoren.

Spondylose und Stenose

Arthrose (degenerative Erkrankung der Gelenke) der Wirbelsäule, auf Grund von normaler Abnutzung durch alltägliche Belastung und dem Alterungsprozess. Umfasst Entzüdnungen, das Ausdünnen der Bandscheiben und die Verringerung der Abstände zwischen den Wirbelkörpern, Veränderungen der Knochensubstanz und möglicherweise das Entstehen von Osteophyten. Spondylose kommt bei den meisten älteren Menschen vor, muss jedoch nicht zu schwerwiegenden Symptomen führen.

Die Spinalstenose ist eine natürliche Komplikation der Spondylose. Es handelt sich hierbei um eine dauerhafte Verengung von einem oder mehreren Foramen vertebrale und/oder eine Verengung an einem oder mehreren Teilen des Spinalkanals, die durch die Verdickung der Wirbelkörper, bzw. das Wachstum von Osteophyten verursacht wird. Verengungen an Foramen vertebrale verursachen Druck auf die Nervenwurzel und die Verengung des Spinalkanals übt Druck auf die Cauda equina - die Verlängerung des Rückenmarks aus. Diese Beschwerden können sehr entsthaft werden, wenn der Druck auf eine Nervenwurzel oder die Cauda equina so stark wird, dass es zu fortschreitenden neurologischen Defiziten kommt. Von einer Spinalstenose sind meistens Menschen über 50 Jahre betroffen. Jüngere Menschen die eine Wirbelsäulenverletzung hatten oder unter einer Verengung des Spinalkanals leiden sind ebenfalls gefährdet. Die Symptome treten allmählich oder gar nicht auf, das hängt vom Ort und von der Stärke des auf die Nerven ausgeübten Drucks ab. Es kann zu Schmerzen im unteren Rücken, Schmerzen im Gesäß, Taubheit, Schwäche oder Schmerzen in den Beinen kommen. In manchen Fällen lässt sich eine Operation nicht vermeiden.

Spondylolyse und Spondylolisthesis

Wirbelkörperfraktur, die durch das Tragen von schweren Lasten, Überlastung oder genetische Defekte entsteht. Kommt häufig bei Tänzern oder Athleten vor und wird häufig von extremen Überstreckungen der Lendenwirbelsäule verursacht. Die Beschwerden müssen jedoch nicht unbedingt durch starke körperliche Aktivität entstehen, die Ursache kann auch eine milde, aber dauerhafte Belastung über viele Jahre sein. Wenn sich das Problem verschlimmert, kann die Fraktur zu einem vollständigen Durchbruch des Wirbelkörpers führen, bei der ein Wirbelkörper über den nächsten rutscht - Spondylolisthesis - in den meisten Fällen L-5 über S-1.

Ein fortschreitendes Verrutschen kann Druck auf Nervenwurzeln und die Dura mater, die die Cauda equina umschließt ausüben. Das führt zu Schmerzen im unteren Rücken, Schmerzen im Gesäß, ausstrahlende Schmerzen in die Beine und Schwäche in den Beinen.

Lumbales Facettensyndrom

Eine schmerzhafte Irritation der Facettengelenke auf Grund einer Verletzung, oder als chronische Beschwerden auf Grund von wiederholter mechanischer Belastung. Kann zur Degeneration der Bandscheiben beitragen und in fortgeschrittenen Stadien zu zum Wachstum von Osteophyten führen. Symptome können Schmerzen nahe der Wirbelsäule, sowie übertragene Schmerzen zum Gesäß, der Leiste, der Rückseite des Oberschenkels und zum Fuß umfassen. Die Schmerzen werden schlimmer bei Bewegung und nach langer Bewegungslosigkeit. Morgenschmerzen sind typisch.

Bandscheibenvorfall (Prolapsus nuclei pulposi)

Es gibt vier Grade von Bandscheibenschäden: Bandscheibenvorwölbung, dabei wölbt sich eine Bandscheibe vor, ohne dass der Faserring am Außenrand der Bandscheibe reißt. Bandscheibenprolaps, dieser führt zu einem partiellen Riss im Faserring. Bandscheibenextrusion, dabei bricht der Nucleus Pulposus durch den Faserring hindurch und Sequester, dabei reißt der Faserring vollständig. Die Symptome variieren abhängig vom Grad, vom Ort und von der Austrittsrichtung des Vorfalls. Lokale und ausstrahlende Schmerzen können ihren Ursprung in der verletzten Bandscheibe selbst haben oder im Druck, den die Bandscheibe auf die Bänder oder die Muskulatur der Wirbelsäule die Nervenwurzeln oder das Rückenmark ausübt wenn die Bandscheibe direkt nach hinten austritt.

Schmerzen werden typischerweise verstärkt in verschiedenen statischen Haltungen (z. B. Sitzen) wegen der Unfähigkeit der Bandscheibe das Gewicht zu tragen. Sehr oft verursachen Bandscheibenvorfälle gar keine Symptome. In der Vergangenheit wurden Bandscheibenvorfälle häufig operiert. Heute wird jedoch seltener operiert, außer in sehr schwerwiegenden Fällen.

Cauda-Equina-Syndrom

Die Cauda equina beginnt bei T-12, als Verlängerung des Rückenmarks am Spinalkanal. Sie besteht aus vielen Nerven (Pferdeschwanz = Cauda equina) die von der Dura mater umschlossen sind. Wenn die Bandscheibe bei einem Bandscheibenvorfall direkt nach hinten austritt, übt sie Druck auf die Cauda equina aus. Bei starkem Druck kann es zu ernsthaften Beschwerden kommen. Symptome können dabei Schmerzen und Taubheit in beiden Gesäßhälften, sowie entlang der Vorder- oder Rückseite der Beine umfassen. Eine Operation ist möglicherweise unvermeidbar.

Ischialgie und Piriformis-Syndrom

Entzündung des Ischiasnervs, die mit Schmerzen und/oder Taubheit entlang des Gesäß und der Beine einhergeht. Die Entzündung entsteht normalerweise durch Druck, der auf den Ischiasnerv in der Lendenwirbelsäule ausgeübt wird, meistens durch eine Bandscheibe. Ischialgie kann auch auf Grund von Druck durch die Muskulatur entstehen, meistens des M. piriformis. Das Piriformis-Syndrom ist eine Kompression des Ischiasnervs, manchmal auch des Nervus gluteus superior oder des Nervus cutaneus femoris posterior. Es führt zu lokalen und ausstrahlenden Schmerzen entlang der Nervenbahnen.

Iliosakralgelenk-Syndrom

Fehlstellung des Iliosakralgelenks. Symptome können Schmerzen beim Drehen im Bett, eingeschränkte Beweglichkeit mit Schwierigkeiten beim Gehen, Schmerzen im unteren Rücken, dem oberen Kreuzbein oder dem Gesäß und möglicherweise übertragene Schmerzen zum Bein umfassen.

Die Symptome werden stärker, wenn ein Bein mehr Körpergewicht tragen muss, wie beim Gehen oder Treppen steigen.

Strukturelle und körperliche Fehlhaltungen

Skoliose, starke Lordose der Lendenwirbelsäule, abgeflachte Lendenwirbelsäule, starke Neigung des Beckens nach vorne oder nach hinten. Diese Fehlhaltungen verursachen asymmetrischen Druck auf der Muskulatur des unteren Rückens, den Bändern, den Wirbelgelenken und der Hüfte. Sie können die Ursache verschiedener Beschwerden des unteren Rückens sein. Gleichzeitig können körperliche Fehlhaltungen durch Beschwerden im unteren Rücken verstärkt oder verursacht werden werden. Diese verschwinden oft von selbst wieder, wenn die Schmerzen aufhören. Solche zeitweisen Fehlhaltungen können dauerhaft werden wenn die zu Grunde liegende Erkrankung unbehandelt bleibt und chronisch wird.

Zerrung der Bänder an der Wirbelsäule

Eine Verletzung die durch plötzliche, starke Zugebelastung an den Bändern der Lendenwirbelsäule entsteht. Bandscheibenvorfälle können die Bänder des Rückens ebenfalls verletzen. Wiederholte Belastungen können die Bänder der Lendenwirbelsäule schwächen und sie anfällig für leichten Druck machen, sodass sie keine ausreichende Unterstützung der Wirbelgelenke mehr bieten.

Muskulärer Hypertonus und myofasziale Triggerpunkte

Verspannung der Muskulatur der Lendenwirbelsäule. Wird verursacht durch schlechte Körperhaltung, wiederholte Belastung und emotionalen Stress. Verspannungen der Muskulatur begleiten fast alle Beschwerden und Erkrankungen des unteren Rückens. Empfindliche, verhärtete Bänder in der hypertonen Muskulatur der Lendenwirbelsäule und der Hüfte können sich entwickeln und zu lokalen sowie übertragenen Schmerzen in den Rücken, die Hüften und die Beine führen.

Kontraindikationen und Warnhinweise

- **Jede Dehnung bei akuten Beschwerden**
  Vorsichtiges Dehnen kann bei chronischen Beschwerden hilfreich sein, aber es ist gefährlich bei akuten Beschwerden. Es kann zur Verschiebung einer Bandscheibe oder eines Wirbels führen oder anderweitig den Druck auf Nervenwurzeln oder das Rückenmark verstärken und damit Beschwerden verschlimmern und irreversible Schäden verursachen.
- **Anterior gerichteter Druck auf den unteren Rücken, wenn der Klient auf dem Bauch liegt**
  Handballendruck auf beiden Seiten der Lendenwirbelsäule ist besonders problematisch. Solcher Druck kann die Lendenwirbelkörper bewegen und den Druck auf den betroffenen Nerv erhöhen. Wenn Ihr Daumendruck starke Schmerzen verursacht, der durch die Bewegung der Wirbelgelenke verstärkt wird, stoppen Sie. Daumendruck auf den Akupressurpunkten der Lendenwirbelsäule ist normalerweise weniger schmerzhaft und sicherer, wenn Ihr Klient auf der Seite liegt, mit beiden Knien leicht angewinkelt und übereinanderliegend. Wenn Daumendruck auch in der Seitenlage schmerzhaft ist, drücken sie den unteren Rücken überhaupt nicht. Behandeln Sie die anderen Linien und Punkte der Routine.
- **Direkter Druck auf entzündete oder empfindliche Punkte**
  Akute Beschwerden im unteren Rücken können empfindliche Punkte und Entzündungen involvieren. Direkter Druck auf die empfindlichen und/oder sensiblen Areale würde die Beschwerden verstärken und ist daher kontraindiziert. Wenn Ihr Druck unangenehm ist und Krämpfe im unteren Rücken auslöst oder verstärkt, stoppen Sie und behandeln Sie die anderen Linien und Punkte der Routine - an Bauch, Beinen und Hüfte.
- **Druck auf allen empfindlichen Linien und Punkten, die Symptome verursachen oder verstärken**
- **Druck der dazu führt, dass sich Ihr Klient zusammenzieht oder von Ihren Händen weg bewegt**

Achtung

Falls eines der folgenden Symptome auftritt, muss der Klient zur Untersuchung an einen Arzt verwiesen werden.

- Kürzliches schweres Trauma
- Anhaltende oder fortschreitende Schmerzen
- Schmerzen die nicht mechanisch bedingt sind
- Anhaltender Schmerz, der ohne offensichtlichen Grund plötzlich aufgetreten ist
- Schwere akute Beschwerden
- Alle ungewöhnlichen Zeichen

Die folgenden Symptome sind Zeichen dafür, dass Druck auf dem Rückenmark lastet:

- Funktionelle Störungen in Darm, Blase oder Sexualorganen
- Fortschreitende neurologische Ausfälle
- Schwäche der Beinmuskulatur und Schwierigkeiten beim Gehen
- Beidseitiges Kribbeln, Taubheit oder einschießende, ausstrahlende Schmerzen oder ein Brennen in den Beinen

Die Auswahl der Behandlungsroutine - grundsätzliche Richtlinien

1. Finden Sie zuerst heraus, welche Bewegungen die Schmerzen auslösen oder verstärken

Bitten Sie Ihren Klienten:

a. sich langsam nach vorne zu beugen bis zu dem Punkt an die Schmerzen beginnen.

b. sich langsam aufzurichten und nach hinten zu beugen, wieder bis zu dem Punkt an dem die Schmerzen beginnen.

Wenn die Schmerzen während den oben genannten Bewegungen verstärkt oder ausgelöst werden, bitten Sie ihn, das Areal der Beschwerden zu zeigen. Die Schmerzen auf diese Art zu lokalisieren ist die akkuratere Methode.

Wenn weder das Vorbeugen noch das Aufrichten oder Zurückbeugen die Schmerzen verstärken oder auslösen, bitten sie Ihren Klienten sich mit gekreuzten Beinen zu setzen und sich langsam zu beiden Seiten zu drehen.

2. Wählen Sie eine Behandlungsroutine

a. Wählen Sie eine der folgenden Routinen, entsprechend der Schmerzlokalisation aus:

„Schmerzen im unteren Rücken - im Areal von L-5 und S-1"

„Schmerzen im unteren Rücken - an den Lendenwirbeln"

„Schmerzen im unteren Rücken mit Schmerzen am Gesäß"

„Ausstrahlende Schmerzen zum Bein"

b. Wenn sich die Schmerzen Ihres Klienten nicht wie in den oben genannten Routinen beschrieben lokalisieren lassen, wählen Sie eine der folgenden Routinen aus, entsprechend der Bewegung, die die Schmerzen verstärkt:

„Schmerzen im unteren Rücken beim Vorwärtsbeugen"

„Schmerzen im unteren Rücken beim Aufrichten und Zurückbeugen"

„Schmerzen im Unteren Rücken bei Drehungen"

„Ausstrahlende Schmerzen zum Bein" wird immer mit „Schmerzen im unteren Rücken beim Vorwärtsbeugen" oder „Schmerzen im unteren Rücken beim Aufrichten und Zurückbeugen" zusammen angewandt, abhängig davon welche Bewegung die ausstrahlenden Schmerzen zum Bein auslöst oder verstärkt.

Wenn Beschwerden, die in den Routinen „Schmerzen im unteren Rücken beim Vorwärtsbeugen" oder „Schmerzen im unteren Rücken beim Aufrichten und Zurückbeugen" beschrieben werden von ausstrahlenden Schmerzen zum Bein begleitet werden verwenden Sie die Routine „Ausstrahlende Schmerzen zum Bein" in Kombination mit der entsprechenden Routine.

3. Beginnen Sie die Behandlung und stellen Sie sicher, dass Sie die passende Routine gewählt haben

Achten Sie, während Sie die Punkte drücken auf die Reaktionen Ihres Klienten und prüfen Sie, ob die gewählten Punkte relevant und wirksam sind. Bitte stellen Sie Ihrem Klienten nicht zu schnell zu viele Fragen! Lassen Sie ihn tiefer in die Konzentration eintauchen. Oft wird Ihr Klient einige Zeit brauchen, bevor er in der Lage ist auszudrücken (nicht unbedingt durch Worte), ob die behandelten Punkte relevant sind oder nicht. Sie werden oftmals erst bei der zweiten Runde in der Sie die Punkte behandeln „zuverlässige" Reaktionen von Ihrem Klienten erhalten. Stellen Sie knappe Fragen wie: „Hier?" „Gut?" „Schmerzhaft?". Wenn die Linien und die Punkte relevant und effektiv sind, fahren Sie mit der Behandlung fort - Sie haben die richtige Routine ausgewählt.

ROUTINE 35 (SEITE 162)

Schmerzen im unteren Rücken - im Areal von L-5 und S-1

- Chronische oder akute Schmerzen treten im Areal der Lendenwirbel von L-5 und S-1 auf. Die Schmerzen sind meistens nicht akut.
- Die Schmerzen sind am unteren Teil des unteren Rückens, auf beiden Seiten gleich stark zu spüren.
- Die Schmerzen strahlen nicht aus.
- Die Schmerzen werden bei verschiedenen Aktivitäten stärker bei denen die Lendenwirbelsäule vorgebeugt, aufgerichtet oder gedreht wird. Sie werden außerdem in manchen Haltungen, ohne Bewegung stärker, wie z. B. im Sitzen oder Liegen.

LOKALISATION DER BESCHWERDEN

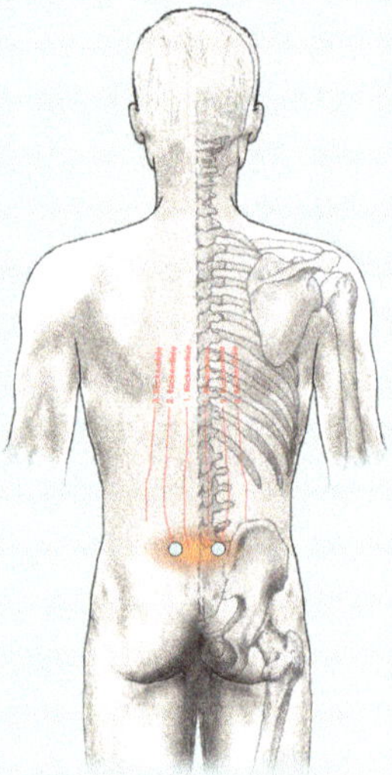

ROUTINE 36 (SEITE 164)

Schmerzen im unteren Rücken - an den Lendenwirbeln

- Chronische oder akute Schmerzen treten an der Lendenwirbelsäule auf. Die Schmerzen sind meistens chronisch.
- Die Schmerzen sind lokal und nicht über größere Areale des unteren Rückens ausgebreitet. Ihr Zentrum ist an einem oder zwei Lendenwirbeln, normalerweise am 2., 3. oder 4. Wirbel.
- Die Schmerzen werden bei verschiedenen Aktivitäten stärker bei denen die Lendenwirbelsäule vorgebeugt, aufgerichtet oder gedreht wird. Sie werden außerdem in manchen Haltungen, ohne Bewegung stärker, wie z. B. im Sitzen oder Liegen.

LOKALISATION DER BESCHWERDEN

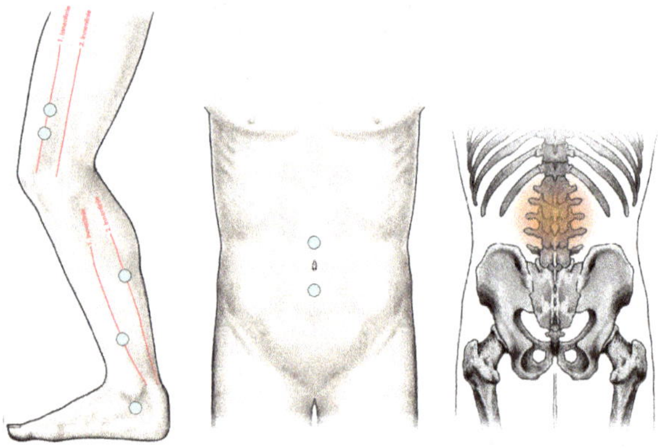

ROUTINE 37 (SEITE 166)

Schmerzen im unteren Rücken mit Schmerzen am Gesäß

- Chronische oder akute Schmerzen treten an einer oder an beiden Gesäßhälften auf. Die Schmerzen sind normalerweise auf einer Seite stärker.
- Die Schmerzen werden normalerweise von Schmerzen im unteren Rücken begleitet, sowie von ausstrahlenden Schmerzen zu einem oder beiden Beinen.
- Die Schmerzen werden bei verschiedenen Aktivitäten stärker bei denen die Lendenwirbelsäule vorgebeugt (wie beim Sitzen oder Socken anziehen), aufgerichtet (wie beim Gehen) oder gedreht wird (wie beim Drehen des Oberkörpers wenn man im Rückwärtsgang Auto fährt).
- Die Haltung des unteren Rückens kann gekrümmt sein.

LOKALISATION DER BESCHWERDEN

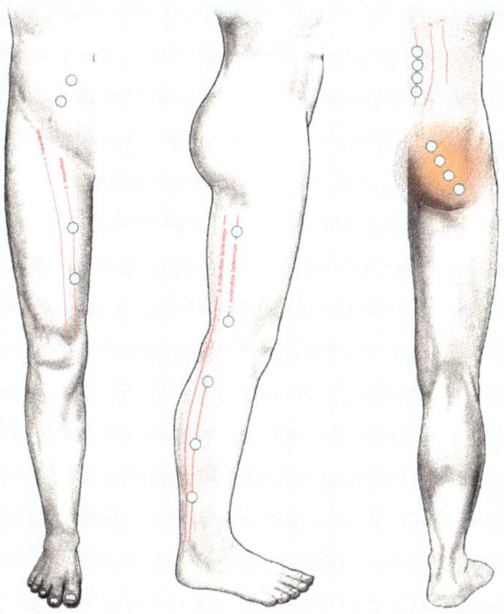

ROUTINE 38 (SEITE 170)

Ausstrahlende Schmerzen zum Bein

- Chronische oder akute Schmerzen strahlen zu einem oder beiden Beinen aus (normalerweise zu einem Oberschenkel)
- Ausstrahlende Schmerzen zu den Beinen werden häufig von chronischen oder akuten Schmerzen auf einer oder beiden Seiten des unteren Rückens begleitet.
- Die Schmerzen werden bei verschiedenen Aktivitäten stärker bei denen die Lendenwirbelsäule vorgebeugt (wie beim Sitzen oder Socken anziehen), aufgerichtet (wie beim Gehen) oder gedreht wird (wie beim Drehen des Oberkörpers wenn man im Rückwärtsgang Auto fährt).
- Die Haltung des unteren Rückens kann gekrümmt sein.

LOKALISATION DER BESCHWERDEN

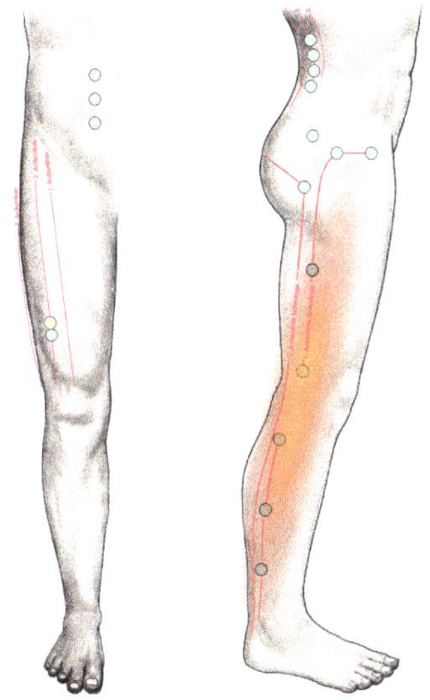

SCHMERZHAFTE BEWEGUNGEN

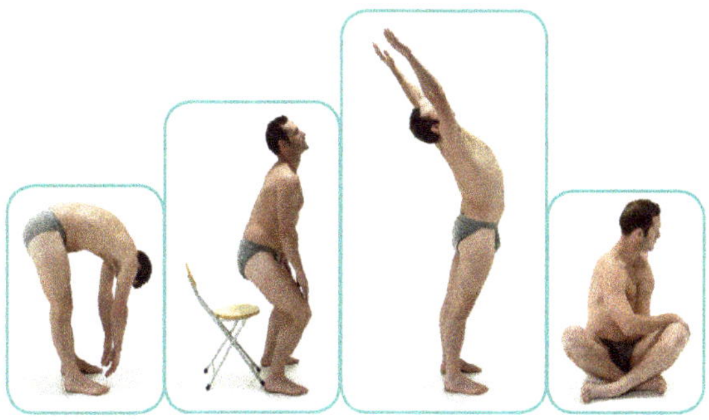

ROUTINE 39 (SEITE 174)

Schmerzen im unteren Rücken beim Vorwärtsbeugen

- Chronische oder akute Schmerzen treten auf einer oder beiden Seiten des unteren Rückens auf. Die Schmerzen sind normalerweise auf einer Seite stärker.
- Die Schmerzen können zu einem oder beiden Beinen ausstrahlen, meistens zu einem Oberschenkel, entlang der 2. Außenlinie und/ oder der 1. Außenlinie Seitlage
- Die Schmerzen werden beim Vorbeugen immer stärker, sie können ebenfalls beim Aufrichten und Zurückbeugen und beim Drehen stärker werden.
- Die Haltung des unteren Rückens kann gekrümmt sein.

LOKALISATION DER BESCHWERDEN

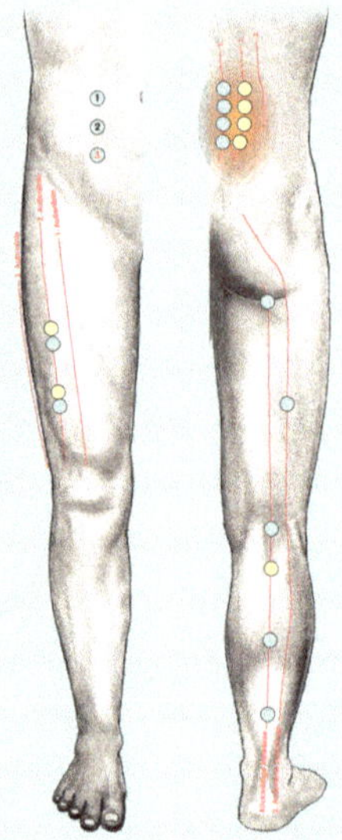

SCHMERZHAFTE BEWEGUNGEN

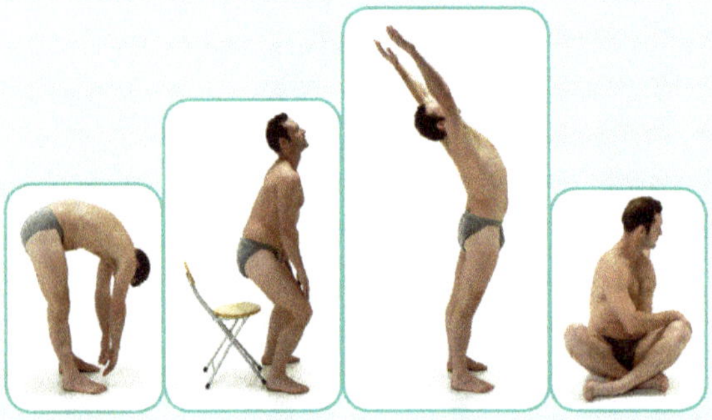

ROUTINE 40 (SEITE 178)

Schmerzen im unteren Rücken beim Aufrichten und Zurückbeugen

- Chronische oder akute Schmerzen treten auf einer oder beiden Seiten des unteren Rückens auf. Die Schmerzen sind normalerweise auf einer Seite stärker.
- Die Schmerzen können zu einem oder beiden Beinen ausstrahlen, meistens zu einem Oberschenkel, entlang der 3. Außenlinie des Beins, der Rückwärtigen Mittellinie, oder entlang von beiden Linien.
- Die Schmerzen werden beim Aufrichten und Zurückbeugen immer stärker, sie können ebenfalls beim Drehen stärker werden.
- Die Haltung des unteren Rückens kann gekrümmt sein.

LOKALISATION DER BESCHWERDEN

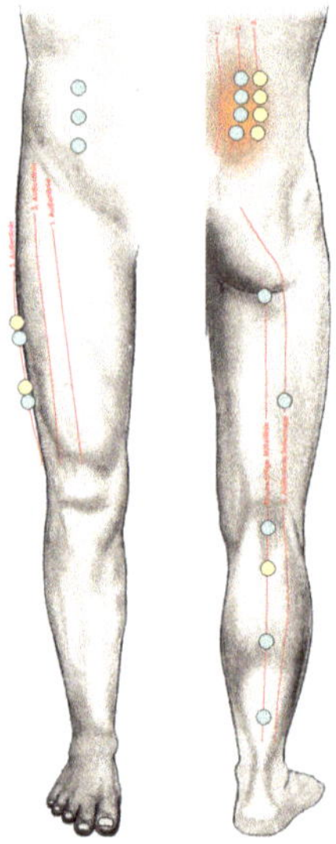

SCHMERZHAFTE BEWEGUNGEN

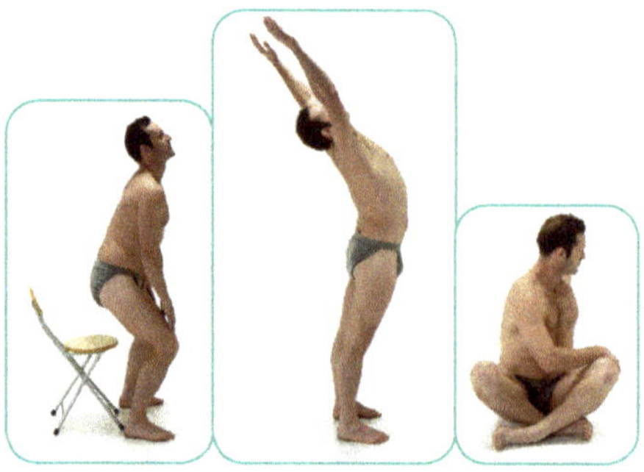

ROUTINE 41 (SEITE 182)

Schmerzen im unteren Rücken bei Drehungen

- Chronische oder akute Schmerzen treten an einer Seite des unteren Rückens auf
- Die Schmerzen werden stärker bei Drehungen, wie beim Drehen des Oberkörpers wenn man im Rückwärtsgang Auto fährt, manchmal auch beim Vorbeugen oder Aufrichten des Rückens.

LOKALISATION DER BESCHWERDEN

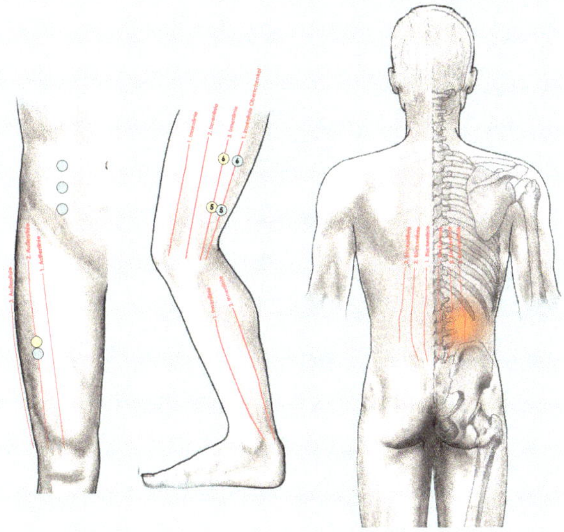

SCHMERZHAFTE BEWEGUNGEN

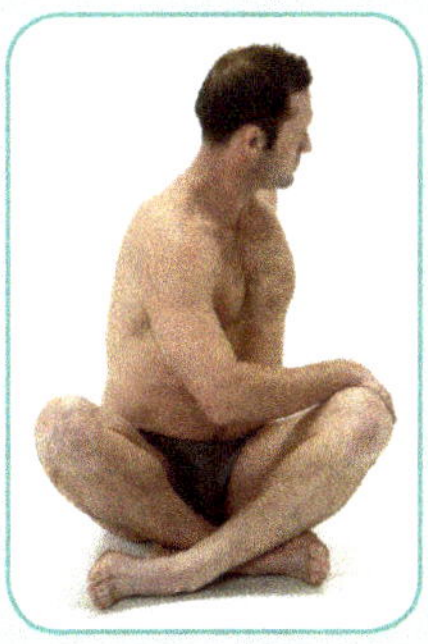

Schmerzen im unteren Rücken - im Areal von L-5 und S-1 ●● ein häufiges Beschwerdebild

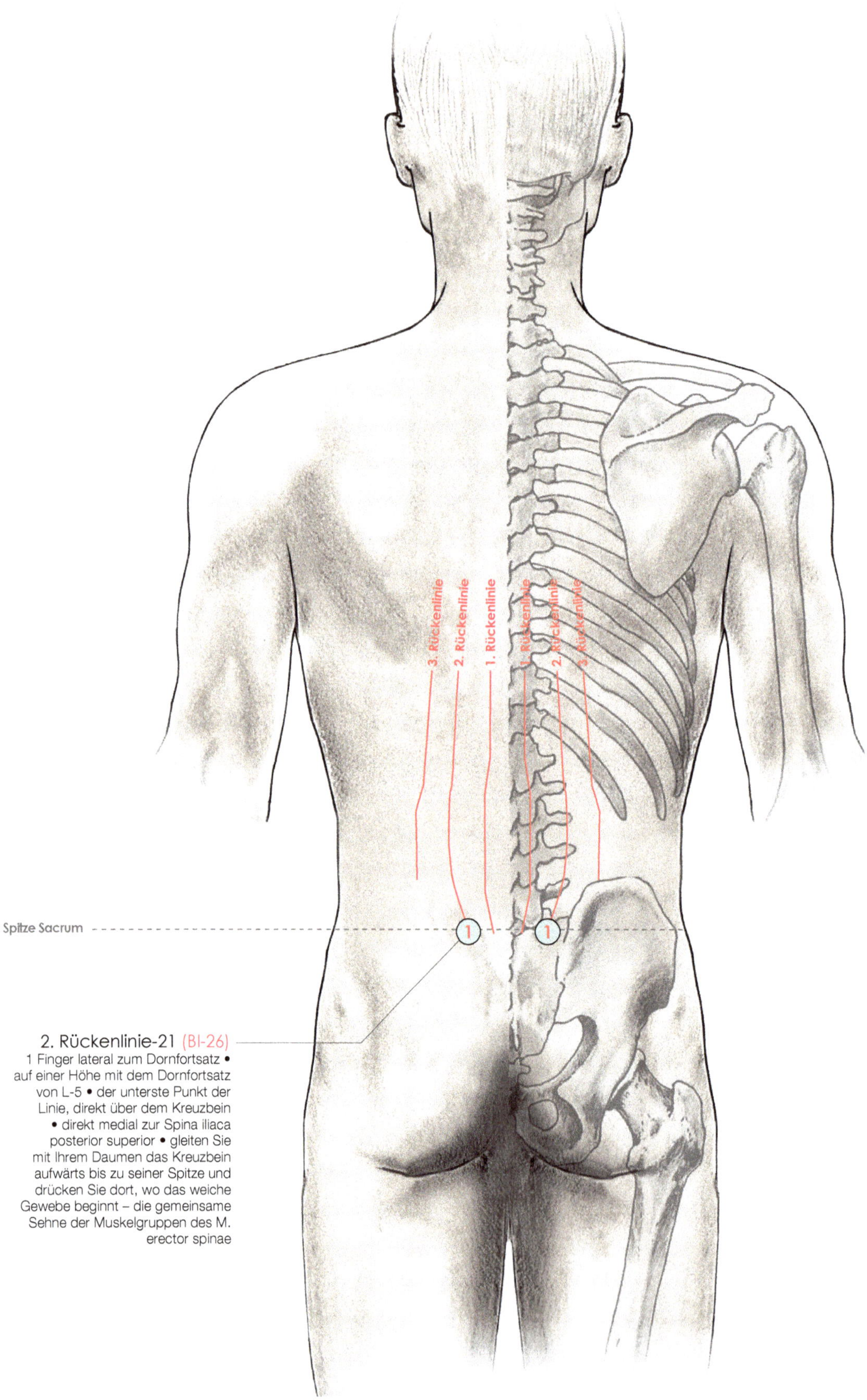

2. Rückenlinie-21 (Bl-26)
1 Finger lateral zum Dornfortsatz • auf einer Höhe mit dem Dornfortsatz von L-5 • der unterste Punkt der Linie, direkt über dem Kreuzbein • direkt medial zur Spina iliaca posterior superior • gleiten Sie mit Ihrem Daumen das Kreuzbein aufwärts bis zu seiner Spitze und drücken Sie dort, wo das weiche Gewebe beginnt – die gemeinsame Sehne der Muskelgruppen des M. erector spinae

Bauchlage

Problembeschreibung:

- *Chronische oder akute Schmerzen treten im Areal der Lendenwirbel von L-5 und S-1 auf. Die Schmerzen sind meistens nicht akut.*
- *Die Schmerzen sind am unteren Teil des unteren Rückens, auf beiden Seiten gleich stark zu spüren.*
- *Die Schmerzen strahlen nicht aus.*
- *Die Schmerzen werden bei verschiedenen Aktivitäten stärker, bei denen die Lendenwirbelsäule vorgebeugt, aufgerichtet oder gedreht wird. Sie werden außerdem in manchen Haltungen, ohne Bewegung stärker, wie z. B. im Sitzen oder Liegen.*
- *Die Schmerzen können mit schwachen bis starken Bewegungseinschränkungen einhergehen.*

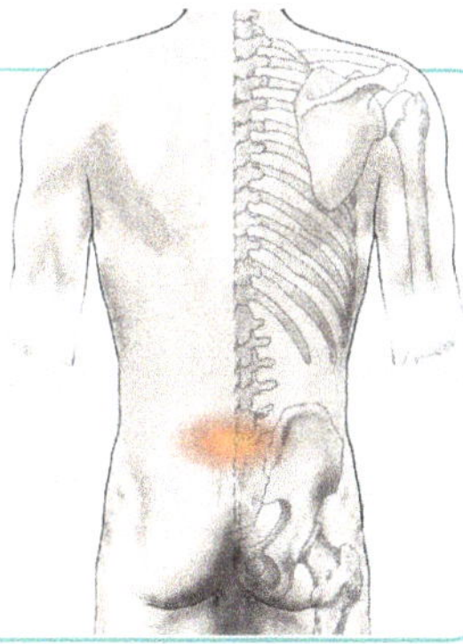

Behandlungsschritte

Allgemeine Anweisungen

Dies ist eine 2-Punkt Routine. Wenn sie zur Behandlung der entsprechenden Rückenschmerzen angewandt wird, wirkt sie sofort. Nach nur wenigen Minuten der Behandlung, werden die Schmerzen größtenteils oder vollständig verschwinden.

1. Akupressurpunkte

Positionieren Sie Ihren Klienten in der Bauchlage. Drücken Sie die Punkte (1) auf beiden Seiten gleichzeitig mit Ihren Daumen. Suchen Sie die untersten Punkte auf der 2. Rückenlinie, direkt über dem Kreuzbein. Sie können die Punkte auch lokalisieren, indem Sie direkt auf das Kreuzbein drücken und langsam Ihre Finger aufwärts bewegen, bis Sie an die obere Kante des Kreuzbeins gelangen. Drücken Sie direkt oberhalb der Kante. Wiederholen Sie den Druck auf den Punkten so oft wie es notwendig ist. Hören Sie auf, wenn die Punkte empfindlich werden. Verwenden Sie so viel Druck, wie es für Ihren Klienten angemessen ist.

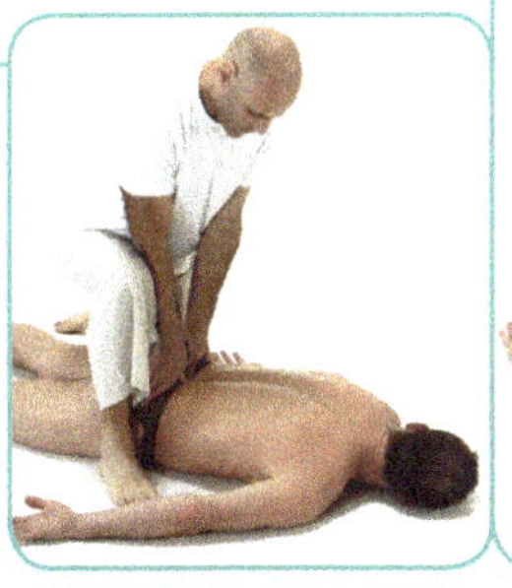

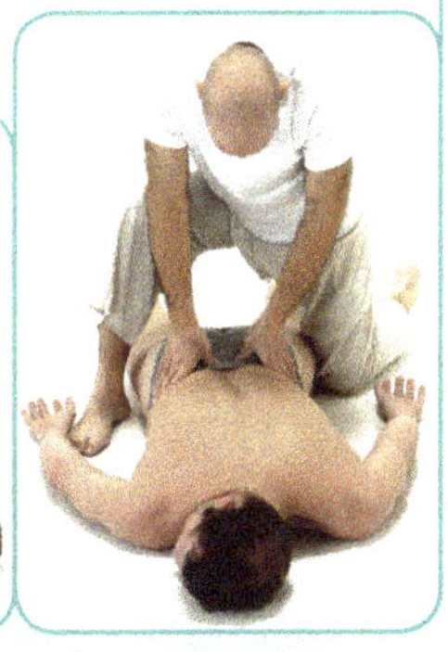

Woher weiß ich, ob ich die richtige Routine verwende?

Manche Beschwerden des unteren Rückens haben auf den ersten Blick ähnliche Symptome und können leicht mit diesem Beschwerdebild verwechselt werden. Drücken Sie die Punkte beim ersten mal sanft und halten Sie den Druck für 10 bis 15 Sekunden. Dann wiederholen Sie den Druck, dieses mal stärker, halten Sie ihn wieder genauso lange. Wenn es sich um die entsprechenden Beschwerden handelt, wird Ihr Klient tieferen und längeren Druck brauchen und Sie darum bitten. Wenn es sich nicht um die entsprechenden Beschwerden handelt, wird sich Ihr Klient unter dem Druck nicht wohl fühlen. Gleichzeitiger Daumendruck auf beiden Seiten der Lendenwirbelsäule wird Schmerzen oder Unwohlsein auslösen, wenn es sich nicht um das passende Beschwerdebild handelt.

Vorsichtsmaßnahmen:

- *Konsultieren Sie einen Spezialisten, bevor Sie akute oder unklare Rückenschmerzen behandeln.*
- *Behandeln Sie täglich bis zur Genesung. Bei nicht akuten Fällen behandeln Sie zweimal wöchentlich.*
- *Wiederholen Sie die Behandlung erst, nachdem der Klient keine Schmerzen von der vorigen Behandlung mehr hat (falls das der Fall war).*
- *Weisen Sie Ihren Klienten an, schnelle oder plötzliche Bewegungen, sowie das Heben schwerer Lasten und schmerzhafte Tätigkeiten oder Haltungen zu vermeiden.*

Ausgewählte Akupressurpunkte

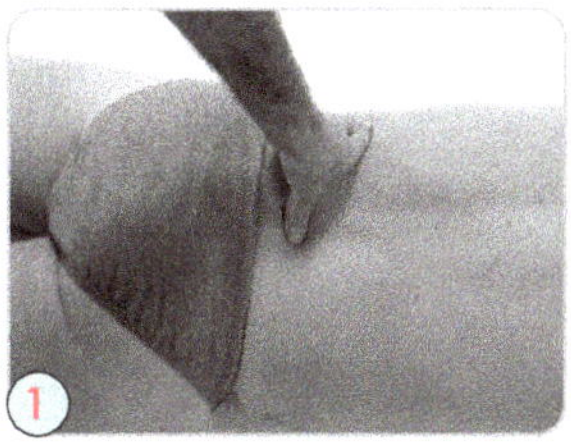

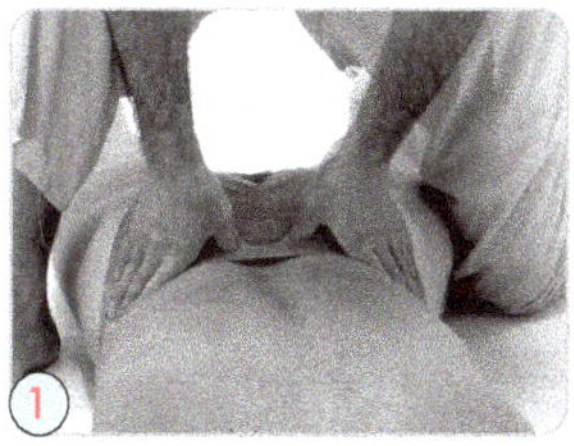

Routine - 36 RÜCKEN

Schmerzen im unteren Rücken - an den Lendenwirbeln ● ein seltenes Beschwerdebild

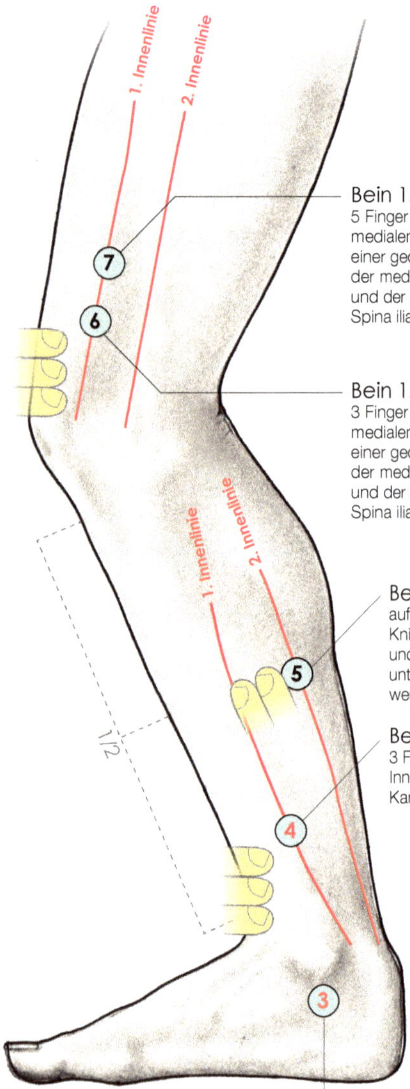

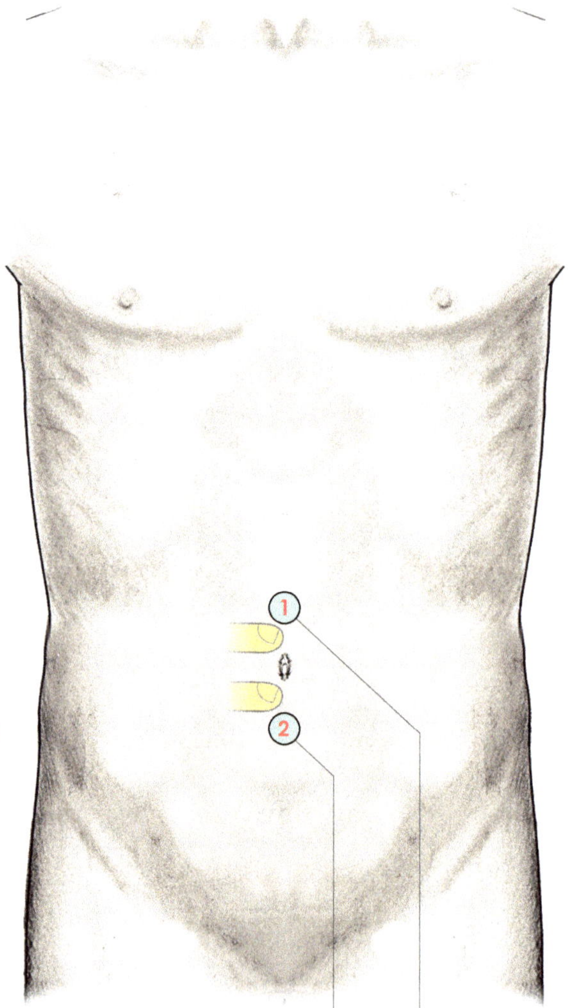

Problembeschreibung:

- *Chronische oder akute Schmerzen treten an der Lendenwirbelsäule auf. Die Schmerzen sind meistens chronisch.*
- *Die Schmerzen sind lokal und nicht über größere Areale des unteren Rückens ausgebreitet. Ihr Zentrum ist an einem oder zwei Lendenwirbeln, normalerweise am 2., 3. oder 4. Wirbel.*
- *Die Schmerzen werden bei verschiedenen Aktivitäten stärker bei denen die Lendenwirbelsäule vorgebeugt, aufgerichtet oder gedreht wird. Sie werden außerdem in manchen Haltungen, ohne Bewegung stärker, wie z. B. im Sitzen oder Liegen.*
- *Die Schmerzen können mit schwachen bis starken Bewegungseinschränkungen einhergehen. Es kann zu einschneidenden Schmerzen kommen, wenn Bewegungen über eine Grenze hinweg ausgeführt werden, die von der Stärke der Beschwerden abhängt.*

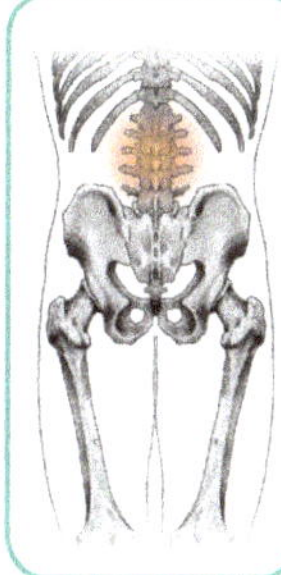

Behandlungsschritte

Allgemeine Anweisungen

Führen Sie die Schritte 1 bis 4 aus und wiederholen Sie die Behandlung der Punkte so oft wie es die Zeit erlaubt. Behandeln sie beide Beine.

1. Positionieren Sie Ihren Klienten

Weisen Sie Ihren Klienten an, sich mit angewinkelten Beinen und aufgestellten Füßen auf den Rücken zu legen. Diese Haltung verringert den Druck auf den unteren Rücken (es kann ausreichen, die Knie mit einem Kissen zu unterlagern, die Füße können auch auf einem Stuhl abgelegt werden.)

2. Bauchmassage und Akupressurpunkte

Phase a. Beginnen, wenn es die Zeit zulässt mit einer vollständigen Bauchmassage.

Phase b. Drücken Sie die Punkte (1) und (2) zweimal mit Ihren Daumen. Drücken Sie so stark, wie es Ihr Klient zulässt (es kann zu einem leichten Schmerz kommen). Drücken Sie mit weniger Kraft, wenn sich Ihr Klient verspannt. Drücken Sie nicht tief in den Bauch, wenn Ihr Klient älter als sechzig Jahre ist oder wenn er unter Durchblutungsstörungen leidet.

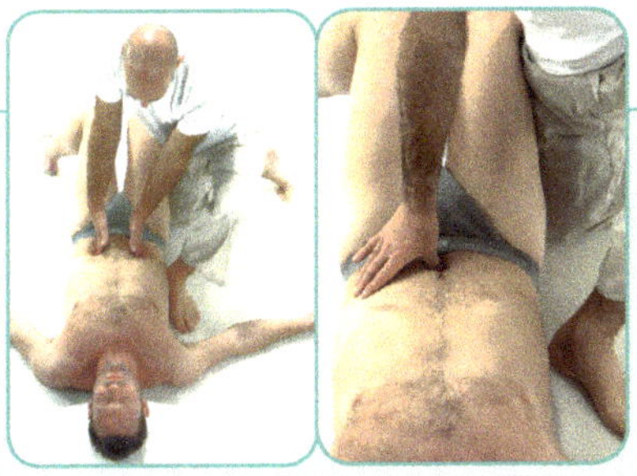

3. Massage der Innenseite der Beine

Massieren Sie die Innenseite der Beine mit einer Ihnen bekannten Technik. Nutzen Sie Ihr Körpergewicht, beginnen Sie am Fuß und behandeln Sie die Linie aufwärts bis zur Leiste und wieder zurück - 1- bis 3-mal. Thai-Massage-Praktiker: verwenden Sie Handballendruck auf der Innenseite des Beins.

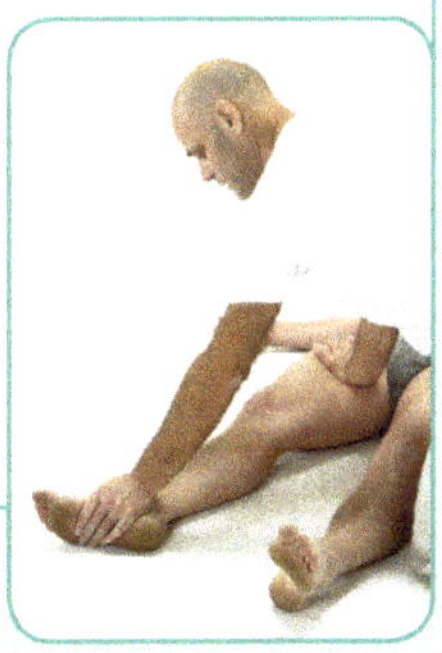

4. Therapie-Linien und Akupressurpunkte

Phase a. Behandeln Sie die 1. und 2. Innenlinie des Beins mit Daumendruck, 1-3-mal.

Phase b. Drücken Sie Punkte (3) bis (7) für jeweils 10 bis 15 Sekunden mit Ihren Daumen. Verwenden Sie Ihre Daumen oder die Handballen. Wiederholen Sie den Daumendruck 2- bis 3-mal. Hören Sie auf, wenn die Punkte empfindlich werden. Verwenden Sie so viel Druck, wie es für Ihren Klienten angemessen ist.

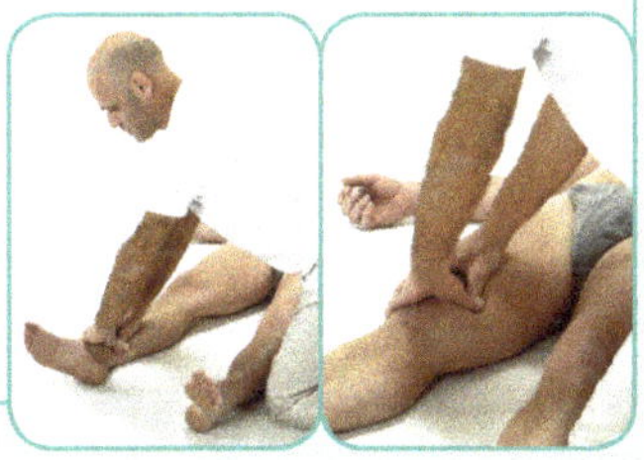

Vorsichtsmaßnahmen:

- *Konsultieren Sie einen Spezialisten, bevor Sie akute oder unklare Schmerzen am unteren Rücken behandeln.*
- *Seien Sie sehr vorsichtig und sanft, bei der Behandlung des Bauches mit Daumendruck, wenn Ihr Klient älter als 60 Jahre ist.*
- *Behandeln Sie täglich bis zur Genesung. Bei nicht akuten Fällen behandeln Sie zweimal wöchentlich.*
- *Wiederholen Sie die Behandlung erst, nachdem der Klient keine Schmerzen von der vorigen Behandlung mehr hat (falls das der Fall war).*
- *Weisen Sie Ihren Klienten an, schnelle oder plötzliche Bewegungen, sowie das Heben schwerer Lasten und schmerzhafte Tätigkeiten oder Haltungen zu vermeiden.*

Ausgewählte Akupressurpunkte

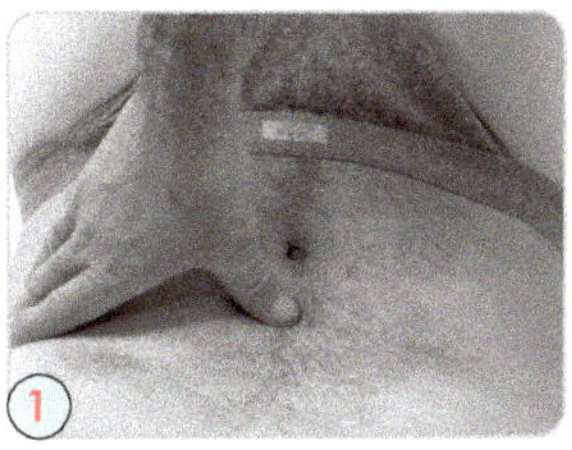

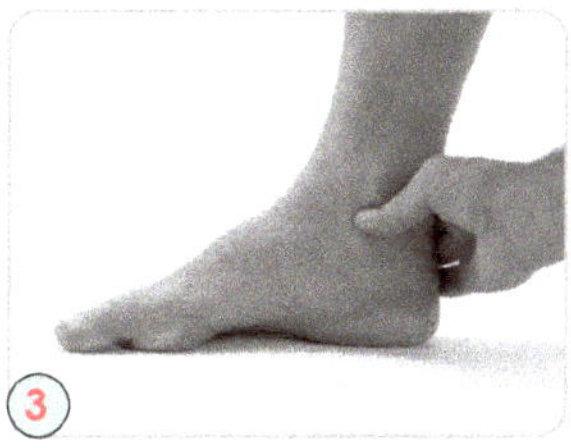

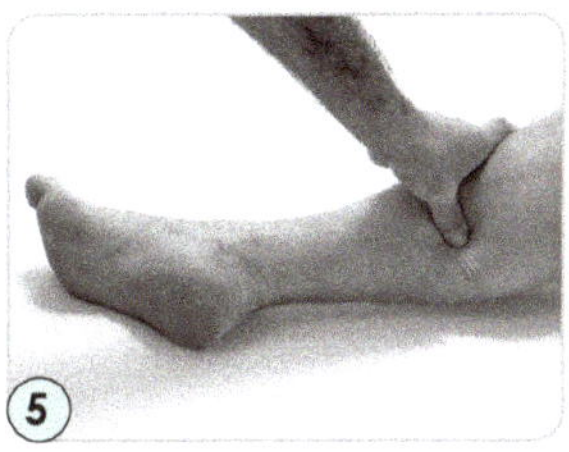

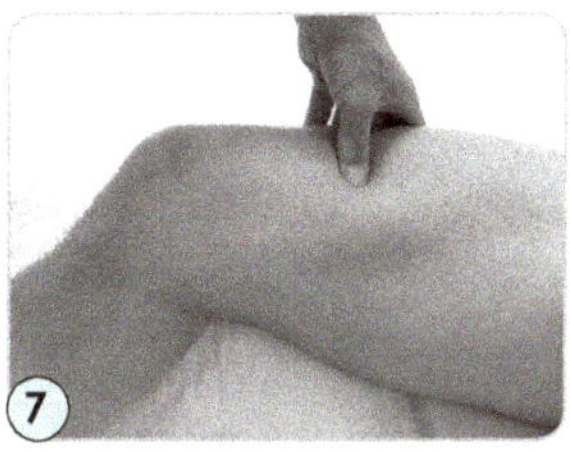

Routine - 37 RÜCKEN

Schmerzen im unteren Rücken mit Schmerzen am Gesäß

●●● ein sehr häufiges Beschwerdebild

1. Rückenlinie-3
Auf einer Höhe mit der unteren Grenze des Dornfortsatzes von L-1 • direkt unterhalb der untersten Rippe • in der Vertiefung entlang der Wirbelsäule (Lamina arcus vertebrae) • drücken Sie nach lateral, bewegen Sie die Muskeln von der Wirbelsäule fort

Abdomen 1. Linie-2
1 Finger unter dem Bauchnabel • 2 Finger lateral zur Mittellinie • 1 Finger unter Abdomen 1. Linie -1

Abdomen 2. Linie-3 (Ma-28)
3 Finger unter dem Nabel • 3 Finger lateral zur Mittellinie • 1 Finger unter Abdomen 2. Linie – 2

2. Außenlinie Seitenlage-13 (Bl-29)
an der lateralen Kante des Kreuzbeins • auf einer Höhe mit S-3,4 • auf einer Höhe mit einer gedachten Linie die horizontal über dem Trochanter major entlang läuft

2. Außenlinie Seitenlage-12
1 Finger unter Punkt 10

Bein 2. Innenlinie-13
10 Finger über dem medialen Epicondylus des Femur • in einer Vertiefung auf dem M. adductor longus • auf einer gedachten Linie vom medialen Epicondylus des Femur zu dem Punkt in der Leistenbeuge, an dem der Puls der Arteria femoralis gut zu tasten ist • drücken Sie nach innen und aufwärts, Sie drücken den M. vastus medialis gegen den Knochen

Bein 2. Innenlinie-11
5 Finger über dem medialen Epicondylus des Femur, in einer Vertiefung zwischen dem M. vastus medialis und den Adduktoren • drücke Sie den M. vastus medialis gegen den Knochen

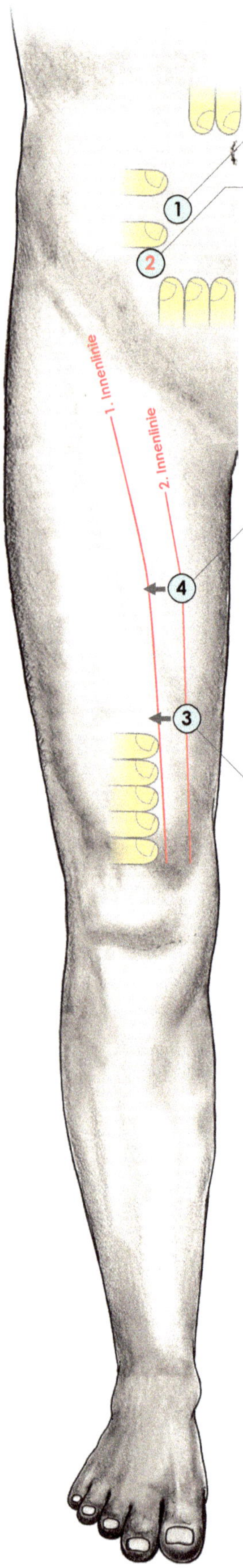

Rückenlage

1. Rückenlinie-4
auf einer Höhe mit der unteren Grenze des Dornfortsatzes von L-2 • auf ½ Weg zwischen dem höchsten Punkt des Beckenkamms und der untersten Rippe • in der Vertiefung entlang der Wirbelsäule (Lamina arcus vertebrae) • drücken Sie nach lateral, bewegen Sie die Muskeln von der Wirbelsäule fort

1. Rückenlinie-5
auf einer Höhe mit der unteren Grenze des Dornfortsatzes von L-3 • auf einer Höhe mit dem höchsten Punkt des Beckenkamms • in der Vertiefung entlang der Wirbelsäule (Lamina arcus vertebrae)• drücken Sie nach lateral, bewegen Sie die Muskeln von der Wirbelsäule fort

1. Rückenlinie-6
auf einer Höhe mit der unteren Grenze des Dornfortsatzes von L-4 • oberhalb des untersten Punkts dieser Linie, direkt über der Spina iliaca posterior superior • in der Vertiefung entlang der Wirbelsäule (Lamina arcus vertebrae) • drücken Sie nach lateral, bewegen Sie die Muskeln von der Wirbelsäule fort

2. Außenlinie Seitenlage-11 (Gb-30)
auf 1/3 des Weges vom Trochanter major zur Spitze des Steißbeins

2. Außenlinie Seitenlage-10
1 Finger unter Punkt 12

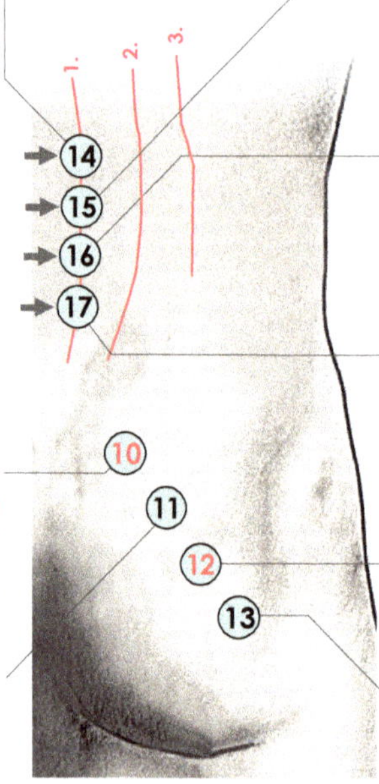

1. Außenlinie Seitenlage-6
auf ½ Weg zwischen dem Knie und dem Trochanter major • an der posterioren Kante des Tractus iliotibialis auf dem Femur

1. Außenlinie Seitenlage-4 (Gb-33)
direkt über dem Knie • auf einer Höhe mit der oberen Kante der Patella • zwischen der Sehne des M. biceps femoris und dem Femur • drücken Sie in Richtung des Knochens

1. Außenlinie Seitenlage-3
2 Finger unter dem Knie • ein empfindlicher Punkt an der posterioren Kante des Fibulakopfes

1. Außenlinie Seitenlage-2
auf ½ Weg vom Knöchel zum Knie • in einer Vertiefung zwischen der Fibula und dem M. gastrocnemius

1. Außenlinie Seitenlage-1 (Gb-39)
3 Finger über der Erhebung des Außenknöchels, in einer Vertiefung zwischen der Fibula und der Achillessehne • drücken Sie gegen die Fibula

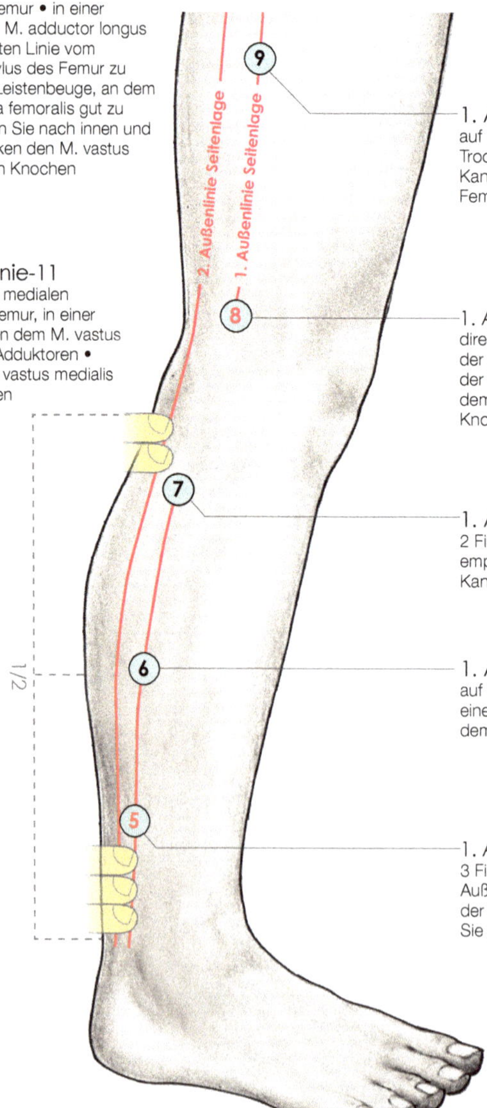

Seitenlage

Problembeschreibung:

- *Chronische oder akute Schmerzen treten an einer oder an beiden Gesäßhälften auf. Die Schmerzen sind normalerweise auf einer Seite stärker.*
- *Die Schmerzen werden normalerweise von Schmerzen im unteren Rücken begleitet, sowie von ausstrahlenden Schmerzen zu einem oder beiden Beinen.*
- *Die Schmerzen werden bei verschiedenen Aktivitäten stärker bei denen die Lendenwirbelsäule vorgebeugt (wie beim Sitzen oder Socken anziehen), aufgerichtet (wie beim Gehen) oder gedreht wird (wie beim Drehen des Oberkörpers wenn man im Rückwärtsgang Auto fährt).*
- *Die Schmerzen können mit leichten oder starken Bewegungseinschränkungen einhergehen. Einschneidende Schmerzen können beim Vorwärtsbeugen, Aufrichten oder Drehen auftreten, wenn die Bewegungen über eine Grenze hinweg ausgeführt werden, die von der Stärke der Beschwerden abhängt.*
- *Die Haltung des unteren Rückens kann gekrümmt sein.*

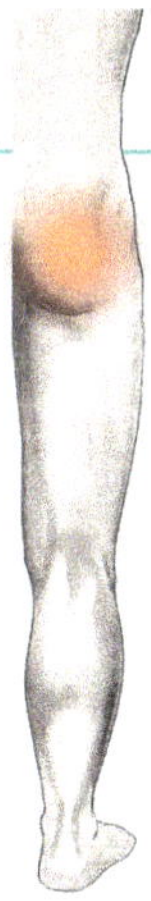

Behandlungsschritte

Allgemeine Hinweise

Behandeln Sie die Seite mit den stärken Schmerzen zuerst. Behandeln Sie die andere Seite ebenfalls, wenn sie schmerzhaft ist. In den meisten Fällen benötigen beide Seiten eine Behandlung.

1. Positionieren Sie Ihren Klienten

Weisen Sie Ihren Klienten an, sich mit angewinkelten Beinen und aufgestellten Füßen auf den Rücken zu legen. Diese Haltung verringert den Druck auf den unteren Rücken (es kann ausreichen, die Knie mit einem Kissen zu unterlagern, die Füße können auch auf einem Stuhl abgelegt werden). Wenn das Liegen auf dem Rücken zu schmerzhaft ist, beginnen Sie mit Schritt 6, fahren Sie fort mit den Schritten 7 und 8 und versuchen Sie dann noch einmal Schritt 1. Falls das immer noch zu schmerzhaft ist, beginnen Sie mit der Behandlung des Bauchs, dass kann die Schmerzen lindern.

2. Bauchmassage und Akupressurpunkte

Phase a. Beginnen Sie, wenn es die Zeit zulässt mit einer vollständigen Bauchmassage. **Phase b.** Drücken Sie die Punkte (1) und (2) zwei oder dreimal mal mit Ihren Daumen. Drücken Sie so stark, wie es Ihr Klient zulässt (es kann zu einem leichten Schmerz kommen). Drücken Sie mit weniger Kraft, wenn sich Ihr Klient verspannt. Drücken Sie nicht tief in den Bauch, wenn Ihr Klient älter als sechzig Jahre ist oder wenn er unter Durchblutungsstörungen leidet.

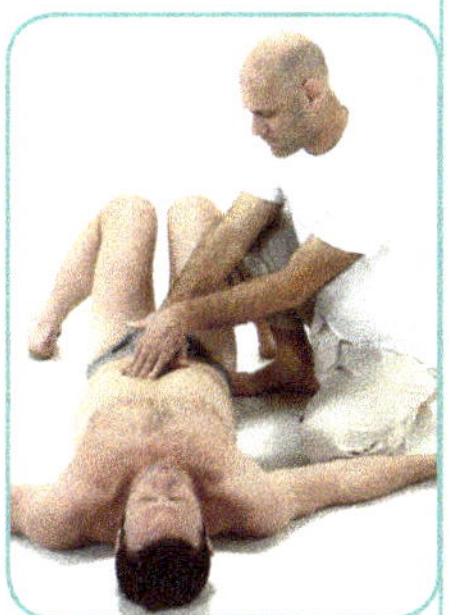

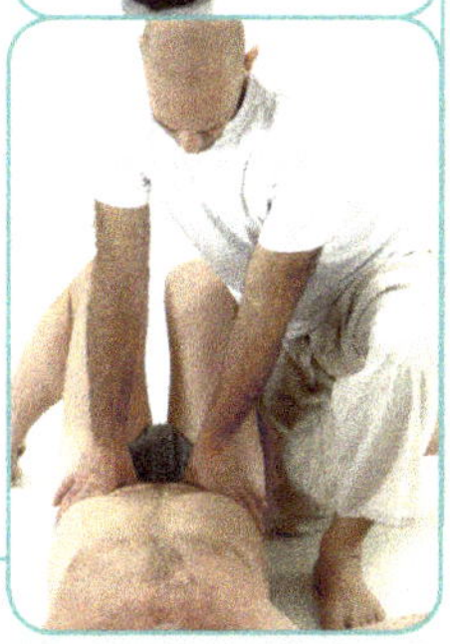

3. Massage der Innenseite der Beine

Massieren Sie die Innenseite der Beine mit einer Ihnen bekannten Technik. Nutzen Sie Ihr Körpergewicht, beginnen Sie am Fuß und behandeln Sie die Linie aufwärts bis zur Leiste und wieder zurück - 1- bis 3-mal. Thai-Massage-Praktiker: verwenden Sie Handballendruck auf der Innenseite des Beins.

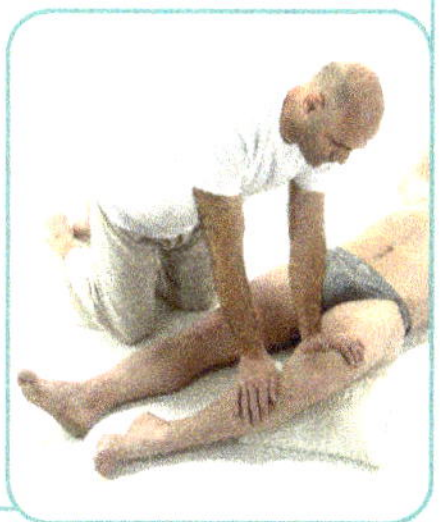

4. Therapie-Linien und Akupressurpunkte des inneren Oberschenkels

Phase a. Behandeln Sie die 2. Innenlinie des Oberschenkels mit Daumendruck, 1-3-mal. **Phase b.** Drücken Sie Punkte (3) und (4) für jeweils 10 bis 15 Sekunden mit Ihren Daumen. Verwenden Sie Ihre Daumen oder die Handballen. Drücken Sie gerade hinein und dann aufwärts (siehe Zeichnung).

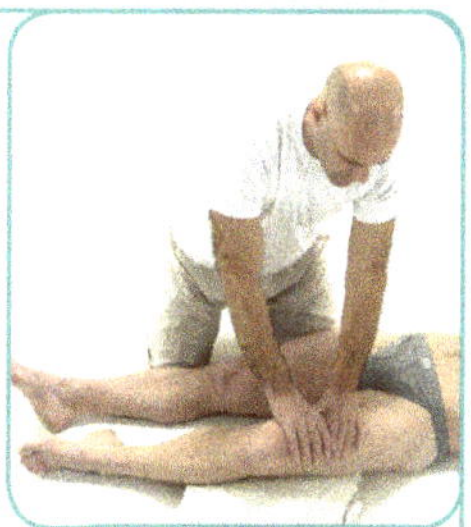

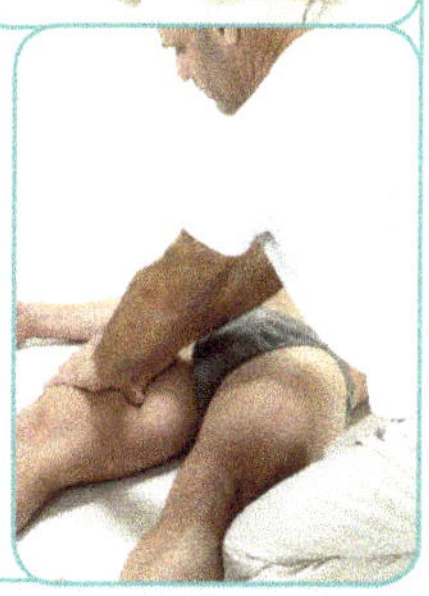

Fortsetzung auf der nächsten Seite ➤

Schmerzen im unteren Rücken mit Schmerzen am Gesäß

5. Knie-Druck - Optional

Verwenden Sie Ihre Knie, um die 1. und 2. Außenlinie Seitenlage des Oberschenkels zu behandeln. Ziehen Sie das Knie Ihres Klienten auf sich zu, drücken Sie Ihr Knie in den Oberschenkel und rollen Sie den hinteren Oberschenkelmuskel seitwärts, in Richtung des anderen Beins. Beginnen Sie am Knie und behandeln Sie den halben Oberschenkel runter und wieder hinauf zum Knie. Wiederholen Sie den Vorgang ein oder zweimal. Arbeiten Sie langsam, halten Sie den Druck jedes Mal für fünf Sekunden.

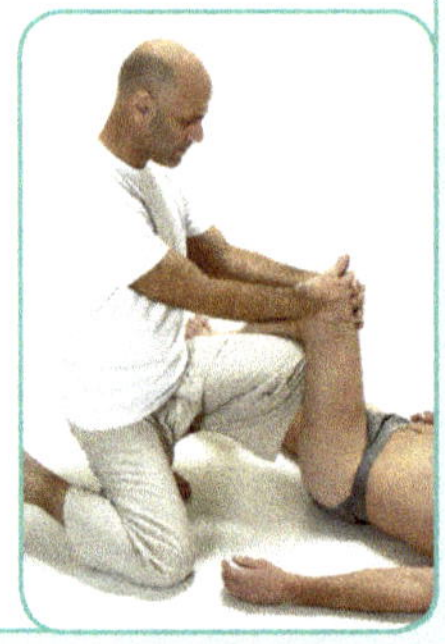

6. Therapielinien und Akupressurpunkte an der Seite des Beins

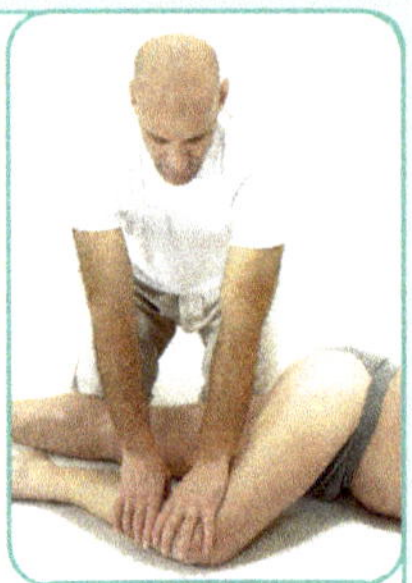

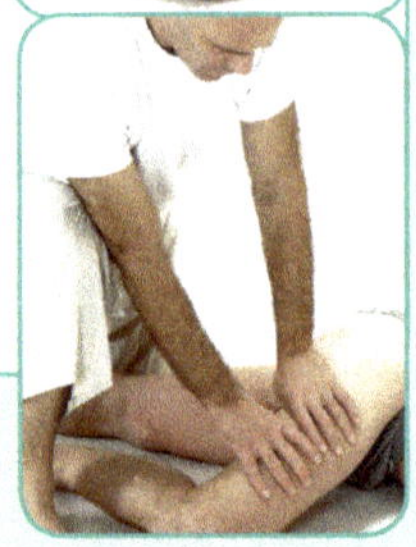

Weisen Sie Ihren Klienten an, sich auf die Seite zu legen.

Phase a. Behandeln Sie die 1. Außenlinie des Beins mit Daumendruck ein- oder zweimal.

Phase b. Drücken Sie die Punkte (5) bis (9) ein- bis dreimal mit Ihren Daumen.

7. Hüftmassage und Akupressurpunkte

Phase a. Massieren Sie mit Daumendruck um den Trochanter major herum sowie entlang des Hüftknochens und des Kreuzbeins.

Phase b. Drücken Sie die Punkte (10) bis (13) mit Ihren Daumen oder Ellenbogen ein- bis dreimal.

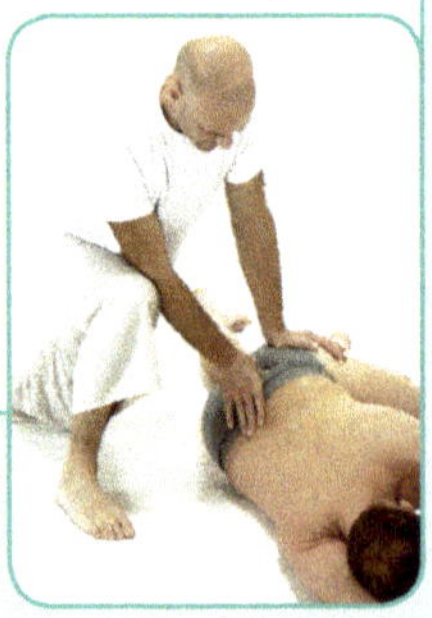

8. Akupressurpunkte am unteren Rücken

Drücken Sie die Punkte (14) bis (17) zwei oder dreimal mit Ihren Daumen. Drücken Sie gerade hinein und dann aufwärts in Pfeilrichtung (siehe Zeichnung), drücken Sie so die Rückenmuskulatur von der Wirbelsäule weg. Auf diese Weise arbeiten Sie an der 2. Rückenlinie, nicht an der ersten. Wenn Ihr Druck Schmerzen auslöst - hören Sie auf. Örtliche, einschneidende Schmerzen an dem Punkt, der gedrückt wird können auf eine Entzündung hinweisen. Direkter Druck auf entzündetes Gewebe wird die Beschwerden verstärken und ist kontraindiziert. Wenn sich der untere Rücken als Reaktion auf Ihren Druck verkrampft, hören Sie auf, auch wenn das nicht unbedingt ein Zeichen für eine Entzündung sein muss. In diesem Fall behandeln Sie den Bauch und die Beine, und lassen Sie den unteren Rücken aus.

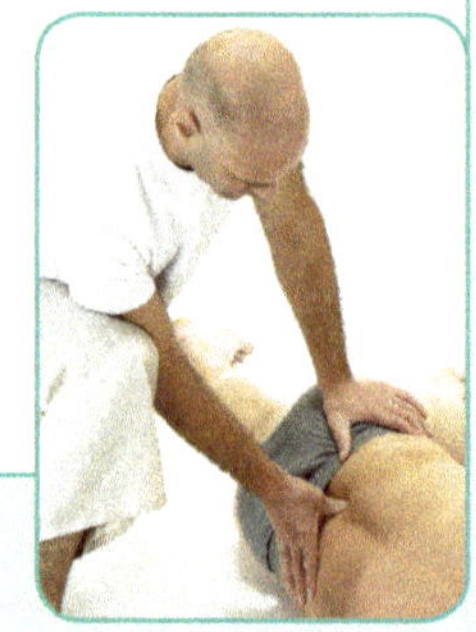

9. Dehnung der Vorderseite des Oberschenkels

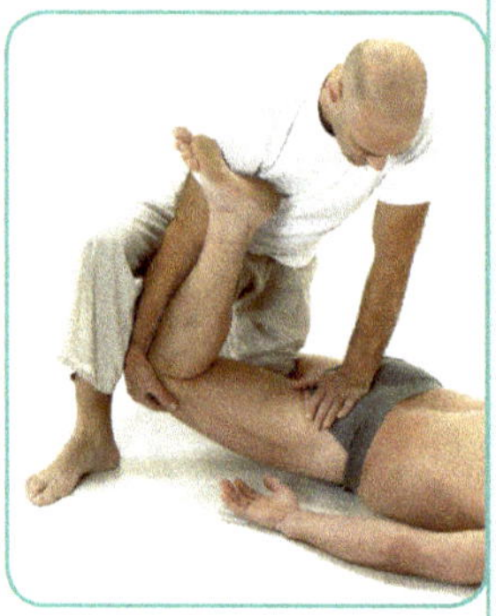

Im Anschluss an die Behandlung von nicht akuten Beschwerden, können Sie vorsichtig den Oberschenkel Ihres Klienten dehnen. Falls die Dehnung Schmerzen auslöst, hören Sie auf. Ziehen Sie das Knie langsam mit einer Hand aufwärts. Schmerzen an der Vorderseite des Beins sind gut. Während Sie das Knie ziehen, drücken Sie das Gesäß mit der anderen Hand nach unten, in Richtung des Beins. So schützen Sie den unteren Rücken vor Überstreckung.

Fortsetzung auf der nächsten Seite ➤

Schmerzen im unteren Rücken mit Schmerzen am Gesäß

Vorsichtsmaßnahmen:

- *Konsultieren Sie einen Spezialisten, bevor Sie akute oder unklare Schmerzen am unteren Rücken behandeln.*
- *Vermeiden Sie Dehnungen bei der Behandlung von akuten Beschwerden.*
- *Verwenden Sie ausschließlich die in Schritt 9 beschriebene Dehnung, und das nur, wenn Sie diese Technik vollständig beherrschen und sicher bei gesunden Menschen anwenden können.*
- *Falls die Dehnung oder irgendeine andere Technik während der Behandlung Schmerzen verursacht, hören Sie sofort auf.*
- *Seien Sie sehr vorsichtig und sanft, bei der Behandlung des Bauches mit Daumendruck, wenn Ihr Klient älter als 60 Jahre ist.*
- *Schmerzen, die durch direkten Druck auf den unteren Rücken ausgelöst werden weisen auf eine Entzündung hin und sind eine Kontraindikation. In einem solchen Fall, behandeln Sie den Bauch und die Beine, lassen Sie den unteren Rücken aus.*
- *Behandeln Sie täglich bis zur Genesung. Bei nicht akuten Fällen behandeln Sie zweimal wöchentlich.*
- *Wiederholen Sie die Behandlung erst, nachdem der Klient keine Schmerzen von der vorigen Behandlung mehr hat (falls das der Fall war).*
- *Weisen Sie Ihren Klienten an, schnelle oder plötzliche Bewegungen, sowie das Heben schwerer Lasten und schmerzhafte Tätigkeiten oder Haltungen zu vermeiden.*

Ausgewählte Akupressurpunkte

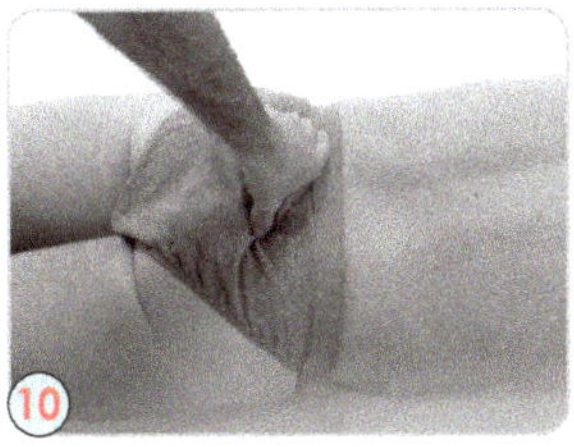

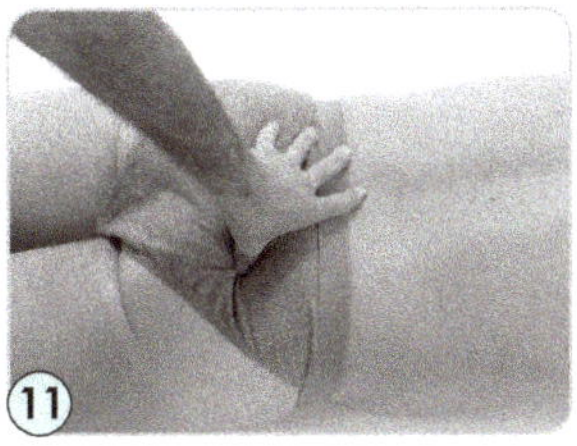

Ausstrahlende Schmerzen zum Bein

●●● ein sehr häufiges Beschwerdebild

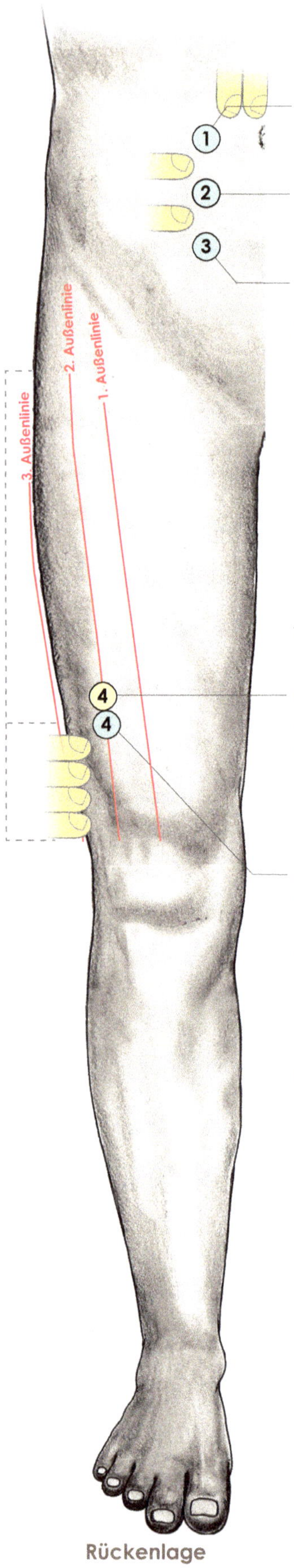

Rückenlage

Abdomen 1. Linie-1
auf einer Ebene mit dem Bauchnabel • 2 Finger lateral zur Mittellinie

Abdomen 1. Linie-2
1 Finger unter dem Bauchnabel • 2 Finger lateral zur Mittellinie • 1 Finger unter Abdomen 1. Linie -1

Abdomen 1. Linie-3
3 Finger unter dem Nabel • 2 Finger lateral zur Mittellinie • 1 Finger unter Abdomen 1. Linie – 2 • Alternativ: direkt anterior zum Iliotibialtrakt

Hüfte
auf der Hälfte einer gedachten Linie zwischen dem Trochanter major und der Spina iliaca posterior superior • 3 Finger über dem Trochanter major und 2 – 3 Finger in Richtung Kreuzbein, auf dem M. gluteus medius

2. Außenlinie Seitenlage-11 (Gb-30)
auf 1/3 des Weges vom Trochanter major zur Spitze des Steißbeins

Bein 2. Außenlinie-7
5 Finger über der Patella • auf 1/4 des Weges vom Knie zum Trochanter major • in einer leichten Vertiefung zwischen dem M. rectus femoris und dem M.Vastus lateralis

Bein 2. Außenlinie-6
4 Finger über der Patella • in einer leichten Vertiefung zwischen dem M. rectus femoris und dem M. vastus lateralis • oder alternativ, direkt anterior zum Tractus iliotibialis

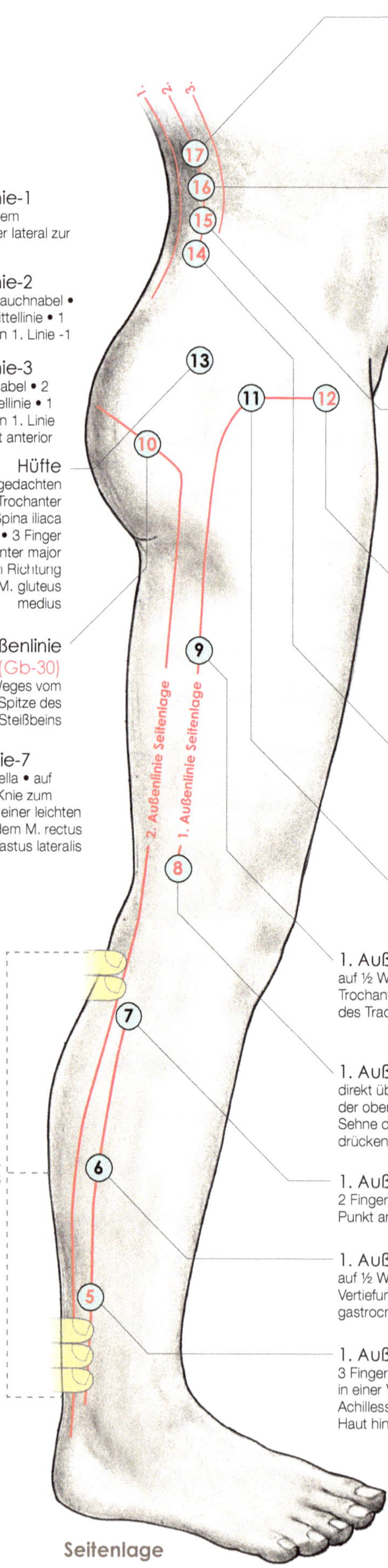

Seitenlage

2. Rückenlinie-17 (Bl-22)
2 Finger lateral zum Dornfortsatz • auf einer Höhe mit der unteren Kante des Dornfortsatzes von L-1 • direkt unterhalb der untersten Rippe • auf dem letzten Punkt, an dem sich das Gewebe des unteren Rückens eindrücken lässt • auf dem höchsten Punkt der paraspinalen Muskulatur

2. Rückenlinie-18 (Bl-23)
2 Finger lateral zum Dornfortsatz • auf einer Höhe mit der unteren Kante des Dornfortsatzes von L-2 • auf ½ Weg zwischen dem höchsten Punkt des Beckenkamms und der unteren Kante der untersten Rippe • auf dem höchsten Punkt der paraspinalen Muskulatur

2. Rückenlinie-19 (Bl-24)
2 Finger lateral zum Dornfortsatz • auf einer Höhe mit der unteren Kante des Dornfortsatzes von L-3 • auf einer Höhe mit dem höchsten Punkt des Beckenkamms • auf dem höchsten Punkt der paraspinalen Muskulatur

1. Außenlinie Seitenlage-8 (Gb-29)
auf der Hälfte einer gedachten Linie zwischen dem Trochanter major und der Spina iliaca anterior superior • am lateralen Ende der Hautfalte, die bei gebeugter Hüfte entsteht, wenn der Klient sein Bein zum Bauch zieht • auf dem vorderen Teil des M. tensor fasciae latae

2. Rückenlinie-20 (Bl-25)
1 Finger lateral zur unteren Grenze des Dornfortsatzes von L-4 • oberhalb des untersten Punktes der Linie und direkt über der Spina iliaca posterior superior • auf dem höchsten Punkt der paraspinalen Muskulatur

1. Außenlinie Seitenlage-7
über der Erhebung des Trochanter major

1. Außenlinie Seitenlage-6
auf ½ Weg zwischen dem Knie und dem Trochanter major • an der posterioren Kante des Tractus iliotibialis auf dem Femur

1. Außenlinie Seitenlage-4 (Gb-33)
direkt über dem Knie • auf einer Höhe mit der oberen Kante der Patella • zwischen der Sehne des M. biceps femoris und dem Femur • drücken Sie in Richtung des Knochens

1. Außenlinie Seitenlage-3
2 Finger unter dem Knie • ein empfindlicher Punkt an der posterioren Kante des Fibulakopfes

1. Außenlinie Seitenlage-2
auf ½ Weg vom Knöchel zum Knie • in einer Vertiefung zwischen der Fibula und dem M. gastrocnemius

1. Außenlinie Seitenlage-1 (Gb-39)
3 Finger über der Erhebung des Außenknöchels, in einer Vertiefung zwischen der Fibula und der Achillessehne • drücken und dehnen Sie die Haut hinter der Fibula

Problembeschreibung:

- *Chronische oder akute Schmerzen strahlen zu einem oder beiden Beinen aus (normalerweise zu einem Oberschenkel).*
- *Ausstrahlende Schmerzen zu den Beinen werden häufig von chronischen oder akuten Schmerzen auf einer oder beiden Seiten des unteren Rückens begleitet. Manchmal strahlen die Schmerzen auch zur Hüfte oder Leiste aus.*
- *Die Schmerzen werden bei verschiedenen Aktivitäten stärker bei denen die Lendenwirbelsäule vorgebeugt (wie beim Sitzen oder Socken anziehen), aufgerichtet (wie beim Gehen) oder gedreht wird (wie beim Drehen des Oberkörpers wenn man im Rückwärtsgang Auto fährt).*
- *Die Schmerzen können mit leichten oder starken Bewegungseinschränkungen einhergehen. Einschneidende Schmerzen können beim Vorwärtsbeugen, Aufrichten oder Drehen auftreten, wenn die Bewegungen über eine Grenze hinweg ausgeführt werden, die von der Stärke der Beschwerden abhängt.*
- *Die Haltung des unteren Rückens kann gekrümmt sein.*

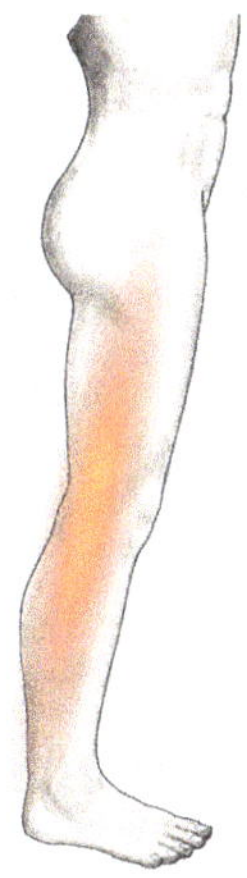

Behandlungsschritte

Allgemeine Anweisungen

Wenn keine Schmerzen im unteren Rücken bestehen, verwenden Sie nur diese Routine.
Wenn Schmerzen im unteren Rücken bestehen, verwenden Sie zusätzlich Routine 37, 39 oder 40, abhängig von den Symptomen.
Wenn die Schmerzen stärker werden beim Vorbeugen, verwenden Sie Routine 39. Wenn die Schmerzen beim Aufrichten und Zurückbeugen stärker werden, verwenden sie Routine 40. Wenn Ihr Klient Schmerzen im Gesäß hat, verwenden Sie Routine 37.

1. Positionieren Sie Ihren Klienten

Weisen Sie Ihren Klienten an, sich mit angewinkelten Beinen und aufgestellten Füßen auf den Rücken zu legen. Diese Haltung verringert den Druck auf den unteren Rücken (es kann ausreichen, die Knie mit einem Kissen zu unterlagern, die Füße können auch auf einem Stuhl abgelegt werden). Wenn das Liegen auf dem Rücken zu schmerzhaft ist, beginnen Sie mit Schritt 5, fahren Sie fort mit den Schritten 6 und 7 und versuchen Sie dann noch einmal Schritt 1. Falls das immer noch zu schmerzhaft ist, beginnen Sie mit der Behandlung des Bauchs, dass kann die Schmerzen lindern.

2. Bauchmassage und Akupressurpunkte

Phase a. Beginnen, wenn es die Zeit zulässt mit einer vollständigen Bauchmassage.
Phase b. Drücken Sie die Punkte (1), (2) und (3) zwei oder dreimal mal mit Ihren Daumen. Drücken Sie so stark, wie es Ihr Klient zulässt (es kann zu einem leichten Schmerz kommen). Drücken Sie mit weniger Kraft, wenn sich Ihr Klient verspannt. Drücken Sie nicht tief in den Bauch, wenn Ihr Klient älter als sechzig Jahre ist oder wenn er unter Durchblutungsstörungen leidet.

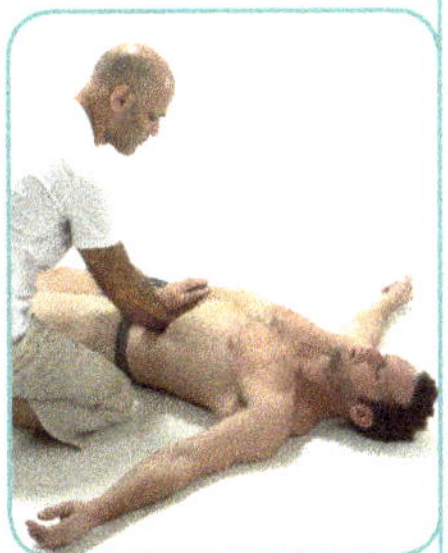

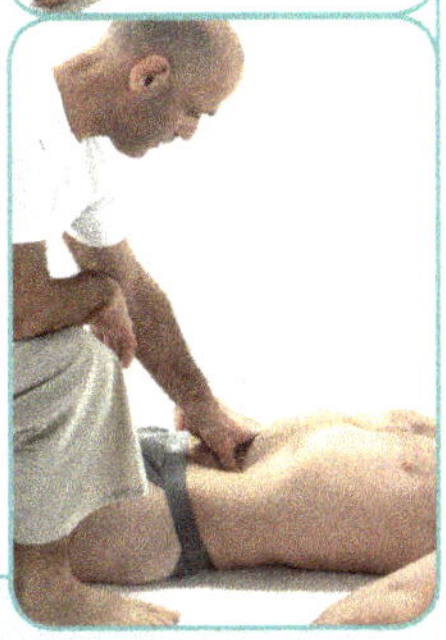

3. Therapielinien und Akupressurpunkte am Oberschenkel

Phase a. Drücken Sie die 2. Außenlinie ein bis dreimal mit Ihren Daumen.
Phase b. Drücken Sie Punkt (4) zehn bis fünfzehn Sekunden. Verwenden Sie Ihre Daumen oder die Handflächen. Wenn Sie Ihre Handflächen verwenden, halten Sie den Druck länger. Das Bein Ihres Klienten kann gestreckt oder angewinkelt werden. Am angewinkelten Bein verwenden Sie Ihre Handflächen, drücken Sie den Punkt und schieben Sie ihn nach unten in Richtung des Bauchs von Ihrem Klienten. Am gestreckten Bein behandeln Sie den blauen Punkt, am angewinkelten Bein behandeln Sie den gelben Punkt.

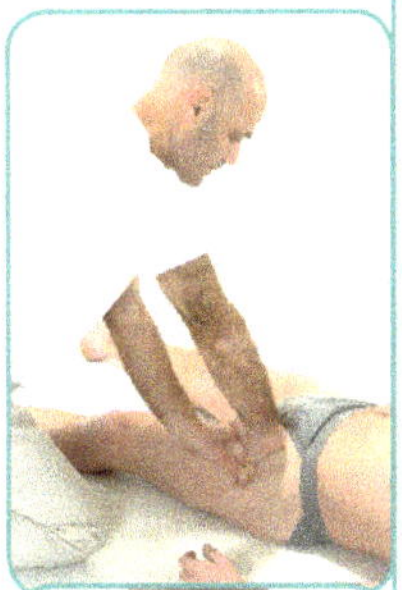

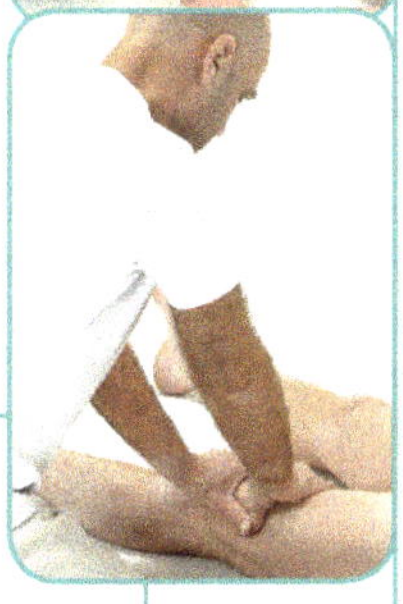

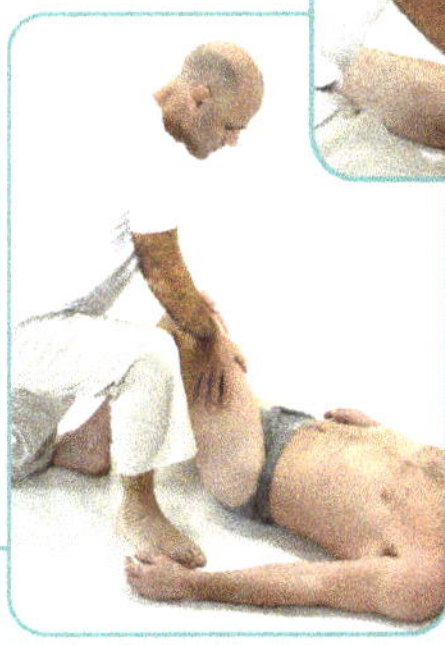

4. Knie-Druck - Optional

Verwenden Sie Ihre Knie, um die 1. und 2. Außenlinie Seitenlage des Oberschenkels zu behandeln. Ziehen Sie das Knie Ihres Klienten auf sich zu, drücken Sie Ihr Knie in den Oberschenkel und rollen Sie den hinteren Oberschenkelmuskel seitwärts, in Richtung des anderen Beins. Beginnen Sie am Knie und behandeln Sie den halben Oberschenkel runter und wieder hinauf zum Knie. Wiederholen Sie den Vorgang ein oder zweimal. Arbeiten Sie langsam, halten Sie den Druck jedes Mal für fünf Sekunden.

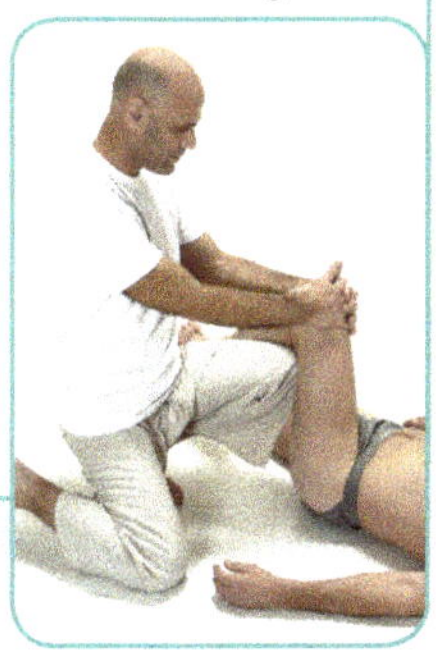

Fortsetzung auf der nächsten Seite ➤

➤ *Fortsetzung*

Ausstrahlende Schmerzen zum Bein

5. Therapielinien und Akupressurpunkte an der Seite des Beins

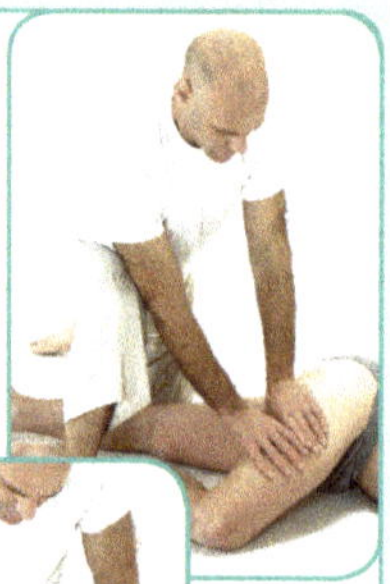

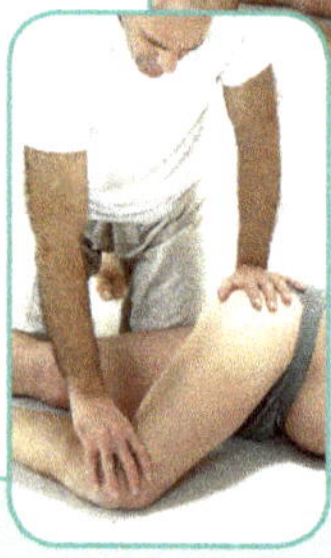

Weisen Sie Ihren Klienten an, sich auf die Seite zu legen.
Phase a. Behandeln Sie die 1. Außenlinie des Beins mit Daumendruck ein oder zweimal.
Phase b. Drücken Sie die Punkte (5) bis (9) ein bis dreimal mit Ihren Daumen.

6. Hüftmassage und Akupressurpunkte

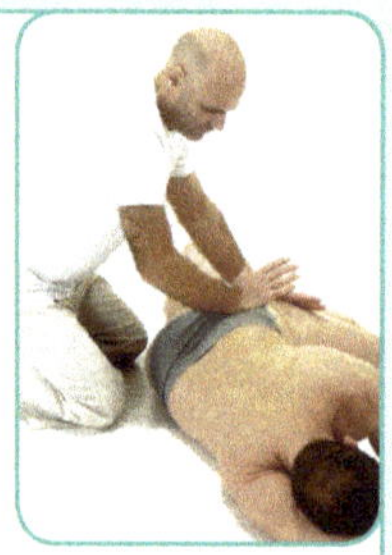

Phase a. Massieren Sie mit Daumendruck um den Trochanter major herum sowie entlang des Hüftknochens und des Kreuzbeins.
Phase b. Drücken Sie die Punkte (10) bis (13) mit Ihren Daumen oder Ellenbogen ein bis dreimal.

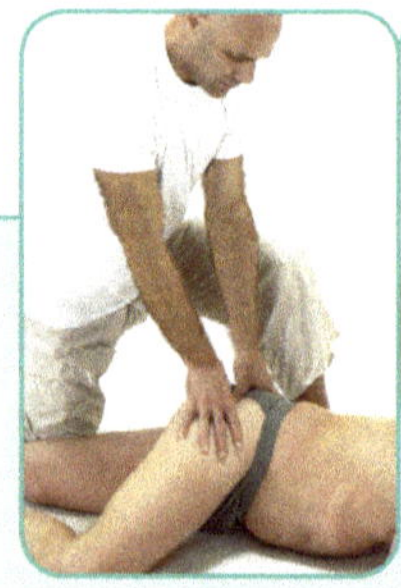

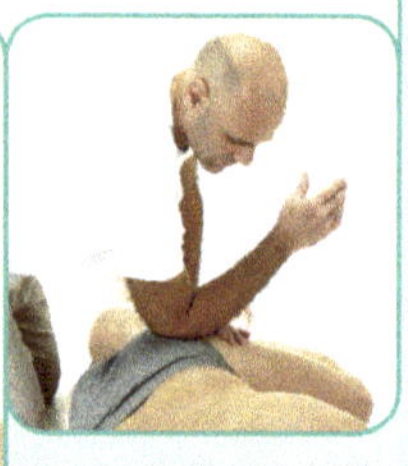

7. Akupressurpunkte am unteren Rücken

Drücken Sie die Punkte (14) bis (17) mit Ihren Daumen oder Fingerknöcheln.
Wenn Ihr Druck Schmerzen auslöst - hören Sie auf. Örtliche, einschneidende Schmerzen an dem Punkt, der gedrückt wird können auf eine Entzündung hinweisen. Direkter Druck auf entzündetes Gewebe wird die Beschwerden verstärken und ist kontraindiziert.
In diesem Fall behandeln Sie den Bauch und die Beine, und lassen Sie den unteren Rücken aus.

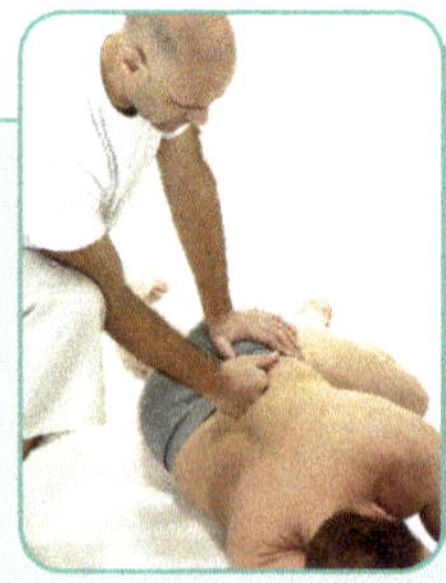

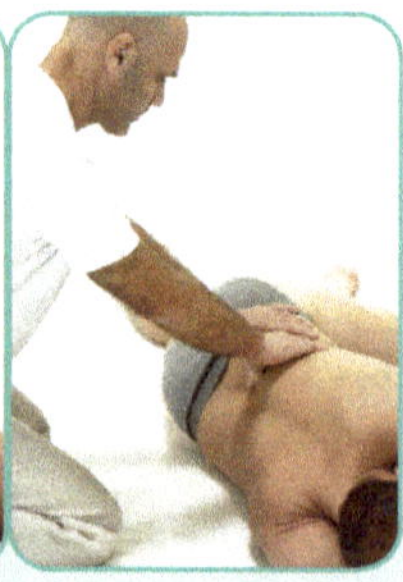

8. Dehnung der Vorderseite des Oberschenkels

Im Anschluss an die Behandlung von nicht akuten Beschwerden, können Sie vorsichtig den Oberschenkel Ihres Klienten dehnen. Falls die Dehnung Schmerzen auslöst, hören Sie auf. Ziehen Sie das Knie langsam mit einer Hand aufwärts. Schmerzen an der Vorderseite des Beins sind gut. Während Sie das Knie ziehen, drücken Sie das Gesäß mit der anderen Hand nach unten, in Richtung des Beins. So schützen Sie den unteren Rücken vor Überstreckung. Sie können verschiedene Variationen dieser Dehnung anwenden.

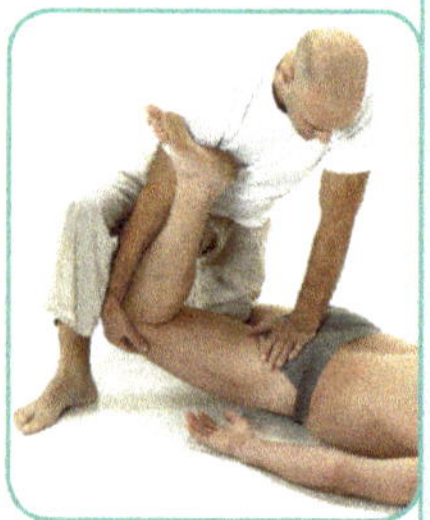

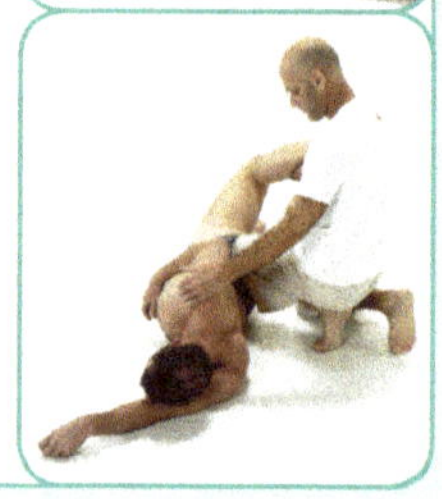

Vorsichtsmaßnahmen:

- *Konsultieren Sie einen Spezialisten, bevor Sie akute oder unklare Schmerzen am unteren Rücken oder ausstrahlende Schmerzen behandeln.*
- *Vermeiden Sie Dehnungen bei der Behandlung von akuten Beschwerden.*
- *Verwenden Sie ausschließlich die in Schritt 8 beschriebene Dehnung, und das nur, wenn Sie diese Technik vollständig beherrschen und sicher bei gesunden Menschen anwenden können.*
- *Falls die Dehnung oder irgendeine andere Technik während der Behandlung Schmerzen verursacht, hören Sie sofort auf.*
- *Seien Sie sehr vorsichtig und sanft, bei der Behandlung des Bauches mit Daumendruck, wenn Ihr Klient älter als 60 Jahre ist.*
- *Schmerzen, die durch direkten Druck auf den unteren Rücken ausgelöst werden weisen auf eine Entzündung hin und sind eine Kontraindikation. In einem solchen Fall, behandeln Sie den Bauch und die Beine, lassen Sie den unteren Rücken aus.*
- *Behandeln Sie täglich bis zur Genesung. Bei nicht akuten Fällen behandeln Sie zweimal wöchentlich.*
- *Wiederholen Sie die Behandlung erst, nachdem der Klient keine Schmerzen von der vorigen Behandlung mehr hat (falls das der Fall war).*
- *Weisen Sie Ihren Klienten an, schnelle oder plötzliche Bewegungen, sowie das Heben schwerer Lasten und schmerzhafte Tätigkeiten oder Haltungen zu vermeiden.*

Ausgewählte Akupressurpunkte

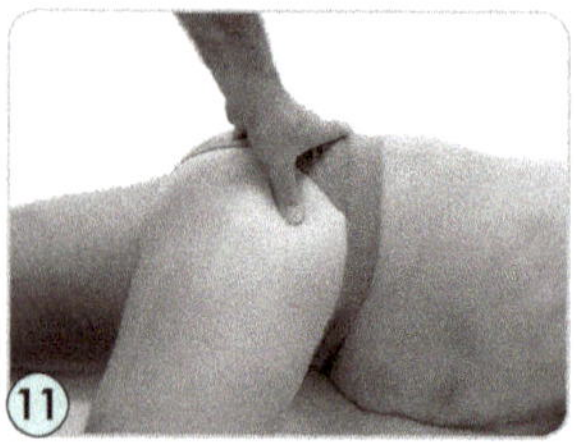

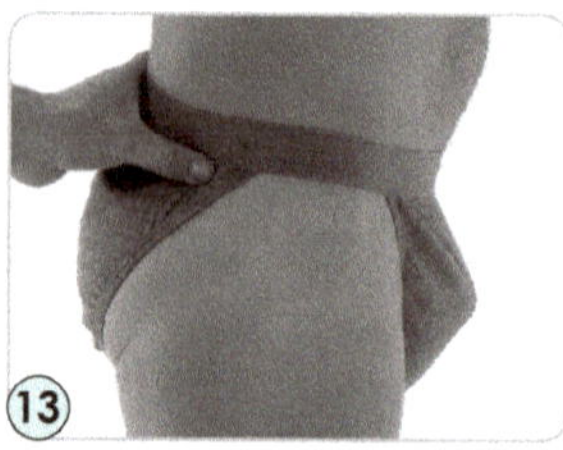

Routine - 39 RÜCKEN

Schmerzen im unteren Rücken beim Vorwärtsbeugen

●●● ein sehr häufiges Beschwerdebild

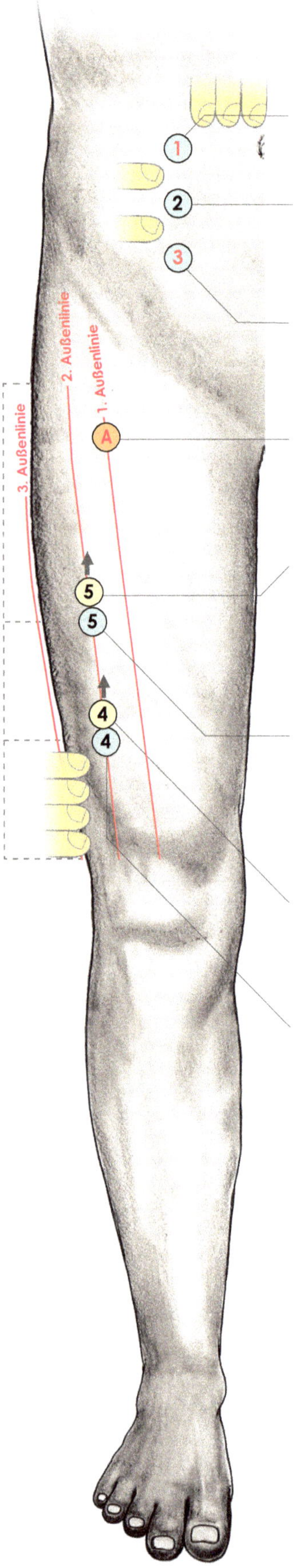

Abdomen 2. Linie-1 (Ma-25)
auf einer Ebene mit dem Bauchnabel • 3 Finger lateral zur Mittellinie

Abdomen 2. Linie-2
1 Finger unter dem Nabel • 3 Finger lateral zur Mittellinie • 1 Finger unter Abdomen 2. Linie – 1

Abdomen 2. Linie-3 (Ma-28)
3 Finger unter dem Nabel • 3 Finger lateral zur Mittellinie • 1 Finger unter Abdomen 2. Linie – 2

Bein 1. Außenlinie-11 (Dü-31)
5 Finger unter der Spina iliaca anterior superior • auf einer gedachten Linie zwischen der Mitte der oberen Kante der Kniescheibe und der Spina iliaca anterior superior • auf dem M. rectus femoris

Bein 2. Außenlinie-9
10 Finger über der Patella • auf ½ Weg von der oberen lateralen Kante der Patella zur Erhebung des Trochanter major • zwischen dem M. rectus femoris und dem M.vastus lateralis • oder alternativ, direkt anterior zum Tractus iliotibialis

Bein 2. Außenlinie-8
9 Finger über der Patella, bei gestrecktem Bein • auf ½ Weg von der Patella zur Erhebung des Trochanter major • zwischen dem M. rectus femoris und dem M. vastus lateralis • alternativ: direkt anterior zum Tractus iliotibialis

Bein 2. Außenlinie-7
5 Finger über der Patella • in einer leichten Vertiefung zwischen dem M. rectus femoris und dem M. vastus lateralis • alternativ: direkt anterior zum Tractus iliotibialis

Bein 2. Außenlinie-6
4 Finger über der Patella • auf 1/4 des Weges vom Knie zum Trochanter major • in einer leichten Vertiefung zwischen dem M. rectus femoris und dem M. vastus lateralis • alternativ: direkt anterior zum Tractus iliotibialis

Rückenlage

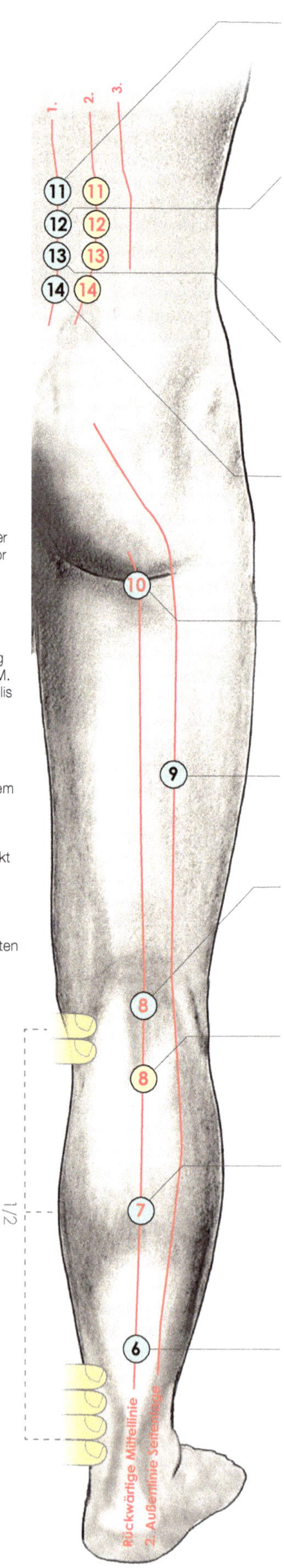

1. Rückenlinie-3
Auf einer Höhe mit der unteren Grenze des Dornfortsatzes von L-1 • direkt unterhalb der untersten Rippe • in der Vertiefung entlang der Wirbelsäule (Lamina arcus vertebrae) • Drücken Sie gradlinig, direkt neben dem Dornfortsatz

1. Rückenlinie-4
auf einer Höhe mit der unteren Grenze des Dornfortsatzes von L-2 • auf ½ Weg zwischen dem höchsten Punkt des Beckenkamms und der untersten Rippe • in der Vertiefung entlang der Wirbelsäule (Lamina arcus vertebrae) • Drücken Sie gradlinig, direkt neben dem Dornfortsatz

1. Rückenlinie-5
auf einer Höhe mit der unteren Grenze des Dornfortsatzes von L-3 • auf einer Höhe mit dem höchsten Punkt des Beckenkamms • in der Vertiefung entlang der Wirbelsäule (Lamina arcus vertebrae)• Drücken Sie gradlinig, direkt neben dem Dornfortsatz

1. Rückenlinie-6
auf einer Höhe mit der unteren Grenze des Dornfortsatzes von L-4 • oberhalb des untersten Punkts dieser Linie, direkt über der Spina iliaca posterior superior • in der Vertiefung entlang der Wirbelsäule (Lamina arcus vertebrae) • Drücken Sie gradlinig, direkt neben dem Dornfortsatz

Bein rückwärtige Mittellinie-7 (Bl-36)
in einer Vertiefung in der Mitte der Gesäßfurche • auf der Mittellinie der rückwärtigen Oberschenkelmuskulatur • drücken Sie ein- und aufwärts in Richtung des Tuber ischiadicum

2. Außenlinie Seitenlage-9
auf ½ Weg vom Knie zum Trochanter major • in einer Vertiefung auf dem lateralen Kopf des M. Biceps femoris

Bein rückwärtige Mittellinie-4 (Bl-40)
im Zentrum der Kniekehle • auf ½ Weg zwischen den Sehnen des M. biceps femoris und des M. semitendinosus • nur bei gebeugtem Knie drücken

Bein rückwärtige Mittellinie-3 (Bl-55)
auf der Mittellinie des Wadenmuskels/M. gastrocnemius • 2 Finger unter der Kniekehle • direkt unterhalb eines festen Punktes im Muskelgewebe

Bein rückwärtige Mittellinie-2 (Bl-57)
auf der Mittellinie des M. gastrocnemius • auf ½ Weg zwischen Kniekehle und Knöchel • in einer Vertiefung unterhalb des M. gastrocnemius auf dem Muskel-Sehnen-Übergang

Bein rückwärtige Mittellinie-1
auf der Achillessehne • 4 Finger über der Ferse oder 3 Finger über dem Knöchel

Bauchlage (evtl. Seitenlage)

Problembeschreibung:

- *Chronische oder akute Schmerzen treten auf einer oder beiden Seiten des unteren Rückens auf. Die Schmerzen sind normalerweise auf einer Seite stärker.*
- *Die Schmerzen können zu einem oder beiden Beinen ausstrahlen, meistens zu einem Oberschenkel, entlang der 2. Außenlinie und/oder der 1. Außenlinie Seitlage*
- *Die Schmerzen werden beim Vorbeugen immer stärker (Thorakolumbale Flexion), sie können ebenfalls beim Aufrichten und Zurückbeugen (Extension) und beim Drehen (Rotation) stärker werden.*
- *Die Schmerzen werden bei verschiedenen Aktivitäten stärker bei denen die Lendenwirbelsäule vorgebeugt (wie beim Sitzen oder Socken anziehen), aufgerichtet (wie beim Gehen) oder gedreht wird (wie beim Drehen des Oberkörpers wenn man im Rückwärtsgang Auto fährt).*
- *Die Schmerzen können mit leichten oder starken Bewegungseinschränkungen einhergehen. Einschneidende Schmerzen können beim Beugen auftreten, wenn die Bewegungen über eine Grenze hinweg ausgeführt werden, die von der Stärke der Beschwerden abhängt.*
- *Die Haltung des unteren Rückens kann gekrümmt sein.*

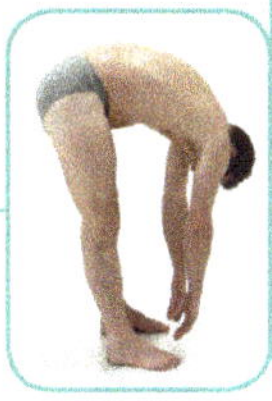
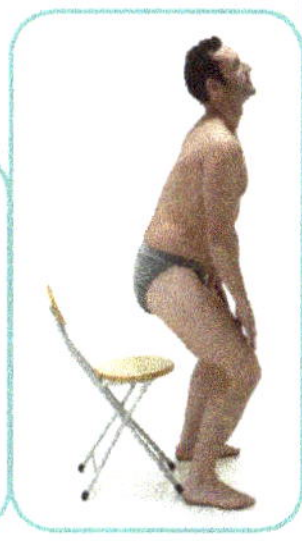
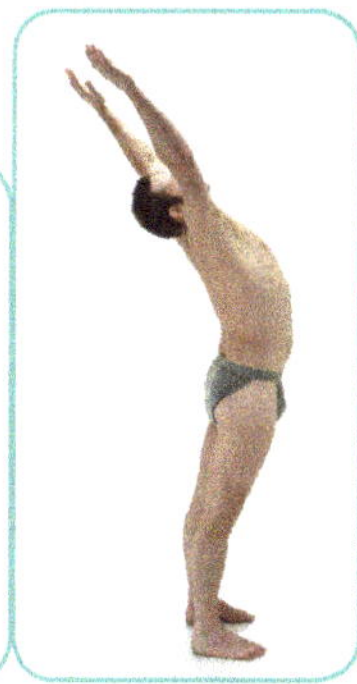
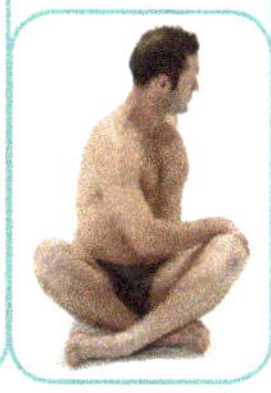

Behandlungsschritte

Allgemeine Anweisungen

Behandeln Sie die scherzhafte, bzw. die schmerzhaftere Seite. Behandeln Sie beide Seiten, wenn beide gleich schmerzhaft sind. Normalerweise sind die Schmerzen auf einer Seite stärker, diese Seite sollte zuerst behandelt werden. Prüfen Sie danach zunächst, ob die andere Seite immer noch schmerzhaft ist und einer Behandlung bedarf. In den meisten Fällen ist nur eine Seite behandlungsbedürftig.

Wenden Sie die Schritte 1 bis 6 ein bis viermal an, so wie es die Zeit erlaubt. Wenn ausstrahlende Schmerzen zu den Beinen vorhanden sind, verwenden Sie ebenfalls Routine 38, allerdings nur die Teile der Behandlung, die nicht Bestandteil dieser Behandlungsroutine sind.

1. Positionieren Sie Ihren Klienten

Weisen Sie Ihren Klienten an, sich mit angewinkelten Beinen und aufgestellten Füßen auf den Rücken zu legen. Diese Haltung verringert den Druck auf den unteren Rücken (es kann ausreichen, die Knie mit einem Kissen zu unterlagern, die Füße können auch auf einem Stuhl abgelegt werden). Wenn das Liegen auf dem Rücken zu schmerzhaft ist, beginnen Sie mit Schritt 5, fahren Sie fort mit Schritt 6 und versuchen Sie dann noch einmal Schritt 1. Falls das immer noch zu schmerzhaft ist, beginnen Sie mit der Behandlung des Bauchs, dass kann die Schmerzen lindern.

2. Bauchmassage und Akupressurpunkte

Phase a. Beginnen, wenn es die Zeit zulässt mit einer vollständigen Bauchmassage.

Phase b. Drücken Sie die Punkte (1), (2) und (3) zwei- oder dreimal mal mit Ihren Daumen. Drücken Sie so stark, wie es Ihr Klient zulässt (es kann zu einem leichten Schmerz kommen). Drücken Sie mit weniger Kraft, wenn sich Ihr Klient verspannt. Drücken Sie nicht tief in den Bauch, wenn Ihr Klient älter als sechzig Jahre ist oder wenn er unter Durchblutungsstörungen leidet.

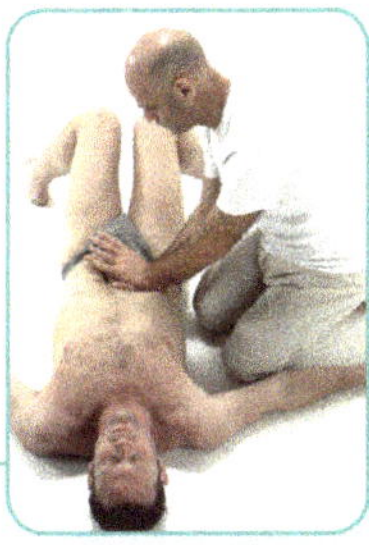
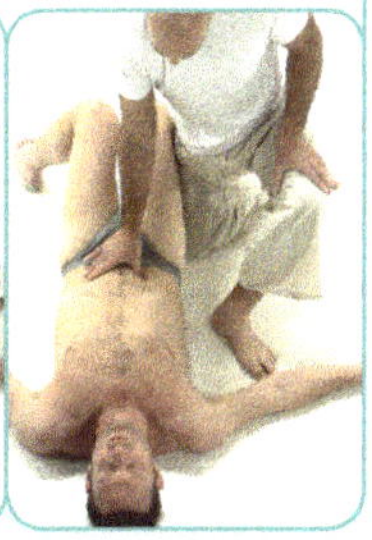

3. Therapielinien und Akupressurpunkte am Oberschenkel

Phase a. Drücken Sie die 2. Außenlinie ein- bis dreimal mit Ihren Daumen.

Phase b. Drücken Sie die Punkte (4) und (5) zehn bis fünfzehn Sekunden. Verwenden Sie Ihre Daumen oder die Handflächen. Wenn Sie Ihre Handflächen verwenden, halten Sie den Druck länger. Das Bein Ihres Klienten kann gestreckt oder angewinkelt werden. Am angewinkelten Bein verwenden Sie Ihre Handflächen, drücken Sie den Punkt und schieben Sie ihn nach unten in Richtung des Bauchs von Ihrem Klienten. Am gestreckten Bein behandeln Sie den blauen Punkt, am angewinkelten Bein behandeln Sie den gelben Punkt.

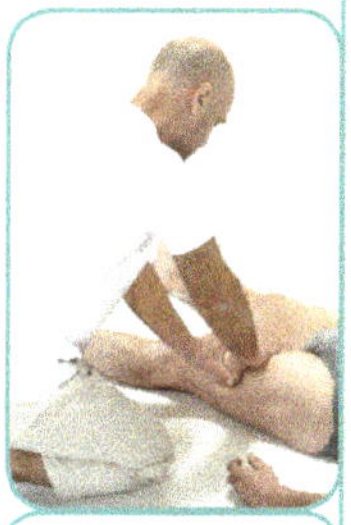
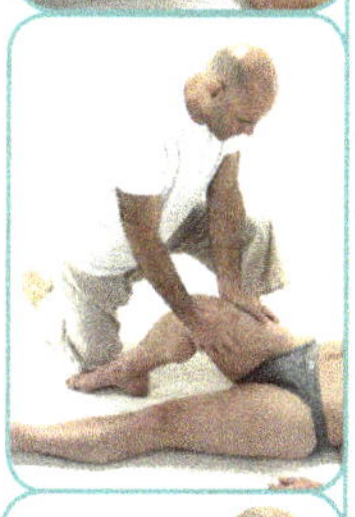
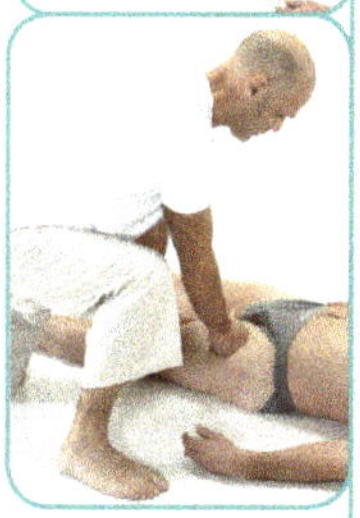

Phase c. Verwenden Sie Ihre Handfläche oder die Fingerknöchel um Extra Punkt (A) am gestreckten Bein zu drücken. Hören Sie auf, falls Ihr Druck Schmerzen im unteren Rücken verursacht.

Fortsetzung auf der nächsten Seite ➤

Schmerzen im unteren Rücken beim Vorwärtsbeugen

4. Knie-Druck - Optional

Verwenden Sie Ihre Knie, um die 1. und 2. Außenlinie Seitenlage des Oberschenkels zu behandeln. Lehnen Sie sich zurück und ziehen Sie das Knie Ihres Klienten auf sich zu, drücken Sie Ihr Knie in den Oberschenkel und rollen Sie den hinteren Oberschenkelmuskel seitwärts, in Richtung des anderen Beins. Beginnen Sie am Knie und behandeln Sie den halben Oberschenkel runter und wieder hinauf zum Knie. Wiederholen Sie den Vorgang ein oder zweimal. Arbeiten Sie langsam, halten Sie den Druck jedes Mal für fünf Sekunden.

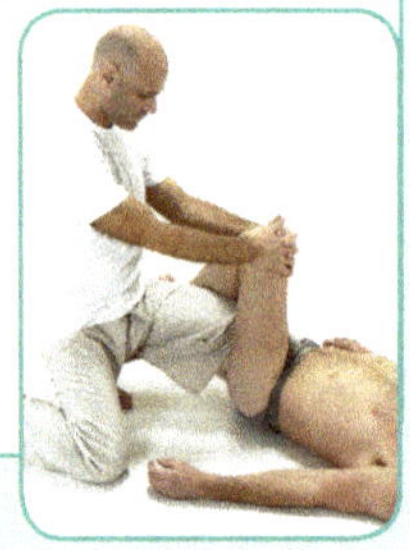

5. Therapielinien und Akupressurpunkte an der Rückseite des Beins

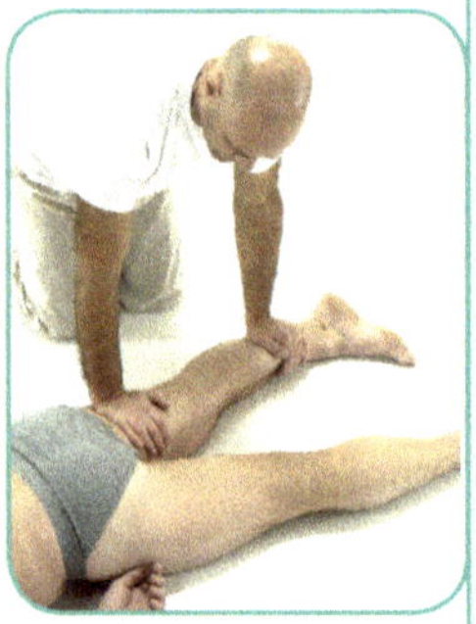

Weisen Sie Ihren Klienten an, sich auf den Bauch zu legen. Falls das zu scherzhaft ist, lassen Sie ihn die Seitenlage einnehmen.

Phase a. Behandeln Sie die Rückseite des Beins mit Handballendruck 1- oder 2-mal, beginnend am Fuß, hinauf zum Gesäß und wieder zurück zum Fuß.

Phase b. Drücken Sie die rückwärtige Mittellinie ein oder zweimal mit Ihren Daumen.

Phase c. Drücken Sie die Punkte (6) bis (10) mit Ihren Daumen 1- bis 3-mal.

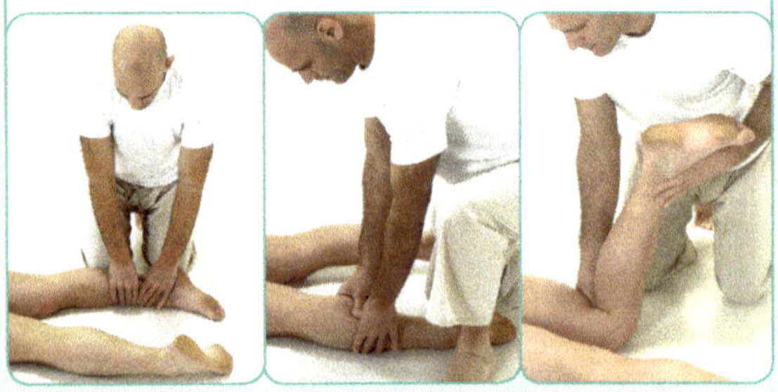

6. Akupressurpunkte am unteren Rücken

Drücken Sie die Punkte (11) bis (14) zwei oder dreimal mit Ihren Daumen. Wenn der Druck Schmerzen verursacht, hören Sie auf. Falls die Schmerzen durch die Dehnung (Extension) der Lendenwirbelsäule verursacht wird, die auf Grund Ihres Drucks entsteht, weisen Sie Ihren Klienten an, sich mit angewinkelten Knien, ein Knie auf dem anderen, auf die Seite zu legen. Prüfen Sie, ob Ihr Daumendruck immer noch Schmerzen verursacht. Örtliche, einschneidende Schmerzen an dem Punkt, der gedrückt wird können auf eine Entzündung hinweisen. Direkter Druck auf entzündetes Gewebe wird die Beschwerden verstärken und ist kontraindiziert. Wenn sich der untere Rücken als Reaktion auf Ihren Druck verkrampft, hören Sie auf, auch wenn das nicht unbedingt ein Zeichen für eine Entzündung sein muss. In diesem Fall behandeln Sie den Bauch und die Beine, und lassen Sie den unteren Rücken aus.

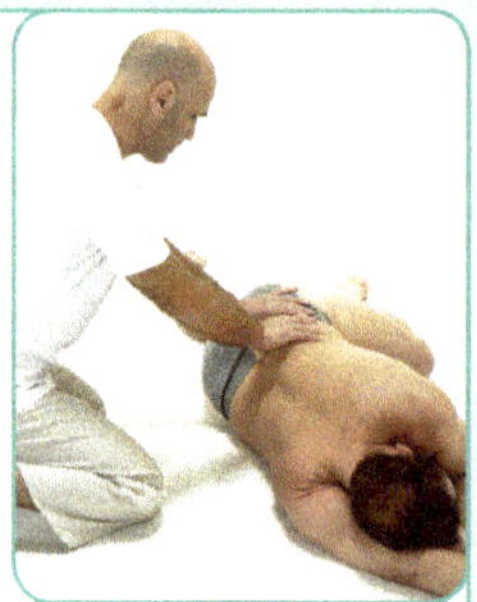

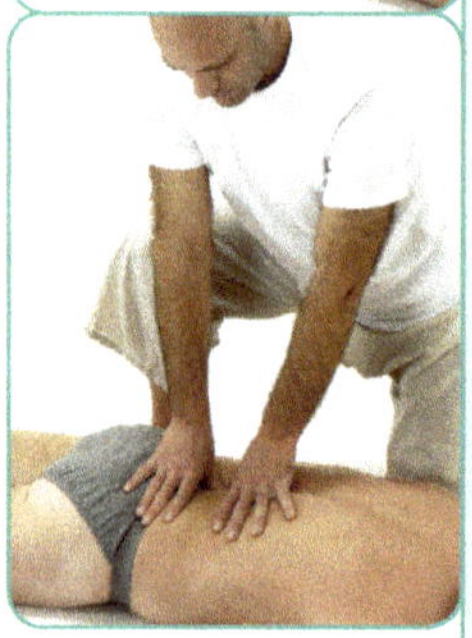

Optionale ergänzende Maßnahmen

7. Dehnung der Vorderseite des Oberschenkels

Im Anschluss an die Behandlung von nicht akuten Beschwerden, können Sie vorsichtig den Oberschenkel Ihres Klienten dehnen. Ziehen Sie das Knie langsam mit einer Hand aufwärts. Falls die Dehnung Schmerzen auslöst, hören Sie auf. Schmerzen an der Vorderseite des Beins sind gut. Während Sie das Knie ziehen, drücken Sie das Gesäß mit der anderen Hand nach unten, in Richtung des Beins. So schützen Sie den unteren Rücken vor Überstreckung. Sie können verschiedene Variationen dieser Dehnung anwenden, während Ihr Klient auf der Seite liegt.

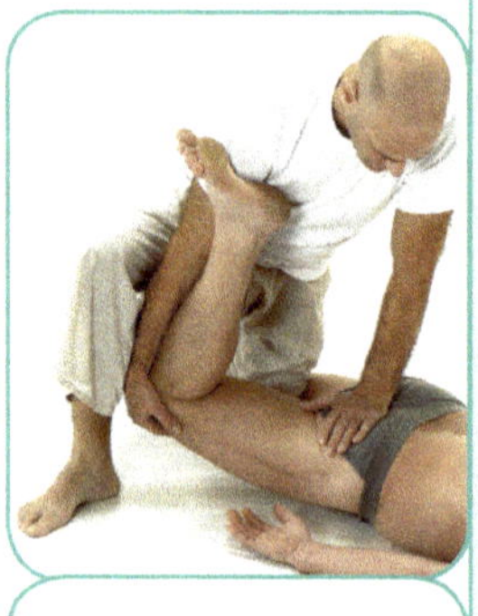

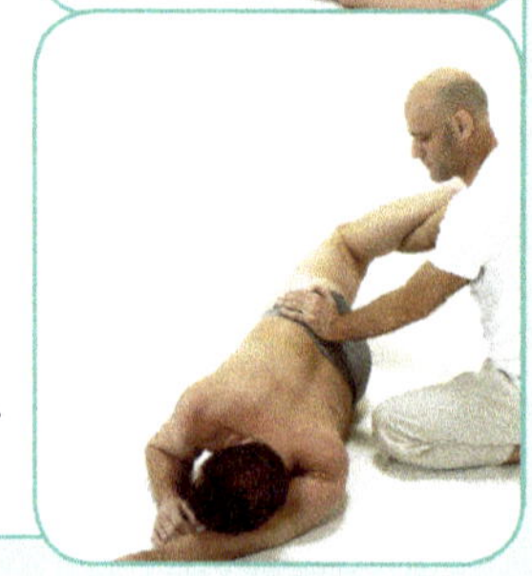

8. Dehnung des unteren Rückens

Im Anschluss an die Behandlung von nicht-akuten Beschwerden, können Sie vorsichtig den unteren Rücken Ihres Klienten dehnen. Falls möglich, sitzt Ihr Klient mit gegrätschten Beinen. Verwenden Sie

Fortsetzung auf der nächsten Seite ➤

➤ *Fortsetzung*

Schmerzen im unteren Rücken beim Vorwärtsbeugen

Optionale ergänzende Maßnahmen

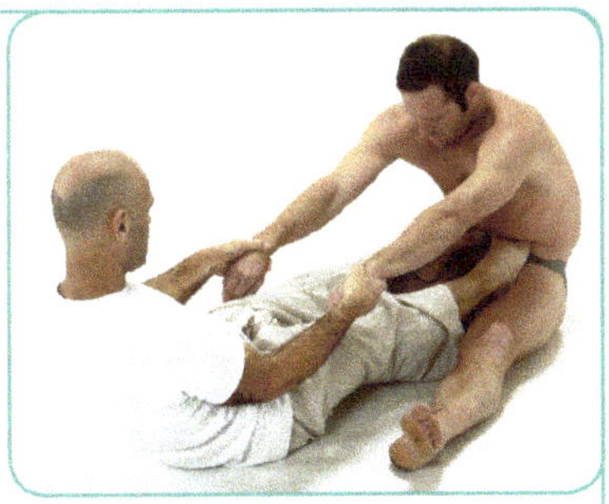

Ihre Zehen und drücken Sie auf beiden Seiten des Nabels gleichzeitig. Erhöhen Sie den Druck langsam, während Sie sich gleichzeitig zurücklehnen und die Hände Ihres Klienten vorsichtig ziehen. Lassen Sie ihn sich soweit er kann vorbeugen. Wenn er sich nicht vorbeugen kann, auch nicht mit Hilfe Ihres sanften Zugs - hören Sie auf. Überdehnen sie ihn auf keinen Fall. Wenn Schmerzen im unteren Rücken ausgelöst werden - hören Sie auf.
Der Klient sollte sich wohl fühlen und die Dehnung sollte für ihn angenehm sein. Ein leichter Schmerz im Bauch ist in Ordnung.

9. Allgemeine Massage

Bei starken chronischen Beschwerden, können Sie verschiedene Dehnungen der Beine, der Hüften und des unteren Rückens, mit Ihrem Klienten in verschiedenen Positionen anwenden. Wenn Schmerzen im unteren Rücken ausgelöst werden, hören Sie auf.

Vorsichtsmaßnahmen:

- *Konsultieren Sie einen Spezialisten, bevor Sie akute oder unklare Schmerzen am unteren Rücken oder ausstrahlende Schmerzen behandeln.*
- *Vermeiden Sie Dehnungen bei der Behandlung von akuten Beschwerden.*
- *Verwenden Sie ausschließlich die in den Schritten 7 und 8 beschriebenen Dehnung, und das nur, wenn Sie diese Techniken vollständig beherrschen und sicher bei gesunden Menschen anwenden können.*
- *Falls die Dehnung oder irgendeine andere Technik während der Behandlung Schmerzen verursacht, hören Sie sofort auf.*
- *Seien Sie sehr vorsichtig und sanft, bei der Behandlung des Bauches mit Daumendruck, wenn Ihr Klient älter als 60 Jahre ist.*
- *Schmerzen, die durch direkten Druck auf den unteren Rücken ausgelöst werden weisen auf eine Entzündung hin und sind eine Kontraindikation. In einem solchen Fall, behandeln Sie den Bauch und die Beine, lassen Sie den unteren Rücken aus.*
- *Behandeln Sie täglich bis zur Genesung. Bei nicht akuten Fällen behandeln Sie zweimal wöchentlich.*
- *Wiederholen Sie die Behandlung erst, nachdem der Klient keine Schmerzen von der vorigen Behandlung mehr hat (falls das der Fall war).*
- *Weisen Sie Ihren Klienten an, schnelle oder plötzliche Bewegungen, sowie das Heben schwerer Lasten und schmerzhafte Tätigkeiten oder Haltungen zu vermeiden.*

Ausgewählte Akupressurpunkte

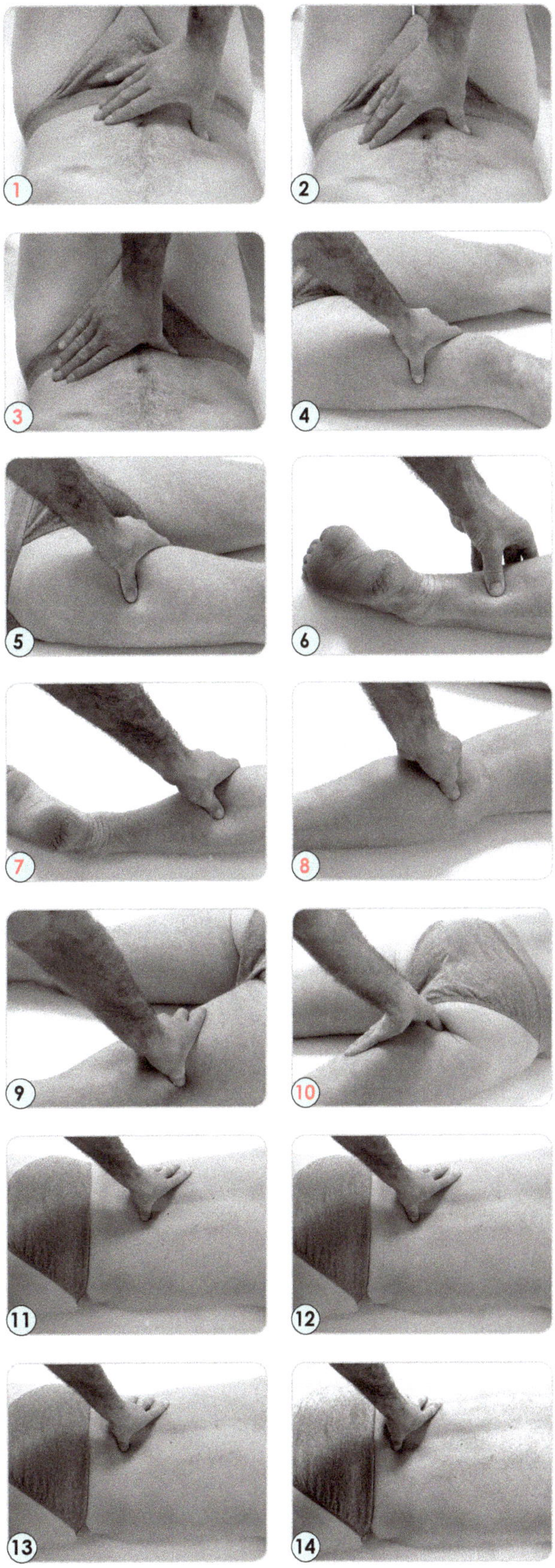

Routine - 40 RÜCKEN

Schmerzen im unteren Rücken beim Aufrichten und Zurückbeugen

●●● ein sehr häufiges Beschwerdebild

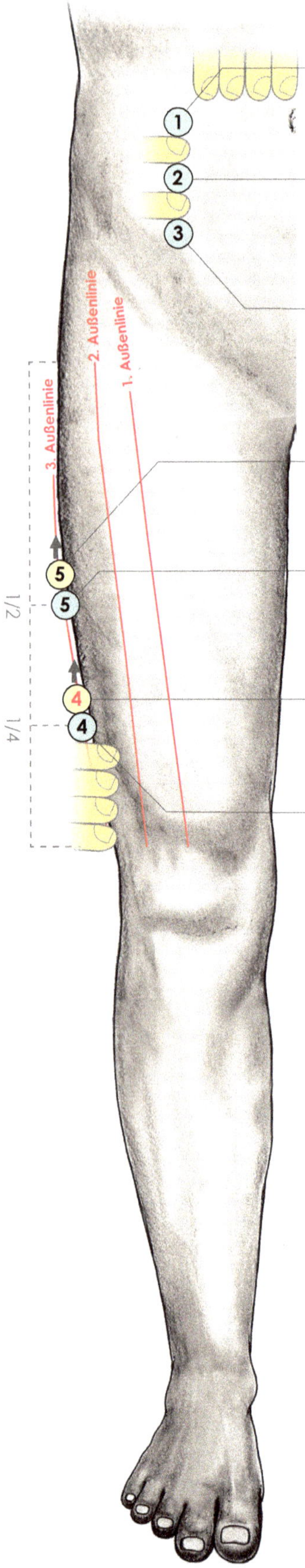

Rückenlage

Abdomen 3. Linie-1
auf einer Ebene mit dem Bauchnabel • an der lateralen Grenze des M. rectus abdominis • 4 – 5 Finger lateral zur Mittellinie

Abdomen 3. Linie-2
1 Finger unter dem Nabel • an der lateralen Grenze des M. rectus abdominis • 4 – 5 Finger lateral zur Mittellinie • 1 Finger unter Abdomen 3. Linie – 1

Abdomen 3. Linie-3
3 Finger unter dem Nabel • an der lateralen Grenze des M. rectus abdominis • 4 – 5 Finger lateral zur Mittellinie • 1 Finger unter Abdomen 3. Linie – 2

Bein 3. Außenlinie-9
10 Finger über dem Knie auf dem Tractus iliotibialis, bei gebeugtem Bein • auf ½ Weg vom Knie zum Trochanter major

Bein 3. Außenlinie-8
9 Finger über dem Knie auf dem Tractus iliotibialis, bei gestrecktem Bein • auf ½ Weg vom Knie zum Trochanter major

Bein 3. Außenlinie-7 (Gb-31)
5 Finger über dem Knie auf dem Tractus iliotibialis, bei gebeugtem Bein • auf ¼ Weg vom Knie zum Trochanter major

Bein 3. Außenlinie-6
4 Finger über der lateralen Seite des Knies auf dem Tractus iliotibialis, bei gestrecktem Bein • auf ¼ Weg vom Knie zum Trochanter major

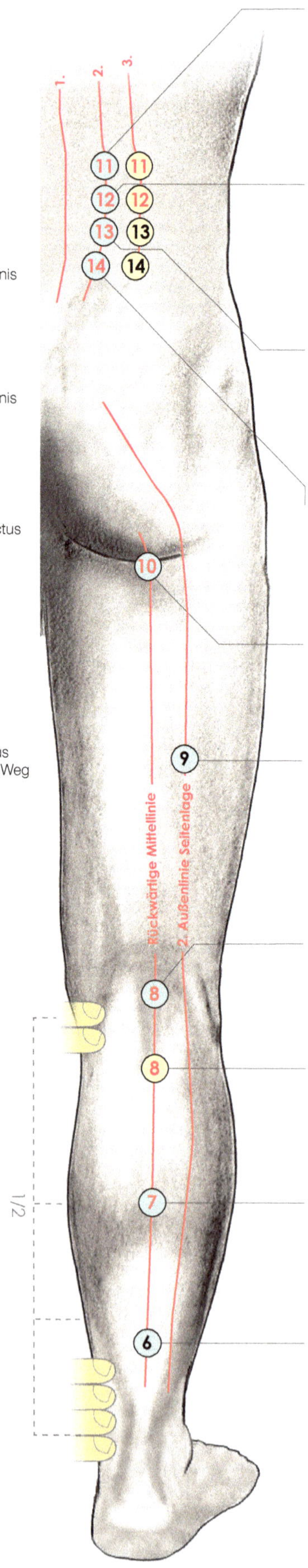

Bauchlage (evtl. Seitenlage)

2. Rückenlinie-17 (Bl-22)
2 Finger lateral zum Dornfortsatz • auf einer Höhe mit der unteren Kante des Dornfortsatzes von L-1 • direkt unterhalb der untersten Rippe • auf dem letzten Punkt, an dem sich das Gewebe des unteren Rückens eindrücken lässt • auf dem höchsten Punkt der paraspinalen Muskulatur

2. Rückenlinie-18 (Bl-23)
2 Finger lateral zum Dornfortsatz • auf einer Höhe mit der unteren Kante des Dornfortsatzes von L-2 • auf ½ Weg zwischen dem höchsten Punkt des Beckenkamms und der unteren Kante der untersten Rippe • auf dem höchsten Punkt der paraspinalen Muskulatur

2. Rückenlinie-19 (Bl-24)
2 Finger lateral zum Dornfortsatz • auf einer Höhe mit der unteren Kante des Dornfortsatzes von L-3 • auf einer Höhe mit dem höchsten Punkt des Beckenkamms • auf dem höchsten Punkt der paraspinalen Muskulatur

2. Rückenlinie-20 (Bl-25)
1 Finger lateral zur unteren Grenze des Dornfortsatzes von L-4 • oberhalb des untersten Punktes der Linie und direkt über der Spina iliaca posterior superior • auf dem höchsten Punkt der paraspinalen Muskulatur

Bein rückwärtige Mittellinie-7 (Bl-36)
in einer Vertiefung in der Mitte der Gesäßfurche • auf der Mittellinie der rückwärtigen Oberschenkelmuskulatur • drücken Sie ein- und aufwärts in Richtung des Tuber ischiadicum

2. Außenlinie Seitenlage-9
auf ½ Weg vom Knie zum Trochanter major • in einer Vertiefung auf dem lateralen Kopf des M. Biceps femoris

Bein rückwärtige Mittellinie-4 (Bl-40)
im Zentrum der Kniekehle • auf ½ Weg zwischen den Sehnen des M. biceps femoris und des M. semitendinosus • nur bei gebeugtem Knie drücken

Bein rückwärtige Mittellinie-3 (Bl-55)
auf der Mittellinie des Wadenmuskels/M. gastrocnemius • 2 Finger unter der Kniekehle • direkt unterhalb eines festen Punktes im Muskelgewebe

Bein rückwärtige Mittellinie-2 (Bl-57)
auf der Mittellinie des M. gastrocnemius • auf ½ Weg zwischen Kniekehle und Knöchel • in einer Vertiefung unterhalb des M. gastrocnemius auf dem Muskel-Sehnen-Übergang

Bein rückwärtige Mittellinie-1
auf der Achillessehne • 4 Finger über der Ferse oder 3 Finger über dem Knöchel

Problembeschreibung:

- *Chronische oder akute Schmerzen treten auf einer oder beiden Seiten des unteren Rückens auf. Die Schmerzen sind normalerweise auf einer Seite stärker.*
- *Die Schmerzen können zu einem oder beiden Beinen ausstrahlen, meistens zu einem Oberschenkel, entlang der 3. Außenlinie des Beins oder der Rückwärtigen Mittellinie, oder entlang von beiden Linien.*
- *Die Schmerzen werden beim Aufrichten und Zurückbeugen (lumbale Extension) immer stärker, sie können ebenfalls beim Drehen (Rotation) stärker werden.*
- *Die Schmerzen werden bei verschiedenen Aktivitäten stärker bei denen die Lendenwirbelsäule aufgerichtet (wie beim Gehen) oder gedreht wird (wie beim Drehen des Oberkörpers wenn man im Rückwärtsgang Auto fährt). Beugungen werden die Schmerzen nur wenig verstärken.*
- *Die Schmerzen können mit leichten oder starken Bewegungseinschränkungen einhergehen. Einschneidende Schmerzen können beim Aufrichten oder Zurückbeugen auftreten, wenn die Bewegungen über eine Grenze hinweg ausgeführt werden, die von der Stärke der Beschwerden abhängt.*
- *Die Haltung des unteren Rückens kann gekrümmt sein.*

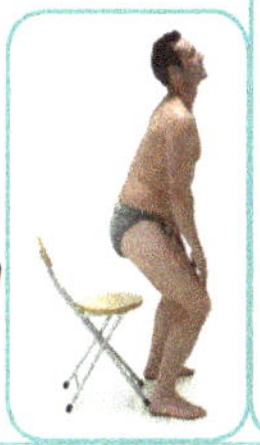
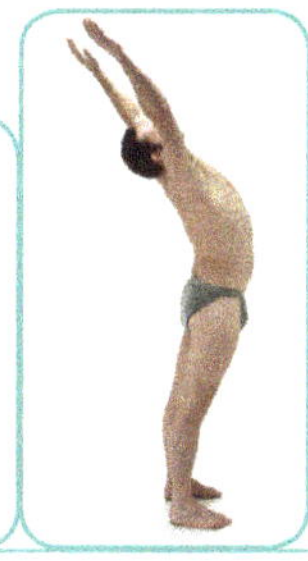
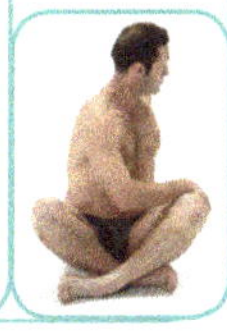

Behandlungsschritte

Allgemeine Anweisungen

Behandeln Sie die scherzhafte, bzw. die schmerzhaftere Seite. Behandeln Sie beide Seiten, wenn beide gleich schmerzhaft sind. Normalerweise sind die Schmerzen auf einer Seite stärker, diese Seite sollte zuerst behandelt werden. Prüfen Sie danach zunächst, ob die andere Seite immer noch schmerzhaft ist und einer Behandlung bedarf. In den meisten Fällen ist nur eine Seite behandlungsbedürftig.
Wenden Sie die Schritte 1 bis 6 ein bis viermal an, so wie es die Zeit erlaubt und beenden sie die Behandlung mit den optionalen Schritten 7 und 8. Wenn ausstrahlende Schmerzen zu den Beinen vorhanden sind, verwenden Sie ebenfalls Routine 38, allerdings nur die Teile der Behandlung, die nicht Bestandteil dieser Behandlungsroutine sind.

1. Positionieren Sie Ihren Klienten

Weisen Sie Ihren Klienten an, sich mit angewinkelten Beinen und aufgestellten Füßen auf den Rücken zu legen. Diese Haltung verringert den Druck auf den unteren Rücken (es kann ausreichen, die Knie mit einem Kissen zu unterlagern, die Füße können auch auf einem Stuhl abgelegt werden). Wenn das Liegen auf dem Rücken zu schmerzhaft ist, beginnen Sie mit Schritt 5, fahren Sie fort mit Schritt 6 und versuchen Sie dann noch einmal Schritt 1. Falls das immer noch zu schmerzhaft ist, beginnen Sie mit der Behandlung des Bauchs, dass kann die Schmerzen lindern.

2. Bauchmassage und Akupressurpunkte

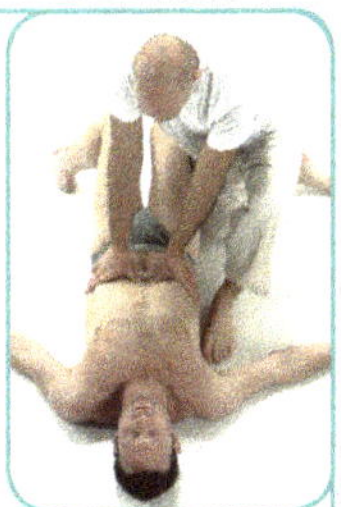
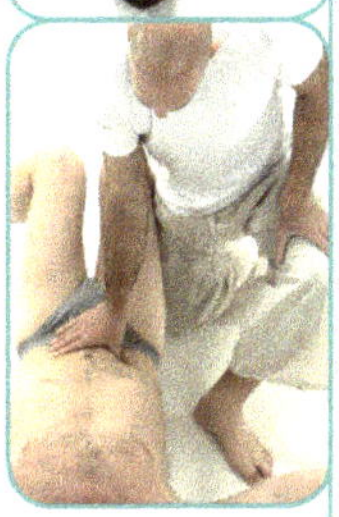

Phase a. Beginnen Sie, wenn es die Zeit zulässt mit einer vollständigen Bauchmassage.
Phase b. Drücken Sie die Punkte (1), (2) und (3) zwei oder dreimal mal mit Ihren Daumen. Drücken Sie so stark, wie es Ihr Klient zulässt (es kann zu einem leichten Schmerz kommen). Drücken Sie mit weniger Kraft, wenn sich Ihr Klient verspannt. Drücken Sie nicht tief in den Bauch, wenn Ihr Klient älter als sechzig Jahre ist oder wenn er unter Durchblutungsstörungen leidet.

3. Therapielinien und Akupressurpunkte am Oberschenkel

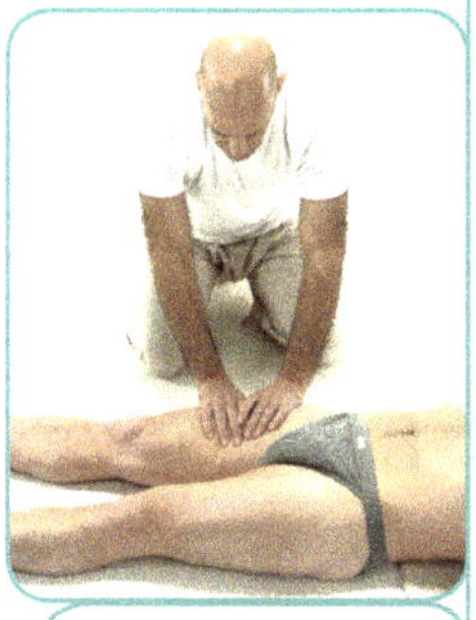
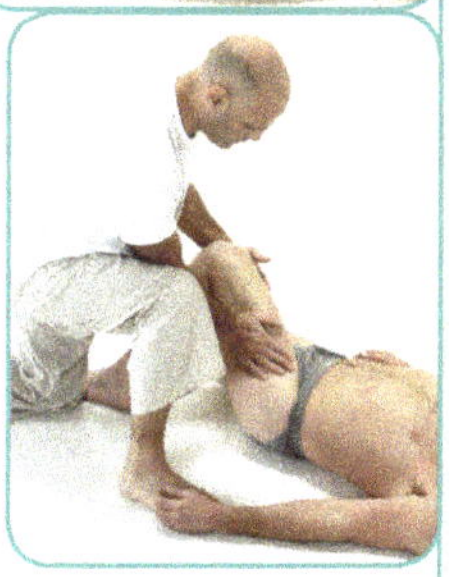

Phase a. Drücken Sie die 3. Außenlinie ein bis dreimal mit Ihren Daumen.
Phase b. Drücken Sie die Punkte (4) und (5) zehn bis fünfzehn Sekunden. Verwenden Sie Ihre Daumen oder die Handflächen. Wenn Sie Ihre Handflächen verwenden, halten Sie den Druck länger. Das Bein Ihres Klienten kann gestreckt oder angewinkelt werden. Am angewinkelten Bein verwenden Sie Ihre Handflächen, drücken Sie den Punkt und schieben Sie ihn nach unten in Richtung des Bauchs von Ihrem Klienten. Am gestreckten Bein behandeln Sie den blauen Punkt, am angewinkelten Bein behandeln Sie den gelben Punkt.

4. Knie-Druck - Optional

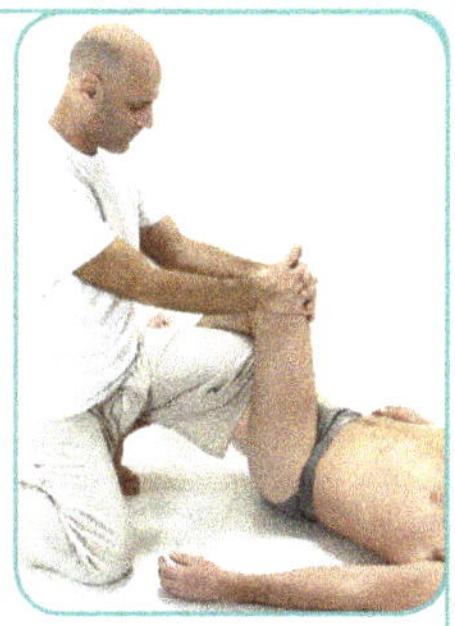

Verwenden Sie Ihre Knie, um die 1. und 2. Außenlinie Seitenlage des Oberschenkels zu behandeln. Lehnen Sie sich zurück und ziehen Sie das Knie Ihres Klienten auf sich zu, drücken Sie Ihr Knie in den Oberschenkel und rollen Sie den hinteren Oberschenkelmuskel seitwärts, in Richtung des anderen Beins. Beginnen Sie am Knie und behandeln Sie den halben Oberschenkel runter und wieder hinauf zum Knie. Wiederholen Sie den Vorgang ein- oder zweimal. Arbeiten Sie langsam, halten Sie den Druck jedes Mal für fünf Sekunden.

Fortsetzung auf der nächsten Seite ➤

Schmerzen im unteren Rücken beim Aufrichten und Zurückbeugen

5. Therapielinien und Akupressurpunkte an der Rückseite des Beins

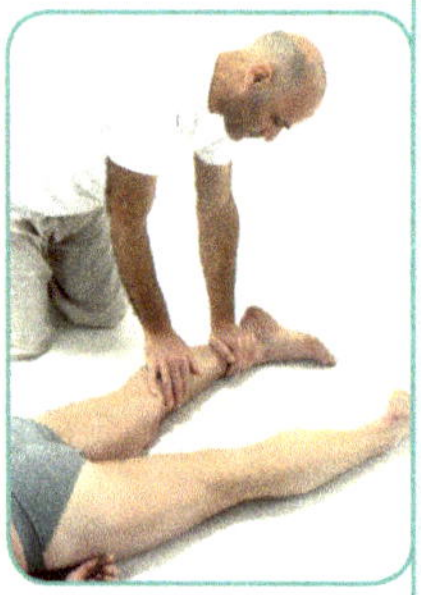

Weisen Sie Ihren Klienten an, sich auf den Bauch zu legen. Falls das zu scherzhaft ist, lassen Sie ihn die Seitenlage einnehmen.

Phase a. Behandeln Sie die Rückseite des Beins mit Handballendruck 1 oder 2-mal, beginnend am Fuß, hinauf zum Gesäß und wieder zurück zum Fuß.

Phase b. Drücken Sie die rückwärtige Mittellinie ein- oder zweimal mit Ihren Daumen.

Phase c. Drücken Sie die Punkte (6) bis (10) mit Ihren Daumen 1- bis 3-mal.

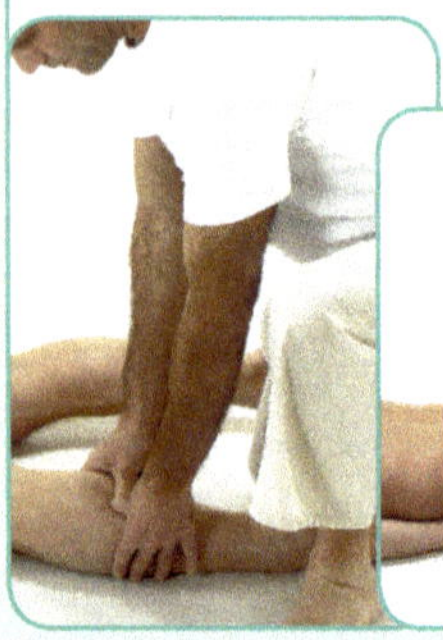

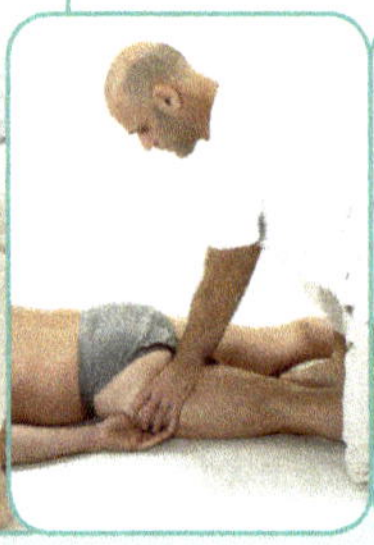

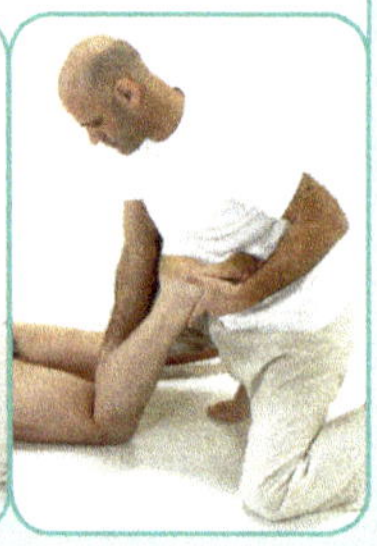

6. Akupressurpunkte am unteren Rücken

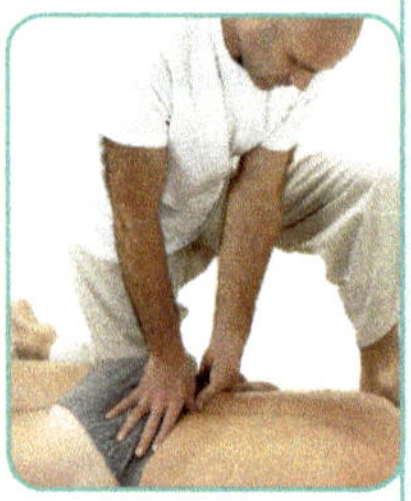

Drücken Sie die Punkte (11) bis (14) zwei- oder dreimal mit Ihren Daumen. Wenn der Druck Schmerzen verursacht, hören Sie auf. Falls die Schmerzen durch die Dehnung (Extension) der Lendenwirbelsäule verursacht wird, die auf Grund Ihres Drucks entsteht, weisen Sie Ihren Klienten an, sich mit angewinkelten Knien, ein Knie auf dem anderen, auf die Seite zu legen. Prüfen Sie, ob Ihr Daumendruck immer noch Schmerzen verursacht. Örtliche, einschneidende Schmerzen an dem Punkt, der gedrückt wird können auf eine Entzündung hinweisen. Direkter Druck auf entzündetes Gewebe wird die Beschwerden verstärken und ist kontraindiziert.

Wenn sich der untere Rücken als Reaktion auf Ihren Druck verkrampft, hören Sie auf, auch wenn das nicht unbedingt ein Zeichen für eine Entzündung sein muss. In diesem Fall behandeln Sie den Bauch und die Beine, und lassen Sie den unteren Rücken aus.

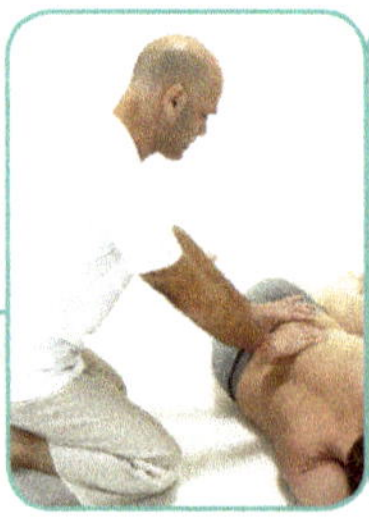

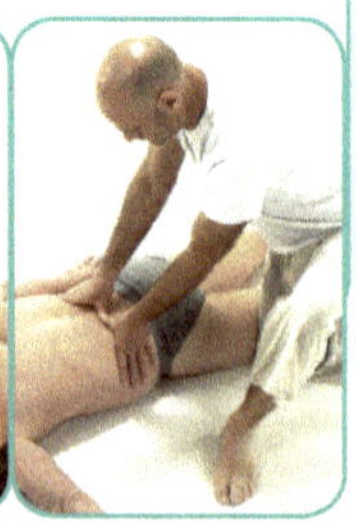

Optionale ergänzende Maßnahmen

7. Dehnung der Vorderseite des Oberschenkels

Im Anschluss an die Behandlung von nicht-akuten Beschwerden, können Sie vorsichtig den Oberschenkel Ihres Klienten dehnen. Ziehen Sie das Knie langsam mit einer Hand aufwärts. Falls die Dehnung Schmerzen auslöst, hören Sie auf. Schmerzen an der Vorderseite des Beins sind gut. Während Sie das Knie ziehen, drücken Sie das Gesäß mit der anderen Hand nach unten, in Richtung des Beins. So schützen Sie den unteren Rücken vor Überstreckung. Sie können verschiedene Variationen dieser Dehnung anwenden, während Ihr Klient auf der Seite liegt.

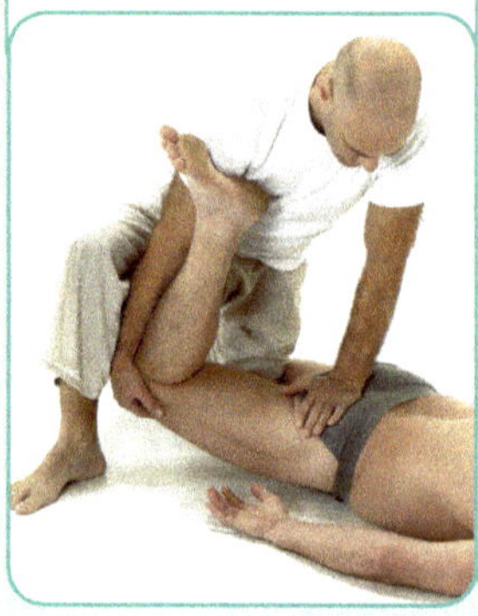

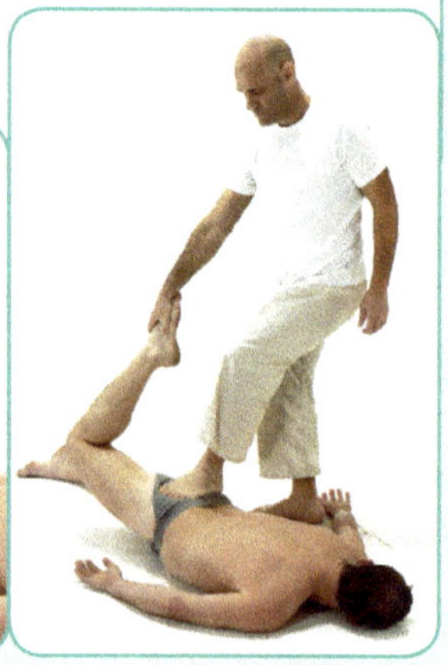

Fortsetzung auf der nächsten Seite ➤

Schmerzen im unteren Rücken beim Aufrichten und Zurückbeugen

8. Dehnung des unteren Rückens

Im Anschluss an die Behandlung von nicht-akuten Beschwerden, können Sie vorsichtig den unteren Rücken Ihres Klienten dehnen. Die erste Phase kann schmerzhaft sein, wenn sich Ihr Klient jedoch entspannen und sich rückwärts auf Ihre Beine legen kann, fahren Sie fort. Wenn er sich nicht nach hinten legen kann, zwingen Sie ihn nicht dazu.

Phase a: Vorbereitung auf die Dehnung:

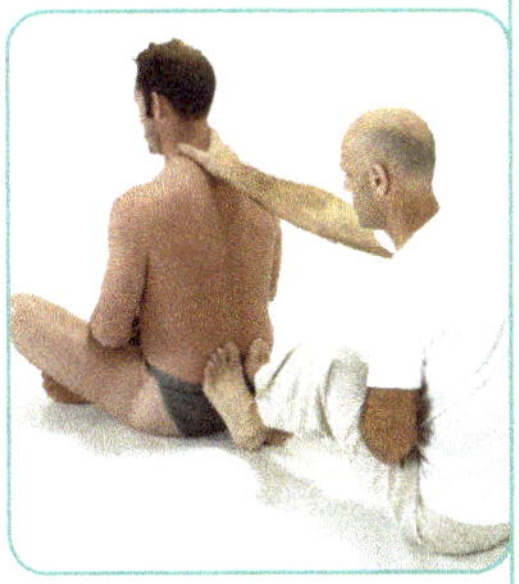

Wenn möglich sitzt Ihr Klient mit gekreuzten Beinen. Setzen Sie sich hinter ihn mit angewinkelten Beinen und einem Kissen auf Ihren Oberschenkeln. Verwenden Sie Ihre Zehen, drücken Sie beide Seiten des Hüftknochens gleichzeitig, weisen Sie ihn an, sich nach hinten zu lehnen und sich auf Ihre Beine zu legen, während Sie seinen Nacken unterstützen, Ihre Beine strecken und dadurch seine Hüfte mit Ihren Füßen nach vorne schieben. Nun sollte sein Rücken entspannt auf Ihren Beinen und seine Hüfte auf Ihren Füßen liegen. Weisen Sie ihn an, seine Beine zu strecken. Er darf jetzt keine Schmerzen haben (nur der Druck Ihrer Zehen kann leichte Schmerzen verursachen).

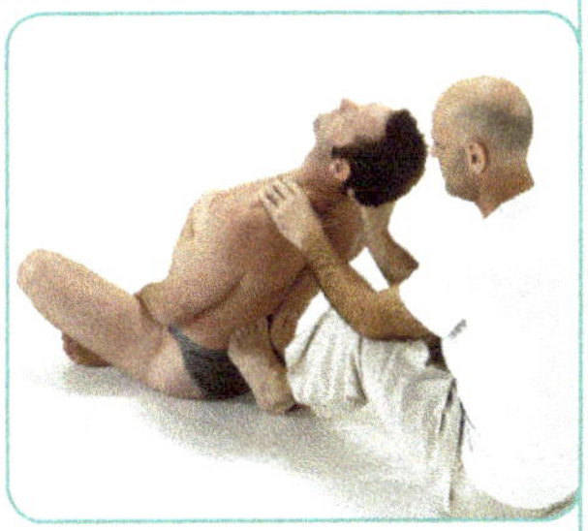

Phase b: Die Dehnung:

Ziehen Sie die Arme Ihres Klienten nach hinten, während Sie seine Hüfte mit Ihren Zehen weiter nach vorne schieben. Halten Sie die Dehnung für 5 Sekunden und lösen Sie sie dann. Wiederholen Sie das mehrfach. Die Dehnung sollte sehr angenehm sein. Wenn Schmerzen im unteren Rücken ausgelöst werden, hören Sie auf.

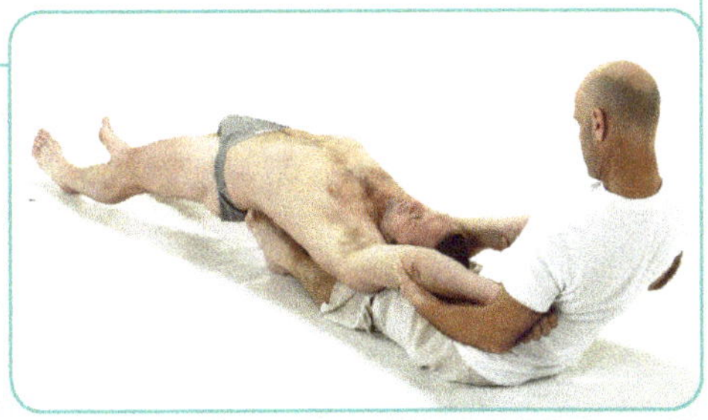

9. Allgemeine Massage

Bei starken chronischen Beschwerden, können Sie verschiedene Dehnungen der Beine, der Hüften und des unteren Rückens, mit Ihrem Klienten in verschiedenen Positionen anwenden. Wenn Schmerzen im unteren Rücken ausgelöst werden, hören Sie auf.

Vorsichtsmaßnahmen:

- *Konsultieren Sie einen Spezialisten, bevor Sie akute oder unklare Schmerzen am unteren Rücken oder ausstrahlende Schmerzen behandeln.*
- *Vermeiden Sie Dehnungen bei der Behandlung von akuten Beschwerden.*
- *Verwenden Sie ausschließlich die in den Schritten 7 und 8 beschriebenen Dehnungen, und das nur, wenn Sie diese Techniken vollständig beherrschen und sicher bei gesunden Menschen anwenden können.*
- *Falls die Dehnung oder irgendeine andere Technik während der Behandlung Schmerzen verursacht, hören Sie sofort auf.*
- *Seien Sie sehr vorsichtig und sanft, bei der Behandlung des Bauches mit Daumendruck, wenn Ihr Klient älter als 60 Jahre ist.*
- *Schmerzen, die durch direkten Druck auf den unteren Rücken ausgelöst werden weisen auf eine Entzündung hin und sind eine Kontraindikation. In einem solchen Fall, behandeln Sie den Bauch und die Beine, lassen Sie den unteren Rücken aus.*
- *Behandeln Sie täglich bis zur Genesung. Bei nicht akuten Fällen behandeln Sie zweimal wöchentlich.*
- *Wiederholen Sie die Behandlung erst, nachdem der Klient keine Schmerzen von der vorigen Behandlung mehr hat (falls das der Fall war).*
- *Weisen Sie Ihren Klienten an, schnelle oder plötzliche Bewegungen, sowie das Heben schwerer Lasten und schmerzhafte Tätigkeiten oder Haltungen zu vermeiden.*

Ausgewählte Akupressurpunkte

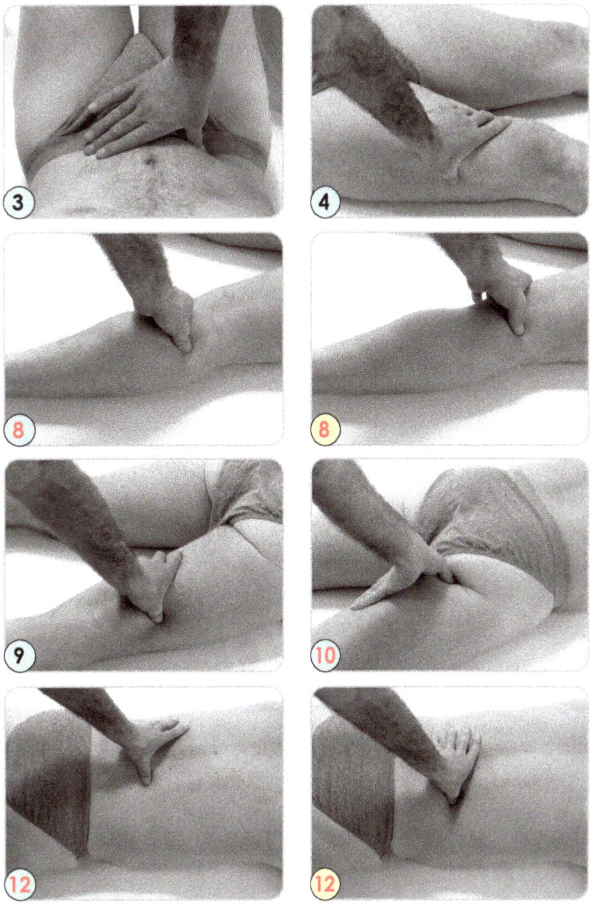

Routine - 41 RÜCKEN

Schmerzen im Unteren Rücken bei Drehungen

● ein seltenes Beschwerdebild

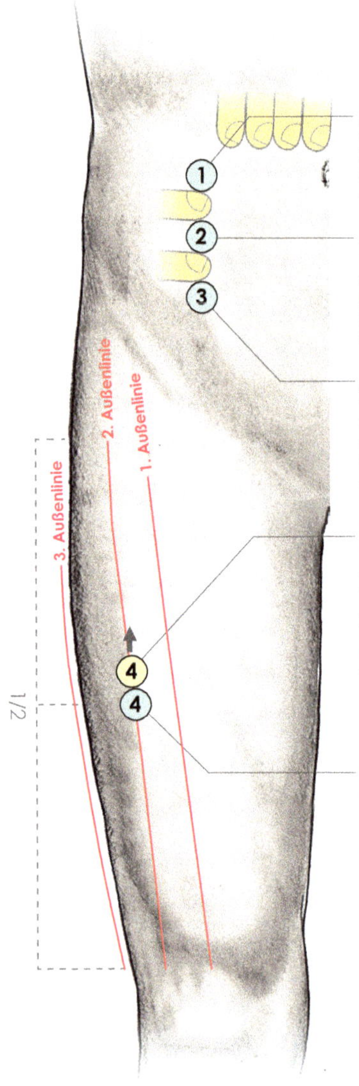

Abdomen 3. Linie-1
auf einer Ebene mit dem Bauchnabel • an der lateralen Grenze des M. rectus abdominis • 4 – 5 Finger lateral zur Mittellinie

Abdomen 3. Linie-2
1 Finger unter dem Nabel • an der lateralen Grenze des M. rectus abdominis • 4 – 5 Finger lateral zur Mittellinie • 1 Finger unter Abdomen 3. Linie – 1

Abdomen 3. Linie-3
3 Finger unter dem Nabel • an der lateralen Grenze des M. rectus abdominis • 4 – 5 Finger lateral zur Mittellinie • 1 Finger unter Abdomen 3. Linie – 2

Bein 2. Außenlinie-9
10 Finger über der Patella, bei gebeugtem Bein • auf ½ Weg von der oberen lateralen Kante der Patella zur Erhebung des Trochanter major • zwischen dem M. rectus femoris und dem M. vastus lateralis • alternativ: direkt anterior zum Tracuts iliotibialis

Bein 2. Außenlinie-8
9 Finger über der Patella, am gestreckten Bein • auf ½ Weg von der Patella zur Erhebung des Trochanter major, bei gestrecktem Bein • zwischen dem M. rectus femoris und dem M. vastus lateralis • alternativ: direkt anterior zum Tractus iliotibialis

Rückenlage

Bein 3. Innenlinie-1
5 Finger über dem medialen Epicondylus des Femur • in einer Vertiefung posterior zum M. gracilis

Bein 3. Innenlinie-2
10 Finger über dem medialen Epicondylus des Femur • in einer Vertiefung posterior zum M. gracilis

Oberschenkel 1. Innenlinie Seitenlage-2
10 Finger über dem Knie • auf dem höchsten Grat des Oberschenkels, wenn der Klient auf der Seite liegt • auf dem M. semimembranosus

Oberschenkel 1. Innenlinie Seitenlage-1
5 Finger über dem Knie • auf dem höchsten Grat der Innenseite des Oberschenkels, wenn der Klient auf der Seite liegt • auf 1/3 des Weges vom Knie zur Leiste, auf dem M. semitendinosus

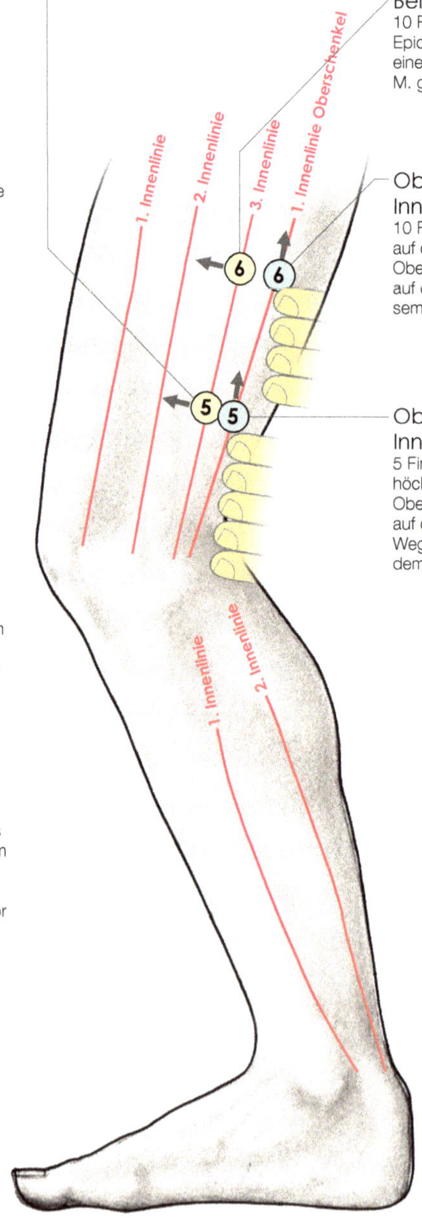

Seitenlage

Problembeschreibung:

- *Chronische oder akute Schmerzen treten auf einer Seite des unteren Rückens auf.*
- *Die Schmerzen werden stärker bei Drehungen (lumbale Rotation), wie beim Drehen des Oberkörpers wenn man im Rückwärtsgang Auto fährt, manchmal auch beim Vorbeugen oder Aufrichten des Rückens.*
- *Die Schmerzen können mit leichten oder starken Bewegungseinschränkungen einhergehen. Einschneidende Schmerzen können beim Aufrichten oder Zurückbeugen auftreten, wenn die Bewegungen über eine Grenze hinweg ausgeführt werden, die von der Stärke der Beschwerden abhängt.*

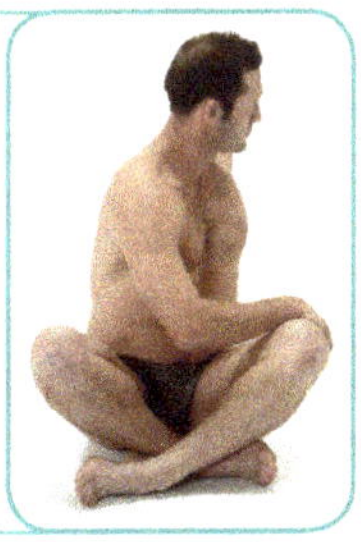

Behandlungsschritte

Allgemeine Anweisungen

Die direkte Behandlung des unteren Rückens wird bei diesem Beschwerdebild keine Wirkung zeigen.

1. Bauchmassage und Akupressurpunkte

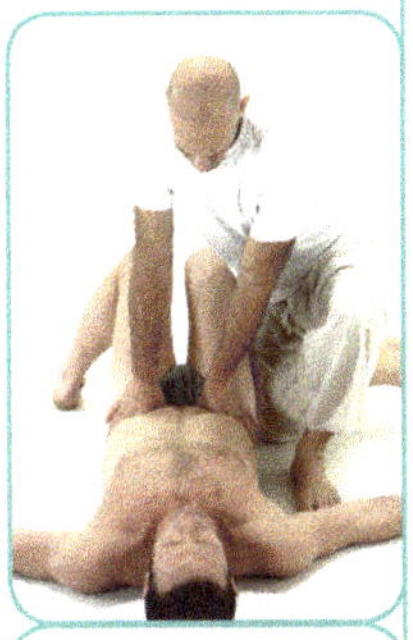

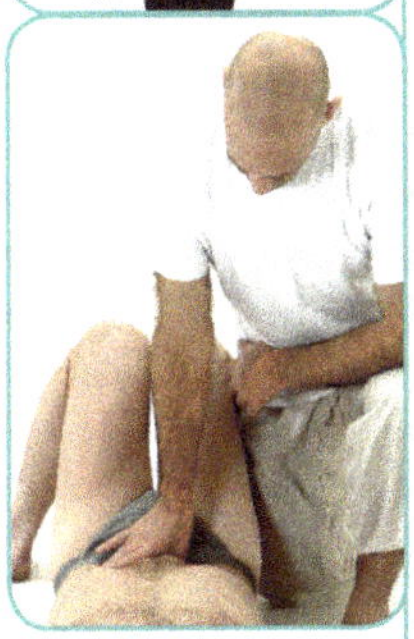

Weisen Sie Ihren Klienten an, sich mit angewinkelten Beinen und aufgestellten Füßen auf den Rücken zu legen. Diese Haltung verringert den Druck auf den unteren Rücken (es kann ausreichen, die Knie mit einem Kissen zu unterlagern, die Füße können auch auf einem Stuhl abgelegt werden).

Phase a. Beginnen, wenn es die Zeit zulässt mit einer vollständigen Bauchmassage.

Phase b. Drücken Sie die Punkte (1) bis (3) zwei- oder dreimal mal mit Ihren Daumen. Drücken Sie so stark, wie es Ihr Klient zulässt (es kann zu einem leichten Schmerz kommen). Drücken Sie mit weniger Kraft, wenn sich Ihr Klient verspannt. Drücken Sie nicht tief in den Bauch, wenn Ihr Klient älter als sechzig Jahre ist oder wenn er unter Durchblutungsstörungen leidet.

2. Therapielinien und Akupressurpunkte am Oberschenkel

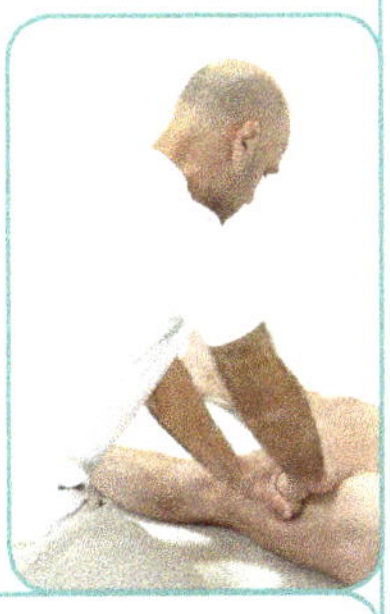

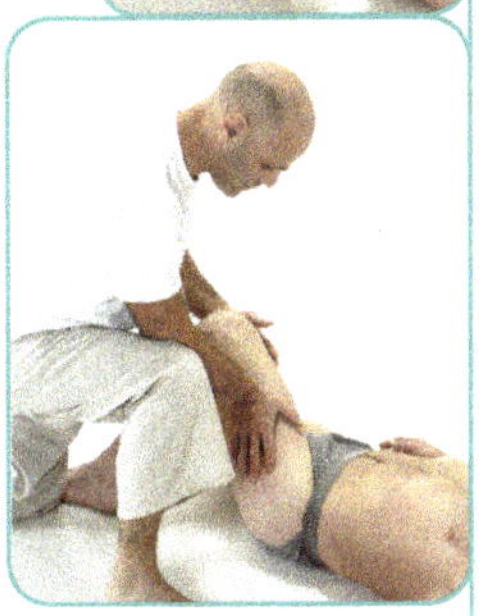

Phase a. Drücken Sie die 2. Außenlinie ein- bis dreimal mit Ihren Daumen.

Phase b. Drücken Sie Punkt (4). Verwenden Sie Ihre Daumen oder die Handflächen. Wenn Sie Ihre Handflächen verwenden, halten Sie den Druck länger. Das Bein Ihres Klienten kann gestreckt oder angewinkelt werden. Am angewinkelten Bein verwenden Sie Ihre Handflächen, drücken Sie den Punkt und schieben Sie ihn nach unten in Richtung des Bauchs von Ihrem Klienten. Am gestreckten Bein behandeln Sie den blauen Punkt, am angewinkelten Bein behandeln Sie den gelben Punkt. Halten Sie den Druck für jeweils 10 bis 15 Sekunden.

3. Massage der Innenseite des Beins

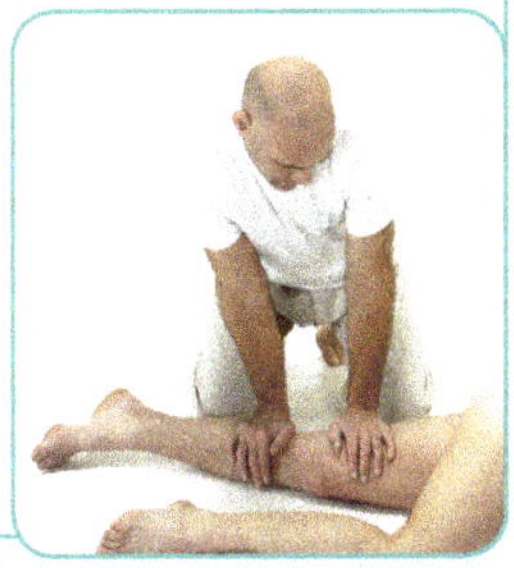

Weisen Sie Ihren Klienten an, sich auf die Seite zu legen. Massieren Sie die Innenseite der Beine mit einer Ihnen bekannten Technik. Nutzen Sie Ihr Körpergewicht, beginnen Sie am Fuß und behandeln Sie die Linie aufwärts bis zur Leiste und wieder zurück - 1- bis 3-mal. Thai-Massage-Praktiker: verwenden Sie Handballendruck auf der Innenseite des Beins.

4. Therapielinien und Akupressurpunkte der Innenseite des Beins

Phase a. Drücken Sie die 1. Innenlinie Seitenlage des Beins ein- oder zweimal mit Ihren Daumen.

Phase b. Verwenden Sie Ihre Handfläche oder Ihre Faust, um die Punkte (5) und (6) zwei- oder dreimal zu drücken.

Phase c. Verwenden Sie Ihre Handfläche, um die alternativen gelben Punkte zu drücken (siehe Schritt 5): Drücken Sie gerade einwärts und dann in Richtung der Pfeile (siehe Zeichnung).

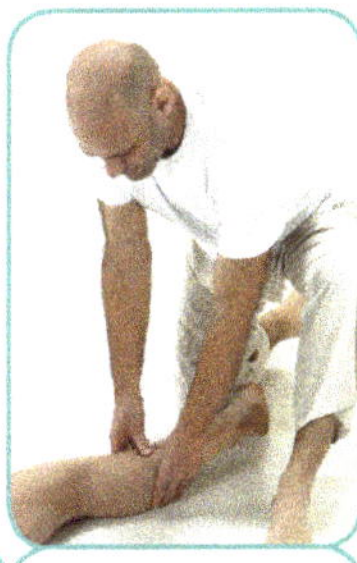

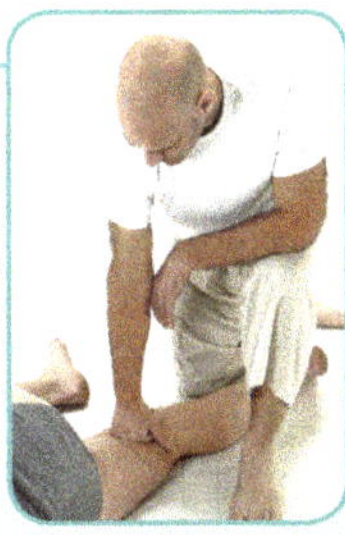

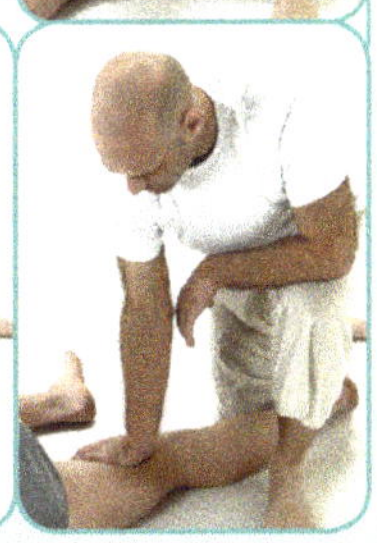

Fortsetzung auf der nächsten Seite ➤

➤ *Fortsetzung*

Schmerzen im Unteren Rücken bei Drehungen

Optionale ergänzende Maßnahmen

5. Akupressur mit Handflächen während das Bein gebeugt wird

Drücken Sie die alternativen Punkte (5) und (6) mit Ihren Handflächen in Richtung der Pfeile (siehe Zeichnung), während Sie das Bein Ihres Klienten beugen. Lösen Sie den Druck, während Sie das Bein wieder strecken. Wiederholen Sie den Vorgang mehrere Male.

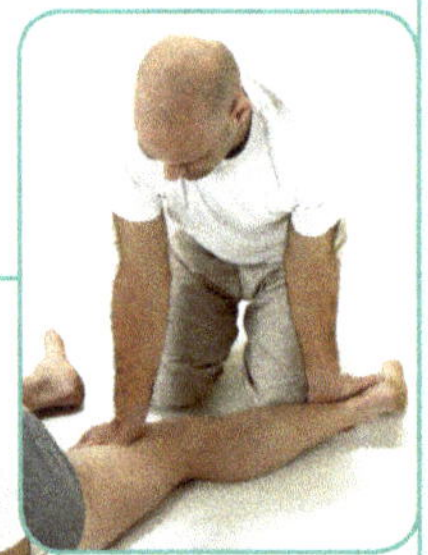

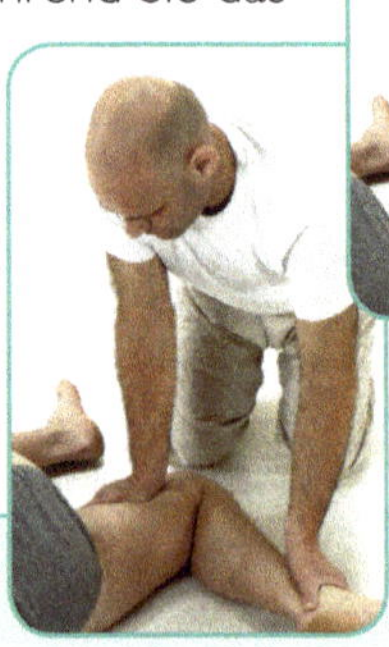

6. Drucktechniken

Phase a. Verwenden Sie Ihr Knie, um die Punkte (5) und (6) zu drücken.
Phase b. Verwenden Sie Ihren Fuß, um die Punkte (5) und (6) zu drücken.
Phase c. Verwenden Sie Ihren Sitzbeinhöcker (Ischium), um die Punkte (5) und (6) zu drücken, indem Sie sich auf den Oberschenkel Ihres Klienten setzen und Ihren Knochen zuerst auf einem, dann auf dem anderen Akupressurpunkt platzieren. Drücken Sie jeden Punkt für eine Minute, drücken Sie nur jeweils einmal. Verwenden Sie diese Technik nicht, wenn Ihr Klient unter Herzbeschwerden oder Durchblutungsstörungen leidet.

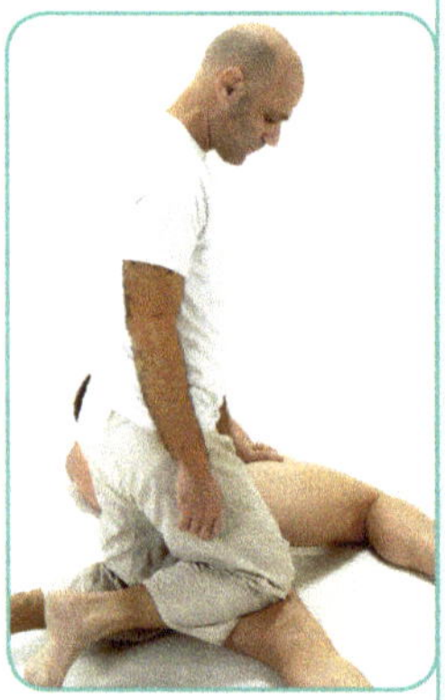

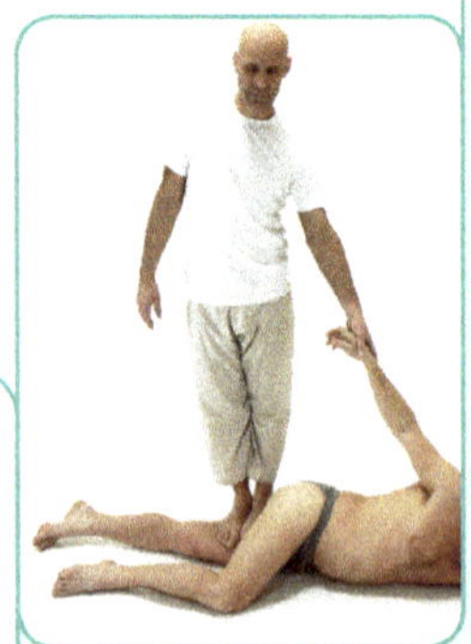

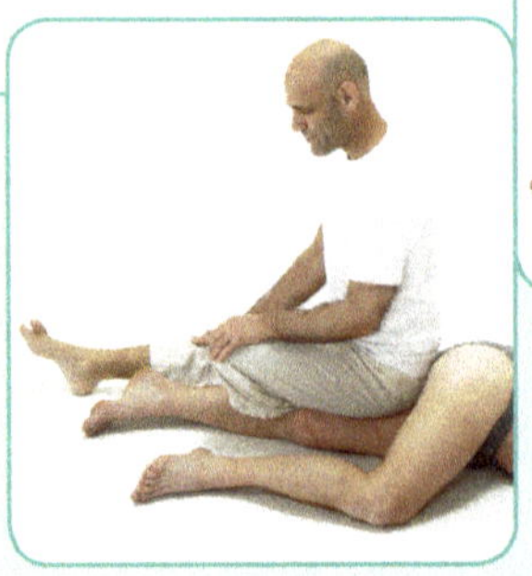

7. Drehung des unteren Rückens

Im Anschluss an die Behandlung von nicht-akuten Beschwerden, können Sie vorsichtig den unteren Rücken Ihres Klienten dehnen. Wenn durch die Dehnung Schmerzen ausgelöst werden, hören Sie auf. Fixieren Sie das Knie Ihres Klienten, während Sie seinen Rücken drehen, indem Sie seinen Arm ziehen. Verwenden Sie beide Hände. Verwenden sie Ihre Hände, um den Rücken Ihres Klienten von den Schulterblättern bis zum unteren Rücken und wieder zurück zu den Schulterblättern zu massieren. Wiederholen Sie den Vorgang mehrmals.

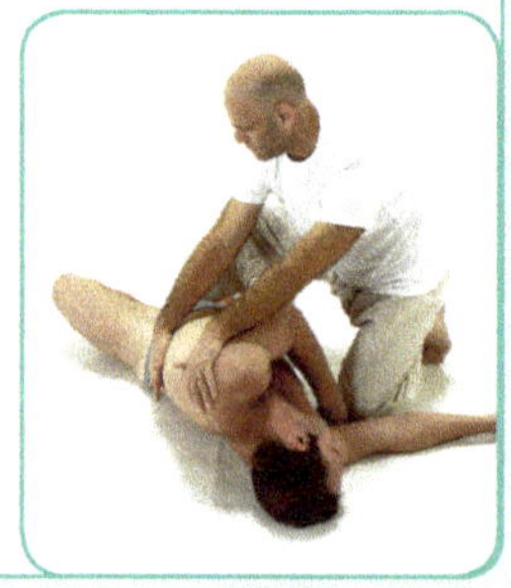

Vorsichtsmaßnahmen:

- *Konsultieren Sie einen Spezialisten, bevor Sie akute oder unklare Schmerzen am unteren Rücken behandeln.*
- *Vermeiden Sie Dehnungen bei der Behandlung von akuten Beschwerden.*
- *Verwenden Sie ausschließlich die in Schritt 7 beschriebene Dehnung, und das nur, wenn Sie diese Technik vollständig beherrschen und sicher bei gesunden Menschen anwenden können.*
- *Falls die Dehnung oder irgendeine andere Technik während der Behandlung Schmerzen verursacht, hören Sie sofort auf.*
- *Seien Sie sehr vorsichtig und sanft, bei der Behandlung des Bauches mit Daumendruck, wenn Ihr Klient älter als 60 Jahre ist.*
- *Behandeln Sie täglich bis zur Genesung. Bei nicht akuten Fällen behandeln Sie zweimal wöchentlich.*
- *Wiederholen Sie die Behandlung erst, nachdem der Klient keine Schmerzen von der vorigen Behandlung mehr hat (falls das der Fall war).*
- *Weisen Sie Ihren Klienten an, schnelle oder plötzliche Bewegungen, sowie das Heben schwerer Lasten und schmerzhafte Tätigkeiten oder Haltungen zu vermeiden.*

Fortsetzung auf der nächsten Seite ➤

➤ *Fortsetzung*

Schmerzen im Unteren Rücken bei Drehungen

Ausgewählte Akupressurpunkte

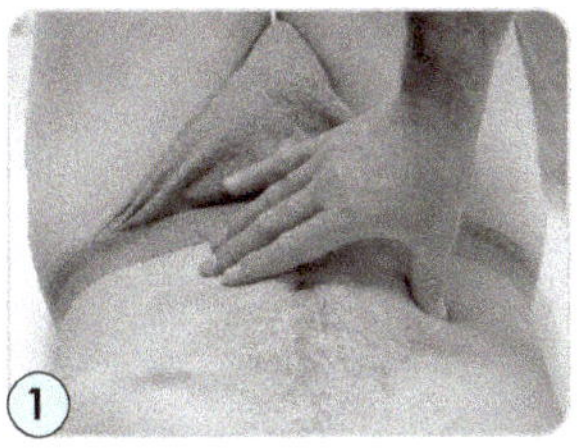

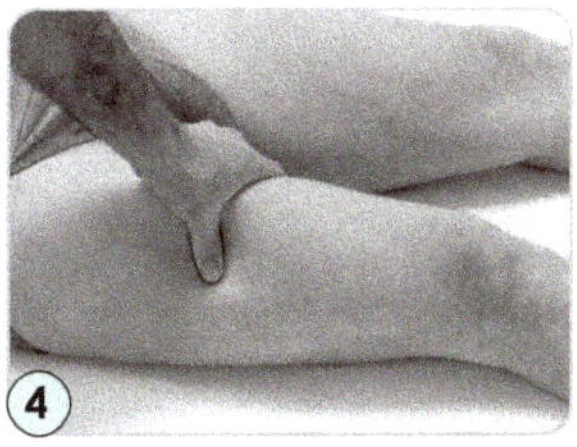

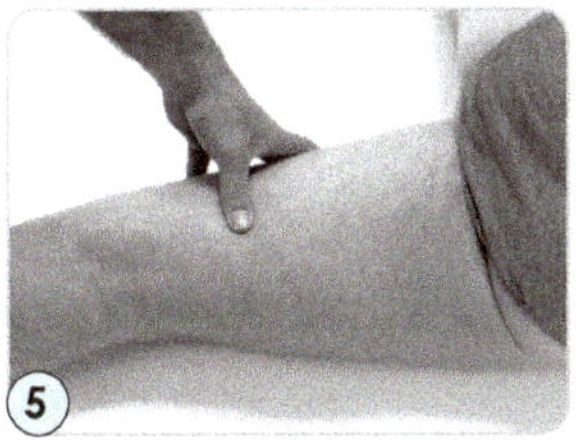

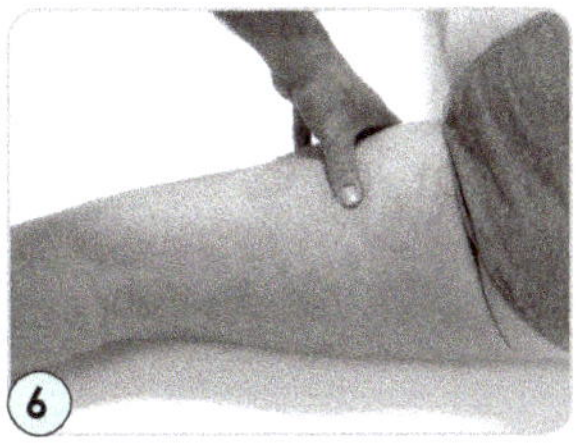

Behandlungsroutinen dieses Kapitels
Routine - 42 **„Hüftschmerzen bei Flexion, Abduktion und Außenrotation"**
Routine - 43 **„Hüftschmerzen bei Flexion, Adduktion und Innenrotation"**

Die Behandlung von Hüftbeschwerden
Hüftbeschwerden sind ein häufiges Problem, besonders bei älteren Menschen und Athleten. Viele Arten von Hüftschmerzen besonders bei jungen Klienten und bei Klienten mittleren Alters, können keiner bestimmten Erkrankung zugeordnet werden, sondern entstehen auf Grund von verspannter Muskulatur, Triggerpunkten und leichten Verletzungen der Sehnen im lateralen Bereich der Hüfte. Die Thai-Akupressur sieht Hüftschmerzen in enger Verbindung mit Schmerzen im unteren Rücken. Bei Schmerzen im unteren Rücken wird die Ursache häufig in der Hüfte diagnostiziert und dem entsprechend behandelt und umgekehrt. Die Thai-Routinen sind bei der Behandlung von Hüftbeschwerden, die keiner Operation bedürfen sehr effektiv. In schweren Fällen von Osteonekrose und Arthrose des Hüftgelenks kann eine Operation unumgänglich sein. Wählen Sie eine der beiden Routinen entsprechend der Symptome die für die Thai-Diagnose relevant sind aus (siehe Diagnosetafel), unabhängig von der Definition der Beschwerden durch die westliche Medizin. Wenn die Symptome Ihres Klienten mit den Symptomen, die in einer der Thai-Routinen beschrieben werden übereinstimmen, wenden Sie diese an und beobachten Sie die Reaktion Ihres Klienten. Wenn der Druck Ihrem Klienten gut tut, wird Ihre Behandlung gute Ergebnisse bringen. Wenn Sie eine Verbesserung feststellen, fahren Sie mit der Behandlung fort.

Thai-Routinen	Mögliche zu Grunde liegende Erkrankungen
Hüftschmerzen bei Flexion, Abduktion und Außenrotation	Lumbale Rückenschmerzen - übertragene Schmerzen Hypertonus der Hüftmuskulatur und myofasziale Triggerpunkte Tendopathie des M. gluteus medius und des M. gluteus minimus Bursitis am Trochanter major Coxa saltans (schnappende Hüfte) Hüftgelenkarthrose Hüftdysplasie
Hüftschmerzen bei Flexion, Adduktion und Innenrotation	Lumbale Rückenschmerzen - übertragene Schmerzen Hypertonus der Hüftmuskulatur und myofasziale Triggerpunkte Tendopathie des M. gluteus medius und des M. gluteus minimus Bursitis am Trochanter major Coxa saltans (schnappende Hüfte) Hüftgelenkarthrose Hüftdysplasie

Hüfterkrankungen
Hüftbeschwerden gegeneinander abzugrenzen ist eher theoretisch als praktisch, da Hüftschmerzen meistens durch verschiedene Beschwerden gleichzeitig entstehen.

Tendopathie des M. gluteus medius und des M. gluteus minimus
Tendopathie (Degeneration des Bindegewebes oder Risse in den Sehnen) der Hüftabduktoren, meistens des M. gluteus medius und M. gluteus minimus führt zu Schmerzen im Gesäß, der lateralen Hüfte, sowie den lateralen und posterioren Teilen des Beins. Patienten mit lateraler Hüft-Tendopathie werden oft wegen Ischiassyndrom oder Bursitis behandelt und erhalten daher keine richtige Diagnose.

Bursitis am Trochanter major
Entzündung eines Schleimbeutels, der über der Außenseite des Hüftgelenks liegt (entweder Bursa gluteus minimus, Bursa subglueteus medius oder Bursa subgluteus maxiumus) auf Grund von wiederholter Belastung. Symptome umfassen Schmerzen über dem lateralen Hüftareal, manchmal mit ausstrahlenden Schmerzen zum lateralen Oberschenkel. Das Areal des Trochanter major ist sehr druckempfindlich. Die Schmerzen werden verstärkt durch belastende Aktivitäten, z. B. langes Stehen, Treppensteigen, Laufen oder das Liegen auf der betroffenen Seite. Außerdem verstärkt jede Bewegung der betroffenen Hüfte die Schmerzen, besonders Adduktion und Außenrotation.

Hüftgelenkarthrose

Degeneration des Hüftgelenks auf Grund der normalen Abnutzung durch alltägliche Belastungen und fortschreitenden Alters. Diese Erkrankung umfasst Veränderungen des Knochens, Entzündungen, das Ausdünnen der Knorpelschicht und möglicherweise das Wachstum von Osteophyten. Arthrose gehört zu den häufigsten Ursachen von Hüftbeschwerden bei älteren Menschen.

Wenn eine konservative Behandlung nicht hilft, ist der Einsatz eines künstlichen Hüftgelenks möglich.

Chronische Hüftgelenkarthrose kann verschiedene Symptome umfassen: morgendliche Schmerzen und Steifheit der Hüfte, des Gesäß oder des Oberschenkels. Bei akuten Beschwerden, mit Entzündungen werden die Schmerzen im Ruhezustand stärker (besonders nachts) und bessern sich bei Bewegung. Das Entstehen von Knochenauswüchsen im Gelenk, gekoppelt mit Entzündungen führt zu Schmerzen bei jeder Bewegung und kann dazu führen, dass einfachste tägliche Verrichtungen nicht mehr möglich sind.

Coxa saltans (schnappende Hüfte)

Die schnappende Hüfte umfasst drei verschiedene Hüftprobleme: In den meisten Fällen schnappt das Iliotibialband über den Trochanter major. Im zweithäufigsten Fall schnappt der tiefe Hüftbeuger (die Sehne des M. Iliopsoas) über die Eminentia iliopubica oder den Femurkopf. Das am wenigsten häufige Problem entsteht durch Risse im Knorpel oder eine Instabilität des Hüftgelenks, was zu einem „schnappenden" Gefühl führt. Das Schnappen führt häufig zu einem „klackenden" Geräusch wenn die Hüfte gebeugt oder gestreckt wird.

Lumbale Rückenschmerzen - übertragene Schmerzen

Bei Beschwerden im unteren Rücken werden häufig Schmerzen zum Gesäß oder der Hüfte übertragen. Was wie ein Hüftproblem erscheint, hat seinen Ursprung oft im unteren Rücken und muss entsprechend behandelt werden. In der Thai-Massage gibt es keine strikte Trennung zwischen Beschwerden des unteren Rückens und der Hüfte. Behandlungen des unteren Rückens schließen oft eine Behandlung der Hüfte mit ein und die Behandlung von Beschwerden der Hüfte umfasst immer auch den unteren Rücken.

Hüftdysplasie

Eine entwicklungsbedingte Erkrankung des Hüftgelenks im Kindesalter. Sie umfasst Instabilität, Subluxation oder Dislokation. Wenn die Erkrankung nicht behandelt wird, führt sie zur frühzeitigen Entwicklung einer Arthrose und Problemen beim Gehen.

Hypertonus der Hüftmuskulatur und myofasziale Triggerpunkte

Verspannungen der Hüftmuskulatur, auf Grund von schlechter Haltung, wiederholter Belastung und emotionalem Stress. Muskulärer Hypertonus ist ein häufiger Grund für Hüftbeschwerden und kommt auch bei anderen Arten von Schmerzen oder Erkrankungen der Hüfte vor. Empfindliche, angespannte Bänder in der hypertonen Muskulatur der Hüfte können Schmerzen verursachen und in charakteristischen Mustern durch die Hüfte, in den unteren Rücken und die Beine übertragen.

Kontraindikationen und Warnhinweise

- **Jede Dehnung bei akuten Beschwerden**
  Vorsichtiges Dehnen kann bei chronischen Beschwerden hilfreich sein, akute Beschwerden kann es jedoch verschlimmern.
- **Direkter Druck auf entzündetes Gewebe**
  Direkter Druck auf ein entzündetes Areal, wie z. B. einer Bursitis am Trochanter major würde die Entzündung verschlimmern und ist kontraindiziert. In einigen Fällen können bestimmte Punkte an der Hüfte sehr empfindlich und zu sensibel für direkten Druck sein, während andere Punkte gut auf Akupressur ansprechen. Wenn das gesamte Areal um den Trochanter major zu empfindlich ist, behandeln Sie die anderen Linien und Punkte der Routine am Abdomen und an den Beinen. Thai-Routinen sind sehr effektiv, selbst wenn die Hüfte nicht direkt behandelt wird.
- **Druck auf alle empfindlichen Linien und Punkte, die Schmerzen verursachen oder Symptome verstärken**
- **Druck der dazu führt, dass sich Ihr Klient zusammenzieht oder von Ihren Händen weg bewegt**

Achtung

Falls eines der folgenden Symptome auftritt, muss der Klient zur Untersuchung an einen Arzt verwiesen werden.

- Kürzliches schweres Trauma
- Verletzungen, die zu Deformierungen um die Hüfte führen
- Fortschreitende neurologische Schädigungen
- Unfähigkeit die Hüfte zu beugen
- Anhaltende fortschreitende Schmerzen
- Schmerzen die nicht mechanisch bedingt sind
- Anhaltender Schmerz, der ohne offensichtlichen Grund plötzlich aufgetreten ist
- Schmerzen die nicht mechanisch bedingt sind
- Hüftschmerzen die während der Nacht oder bei Ruhe auftreten
- Schwellungen der Hüfte oder des Oberschenkels
- Infektionszeichen, einschließlich Fieber, Rötung und Wärme
- Alle ungewöhnlichen Zeichen
- Alle akuten Beschwerden

Die Auswahl der Behandlungsroutine - grundsätzliche Richtlinien

Die richtige der beiden Routinen auszuwählen ist in der Regel einfach: Es können beide Beschwerdebilder gleichzeitig auftreten, behandelt werden sollte das schwerwiegendere. Wenn die Behandlung eines Beschwerdebildes nicht auch zur Linderung der anderen Beschwerden führt, können Sie beide Routinen anwenden.

1. Finden Sie zuerst heraus, welche Bewegungen die Schmerzen auslösen oder verstärken:

Bitten Sie Ihren Klienten, sich auf den Rücken zu legen und folgende Bewegungen auszuführen:

a. Das Knie anwinkeln und den Fuß auf den Boden stellen. Zunächst zeigt sein Knie aufwärts, dann wird das Knie langsam zur Seite in Richtung der Matte bewegt, wobei die Hüfte eine Außenrotation ausführt. Wenn das keine Schmerzen verursacht (bei leichten Beschwerden) drücken Sie das Knie zum Boden.

b. Das Knie anwinkeln, es zum Bauch führen und dann auf die andere Seite des Körpers bewegen (Innenrotation der Hüfte).

2. Wählen Sie eine Behandlungsroutine

Wenn Sie die Lokalisation der Beschwerden, sowie die Bewegung, die die Schmerzen verursacht bestimmt haben, können Sie die entsprechende Routine auswählen (siehe Diagnosetafel).

3. Beginnen Sie die Behandlung und stellen Sie sicher, dass Sie die passende Routine gewählt haben

Achten Sie, während Sie die Punkte drücken auf die Reaktionen Ihres Klienten und prüfen Sie, ob die gewählten Punkte relevant und wirksam sind. Bitte stellen Sie Ihrem Klienten nicht zu schnell zu viele Fragen! Lassen Sie ihn tiefer in die Konzentration eintauchen. Oft wird Ihr Klient einige Zeit brauchen, bevor er in der Lage ist auszudrücken (nicht unbedingt durch Worte), ob die behandelten Punkte relevant sind oder nicht. Sie werden oftmals erst bei der zweiten Runde in der Sie die Punkte behandeln „zuverlässige" Reaktionen von Ihrem Klienten erhalten. Stellen Sie knappe Fragen wie: „Hier?" „Gut?" „Schmerzhaft?". Wenn die Linien und die Punkte relevant und effektiv sind, fahren Sie mit der Behandlung fort - Sie haben die richtige Routine ausgewählt.

ROUTINE 42 (SEITE 192)

Hüftschmerzen bei Flexion, Abduktion und Außenrotation

- Chronische oder akute Schmerzen treten an der Hüfte, um den Trochanter major herum auf, bei Flexion, Abduktion und Außenrotation.
- Die Schmerzen werden stärker während des Sitzens in der Lotushaltung oder der halben Lotushaltung.
- Die Schmerzen werden beim Gehen stärker.

LOKALISATION DER BESCHWERDEN

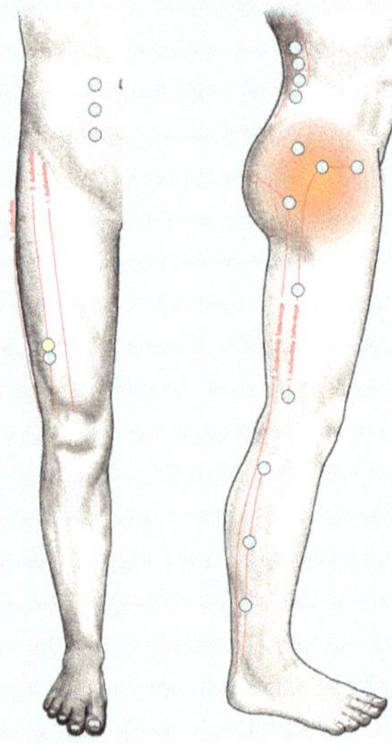

SCHMERZHAFTE BEWEGUNGEN

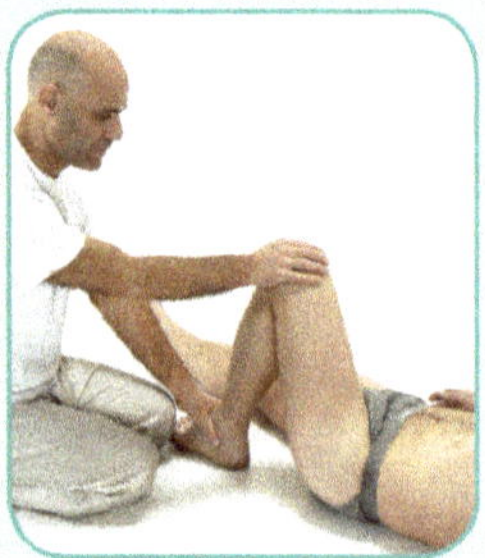

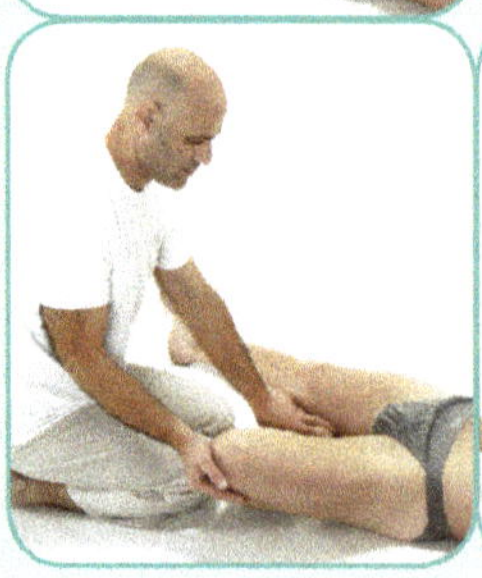

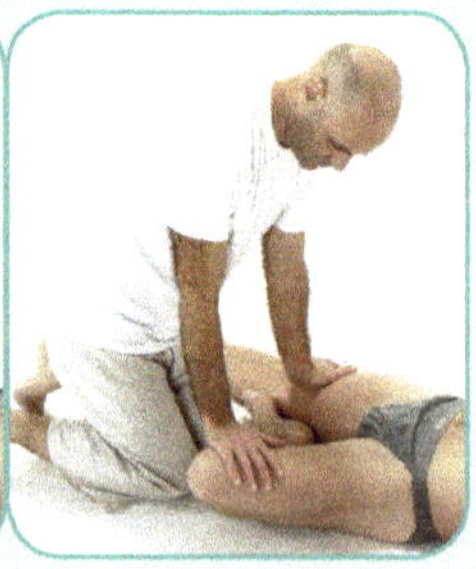

ROUTINE 43 (SEITE 196)

Hüftschmerzen bei Flexion, Adduktion und Innenrotation

- Chronische oder akute Schmerzen treten an der Hüfte, um den Trochanter major herum auf, bei Flexion, Adduktion und Innenrotation.
- Die Schmerzen werden stärker beim Gehen, beim Anheben des Beins und beim Treppensteigen.
- Wenn das Bein nach einer Flexion gestreckt wird, kann es zu einem "klackenden" Geräusch aus der Hüfte kommen.

LOKALISATION DER BESCHWERDEN

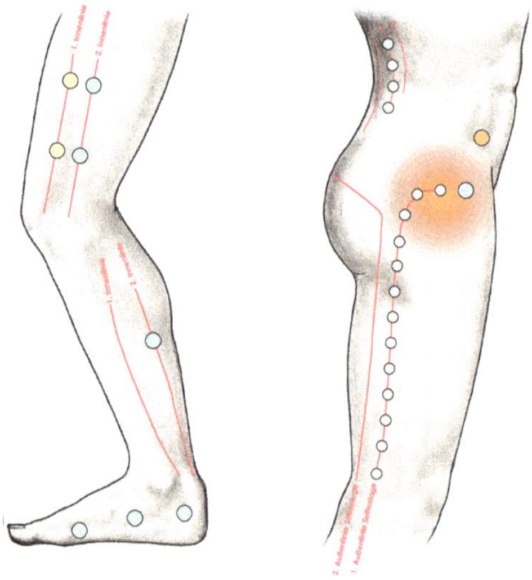

SCHMERZHAFTE BEWEGUNGEN

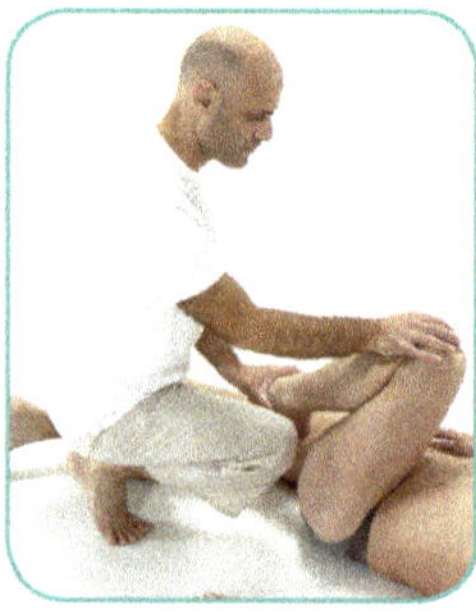

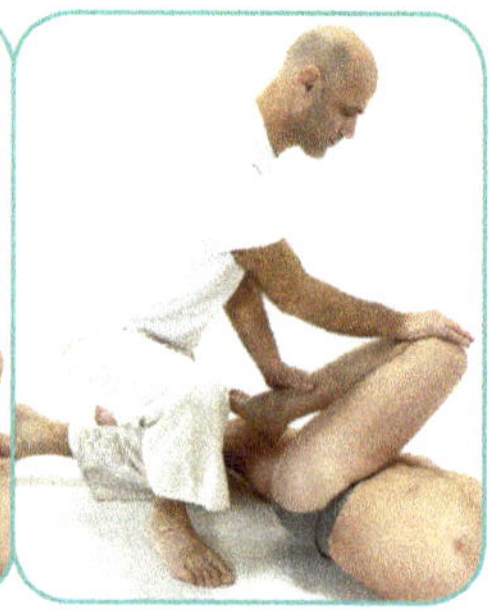

Routine - 42 HÜFTE

Hüftschmerzen bei Flexion, Abduktion und Außenrotation

●●● ein sehr häufiges Beschwerdebild

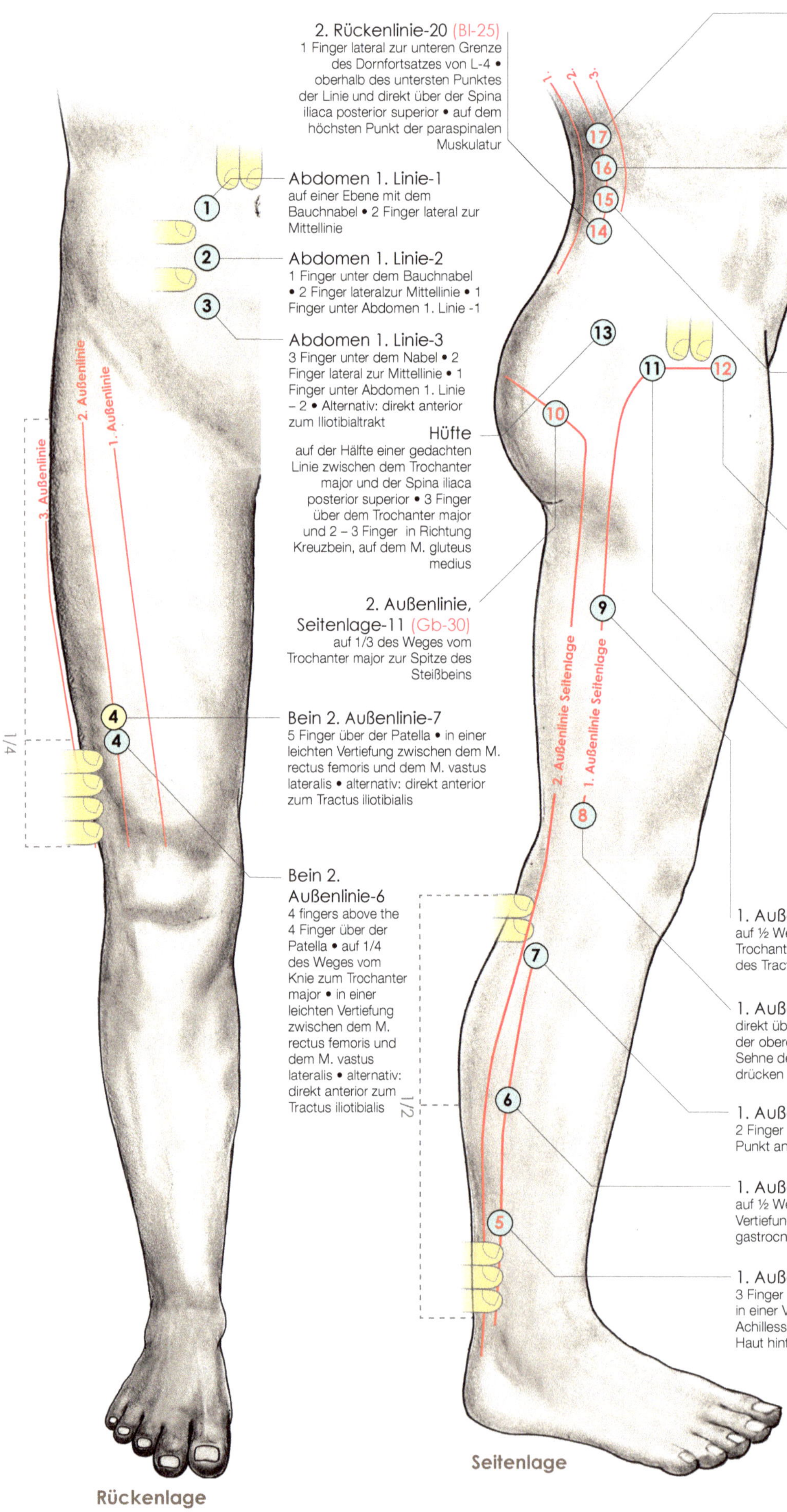

2. Rückenlinie-20 (Bl-25)
1 Finger lateral zur unteren Grenze des Dornfortsatzes von L-4 • oberhalb des untersten Punktes der Linie und direkt über der Spina iliaca posterior superior • auf dem höchsten Punkt der paraspinalen Muskulatur

Abdomen 1. Linie-1
auf einer Ebene mit dem Bauchnabel • 2 Finger lateral zur Mittellinie

Abdomen 1. Linie-2
1 Finger unter dem Bauchnabel • 2 Finger lateralzur Mittellinie • 1 Finger unter Abdomen 1. Linie -1

Abdomen 1. Linie-3
3 Finger unter dem Nabel • 2 Finger lateral zur Mittellinie • 1 Finger unter Abdomen 1. Linie – 2 • Alternativ: direkt anterior zum Iliotibialtrakt

Hüfte
auf der Hälfte einer gedachten Linie zwischen dem Trochanter major und der Spina iliaca posterior superior • 3 Finger über dem Trochanter major und 2 – 3 Finger in Richtung Kreuzbein, auf dem M. gluteus medius

2. Außenlinie, Seitenlage-11 (Gb-30)
auf 1/3 des Weges vom Trochanter major zur Spitze des Steißbeins

Bein 2. Außenlinie-7
5 Finger über der Patella • in einer leichten Vertiefung zwischen dem M. rectus femoris und dem M. vastus lateralis • alternativ: direkt anterior zum Tractus iliotibialis

Bein 2. Außenlinie-6
4 fingers above the 4 Finger über der Patella • auf 1/4 des Weges vom Knie zum Trochanter major • in einer leichten Vertiefung zwischen dem M. rectus femoris und dem M. vastus lateralis • alternativ: direkt anterior zum Tractus iliotibialis

2. Rückenlinie-17 (Bl-22)
2 Finger lateral zum Dornfortsatz • auf einer Höhe mit der unteren Kante des Dornfortsatzes von L-1 • direkt unterhalb der untersten Rippe • auf dem letzten Punkt, an dem sich das Gewebe des unteren Rückens eindrücken lässt • auf dem höchsten Punkt der paraspinalen Muskulatur

2. Rückenlinie-18 (Bl-23)
2 Finger lateral zum Dornfortsatz • auf einer Höhe mit der unteren Kante des Dornfortsatzes von L-2 • auf ½ Weg zwischen dem höchsten Punkt des Beckenkamms und der unteren Kante der untersten Rippe • auf dem höchsten Punkt der paraspinalen Muskulatur

2. Rückenlinie-19 (Bl-24)
2 Finger lateral zum Dornfortsatz • auf einer Höhe mit der unteren Kante des Dornfortsatzes von L-3 • auf einer Höhe mit dem höchsten Punkt des Beckenkamms • auf dem höchsten Punkt der paraspinalen Muskulatur

1. Außenlinie Seitenlage-8 (Gb-29)
auf der Hälfte einer gedachten Linie zwischen dem Trochanter major und der Spina iliaca anterior superior • am lateralen Ende der Hautfalte, die bei gebeugter Hüfte entsteht, wenn der Klient sein Bein zum Bauch zieht • auf dem vorderen Teil des M. tensor fasciae latae

1. Außenlinie Seitenlage-7
über der Erhebung des Trochanter major

1. Außenlinie Seitenlage-6
auf ½ Weg zwischen dem Knie und dem Trochanter major • an der posterioren Kante des Tractus iliotibialis auf dem Femur

1. Außenlinie Seitenlage-4 (Gb-33)
direkt über dem Knie • auf einer Höhe mit der oberen Kante der Patella • zwischen der Sehne des M. biceps femoris und dem Femur • drücken Sie in Richtung des Knochens

1. Außenlinie Seitenlage-3
2 Finger unter dem Knie • ein empfindlicher Punkt an der posterioren Kante des Fibulakopfes

1. Außenlinie Seitenlage-2
auf ½ Weg vom Knöchel zum Knie • in einer Vertiefung zwischen der Fibula und dem M. gastrocnemius

1. Außenlinie Seitenlage-1 (Gb-39)
3 Finger über der Erhebung des Außenknöchels, in einer Vertiefung zwischen der Fibula und der Achillessehne • drücken und dehnen Sie die Haut hinter der Fibula

Problembeschreibung:

- *Chronische oder akute Schmerzen treten an der Hüfte, um den Trochanter major herum auf, bei Flexion, Abduktion und Außenrotation.*
- *Die Schmerzen können ein- oder beidseitig sein.*
- *Die Schmerzen können beim Gehen, beim Treppensteigen oder wenn das Körpergewicht auf ein Bein verlagert wird stärker werden.*
- *Die Beschwerden können von Schmerzen im unteren Rücken begleitet werden. Es können Schmerzen zum Bein ausstrahlen.*
- *Die Schmerzen können mit leichten oder starken Bewegungseinschränkungen einhergehen. Einschneidende Schmerzen können bei der Außenrotation auftreten, wenn die Bewegungen über eine Grenze hinweg ausgeführt werden, die von der Stärke der Beschwerden abhängt.*

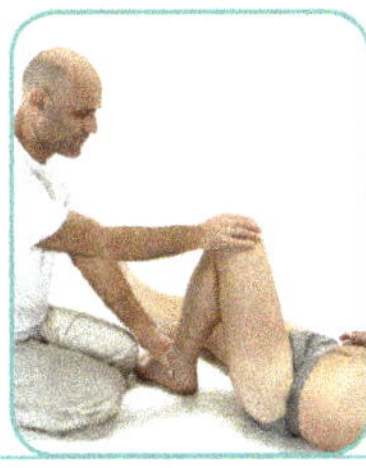
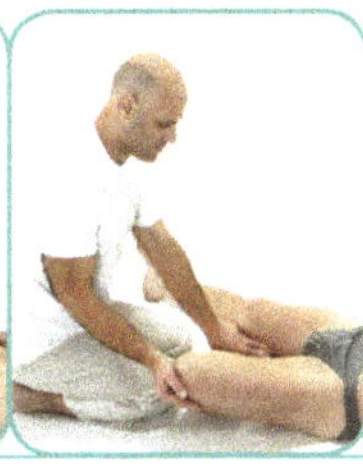
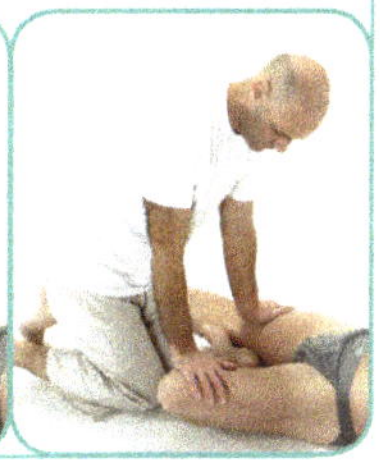

Behandlungsschritte

Allgemeine Hinweise

Dieselbe Routine wird für die Behandlung eines anderen Beschwerdebildes verwendet (Routine 38), bei dem es zu ausstrahlenden Schmerzen zum Bein kommt, ohne ausgeprägte Schmerzen bei Flexion, Abduktion und Außenrotation der Hüfte.

1. Bauchmassage und Akupressurpunkte

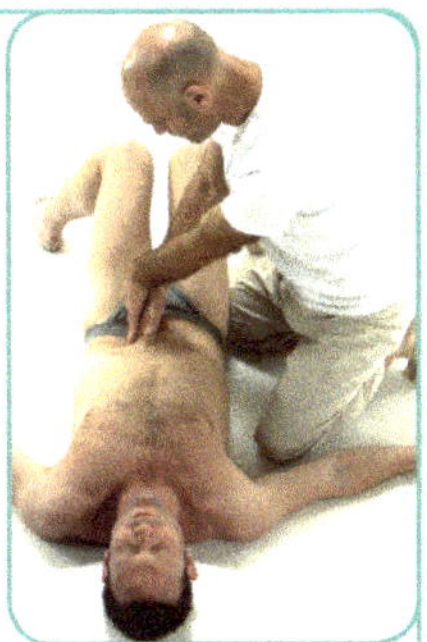
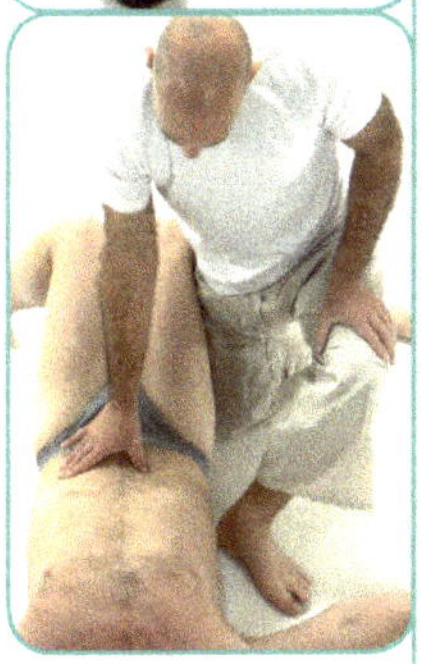

Phase a. Beginnen Sie, wenn es die Zeit zulässt mit einer vollständigen Bauchmassage.
Phase b. Drücken Sie die Punkte (1), (2) und (3) zwei oder dreimal mal mit Ihren Daumen. Drücken Sie so stark, wie es Ihr Klient zulässt (es kann zu einem leichten Schmerz kommen). Drücken Sie mit weniger Kraft, wenn sich Ihr Klient verspannt. Drücken Sie nicht tief in den Bauch, wenn Ihr Klient älter als sechzig Jahre ist oder wenn er unter Durchblutungsstörungen leidet.

2. Therapielinien und Akupressurpunkte am Oberschenkel

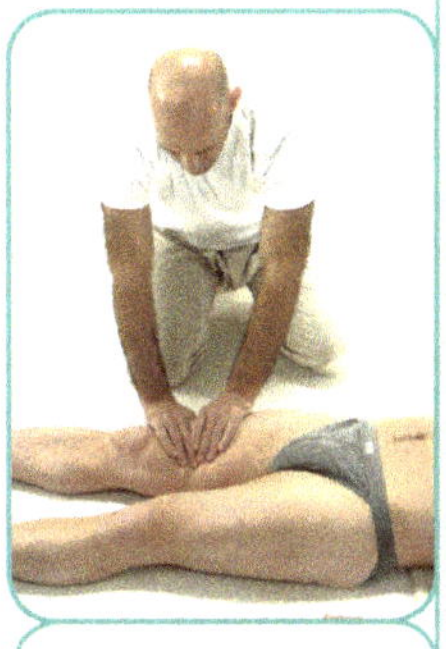
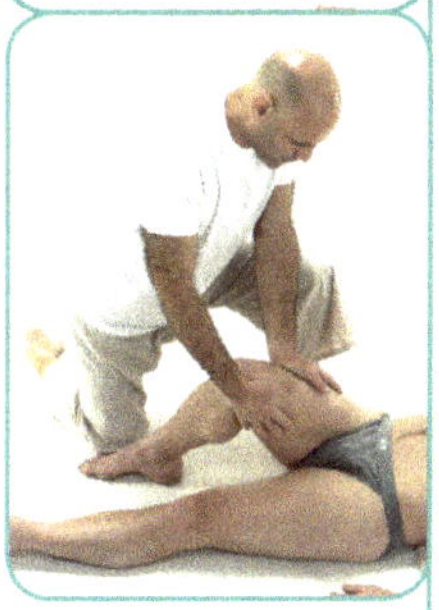

Phase a. Drücken Sie die 2. Außenlinie ein- bis dreimal mit Ihren Daumen.
Phase b. Drücken Sie Punkt (4) zehn bis fünfzehn Sekunden. Verwenden Sie Ihre Daumen oder die Handflächen. Wenn Sie Ihre Handflächen verwenden, halten Sie den Druck länger. Das Bein Ihres Klienten kann gestreckt oder angewinkelt werden. Am angewinkelten Bein verwenden Sie Ihre Handflächen, drücken Sie den Punkt und schieben Sie ihn nach unten in Richtung des Bauchs von Ihrem Klienten. Am gestreckten Bein behandeln Sie den blauen Punkt, am angewinkelten Bein behandeln Sie den gelben Punkt.

3. Knie-Druck - Optional

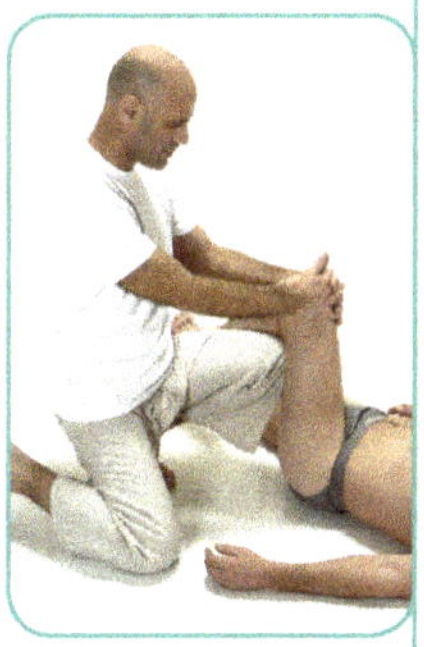

Verwenden Sie Ihre Knie, um die 1. und 2. Außenlinie Seitenlage des Oberschenkels zu behandeln. Ziehen Sie das Knie Ihres Klienten auf sich zu, drücken Sie Ihr Knie in den Oberschenkel und rollen Sie den hinteren Oberschenkelmuskel seitwärts, in Richtung des anderen Beins. Beginnen Sie am Knie und behandeln Sie den halben Oberschenkel runter und wieder hinauf zum Knie. Wiederholen Sie den Vorgang ein- oder zweimal. Arbeiten Sie langsam, halten Sie den Druck jedes Mal für fünf Sekunden.

Fortsetzung auf der nächsten Seite ➤

➤ *Fortsetzung*

Hüftschmerzen bei Flexion, Abduktion und Außenrotation

4. Therapielinien und Akupressurpunkte an der Seite des Beins

Weisen Sie Ihren Klienten an, sich auf die Seite zu legen.

Phase a. Behandeln Sie die 1. Außenlinie des Beins mit Daumendruck ein- oder zweimal.

Phase b. Drücken Sie die Punkte (5) bis (9) ein- bis dreimal mit Ihren Daumen.

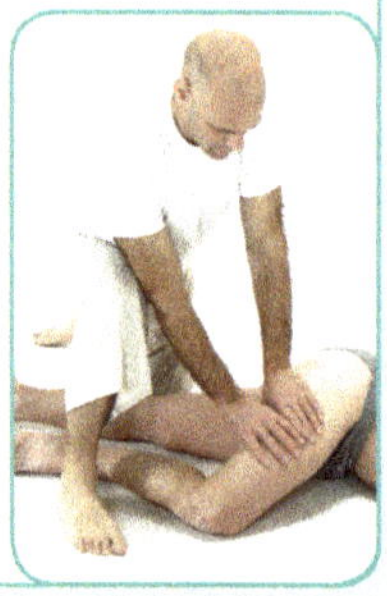

5. Hüftmassage und Akupressurpunkte

Phase a. Massieren Sie mit Handballendruck um den Trochanter major herum.

Phase b. Massieren Sie mit Daumendruck um den Trochanter major herum sowie entlang des Hüftknochens und des Kreuzbeins.

Phase c. Drücken Sie die Punkte (10) bis (13) mit Ihren Daumen oder Ellenbogen ein- bis dreimal.

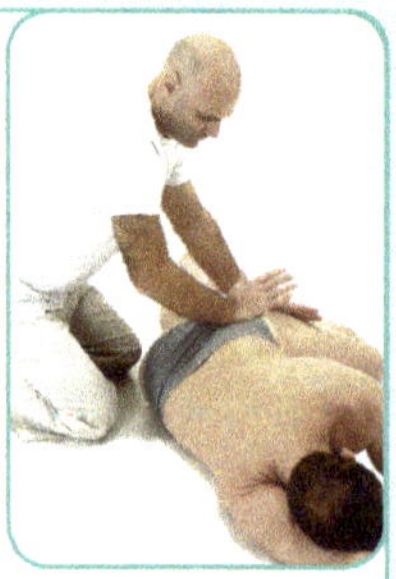

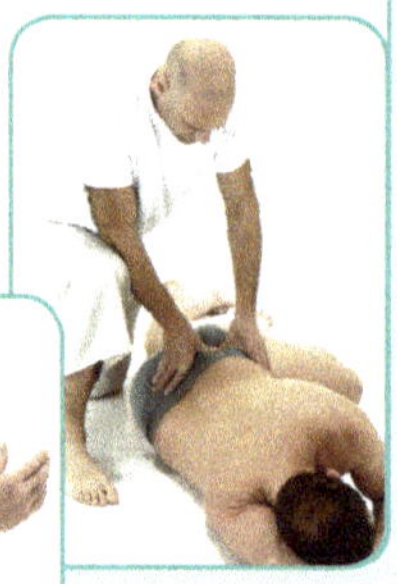

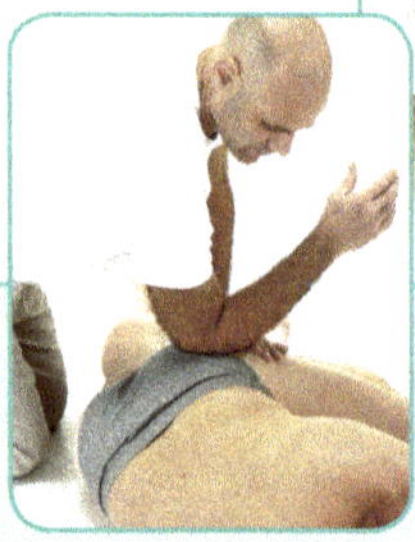

6. Akupressurpunkte am unteren Rücken

Drücken Sie die Punkte (14) bis (17) mit Ihren Daumen oder Fingerknöcheln.

Wenn Ihr Druck Schmerzen auslöst - hören Sie auf. Örtliche, einschneidende Schmerzen an dem Punkt, der gedrückt wird können auf eine Entzündung hinweisen. Direkter Druck auf entzündetes Gewebe wird die Beschwerden verstärken und ist kontraindiziert.

In diesem Fall behandeln Sie den Bauch und die Beine, und lassen Sie den unteren Rücken aus.

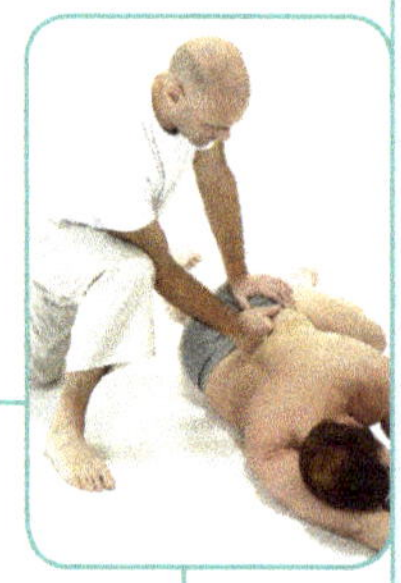

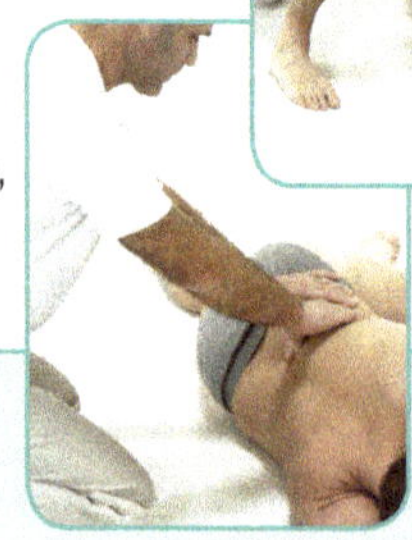

7. Dehnung der Rückseite des Oberschenkels

Im Anschluss an die Behandlung von nicht akuten Beschwerden, können Sie eine vorsichtige Dehnung ausführen. Falls die Dehnung Schmerzen auslöst, hören Sie auf. Schieben Sie den Oberschenkel Ihres Klienten in Richtung seines Abdomens, dann schieben Sie seine Ferse vor und dehnen das Bein, während Sie mit Ihren Fingerknöcheln Druck auf seinen Oberschenkel, nahe dem Gesäß ausüben und wieder lösen. Üben Sie den Druck erneut aus, diesmal zwischen Gesäß und Knie, während Sie die Ferse vorschieben. Lösen Sie den Druck und dehnen Sie erneut, während Sie den Druck nahe am Knie ausüben. Wiederholen sie den Vorgang ein- oder zweimal.

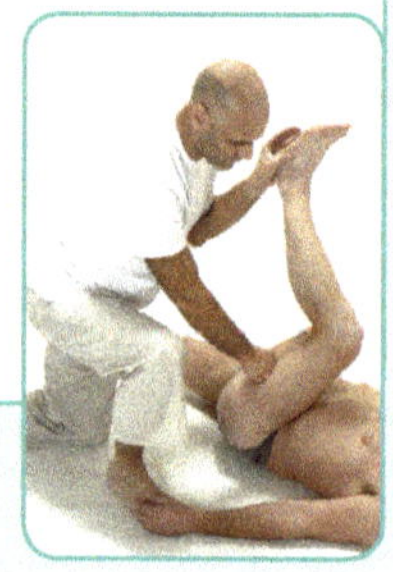

Vorsichtsmaßnahmen:

- *Konsultieren Sie einen Spezialisten, bevor Sie akute oder unklare Beschwerden behandeln.*
- *Vermeiden Sie Dehnungen bei der Behandlung von akuten Beschwerden.*
- *Verwenden Sie ausschließlich die in Schritt 7 beschriebene Dehnung, und das nur, wenn Sie diese Technik vollständig beherrschen und sicher bei gesunden Menschen anwenden können.*
- *Falls die Dehnung oder irgendeine andere Technik während der Behandlung Schmerzen verursacht, hören Sie sofort auf.*
- *Seien Sie sehr vorsichtig und sanft, bei der Behandlung des Bauches mit Daumendruck, wenn Ihr Klient älter als 60 Jahre ist.*
- *Falls Ihr Druck auf den Punkten der Hüfte und des unteren Rückens Schmerzen oder Muskelkrämpfe verursacht hören Sie auf. Behandeln Sie in diesem Fall den Bauch und die Beine, aber lassen Sie die Hüfte und den unteren Rücken aus.*
- *Behandeln Sie täglich bis zur Genesung. Bei nicht akuten Fällen behandeln Sie zweimal wöchentlich.*
- *Wiederholen Sie die Behandlung erst, nachdem der Klient keine Schmerzen von der vorigen Behandlung mehr hat (falls das der Fall war).*

Fortsetzung auf der nächsten Seite ➤

➤ *Fortsetzung*

Hüftschmerzen bei Flexion, Abduktion und Außenrotation

Ausgewählte Akupressurpunkte

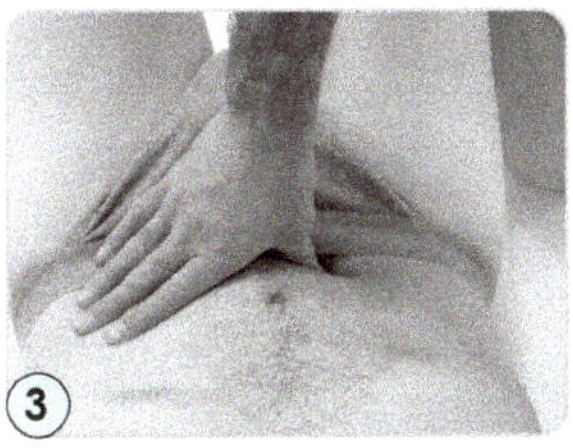

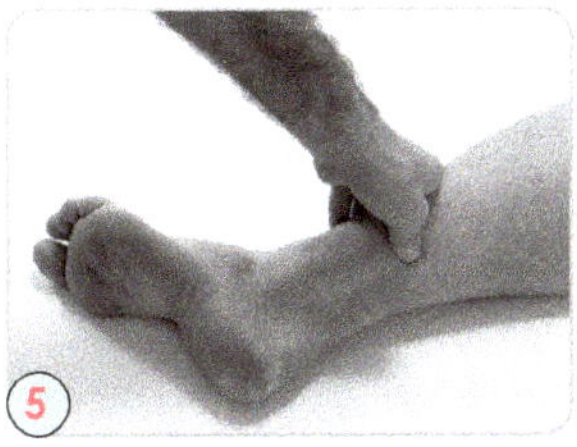

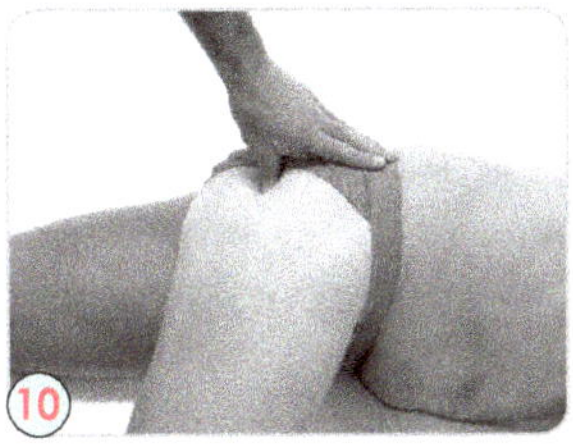

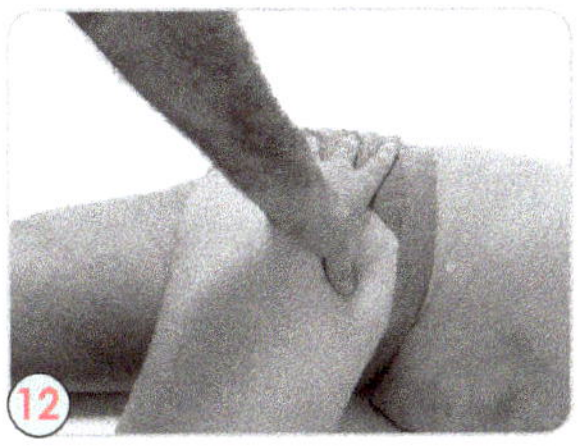

Routine - 43 HÜFTE

Hüftschmerzen bei Flexion, Adduktion und Innenrotation

●●● ein sehr häufiges Beschwerdebild

Bein 1. Innenlinie-9
9 Finger über dem oberen medialen Eckpunkt der Patella • auf halbem Weg von der oberen Grenze der Patella zur Leiste • auf einer Linie zwischen der medialen Grenze der Patella und der medialen Kante des vorderen oberen Darmbeinstachels • medial zum M. rectus femoris

1. Außenlinie Seitenlage-8 (Gb-29)
auf der Hälfte einer gedachten Linie zwischen dem Trochanter major und der Spina iliaca anterior superior • am lateralen Ende der Hautfalte, die bei gebeugter Hüfte entsteht, wenn der Klient sein Bein zum Bauch zieht • auf dem vorderen Teil des M. tensor fasciae latae

Bein 2. Innenlinie-12
9 Finger über dem medialen Epicondylus des Femur • auf dem M. adductor longus • drücken Sie gerade in den Muskel und dann aufwärts

Abdomen 3. Linie-3
3 Finger unter dem Nabel • an der lateralen Grenze des M. rectus abdominis • 4 – 5 Finger lateral zur Mittellinie • Drücken Sie mit Ihren Fingerspitzen

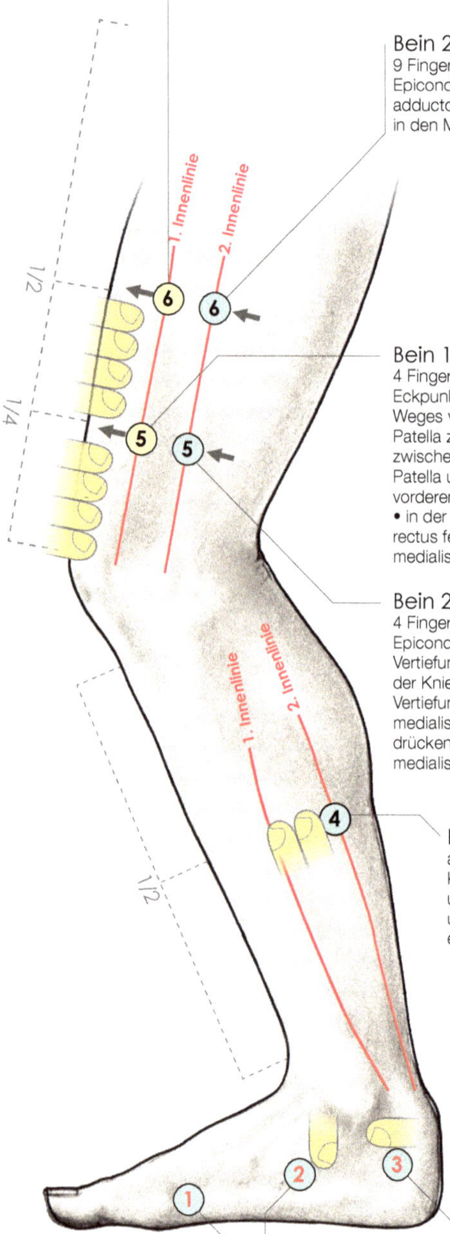

Bein 1. Innenlinie-7
4 Finger über dem oberen medialen Eckpunkt der Patella • auf ¼ des Weges von der oberen Grenze der Patella zur Leiste • auf einer Linie zwischen der medialen Grenze der Patella und der medialen Kante des vorderen oberen Darmbeinstachels • in der Vertiefung zwischen dem M. rectus femoris und dem M. vastus medialis obliquus

Bein 2. Innenlinie-10
4 Finger über dem medialen Epicondylus des Femur • in einer Vertiefung auf ¼ des Weges von der Kniescheibe zur Leiste • in einer Vertiefung zwischen dem M. vastus medialis und den Adduktoren • drücken Sie gerade in den M. vastus medialis und dann aufwärts

Bein 2. Innenlinie-7
auf ½ Weg vom Knöchel zum Knie • zwischen dem M. Soleus und dem M. Gastrocnemius • unter dem Wadenmuskel, wenn er kontrahiert ist

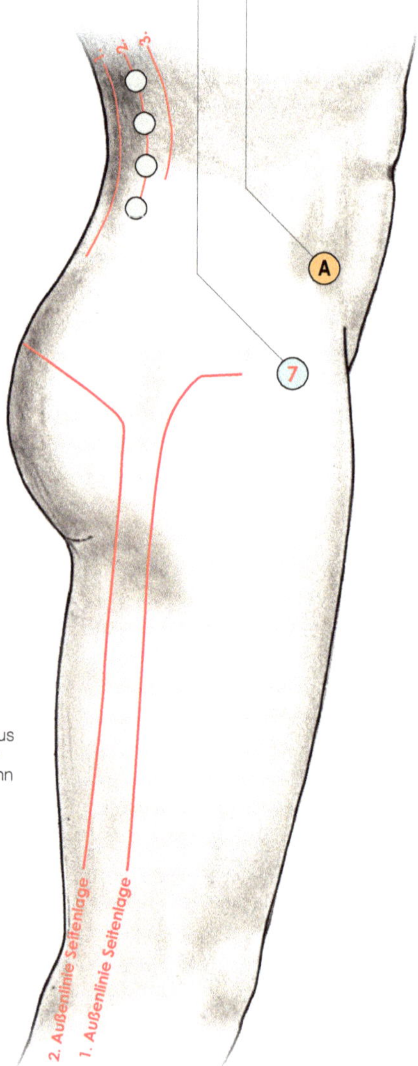

Rückenlage

Seitenlage

Innenfuß-8 (Mi-3)
proximal zum 1. Metatarsophalangealgelenk des großen Zehs • unterhalb des Metatarsalknochens

Innenfuß-6 (Ni-2)
2 Finger unterhalb und 1 Finger vor dem Knöchel • in der Vertiefung unterhalb der Tuberositas des Os naviculara

Innenfuß-4 (Ni-5)
1 Finger unterhalb des Knöchels, posterior zu einer gedachten Linie von der posterioren Kante des Knöchels nach unten

Problembeschreibung:

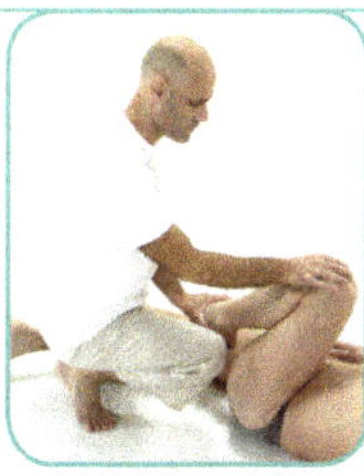
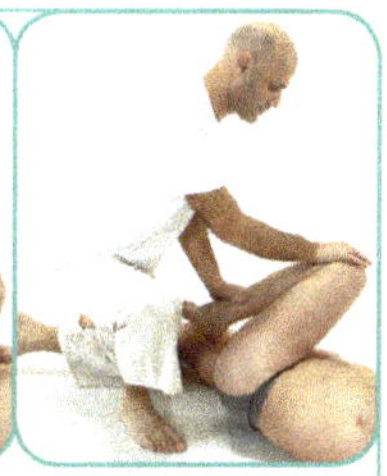

- *Chronische oder akute Schmerzen treten an der Hüfte, um den Trochanter major herum auf, bei Flexion, Adduktion und Innenrotation. Die Beschwerden sind meistens nicht akut.*
- *Die Schmerzen können ein- oder beidseitig sein.*
- *Die Schmerzen werden stärker beim Gehen, beim Anheben des Beins und beim Treppensteigen.*
- *Wenn das Bein nach einer Flexion gestreckt wird, kann es zu einem "klackenden" Geräusch aus der Hüfte kommen.*

Behandlungsschritte

Allgemeine Anweisungen:
Führen Sie die Schritte 1 bis 4 bis zu viermal durch, wenn es die Zeit zulässt. Danach können Sie die optionalen Maßnahmen anwenden.

1. Massage der Innenseite des Beins

Phase a. Lassen Sie Ihren Klienten auf dem Rücken liegen. Sie können sein Knie mit einem Kissen unterlagern.
Phase b. Verwenden Sie Ihr Körpergewicht um den Innenfuß und das Bein bis hinauf zur Leiste mit Handballendruck zu behandeln. Behandeln Sie das Bein ein- bis dreimal hinauf bis zur Leiste und wieder hinunter zum Fuß.

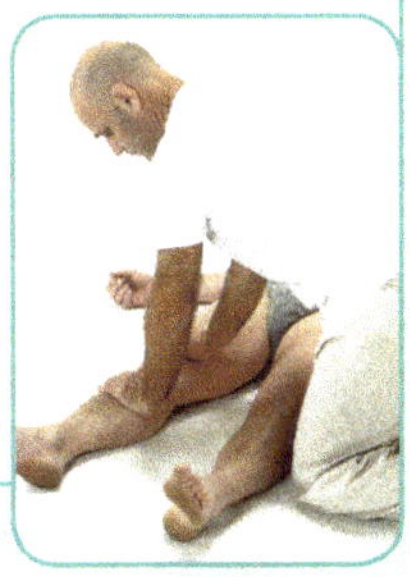

2. Therapielienen und Akupressurpunkte der Innenseite des Beins

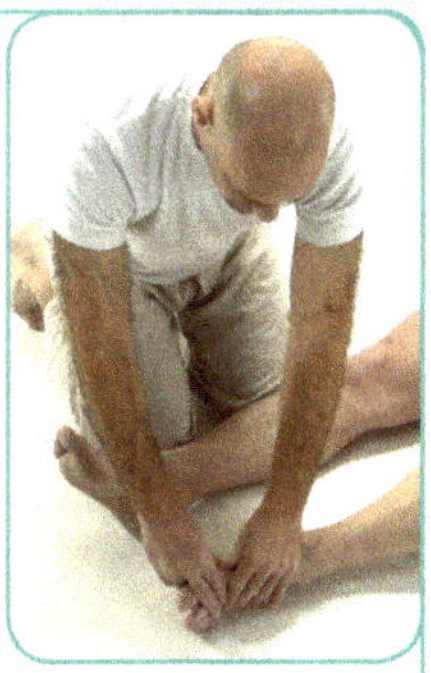

Phase a. Behandeln Sie die 1. und die 2. Innenlinie des Beins ein- bis dreimal mit Daumendruck.
Phase b. Behandeln Sie die Punkte (1) bis (6) für jeweils 10 bis 15 Sekunden mit Daumendruck. Verwenden Sie Ihre Daumen oder Ihre Handflächen. Wenn Sie Ihre Handfläche verwenden, halten Sie den Druck länger. Versuchen Sie auch die alternativen Punkte (5) und (6), behandeln Sie die effektiveren Punkte.

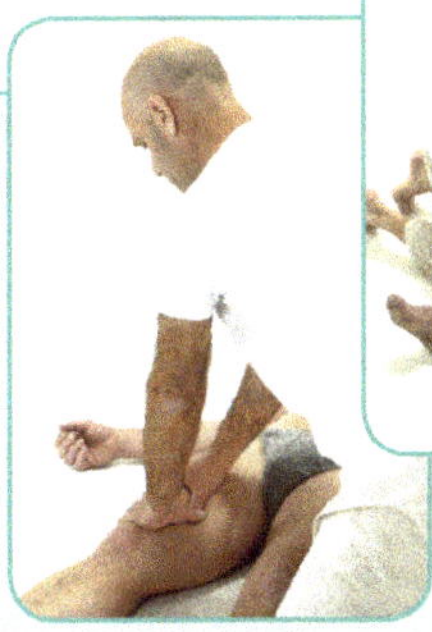
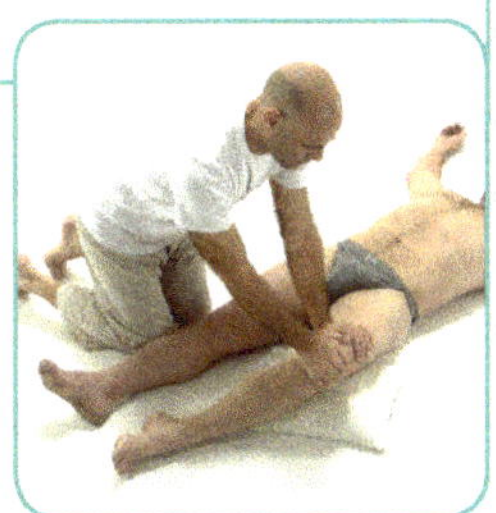

3. Therapielinien an der Außenseite des Oberschenkels in der Seitenlage und Akupressurpunkt 7

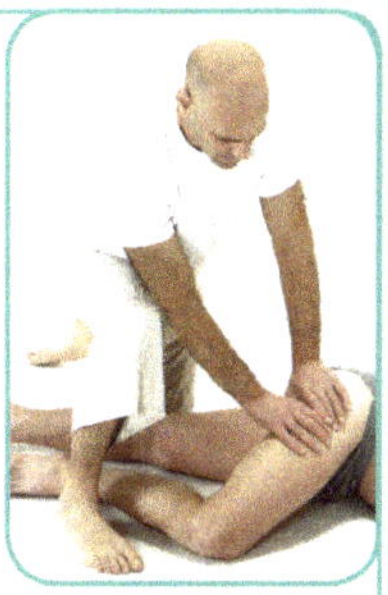

Phase a. Positionieren Sie Ihren Klienten in der Seitenlage.
Phase b. Behandeln Sie die 1. Außenlinie des Oberschenkels ein- bis dreimal mit Daumendruck.
Phase c. Behandeln Sie die Seite der Hüfte, um den Trochanter major herum mit Daumendruck.
Phase d. Behandeln Sie Punkt (7) mehrere Male, für jeweils 10 bis 15 Sekunden mit Daumendruck.

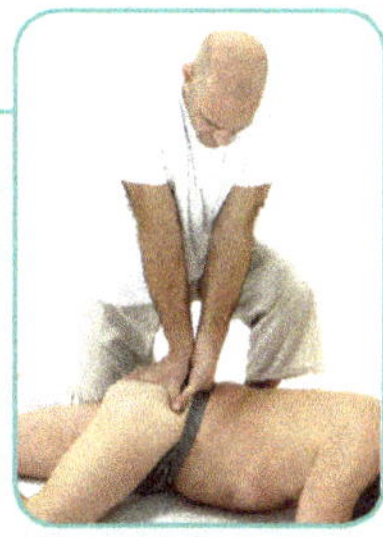
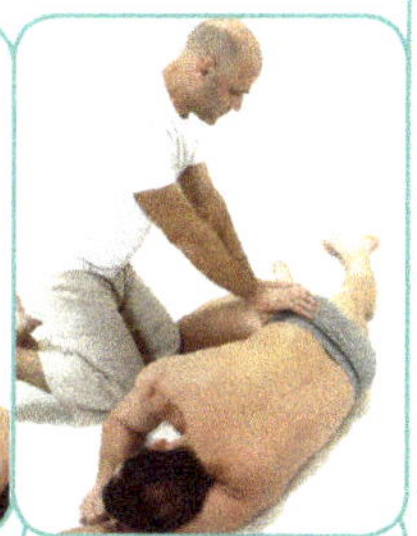

4. Therapielinie des unteren Rückens

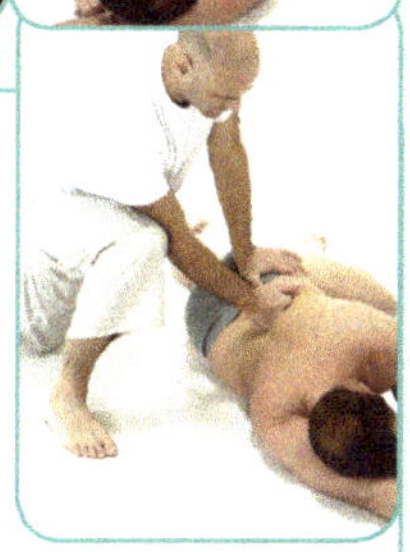

Verwenden Sie Ihre Faust oder Ihren Daumen, um die 2. Linie des unteren Rückens zu behandeln. Beginnen Sie an der Hüfte, massieren Sie bis zu den Rippen und wieder zurück. Wiederholen Sie die Massage ein- bis dreimal. Wenn Ihr Druck Schmerzen verursacht, hören Sie auf.

Fortsetzung auf der nächsten Seite ➤

➤ Fortsetzung

Hüftschmerzen bei Flexion, Adduktion und Innenrotation

Optionale ergänzende Maßnahmen

5. Rückseite des Oberschenkels - Fußdruck

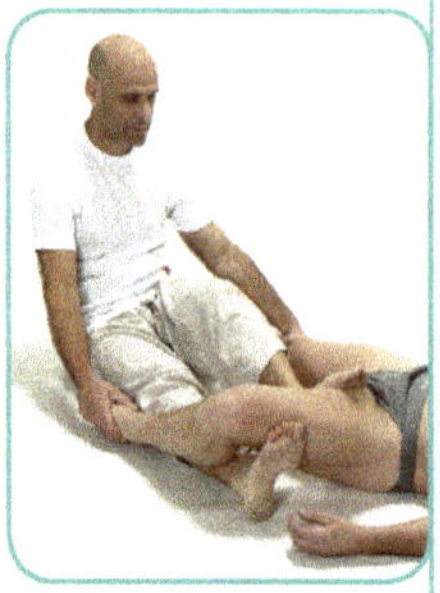

Im Anschluss an die Behandlungsroutine, können Sie die folgende Technik anwenden: Setzen Sie sich zwischen die Beine Ihres Klienten. Drücken Sie die Rückseite seines Oberschenkels mit Ihrem Fuß und rollen gleichzeitig aufwärts, während Sie mit Ihrem anderen Fuß die Vorderseite seines Oberschenkels zu sich ziehen. Massieren Sie auf diese Weise drei- bis viermal seinen Oberschenkel vom Knie bis zur Leiste und wieder zurück.

6. Dehnung der Innenseite des Oberschenkels

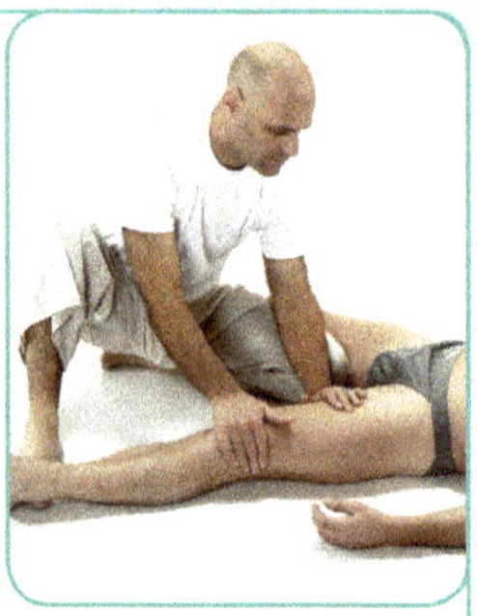

Spreizen Sie die Beine Ihres Klienten mit Ihrem Bein. Behandeln Sie den gedehnten Oberschenkelmuskel drei- bis viermal mit Handballendruck, vom Knie aufwärts bis zur Leiste und wieder zurück.

7. Beindehnung während Sie Punkt 7 drücken

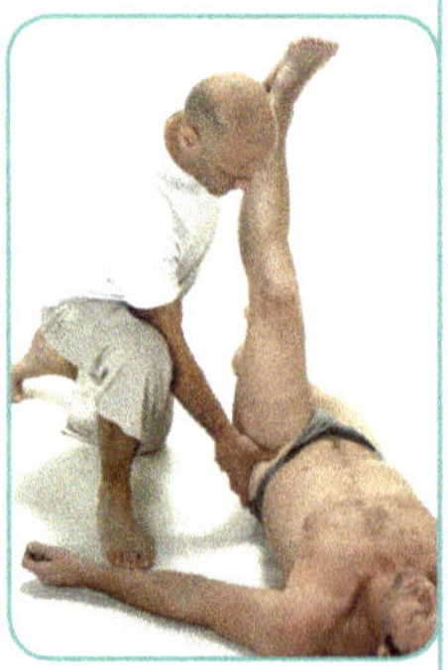

Drücken Sie Punkt (7) mit Ihrem Daumen, während Sie die Ferse Ihres Klienten, bei gestrecktem Bein schieben, soweit wie es seine Flexibilität zulässt, jedoch nicht weiter als 90 Grad. Halten Sie den Druck für 10 Sekunden, dann lösen Sie den Druck und dehnen das Bein. Wiederholen Sie das drei- bis viermal.

8. Beindehnung während Sie Punkt A drücken

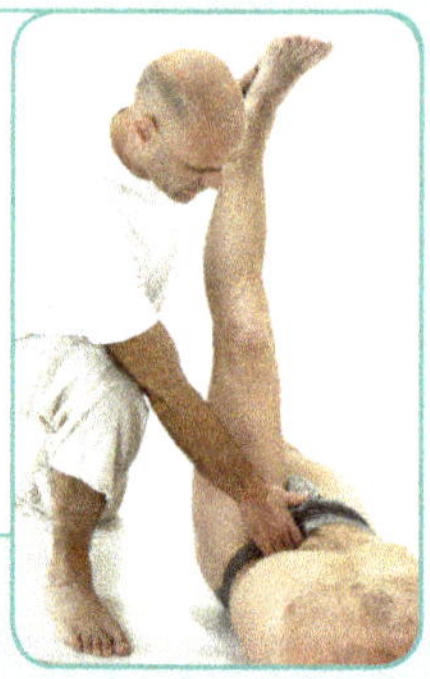

Wiederholen sie Schritt 7, doch dieses Mal drücken Sie Punkt (A). Verwenden Sie entweder Ihren Daumen oder Ihre Fingerspitzen.

9. Auf dem Oberschenkel und dem Abdomen stehen

Wenden Sie diese Technik nur bei jungen, gesunden Klienten an, die genauso schwer oder schwerer als Sie sind. Stehen Sie auf Ihrem Klienten, einen Fuß auf seinem Oberschenkel, unter der Spina iliaca anterior superior (1. Außenlinie Bein - 11), den anderen Fuß auf seinem Abdomen, unter seinem Nabel. Bleiben Sie solange, wie Ihr Klient es wünscht stehen, bis zu maximal einer Minute. Er sollte keinen oder nur einen leichten Schmerz empfinden. Diese Technik sollte sich für Ihren Klienten angenehm anfühlen.

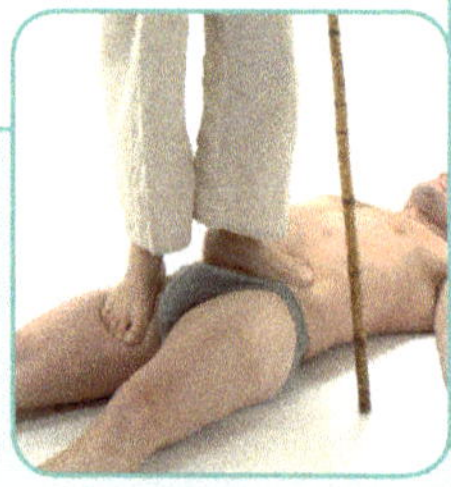

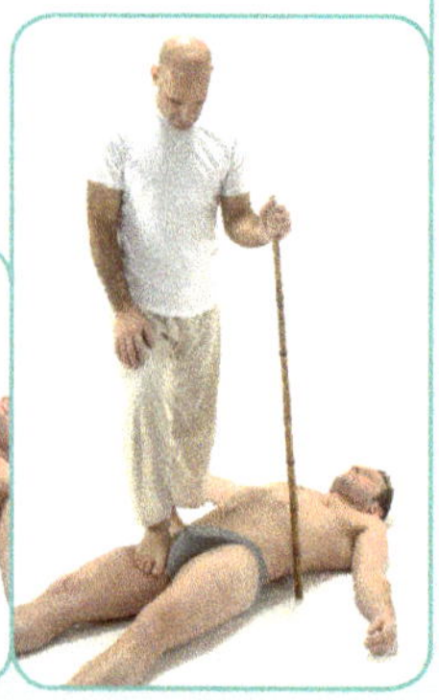

Fortsetzung auf der nächsten Seite ➤

Vorsichtsmaßnahmen:

- *Konsultieren Sie einen Spezialisten, bevor Sie akute oder unklare Beschwerden behandeln.*
- *Verwenden Sie ausschließlich die in den Schritten 5 bis 9 beschriebenen Dehnungen, und das nur, wenn Sie diese Techniken vollständig beherrschen und sicher bei gesunden Menschen anwenden können.*
- *Falls die Dehnung oder irgendeine andere Technik während der Behandlung Schmerzen verursacht, hören Sie sofort auf.*
- *Seien Sie sehr vorsichtig und sanft, bei der Behandlung des Bauches mit Daumendruck, wenn Ihr Klient älter als 60 Jahre ist.*
- *Behandeln Sie täglich bis zur Genesung. Bei nicht akuten Fällen behandeln Sie zweimal wöchentlich.*
- *Wiederholen Sie die Behandlung erst, nachdem der Klient keine Schmerzen von der vorigen Behandlung mehr hat (falls das der Fall war).*

Ausgewählte Akupressurpunkte

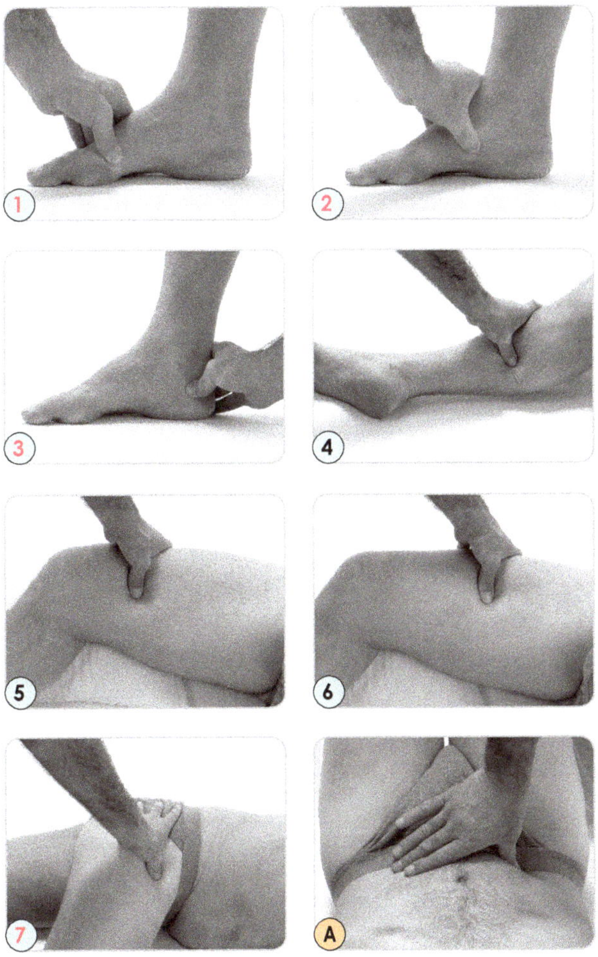

Behandlungsroutinen dieses Kapitels

Routine - 44 **„Schweres und schwaches Bein"**
Routine - 45 **„Steife Waden- und rückwärtige Oberschenkelmuskulatur"**
Routine - 46 **„Schmerzen in der Leiste"**
Routine - 47 **„Schmerzen an der Innenseite des Oberschenkels"**

Die Behandlung von Beschwerden der Beine

Dieses Kapitel enthält vier Behandlungsroutinen für vier verschiedene Beschwerden der Beine, die nicht häufig vorkommen. Mit den Routinen „Schmerzen in der Leiste" und „Schmerzen an der Innenseite des Oberschenkels" werden zwei marginal unterschiedliche Beschwerdebilder behandelt, die durch Adduktorenüberlastung verursacht werden. Die beiden anderen Routinen behandeln zwei unspezifische Erkrankungen.
Wählen Sie eine der vier Routinen entsprechend der Symptome die für die Thai-Diagnose relevant sind aus (siehe Diagnosetafel), unabhängig von der Definition der Beschwerden durch die westliche Medizin. Wenn die Symptome Ihres Klienten mit den Symptomen, die in einer der Thai-Routinen beschrieben werden übereinstimmen, wenden Sie diese an und beobachten Sie die Reaktion Ihres Klienten. Wenn der Druck Ihrem Klienten gut tut, wird Ihre Behandlung gute Ergebnisse bringen. Wenn Sie eine Verbesserung feststellen, fahren Sie mit der Behandlung fort.

Thai-Routinen	Mögliche zu Grunde liegende Erkrankungen
Schweres und schwaches Bein	Unspezifische Einklemmung von Nerven und/oder Gefäßen
Steife Waden- und rückwärtige Oberschenke-lmuskulatur	Muskulärer Hypertonus und/oder myofasziale Triggerpunkte in der Beinmuskulatur
Schmerzen in der Leiste	Adduktorenüberlastung (Leistenziehen)
Schmerzen an der Innenseite des Oberschenkels	Adduktorenüberlastung (Leistenziehen)

Erkrankungen der Beine

Adduktorenüberlastung (Leistenziehen)

Die Überlastung von meistens einem der Adduktoren (M. adductor magnus, brevis, pectineus oder gracilis), verursacht durch einen starken, plötzlichen Zug an der Muskulatur, wie z. B. bei einer Verletzung während des Sports (oft beim Schlittschuhlaufen oder Skifahren). Es kommt zu starken Schmerzen im Areal der Verletzung oder zu Schmerzen durch eine Verletzung auf Grund von wiederholter Überlastung. Eine Adduktorenüberlastung entsteht manchmal auch auf Grund von mangelnder Flexibilität, ungenügendem Aufwärmtraining und Muskelschwäche. Sie kommt häufig bei Athleten und Tänzern vor. Die Schmerzen treten meistens nahe der Leiste auf, können jedoch auch manchmal entlang der Innenseite des Oberschenkels auftreten. Die Schmerzen können schwach bis stark sein, abhängig von der Schwere der Verletzung. Eine Steifheit der Innenseite des Oberschenkels ist tastbar. Die Innenseite des Oberschenkels reagiert möglicherweise sehr sensibel auf Druck.

Einklemmung von Nerven und/oder Gefäßen

Schlechte Nervenleitung und/oder schlechte Zirkulation von Blut (und Lymphe), auf Grund einer Kompression der Nervenwurzeln der Wirbelsäule (Radiculopathie) oder der periheren Nerven (Neuropathie) und/oder einer Kompression der Blutgefäße in der Hüfte oder im Bein. Wird verursacht durch längere Ruhigstellung sowie Fehlhaltungen, durch Druck von Bändern und/oder verspannter Muskulatur, durch wiederholte Überbeanspruchung, sowie psychischen Stress. Schlechte Nervenleitung kann verursacht werden durch neurale Anspannung - eine chronische Nervenirritation auf Grund eines vergangenen Traumas oder einer Verletzung durch wiederholte Überlastung. Symptome können Schmerzen, Schweregefühl, Schwäche, Kälte, Taubheit oder Druckgefühl umfassen.
Die Symptome können bei verschiedenen Aktivitäten oder in verschiedenen Körperhaltungen, die Druck auf die betroffenen Nerven und/oder Blutgefäße verursachen stärker werden. Schwere Radikulopathien führen zu ernsten

neurologischen Beschwerden. Solche Beschwerden müssen ärztlich untersucht werden. (In diesem Zusammenhang ist es interessant zu erwähnen, dass eine Thai-Routine existiert, die nicht in diesem Buch enthalten ist. Sie besteht aus einer Kombination der Akupressurpunkte für „schweres Bein" mit zusätzlichen Punkten entlang der Lenden-, Brust- und Halswirbelsäule und zielt auf die Behandlung einer Beinlähmung.)

Muskulärer Hypertonus und myofasziale Triggerpunkte

Verspannungen der Muskulatur durch schlechte Haltung, wiederholte Überlastung sowie psychischen Stress, kombiniert mit Triggerpunkten in der betroffenen Muskulatur die Schmerzen verursachen und Schmerzen entlang des Beins übertragen.

Kontraindikationen und Warnhinweise

- Jede Dehnung bei akuten Fällen von "Schmerzen in der Leiste" oder "Schmerzen an der Innenseite des Oberschenkels" (Adduktorenüberlastung)
  Vorsichtiges Dehnen kann wirksam sein bei chronischen Beschwerden, ist jedoch gefährlich bei akuten Beschwerden.
- Daumendruck auf der Innenseite des Oberschenkels bei der Behandlung von "Schmerzen in der Leiste" und "Schmerzen an der Innenseite des Oberschenkels"
  Daumendruck auf den Linien und Punkten der Innenseite des Oberschenkels ist bei diesen Beschwerden nicht angebracht, auf Grund der starken Empfindlichkeit, die durch die Verletzung der Muskulatur in diesem Areal verursacht wird. Bei diesen Routinen wird Handballendruck anstelle von Daumendruck verwendet.
- Druck auf alle empfindlichen Linien und Punkte, die Schmerzen verursachen oder Symptome verstärken.
- Druck der dazu führt, dass sich Ihr Klient zusammenzieht oder von Ihren Händen weg bewegt

Achtung

Falls eines der folgenden Symptome auftritt, muss der Klient zur Untersuchung an einen Arzt verwiesen werden.

- Kürzliches schweres Trauma
- Anhaltende oder Fortschreitende Schmerzen
- Anhaltender Schmerz, der ohne offensichtlichen Grund plötzlich aufgetreten ist
- Schwäche in beiden Beinen
  Kann ein Zeichen für Druck auf dem Rückenmark sein.
- Alle ungewöhnlichen Zeichen
- Alle akuten Beschwerden

Die Auswahl der Behandlungsroutine - grundsätzliche Richtlinien

1. Prüfen Sie, ob die Beschwerden von Schmerzen, Steifheit oder Schwäche herrühren und wo die Beschwerden lokalisiert sind

Bitten Sie Ihren Klienten Ihnen die Lokalisation der Beschwerden, der Steifheit oder der Schwäche zu zeigen

a. während er steht und während er geht

b. während er auf dem Rücken liegt und das nicht-betroffene und danach das betroffene Bein anhebt.

c. bei der Abduktion und er Außenrotation der Hüfte.

2. Wählen Sie eine Behandlungsroutine

Wenn Sie den Ort und die Art der Beschwerden kennen, können Sie eine Routine auswählen. Siehe Diagnosetafel.

3. Beginnen Sie die Behandlung und stellen Sie sicher, dass Sie die passende Routine gewählt haben

Achten Sie, während Sie die Punkte drücken auf die Reaktionen Ihres Klienten und prüfen Sie, ob die gewählten Punkte relevant und wirksam sind. Bitte stellen Sie Ihrem Klienten nicht zu schnell zu viele Fragen! Lassen Sie ihn tiefer in die Konzentration eintauchen. Oft wird Ihr Klient einige Zeit brauchen, bevor er in der Lage ist auszudrücken (nicht unbedingt durch Worte), ob die behandelten Punkte relevant sind oder nicht. Sie werden oftmals erst bei der zweiten Runde in der Sie die Punkte behandeln „zuverlässige" Reaktionen von Ihrem Klienten erhalten. Stellen Sie knappe Fragen wie: „Hier?" „Gut?" „Schmerzhaft?". Wenn die Linien und die Punkte relevant und effektiv sind, fahren Sie mit der Behandlung fort - Sie haben die richtige Routine ausgewählt.

ROUTINE 44 (SEITE 204)

Schweres und schwaches Bein

- Ein Bein fühlt sich schwer, ermüdet und schwach an.
- Wenn in Rückenlage ein Bein nach dem anderen angehoben wird, spürt der Klient einen klaren Unterschied zwischen beiden Seiten, der auch für den Therapeuten sichtbar ist.
- Die Beschwerden können nach langem Stehen, Autofahren oder jeder anderen längeren statischen Haltung auftreten.

LOKALISATION DER BESCHWERDEN

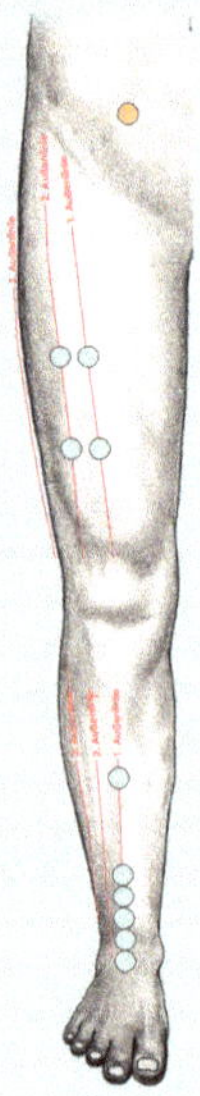

SCHMERZHAFTE BEWEGUNGEN

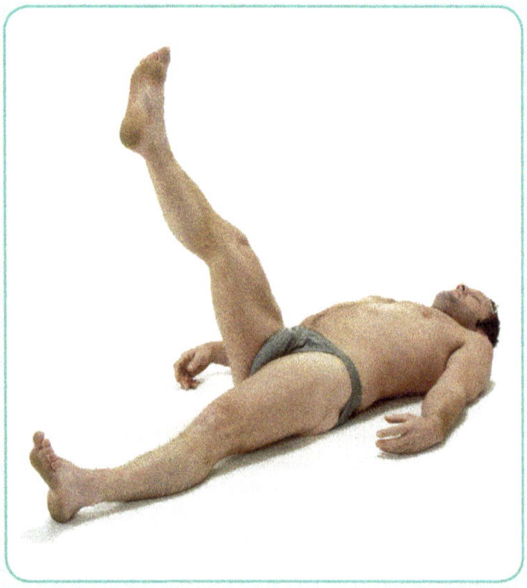

ROUTINE 45 (SEITE 206)

Steife Waden- und rückwärtige Oberschenkelmuskulatur

- Steifheit, Irritation und Schmerzen treten entlang der Rückseite des Beins und oftmals um den äußeren Knöchel auf.
- Die Steifheit der rückwärtigen Beinmuskulatur kann getastet werden.
- Die Schmerzen werden beim Stehen und Gehen stärker.
- Die Beschwerden treten nach ausgiebiger körperlicher Aktivität auf, z. B. Gehen oder Laufen. Sie können auch nach längerem Stehen, Autofahren, Sitzen oder anderen längeren Ruhehaltungen auftreten.
- Die Beschwerden treten typischerweise bei Klienten mit verkürzter Muskulatur an der Rückseite der Beine auf.

LOKALISATION DER BESCHWERDEN

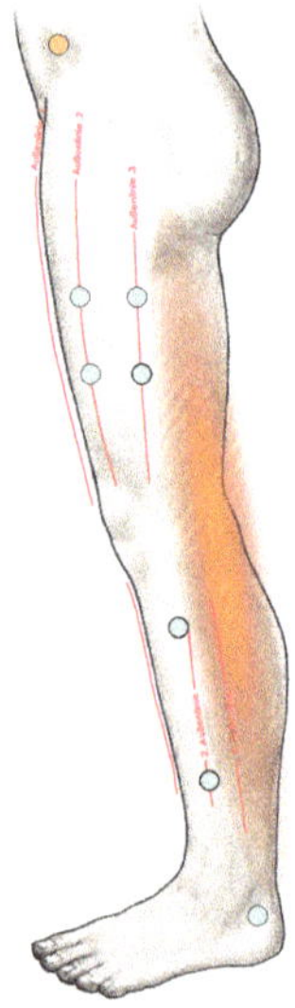

SCHMERZHAFTE BEWEGUNGEN

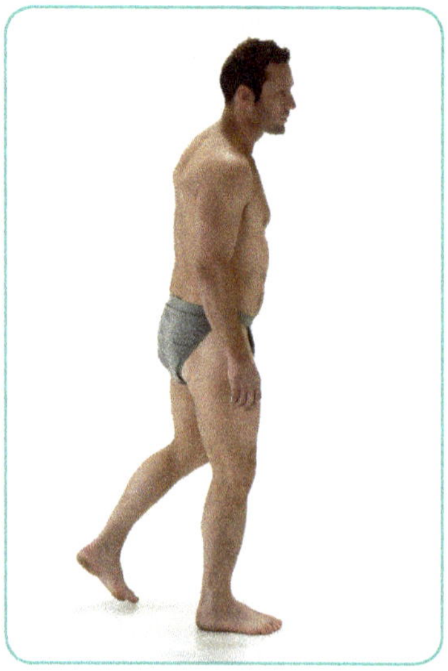

ROUTINE 46 (SEITE 208)

Schmerzen in der Leiste

- Die Schmerzen treten am oberen Ende des Oberschenkels, an einem oder beiden Beinen auf.
- Die Schmerzen werden in verschiedenen Dehnungen der Beine stärker - meistens bei Flexion, Abduktion oder Außenrotation der Hüfte.
- Die Beschwerden sind typisch für Tänzer und Yogaübende, sie sind ein Resultat von Überdehnung. Sie können auch auf Grund einer Verletzung auftreten, zu der es durch ein forciertes Spreizen der Beine kam, z. B. beim Ski- oder Schlittschuhlaufen.
- Das Beschwerdebild ist den "Schmerzen an der Innenseite des Oberschenkels" (Routine 47) sehr ähnlich, wird jedoch etwas anders behandelt.

LOKALISATION DER BESCHWERDEN

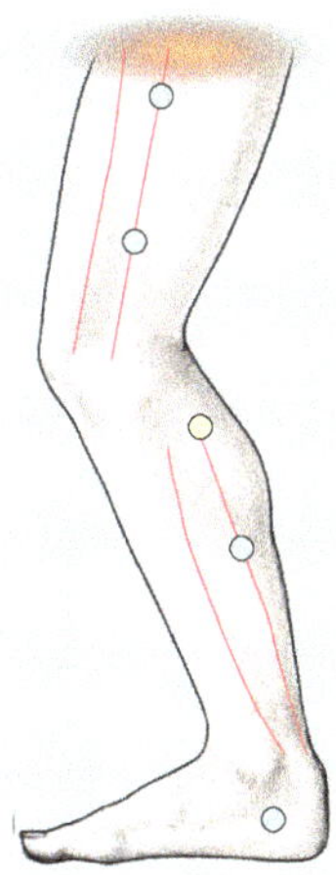

SCHMERZHAFTE BEWEGUNGEN

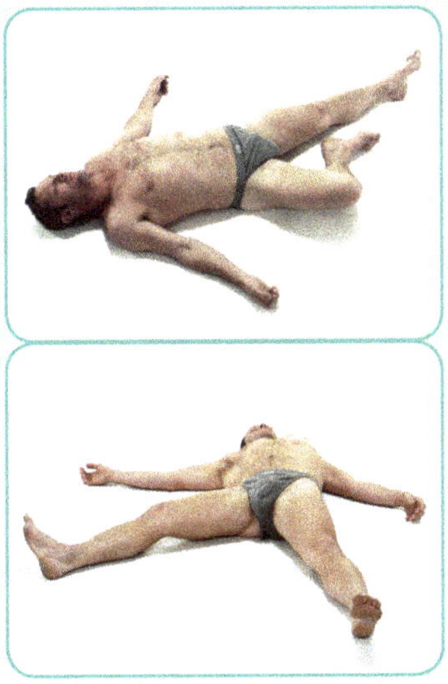

ROUTINE 47 (SEITE 210)

Schmerzen an der Innenseite des Oberschenkels

- Schmerzen treten an der Innenseite des Oberschenkels auf.
- Es kommt zu Schmerzen an nur einem oder beiden Beinen.
- Die Innenseite des Oberschenkels kann Berührungsempfindlich sein.
- Die Schmerzen werden bei verschiedenen Dehnungen der Beine stärker - besonders bei Flexion, Abduktion und Außenrotation der Hüfte.
- Die Beschwerden sind typisch für Tänzer und Yogaübende, sie sind ein Resultat von Überdehnung. Sie können auch auf Grund einer Verletzung auftreten, zu der es durch ein forciertes Spreizen der Beine kam, z. B. beim Ski- oder Schlittschuhlaufen.

LOKALISATION DER BESCHWERDEN

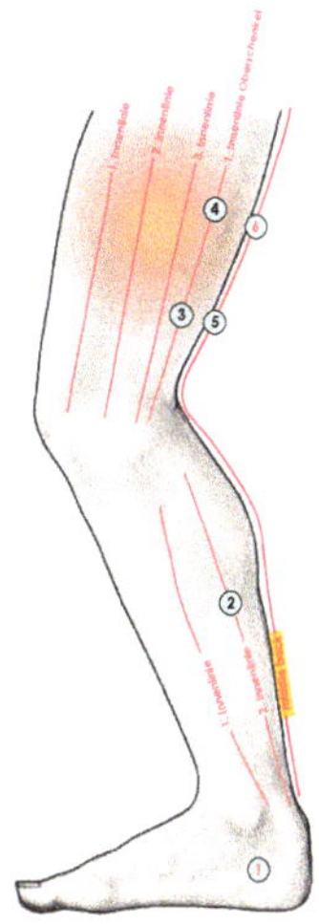

SCHMERZHAFTE BEWEGUNGEN

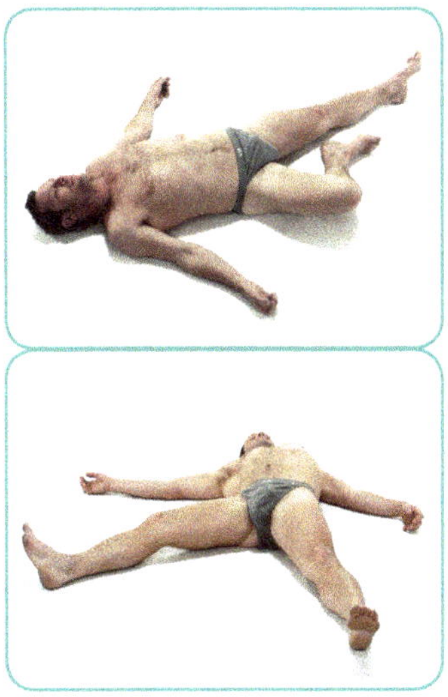

Routine - 44 BEINE

Schweres und schwaches Bein

• ein seltenes Beschwerdebild

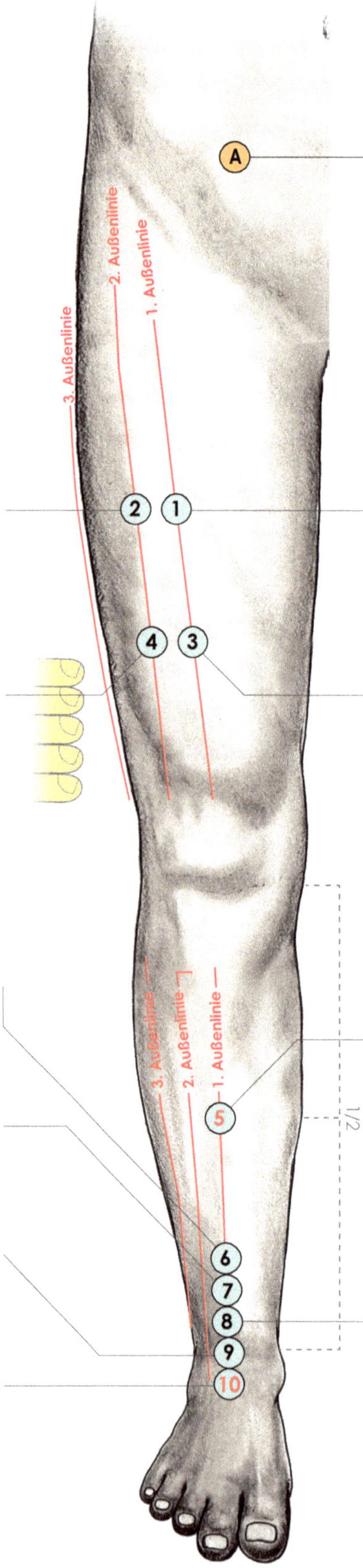

Abdomen 3. Linie-3
3 Finger unter dem Nabel • an der lateralen Grenze des M. rectus abdominis • 4 – 5 Finger lateral zur Mittellinie • Drücken Sie mit Ihren Fingerspitzen

Bein 2. Außenlinie-9
10 Finger über der Patella • auf ½ Weg von der oberen lateralen Kante der Patella zur Erhebung des Trochanter major • zwischen dem M. rectus femoris und dem M. vastus lateralis • oder alternativ, direkt anterior zum Tractus iliotibialis

Bein 1. Außenlinie-10
10 Finger über der Mitte der oberen Kante der Kniescheibe • auf ½ Weg auf einer gedachten Linie zwischen der Mitte der oberen Kante der Kniescheibe zur Spina iliaca anterior superior • auf dem M. rectus femoris

Bein 2. Außenlinie-7
5 Finger über der Patella • in einer leichten Vertiefung zwischen dem M. rectus femoris und dem M. vastus lateralis • alternativ: direkt anterior zum Tractus iliotibialis

Bein 1. Außenlinie-9
5 Finger über der Mitte der oberen Kante der Kniescheibe • auf dem M. rectus femoris

Bein 1. Außenlinie-5
über Punkt 7 • 3 Finger über dem Außenknöchel • lateral zur lateralen Kante der Tibia • drücken sie den M. tibialis anterior nahe dem Knochen

Bein 1. Außenlinie-6 (Ma-38)
auf ½ Weg vom Knöchel zum Knie, auf der lateralen Kante der Tibia • drücken Sie den M. tibialis anterior nahe dem Knochen

Bein 1. Außenlinie-4
über Punkt 3 • 2 Finger über dem Außenknöchel • lateral zur lateralen Kante der Tibia • drücken Sie den M. tibialis anterior nahe dem Knochen

Bein 1. Außenlinie-2
über Punkt 10 • oberhalb der oberen Kante des Außenknöchels • lateral zur lateralen Kante der Tibia • drücken Sie den M. tibialis anterior nahe dem Knochen

Bein 1. Außenlinie-3
über Punkt 9 • 1 Finger über dem Außenknöchel • lateral zur lateralen Kante der Tibia • drücken Sie den M. tibialis anterior nahe dem Knochen

Bein 1. Außenlinie-1 (Dü-41)
in einer Vertiefung am Treffpunkt von Fußrücken und Bein • zwischen den Sehnen des M. extensor hallucis longus und M. extensor digitorum longus • auf einer Höhe mit dem Außenknöchel

Rückenlage

Problembeschreibung:

- *Ein Bein fühlt sich schwer, ermüdet und schwach an.*
- *Wenn in Rückenlage ein Bein nach dem anderen angehoben wird, spürt der Klient einen klaren Unterschied zwischen beiden Seiten, der auch für den Therapeuten sichtbar ist.*
- *Die Beschwerden können nach langem Stehen, Autofahren oder jeder anderen längeren statischen Haltung auftreten.*

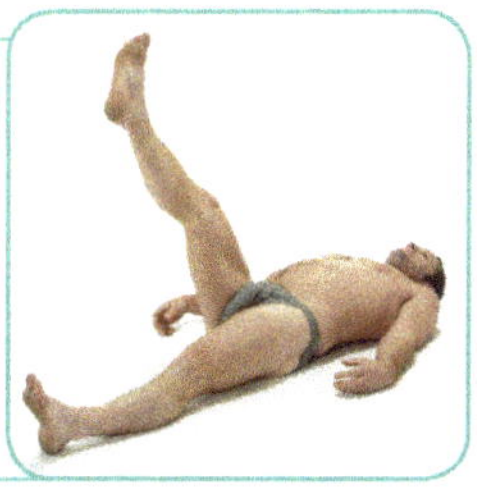

Behandlungsschritte

1. Massage der Außenseite des Beins

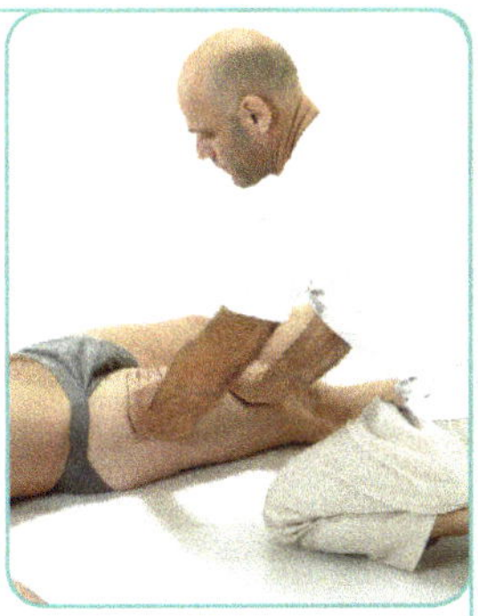

Positionieren Sie Ihren Klienten in der Rückenlage. Massieren Sie die Außenseite des Beins mit einer beliebigen, Ihnen bekannten Technik. Setzen Sie Ihr Körpergewicht ein, Sie beginnen am Außenknöchel und massieren das Bein ein- bis dreimal aufwärts bis zur Hüfte und wieder hinunter. Thai-Massagepraktiker: verwenden Sie Handballendruck.

2. Therapielinien des Beins

Massieren Sie die drei Außenlinien des Beins, beginnend am Außenknöchel ein- bis dreimal aufwärts bis zur Hüfte und wieder zurück. Verwenden Sie eine beliebige, Ihnen bekannte Technik. Schenken Sie der 1. Außenlinie besonders viel Zeit. Thai-Massagepraktiker: verwenden Sie Daumendruck für die Behandlung der Linien.

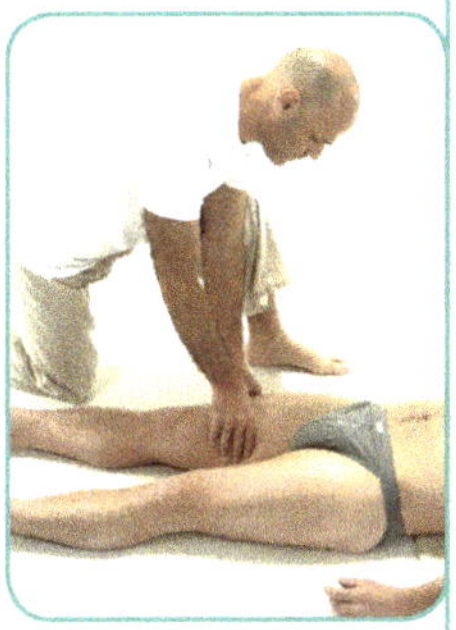

3. Akupressurpunkte

Drücken Sie die Punkte (1) bis (10). Wiederholen Sie den Druck auf den Punkten so oft wie sich eine Verbesserung der Beschwerden zeigt, bis zu maximal 10 Wiederholungen. Hören Sie auf, wenn die Punkte empfindlich werden. Verwenden Sie so viel Druck, wie es für Ihren Klienten angemessen ist.

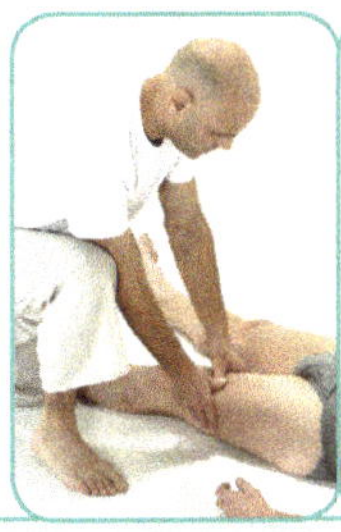

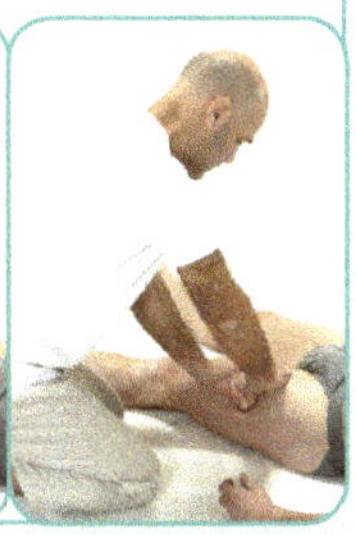

Optionale ergänzende Maßnahmen

4. Beindehnung

Drücken Sie extra Punkt (A) mit Ihren Daumen (oder alternativ mit Ihren Fingern), während Sie die Ferse Ihres Klienten bei gestrecktem Bein vorschieben. Schieben Sie, soweit wie es für Ihren Klienten möglich ist, jedoch nicht weiter als 90 Grad. Halten Sie den Druck für 10 bis 15 Sekunden aufrecht und dann lösen Sie den Druck und die Dehnung. Wiederholen Sie diese Technik drei- bis viermal.

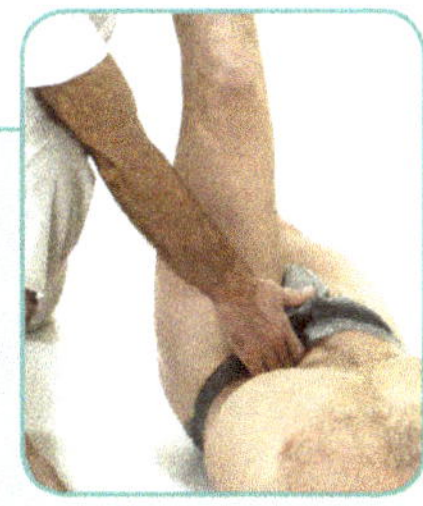

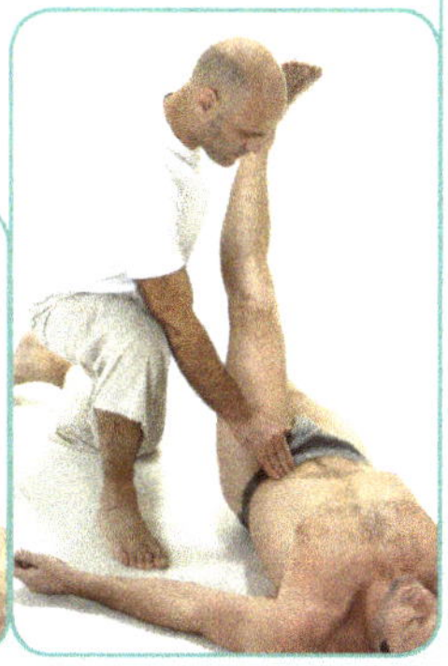

Vorsichtsmaßnahmen:

- *Konsultieren Sie einen Spezialisten, bevor Sie akute oder unklare Beinbeschwerden behandeln.*
- *Behandeln Sie täglich bis zur Genesung. Bei nicht-akuten Fällen behandeln Sie zweimal wöchentlich.*
- *Wiederholen Sie die Behandlung erst, nachdem der Klient keine Schmerzen von der vorigen Behandlung mehr hat (falls das der Fall war).*
- *Weisen Sie Ihren Klienten an längere statische Haltungen zu vermeiden.*

Ausgewählte Akupressurpunkte

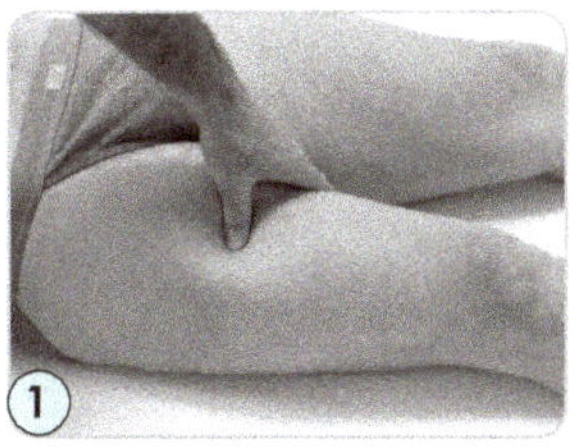

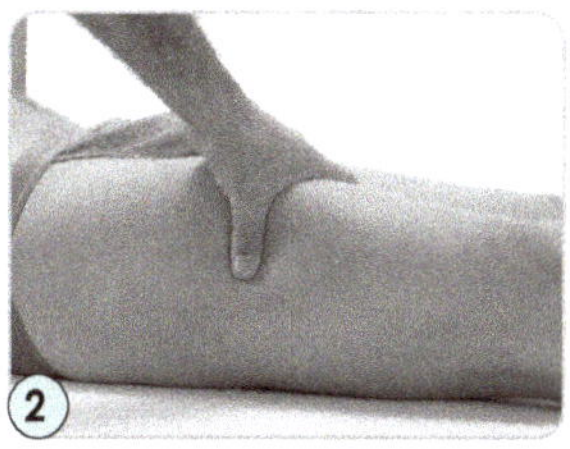

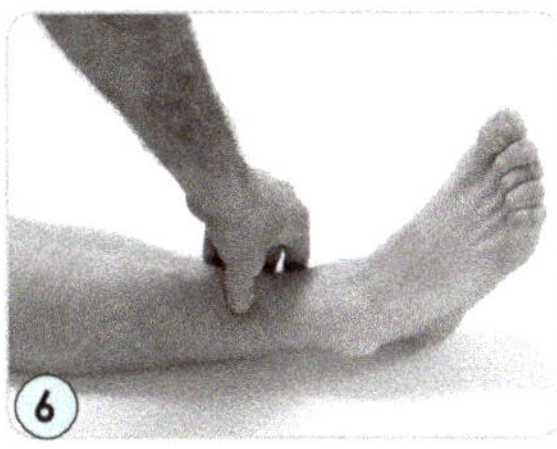

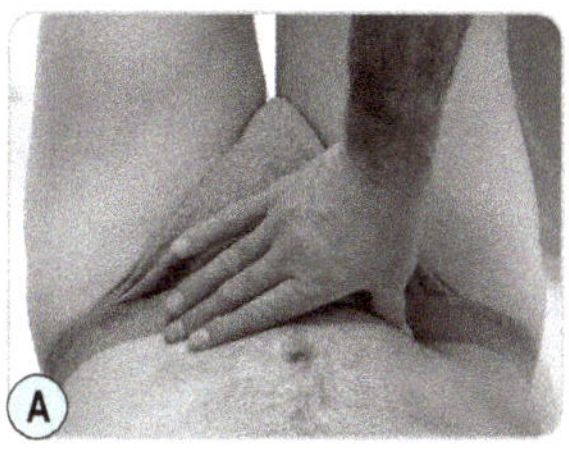

Routine - 45 BEINE

Steife Waden und rückwärtigen Beinmuskulatur

●● ein häufiges Beschwerdebild

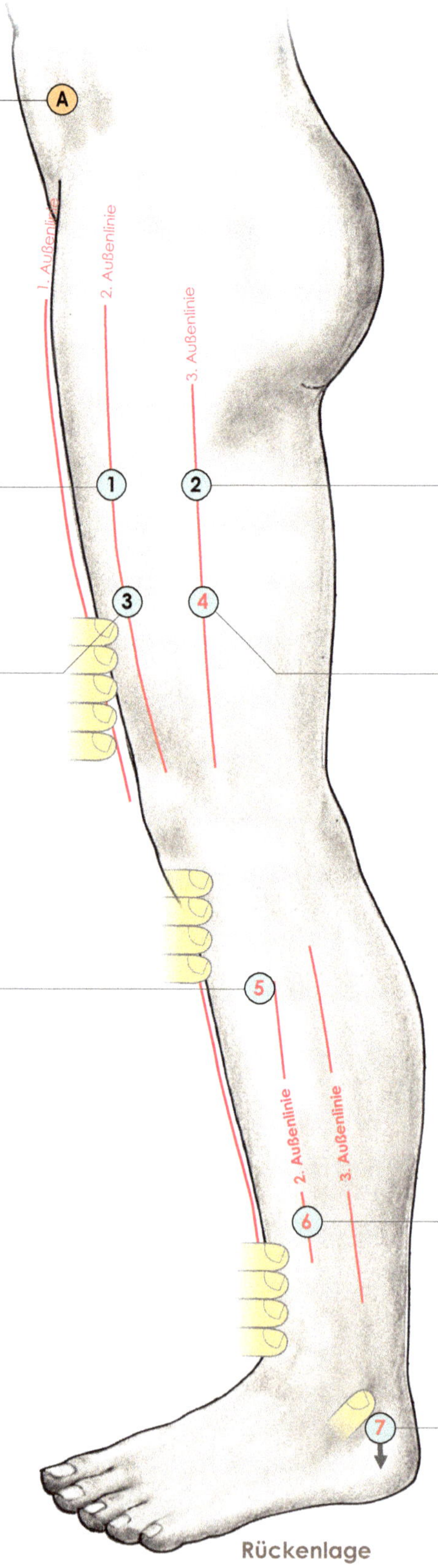

Abdomen 3. Linie-3
3 Finger unter dem Nabel • an der lateralen Grenze des M. rectus abdominis • 4 – 5 Finger lateral zur Mittellinie • Drücken Sie mit Ihren Fingerspitzen

Bein 2. Außenlinie-9
10 Finger über der Patella • auf ½ Weg von der oberen lateralen Kante der Patella zur Erhebung des Trochanter major • zwischen dem M. rectus femoris und dem M. vastus lateralis • oder alternativ, direkt anterior zum Tractus iliotibialis

Bein 3. Außenlinie-9
10 Finger über dem Knie auf dem Tractus iliotibialis • auf ½ Weg vom Knie zum Trochanter major

Bein 2. Außenlinie-7
5 Finger über der Patella • in einer leichten Vertiefung zwischen dem M. rectus femoris und dem M. vastus lateralis • alternativ: direkt anterior zum Tractus iliotibialis

Bein 3. Außenlinie-7 (Gb-31)
5 Finger über dem Knie auf dem Tractus iliotibialis • auf ¼ Weg vom Knie zum Trochanter major, bei gebeugtem Bein

Bein 2. Außenlinie-3 (Ma-36)
4 Finger unter der unteren Kante der Patella • auf dem M. Tibialis anterior, ca. 1 Finger lateral zum Ende der Tibia • strahlt zum Fuß aus

Bein 2. Außenlinie-1 (Gb-38)
4 Finger über dem Außenknöchel • lateral zum M. tibialis Anterior, 1 Finger anterior zur Fibula • Wenn der Punkt zu nah an der Fibula gedrückt wird kann es zu einem schneidenden Schmerz kommen

Außenfuß-4 (Bl-61)
suchen sie eine leichte Vertiefung an der Ferse, auf ½ Weg von der Spitze des Knöchels zur posterioren inferioren Grenze der Ferse • 1 Finger unterhalb des Knöchels, auf einer gedachten Linie entlang der posterioren Grenze des Knöchels • drücken Sie und schieben Sie abwärts

Problembeschreibung:

- *Steifheit, Irritation und Schmerzen treten entlang der Rückseite des Beins und oftmals um den äußeren Knöchel auf.*
- *Die Steifheit der rückwärtigen Beinmuskulatur kann getastet werden.*
- *Die Schmerzen werden beim Stehen und Gehen stärker.*
- *Die Beschwerden treten nach ausgiebiger körperlicher Aktivität auf, z. B. Gehen oder Laufen. Sie können auch nach längerem Stehen, Autofahren, Sitzen oder anderen längeren Ruhehaltungen auftreten.*
- *Die Beschwerden treten typischerweise bei Klienten mit verkürzter Muskulatur an der Rückseite der Beine auf.*

Behandlungsschritte

1. Massage der Außenseite des Beins

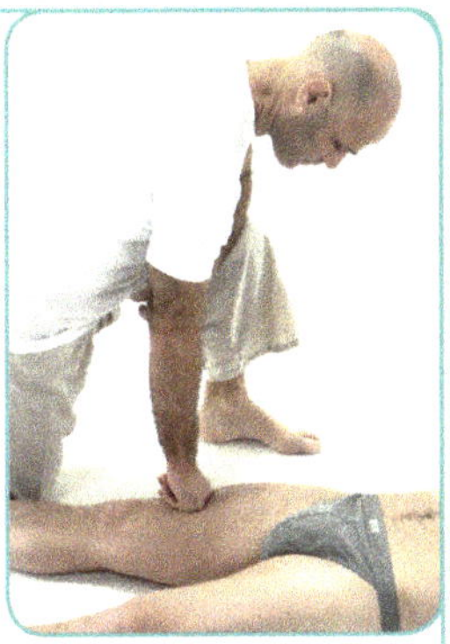

Positionieren Sie Ihren Klienten in der Rückenlage. Massieren Sie die Außenseite des Beins mit Handballendruck (oder alternativ mit Ihrer Faust). Setzen Sie Ihr Körpergewicht ein, Sie beginnen am Knie und massieren das Bein ein- bis dreimal aufwärts bis zur Hüfte und wieder hinunter.

2. Therapielinien des Beins

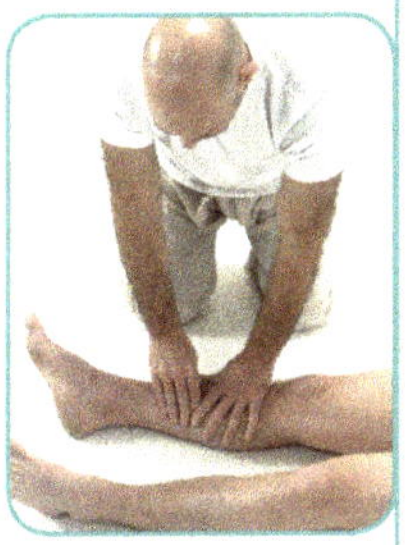

Massieren Sie die drei Außenlinien des Beins, beginnend am Außenknöchel ein- bis dreimal aufwärts bis zur Hüfte und wieder zurück. Verwenden Sie eine beliebige, Ihnen bekannte Technik. Schenken Sie der 2. Außenlinie des Unterschenkels, sowie der 2. und 3. Außenlinie des Oberschenkels besonders viel Zeit.

3. Akupressurpunkte

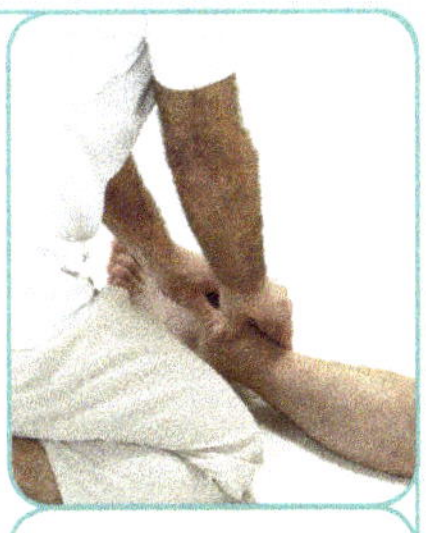

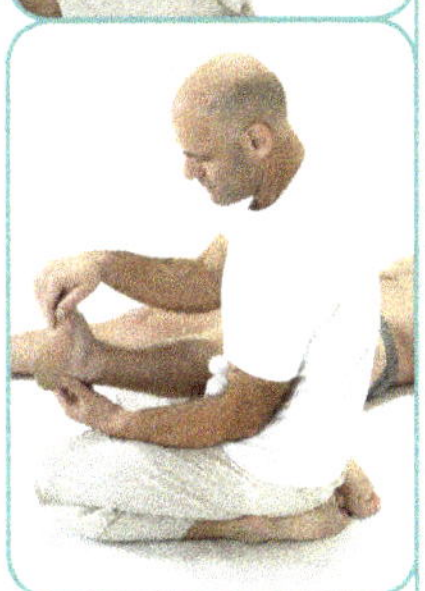

Phase a. Drücken Sie die Punkte (1) bis (6). Wiederholen Sie die Behandlung der Punkte so lange, wie sich eine Besserung der Symptome zeigt, bis zu maximal 10 Wiederholungen. Hören Sie auf, wenn die Punkte empfindlich werden. Verwenden Sie so viel Druck, wie es für Ihren Klienten angemessen ist.

Phase b. Drücken Sie Punkt (7). Drücken Sie ein- und abwärts (siehe Pfeil). Während Sie Punkt (7) drücken beugen Sie den Fuß Ihres Klienten (Knöchelflexion).

Optionale ergänzende Maßnahmen

4. Dehnung der Rückseite des Beins

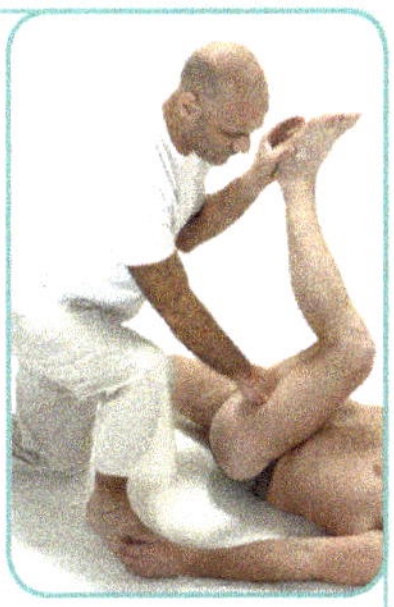

Dehnen Sie vorsichtig die Rückseite des Beins Ihres Klienten. Es kann zu leichten Schmerzen bei der Dehnung kommen. Überdehnen Sie die Muskulatur nicht, hören Sie auf, wenn es zu einem einschneidenden Schmerz kommt. Schieben Sie den Oberschenkel Ihres Klienten mit einer Hand zu seinem Abdomen. Dann schieben Sie seine Ferse mit der anderen Hand vorwärts und dehnen das Bein, während Sie mit Ihrer Faust Druck auf die Rückseite seines Oberschenkels ausüben. Halten Sie die Dehnung für mehrere Sekunden aufrecht, dann lösen Sie sie. Drücken Sie zunächst nahe des Gesäßes, dann auf halben Weg zwischen Gesäß und Knie, dann direkt über dem Knie (auf dem Oberschenkel). Drücken Sie den Oberschenkel, schieben Sie die Ferse vor, dehnen und lösen Sie. Wiederholen Sie die Technik ein- oder zweimal.

5. Beindehnung

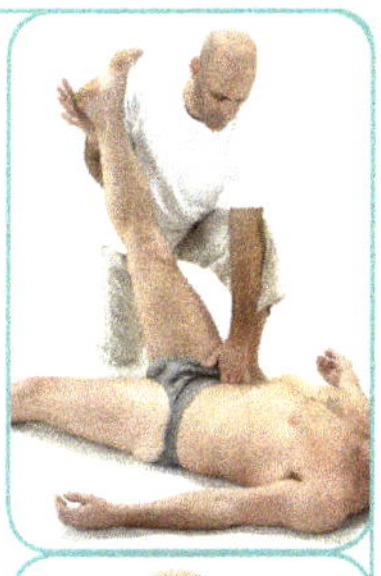

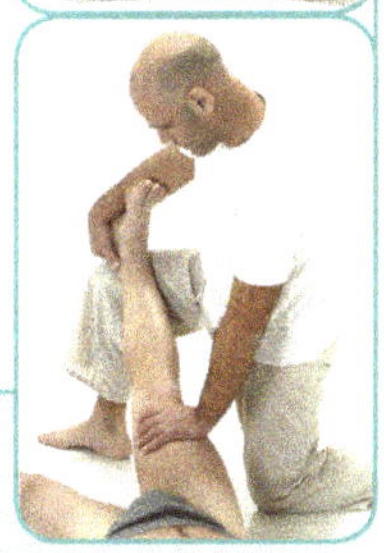

Drücken Sie extra Punkt (A) mit Ihren Daumen (oder alternativ mit Ihren Fingern), während Sie die Ferse Ihres Klienten bei gestrecktem Bein vorschieben. Schieben Sie, soweit wie es für Ihren Klienten möglich ist, jedoch nicht weiter als 90 Grad. Halten Sie den Druck für 10 bis 15 Sekunden aufrecht und dann lösen Sie den Druck und die Dehnung. Wiederholen Sie diese Technik drei- bis viermal.

Vorsichtsmaßnahmen:

- *Konsultieren Sie einen Spezialisten, bevor Sie akute oder unklare Beinbeschwerden behandeln.*
- *Behandeln Sie täglich bis zur Genesung. Bei nicht akuten Fällen behandeln Sie zweimal wöchentlich.*
- *Wiederholen Sie die Behandlung erst, nachdem der Klient keine Schmerzen von der vorigen Behandlung mehr hat (falls das der Fall war).*
- *Weisen Sie Ihren Klienten an längere statische Haltungen sowie Überlastungen der Beine zu vermeiden.*

Routine - 46 BEINE

Schmerzen in der Leiste

●● ein häufiges Beschwerdebild

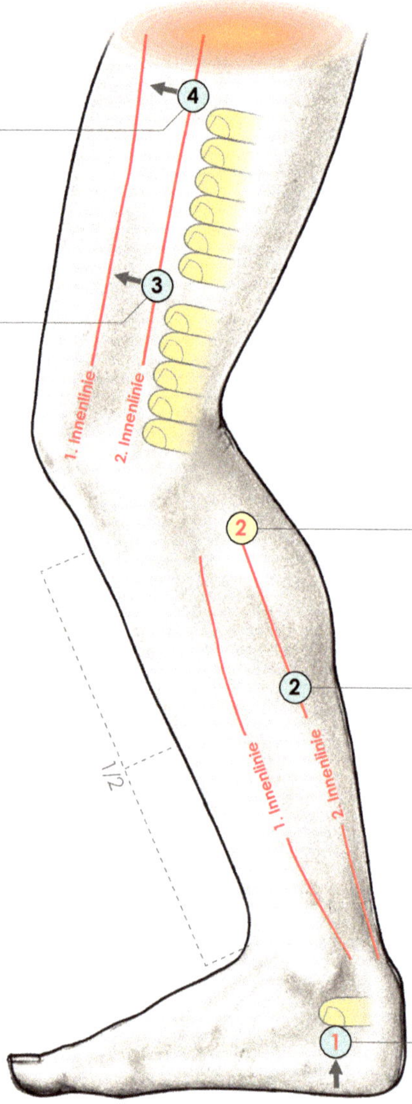

Bein 2. Innenlinie-14
12 Finger über dem medialen Epicondylus des Femur • in einer Vertiefung auf dem M. adductor longus • auf einer gedachten Linie vom medialen Epicondylus des Femur zu dem Punkt in der Leistenbeuge, an dem der Puls der Arteria femoralis gut zu tasten ist

Bein 2. Innenlinie-11
5 Finger über dem medialen Epicondylus des Femur • in einer Vertiefung zwischen dem M. vastus medialis und den Adduktoren • drücken Sie gerade in den M. vastus medialis und dann aufwärts

Bein 2. Innenlinie-8 (Le-7)
unterhalb des medialen Condylus der Tibia • 3 Finger unter dem Knie

Bein 2. Innenlinie-7
auf ½ Weg vom Knöchel zum Knie • zwischen dem M. soleus und dem M. gastrocnemius • unterhalb des M. gastrocnemius, wenn er kontrahiert ist

Innenfuß-5 (Ni-6)
direkt unter dem Innenknöchel • suchen Sie eine schmale Vertiefung zwischen der inferioren Kante des Knöchels und des Talus

Rückenlage

Problembeschreibung:

- *Die Schmerzen treten am oberen Ende des Oberschenkels, an einem oder beiden Beinen auf.*
- *Die Schmerzen werden in verschiedenen Dehnungen der Beine stärker - meistens bei Flexion, Abduktion oder Außenrotation der Hüfte.*
- *Die Beschwerden sind typisch für Tänzer und Yogaübende, sie sind ein Resultat von Überdehnung. Sie können auch auf Grund einer Verletzung auftreten, zu der es durch ein forciertes Spreizen der Beine kam, z. B. beim Ski- oder Schlittschuhlaufen.*
- *Das Beschwerdebild ist den "Schmerzen an der Innenseite des Oberschenkels" (Routine 47) sehr ähnlich, wird jedoch etwas anders behandelt*

Behandlungsschritte

Allgemeine Anweisungen

Behandeln Sie den schmerzhaften Oberschenkel oder beide Oberschenkel, wenn die Schmerzen beidseitig sind. Verwenden Sie nur Handballendruck auf der Innenseite des Oberschenkels, verwenden Sie keinen Daumendruck, da die Innenseite des Oberschenkels sehr empfindlich sein kann.

1. Massage der Innenseite des Beins

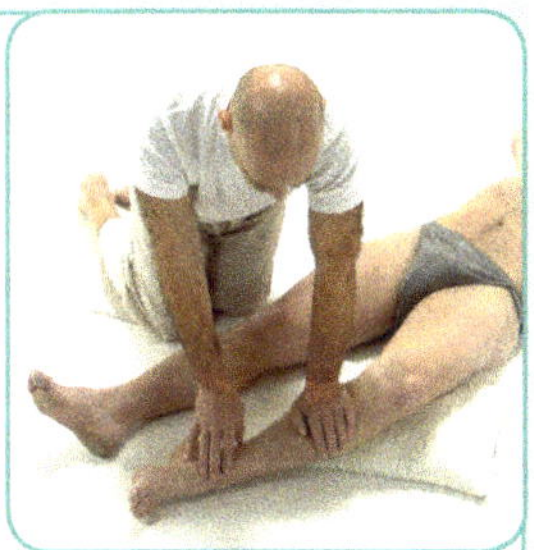

Positionieren Sie Ihren Klienten in der Rückenlage. Massieren Sie die Innenseite des Beins mit einer beliebigen, Ihnen bekannten Technik. Setzen Sie Ihr Körpergewicht ein, Sie beginnen am Innenknöchel und massieren das Bein ein- bis dreimal aufwärts bis zur Hüfte und wieder hinunter. Thai-Massagepraktiker: Verwenden Sie Handballendruck.

2. Therapielinien der Innenseite des Beins

Massieren Sie die 1. und 2. Innenlinie des Beins, beginnend am Innenknöchel ein- bis dreimal aufwärts bis zur Hüfte und wieder zurück. Verwenden Sie eine beliebige, Ihnen bekannte Technik. Wenden Sie keinen Daumendruck am Oberschenkel an, sofern die Muskulatur empfindlich reagiert, wenden Sie stattdessen Handballen- oder Faustdruck an. Thai-Massagepraktiker: Behandeln Sie die Linien mit Daumen- oder Handballendruck.

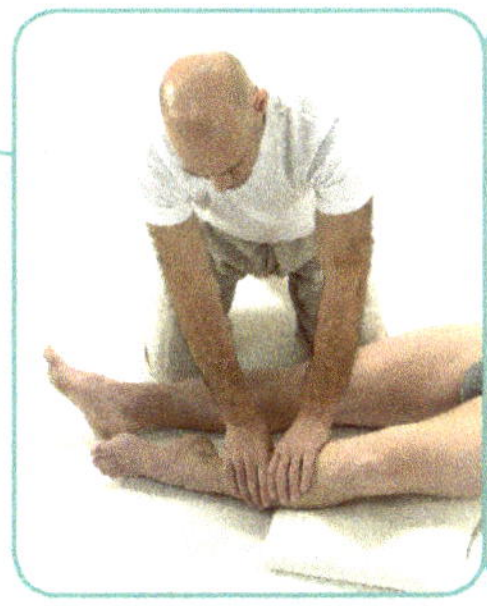

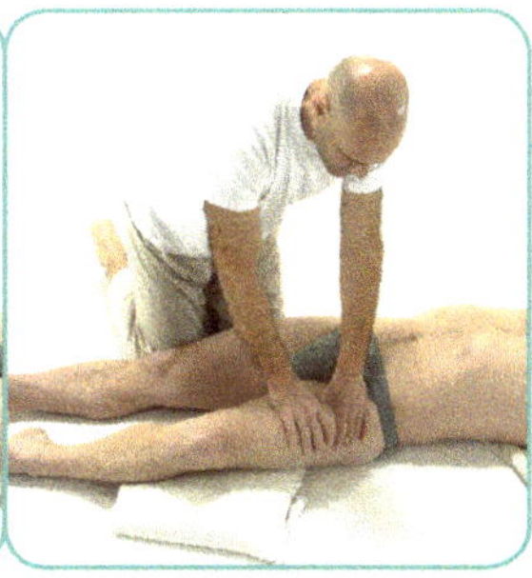

3. Akupressurpunkte

Drücken Sie die Punkte (1) bis (4). Verwenden Sie Ihre Daumen um die Punkte (1) und (2) zu drücken. Verwenden Sie Ihre Handballen um die Punkte (3) und (4) zu drücken. Drücken Sie ein- und aufwärts (siehe Pfeile). Versuchen Sie auch den alternativen Punkt (2). Finden Sie heraus, welcher der Punkte effektiver ist. Wiederholen Sie den Druck auf den Punkten so lange wie sich eine Besserung der Symptome zeigt, bis zu maximal 10 Wiederholungen. Hören Sie auf, wenn die Punkte empfindlich werden. Verwenden Sie so viel Druck, wie es für Ihren Klienten angemessen ist.

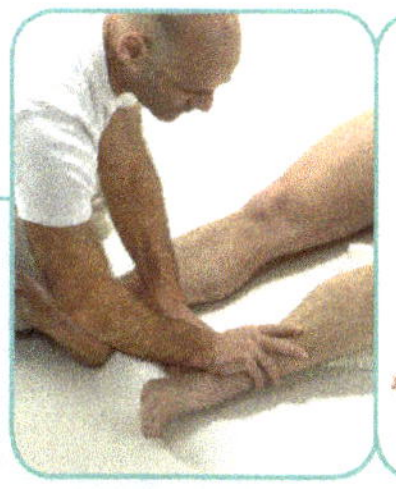

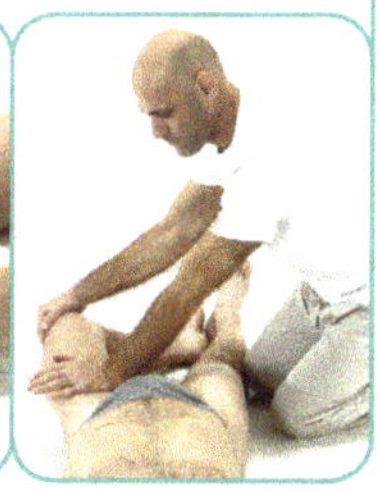

Vorsichtsmaßnahmen:

- *Konsultieren Sie einen Spezialisten, bevor Sie akute oder unklare Beinbeschwerden behandeln.*
- *Verwenden Sie nur Handballendruck bei der Behandlung der Innenseite des Oberschenkels, verwenden Sie keinesfalls Daumendruck, da die Innenseite des Oberschenkels sehr empfindlich sein kann.*
- *Vermeiden Sie Dehnungen bei der Behandlung von akuten Beschwerden.*
- *Behandeln Sie täglich bis zur Genesung. Bei nicht-akuten Fällen behandeln Sie zweimal wöchentlich.*
- *Wiederholen Sie die Behandlung erst, nachdem der Klient keine Schmerzen von der vorigen Behandlung mehr hat (falls das der Fall war).*
- *Weisen Sie Ihren Klienten an Beindehnungen zu vermeiden, die die Schmerzen verstärken.*

Ausgewählte Akupressurpunkte

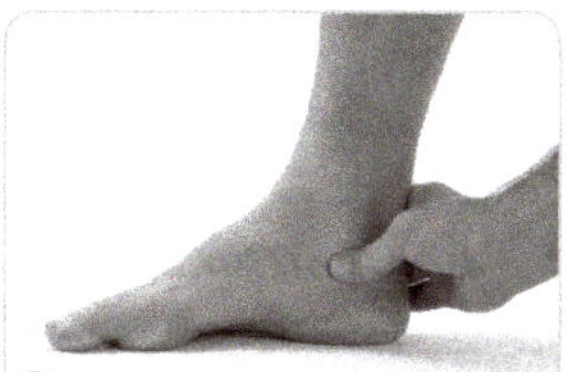

(1)

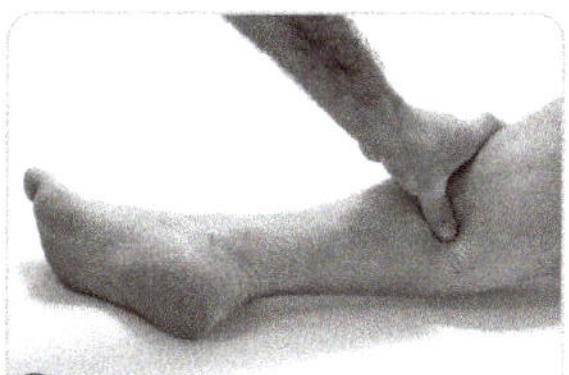

(2)

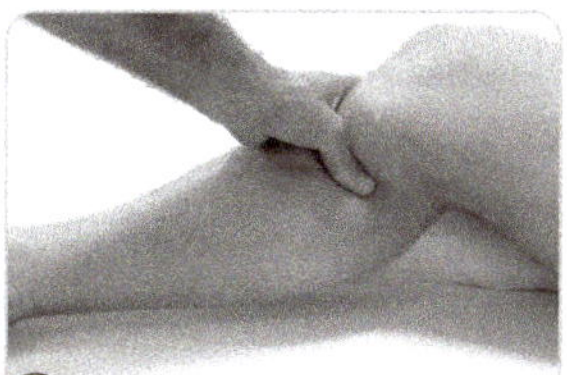

(2)

Schmerzen an der Innenseite des Oberschenkels

● ein seltenes Beschwerdebild

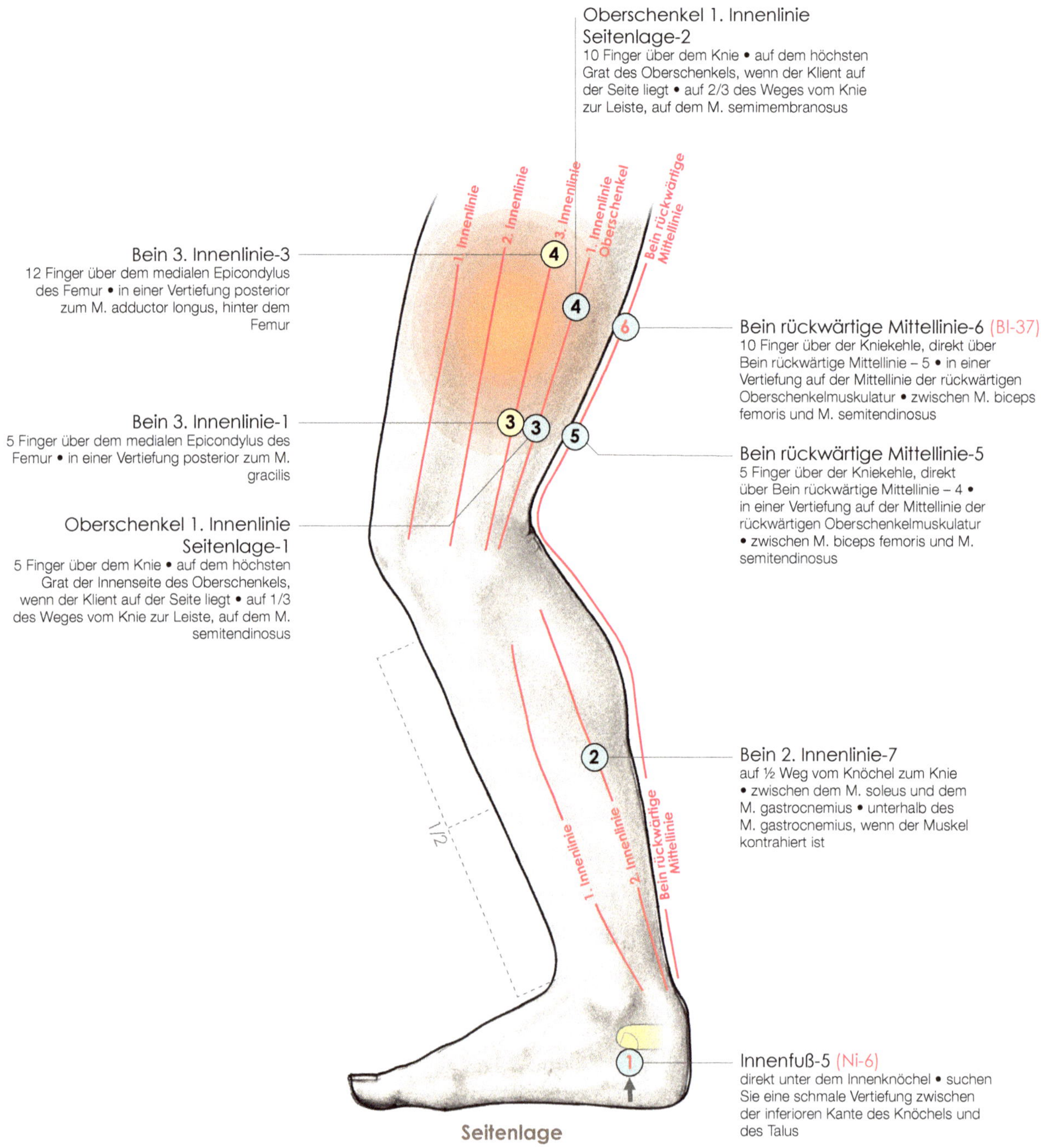

Problembeschreibung:

- *Schmerzen treten an der Innenseite des Oberschenkels auf.*
- *Es kommt zu Schmerzen an nur einem oder beiden Beinen.*
- *Die Innenseite des Oberschenkels kann berührungsempfindlich sein.*
- *Die Schmerzen werden bei verschiedenen Dehnungen der Beine stärker - besonders bei Flexion, Abduktion und Außenrotation der Hüfte.*
- *Die Beschwerden sind typisch für Tänzer und Yogaübende, sie sind ein Resultat von Überdehnung. Sie können auch auf Grund einer Verletzung auftreten, zu der es durch ein forciertes Spreizen der Beine kam, z. B. beim Ski- oder Schlittschuhlaufen.*
- *Die Beschwerden sind den "Schmerzen in der Leiste" sehr ähnlich (Routine 46), werden jedoch etwas anders behandelt.*

Behandlungsschritte

Allgemeine Anweisungen

Die Beschwerden sind den "Schmerzen in der Leiste" ähnlich und können möglicherweise mit Routine 46 behandelt werden.

Versuchen Sie Routinen 46 und 47, verwenden sie die effektivere. Verwenden Sie nur Handballendruck bei der Behandlung der Innenseite des Oberschenkels, verwenden Sie auf der Innenseite des Oberschenkels keinen Daumendruck, da der Oberschenkel sehr empfindlich sein kann.

1. Massage der Innenseite des Beins

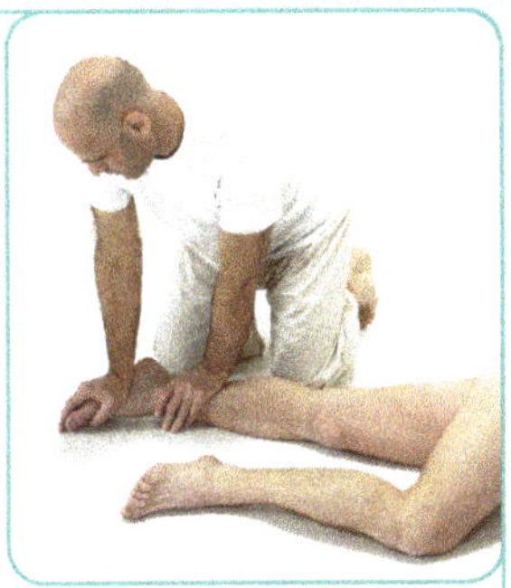

Positionieren Sie Ihren Klienten in der Seitenlage. Massieren Sie die Innenseite des Beins mit einer beliebigen, Ihnen bekannten Technik. Setzen Sie Ihr Körpergewicht ein, Sie beginnen am Innenknöchel und massieren das Bein ein- bis dreimal aufwärts bis zur Hüfte und wieder hinunter. Thai-Massagepraktiker: Verwenden Sie Handballendruck.

2. Therapielinien der Innenseite des Beins

Massieren Sie die Innenlinien und die rückwärtige Mittellinie des Beins in der Seitenlage, beginnend am Innenknöchel ein- bis dreimal aufwärts bis zur Hüfte und wieder zurück. Verwenden Sie eine beliebige, Ihnen bekannte Technik. Wenden Sie keinen Daumendruck am Oberschenkel an, sofern die Muskulatur empfindlich reagiert, wenden Sie stattdessen Handballen- oder Faustdruck an. Thai-Massagepraktiker: Behandeln Sie die Linien mit Daumen- oder Handballendruck.

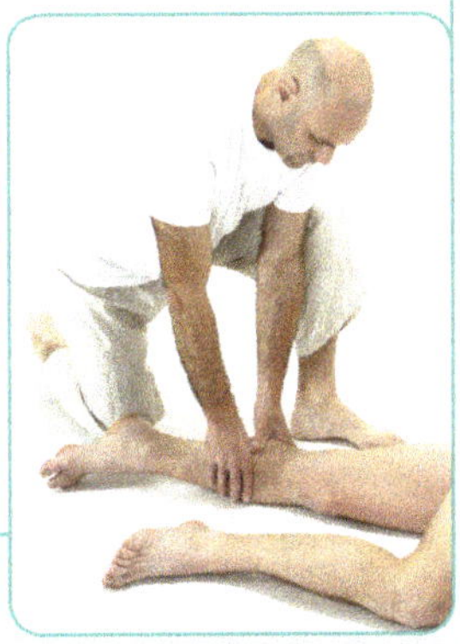

3. Akupressurpunkte

Drücken Sie die Punkte (1) bis (6). Verwenden Sie Ihre Daumen um die Punkte (2), (5) und (6) zu drücken. Verwenden Sie Ihre Handballen um die Punkte (1), (3) und (4) und deren Alternativpunkte zu drücken. Versuchen Sie auch die alternativen Punkte. Finden Sie heraus, welche Punkte effektiver sind. Sie können sowohl die alternativen, als auch die primären Punkte behandeln, wenn beide effektiv sind. Wiederholen Sie den Druck auf den Punkten so lange wie sich eine Besserung der Symptome zeigt, bis zu maximal 10 Wiederholungen. Hören Sie auf, wenn die Punkte empfindlich werden. Verwenden Sie so viel Druck, wie es für Ihren Klienten angemessen ist.

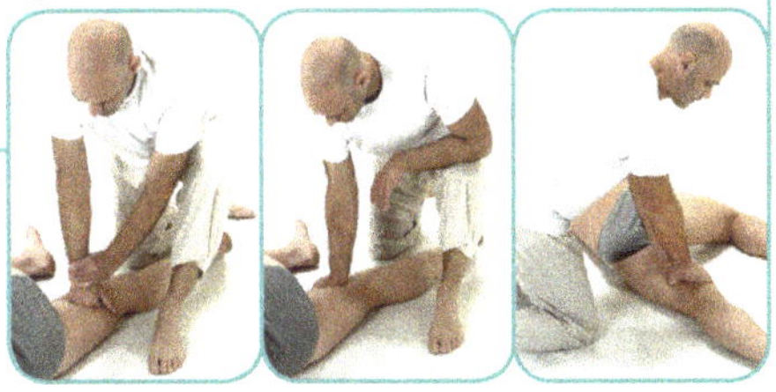

Vorsichtsmaßnahmen:

- *Konsultieren Sie einen Spezialisten, bevor Sie akute oder unklare Beinbeschwerden behandeln.*
- *Verwenden Sie nur Handballendruck bei der Behandlung der Innenseite des Oberschenkels, verwenden Sie keinesfalls Daumendruck, da die Innenseite des Oberschenkels sehr empfindlich sein kann.*
- *Vermeiden Sie Dehnungen bei der Behandlung von akuten Beschwerden.*
- *Behandeln Sie täglich bis zur Genesung. Bei nicht akuten Fällen behandeln Sie zweimal wöchentlich.*
- *Wiederholen Sie die Behandlung erst, nachdem der Klient keine Schmerzen von der vorigen Behandlung mehr hat (falls das der Fall war).*
- *Weisen Sie Ihren Klienten an Beindehnungen zu vermeiden, die die Beschwerden verstärken.*

Ausgewählte Akupressurpunkte

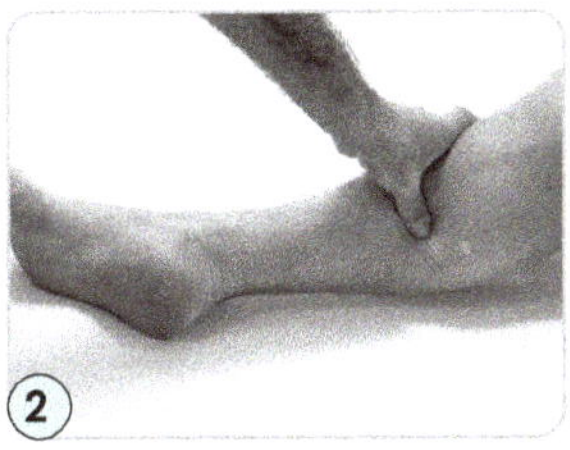

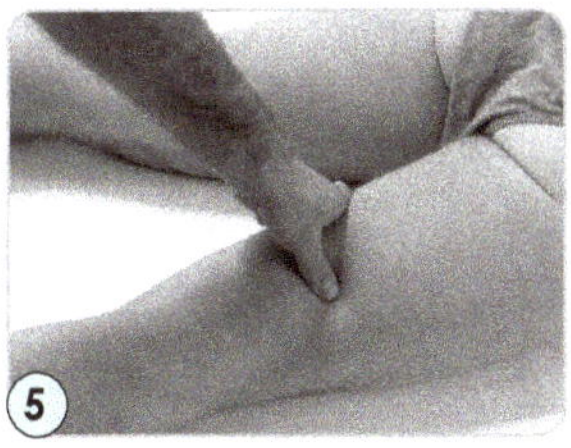

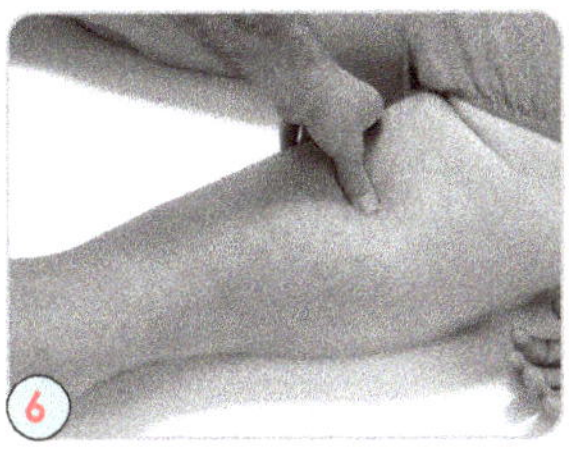

Behandlungsroutinen dieses Kapitels

Routine - 48 **„Schmerzen an der Außenseite des Knies"**
Routine - 49 **„Schmerzen an der Innenseite des Knies"**
Routine - 50 **„Steifes Knie mit Schmerzen beim Beugen und Strecken"**

Die Behandlung von Kniebeschwerden

Das Knie ist das größte Gelenk des menschlichen Körpers. Es trägt den größten Teil des Körpergewichts und ist häufiger von Verletzungen betroffen als andere Gelenke. Die meisten Kniebeschwerden hängen mit Beanspruchung und Verschleiß durch wiederholte Belastungen zusammen. Thai-Akupressurroutinen sind sehr effektiv bei der Behandlung von Kniebeschwerden die keine Operation erfordern. Schwere Bänderrisse zum Beispiel, erfordern eine Operation.
Wählen Sie eine der drei Routinen entsprechend der Symptome die für die Thai-Diagnose relevant sind aus (siehe Diagnosetafel), unabhängig von der Definition der Beschwerden durch die westliche Medizin. Wenn die Symptome Ihres Klienten mit den Symptomen, die in einer der Thai-Routinen beschrieben werden übereinstimmen, wenden Sie diese an und beobachten Sie die Reaktion Ihres Klienten. Wenn der Druck Ihrem Klienten gut tut, wird Ihre Behandlung gute Ergebnisse bringen. Wenn Sie eine Verbesserung feststellen, fahren Sie mit der Behandlung fort.

Thai-Routinen	Mögliche zu Grunde liegende Erkrankungen
Schmerzen an der Außenseite des Knies	Strukturelle und haltungsbedingte Fehlstellungen Muskuläre Erkrankungen Kniegelenkarthrose Meniskusschäden Iliotibiales Bandsyndrom Knieaußenband-Ruptur Einklemmung des N. fibularis communis (gemeinsamer Wadenbeinnerv)
Schmerzen an der Innenseite des Knies	Strukturelle und haltungsbedingte Fehlstellungen Muskuläre Erkrankungen Kniegelenkarthrose Meniskusschäden Knieinnenband-Ruptur Vorderer Krauzbandriss (VKB-Ruptur)
Steifes Knie mit Schmerzen beim Beugen und Strecken	Strukturelle und haltungsbedingte Fehlstellungen Muskuläre Erkrankungen Kniegelenkarthrose Patella-Tendonitis (Springerknie) Patellofemorales Schmerzsyndrom (Läuferknie) Präpatellare Bursitis Baker-Zyste (Poplitealzyste) Hinterer Kreuzbandriss (HKB-Ruptur) Vorderer Kreuzbandriss (VKB-Ruptur) Popliteales Entrapment-Synsrom

Erkrankungen der Knie

Verschiedene Arten von Kniebeschwerden gegeneinander abzugrenzen ist eher theoretisch als praktisch, da Knieschmerzen meistens durch verschiedene Beschwerden gleichzeitig entstehen.

Strukturelle und haltungsbedingte Fehlstellungen

Genu valgum (X-Beine), Genu varum (O-Beine) und Genu recurvatum (unphysiologische Überstreckbarkeit des Knies) sind Beinfehlstellungen, die zu einem Kräfteungleichgewicht in den Kniegelenken führen und zu der Entstehung von verschiedenen Krankheiten beitragen. Diese Fehlstellungen hängen mit einer genetischen Vererbbarkeit zusammen. Sie führen aber bei einem aktiven Kind oder Erwachsenen, der einen gesunden Lebenswandel pflegt nicht unbedingt zu Beschwerden. Diese Fehlstellungen werden verschlimmert durch körperliche Schwäche, Verletzungen und Erkrankungen der Knie.

Patella-Tendonitis (Springerknie)

Degeneration des Kollagen der Patella-Sehne, in der Regel unterhalb der Patella (Kniescheibe), meistens verursacht durch den wiederholten Aufprall bei Sprüngen. Die Beschwerden kommen häufig bei Athleten vor, besonders bei Läufern und Springern. Schmerzen an der Vorderseite des Knies bilden die hauptsächlichen Beschwerden.

Patellofemorales Schmerzsyndrom (Läuferknie / Chondropathia patellea)

Eine Degeneration des Knorpels oder eine Verletzung durch sportliche Aktivität, z. B. Laufen, Springen, Klettern, etc. ...) Die Ursache der Schmerzen ist nicht vollständig geklärt. Symptome umfassen Schmerzen an der Vorderseite des Knies bei Beugung, besonders, wenn das Knie für längere Zeit gebeugt wird und bei Streckung, besonders wenn das Knie einem Gewicht entgegen gestreckt wird (Treppensteigen).

Kniegelenkarthrose

Die Degeneration des Knorpelüberzugs der Kniegelenke gehört zu den häufigsten Ursachen für Kniebeschwerden. Sie kommt typischerweise bei Patienten über 50 Jahren vor und betrifft häufig übergewichtige Menschen. Andere Entstehungsfaktoren sind Kniegelenktraumata, wie z. B. Meniskusrisse oder Schäden an den Bändern. Die Symptome werden mit Fortschreiten der Erkrankung stärker, sie umfassen: Steifheit des Knies, Einschränkung der Beweglichkeit, Schmerzen bei Aktivität, Schwellungen des Gelenks, Schmerzen am Gelenk und ein Gefühl der Instabilität.

Verletzungen der Kniegelenkbänder

Vorderer Kreuzbandriss (VKB-Ruptur), Hinterer Kreuzbandriss (HKB-Ruptur), Knieinnenband-Ruptur und Knieaußenband-Ruptur sind Verletzungen der Bänder zu denen es meistens durch sportliche Aktivitäten kommt. Sie verursachen Unwohlsein, Schmerzen, Entzündungen und Instabilität. Bei vollständigen Abrissen kann eine Operation notwendig werden.

Meniskusschäden

Die Menisken sind eine besondere Form des Knorpels in den Kniegelenken, die als Aufprall-Puffer fungieren. Meniskusrisse werden normalerweise durch ein Trauma verursacht, zu dem es durch ein plötzliches Verdrehen des Beins bei sportlicher Aktivität (wobei das Körpergewicht vom belasteten Bein gehalten wird) kommt. Sie können auch das Resultat einer Verletzung, zu der es durch Überlastung kommt oder einer langsamen Degeneration über viele Jahre sein. Es kann sein, dass nur einer der Menisken verletzt ist oder dass beide Menisken gleichzeitig betroffen sind. In 80% der Fälle ist der mediale Meniskus verletzt.

Iliotibiales Bandsyndrom

Die Entzündung eines kleinen Schleimbeutels (Bursitis) oder anderer Weichteile an der lateralen Seite des Knies. Es handelt sich um eine häufige Verletzung bei Radfahrern, Läufern oder anderen Sportlern, deren Disziplin ein wiederholtes Beugen und Strecken des Knies erfordert. Ursache ist ein Reiben des Iliotibialbandes gegen den Epicondylus lateralis femoris. Es kommt zu scharfen und brennende Schmerzen, die bei körperlichen Aktivitäten, die das Strecken und Beugen des Knies erfordern zunehmen. Die Außenseite des Knies kann empfindlich und geschwollen sein.

Präpatellare Bursitis

Die Entzündung des präpatellaren Schleimbeutels, verursacht durch direkten Druck auf den unteren Teil der Kniescheibe. Die Beschwerden sind typisch für Menschen die viele Stunden kniend arbeiten. Symptome umfassen Schmerzen am vorderen Knie, Entzündung, Rötung, Schwellungen und Schwierigkeiten beim Gehen.

Baker-Zyste (Poplitealzyste)

Ein mit Flüssigkeit gefüllter Beutel in de Kniekehle, verursacht Unbehagen und Schmerzen, hauptsächlich hinter dem Knie, manchmal auch an der Vorderseite des Knies. Die Beschwerden werden verursacht durch Meniskus- oder Bänderrisse, Arthrose und andere Knieerkrankungen die eine gesteigerte Produktion von Synovialflüssigkeit mit sich bringen. Wiederholte Irritation der Schleimbeutel über viele Jahre kann zu deren Verkalkung führen. Es kommt zu einer verstärkten Sensibilität an der Kniekehle.

Muskuläre Erkrankungen

Muskuläre Hypertonie - umfasst verspannte Muskulatur der Beine auf Grund von neurologischen Schäden, schlechter Körperhaltung, ungeschickten Bewegungsmustern und/oder anderen Arten von wiederholter Überlastung.

Muskuläre Schwäche - auf Grund von mangelnder Bewegung (moderner Lebensstil).

Myofasziale Triggerpunkte - in verspannter Muskulatur (können auch Schmerzen zum Knie übertragen).

Muskelschmerzen - verursacht durch Verletzungen oder wiederholte Überlastung und Degeneration.

Jede der oben genannten muskulären Erkrankungen führt zu schlechter Koordination zwischen den Muskeln, zu Kräfteungleichgewichten im Knie, sie verursachen langfristig Bewegungsbeeinträchtigungen, Schmerzen und verschiedene Kniebeschwerden.

Popliteales Entrapment-Syndrom

Kompression von Nerven und Arterien in der Kniekehle. Symptome können Knieschmerzen, Schwellungen, brennendes oder kribbelndes Gefühl, Taubheit und Einschränkungen der Beweglichkeit mit Schwierigkeiten beim Gehen umfassen.

Einklemmung des N. fibularis communis (gemeinsamer Wadenbeinnerv)

Die Kompression des gemeinsamen Wadenbeinnervs an der lateralen Seite des Knies, in der Umgebung des Fibulakopfes. Symptome können Schmerzen am äußeren Knie, brennendes oder kribbelndes Gefühl, Taubheit und Einschränkungen der Beweglichkeit mit Schwierigkeiten beim Gehen umfassen.

Kontraindikationen und Warnhinweise

- Jede Dehnung bei akuten Beschwerden
  Vorsichtiges Dehnen kann bei chronischen Beschwerden hilfreich sein, kann jedoch bei akuten Beschwerden Schaden bringen.
- Jede Dehnung bei starker Schwäche und Instabilität des Knies
- Direkter Druck auf entzündetes Gewebe
  Wenn Ihr Druck scharfe Schmerzen auslöst, kann die Ursache eine Entzündung sein. Direkter Druck auf ein entzündetes Areal wird die Entzündung verschlimmern und ist kontraindiziert (eine direkte, sanfte Massage ist jedoch hilfreich bei chronischen Entzündungen). Behandeln Sie die Akupressurpunkte, die sich nicht im entzündeten Areal befinden. Die Thai-Routinen sind auch dann sehr effektiv, wenn die Punkte, die sich direkt am Knie befinden nicht behandelt werden.
  Die nicht-entzündeten Areal e zu behandeln wird gute Erfolge bringen.
- Druck auf empfindliche Linien und Punkte, die Symptome auslösen oder verstärken
- Druck der dazu führt, dass sich Ihr Klient zusammenzieht oder von Ihren Händen weg bewegt

Achtung

Falls eines der folgenden Symptome auftritt, muss der Klient zur Untersuchung an einen Arzt verwiesen werden.

- Kürzliches schweres Trauma
- Eine Verletzung, die zu Deformierungen um das Gelenk führt
- Anhaltende oder fortschreitende Schmerzen
- Anhaltende Schmerzen die plötzlich, ohne offensichtlichen Grund aufgetreten sind
- Schmerzen die nicht mechanisch bedingt sind
- Knieschmerzen die in der Nacht oder in Ruhe auftreten
- Knieschmerzen die länger als nur wenige Tage anhalten
- Blockierung des Knies (Unfähigkeit das Knie zu Strecken oder zu Beugen)
  Dahinter kann sich eine ernsthafte Verletzung verbergen.
- Schwellungen im Areal des Knies oder der Wade
- Anzeichen einer Infektion, einschließlich Fieber, Rötung oder Wärme
- Alle akuten Beschwerden
- Alle ungewöhnlichen Zeichen

Die Auswahl der Behandlungsroutine - grundsätzliche Richtlinien

In der Regel ist es einfach eine der drei Routinen auszuwählen. Sie gehen nach der Lokalisation der Beschwerden und den Bewegungen, die die Beschwerden auslösen vor. Die Untersuchung sollte mit sehr langsamen und vorsichtigen Bewegungen ausgeführt werden, die nur leichte Schmerzen verursachen.

1. Finden Sie die Bewegung heraus, die die Schmerzen auslöst oder verstärkt, danach lokalisieren Sie die Beschwerden

Bitten Sie Ihren Klienten:

a. sein Knie jeweils bis zum Schmerzpunkt zu beugen und zu strecken.

b. Ihnen die Bewegung, die die Beschwerden auslöst zu zeigen, falls es beim Beugen und Strecken nicht zu Schmerzen kommt.

c. Ihnen die exakte Lokalisation der Beschwerden zu zeigen, sobald sie ausgelöst werden.

2. Wählen Sie eine Behandlungsroutine

Wenn Sie die Lokalisation der Beschwerden kennen und die Bewegung die die Schmerzen auslöst, können Sie eine Routine auswählen. Siehe Diagnosetafel.

3. Beginnen Sie die Behandlung und stellen Sie sicher, dass Sie die passende Routine gewählt haben

Achten Sie, während Sie die Punkte drücken auf die Reaktionen Ihres Klienten und prüfen Sie, ob die gewählten Punkte relevant und wirksam sind. Bitte stellen Sie Ihrem Klienten nicht zu schnell zu viele Fragen! Lassen Sie ihn tiefer in die Konzentration eintauchen. Oft wird Ihr Klient einige Zeit brauchen, bevor er in der Lage ist auszudrücken (nicht unbedingt durch Worte), ob die behandelten Punkte relevant sind oder nicht. Sie werden oftmals erst bei der zweiten Runde in der Sie die Punkte behandeln „zuverlässige" Reaktionen von Ihrem Klienten erhalten. Stellen Sie knappe Fragen wie: „Hier?" „Gut?" „Schmerzhaft?". Wenn die Linien und die Punkte relevant und effektiv sind, fahren Sie mit der Behandlung fort - Sie haben die richtige Routine ausgewählt.

ROUTINE 48 (SEITE 218)

Schmerzen an der Außenseite des Knies

- Steifheit und Schmerzen treten an der Außenseite des Knies auf. Das Schmerzzentrum befindet sich an der Außenseite des Gelenks (Punkt 5). Das Knie kann geschwollen sein.
- Die Schmerzen können chronisch oder akut sein, sie resultieren oft aus einer abrupten "falschen" Bewegung, typischerweise während sportlicher Aktivität.
- Die Schmerzen werden stärker, wenn das Knie gedreht wird, jedoch häufig auch beim Beugen und Strecken des Knies.
- Die Beschwerden treten in der Regel nur an einem Knie auf. Patienten die eine Knieoperation hatten leiden häufig unter zwei Beschwerdebildem "Schmerzen an der Außenseite des Knies " und "Schmerzen an der Innenseite des Knies".

LOKALISATION DER BESCHWERDEN

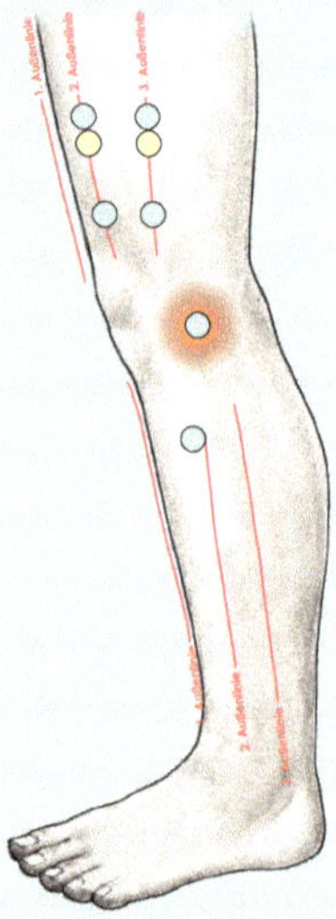

SCHMERZHAFTE BEWEGUNG

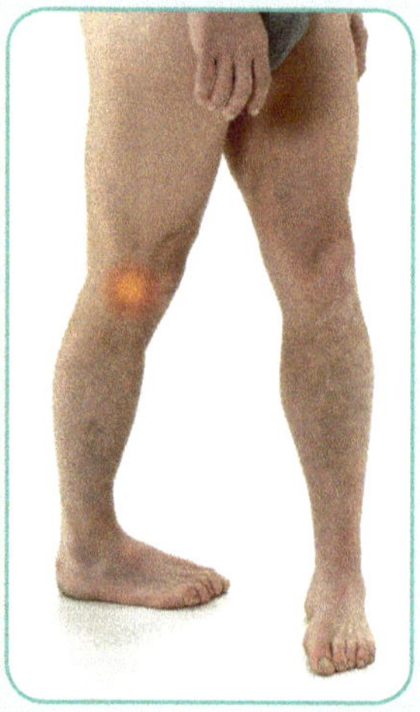

ROUTINE 49 (SEITE 220)

Schmerzen an der Innenseite des Knies

- Steifheit und Schmerzen treten an der Innenseite des Knies auf. Das Schmerzzentrum befindet sich an der Innenseite des Gelenks (Punkt 5). Das Knie kann geschwollen sein.
- Die Schmerzen können chronisch oder akut sein, sie resultieren oft aus einer abrupten "falschen" Bewegung, typischerweise während sportlicher Aktivität.
- Die Schmerzen werden stärker, wenn das Knie gedreht wird, jedoch häufig auch beim Beugen und Strecken des Knies.
- Die Beschwerden treten in der Regel nur an einem Knie auf. Patienten die eine Knieoperation hatten leiden häufig unter zwei Beschwerdebildem "Schmerzen an der Außenseite des Knies " und "Schmerzen an der Innenseite des Knies".

LOKALISATION DER BESCHWERDEN

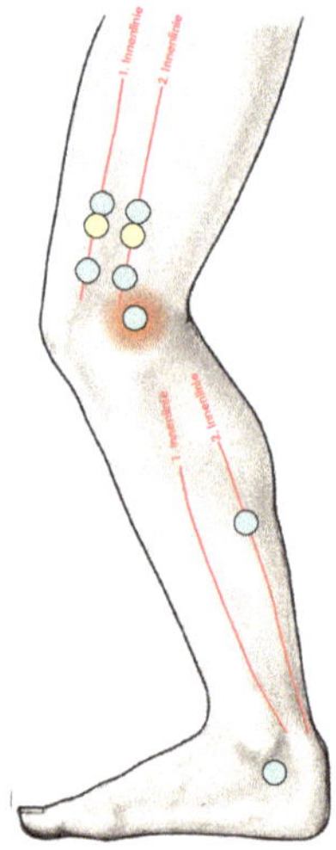

SCHMERZHAFTE BEWEGUNG

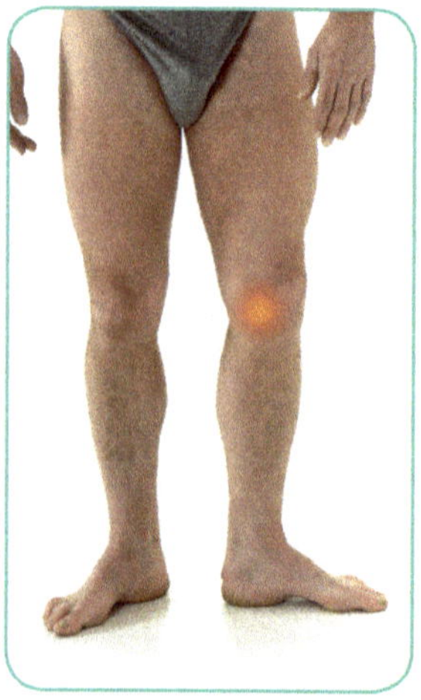

ROUTINE 50 (SEITE 222)

Steifes Knie mit Schmerzen beim Beugen und Strecken

- Steifheit und Schmerzen treten beim Beugen und Strecken des Knies auf.
- Die Schmerzen können entweder unterhalb der Kniescheibe, oberhalb der Kniescheibe, in der Kniekehle, im Knie oder an mehreren dieser Areale auftreten.
- Schmerzen unterhalb der Kniescheibe können entweder unterhalb der Mitte, der Außenseite (laterales Knieauge) oder der Innenseite (mediales Knieauge) auftreten.
- Die Schmerzen können bei teilweiser oder vollständiger Beugung und/oder teilweiser oder vollständiger Streckung aufteten.

LOKALISATION DER BESCHWERDEN

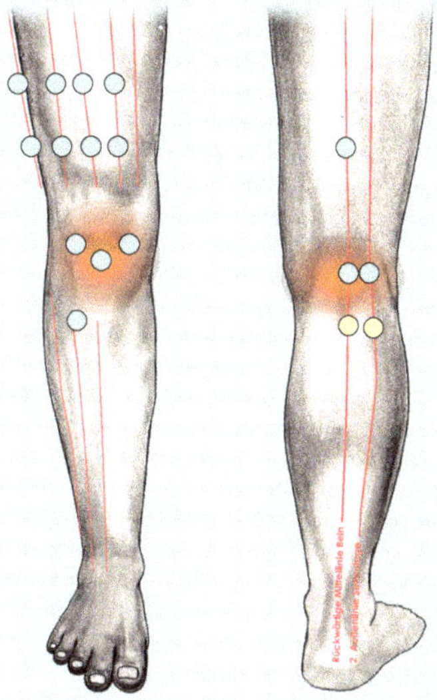

SCHMERZHAFTE BEWEGUNGEN

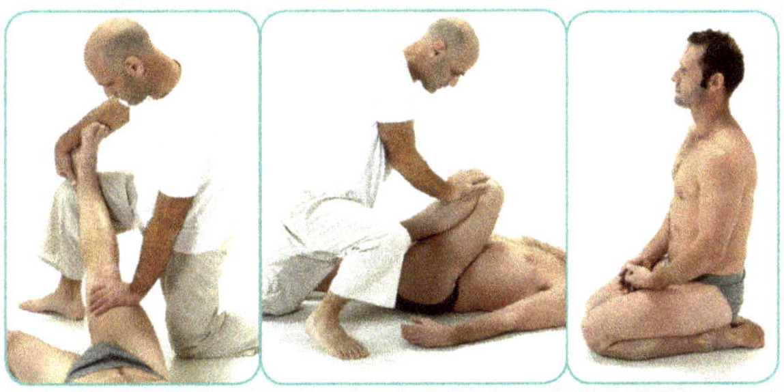

Routine - 48 KNIE

Schmerzen an der Außenseite des Knies

●●● ein sehr häufiges Beschwerdebild

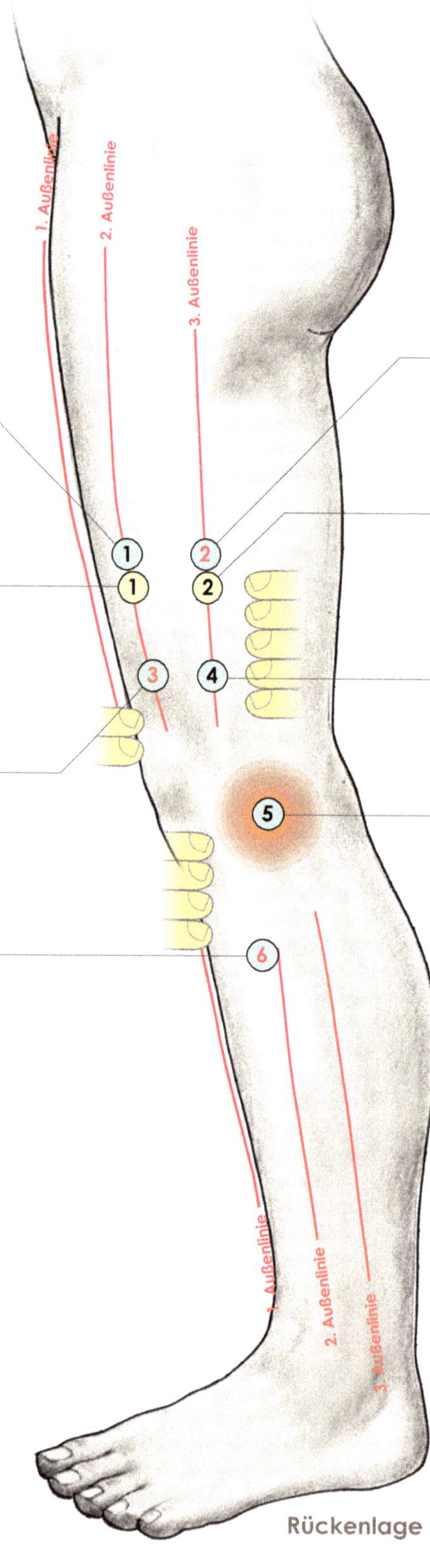

Bein 2. Außenlinie-7
5 Finger über der Patella • in einer leichten Vertiefung zwischen dem M. rectus femoris und dem M. vastus lateralis • oder alternativ, direkt anterior zum Tractus iliotibialis

Bein 2. Außenlinie-6
4 Finger über der Patella • in einer leichten Vertiefung zwischen dem M. rectus femoris und dem M. vastus lateralis • oder alternativ, direkt anterior zum Tractus iliotibialis

Bein 2. Außenlinie-5 (Ma-34)
2 Finger über der Patella • in einer leichten Vertiefung zwischen dem M. rectus femoris und dem M. vastus lateralis • oder alternativ, direkt anterior zum Tractus iliotibialis

Bein 2. Außenlinie-3 (Ma-36)
4 Finger unterhalb der unteren Kante der Patella • auf dem M. tibialis anterior, ca. 1 Finger lateral zur vorderen Schienbeinkante • strahlt zum Fuß aus

Bein 3. Außenlinie-7 (Gb-31)
5 Finger über dem Knie auf dem Tractus iliotibialis • auf ¼ des Weges vom Knie zum Trochanter major, bei gebeugtem Knie

Bein 3. Außenlinie-6
4 Finger über der lateralen Seite des Knies auf dem Tractus iliotibialis • auf ¼ Weg vom Knie zum Trochanter major

Bein 3. Außenlinie-5
2 Finger über der lateralen Seite des Knies auf dem Tractus iliotibialis

Kniegelenk-lateral
genau auf dem lateralen Teil des Kniegelenks • auf einer Höhe mit der unteren Grenze der Patella • in einer schmalen Vertiefung zwischen Femur und Tibia – der Gelenkspalt

Problembeschreibung:

- *Steifheit und Schmerzen treten an der Außenseite des Knies auf. Das Schmerzzentrum befindet sich an Punkt 5. Das Knie kann geschwollen sein.*
- *Die Schmerzen können chronisch oder akut sein, sie resultieren oft aus einer abrupten "falschen" Bewegung, typischerweise während sportlicher Aktivität.*
- *Die Schmerzen werden stärker, wenn das Knie gedreht wird, jedoch häufig auch beim Beugen und Strecken des Knies.*
- *Die Beschwerden treten in der Regel nur an einem Knie auf. Patienten die eine Knieoperation hatten leiden häufig unter zwei Beschwerdebildern "Schmerzen an der Innenseite des Knies " und "Schmerzen an der Außenseite des Knies".*

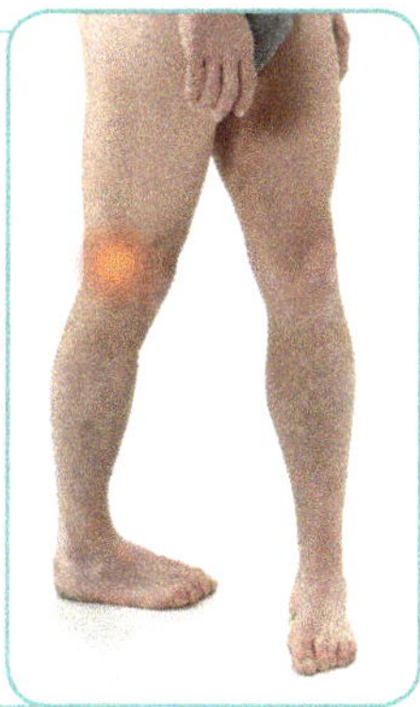

Behandlungsschritte

1. Therapielinien

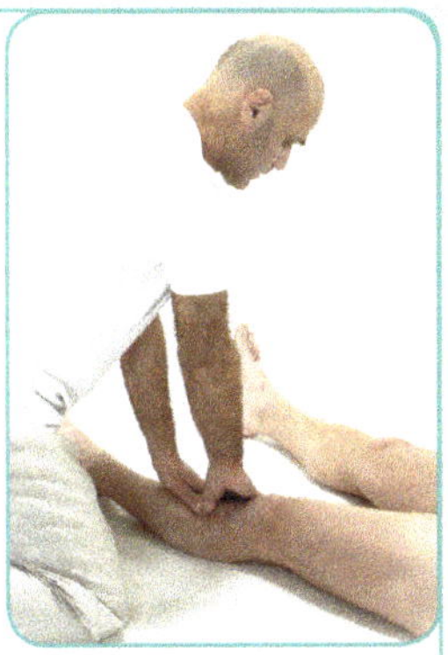

Positionieren Sie Ihren Klienten in der Seitenlage. Behandeln Sie die 2. und 3. Außenlinie des Oberschenkels. Beginnen Sie an der Hüfte, behandeln Sie die Linien zwei- bis dreimal abwärts bis zum Knie und wieder zurück. Behandeln Sie die 2. Außenlinie des Unterschenkels. Beginnen Sie am Knöchel, behandeln Sie zwei- bis dreimal hinauf zum Knie und wieder zurück. Thai-Massagepraktiker: Verwenden Sie Daumendruck..

2. Akupressurpunkte

Drücken Sie die Punkte (1) bis (6). Drücken Sie Punkt (5) nicht, wenn das Knie geschwollen oder der Punkt sehr empfindlich ist, was bei Klienten die eine Knieoperation hatten häufig vorkommt. Wiederholen Sie die Behandlung der Punkte bis zu zehnmal. Hören Sie auf, wenn die Punkte empfindlich werden. Verwenden Sie so viel Druck, wie es für Ihren Klienten angemessen ist.

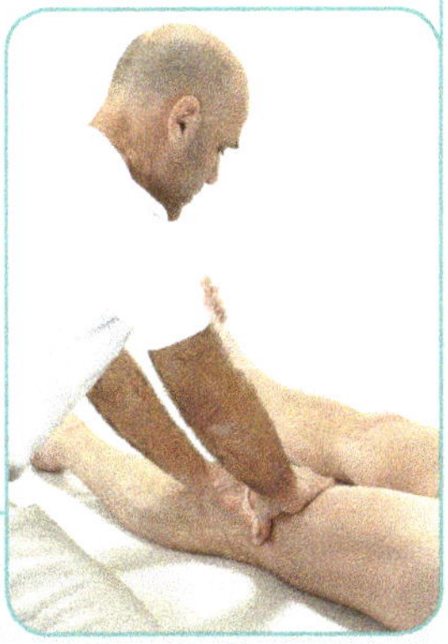

Vorsichtsmaßnahmen:

- *Konsultieren Sie einen Spezialisten, bevor Sie akute oder unklare Kniebeschwerden behandeln.*
- *Wenn Sie Kniebeschwerden behandeln, vermeiden Sie alle Dehnungen. Nur in chronischen Fällen kann besonders vorsichtiges Dehnen hilfreich sein.*
- *Eine falsche Dehnung kann dem Knie schweren Schaden zufügen.*
- *Üben Sie keinen direkten Druck auf ein geschwollenes Areal aus.*
- *Behandeln Sie täglich bis zur Genesung. In akuten Fällen behandeln Sie zweimal wöchentlich.*
- *Wiederholen Sie die Behandlung erst, nachdem der Klient keine Schmerzen von der vorigen Behandlung mehr hat (falls das der Fall war).*

Dehnungen die eine Gefahr für das Knie bergen

Die folgenden Fotos zeigen Dehnungen aus der Thai-Massage, die zu einer Knieverletzung führen können. Seien Sie damit vorsichtig, wenn Sie einen Klienten mit einem schwachen oder instabilen Knie behandeln.

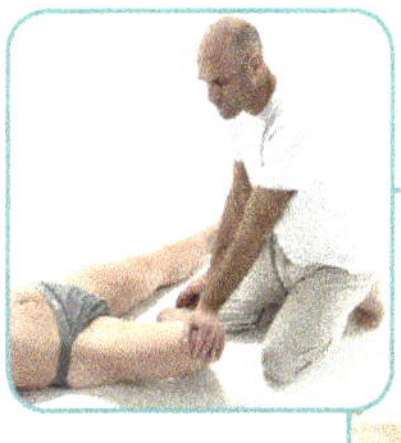

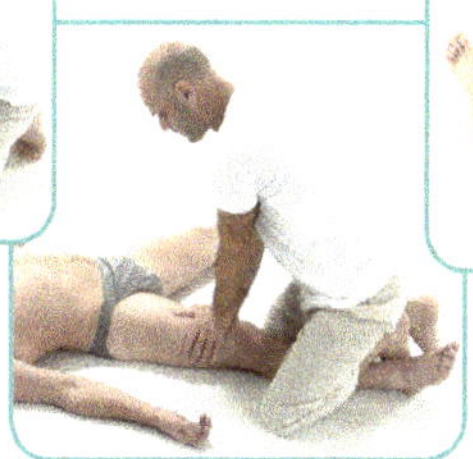

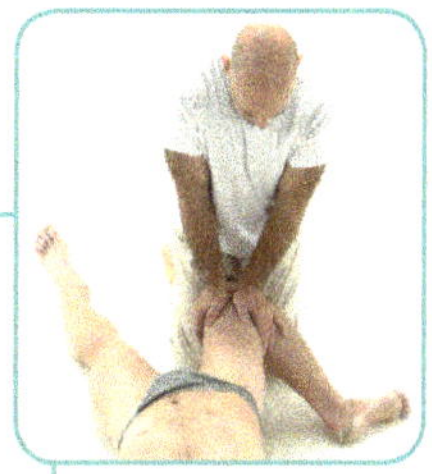

Ausgewählte Akupressurpunkte

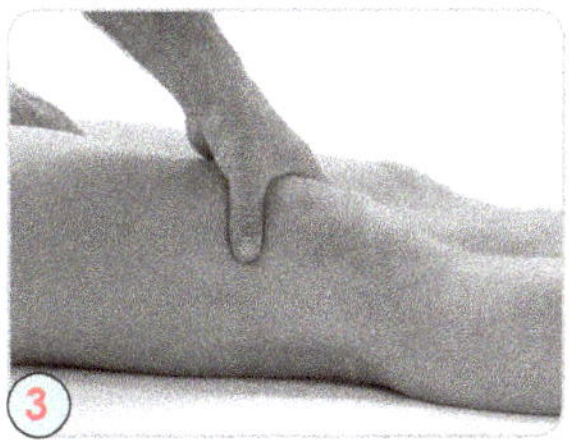

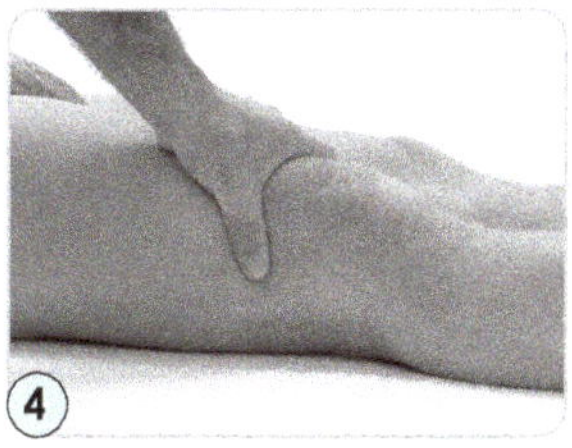

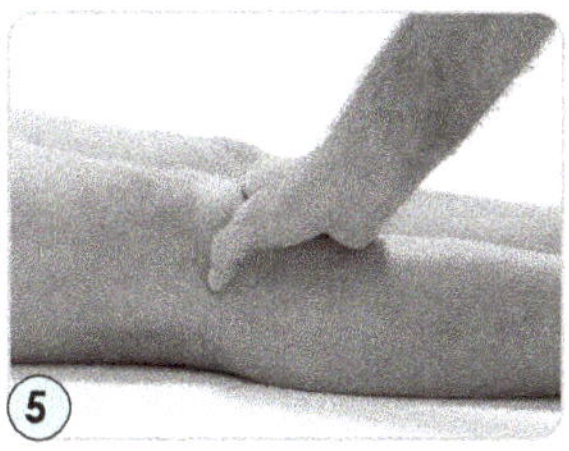

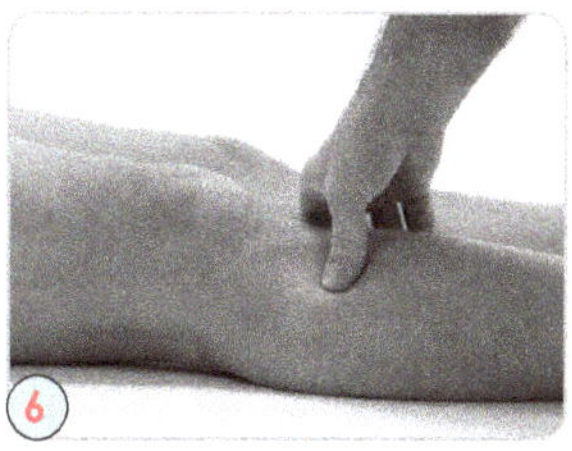

Routine - 49 KNIE

Schmerzen an der Innenseite des Knies

●●● ein sehr häufiges Beschwerdebild

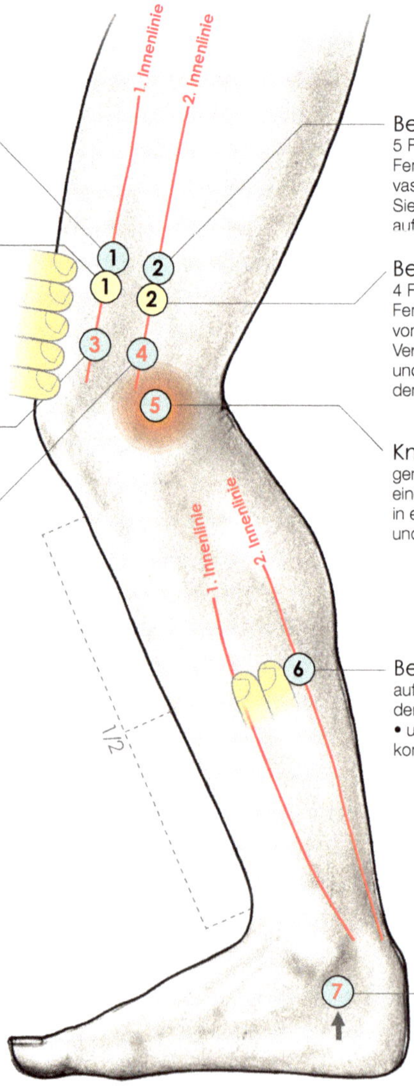

Bein 1. Innenlinie-8
5 Finger über dem oberen medialen Eckpunkt der Patella • auf einer Linie zwischen der medialen Grenze der Patella und der medialen Kante des vorderen oberen Darmbeinstachels • in der Vertiefung zwischen dem M. rectus femoris und dem M. vastus medialis obliquus

Bein 1. Innenlinie-7
4 Finger über der oberen medialen Kante der Patella • auf ¼ des Weges von der oberen Kante der Patella zur Leiste • auf einer gedachten Linie zwischen der medialen Kante der Patella und der medialen Kante der Spina iliaca anterior superior • in der Vertiefung zwischen dem M. rectus femoris und dem M. vastus lateralis obliquus

Bein 1. Innenlinie-5 (Mi-10)
2 Finger über der oberen medialen Eckpunkt der Patella • auf einer Linie, gezogen zwischen der medialen Grenze der Patella und der medialen Kante des vorderen oberen Darmbeinstachels • auf dem M. vastus medialis obliquus

Bein 2. Innenlinie-9 (Le-9)
2 Finger über dem medialen Epicondylus des Femur • in einer Vertiefung zwischen dem M. vastus medialis und den Adduktoren

Bein 2. Innenlinie-11
5 Finger über dem medialen Epicondylus des Femur • in einer Vertiefung zwischen dem M. vastus medialis und den Adduktoren • drücken Sie gerade in den M. vastus medialis und dann aufwärts

Bein 2. Innenlinie-10
4 Finger über dem medialen Epicondylus des Femur • in einer Vertiefung auf ¼ des Weges von der Kniescheibe zur Leiste • in einer Vertiefung zwischen dem M. vastus medialis und den Adduktoren • drücken Sie gerade in den M. vastus medialis und dann aufwärts

Kniegelenk-medial (Le-8)
genau über dem medialen Kniegelenk • auf einer Höhe mit der unteren Kane der Patella • in einer schmalen Vertiefung zwischen Femur und Tibia – der Gelenkspalt

Bein 2. Innenlinie-7
auf ½ Weg vom Knöchel zum Knie • zwischen dem M. soleus und dem M. gastrocnemius • unterhalb des M. gastrocnemius, wenn er kontrahiert ist

Innenfuß-2 (Ni-6)
direkt unter dem Innenknöchel • suchen Sie eine schmale Vertiefung zwischen der inferioren Kante des Knöchels und des Talus • Drücken Sie mit Ihrem Daumen oder der Handfläche und schieben Sie den Knöchel aufwärts

Rückenlage

Problembeschreibung:

- *Steifheit und Schmerzen treten an der Innenseite des Knies auf. Das Schmerzzentrum befindet sich an Punkt 5. Das Knie kann geschwollen sein.*
- *Die Schmerzen können chronisch oder akut sein, sie resultieren oft aus einer abrupten "falschen" Bewegung, typischerweise während sportlicher Aktivität.*
- *Die Schmerzen werden stärker, wenn das Knie gedreht wird, jedoch häufig auch beim Beugen und Strecken des Knies.*
- *Die Schmerzen können die Beweglichkeit einschränken.*
- *Die Beschwerden treten in der Regel nur an einem Knie auf. Patienten die eine Knieoperation hatten leiden häufig unter zwei Beschwerdebildern "Schmerzen an der Außenseite des Knies" und "Schmerzen an der Innenseite des Knies".*

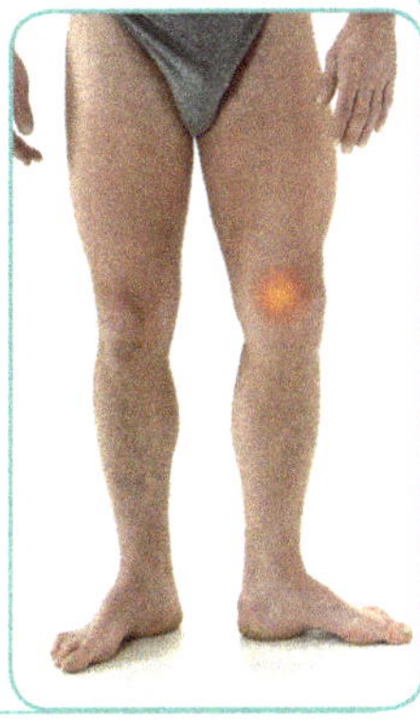

Behandlungsschritte

1. Beinmassage

Positionieren Sie Ihren Klienten in der Rückenlage. Beugen Sie sein Bein leicht und unterlagern Sie es mit einem Kissen. Massieren Sie die Innenseite des Beins. Beginnen Sie am Innenknöchel und massieren Sie das Bein zwei- bis dreimal bis hoch zur Leiste und wieder zurück. Thai-Massagepraktiker: Verwenden Sie Handballendruck..

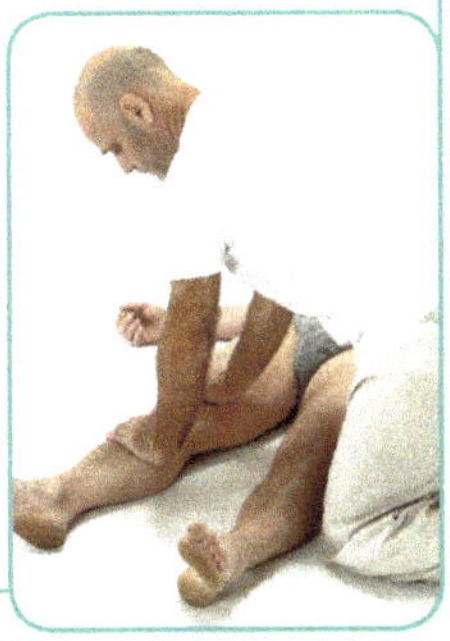

2. Therapielinien

Behandeln Sie die 1. und 2. Innenlinie. Beginnen Sie an der Hüfte, behandeln Sie die Linien zwei- bis dreimal abwärts bis zum Knie und wieder zurück. Behandeln Sie die 2. Innenlinie des Unterschenkels. Beginnen Sie am Innenknöchel, behandeln Sie zwei- bis dreimal hinauf zum Knie und wieder zurück. Thai-Massagepraktiker: Verwenden Sie Daumendruck.

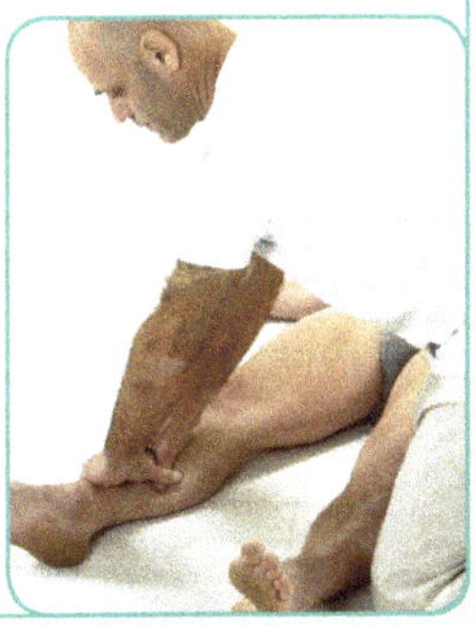

3. Akupressurpunkte

Drücken Sie die Punkte (1) bis (7). Drücken Sie Punkt (5) nicht, wenn das Knie geschwollen oder der Punkt sehr empfindlich ist, was bei Klienten die eine Knieoperation hatten häufig vorkommt. Behandeln Sie auch die Alternativpunkte, verwenden Sie dann die effektiveren Punkte. Wiederholen Sie die Behandlung der Punkte bis zu zehnmal. Hören Sie auf, wenn die Punkte empfindlich werden. Verwenden Sie so viel Druck, wie es für Ihren Klienten angemessen ist.

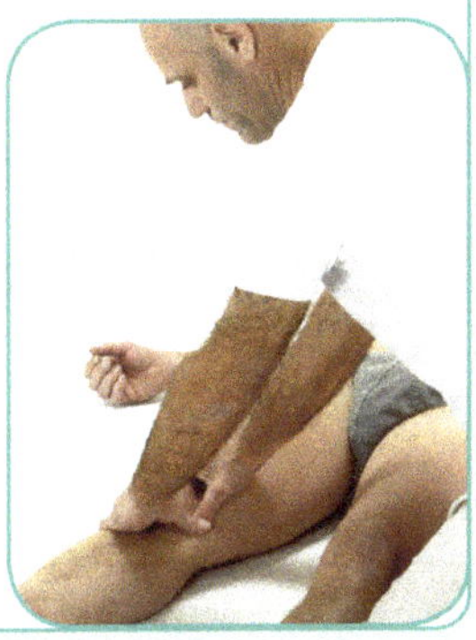

Vorsichtsmaßnahmen:

- *Konsultieren Sie einen Spezialisten, bevor Sie akute oder unklare Kniebeschwerden behandeln.*
- *Wenn Sie Kniebeschwerden behandeln, vermeiden Sie alle Dehnungen. Nur in chronischen Fällen kann besonders vorsichiges Dehnen hilfreich sein.*
- *Eine falsche Dehnung kann dem Knie schweren Schaden zufügen.*
- *Üben Sie keinen direkten Druck auf ein geschwollenes Knie aus.*
- *Behandeln Sie täglich bis zur Genesung. In nicht-akuten Fällen behandeln Sie zweimal wöchentlich.*
- *Wiederholen Sie die Behandlung erst, nachdem der Klient keine Schmerzen von der vorigen Behandlung mehr hat (falls das der Fall war).*

Dehnungen die eine Gefahr für das Knie bergen

Die folgenden Fotos zeigen Dehnungen aus der Thai-Massage, die zu einer Knieverletzung führen können. Seien Sie damit vorsichtig, wenn Sie einen Klienten mit einem schwachen oder instabilen Knie behandeln.

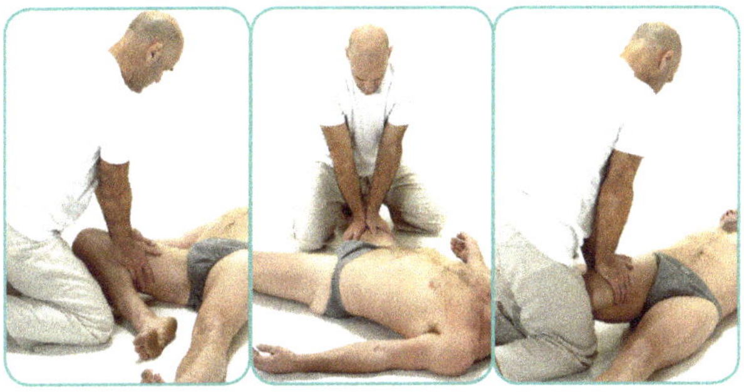

Ausgewählte Akupressurpunkte

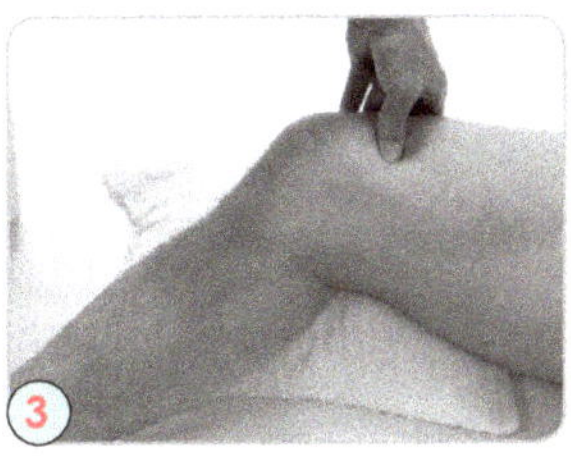

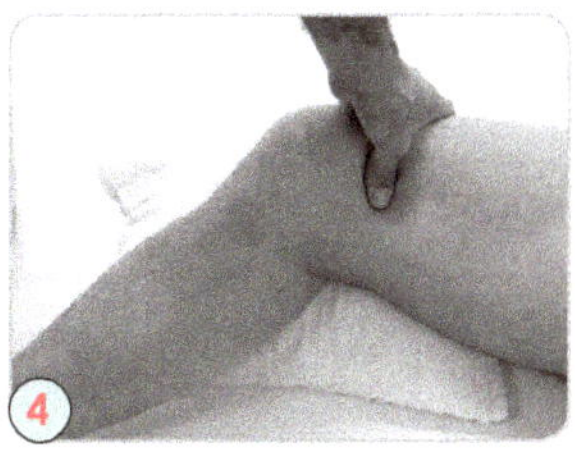

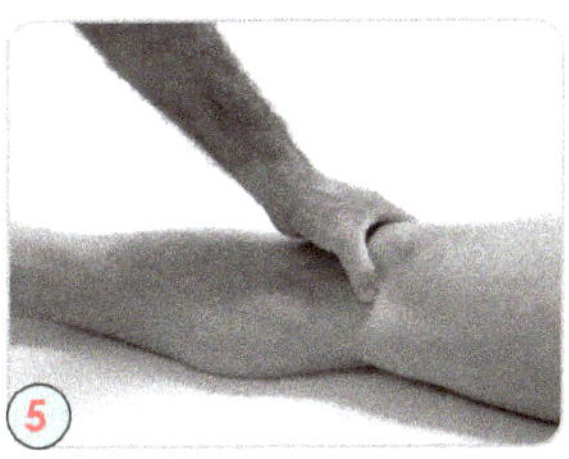

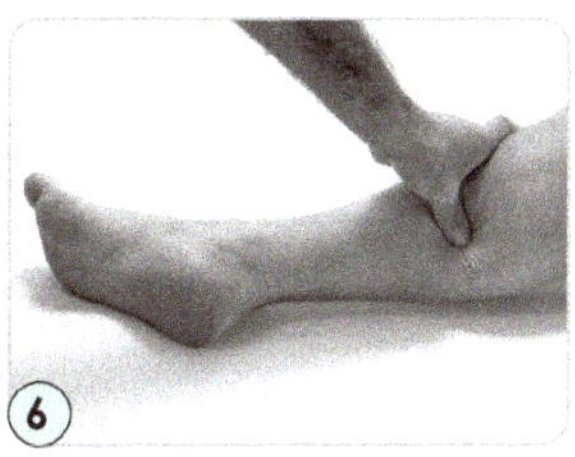

Routine - 50 KNIE

Steifes Knie mit Schmerzen beim Beugen und Strecken

●●● ein sehr häufiges Beschwerdebild

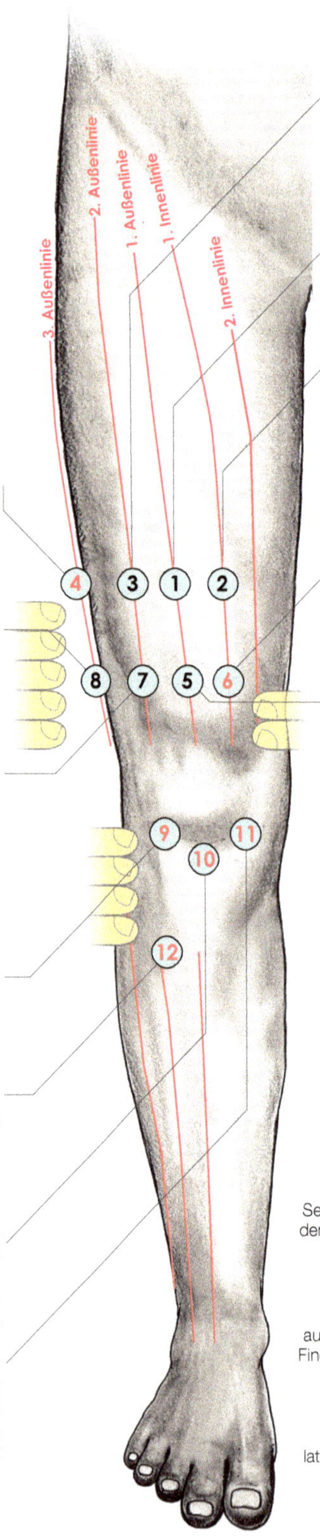

Rückenlage

Bein 3. Außenlinie-7 (Gb-31)
5 Finger über dem Knie auf dem Tractus iliotibialis • auf ¼ Weg vom Knie zum Trochanter major

Bein 3. Außenlinie-5
2 Finger über der lateralen Seite des Knies auf dem Tractus iliotibialis

Bein 2. Außenlinie-5 (Ma-34)
2 Finger über der Patella • in einer leichten Vertiefung zwischen dem M. rectus femoris und dem M. vastus lateralis • oder alternativ, direkt anterior zum Tractus iliotibialis

Knieauge lateral (Ma-35)
1 Finger unter der Kniescheibe • in der lateralen Kuhle, die entsteht, wenn das Knie gebeugt ist

Bein 2. Außenlinie-3 (Ma-36)
4 Finger unterhalb der unteren Kante der Patella • auf dem M. tibialis anterior, ca. 1 Finger lateral zur vorderen Schienbeinkante • strahlt zum Fuß aus

Knieauge Mitte (Hsihsia)
1 Finger unter der Kniescheibe auf einer Linie mit deren Mittellinie • auf ½ Weg zwischen den Knieaugen auf der Patellasehne

Knieauge-medial (Xiyan medial)
1 Finger unter der Kniescheibe • in der medialen Kuhle, die entsteht, wenn das Knie gebeugt ist

Bein 2. Außenlinie-7
5 Finger über der Patella • in einer leichten Vertiefung zwischen dem M. rectus femoris und dem M. vastus lateralis • alternativ: direkt anterior zum Tractus iliotibialis

Bein 1. Außenlinie-9
5 Finger über der Mitte der oberen Kante der Kniescheibe • auf dem M. rectus femoris

Bein 1. Innenlinie-8
5 Finger über der oberen medialen Kante der Patella • auf einer gedachten Linie zwischen der medialen Kante der Patella und der medialen Kante der Spina iliaca anterior superior • in einer Vertiefung zwischen dem M. rectus femoris und dem M. vastus medialis obliquus

Bein 1. Innenlinie-5 (Mi-10)
2 Finger über der oberen medialen Kante der Patella • auf einer gedachten Linie zwischen der medialen Kante der Patella und der medialen Kante der Spina iliaca anterior superior •auf dem M. vastus lateralis obliquus

Bein 1. Außenlinie-7
2 Finger über dem Zentrum der oberen Kante der Kniescheibe • auf dem M. rectus femoris

Bein rückwärtige Mittellinie-5
5 Finger über der Kniekehle • in einer Vertiefung auf der Mittellinie der rückwärtigen Oberschenkelmuskulatur • zwischen M. biceps femoris und M. semitendinosus

Bein rückwärtige Mittellinie-4 (Bl-40)
im Zentrum der Kniekehle • auf ½ Weg zwischen den Sehnen des M. biceps femoris und des M. semitendinosus • drücken Sie den Punkt ausschließlich am angewinkelten Bein

2. Außenlinie Seitenlage-8 (Bl-39)
in der Kniekehle, am lateralen Ende der Hautfalte • in einer Vertiefung medial zur Sehne des M. biceps femoris • drücken Sie den Punkt ausschließlich bei angewinkeltem Bein

Bein rückwärtige Mittellinie-3 (Bl-55)
auf der Mittellinie des M. gastrocnemius • 2 Finger unter der Kniekehle • direkt unterhalb eines festen Punktes im Muskelgewebe

2. Außenlinie Seitenlage-7
2 Finger unter der Kniekehle • 1 Finger lateral zur rückwärtigen Mittellinie des Beins

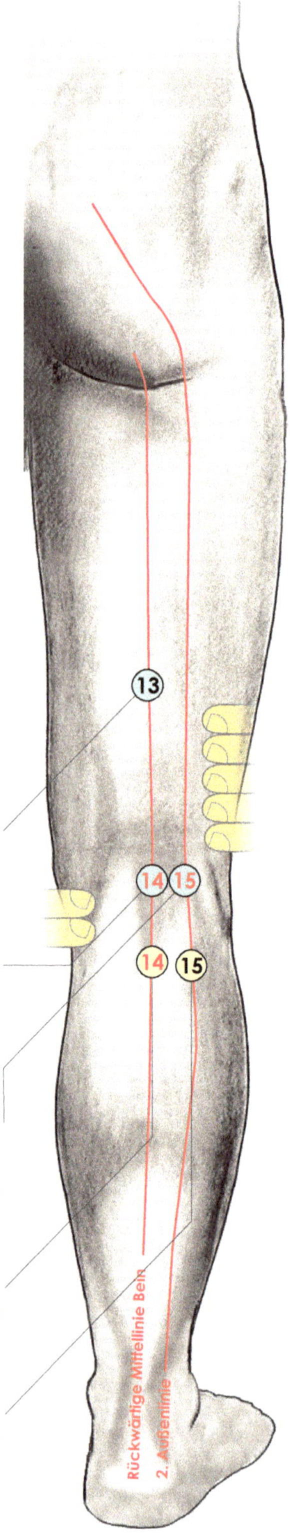

Prone position

Problembeschreibung:

- *Steifheit und Schmerzen treten beim Beugen und Strecken des Knies auf.*
- *Die Schmerzen können entweder unterhalb der Kniescheibe, oberhalb der Kniescheibe, in der Kniekehle, im Knie oder an mehreren dieser Areale auftreten.*
- *Schmerzen unterhalb der Kniescheibe können entweder unterhalb der Mitte, der Außenseite (laterales Knieauge) oder der Innenseite (mediales Knieauge) auftreten.*
- *Die Schmerzen können bei teilweiser oder vollständiger Beugung und/oder teilweiser oder vollständiger Streckung auftreten.*

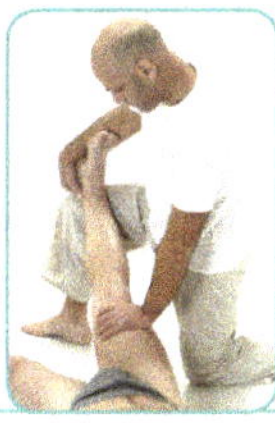
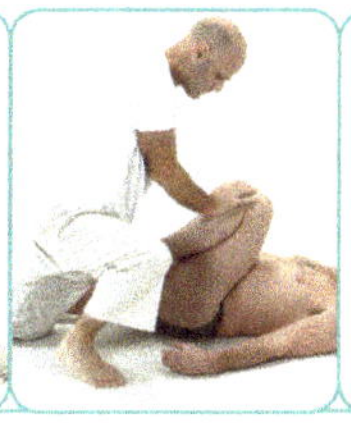
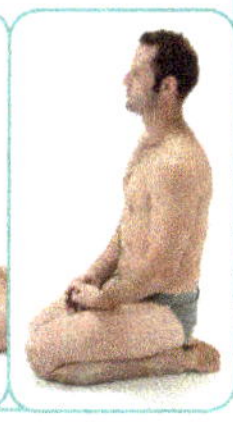

Behandlungsschritte

Allgemeine Anweisungen:

Behandeln Sie das schmerzhafte Knie. Sofern beide Seiten schmerzhaft sind, behandeln Sie beide Knie. Folgen Sie den Schritten 1 bis 6; danach wiederholen Sie die Behandlung, beginnend bei Schritt 2, danach bei Schritt 3 und danach bei Schritt 6. Wiederholen Sie die Behandlung bis zu drei weitere Male.

1. Therapielinien

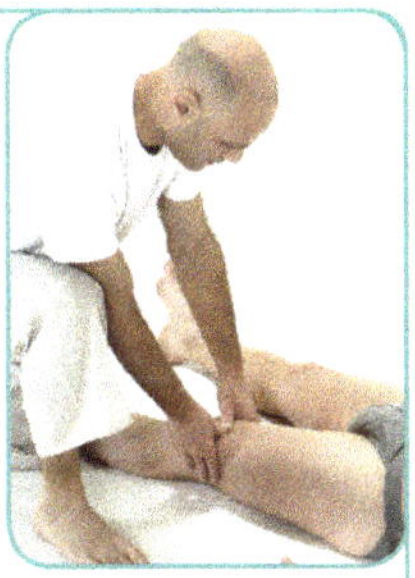

Positionieren Sie Ihren Klienten in der Rückenlage. Behandeln Sie die Innenlinie und die drei Außenlinien des Oberschenkels. Beginnen Sie am Knie, behandeln Sie die Linien ein- bis zweimal aufwärts bis zur Hüfte und wieder zurück. Behandeln Sie die 2. Außenlinie des Unterschenkels. Beginnen Sie am Knöchel, behandeln Sie ein- bis zweimal hinauf zum Knie und wieder zurück. Thai-Massagepraktiker: Verwenden Sie Daumendruck.

2. Akupressurpunkte

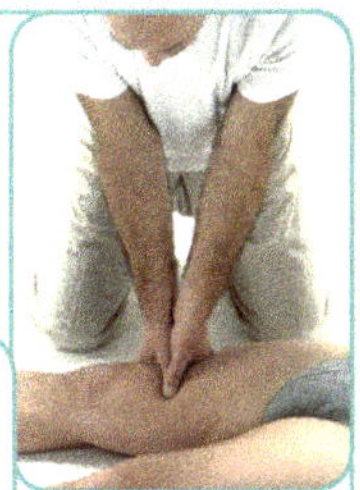
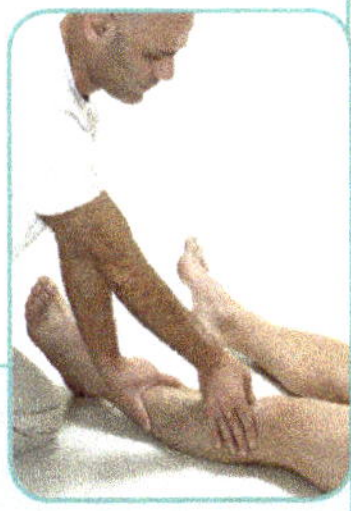
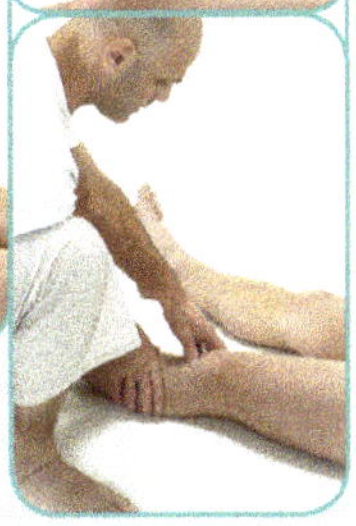

Drücken Sie die Punkte (1) bis (12). Sie können die Punkte ein zweites Mal behandeln. Verwenden Sie so viel Druck, wie es für Ihren Klienten angemessen ist.

3. Beugen und Strecken des Beins

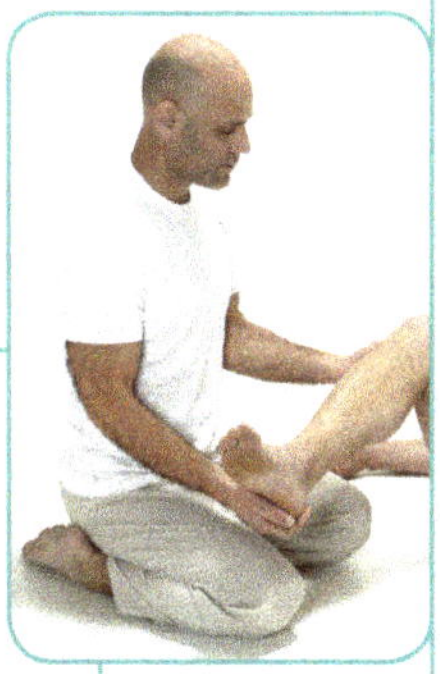
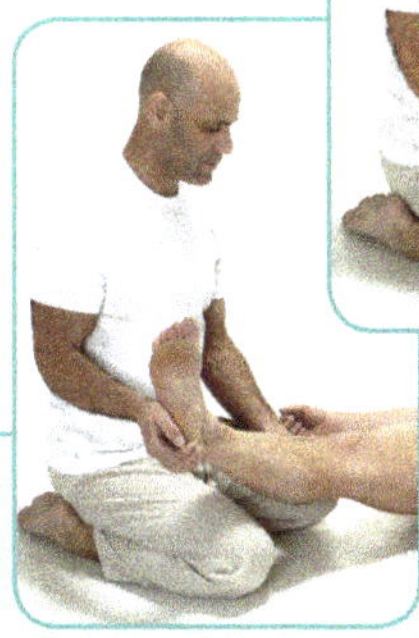

Das Knie braucht nun einige Beuge- und Streckbewegungen. Mit einer Hand halten Sie das Bein unter dem Knie und mit Ihrer anderen Hand halten Sie die Ferse. Beugen Sie das Knie mit Vorsicht ein wenig und dann strecken Sie es langsam. Wiederholen Sie die Bewegung mehrere Male.

4. Handballendruck auf der Rückseite des Beins

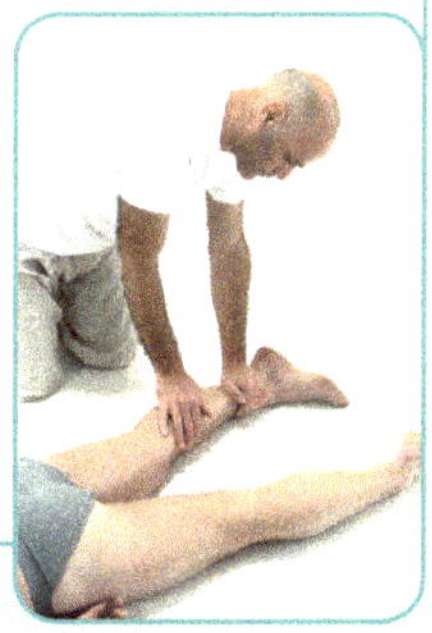

Positionieren Sie Ihren Klienten in der Bauchlage. Drücken Sie die Rückseite des Beins mit Ihren Handballen. Setzen Sie Ihr Körpergewicht ein. Beginnen Sie an der Ferse und behandeln Sie das Bein ein- bis dreimal hoch bis zum Gesäß und wieder zurück.

Fortsetzung auf der nächsten Seite ➤

➤ *Fortsetzung*
Steifes Knie mit Schmerzen beim Beugen und Strecken

5. Therapielinie

Behandeln Sie die Rückwärtige Mittellinie mit Daumendruck. Setzen Sie Ihr Körpergewicht ein. Beginnen Sie an der Ferse und Behandeln Sie das Bein ein- bis dreimal hoch bis zum Gesäß und wieder zurück. Thai-Massagepraktiker: Verwenden Sie Daumendruck.

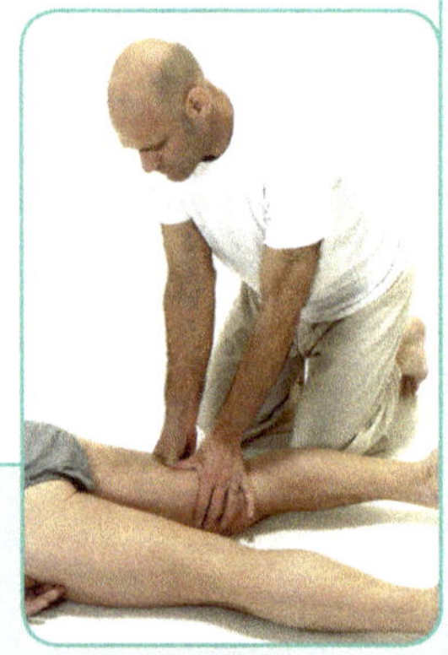

6. Akupressurpunkte

Phase a. Drücken Sie Punkt (13).

Phase b. Beugen Sie das Bein, während Sie die Punkte (14) und (15) drücken. Drücken Sie die Punkte (14) und (15) nicht am gestreckten Bein. Sie können stattdessen die alternativen Punkte am gestreckten Bein verwenden, prüfen Sie, welche Punkte effektiver sind. Sie können sowohl die alternativen und die primären Punkte verwenden, wenn beide effektiv sind. Wiederholen Sie die Behandlung der Punkte ein- oder zweimal. Verwenden Sie so viel Druck, wie es für Ihren Klienten angemessen ist.

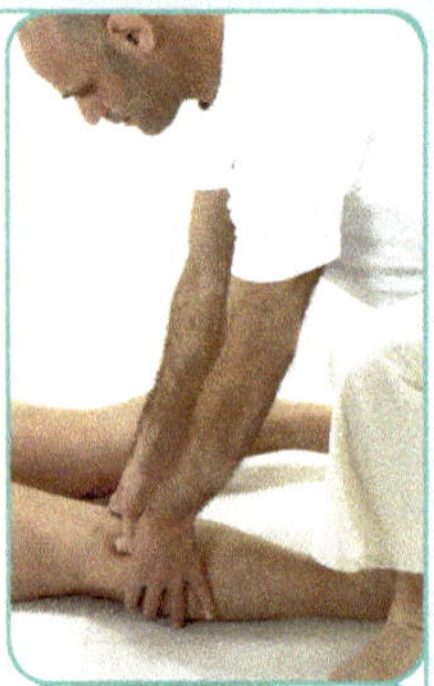

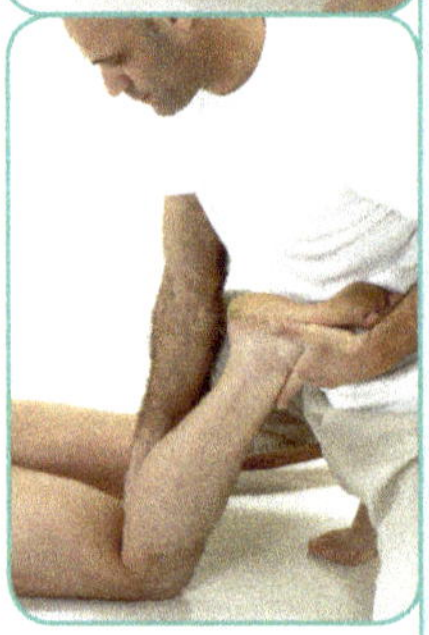

Vorsichtsmaßnahmen:

- *Konsultieren Sie einen Spezialisten, bevor Sie akute oder unklare Kniebeschwerden behandeln.*
- *Vermeiden Sie alle schmerzhaften Dehnungen des Knies.*
- *Behandeln Sie täglich bis zur Genesung. In nicht-akuten Fällen behandeln Sie zweimal wöchentlich.*
- *Wiederholen Sie die Behandlung erst, nachdem der Klient keine Schmerzen von der vorigen Behandlung mehr hat (falls das der Fall war).*

Ausgewählte Akupressurpunkte

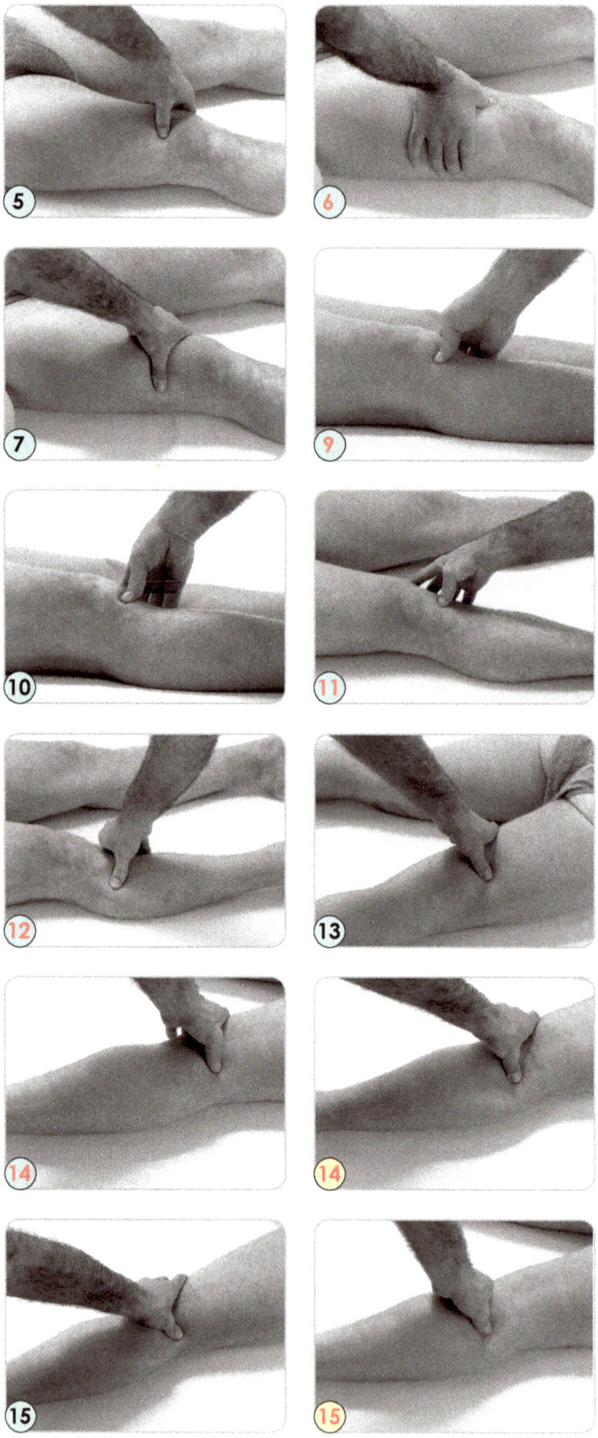

KAPITEL 14 **KNÖCHEL**

Behandlungsroutinen dieses Kapitels

Routine - 51 **„Verstauchter Außenknöchel"**
Routine - 52 **„Verstauchter und geschwollener Außenknöchel"**
Routine - 53 **„Verstauchter Innenknöchel"**

Die Behandlung von Knöchelbeschwerden

Knöchelverstauchungen sind sehr häufige Beinverletzungen. Sie passieren meistens bei schnellem Gehen und achtlosem Laufen, besonders in unebenem Gelände oder in der Dunkelheit, außerdem geschehen sie häufig durch einen Fehltritt auf ein ungesehenes Objekt, oder bei einer „unglücklichen" Landung nach einem Sprung, während einer sportlichen Aktivität. Die Thai-Akupressur-Routinen sind bei der Behandlung von Knöchelverstauchungen, die keiner Operation bedürfen sehr effektiv.

Wählen Sie eine der drei Routinen entsprechend der Symptome die für die Thai-Diagnose relevant sind aus (siehe Diagnosetafel), unabhängig von der Definition der Beschwerden durch die westliche Medizin. Wenn die Symptome Ihres Klienten mit den Symptomen, die in einer der Thai-Routinen beschrieben werden übereinstimmen, wenden Sie diese an und beobachten Sie die Reaktion Ihres Klienten. Wenn der Druck Ihrem Klienten gut tut, wird Ihre Behandlung gute Ergebnisse bringen. Wenn Sie eine Verbesserung feststellen, fahren Sie mit der Behandlung fort.

Thai-Routinen	Mögliche zu Grunde liegende Erkrankungen
Verstauchter Außenknöchel	Laterale Knöchelverstauchung
Verstauchter und geschwollener Außenknöchel	Laterale Knöchelverstauchung
Verstauchter Innenknöchel	Mediale Knöchelverstauchung

Beschwerden der Knöchel

Laterale Knöchelverstauchung

Dies ist die häufigste Verletzung des unteren Beins. Es kommt zu einer Verstauchung des Ligamentum talofibulare anterius an der Vorderseite des Knöchels durch eine starke Supination - Inversion, Plantarflexion und Adduktion des Fußes. Bei schweren Verstauchungen (Grad 2 und 3) ist noch ein weiteres Band, das Ligamentum calcaneofibulare unterhalb des Knöchels betroffen. Symptome umfassen Schmerzen, Instabilität, Schwierigkeiten oder die Unfähigkeit zu gehen und Entzündungen, die mehrere Wochen anhalten können. Ein einmal verstauchter Knöchel hat in der Regel die Tendenz wiederholt zu verstauchen. Verstauchungen können auch zur Verletzung von Kapillargefäßen führen, was zu Veränderungen der Hautfarbe um den Knöchel führt (rot, violett, schwarz).

Mediale Knöchelverstauchung

Diese Verletzung kommt seltener vor als die laterale Knöchelverstauchung. Hier kommt es zur Verstauchung von einem, zweien oder allen vier Deltabändern - Pars tibiotalaris posterior, Pars tibiocalcanea, Pars tibionavicularis, Pars tibiotalaris anterior. Eine mediale Knöchelverstauchung wird durch eine starke Pronation verursacht. Auf Grund der sehr geringen natürlichen Fähigkeit zur Außendrehung des Knöchels, bedarf es für eine mediale Knöchelverstauchung einer erheblichen Krafteinwirkung. Deshalb sind mediale Knöchelverstauchungen häufig von Sehnenabrissen, Verrenkungen und Knöchelfrakturen begleitet. Symptome umfassen Schmerzen, Instabilität, Schwierigkeiten oder die Unfähigkeit zu gehen und Entzündungen, die mehrere Wochen anhalten können.

Kontraindikationen und Warnhinweise

- **Jede Dehnung bei akuten Beschwerden**
  Vorsichtiges Dehnen kann bei chronischen Beschwerden hilfreich jedoch bei akuten Beschwerden gefährlich sein.
- **Direkter Druck auf entzündetes Gewebe**
  Direkter Druck auf ein entzündetes Areal würde die Entzündung verschlimmern (jedoch kann eine sanfte Massage des entzündeten Areals hilfreich sein). Behandeln Sie die Akupressurpunkte, die sich nicht im entzündeten Areal befinden. Die Thai-Akupressur-Routinen sind sehr effektiv, auch wenn die Punkte die sich direkt am Knöchel befinden nicht behandelt werden. Ausschließlich die nicht-entzündeten Areale zu behandeln wird gute Ergebnisse bringen.
- **Druck auf empfindliche Linien und Punkte, die Symptome auslösen oder verstärken**
- **Druck der dazu führt, dass sich Ihr Klient zusammenzieht oder von Ihren Händen weg bewegt**

Achtung

Falls eines der folgenden Symptome auftritt, muss der Klient zur Untersuchung an einen Arzt verwiesen werden.

- **Kürzliches schweres Knöcheltrauma**
- **Eine Verletzung, die zu Deformierungen um den Knöchel geführt hat**
  Dabei kann es sich um eine Fraktur handeln.
- **Die Unfähigkeit zu gehen**
  Dies kann ein Zeichen für eine Fraktur oder eine schwere Verstauchung sein.
- **Ruheschmerz**
- **Anhaltende oder fortschreitende Schmerzen**
- **Anzeichen einer Infektion, einschließlich Fieber, Rötung und Wärme**
  Dies können Anzeichen für eine Infektion am Gelenk sein - das ist ein medizinischer Notfall.
- **Alle ungewöhnlichen Zeichen**
- **Schwere akute Beschwerden**

Die Auswahl der Behandlungsroutine - grundsätzliche Richtlinien

1. Finden Sie die Lokalisation der Beschwerden, prüfen Sie, ob der Knöchel geschwollen ist und dann finden Sie heraus, welche Bewegungen die Schmerzen auslösen oder verstärken.

Bitten Sie Ihren Klienten:

a. den Fuß langsam in jede Richtung zu bewegen - Inversion, Eversion, Plantarflexion, Dorsalflexion, mediale und laterale Rotation und besonders Supination und Pronation.

b. Ihnen die genaue Lokalisation der Beschwerden zu zeigen, sobald der Schmerz ausgelöst wird.

2. Wählen Sie eine Behandlungsroutine

Wenn Sie die Lokalisation der Beschwerden und die Bewegung die den Schmerz auslöst kennen und wissen, ob der Knöchel geschwollen ist oder nicht, sollten Sie in der Lage sein eine Routine auszuwählen (siehe Diagnosetafel).

3. Beginnen Sie die Behandlung und stellen Sie sicher, dass Sie die passende Routine gewählt haben

Achten Sie, während Sie die Punkte drücken auf die Reaktionen Ihres Klienten und prüfen Sie, ob die gewählten Punkte relevant und wirksam sind. Bitte stellen Sie Ihrem Klienten nicht zu schnell zu viele Fragen! Lassen Sie ihn tiefer in die Konzentration eintauchen. Oft wird Ihr Klient einige Zeit brauchen, bevor er in der Lage ist auszudrücken (nicht unbedingt durch Worte), ob die behandelten Punkte relevant sind oder nicht. Sie werden oftmals erst bei der zweiten Runde in der Sie die Punkte behandeln „zuverlässige" Reaktionen von Ihrem Klienten erhalten. Stellen Sie knappe Fragen wie: „Hier?" „Gut?" „Schmerzhaft?". Wenn die Linien und die Punkte relevant und effektiv sind, fahren Sie mit der Behandlung fort - Sie haben die richtige Routine ausgewählt.

ROUTINE 51 (SEITE 230)

Verstauchter Außenknöchel

- Die Außenseite des Knöchels ist verstaucht.
- Es kommt zu Schmerzen an der Außenseite des Knöchels, um den lateralen Malleolus.
- Zu einer Verstauchung des Außenknöchels kommt es, wenn der Knöchel in eine Inversion (Innenbeugung) gezwungen wird.
- Die Schmerzen werden vor allem dann stärker, wenn der Knöchel in eine Supination - Inversion, Innenrotation und Plantarflexion bewegt wird. Bei schweren akuten Fällen ist es dem Klienten nicht möglich zu gehen.

LOKALISATION DER BESCHWERDEN

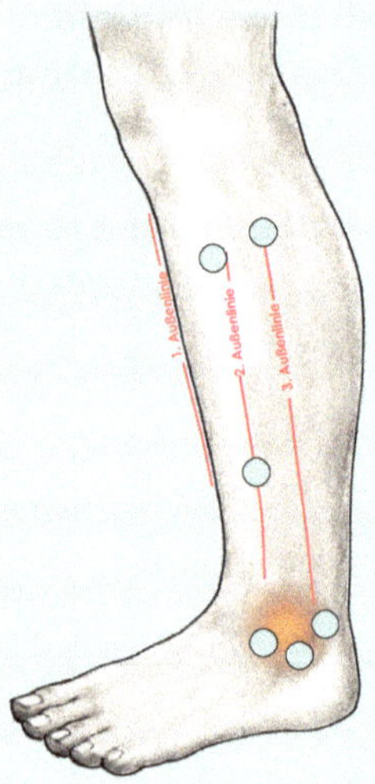

SCHMERZHAFTE BEWEGUNGEN

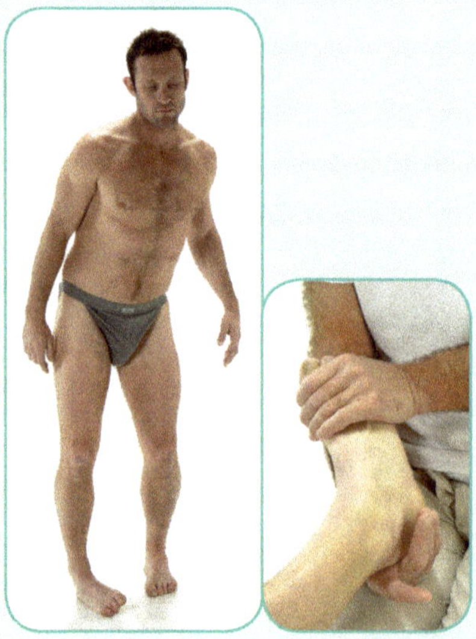

ROUTINE 52 (SEITE 232)

Verstauchter und geschwollener Außenknöchel

- Die Innenseite des Knöchels ist verstaucht, mit einer Schwellung um den Knöchel, die bis auf die Höhe von einem Viertel des Unterschenkels reichen kann.
- Es kommt zu Schmerzen und Steifheit an der Außenseite des Knöchels, um den lateralen Malleolus.
- Die Schwellung kann einige Wochen anhalten, während denen die Haut im betroffenen Areal ihre Farbe verändern kann.
- Zu einer Verstauchung des Außenknöchels kommt es, wenn der Knöchel in eine Inversion (Innenbeugung) gezwungen wird.
- Die Schmerzen werden vor allem dann stärker, wenn der Knöchel in eine Supination - Inversion, Innenrotation und Plantarflexion bewegt wird.

LOKALISATION DER BESCHWERDEN

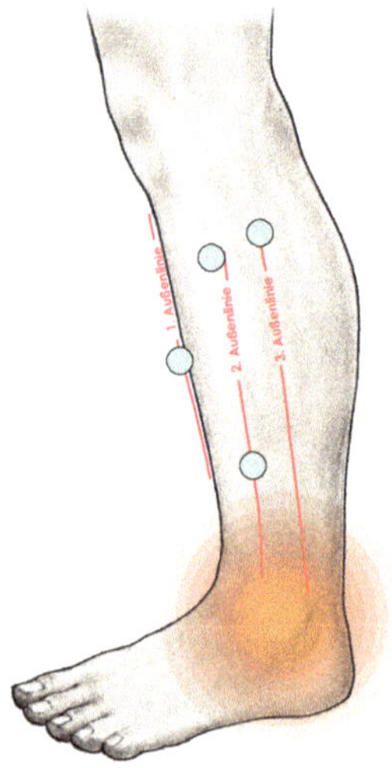

SCHMERZHAFTE BEWEGUNGEN

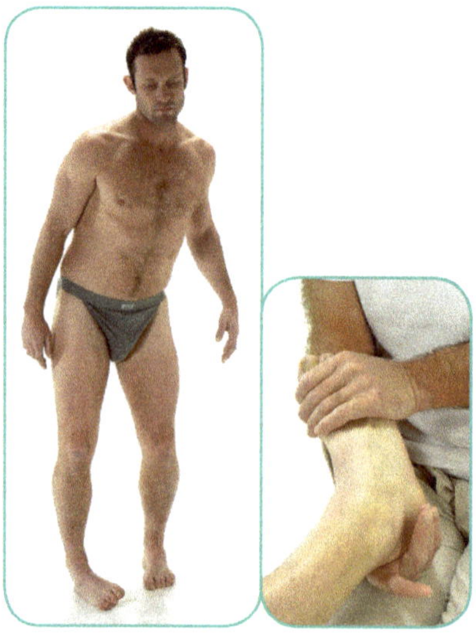

ROUTINE 53 (SEITE 234)

Verstauchter Innenknöchel

- Die Innenseite des Knöchels ist verstaucht.
- Es kommt zu Schmerzen an der Innenseite des Knöchels, um der medialen Malleolus.
- Zu einer Verstauchung des Innenknöchels kommt es, wenn der Knöchel in eine Eversion (Außenbeugung) gezwungen wird.
- Die Schmerzen werden vor allem dann stärker, wenn der Knöchel in eine Pronation - Eversion, Außenrotation und Dorsalflexion bewegt wird.

LOKALISATION DER BESCHWERDEN

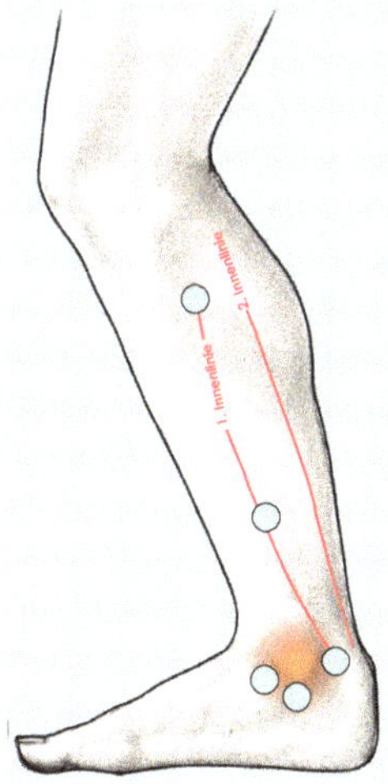

SCHMERZHAFTE BEWEGUNGEN

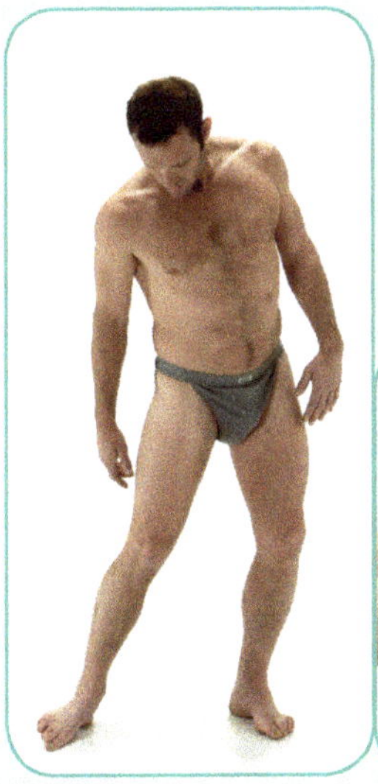

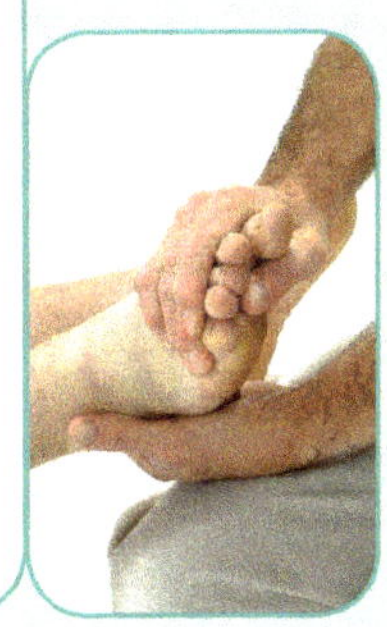

Routine - 51 KNÖCHEL

Verstauchter Außenknöchel

●●● ein sehr häufiges Beschwerdebild

Bei Schmerzen in der Plantarflexion (eine leichte Verstauchung des oberen Knöchels) behandeln Sie Linie I oder besser die alternative Linie I, diese verläuft auf dem M. tibialis anterior, I Finger lateral zur Tibia - siehe gestrichelte Linie. Drücken Sie auch Punkt (1) (dafür müssen Sie möglicherweise Ihr Knie verwenden) und Extrapunkt (A), in der Vertiefung direkt anterior zum Knöchel, zwischen zwei Sehnen).

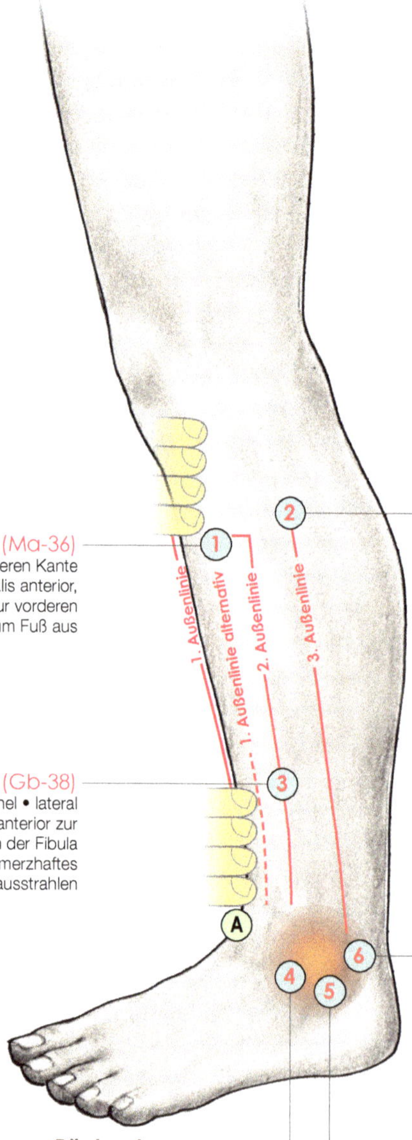

Bein 2. Außenlinie-3 (Ma-36)
4 Finger unterhalb der unteren Kante der Patella • auf dem M. tibialis anterior, ca. 1 Finger lateral zur vorderen Schienbeinkante • strahlt zum Fuß aus

Bein 3. Außenlinie-3
(Gb-34 Region)
1 Finger posterior zu GB-34 • 3 Finger unter der Kniescheibe • unter dem Fibulakopf auf dem M. peroneus longus

Bein 2. Außenlinie-1 (Gb-38)
4 Finger über dem Außenknöchel • lateral zum M. tibialis Anterior, 1 Finger anterior zur Fibula • Wenn der Punkt zu nah an der Fibula gedrückt wird kann er ein schmerzhaftes Kribbeln zum Fuß ausstrahlen

2. Außenlinie Seitenlage-1
(Bl-60)
am lateralen Teil der Achillessehne • auf einer Höhe mit dem Außenknöchel

Rückenlage

Außenfuß-3 (Gb-40)
Anterior zum Knöchel • direkt oberhalb einer gedachten Linie entlang der inferioren Kante des Knöchels

Außenfuß-2 (Bl-62)
unterhalb der Erhebung des Knöchels • in einer schmalen Vertiefung zwischen dem Knöchel und den Sehnen des M. tibialis posterior

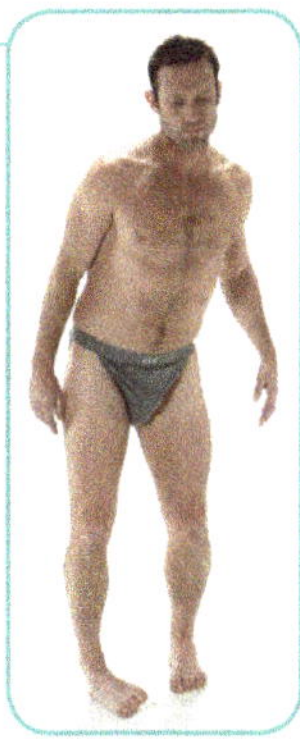
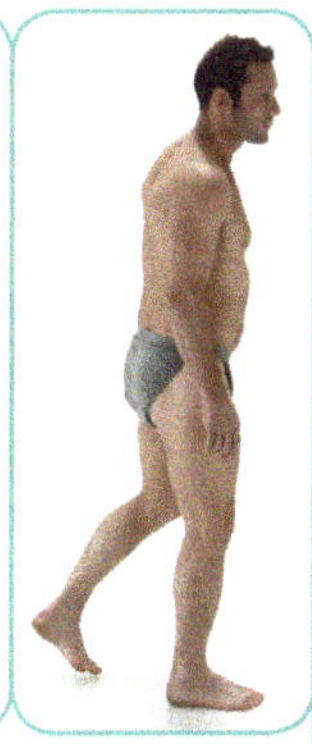
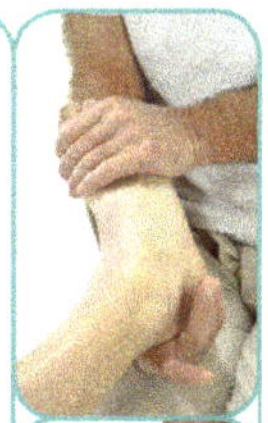
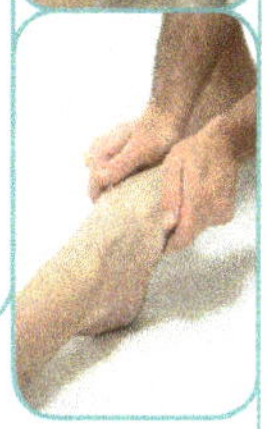

Problembeschreibung:

- *Die Außenseite des Knöchels ist verstaucht.*
- *Es kommt zu Schmerzen an der Außenseite des Knöchels, um den lateralen Malleolus, an den Punkten (4), (5) und (6). Der empfindlichste Punkt ist häufig Punkt (4).*
- *Die Schmerzen können chronisch oder akut sein.*
- *Zu einer Verstauchung des Außenknöchels kommt es, wenn der Knöchel in eine Inversion (Innenbeugung) gezwungen wird. Das passiert typischerweise bei schnellem oder achtlosem Gehen oder wenn man auf ein ungesehenes Objekt tritt oder bei einer "schlechten" Landung nach einem Sprung bei sportlichen Aktivitäten.*
- *Die Schmerzen werden vor allem dann stärker, wenn der Knöchel in eine Supination - Inversion, Innenrotation und Plantarflexion bewegt wird.*
- *Bei einer Knöchelverstauchung kommt es zu schlechter Balance, Instabilität und Schmerzen beim Gehen. In schweren akuten Fällen ist es dem Klienten nicht möglich zu gehen.*

Behandlungsschritte

Allgemeine Anweisungen:
Diese Routine kann auch bei Klienten angewandt werden, die schon vor langer Zeit eine Knöchelverstauchung hatten und sich nie ganz von den Folgen erholt haben. Oft ist ihnen nicht bewusst, dass der Knöchel behandlungsbedürftig ist. Ein instabiler Knöchel kann der Auslöser von Hüftbeschwerden, Beschwerden des unteren und des oberen Rückens, sowie von Schulterbeschwerden sein.

1. Therapielinien

Positionieren Sie Ihren Klienten in der Rückenlage. Behandeln Sie die drei Außenlinien des Unterschenkels. Beginnen Sie am Knie und behandeln Sie abwärts zum Knöchel und wieder zurück. Versuchen Sie auch die alternative, geschtrichelte Linie und behandeln Sie diese, wenn sie sich als effektiv erweist. Thai-Massagepraktiker: verwenden Sie Daumendruck auf den Linien.

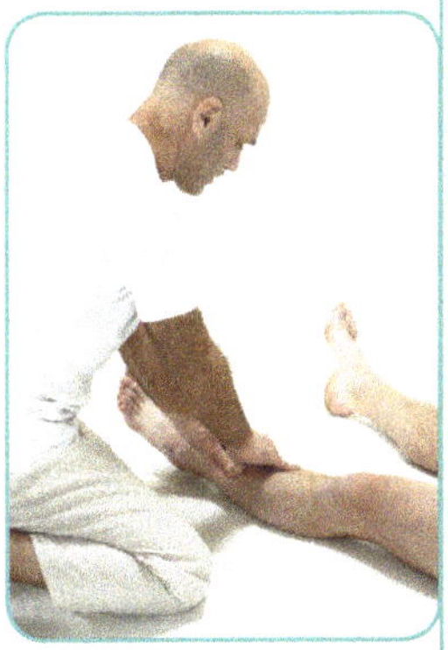

2. Akupressurpunkte

Phase a. Drücken Sie die Punkte (1) bis (3) drei- bis viermal.

Phase b. Weisen Sie Ihren Klienten an, seinen Fuß zu beugen und auf die Matte zu stellen. Drücken Sie die Punkte (4) bis (6) drei- bis viermal. Falls einer der Punkte um den Malleolus zu empfindlich ist, lassen Sie ihn aus. Leichte Schmerzen sind in Ordnung, solange es sich um "gute" Schmerzen handelt und Ihr Klient den Druck wünscht. "Gute" Schmerzen vergehen, sobald Sie Ihren Daumendruck lösen.

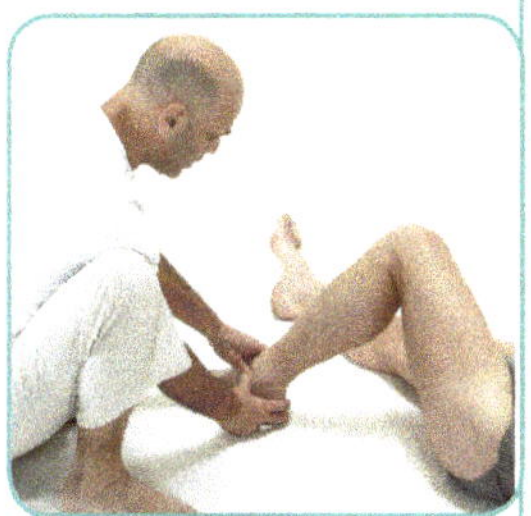
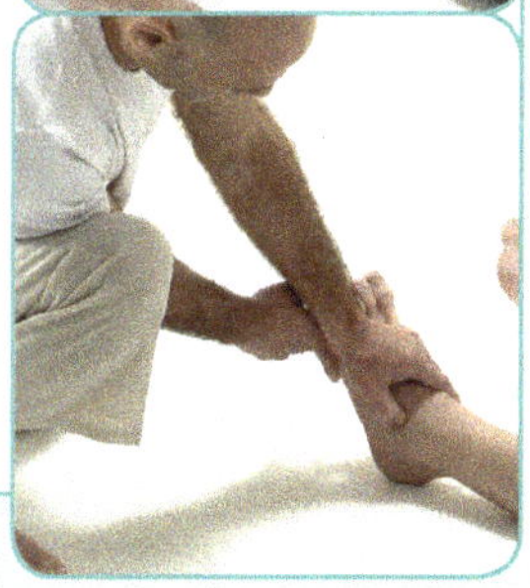

Ausgewählte Akupressurpunkte

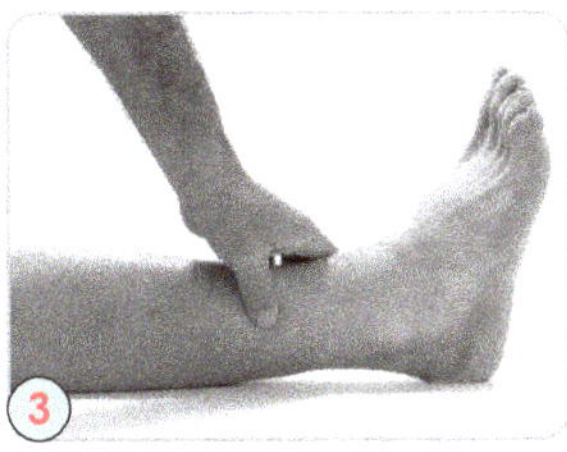
3

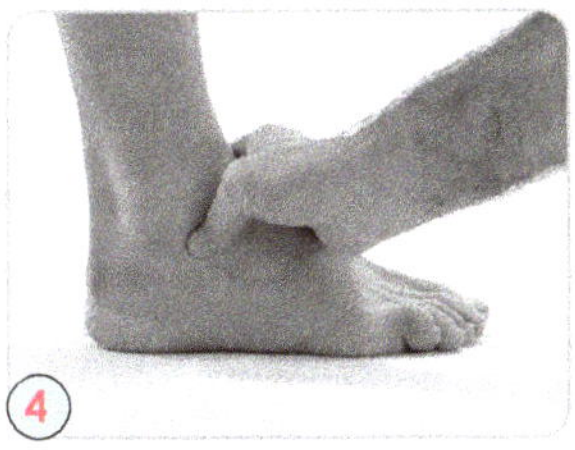
4

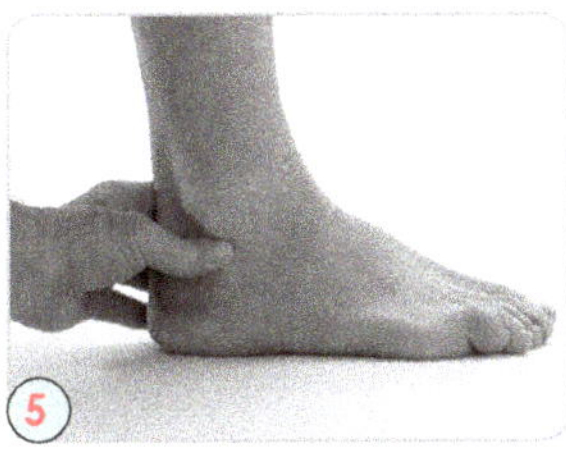
5

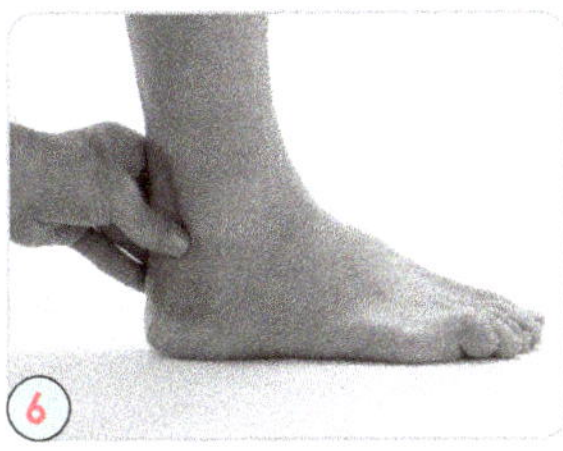
6

Vorsichtsmaßnahmen:

- *Konsultieren Sie einen Spezialisten, bevor Sie akute oder unklare Knöchelbeschwerden behandeln.*
- *Vermeiden Sie alle Dehnungen des Knöchels. Lediglich bei sehr akuten Fällen können Dehnungen helfen.*
- *Üben Sie keinen direkten Druck auf einen geschwollenen Knöchel aus.*
- *Behandeln Sie täglich bis zur Genesung. In nicht-akuten Fällen behandeln Sie zweimal wöchentlich.*
- *Wiederholen Sie die Behandlung erst, nachdem der Klient keine Schmerzen von der vorigen Behandlung mehr hat (falls das der Fall war).*

Routine - 52 KNÖCHEL

Verstauchter und geschwollener Außenknöchel

●●● ein sehr häufiges Beschwerdebild

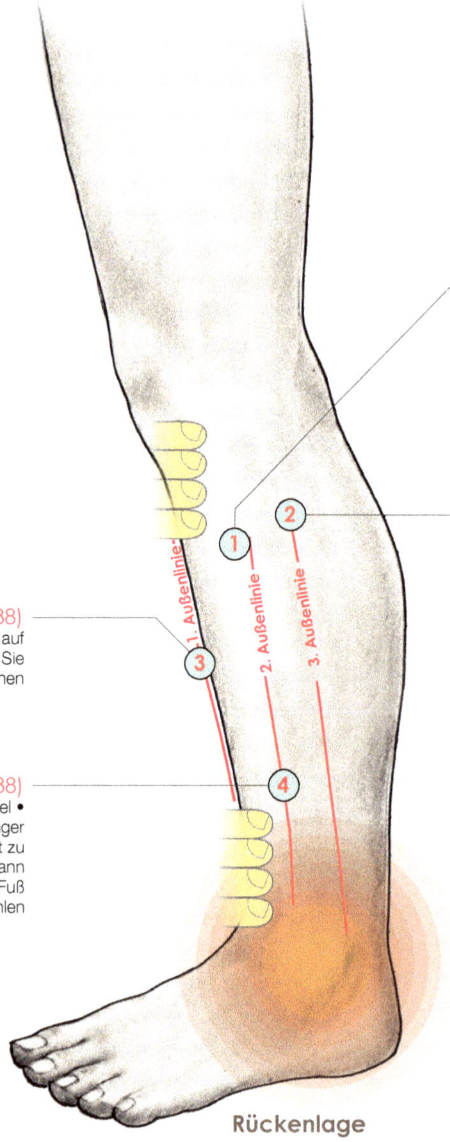

Bein 2. Außenlinie-3 (Ma-36)
4 Finger unterhalb der unteren Kante der Patella • auf dem M. tibialis anterior, ca. 1 Finger lateral zur vorderen Schienbeinkante • strahlt zum Fuß aus

Bein 3. Außenlinie-3 (Gb-34 Region)
1 Finger posterior zu GB-34 • 3 Finger unter der Kniescheibe • unter dem Fibulakopf auf dem M. peroneus longus

Bein 1. Außenlinie-6 (Ma-38)
auf ½ Weg vom Knöchel zum Knie, auf der lateralen Kante der Tibia • drücken Sie den M. tibialis anterior nahe dem Knochen

Bein 2. Außenlinie-1 (Gb-38)
4 Finger über dem Außenknöchel • lateral zum M. tibialis Anterior, 1 Finger anterior zur Fibula • Wenn der Punkt zu nah an der Fibula gedrückt wird kann er ein schmerzhaftes Kribbeln zum Fuß ausstrahlen

Rückenlage

Problembeschreibung:

- *Die Innenseite des Knöchels ist verstaucht, mit einer Schwellung um den Knöchel, die bis auf die Höhe von Punkt (4) reichen kann.*
- *Es kommt zu Schmerzen und Steifheit an der Außenseite des Knöchels, um den lateralen Malleolus.*
- *Die Schmerzen können chronisch oder akut sein. Die Schwellung kann einige Wochen anhalten, während denen die Haut im betroffenen Areal ihre Farbe verändern kann.*
- *Zu einer Verstauchung des Außenknöchels kommt es, wenn der Knöchel in eine Inversion (Innenbeugung) gezwungen wird. Das passiert typischerweise bei schnellem oder achtlosem Gehen, besonders in unebenem Gelände oder in der Dunkelheit oder wenn man auf ein ungesehenes Objekt tritt oder bei einer "schlechten" Landung nach einem Sprung bei sportlichen Aktivitäten.*
- *Die Schmerzen werden vor allem dann stärker, wenn der Knöchel in eine Supination - Inversion, Innenrotation und Plantarflexion bewegt wird.*

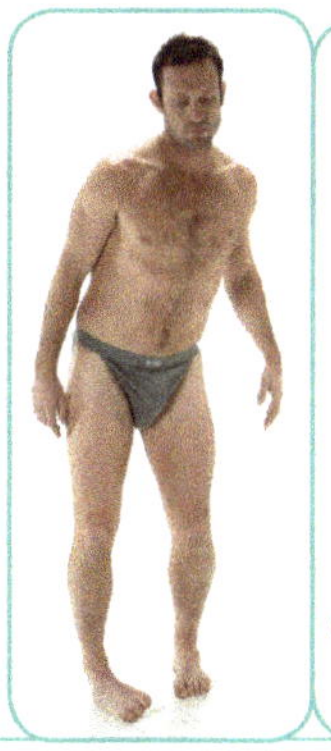
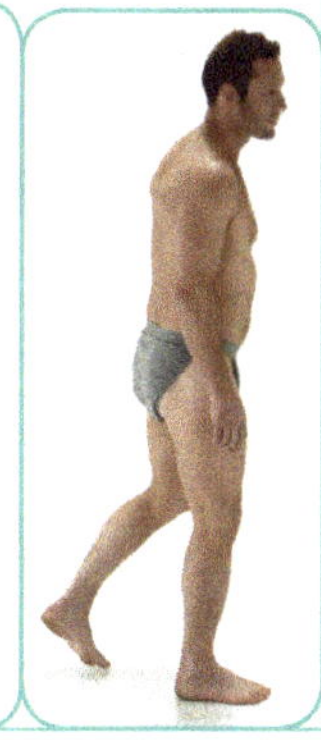
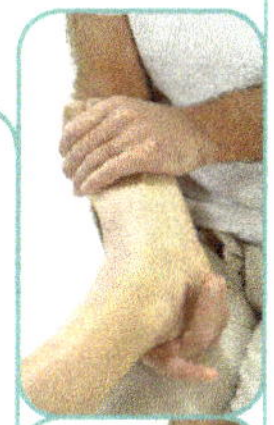
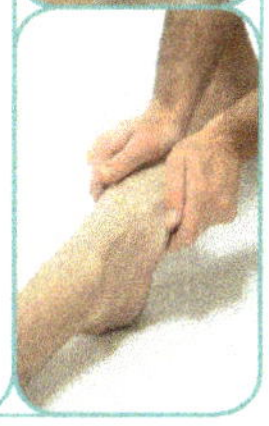

Behandlungsschritte

1. Therapielinien

Positionieren Sie Ihren Klienten in der Rückenlage. Behandeln Sie die drei Außenlinien des Unterschenkels zwei- bis dreimal. Beginnen Sie am Knie und behandeln Sie abwärts bis zu Punkt (4) (4 Finger über dem Knöchel) und wieder zurück. Behandeln Sie nicht tiefer als Punkt (4). Üben Sie keinen Druck auf ein geschwollenes Areal aus. Thai-Massagepraktiker: verwenden Sie Daumendruck auf den Linien.

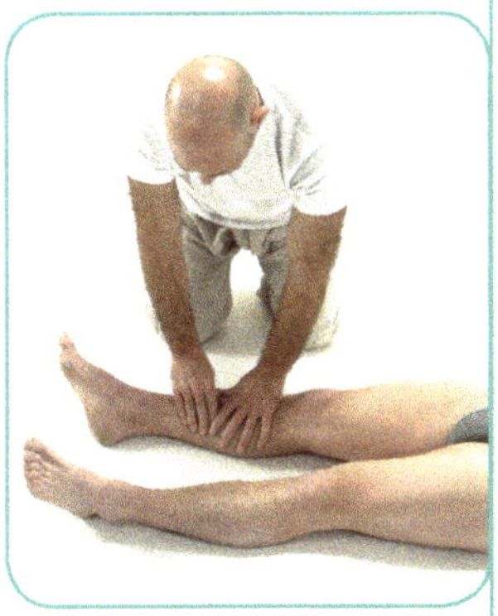

2. Akupressurpunkte

Drücken Sie die Punkte (1) bis (4) bis zu zehnmal. Hören Sie auf, wenn die Punkte empfindlich werden. Verwenden Sie so viel Druck, wie es für Ihren Klienten angemessen ist.

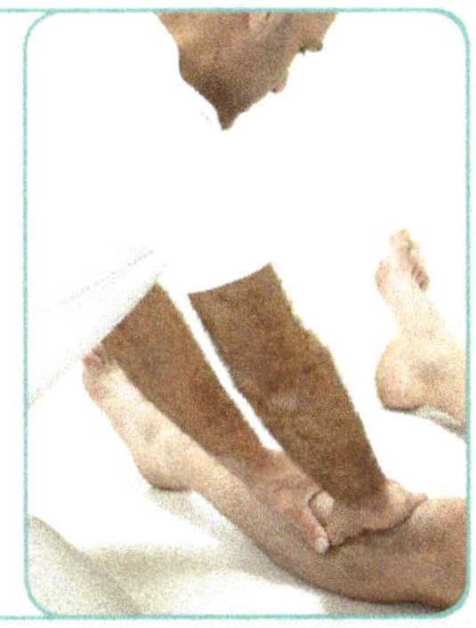

Optionale ergänzende Maßnahmen

3. Massage des Außenfußes

Wenn sich die Schwellung nach der Anwendung der Routine etwas zurückgebildet hat, können Sie mit Ihren Daumen sanft den dorsalen Teil des Fußes massieren.

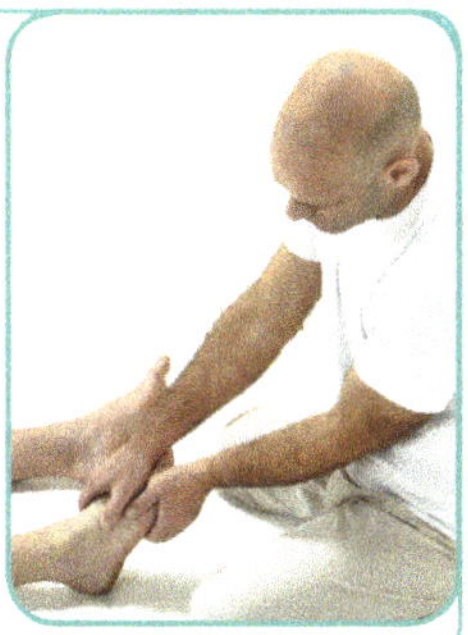

Vorsichtsmaßnahmen:

- *Konsultieren Sie einen Spezialisten, bevor Sie akute oder unklare Knöchelbeschwerden behandeln.*
- *Vermeiden Sie alle Dehnungen des Knöchels. Lediglich bei sehr akuten Fällen können Dehnungen helfen.*
- *Üben Sie keinen direkten Druck auf einen geschwollenen Knöchel aus.*
- *Behandeln Sie täglich bis zur Genesung. In nicht-akuten Fällen behandeln Sie zweimal wöchentlich.*
- *Wiederholen Sie die Behandlung erst, nachdem der Klient keine Schmerzen von der vorigen Behandlung mehr hat (falls das der Fall war).*

Ausgewählte Akupressurpunkte

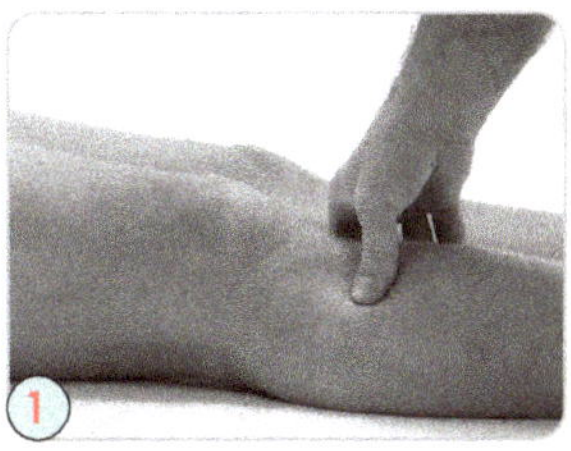

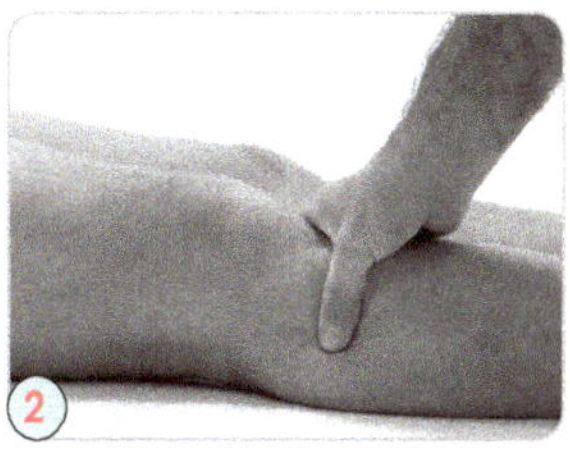

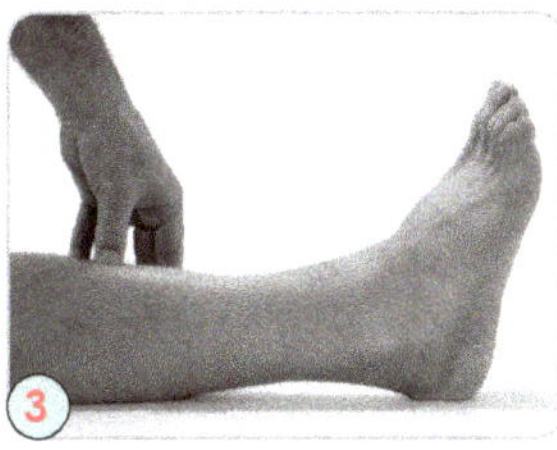

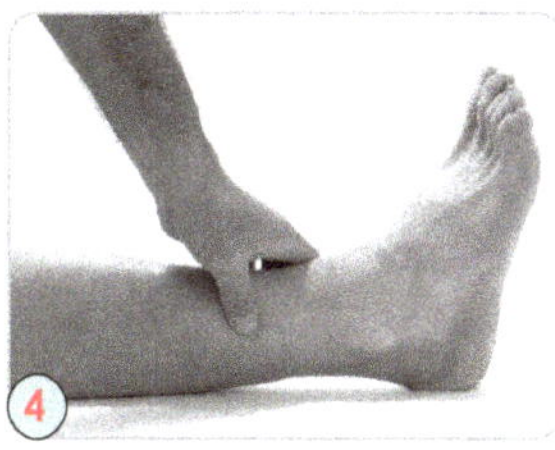

Routine - 53 KNÖCHEL

Verstauchter Innenknöchel

● ein seltenes Beschwerdebild

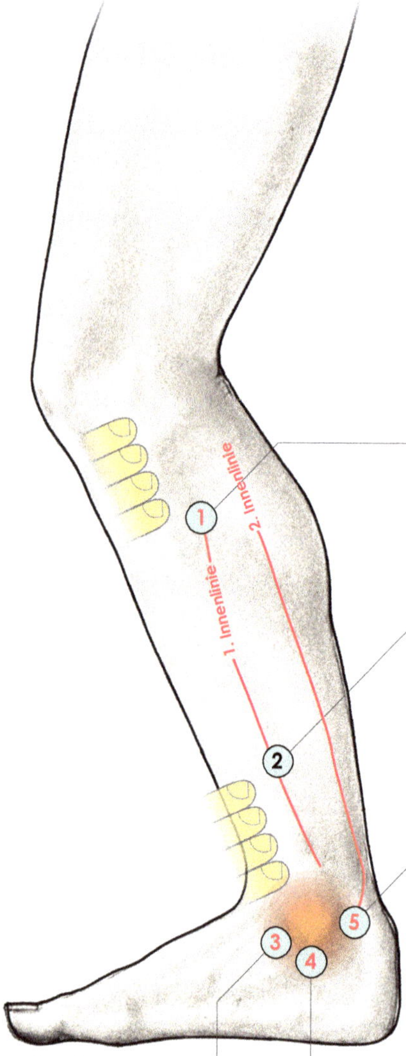

Rückenlage

Bein 1. Innenlinie-4 (Mi-9)
4 Finger unterhalb der unteren Kante der Kniescheibe • an die mediale Kante der Tibia angrenzend

Bein 1. Innenlinie-2
4 Finger über der Erhebung des Innenknöchels • an die mediale Kante der Tibia angrenzend

Bein 2. Innenlinie-1 (Ni-3)
zwischen dem Innenknöchel und der Achillessehne • auf einer Höhe mit dem Knöchel • Drücken Sie gegen den Knöchel

Innenfuß-3 (Mi-5)
suchen Sie eine Vertiefung anterior zum Knöchel • 1/2 Finger anterior zu Innenfuß - 2 und ein wenig aufwärts

Innenfuß-2 (Ni-6)
direkt unter dem Innenknöchel • suchen Sie eine schmale Vertiefung zwischen der inferioren Kante des Knöchels und des Talus

Problembeschreibung:

- *Die Innenseite des Knöchels ist verstaucht.*
- *Es kommt zu Steifheit und Schmerzen an der Innenseite des Knöchels, um der medialen Malleolus an den Punkten (3), (4) und (5). Der empfindlichste Punkt ist häufig Punkt (5).*
- *Die Schmerzen können chronisch oder akut sein.*
- *Zu einer Verstauchung des Innenknöchels kommt es, wenn der Knöchel in eine Eversion (Außenbeugung) gezwungen wird. Das passiert typischerweise bei schnellem oder achtlosem Gehen, besonders in unebenem Gelände oder in der Dunkelheit oder wenn man auf ein ungesehenes Objekt tritt oder bei einer "schlechten" Landung nach einem Sprung bei sportlichen Aktivitäten.*
- *Die Schmerzen werden vor allem dann stärker, wenn der Knöchel in eine Pronation - Eversion, Außenrotation und Dorsalflexion bewegt wird.*
- *Bei einer Knöchelverstauchung kommt es zu schlechter Balance, Instabilität und Schmerzen beim Gehen. In schweren akuten Fällen ist es dem Klienten nicht möglich zu gehen.*

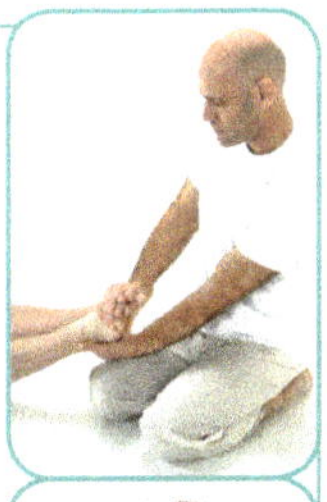

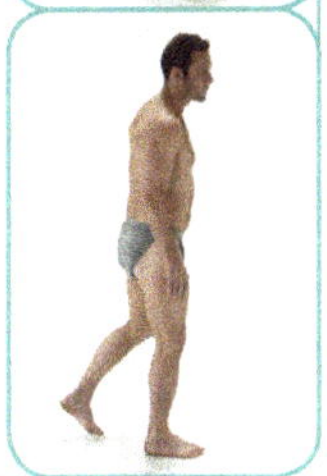

Behandlungsschritte

1. Massage des Unterschenkels

Positionieren Sie Ihren Klienten in der Rückenlage. Sein Knie wird leicht gebeugt und mit einem Kissen unterlagert. Behandeln Sie die Innenseite des Unterschenkels. Beginnen Sie am Knie und behandeln Sie zwei- bis dreimal abwärts zum Knöchel und wieder zurück. Thai-Massagepraktiker: Verwenden Sie Handballendruck.

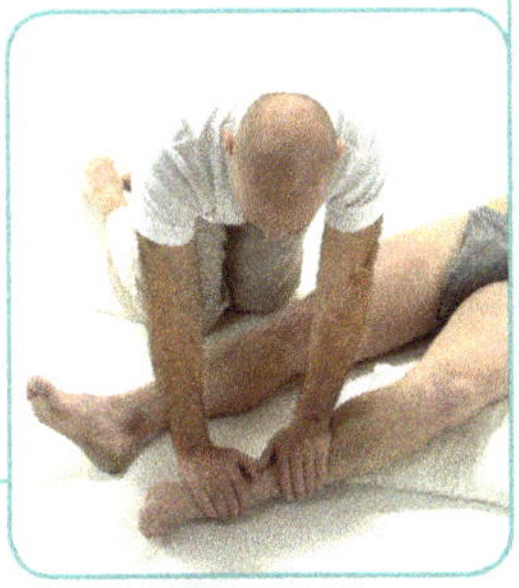

2. Therapielinie

Behandeln Sie die 1. Innenlinie des Beins. Beginnen Sie am Knie und behandeln Sie zwei- bis dreimal abwärts zum Knöchel und wieder zurück. Thai-Massagepraktiker: Verwenden Sie Daumendruck.

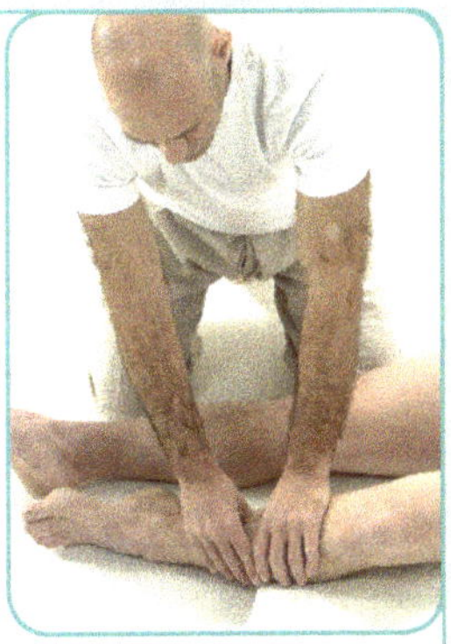

3. Akupressurpunkte

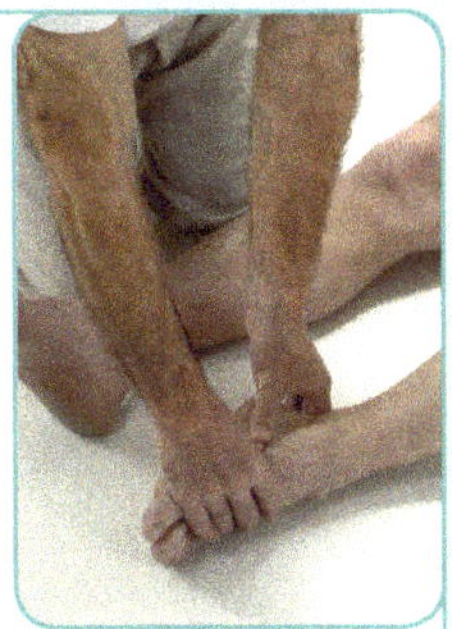

Drücken Sie die Punkte (1) bis (5) bis zu zehnmal. Falls einer der Punkte um den Malleolus zu empfindlich ist, lassen sie ihn aus. Verwenden Sie so viel Druck, wie es für Ihren Klienten angemessen ist. Leichte Schmerzen sind in Ordnung, solange es sich um "gute" Schmerzen handelt und Ihr Klient den Druck wünscht. "Gute" Schmerzen vergehen, sobald Sie Ihren Daumendruck lösen.

Vorsichtsmaßnahmen:

- *Konsultieren Sie einen Spezialisten, bevor Sie akute oder unklare Knöchelbeschwerden behandeln.*
- *Schmerzen im Ruhezustand können ein Hinweis auf eine Fraktur sein.*
- *Vermeiden Sie alle Dehnungen des Knöchels. Lediglich bei sehr akuten Fällen können Dehnungen helfen.*
- *Üben Sie keinen direkten Druck auf einen geschwollenen Knöchel aus.*
- *Behandeln Sie täglich bis zur Genesung. In nicht-akuten Fällen behandeln Sie zweimal wöchentlich.*
- *Wiederholen Sie die Behandlung erst, nachdem der Klient keine Schmerzen von der vorigen Behandlung mehr hat (falls das der Fall war).*

Ausgewählte Akupressurpunkte

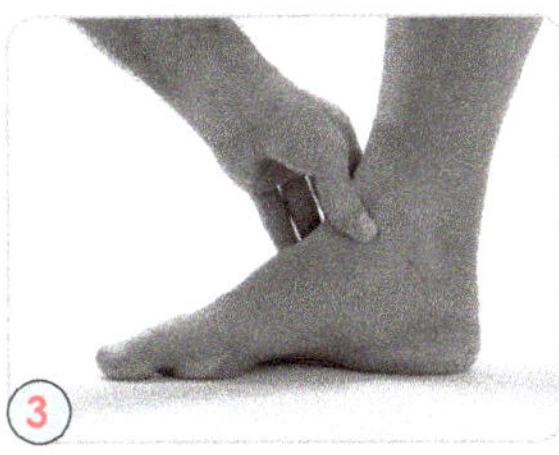

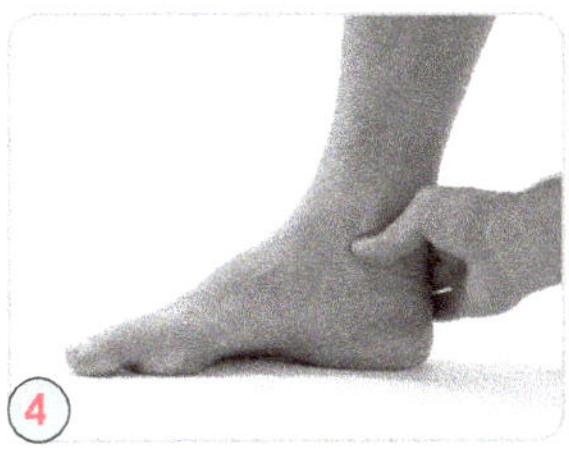

Behandlungsroutinen dieses Kapitels

Routine - 54 **„Schmerzen an der Fußsohle während des Gehens"**
Routine - 55 **„Steife Achillessehne"**

Die Behandlung von Erkrankungen der Füße

Die beiden Behandlungsroutinen dieses Kapitels werden verwendet um verschiedene, seltene Erkrankungen der Füße zu behandeln.

Wählen Sie eine der beiden Routinen entsprechend der Symptome die für die Thai-Diagnose relevant sind aus (siehe Diagnosetafel), unabhängig von der Definition der Beschwerden durch die westliche Medizin. Wenn die Symptome Ihres Klienten mit den Symptomen, die in einer der Thai-Routinen beschrieben werden übereinstimmen, wenden Sie diese an und beobachten Sie die Reaktion Ihres Klienten. Wenn der Druck Ihrem Klienten gut tut, wird Ihre Behandlung gute Ergebnisse bringen. Wenn Sie eine Verbesserung feststellen, fahren Sie mit der Behandlung fort.

Thai-Routinen	Mögliche zu Grunde liegende Erkrankungen
Schmerzen an der Fußsohle während des Gehens	Tarsaltunnelsyndrom Tendopathie der Fußsehnen Muskuläre Schwäche des Unterschenkels in Kombination mit einem Senkfuß
Steife Achillessehne	Beschwerden an der Achillessehne Retrocalcaneale Bursitis

Erkrankungen der Füße

Tarsaltunnelsyndrom

Die Kompression des hinteren N. tibialis, dort wo der Nerv in den Tarsaltunnel eintritt, unter dem Retinaculum musculorum flexorum pedis, unterhalb des medialen Malleolus. Auslöser ist eine Kompression oder Druck auf den Nerv, der durch eine Verletzung oder eine Entzündung der Gelenkinnenhaut des Tarsaltunnels, auf Grund von wiederholter Überlastung oder Fehlstellungen des Fußes entsteht.

Symptome umfassen Schmerzen an der Fußsohle, einschießende Schmerzen um den medialen Knöchel und in der Fußsohle, sowie möglicherweise Sensibilitätsstörungen, Taubheit und Schwäche der Fußmuskulatur. Die Schmerzen werden stärker nach dem Gehen langer Strecken und nach längerer Ruhigstellung des Fußes (z. B. nach dem Schlafen). In einigen Fällen ist eine Operation notwendig.

Tendopathie der Fußsehnen

Eine Kollegendegeneration der Sehnen des medialen Teils des Fußes, besonders am M. tibialis posterior, auf Grund von wiederholter Überlastung. Es kommt zu Schmerzen beim Gehen.

Muskelschwäche

Muskelschwäche der Unterschenkelmuskulatur, besonders des M. tibialis posterior und des M. peroneus longus, führt zu einem Senkfuß mit Schmerzen an der Fußsohle während dem Gehen.

Beschwerden an der Achillessehne

Dieses Beschwerdebild umfasst drei verschiedene (miteinander in Beziehung stehende) Erkrankungen: eine Kollagendegeneration der Sehne (Tendopathie), eine Entzündung der Sehne (Tendinitis) und eine Entzündung des Paratenon, einer Membran, die die Sehne umhüllt (Paratendinitis). Beschwerden an der Achillessehne entstehen durch wiederholte Überlastung, die typisch ist im höheren Alter, bei Athleten oder bei Menschen, die sehr anstrengenden körperlichen Aktivitäten nachgehen. Die Beschwerden stehen oft im Zusammenhang mit mangelnder Flexibilität und verschiedenen Fehlstellungen im Bereich der Beine oder der Füße. Symptome umfassen Steifheit und Schmerzen am unteren Ende der Sehne, dort wo die Achillessehne in die Ferse übergeht, in ihrem unteren Drittel oder entlang der gesamten Sehne. Die Schmerzen werden in der Dorsalfexion beim Gehen, sowie bei oder nach verschiedenen Aktivitäten stärker. Weitere Symptome umfassen Schwellung und Entzündung der Sehne. Bleiben die Beschwerden unbehandelt, kann es zu einem teilweisen oder vollständigen Abriss der Sehne kommen.

Retrocalcaneale Bursitis

Die Entzündung der beiden Schleimbeutel an der Rückseite der Ferse, direkt über dem Übergang der Achillessehne in die Ferse. Ursachen sind direkter Druck oder Irritation durch Schuhe, der Wechsel von Schuhen mit hohen Ansätzen zu flachen Schuhen (die Dehnung der Achillessehne verursacht eine wiederholte Kompression der Schleimbeutel) oder eine Deformierung der Knochen an der Fersenrückseite (Haglundferse). Symptome umfassen Schmerzen an der Rückseite der Ferse beim Gehen oder Laufen mit Schuhen und das Nachlassen der Schmerzen, wenn die Schuhe ausgezogen werden.

Kontraindikationen und Warnhinweise

- **Jede Dehnung bei akuten Beschwerden**
  Vorsichtiges Dehnen kann bei chronischen Beschwerden hilfreich sein, kann jedoch bei akuten Beschwerden Schaden bringen.
- **Direkter Druck auf entzündetes Gewebe**
  Direkter Druck auf ein entzündetes Areal wird die Entzündung verschlimmern und ist kontraindiziert (eine oberflächliche Massage kann jedoch bei chronischen Beschwerden hilfreich sein). Verwenden Sie so viel Druck, wie es für Ihren Klienten angemessen ist, stellen Sie sicher, dass der Druck keine unangenehmen Schmerzen verursacht. Beginnen Sie mit sanftem Druck, erhöhen Sie den Druck, wenn es nötig ist.
- **Druck auf empfindliche Linien und Punkte, die Symptome auslösen oder verstärken**
- **Druck der dazu führt, dass sich Ihr Klient zusammenzieht oder von Ihren Händen weg bewegt**

Achtung

Falls eines der folgenden Symptome auftritt, muss der Klient zur Untersuchung an einen Arzt verwiesen werden.

- Kürzliches schweres Trauma
- Anhaltende, fortschreitende Schmerzen
- Fußschmerzen die während der Nacht oder in Ruhe auftreten
- Anhaltende Schmerzen, die ohne offensichtlichen Grund, plötzlich aufgetreten sind
- Alle akuten Beschwerden
- Alle ungewöhnlichen Zeichen

Die Auswahl der Behandlungsroutine - grundsätzliche Richtlinien

Eine der beiden Routinen für die Behandlung von Fußbeschwerden auszuwählen ist einfach:

1. Finden Sie heraus, wo die Beschwerden auftreten und welche Bewegungen die Beschwerden auslösen oder verstärken

Bitten Sie Ihren Klienten, Ihnen zu zeigen wo die Beschwerden auftreten während er umhergeht.

2. Wählen Sie eine Behandlungsroutine

Wenn Sie die Lokalisation der Beschwerden kennen, sollten Sie in der Lage sein eine Routine auszuwählen (siehe Diagnosetafel).

3. Beginnen Sie die Behandlung und stellen Sie sicher, dass Sie die passende Routine gewählt haben

Achten Sie, während Sie die Punkte drücken auf die Reaktionen Ihres Klienten und prüfen Sie, ob die gewählten Punkte relevant und wirksam sind. Bitte stellen Sie Ihrem Klienten nicht zu schnell zu viele Fragen! Lassen Sie ihn tiefer in die Konzentration eintauchen. Oft wird Ihr Klient einige Zeit brauchen, bevor er in der Lage ist auszudrücken (nicht unbedingt durch Worte), ob die behandelten Punkte relevant sind oder nicht. Sie werden oftmals erst bei der zweiten Runde in der Sie die Punkte behandeln „zuverlässige" Reaktionen von Ihrem Klienten erhalten. Stellen Sie knappe Fragen wie: „Hier?" „Gut?" „Schmerzhaft?". Wenn die Linien und die Punkte relevant und effektiv sind, fahren Sie mit der Behandlung fort - Sie haben die richtige Routine ausgewählt.

ROUTINE 54 (SEITE 240)

Schmerzen an der Fußsohle während des Gehens

- Es kommt zu Schmerzen an der Fußsohle beim Auftreten.
- Eine ausgeprägte Steifheit ist tastbar.
- Diese Art Schmerzen kann beim Tragen von neuen oder schlecht passenden Schuhen auftreten.

LOKALISATION DER BESCHWERDEN

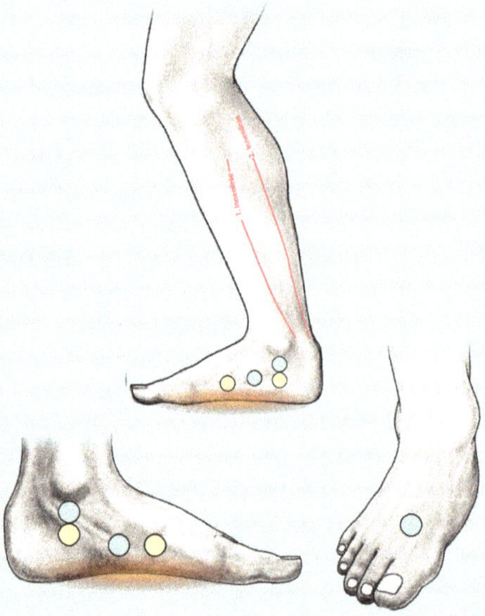

SCHMERZHAFTE BEWEGUNGEN

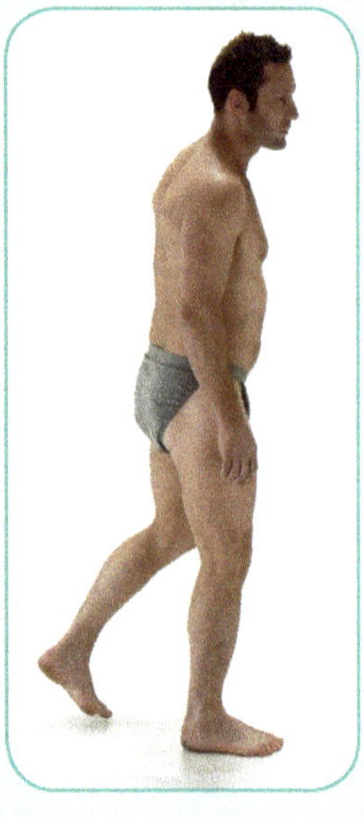

ROUTINE 55 (SEITE 242)

Steife Achillessehne

- Es kommt zu Steifheit und Schmerzen entlang der Achillessehne.
- Die Schmerzen werden stärker bei forcierter Dorsal- und Plantarflexion, sowie beim Gehen.
- Zu dieser Art Schmerzen kann es durch zu langes Gehen, besonders bergab oder sehr langes Stehen kommen. Sie können auch durch verkürzte und steife Muskulatur an der Rückseite der Beine verursacht werden.
- Die Beschwerden betreffen beide Beine.

LOKALISATION DER BESCHWERDEN

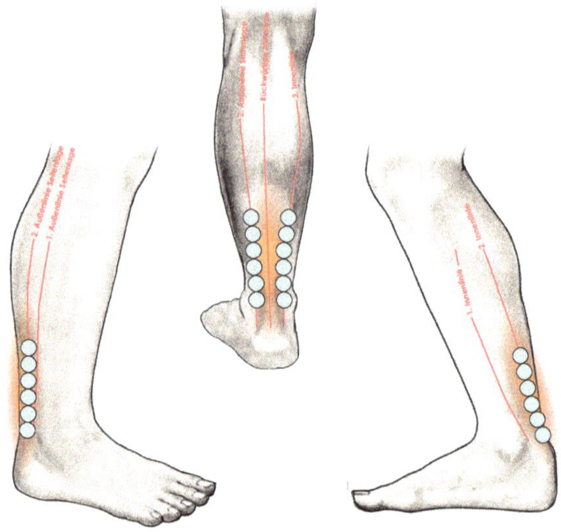

SCHMERZHAFTE BEWEGUNGEN

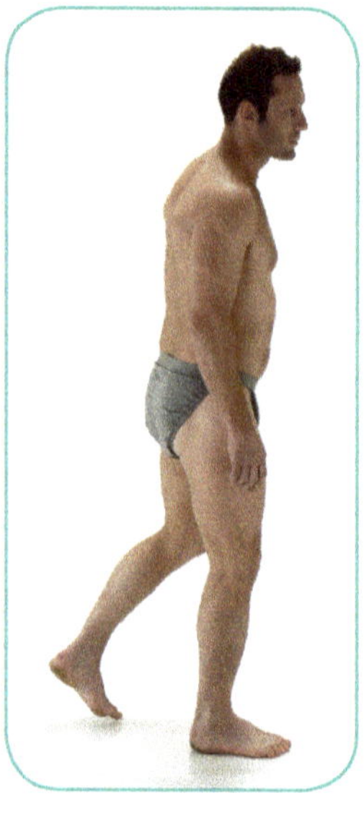

Routine - 54 FUß

Schmerzen an der Fußsohle während des Gehens

● ein seltenes Beschwerdebild

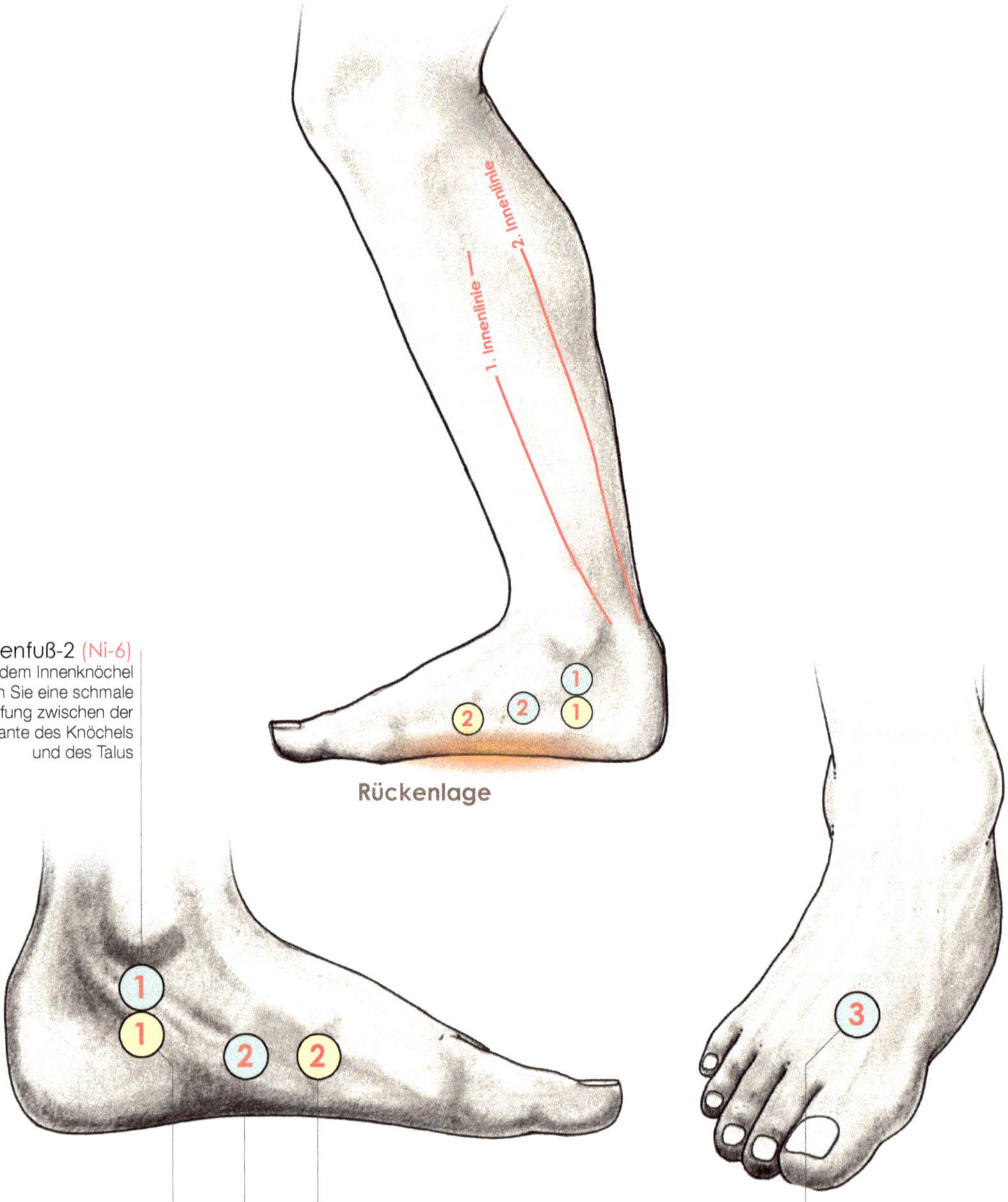

Problembeschreibung:

- *Es kommt zu Schmerzen an der Fußsohle beim Auftreten.*
- *Eine ausgeprägte Steifheit ist tastbar.*
- *Diese Art Schmerzen kann beim Tragen von neuen oder schlecht passenden Schuhen oder Sandalen auftreten.*
- *Die Schmerzen können zu Problemen beim Laufen oder der Unfähigkeit zu laufen führen.*
- *Die Schmerzen können schneidend sein, normalerweise klingen sie nach wenigen Stunden ab.*

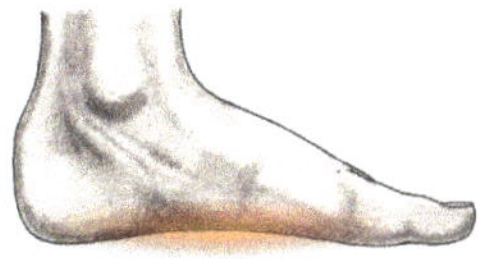

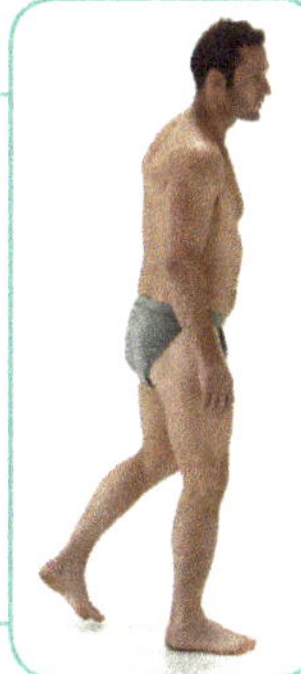

Behandlungsschritte

1. Unterschenkelmassage

Legen Sie Ihren Klienten in die Rückenlage, das Knie leicht angewinkelt mit einem Kissen unterlagert. Massieren Sie die Innenseite des Unterschenkels. Beginnen Sie am Knie, massieren Sie zwei- bis dreimal hinab bis zum Knöchel und wieder zurück. Thaimassage-Praktiker: Verwenden Sie Handballendruck.

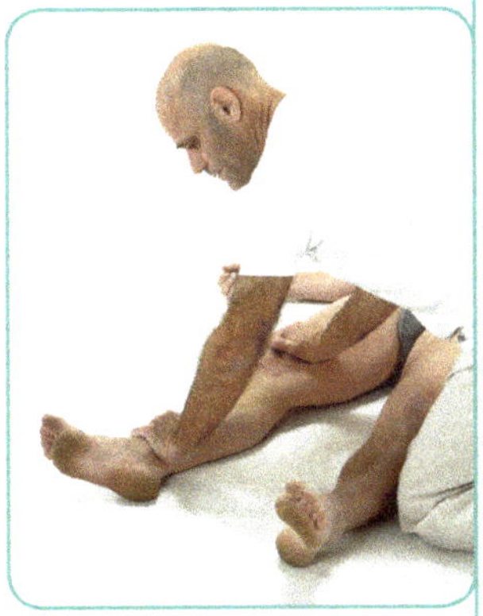

2. Therapielinien

Behandeln Sie die 1. Innenlinie des Beins. Beginnen Sie am Knie und behandeln Sie zwei- bis dreimal bis zum Knöchel hinab, sowie entlang des Innenfußes, direkt unter dem Knochen bis zum Großzehengrundgelenk und wieder zurück. Thaimassage-Praktiker: Behandeln Sie die Linie mit Daumendruck.

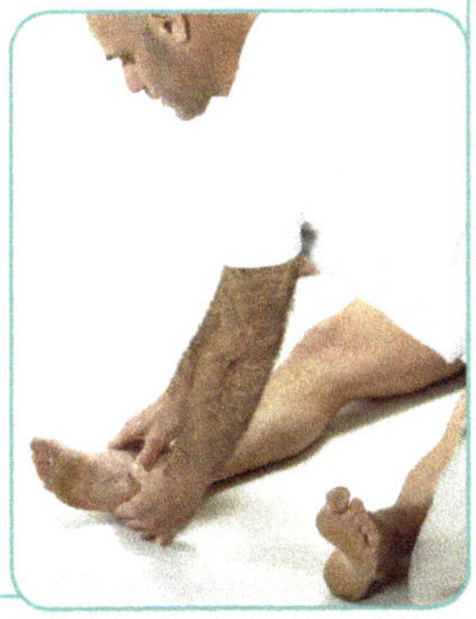

3. Akupressurpunkte

Drücken Sie die Punkte (1), (2) und (3) bis zu zehnmal. Hören Sie auf, wenn die Punkte empfindlich werden. Verwenden Sie so viel Druck, wie es für Ihren Klienten angemessen ist.

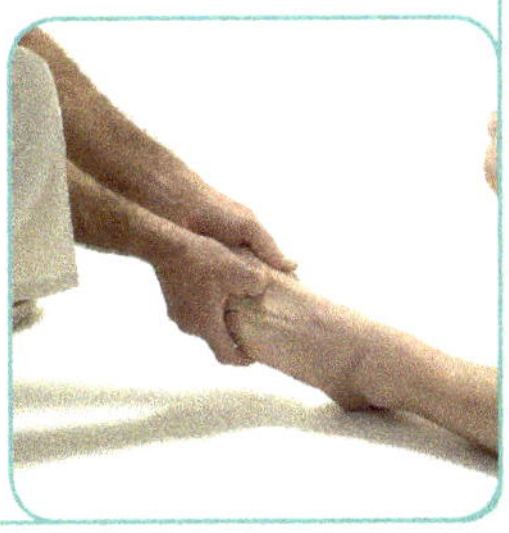

Vorsichtsmaßnahmen:

- *Konsultieren Sie einen Spezialisten, bevor Sie akute oder unklare Fußbeschwerden behandeln.*
- *Behandeln Sie täglich bis zur Genesung. In nicht-akuten Fällen behandeln Sie zweimal wöchentlich.*
- *Wiederholen Sie die Behandlung erst, nachdem der Klient keine Schmerzen von der vorigen Behandlung mehr hat (falls das der Fall war).*

Ausgewählte Akupressurpunkte

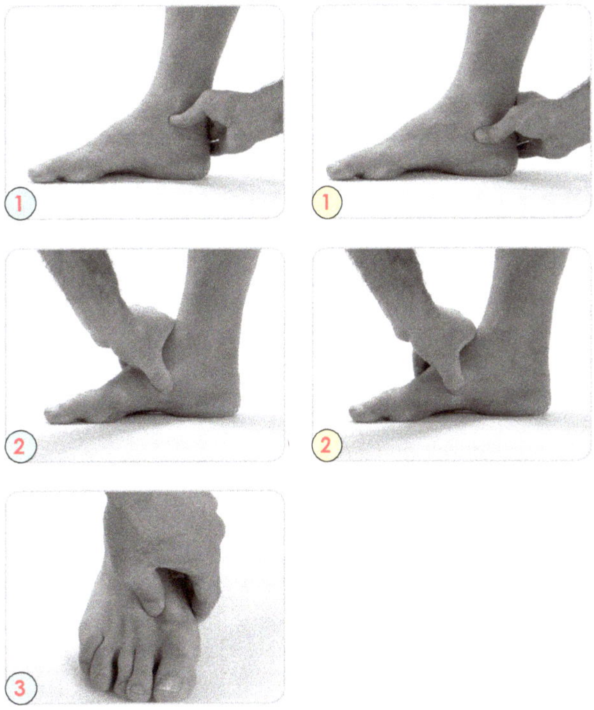

Routine - 55 FUß

Steife Achillessehne

●● ein häufiges Beschwerdebild

2. Außenlinie Seitenlage-6
an der lateralen Kante der Achillessehne • über 2. Außenlinie Seitenlage – 5 • 5 Finger über dem Außenknöchel

2. Außenlinie Seitenlage-5
am lateralen Teil der Achillessehne • über 2. Außenlinie Seitenlage – 4 • 4 Finger über dem Außenknöchel

2. Außenlinie Seitenlage-4
am lateralen Teil der Achillessehne • über 2. Außenlinie Seitenlage – 3 • 3 Finger über dem Außenknöchel

2. Außenlinie Seitenlage-3
am lateralen Teil der Achillessehne • über 2. Außenlinie Seitenlage – 2 • 1 Finger über dem Außenknöchel

2. Außenlinie Seitenlage-2
am lateralen Teil der Achillessehne • über 2. Außenlinie Seitenlage – 1 • über dem Außenknöchel

2. Außenlinie Seitenlage-1 (Bl-60)
am lateralen Teil der Achillessehne • auf einer Höhe mit dem Außenknöchel

Bein 2. Innenlinie-6
am medialen Teil der Achillessehne • über Bein 2. Innenlinie – 5 • 4 Finger über dem Innenknöchel

Bein 2. Innenlinie-5
am medialen Teil der Achillessehne • über Bein 2. Innenlinie – 4 • 3 Finger über dem Innenknöchel

Bein 2. Innenlinie-4 (Ni-7)
am medialen Teil der Achillessehne • über Bein 2. Innenlinie – 3 • 2 Finger über dem Innenknöchel

Bein 2. Innenlinie-3
am medialen Teil der Achillessehne • über Bein 2. Innenlinie – 2 • 1 Finger über dem Innenknöchel

Bein 2. Innenlinie-2
am medialen Teil der Achillessehne • über Bein 2. Innenlinie – 1 • über dem Innenknöchel

Bein 2. Innenlinie-1 (Ni-3)
am medialen Teil der Achillessehne • auf einer Höhe mit dem Innenknöchel

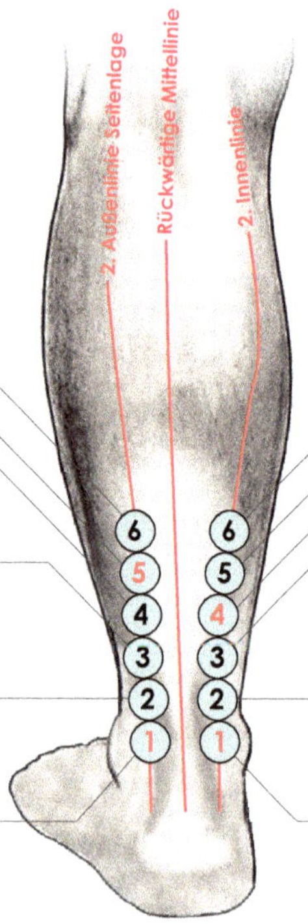

Bauchlage

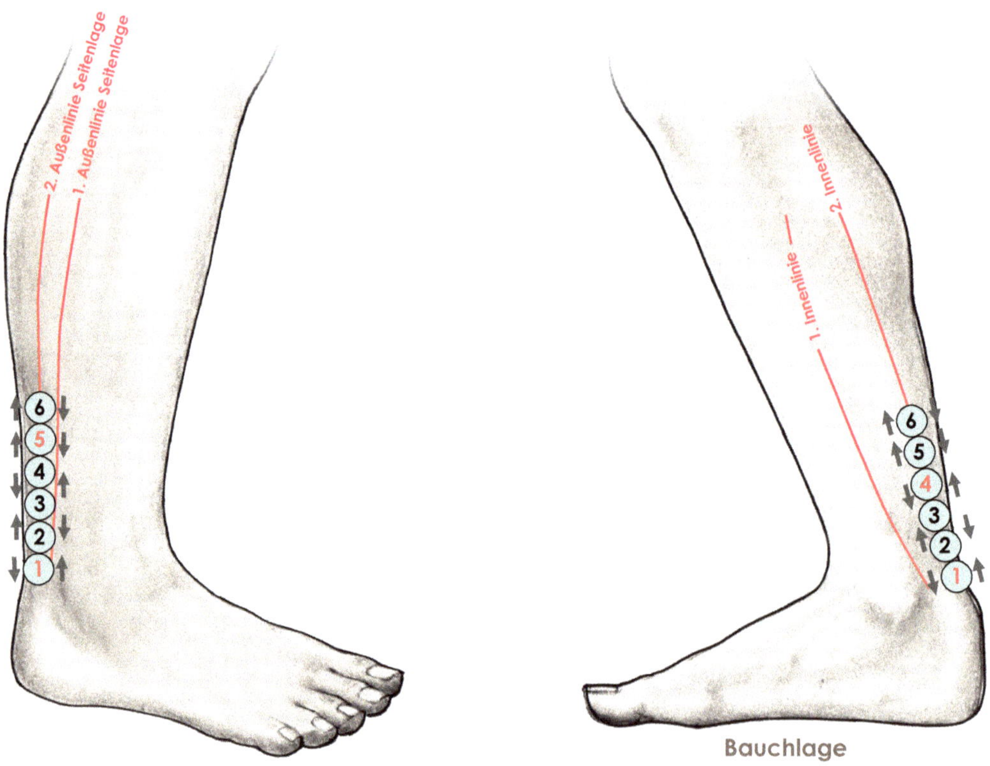

Bauchlage

Problembeschreibung:

- *Es kommt zu Steifheit und Schmerzen entlang der Achillessehne.*
- *Die Schmerzen werden stärker bei forcierter Dorsal- und Plantarflexion, sowie beim Gehen.*
- *Zu dieser Art Schmerzen kann es durch zu langes Gehen, besonders bergab oder sehr langes Stehen kommen. Sie können auch durch verkürzte und steife Muskulatur an der Rückseite der Beine verursacht werden.*
- *Die Beschwerden betreffen beide Beine.*

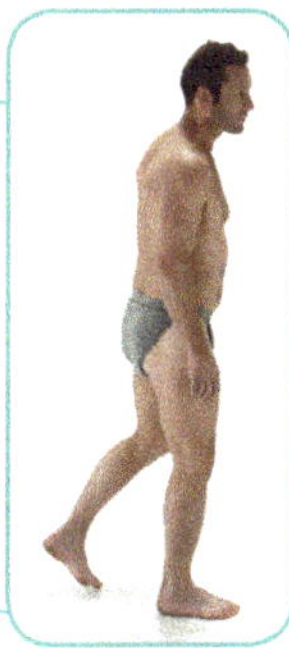

Behandlungsschritte

1. Akupressurpunkte

Positionieren Sie Ihren Klienten in der Bauchlage. Unterlagern Sie den Knöchel mit einem Kissen, sodass die Achillessehne leicht gedehnt wird. Behandeln Sie die Punkte (1) bis (6) auf beiden Seiten der Sehne folgendermaßen: Drücken Sie Punkt (1) mit Ihrem Daumen. Halten Sie den Druck aufrecht und schieben Sie die Haut mehrfach auf- und abwärts. Verfahren Sie genauso bei den anderen Punkten. Behandeln Sie beide Seiten bis zu zehnmal. Hören Sie auf, wenn die Punkte empfindlich werden. Verwenden Sie so viel Druck, wie es für Ihren Klienten angemessen ist.

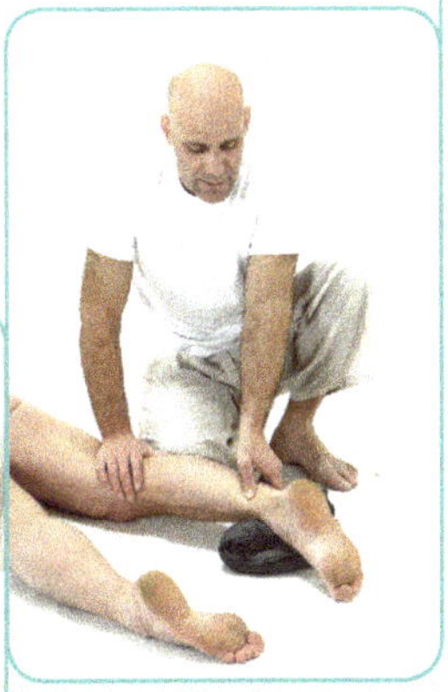

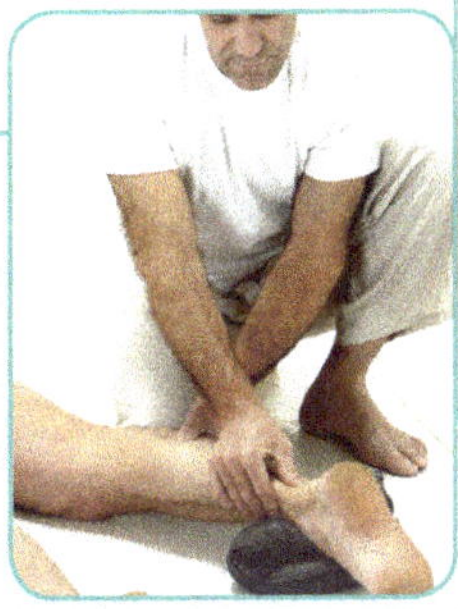

Vorsichtsmaßnahmen:

- *Konsultieren Sie einen Spezialisten, bevor Sie akute oder unklare Achillessehnenbeschwerden behandeln.*
- *Behandeln Sie täglich bis zur Genesung. In nicht-akuten Fällen behandeln Sie zweimal wöchentlich.*
- *Wiederholen Sie die Behandlung erst, nachdem der Klient keine Schmerzen von der vorigen Behandlung mehr hat (falls das der Fall war).*

Ausgewählte Akupressurpunkte

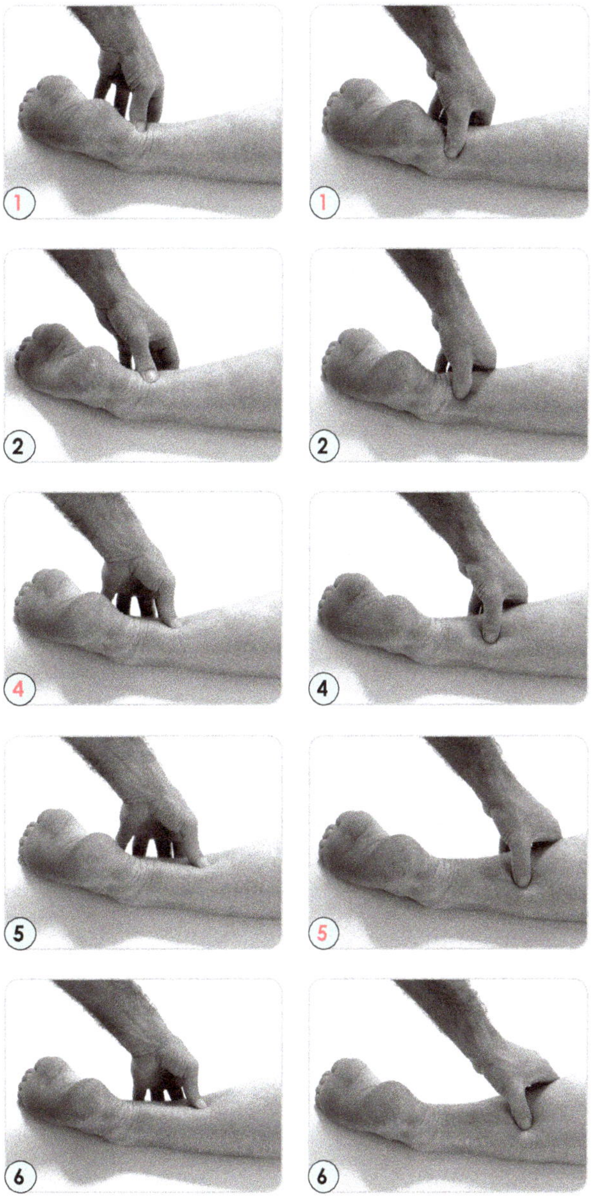

Behandlungsroutinen dieses Kapitels

Die Behandlung von verstauchten Zehen

Verstauchungen der Zehen kommen nur selten vor. Sie können mit den Thai-Routinen wirksam behandelt werden. Wenden Sie die Routine an und beobachten Sie die Reaktion Ihres Klienten. Wenn der Druck Ihrem Klienten gut tut, wird Ihre Behandlung gute Ergebnisse bringen. Wenn Sie eine Verbesserung feststellen, fahren Sie mit der Behandlung fort.

Pathologische Ursachen von Zehenverstauchungen

Verstauchungen der Zehen entstehen durch Verletzungen, meistens des Metatarsophalangealgelenks. Zu solchen Verletzungen kommt es, wenn das Gelenk mit Kraft überdehnt, zu stark gebeugt oder zur Seite gezogen wird. Diese Art von Verletzungen entsteht häufig, wenn barfuß Sport getrieben wird, wenn barfuß im Freien gelaufen wird, besonders nachts und wenn man stolpert oder gegen einen Gegenstand stößt. Die Symptome umfassen Steifheit, Schmerzen und manchmal Schwellungen um das Gelenk an der Oberseite (dorsal) und Unterseite (plantar). die Schmerzen können zu Schwierigkeiten beim Gehen oder zur Unfähigkeit zu Gehen führen.

Kontraindikationen und Warnhinweise

- Jedes Dehnen oder Ziehen der Zehen bei akuten Beschwerden
  Vorsichtiges Dehnen kann bei chronischen Beschwerden hilfreich sein, ist jedoch schädlich bei akuten Beschwerden.
- Druck auf empfindliche Linien und Punkte, der die Symptome auslöst oder verstärkt
- Druck der dazu führt, dass sich Ihr Klient zusammenzieht oder von Ihren Händen wegbewegt

Achtung

Falls eines der folgenden Symptome auftritt, muss der Klient zur Untersuchung an einen Arzt verwiesen werden.

- Kürzliches schweres Trauma
- Anhaltende oder fortschreitende Schmerzen
- Deformierung eines Gelenks
  Das kann auf eine Fraktur hindeuten
- Alle akuten Beschwerden
- Alle ungewöhnlichen Zeichen

Die Auswahl der Behandlungsroutine - grundsätzliche Richtlinien

Eine der fünf Routinen für Verstauchungen der Zehen auszuwählen ist sehr einfach.

1. Bestimmen Sie den verletzten Zeh

Bitten Sie Ihren Klienten, Ihnen den schmerzenden Zeh zu zeigen, sowie die Bewegungen die die Schmerzen verstärken.

2. Wählen Sie eine Behandlungsroutine aus

Wenn Sie wissen, welcher Zeh verletzt ist, sollten Sie in der Lage sein, eine Routine auszuwählen (siehe Diagnosetafel).

3. Beginnen Sie die Behandlung und stellen Sie sicher, dass Sie die passende Routine gewählt haben

Achten Sie, während Sie die Punkte drücken auf die Reaktionen Ihres Klienten und prüfen Sie, ob die gewählten Punkte relevant und wirksam sind. Bitte stellen Sie Ihrem Klienten nicht zu schnell zu viele Fragen! Lassen Sie ihn tiefer in die Konzentration eintauchen. Oft wird Ihr Klient einige Zeit brauchen, bevor er in der Lage ist auszudrücken (nicht unbedingt durch Worte), ob die behandelten Punkte relevant sind oder nicht. Sie werden oftmals erst bei der zweiten Runde in der Sie die Punkte behandeln „zuverlässige" Reaktionen von Ihrem Klienten erhalten. Stellen Sie knappe Fragen wie: „Hier?" „Gut?" „Schmerzhaft?". Wenn die Linien und die Punkte relevant und effektiv sind, fahren Sie mit der Behandlung fort - Sie haben die richtige Routine ausgewählt.

ROUTINE 56 (SEITE 248)

Verstauchung des großen Zehs

- Der große Zeh ist verstaucht, meistens am ersten Metatarsophalangealgelenk.
- Zu dieser Verletzung kommt es, wenn das Gelenk mit Kraft überdehnt, zu stark gebeugt oder lateral zur Seite gezogen wird.
- Es kommt zu Steifheit, Schmerzen und manchmal Schwellungen um das Gelenk, an der Oberseite (dorsal) und Unterseite (plantar).

ROUTINE 57 (SEITE 250)

Verstauchung des zweiten Zehs

- Der zweite Zeh ist verstaucht, meistens am zweiten Metatarsophalangealgelenk.
- Zu dieser Verletzung kommt es, wenn das Gelenk mit Kraft überdehnt oder zu stark gebeugt wird.
- Es kommt zu Steifheit, Schmerzen und manchmal Schwellungen um das Gelenk, an der Oberseite (dorsal) und Unterseite (plantar).

LOKALISATION DER BESCHWERDEN

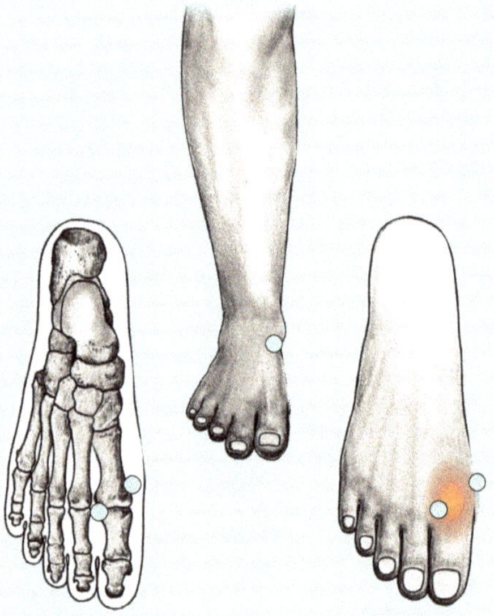

LOKALISATION DER BESCHWERDEN

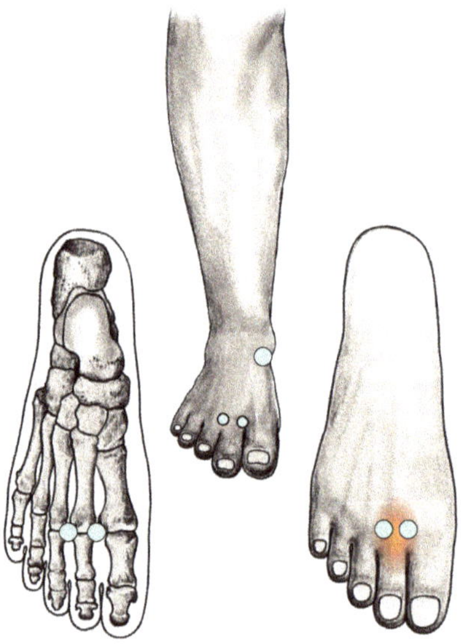

ROUTINE 58 (SEITE 252)

Verstauchung des dritten Zehs

- Der dritte Zeh ist verstaucht, meistens am dritten Metatarsophalangealgelenk.
- Zu dieser Verletzung kommt es, wenn das Gelenk mit Kraft überdehnt oder zu stark gebeugt wird.
- Es kommt zu Steifheit, Schmerzen und manchmal Schwellungen um das Gelenk, an der Oberseite (dorsal) und Unterseite (plantar).

LOKALISATION DER BESCHWERDEN

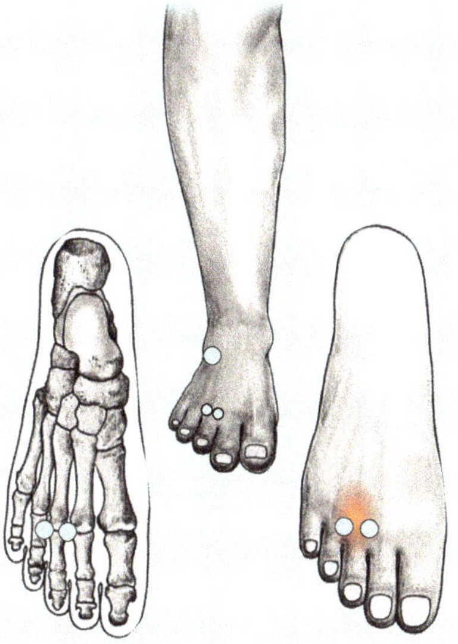

ROUTINE 59 (SEITE 254)

Verstauchung des vierten Zehs

- Der vierte Zeh ist verstaucht, meistens am vierten Metatarsophalangealgelenk.
- Zu dieser Verletzung kommt es, wenn das Gelenk mit Kraft überdehnt oder zu stark gebeugt wird.
- Es kommt zu Steifheit, Schmerzen und manchmal Schwellungen um das Gelenk, an der Oberseite (dorsal) und Unterseite (plantar).

LOKALISATION DER BESCHWERDEN

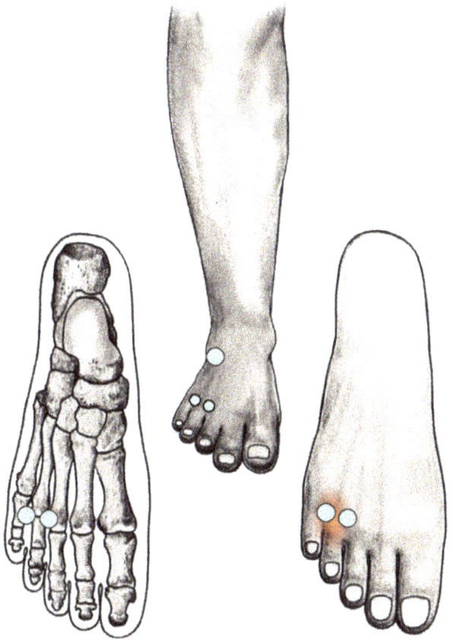

ROUTINE 60 (SEITE 256)

Verstauchung des kleinen Zehs

- Der kleine Zeh ist verstaucht, meistens am fünften Metatarsophalangealgelenk.
- Zu dieser Verletzung kommt es, wenn das Gelenk mit Kraft überdehnt, zu stark gebeugt oder lateral zur Seite gezogen wird.
- Es kommt zu Steifheit, Schmerzen und manchmal Schwellungen um das Gelenk, an der Oberseite (dorsal) und Unterseite (plantar).

LOKALISATION DER BESCHWERDEN

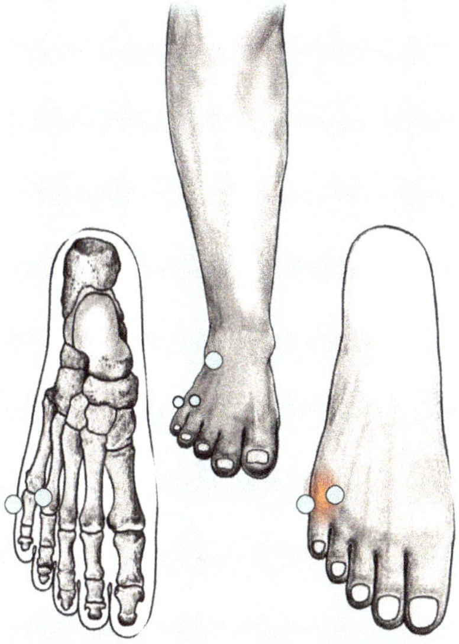

Routine - 56 ZEHEN

Verstauchung des großen Zehs

● ein seltenes Beschwerdebild

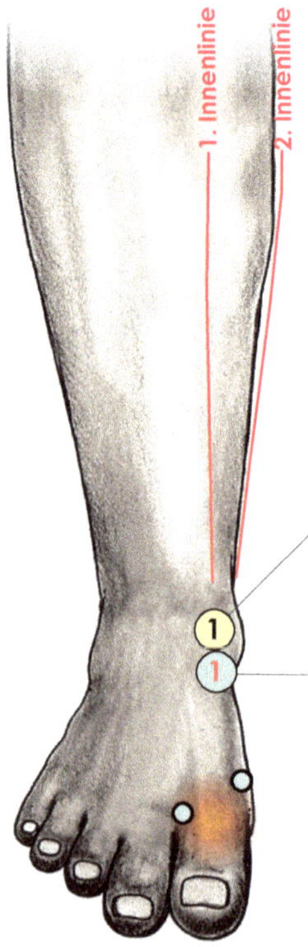

Innenfuß-9
suchen Sie eine Vertiefung anterior zum Knöchel • 1 Finger oberhalb einer gedachten Linie entlang der inferioren Grenze des Knöchels

Innenfuß-3 (Mi-5)
suchen Sie eine Vertiefung anterior zum Knöchel • direkt oberhalb einer gedachten Linie entlang der inferioren Grenze des Knöchels

Rückenlage

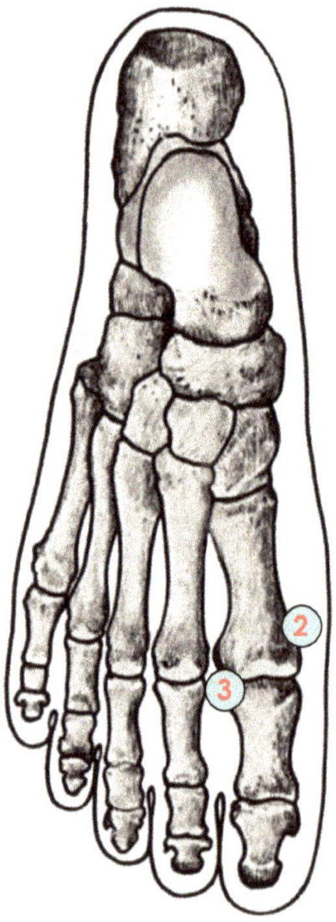

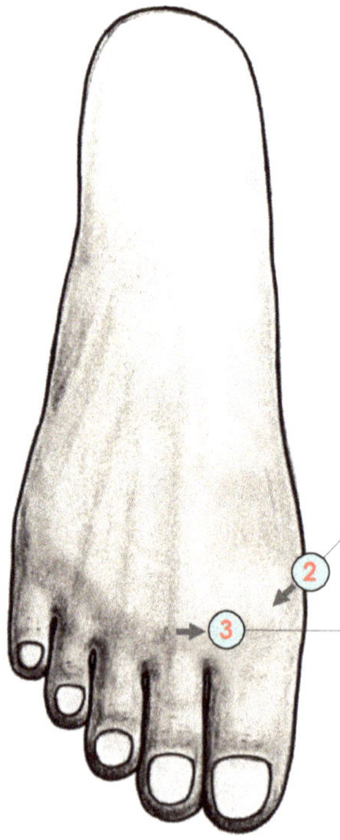

Innenfuß-8 (Mi-3)
proximal zum 1. Metatarsophalangealgelenk des großen Zehs • unterhalb des Metatarsalknochens

1. Zeh (großer Zeh)-lateral (Le-2 Region)
0,5 Cun über Le-2, drücken Sie in Richtung des Gelenks • proximal zum Seitenrand der Schwimmhaut zwischen dem 1. und 2. Zeh • in einer schmalen Vertiefung an der lateralen Seite des 1. Metatarsophalangealgelenks • drücken Sie in Richtung des Gelenks

Problembeschreibung:

- *Der große Zeh ist verstaucht, meistens am ersten Metatarsophalangealgelenk.*
- *Zu dieser Verletzung kommt es, wenn das Gelenk mit Kraft überdehnt, zu stark gebeugt oder lateral zur Seite gezogen wird.*
- *Es kommt zu Steifheit, Schmerzen und manchmal Schwellungen um das Gelenk, an der Oberseite (dorsal) und Unterseite (plantar).*
- *Die Schmerzen werden stärker bei Beugung oder Dehnung des verstauchten Gelenks.*
- *Die Schmerzen können zu Schwierigkeiten beim Gehen oder der Unfähigkeit zu gehen führen.*

Behandlungsschritte

1. Massage des Unterschenkels

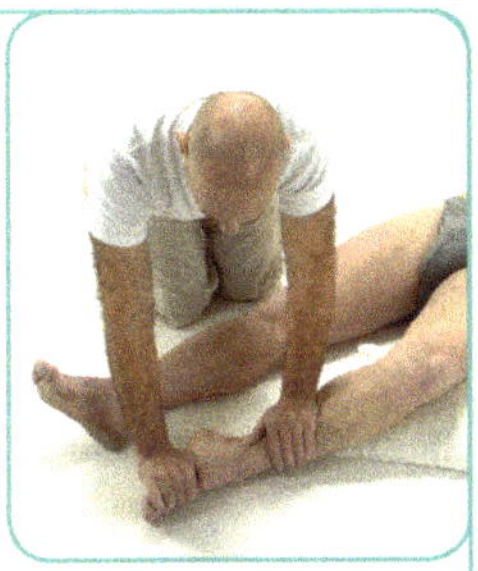

Legen Sie Ihren Klienten in die Rückenlage, das Knie leicht angewinkelt mit einem Kissen unterlagert. Massieren Sie die Innenseite des Unterschenkels. Beginnen Sie am Knie, massieren Sie zwei- bis dreimal hinab bis zum Knöchel und wieder zurück. Thaimassage-Praktiker: Verwenden Sie Handballendruck.

2. Therapielinien

Behandeln Sie die 2. Innenlinie des Beins. Beginnen Sie am Knie und behandeln Sie zwei- bis dreimal bis zum Knöchel hinab, sowie entlang des Innenfußes, direkt unter dem Knochen bis zum Großzehengrundgelenk und wieder zurück zum Knie. Thaimassage-Praktiker: Behandeln Sie die Linie mit Daumendruck.

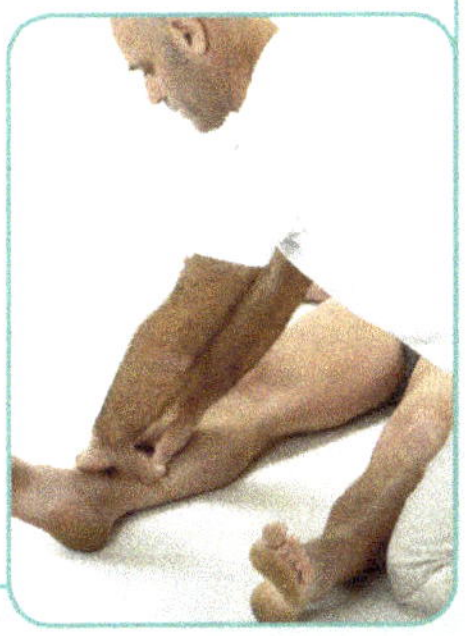

3. Akupressurpunkte

Drücken Sie die Punkte (1), (2) und (3), sowie den alternativen Punkt (1). Finden Sie heraus, welche Punkte am effektivsten sind. Drücken Sie die Punkte bis zu zehnmal. Hören Sie auf, wenn die Punkte empfindlich werden. Verwenden Sie so viel Druck, wie es für Ihren Klienten angemessen ist.

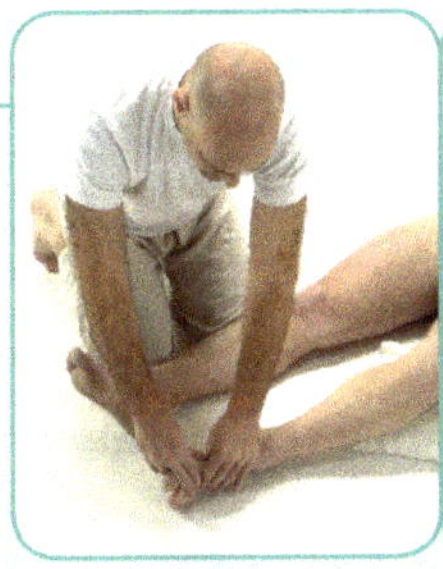

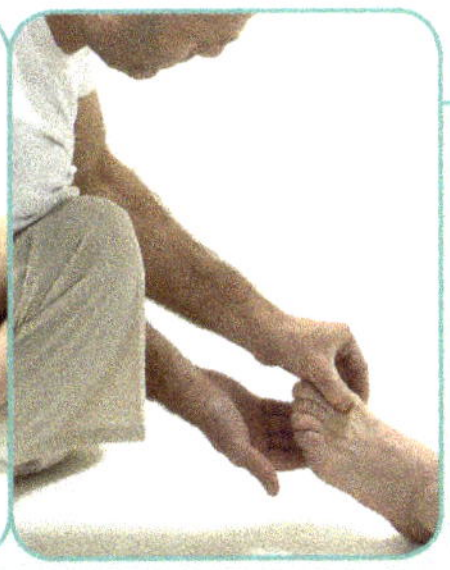

Vorsichtsmaßnahmen:

- *Konsultieren Sie einen Spezialisten, bevor Sie akute oder unklare Beschwerden an den Zehen behandeln.*
- *Behandeln Sie täglich bis zur Genesung. In nicht-akuten Fällen behandeln Sie zweimal wöchentlich.*
- *Wiederholen Sie die Behandlung erst, nachdem der Klient keine Schmerzen von der vorigen Behandlung mehr hat (falls das der Fall war).*

Ausgewählte Akupressurpunkte

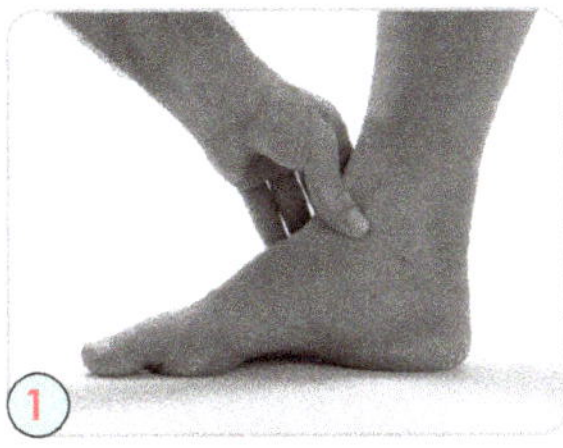

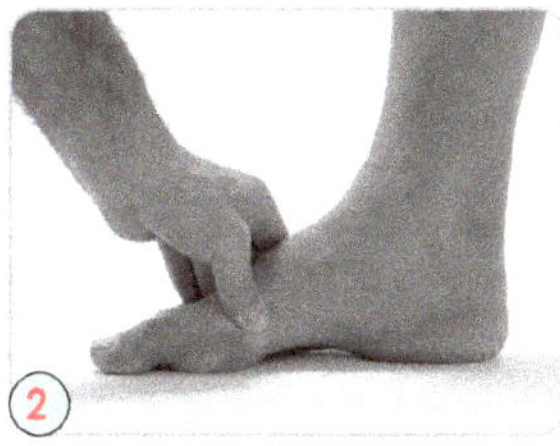

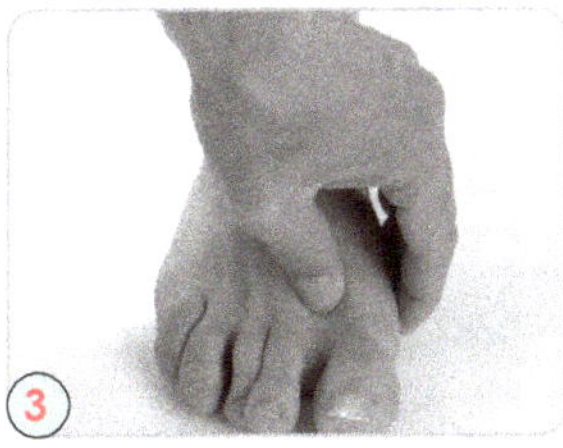

Routine - 57 ZEHEN

Verstauchung des zweiten Zehs

● ein seltenes Beschwerdebild

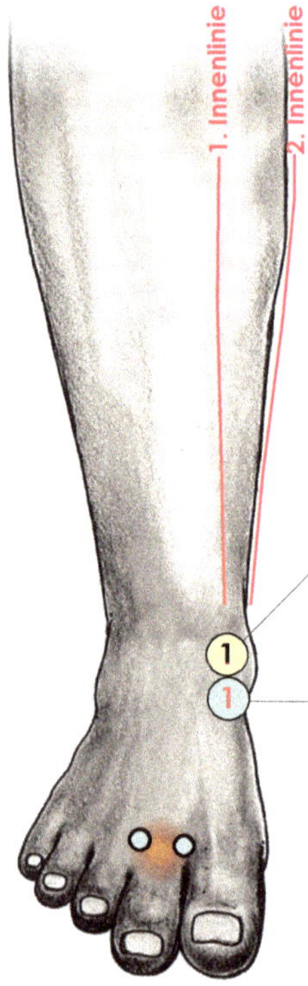

Rückenlage

Innenfuß-9
suchen Sie eine Vertiefung anterior zum Knöchel • 1 Finger oberhalb einer gedachten Linie entlang der inferioren Grenze des Knöchels

Innenfuß-3 (Mi-5)
suchen Sie eine Vertiefung anterior zum Knöchel • direkt oberhalb einer gedachten Linie entlang der inferioren Grenze des Knöchels

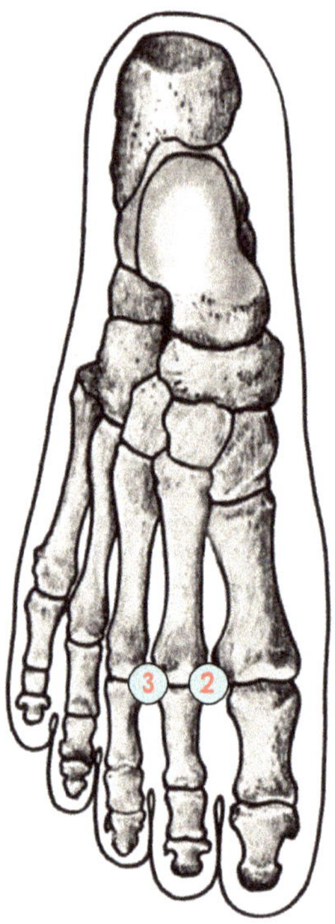

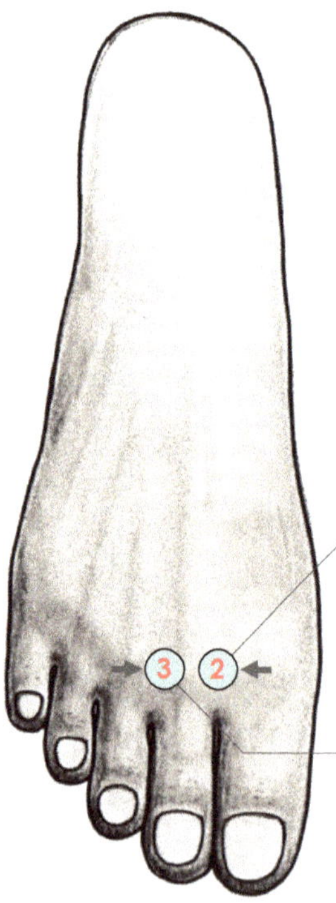

2. Zeh-medial (Le-2 Region)
0,5 Cun über Le-2, drücken Sie in Richtung des Gelenks • proximal zum Seitenrand der Schwimmhaut zwischen dem großen und dem 2. Zeh • in einer schmalen Vertiefung an der medialen Seite des 2. Metatarsophalangealgelenks • drücken Sie in Richtung des Gelenks

2. Zeh-lateral (Ma-44 Region)
0,5 Cun über Ma-44, drücken Sie in Richtung des Gelenks • proximal to the web margin between theproximal zum Seitenrand der Schwimmhaut zwischen dem 2. und 3. Zeh • in einer schmalen Vertiefung an der lateralen Seite des 2. Metatarsophalangealgelenks • drücken Sie in Richtung des Gelenks

Problembeschreibung:

- *Der zweite Zeh ist verstaucht, meistens am zweiten Metatarsophalangealgelenk.*
- *Zu dieser Verletzung kommt es, wenn das Gelenk mit Kraft überdehnt oder zu stark gebeugt wird.*
- *Es kommt zu Steifheit, Schmerzen und manchmal Schwellungen um das Gelenk, an der Oberseite (dorsal) und Unterseite (plantar).*
- *Die Schmerzen werden stärker bei Beugung oder Dehnung des verstauchten Gelenks.*
- *Die Schmerzen können zu Schwierigkeiten beim Gehen oder der Unfähigkeit zu gehen führen.*

Behandlungsschritte

1. Massage des Unterschenkels

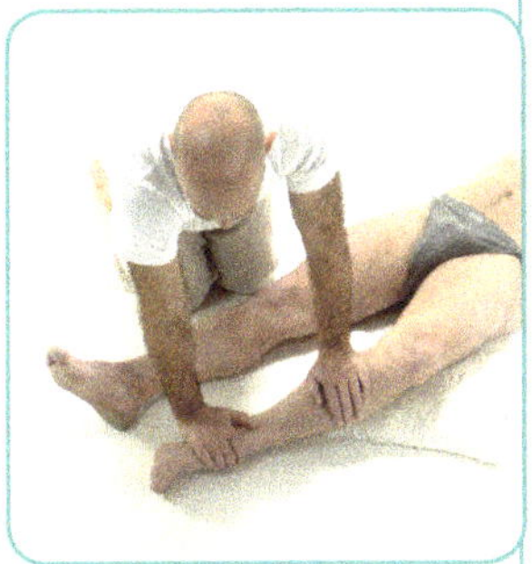

Legen Sie Ihren Klienten in die Rückenlage, das Knie leicht angewinkelt mit einem Kissen unterlagert. Massieren Sie die Innenseite des Unterschenkels. Beginnen Sie am Knie, massieren Sie zwei- bis dreimal hinab bis zum Knöchel und wieder zurück. Thaimassage-Praktiker: Verwenden Sie Handballendruck.

2. Therapielinien

Behandeln Sie die 2. Innenlinie des Beins. Beginnen Sie am Knie und behandeln Sie zwei- bis dreimal bis zum Knöchel hinab, sowie entlang des Innenfußes, direkt unter dem Knochen bis zum Großzehengrundgelenk und wieder zurück zum Knie. Thaimassage-Praktiker: Behandeln Sie die Linie mit Daumendruck.

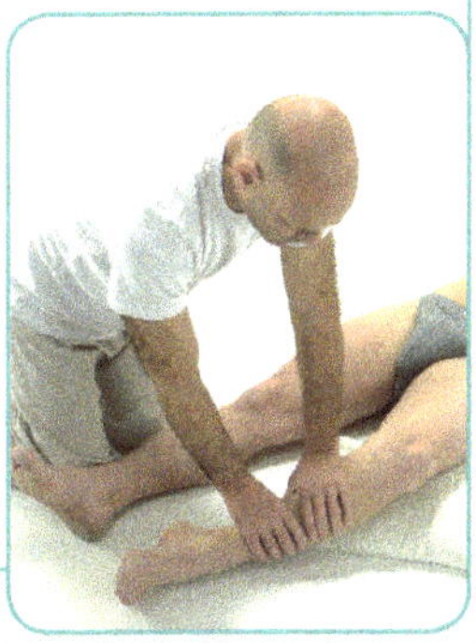

3. Akupressurpunkte

Drücken Sie die Punkte ①, ② und ③, sowie den alternativen Punkt ①. Finden Sie heraus, welche Punkte am effektivsten sind. Drücken Sie die Punkte bis zu zehnmal. Hören Sie auf, wenn die Punkte empfindlich werden. Verwenden Sie so viel Druck, wie es für Ihren Klienten angemessen ist.

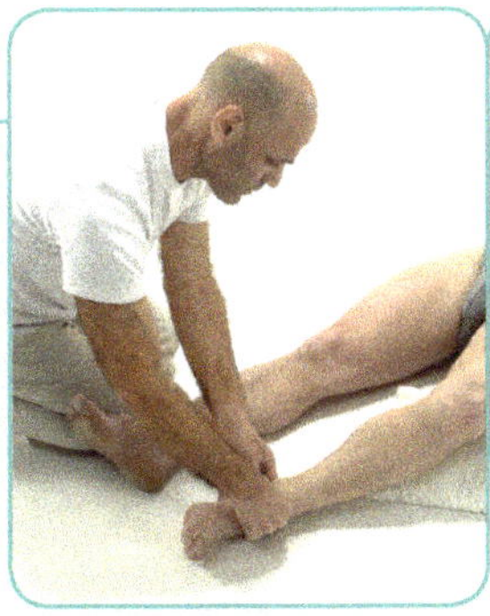

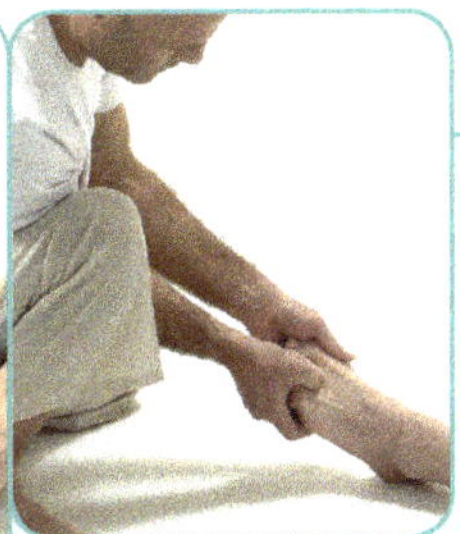

Vorsichtsmaßnahmen:

- *Konsultieren Sie einen Spezialisten, bevor Sie akute oder unklare Beschwerden an den Zehen behandeln.*
- *Behandeln Sie täglich bis zur Genesung. In nicht-akuten Fällen behandeln Sie zweimal wöchentlich.*
- *Wiederholen Sie die Behandlung erst, nachdem der Klient keine Schmerzen von der vorigen Behandlung mehr hat (falls das der Fall war).*

Ausgewählte Akupressurpunkte

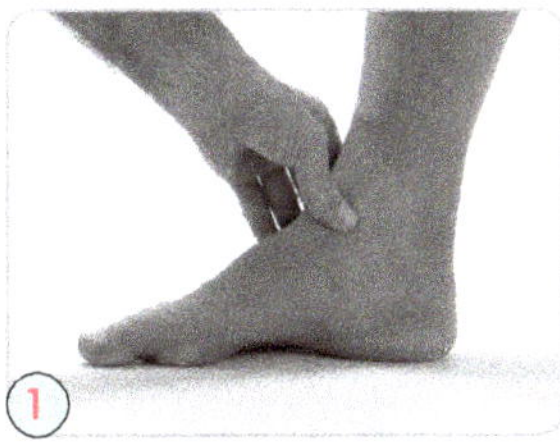

①

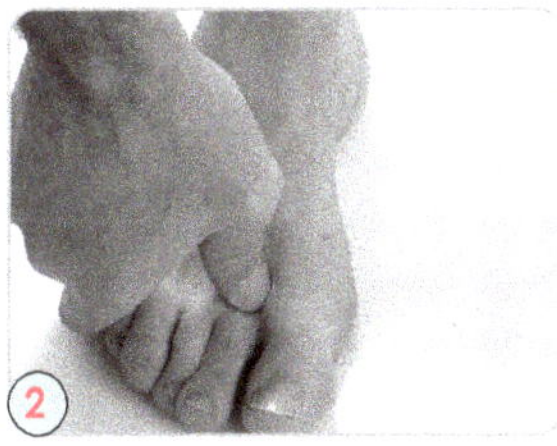

②

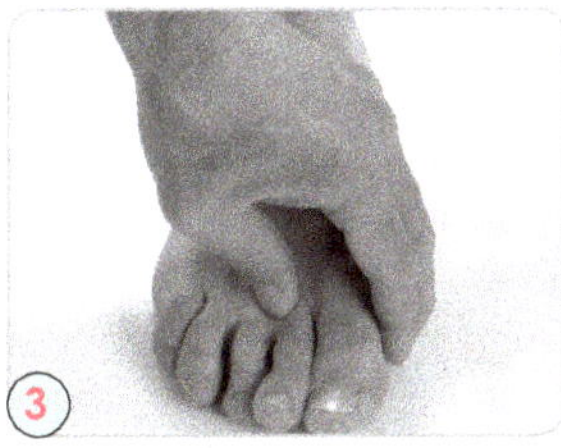

③

Verstauchung des dritten Zehs

● ein seltenes Beschwerdebild

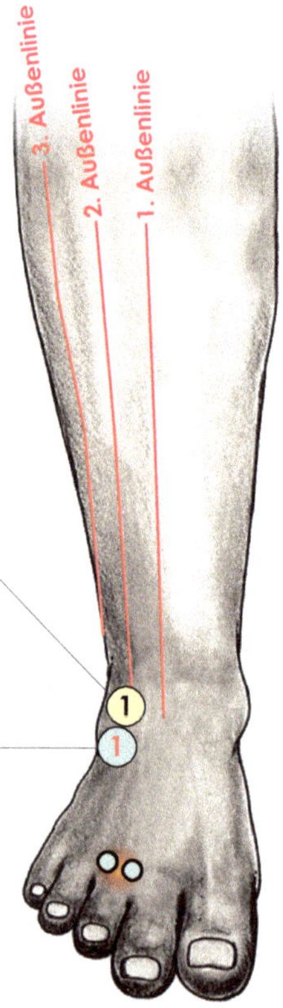

Außenfuß-6
in einer Vertiefung 1 Finger oberhalb einer gedachten Linie entlang der inferioren Kante des Knöchels

Außenfuß-3 (Gb-40)
Anterior zum Knöchel • direkt oberhalb einer gedachten Linie entlang der inferioren Kante des Knöchels

Rückenlage

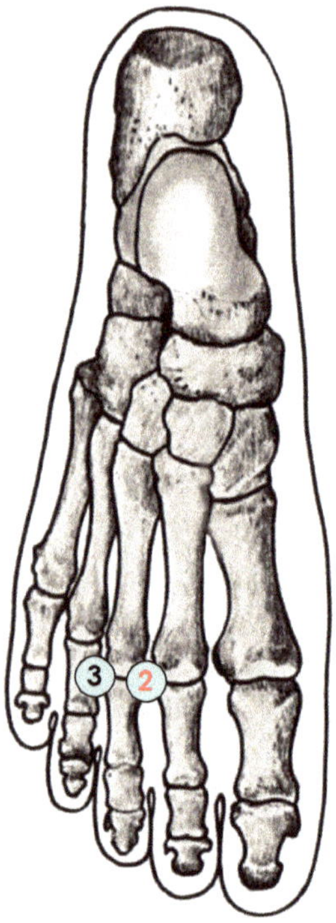

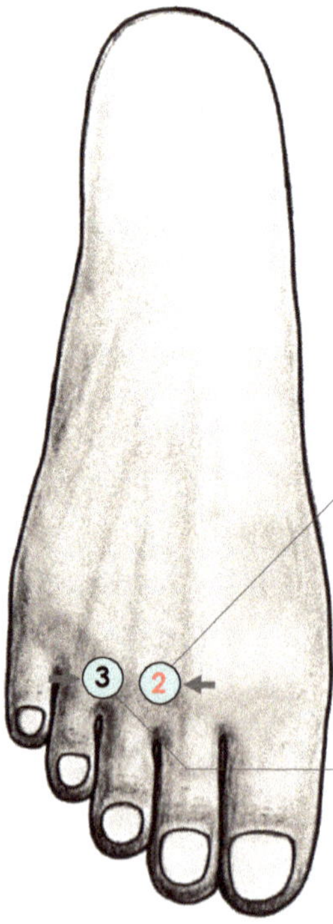

3. Zeh-medial
(Ma-44 Region)
0,5 Cun über Ma-44, drücken Sie in Richtung des Knochens
• proximal zum Seitenrand der Schwimmhaut zwischen dem 2. und 3. Zeh • in einer schmalen Vertiefung an der medialen Seite des 3. Metatarsophalangealgelenks • drücken Sie in Richtung des Gelenks

3. Zeh-lateral
proximal zum Seitenrand der Schwimmhaut zwischen dem 2. und 3. Zeh • in einer schmalen Vertiefung an der lateralen Seite des 3. Metatarsophalangealgelenks • drücken Sie in Richtung des Gelenks

Problembeschreibung:

- *Der dritte Zeh ist verstaucht, meistens am dritten Metatarsophalangealgelenk.*
- *Zu dieser Verletzung kommt es, wenn das Gelenk mit Kraft überdehnt oder zu stark gebeugt wird.*
- *Es kommt zu Steifheit, Schmerzen und manchmal Schwellungen um das Gelenk, an der Oberseite (dorsal) und Unterseite (plantar).*
- *Die Schmerzen werden stärker bei Beugung oder Dehnung des verstauchten Gelenks.*
- *Die Schmerzen können zu Schwierigkeiten beim Gehen oder der Unfähigkeit zu gehen führen.*

Behandlungsschritte

1. Therapielinie

Legen Sie Ihren Klienten in die Rückenlage. Behandeln Sie die 3. Außenlinie des Beins. Beginnen Sie am Knie und behandeln Sie zwei- bis dreimal bis zum Knöchel hinab, und wieder zurück zum Knie. Thaimassage-Praktiker: Behandeln Sie die Linie mit Daumendruck.

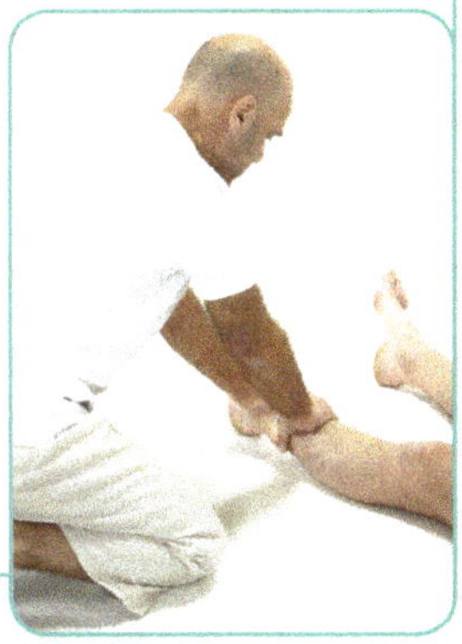

2. Akupressurpunkte

Drücken Sie die Punkte (1), (2) und (3), sowie den alternativen Punkt (1). Finden Sie heraus, welche Punkte am effektivsten sind. Drücken Sie die Punkte bis zu zehnmal. Hören Sie auf, wenn die Punkte empfindlich werden. Verwenden Sie so viel Druck, wie es für Ihren Klienten angemessen ist.

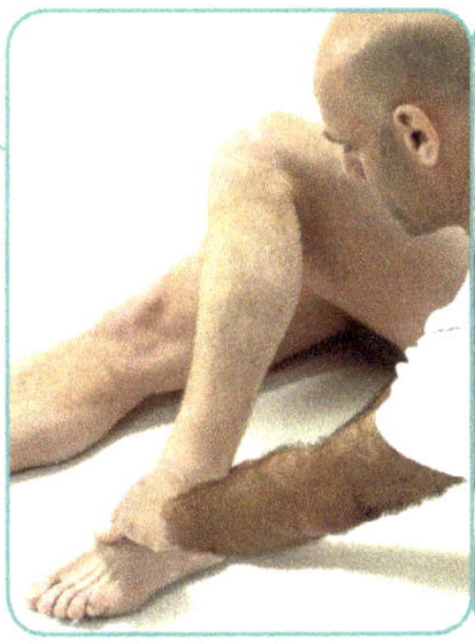

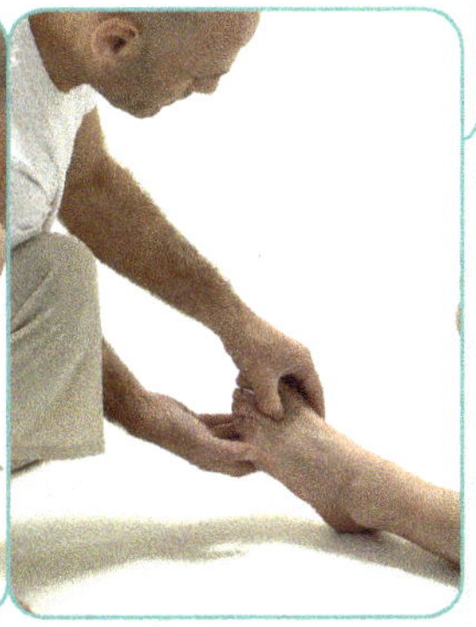

Vorsichtsmaßnahmen:

- *Konsultieren Sie einen Spezialisten, bevor Sie akute oder unklare Beschwerden an den Zehen behandeln.*
- *Behandeln Sie täglich bis zur Genesung. In nicht-akuten Fällen behandeln Sie zweimal wöchentlich.*
- *Wiederholen Sie die Behandlung erst, nachdem der Klient keine Schmerzen von der vorigen Behandlung mehr hat (falls das der Fall war).*

Ausgewählte Akupressurpunkte

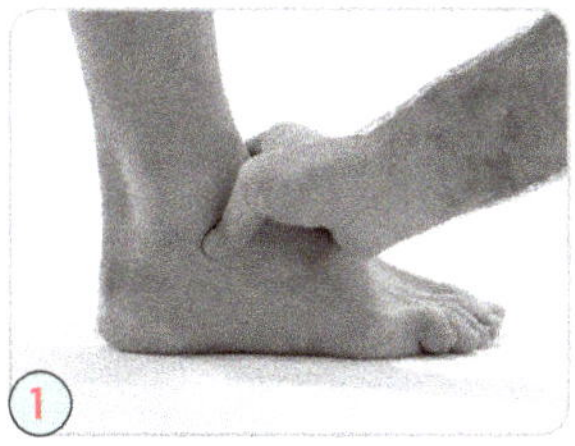

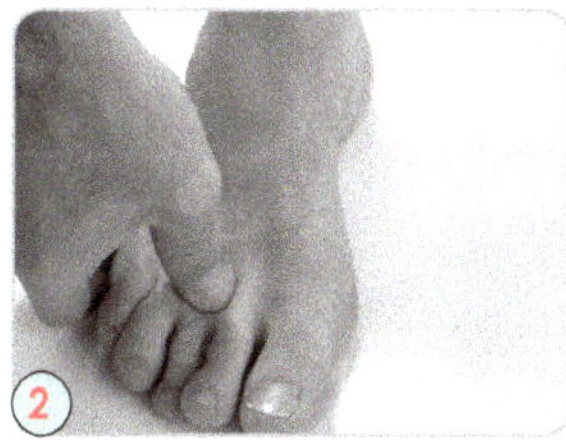

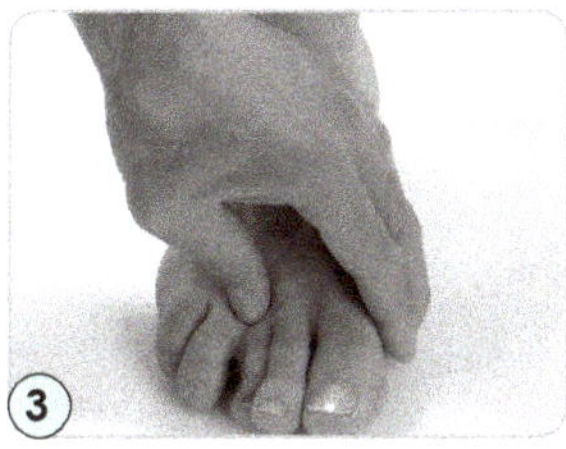

Routine - 59 ZEHEN
Verstauchung des vierten Zehs

● ein seltenes Beschwerdebild

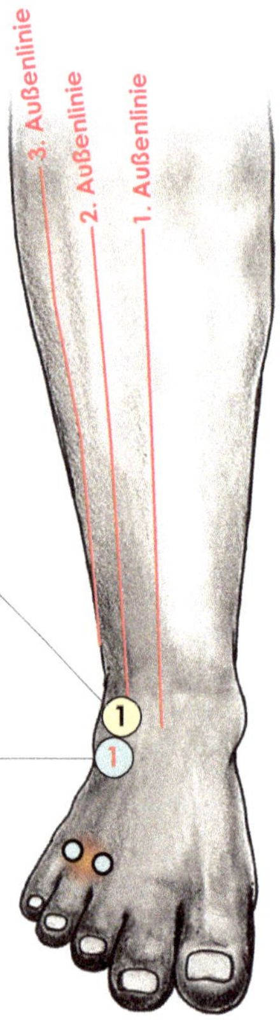

Außenfuß-6
in einer Vertiefung 1 Finger oberhalb einer gedachten Linie entlang der inferioren Kante des Knöchels

Außenfuß-3 (Gb-40)
Anterior zum Knöchel • direkt oberhalb einer gedachten Linie entlang der inferioren Kante des Knöchels

Rückenlage

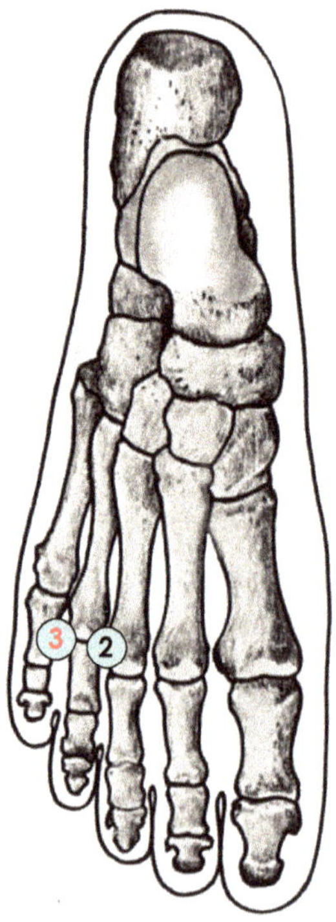

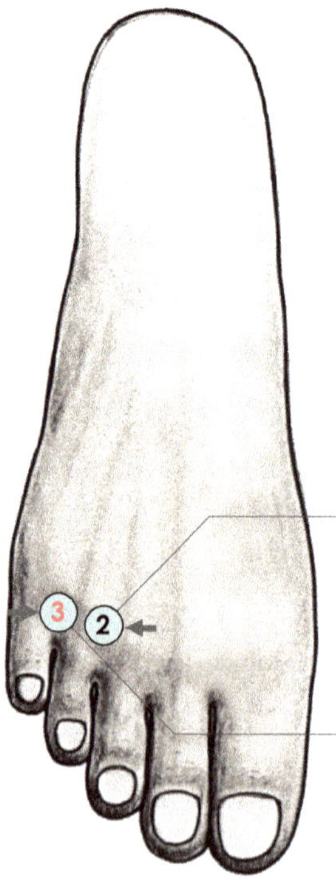

4. Zeh-medial
proximal zum Seitenrand der Schwimmhaut zwischen dem 3. und 4. Zeh • in einer schmalen Vertiefung an der medialen Seite des 4. Metatarsophalangealgelenks • drücken Sie in Richtung des Gelenks

4. Zeh-lateral (Gb-43 Region)
0,5 Cun über Gb-43, drücken Sie in Richtung des Gelenks • proximal zum Seitenrand der Schwimmhaut zwischen dem 3. und 4. Zeh • in einer schmalen Vertiefung an der lateralen Seite des 4. Metatarsophalangealgelenks • drücken Sie in Richtung des Gelenks

Problembeschreibung:

- *Der vierte Zeh ist verstaucht, meistens am vierten Metatarsophalangealgelenk.*
- *Zu dieser Verletzung kommt es, wenn das Gelenk mit Kraft überdehnt oder zu stark gebeugt wird.*
- *Es kommt zu Steifheit, Schmerzen und manchmal Schwellungen um das Gelenk, an der Oberseite (dorsal) und Unterseite (plantar).*
- *Die Schmerzen werden stärker bei Beugung oder Dehnung des verstauchten Gelenks.*
- *Die Schmerzen können zu Schwierigkeiten beim Gehen oder der Unfähigkeit zu gehen führen.*

Behandlungsschritte

1. Therapielinie

Legen Sie Ihren Klienten in die Rückenlage. Behandeln Sie die 3. Außenlinie des Unterschenkels. Beginnen Sie am Knie und behandeln Sie zwei- bis dreimal bis zum Knöchel hinab, und wieder zurück zum Knie. Thaimassage-Praktiker: Behandeln Sie die Linie mit Daumendruck.

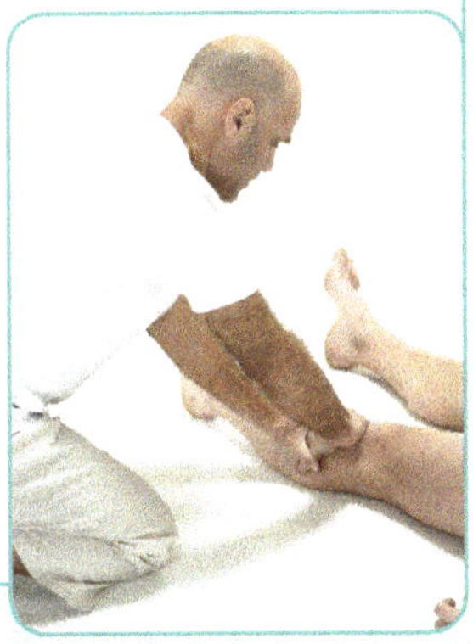

2. Akupressurpunkte

Drücken Sie die Punkte (1), (2) und (3), sowie den alternativen Punkt (1). Finden Sie heraus, welche Punkte am effektivsten sind. Drücken Sie die Punkte bis zu zehnmal. Hören Sie auf, wenn die Punkte empfindlich werden. Verwenden Sie so viel Druck, wie es für Ihren Klienten angemessen ist.

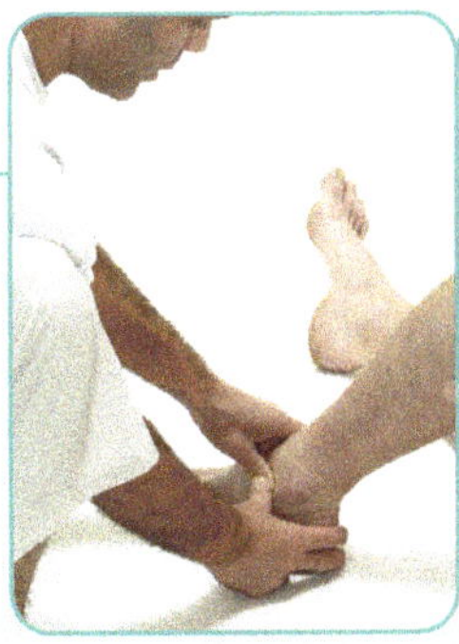

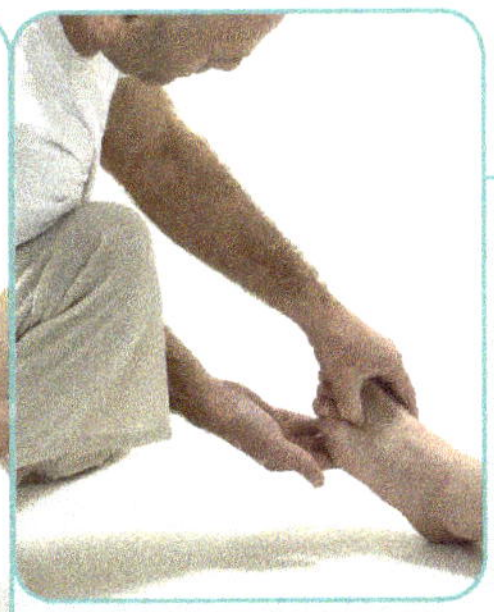

Vorsichtsmaßnahmen:

- *Konsultieren Sie einen Spezialisten, bevor Sie akute oder unklare Beschwerden an den Zehen behandeln.*
- *Behandeln Sie täglich bis zur Genesung. In nicht-akuten Fällen behandeln Sie zweimal wöchentlich.*
- *Wiederholen Sie die Behandlung erst, nachdem der Klient keine Schmerzen von der vorigen Behandlung mehr hat (falls das der Fall war).*

Ausgewählte Akupressurpunkte

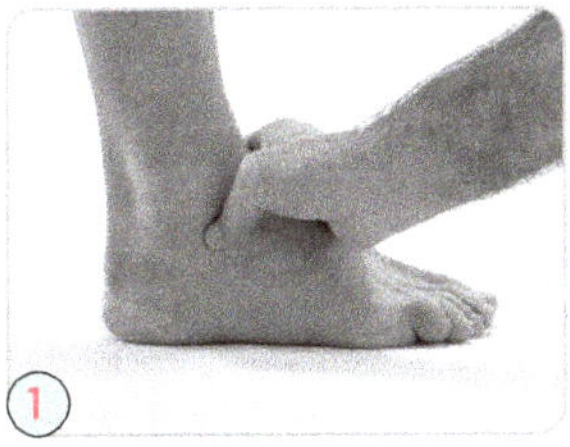

(1)

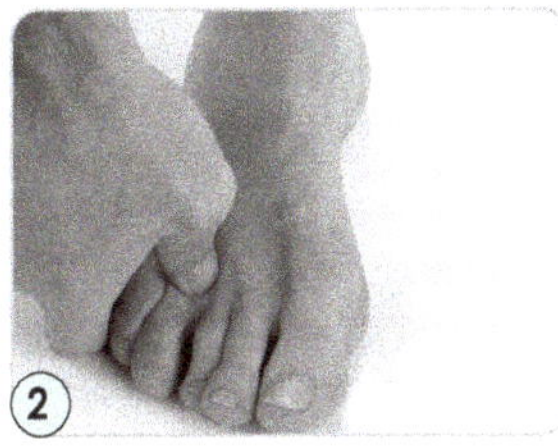

(2)

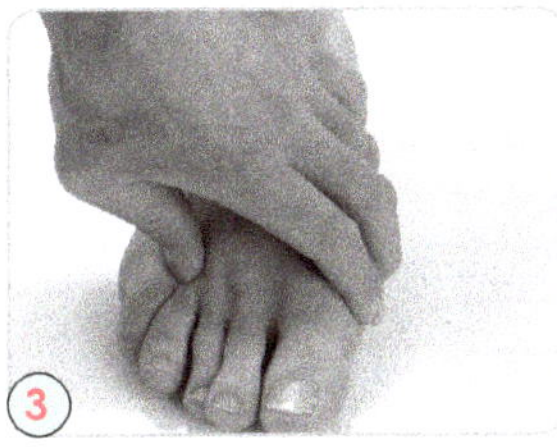

(3)

Routine - 60 ZEHEN

Verstauchung des kleinen Zehs

● ein seltenes Beschwerdebild

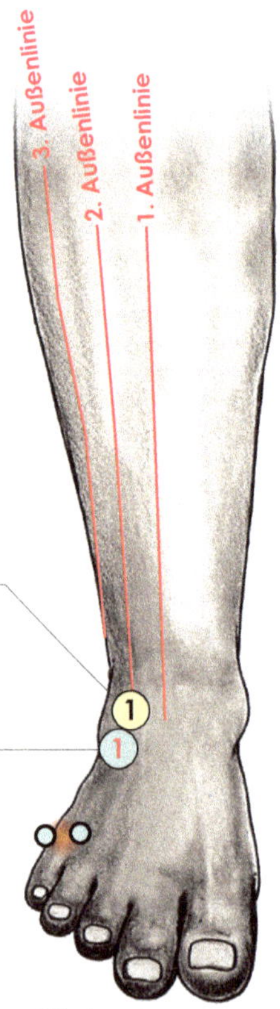

Außenfuß-6
in einer Vertiefung 1 Finger oberhalb einer gedachten Linie entlang der inferioren Kante des Knöchels

Außenfuß-3 (Gb-40)
Anterior zum Knöchel • direkt oberhalb einer gedachten Linie entlang der inferioren Kante des Knöchels

Rückenlage

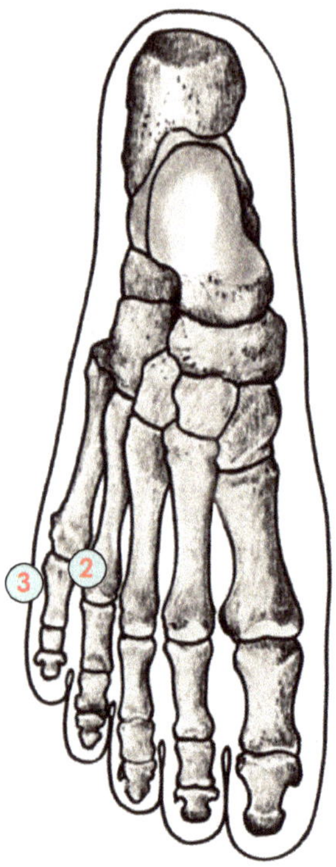

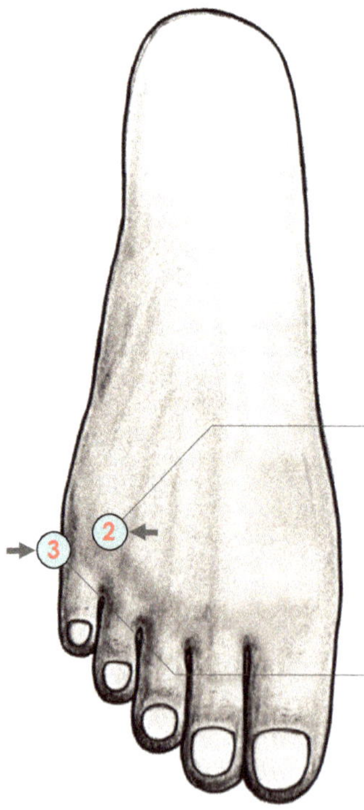

5. Zeh-medial (Gb-43 Region)
0,5 Cun über Gb-43, drücken Sie in Richtung des Gelenks • proximal zum Seitenrand der Schwimmhaut zwischen dem 4. und 5. Zeh • in einer schmalen Vertiefung an der medialen Seite des 5. Metatarsophalangealgelenks • drücken Sie in Richtung des Gelenks

5. Zeh (kleiner Zeh)-lateral (Bl-66)
an der Außenseite des kleinen Zehs, in einer leichten Vertiefung vor dem 5. Metatarsophalangealgelenk • drücken Sie in Richtung des Gelenks

Problembeschreibung:

- *Der kleine Zeh ist verstaucht, meistens am fünften Metatarsophalangealgelenk.*
- *Zu dieser Verletzung kommt es, wenn das Gelenk mit Kraft überdehnt, zu stark gebeugt oder lateral zur Seite gezogen wird.*
- *Es kommt zu Steifheit, Schmerzen und manchmal Schwellungen um das Gelenk, an der Oberseite (dorsal) und Unterseite (plantar).*
- *Die Schmerzen werden stärker bei Beugung oder Dehnung des verstauchten Gelenks.*
- *Die Schmerzen können zu Schwierigkeiten beim Gehen oder der Unfähigkeit zu gehen führen.*

Behandlungsschritte

1. Therapielinie

Legen Sie Ihren Klienten in die Rückenlage. Behandeln Sie die 3. Außenlinie des Unterschenkels. Beginnen Sie am Knie und behandeln Sie zwei- bis dreimal bis zum Knöchel hinab, und wieder zurück zum Knie. Thaimassage-Praktiker: Behandeln Sie die Linie mit Daumendruck.

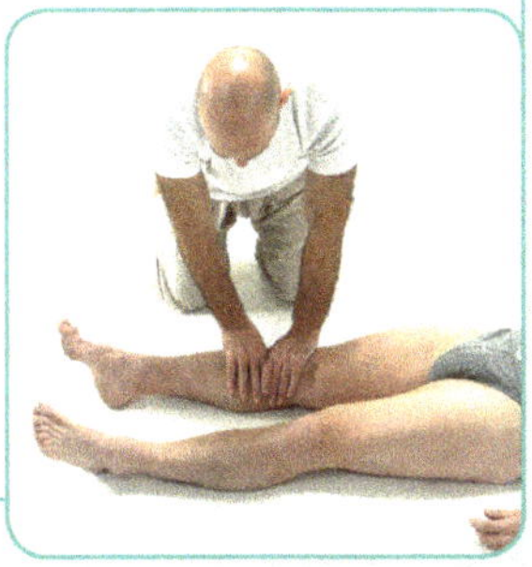

2. Akupressurpunkte

Drücken Sie die Punkte (1), (2) und (3), sowie den alternativen Punkt (1). Finden Sie heraus, welche Punkte am effektivsten sind. Drücken Sie die Punkte bis zu zehnmal. Hören Sie auf, wenn die Punkte- empfindlich werden. Verwenden Sie so viel Druck, wie es für Ihren Klienten angemessen ist.

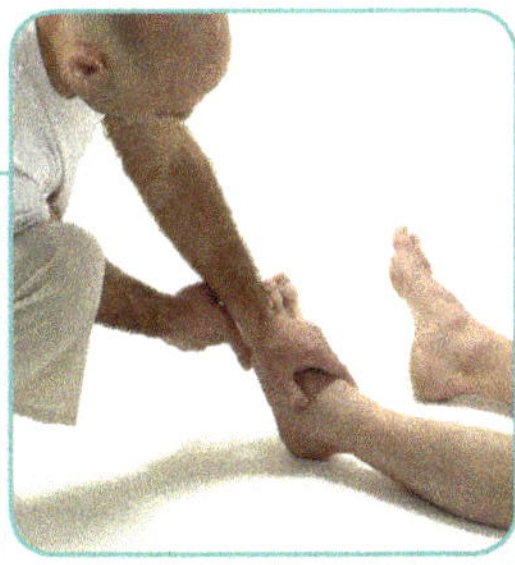

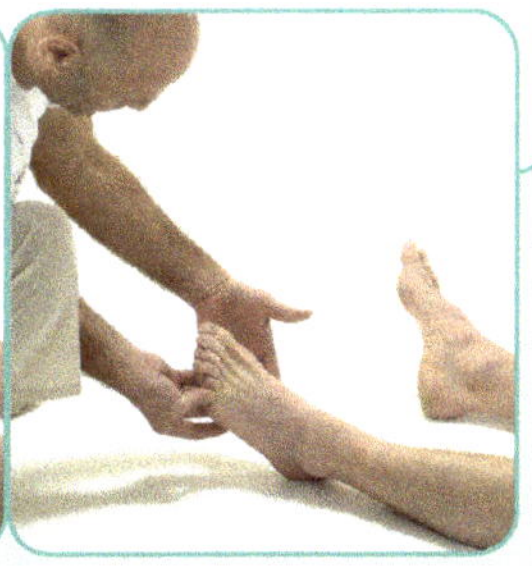

Vorsichtsmaßnahmen:

- *Konsultieren Sie einen Spezialisten, bevor Sie akute oder unklare Beschwerden an den Zehen behandeln.*
- *Behandeln Sie täglich bis zur Genesung. In nicht-akuten Fällen behandeln Sie zweimal wöchentlich.*
- *Wiederholen Sie die Behandlung erst, nachdem der Klient keine Schmerzen von der vorigen Behandlung mehr hat (falls das der Fall war).*

Ausgewählte Akupressurpunkte

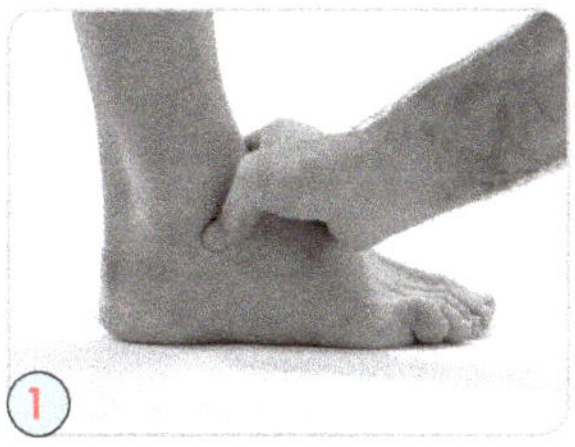

1

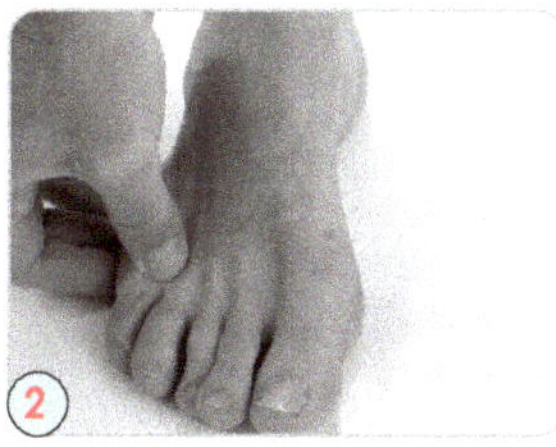

2

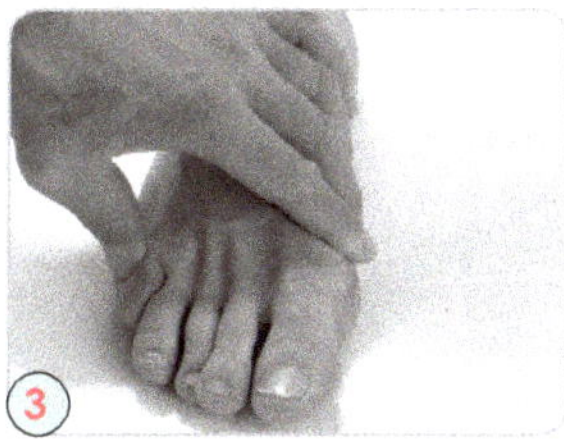

3

Traditionelle Thai-Akupressurpunkte

ANATOMIEATLAS

Die Vorderseite des Körpers

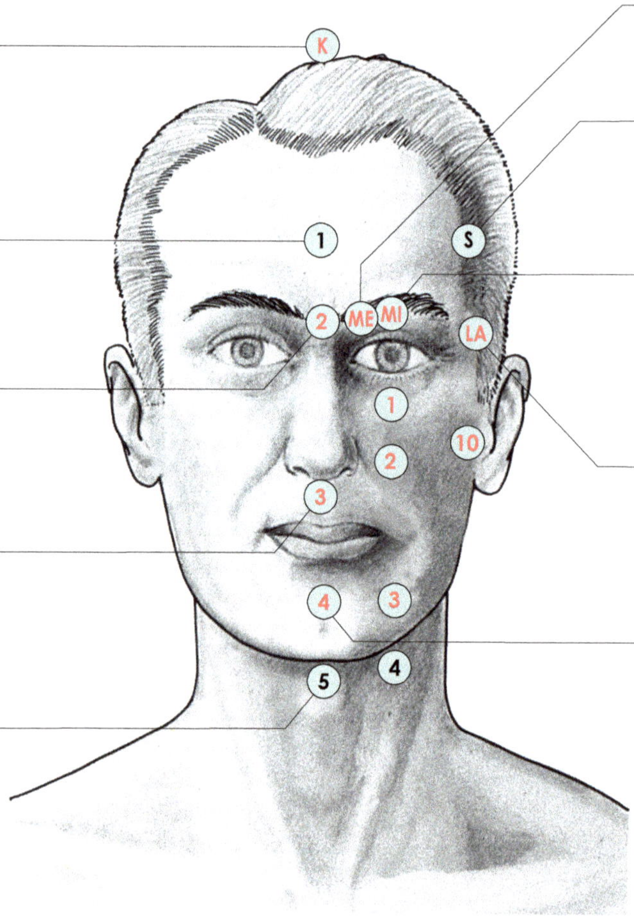

Kopf Spitze (LG-20)
mittig auf der Spitze des Kopfes (sagittale Schädelnaht), zwischen den Ohren

Mitte Gesicht-1
auf der Mittellinie der Stirn • auf ½ Weg (2 Finger) von der Augenbrauenlinie zum Haaransatz

Mitte Gesicht-2 (Yintang)
oberhalb der Nasenwurzel • zwischen den inneren Enden der Augenbrauen (Glabella)

Mitte Gesicht-3 (LG-26)
auf 1/3 des Weges zwischen der Oberlippe und der Nase (im Philtrum)

Mitte Gesicht-5
unter dem Kinn • hinter der Unterkiefer • auf dem weichen Gewebe (vorderer M. digastricus) des Bodens der Mundhöhle •strahlt zur Zunge aus

Augenbraue-medial (Bl-2)
am medialen Ende der Augenbraue • 1 Finger lateral zur Mittellinie • in der Incisura supraorbitalis

Schläfe
auf einer Ebene mit Mitte Gesicht – 1 • 1 Finger posterior zu einer gedachten Linie, die vom lateralen Ende der Augenbrauen aufwärts läuft • empfindlich – Vorsicht!

Augenbraue-Mitte (yuyao)
Ein sensibler Punkt am Mittelpunkt der Augenbraue • direkt über der Pupille • drücken Sie den vorderen Teil des Knochens, oder alternativ den unteren Teil des Knochens aufwärts • auf der Margo supraorbitalis (Stirnbein)

Augenbraue-lateral (Taiyang)
2 Finger lateral zum lateralen Endpunkt des Auges • in einer Vertiefung lateral zur Kante des Knochens

Mitte Gesicht-4 (KG-24)
in der Vertiefung direkt über dem Kinn • drücken Sie abwärts

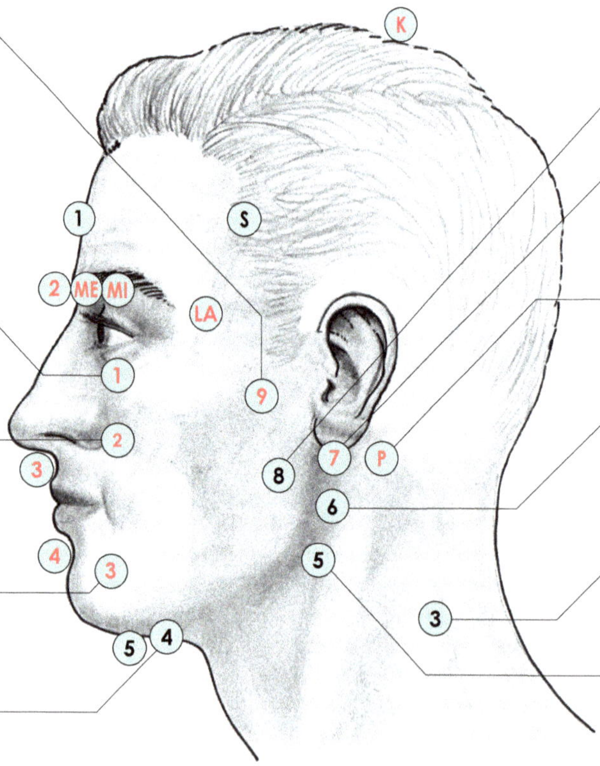

Gesicht-9 (Ma-7)
In einer leichten Vertiefung unterhalb des Wangenknochens (Jochbogen) • Wenn der Mund weit geöffnet wird, verschwindet die Vertiefung • 1 Finger anterior zum Ohr • gleiten Sie mit Ihrer Fingerspitze von der Nase, unterhalb des Wangenknochens (Jochbein) entlang, stoppen Sie 1 Finger vor dem Ohr • anterior zum Processus condylaris mandibulae • strahlt aus zu den Zähnen, dem Mund, der Nase, Augen und den Schläfen

Gesicht-1 (Ma-2)
1 Finger unter der Pupille • in einer kleinen Vertiefung in der Maxilla (Foramen infraorbitale)

Gesicht-2 (Ma-3)
direkt unter der Pupille • auf Höhe der Nasenlöcher • auf der lateralen Seite der Nasolabialfalte unterhalb des Knochens

Gesicht-3 (Jiachengjiang)
1 Finger lateral zu Mitte Gesicht – 4 • über dem Kinn, auf dem Foramen mentale • drücken Sie abwärts

Gesicht-4
Unter dem Kinn (Gesicht-3) • hinter dem Unterkiefer • auf dem weichen Gewebe (vorderer M.digastricus) des Bodens der Mundhöhle • strahlt zur Zunge aus

Gesicht-8
1 Finger direkt unter Gesicht-9 • unterhalb der Ebene des Ohrläppchens • 1 Finger anterior zur posterioren Kante des Unterkiefers • suchen Sie einen kleinen, festen Muskel

Gesicht-7 (3E-17)
In der Vertiefung zwischen Unterkiefer und M. sternocleidomastoideus • direkt unterhalb der Ebene des Processus mastoideus • drücken Sie in Richtung des Unterkiefers

Processus mastoideus (GB-12)
Posterior und inferior zur unteren Kante des Processus mastoideus • drücken Sie den M. sternocleidomastoideus

Gesicht-6
auf der posterioren Kante des Unterkiefers • über Gesicht-5 • legen Sie ihre Finger- oder Daumenspitze zwischen den Unterkiefer und den M. sternocleidomastoideus und drücken Sie gegen den Knochen

3. Rückenlinie-3
4 Finger unterhalb der Kante des Occiput in der Vertiefung zwischen M. trapezius und M. sternocleidomastoideus• auf ½ Weg zwischen Occiput und C7

Gesicht-5
am posterioren Unterkieferwinkel oder knapp darüber • gleiten Sie mit Ihrem Finger zwischen Unterkiefer und M. sternocleidomastoideus und ziehen Sie den Knochen nach lateral (vom Klienten weg), während der Klient Widerstand gibt.

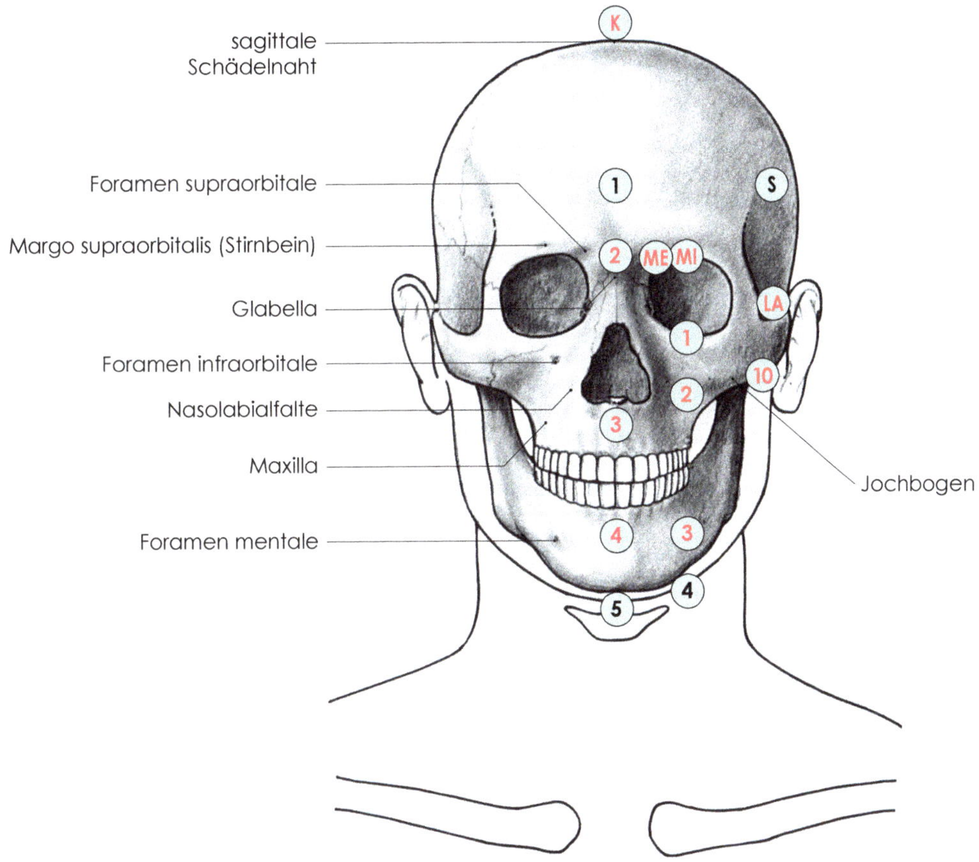
sagittale
Schädelnaht
Foramen supraorbitale
Margo supraorbitalis (Stirnbein)
Glabella
Foramen infraorbitale
Nasolabialfalte
Maxilla
Foramen mentale
Jochbogen
K
1
S
2
ME
MI
LA
1
10
2
3
4
3
4
5

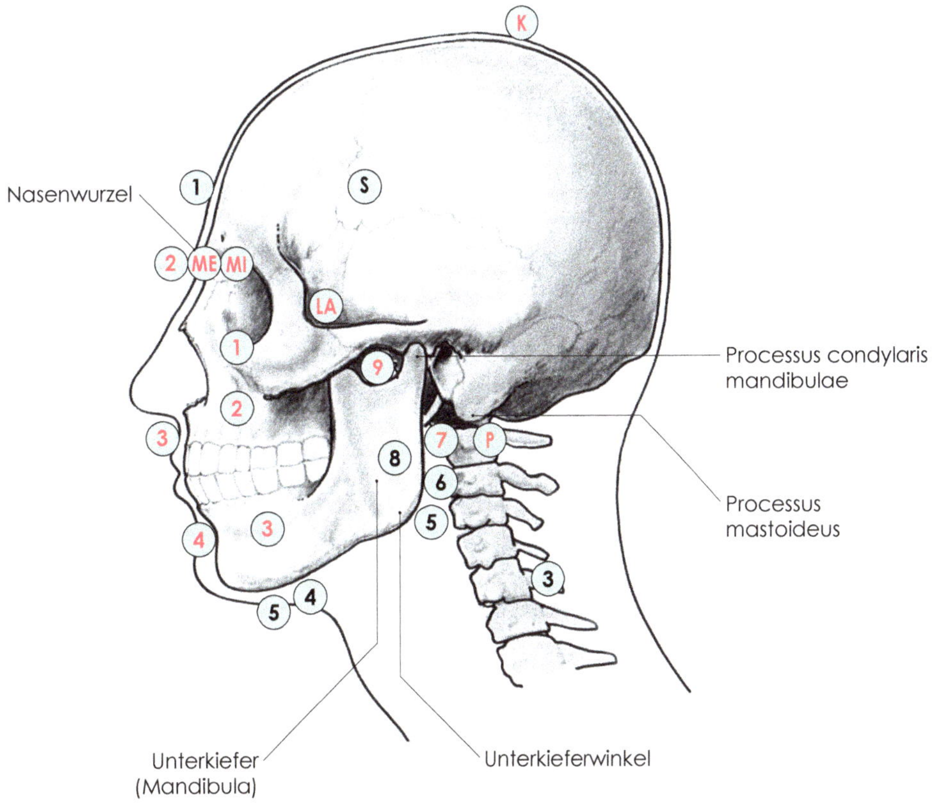
K
Nasenwurzel
1
S
2
ME
MI
LA
1
9
2
3
7
P
8
6
5
3
4
3
5
4
Processus condylaris
mandibulae
Processus
mastoideus
Unterkiefer
(Mandibula)
Unterkieferwinkel

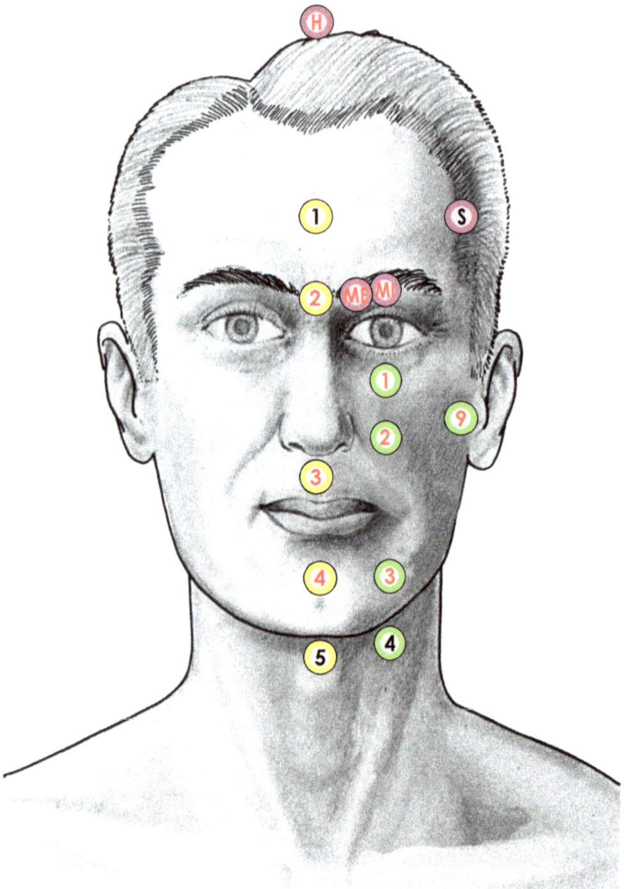

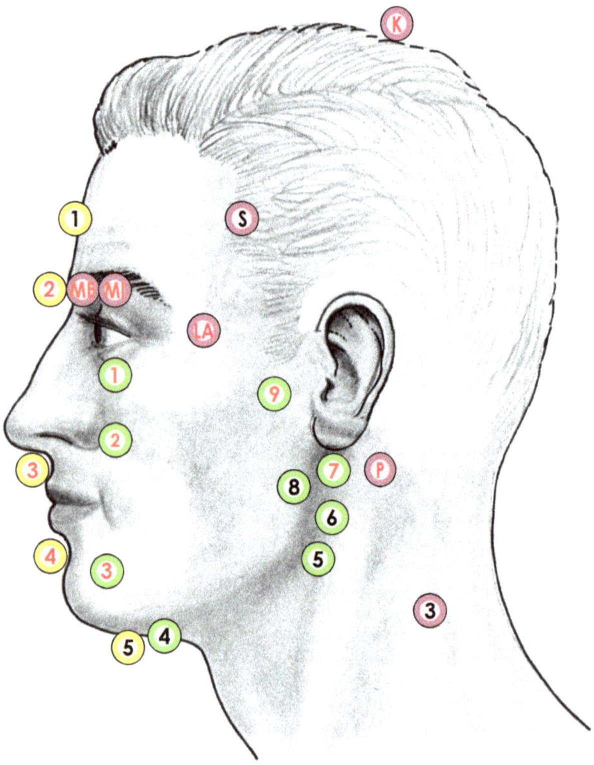

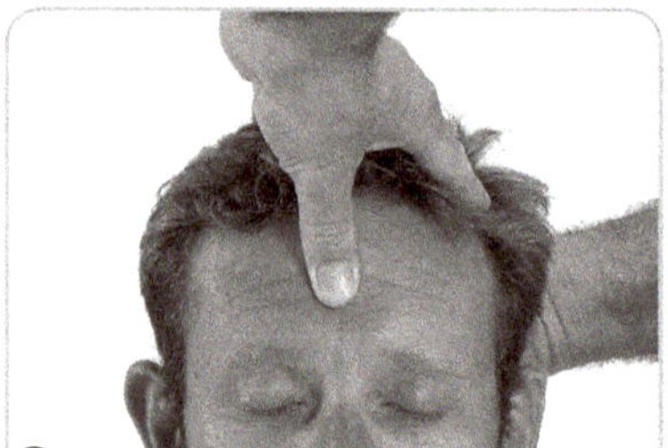
1 Mitte Gesicht-1

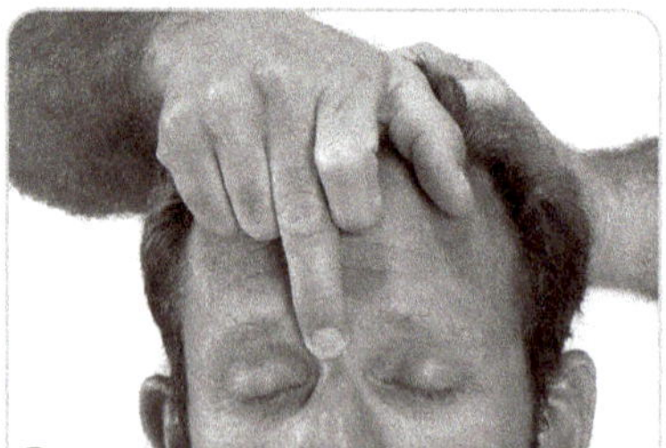
2 Mitte Gesicht-2

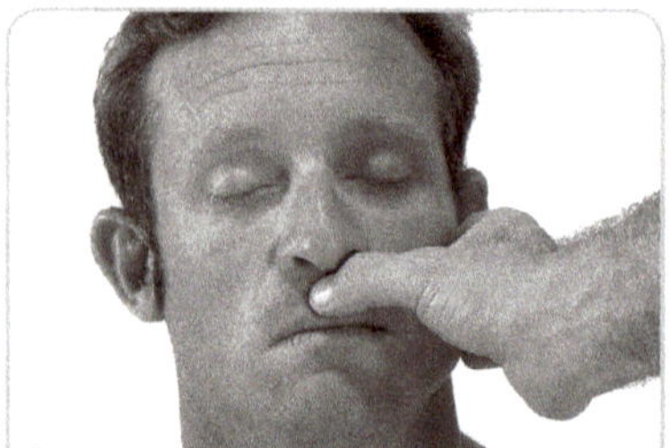
3 Mitte Gesicht-3

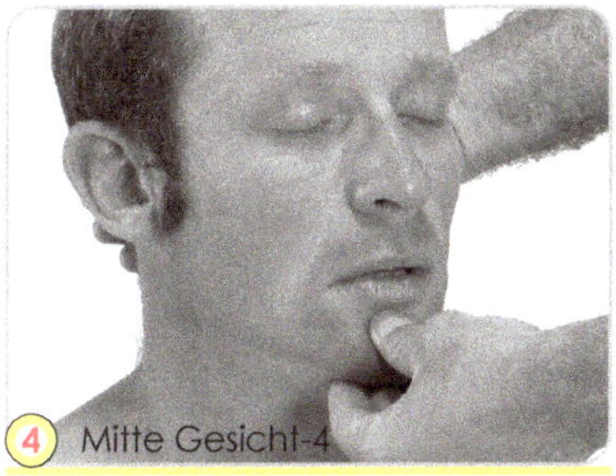
4 Mitte Gesicht-4

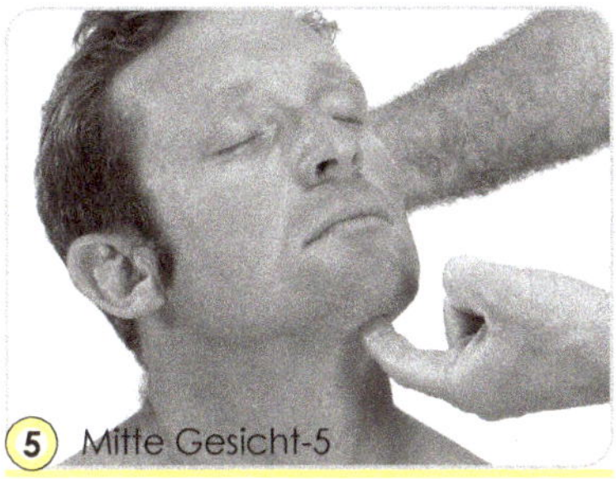
5 Mitte Gesicht-5

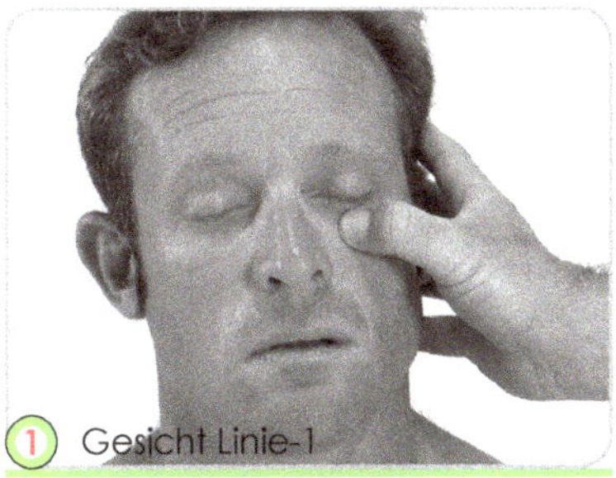
1 Gesicht Linie-1

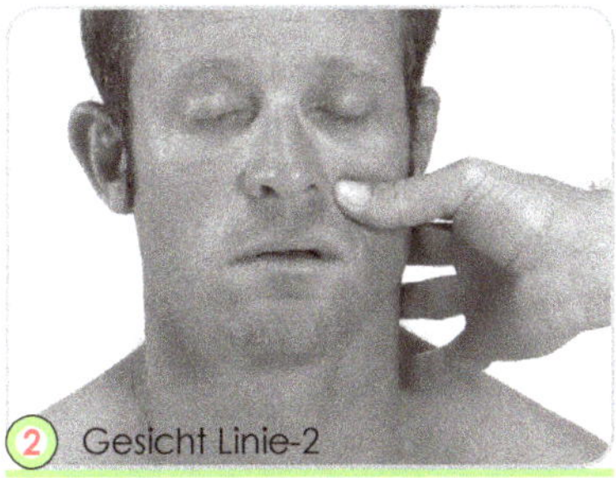
2 Gesicht Linie-2

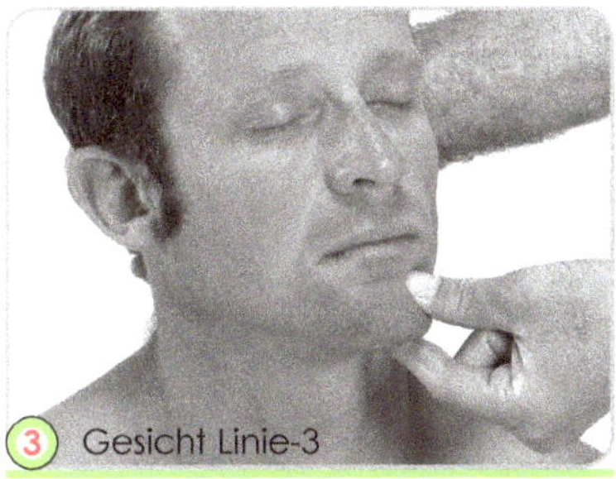
3 Gesicht Linie-3

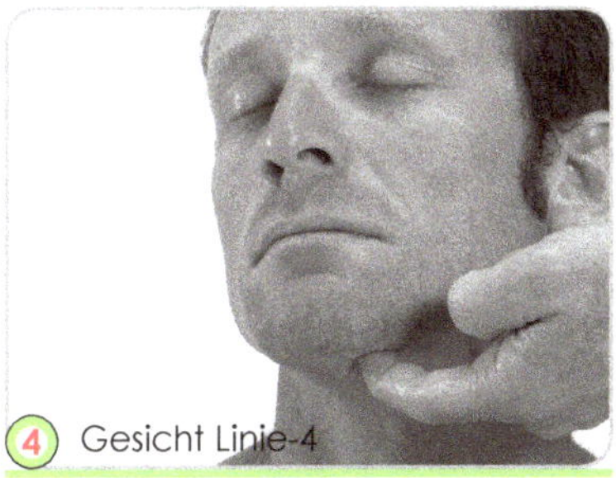
4 Gesicht Linie-4

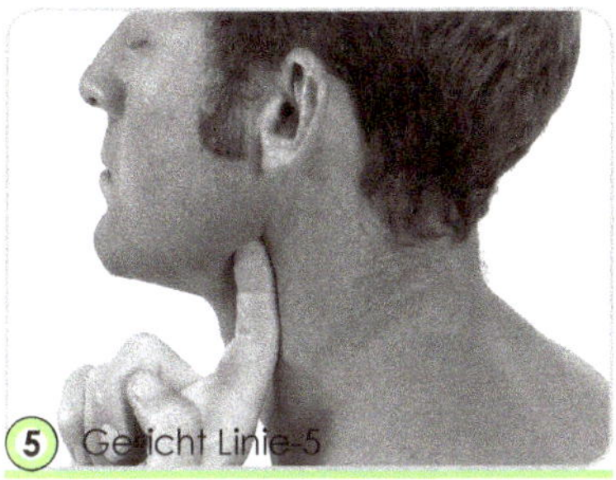
5 Gesicht Linie-5

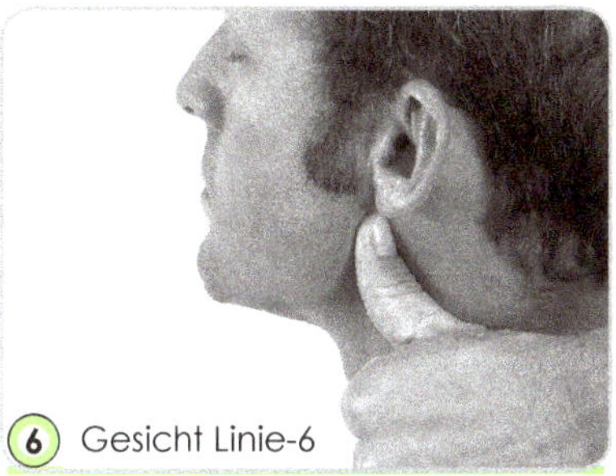
6 Gesicht Linie-6

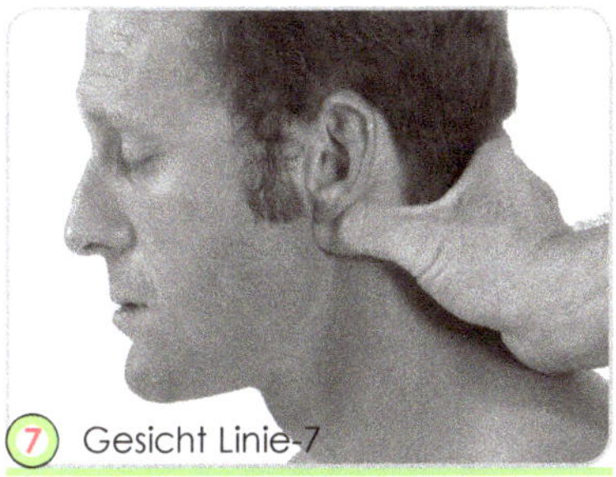
7 Gesicht Linie-7

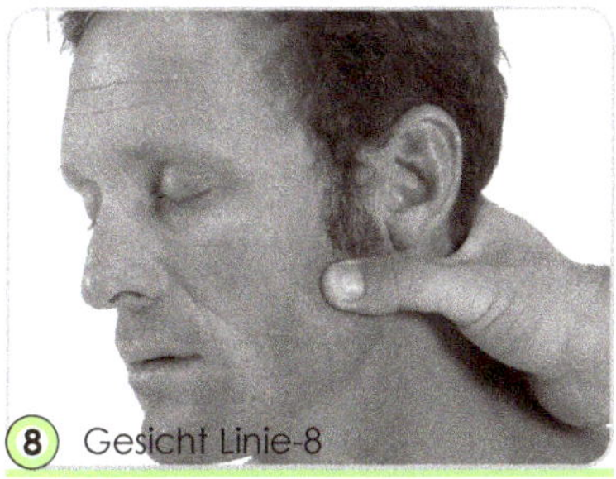
8 Gesicht Linie-8

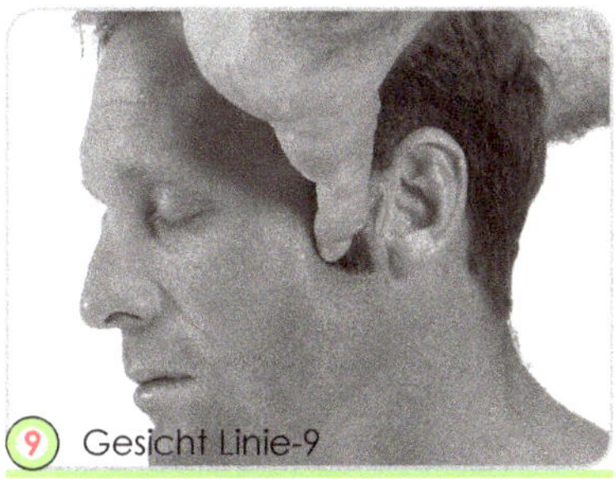
9 Gesicht Linie-9

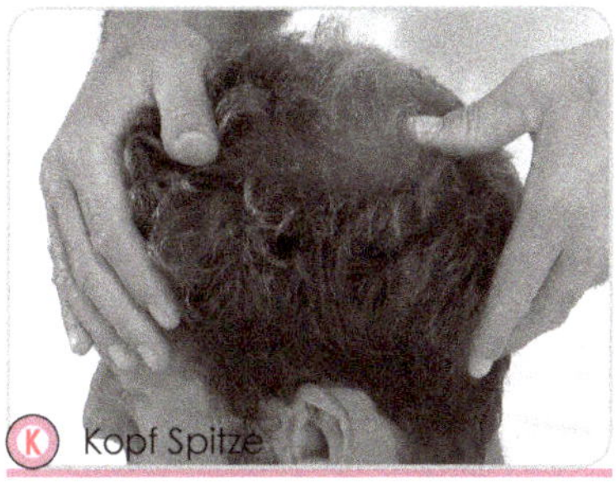
K Kopf Spitze

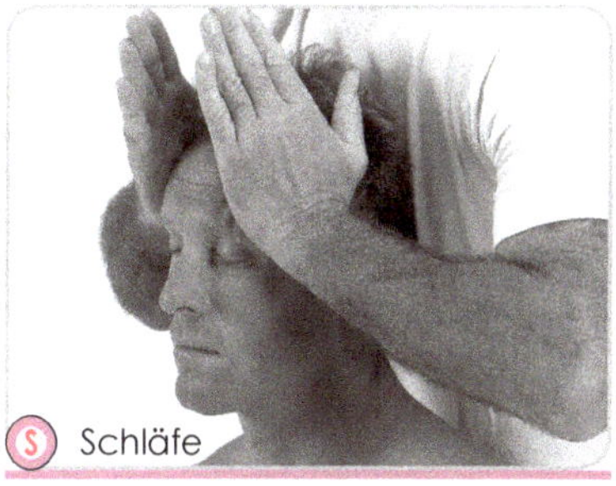
S Schläfe

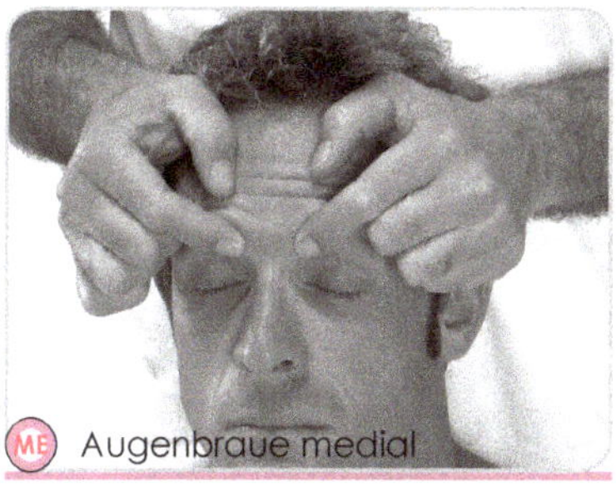
ME Augenbraue medial

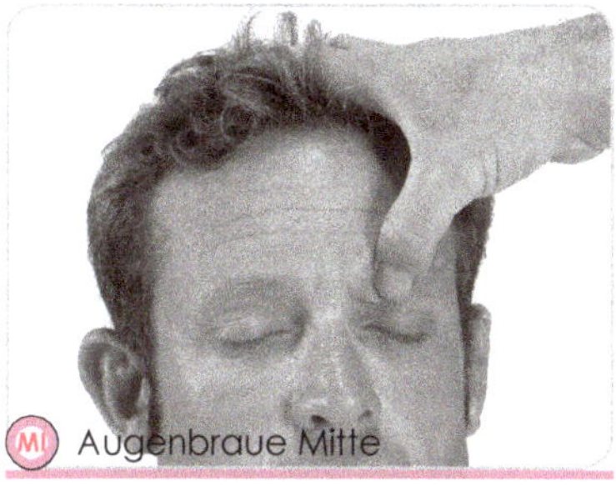
Mi Augenbraue Mitte

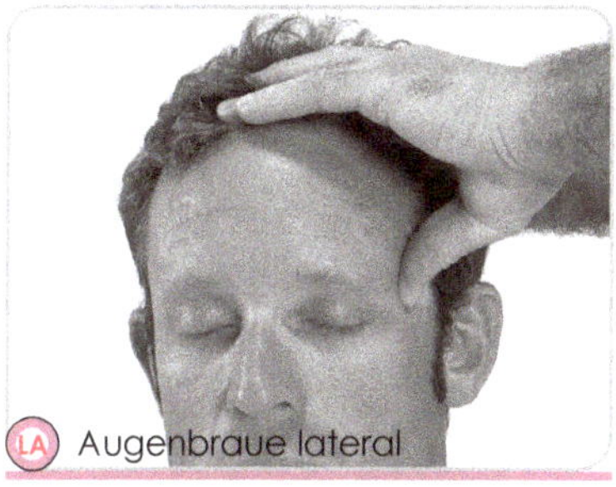
LA Augenbraue lateral

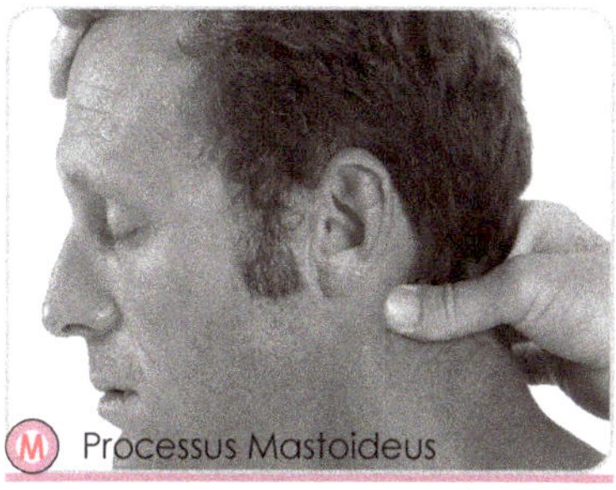
M Processus Mastoideus

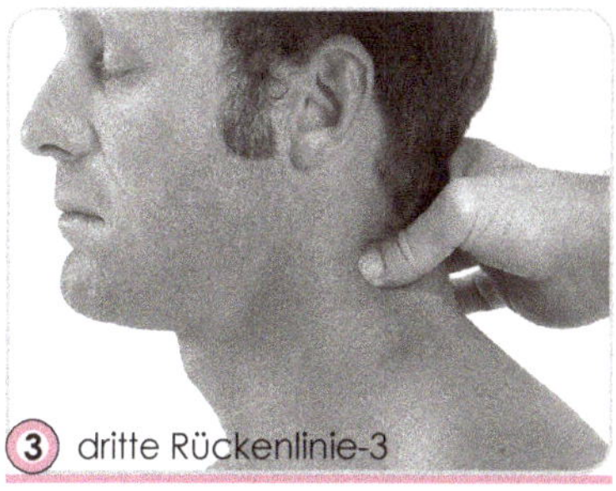
3 dritte Rückenlinie-3

Vorderer Trapezmuskel
ein empfindlicher Punkt, auf einer Linie mit der lateralen Kante des Nackens • drücken Sie den hinteren M. scalenus, anterior zur oberen Kante des M. trapezius

Brust-3 (Lu-2)
Unter dem Schlüsselbein • medial zum Processus coracoideus, in einer starken Vertiefung direkt vor der Schulter •drücken Sie medial gegen den Processus coracoideus

M. scalenus anterior (Ma-12 Region)
In der Schlüsselbeingrube, direkt über Brust-2 • bündig mit der lateralen Kante des Nackens • drücken Sie vorsichtig in Richtung des Nackens auf den M. Scalenus anterior • strahlt schmerzhaft zum Arm aus

Brust-1 (Ni- 27)
an der lateralen Kante des Brustbeins • in der schmalen Vertiefung unter dem Schlüsselbeinkopf, über der ersten Rippe • strahlt zur Schulter aus

Brust-2 (Ma-13)
Direkt unter dem Schlüsselbein • auf halbem Weg Zwischen der Mittellinie und der lateralen Grenze der Brust • 3 Finger lateral zur Mittellinie • bündig mit der lateralen Kante des Nackens

Brust-6 (Ma-15)
2 Finger unter dem Schlüsselbein • im zweiten Intercostalraum • 3 Finger lateral zur Mittellinie • Bündig mit der lateralen Kante des Nackens • direkt unter Brust-2

Brust-4
auf der Grenzlinie von Brust und Schulter • auf halbem Weg zwischen dem Schlüsselbein und der Achselhöhle

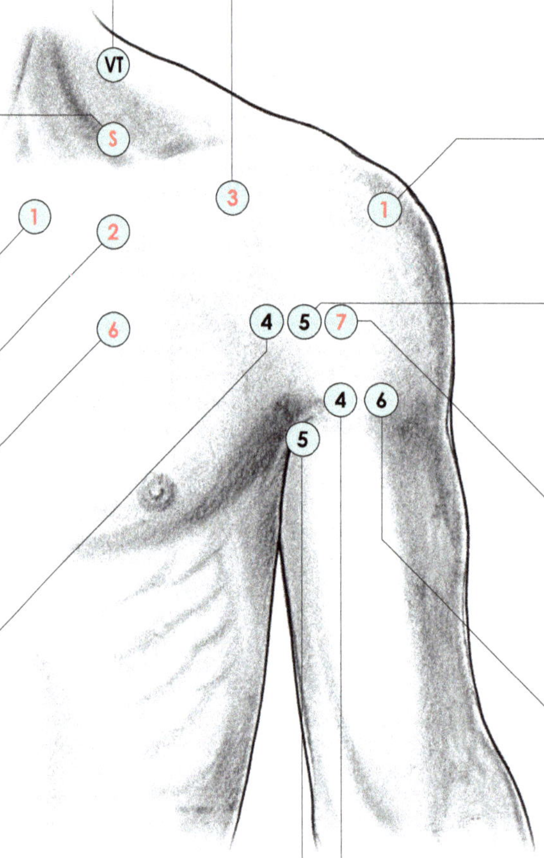

Zeigefinger-5 (Di-15)
In der flachen Vertiefung, die entsteht, wenn der Arm Seitwärts gehoben wird • unter der lateralen Kante des Akromions • zwischen dem seitlichen und dem vorderen Kopf des Deltamuskels

Mitte Innenseite Arm-5
1 Finger lateral zu einer gedachten Linie, die von der Axelhöhle aufwärts zum Schlüsselbein gezogen wird • auf einer Höhe mit dem Mittelpunkt zwischen dem Schlüsselbein und der Achselhöhle • legen Sie den Daumen auf die Grenze zwischen Brust und Arm, und drücken Sie lateral auf die Bizepssehne, gegen den Humerus

Daumen-7 (Jianquan)
auf halbem Weg zwischen der Achselhöhle und der lateralen Spitze des Akromions • 2 Finger lateral zu einer gedachten Linie von der Achselhöhle aufwärts zum Schlüsselbein • am Ansatz des Humeruskopfes • drücken Sie in die Vertiefung an der medialen Grenze des vorderen Deltamuskels

Daumen-6
über der Achselhöhle • 2 Finger lateral zu einer gedachten Linie von der Achselhöhle aufwärts zum Schlüsselbein • drücken Sie in die Vertiefung an der medialen Grenze des vorderen Deltamuskels

Brust-5
am vorderen Teil der Achselhöhle, wenn der Arm seitlich hängt (Adduktion) • drücken Sie den Muskel aufwärts

Mitte Innenseite Arm-4
über der Achselhöhle • 1 Finger lateral zu einer gedachten Linie von der Achselhöhle aufwärts zum Schlüsselbein •legen Sie den Daumen direkt oberhalb der Achselhöhle an und drücken Sie lateral auf die Bizepssehne, gegen den Humerus

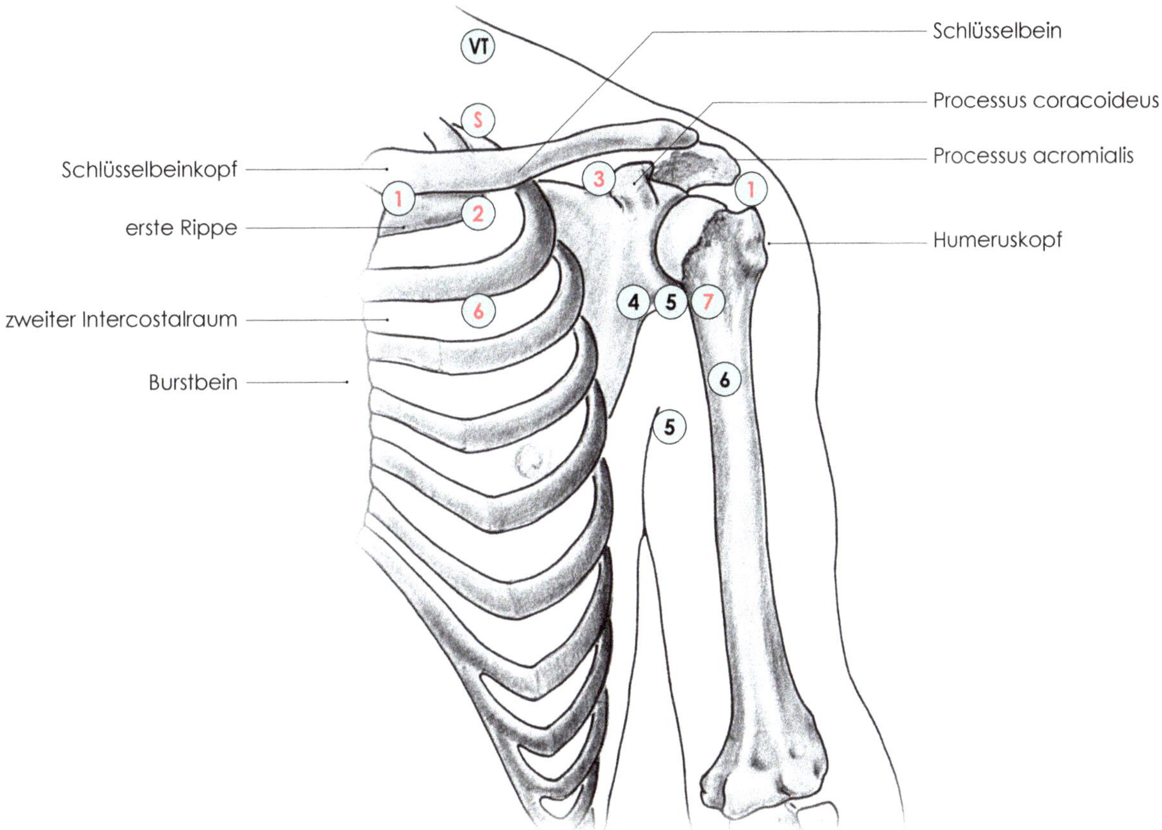
Schlüsselbein
Processus coracoideus
Processus acromialis
Humeruskopf
Schlüsselbeinkopf
erste Rippe
zweiter Intercostalraum
Burstbein
VT
S
1
2
3
4
5
6
7

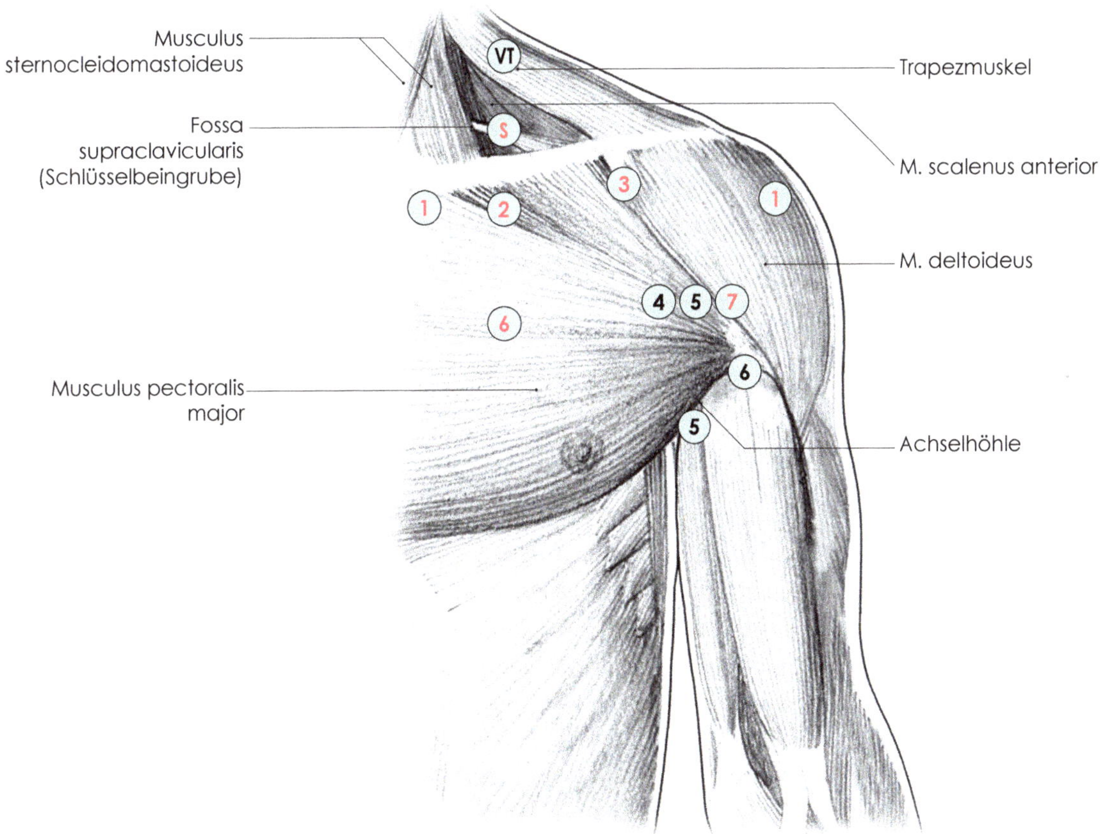
Musculus sternocleidomastoideus
Fossa supraclavicularis (Schlüsselbeingrube)
Musculus pectoralis major
Trapezmuskel
M. scalenus anterior
M. deltoideus
Achselhöhle
VT
S
1
2
3
4
5
6
7

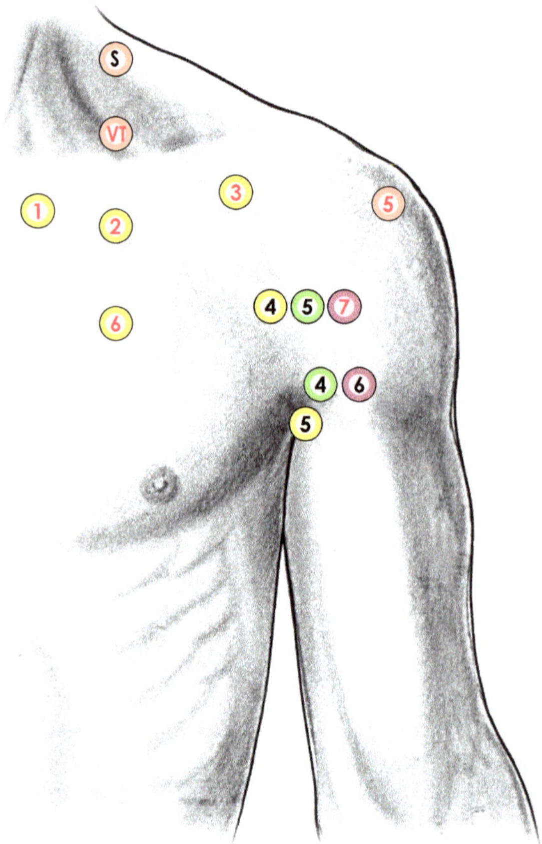
S
VT
1
2
3
5
6
4
5
7
4
6
5

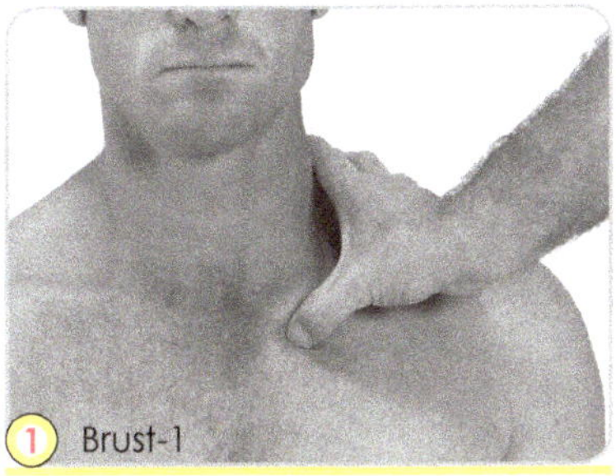

1 Brust-1

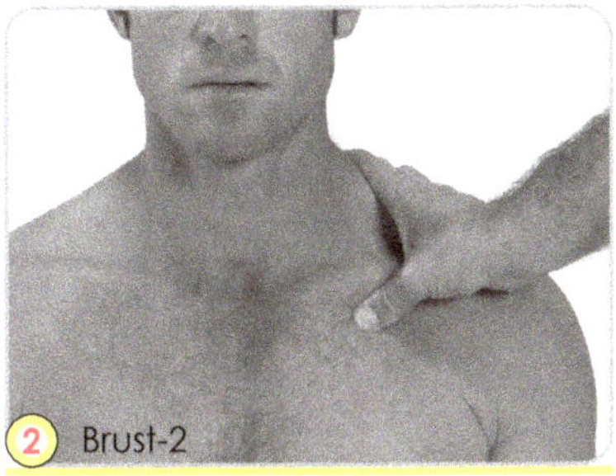

2 Brust-2

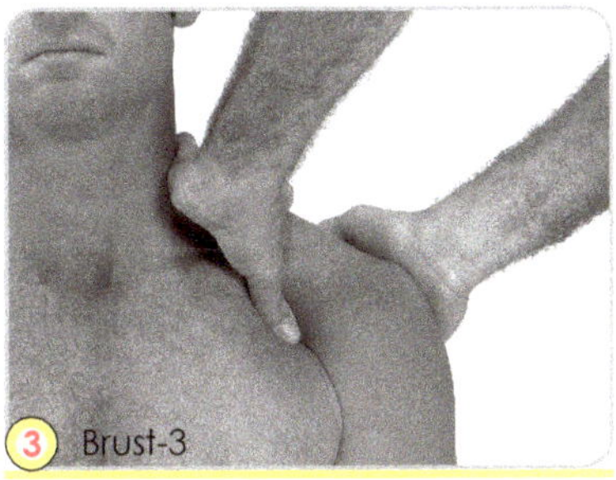

3 Brust-3

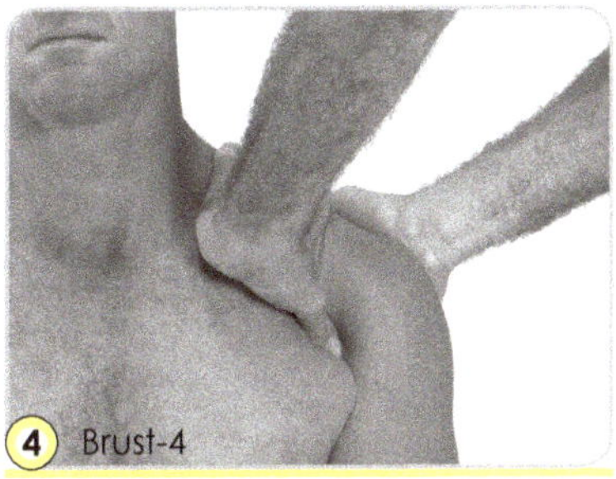

4 Brust-4

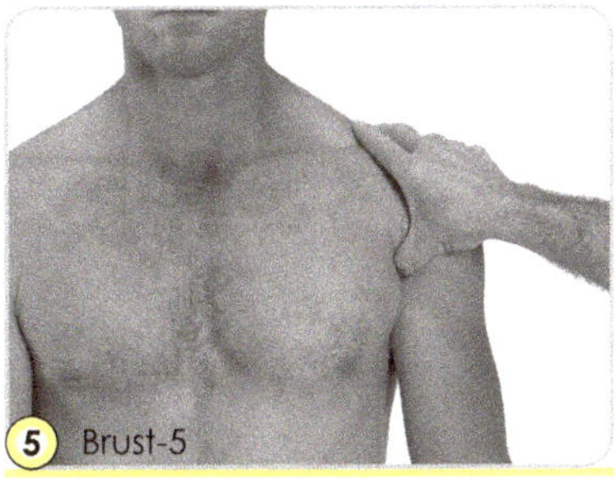

5 Brust-5

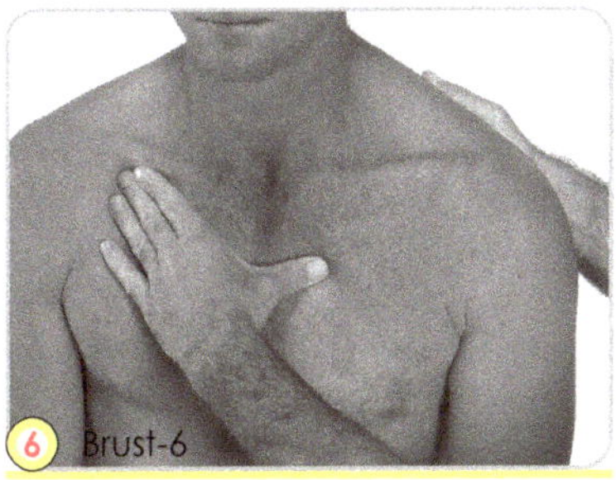

6 Brust-6

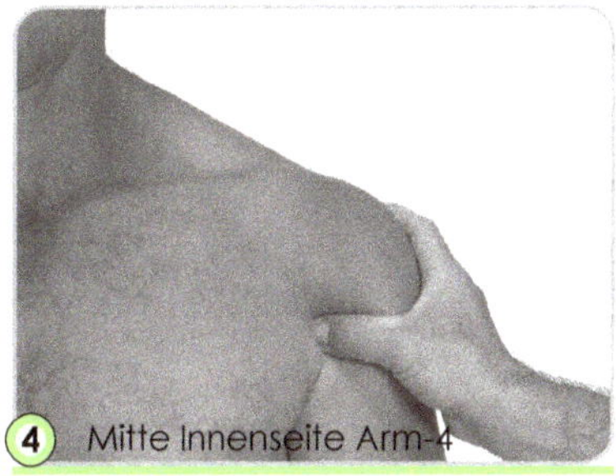

4 Mitte Innenseite Arm-4

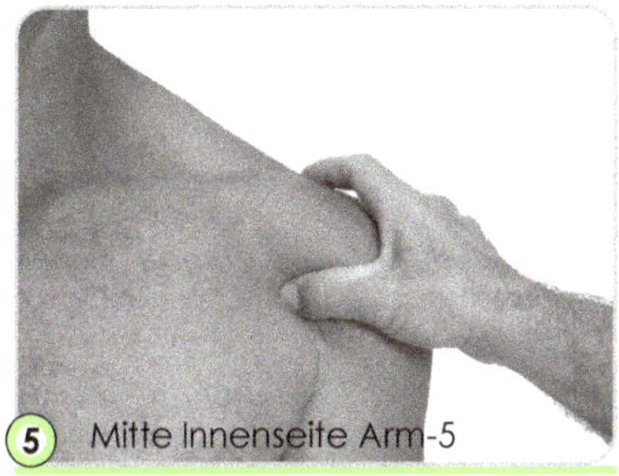

5 Mitte Innenseite Arm-5

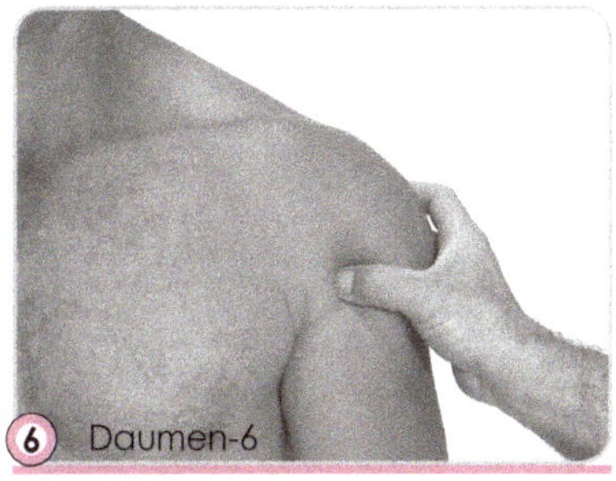

6 Daumen-6

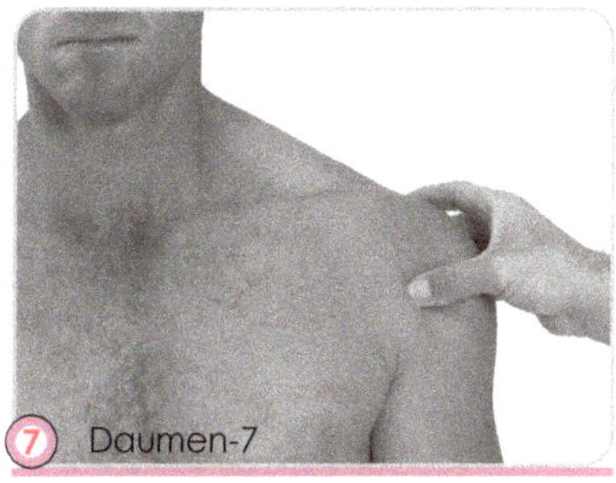

7 Daumen-7

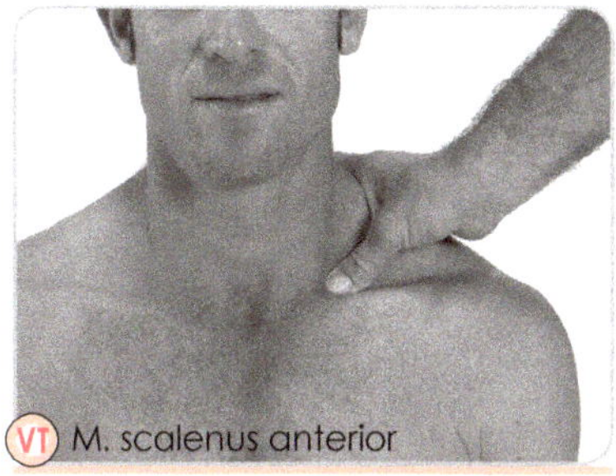

VT M. scalenus anterior

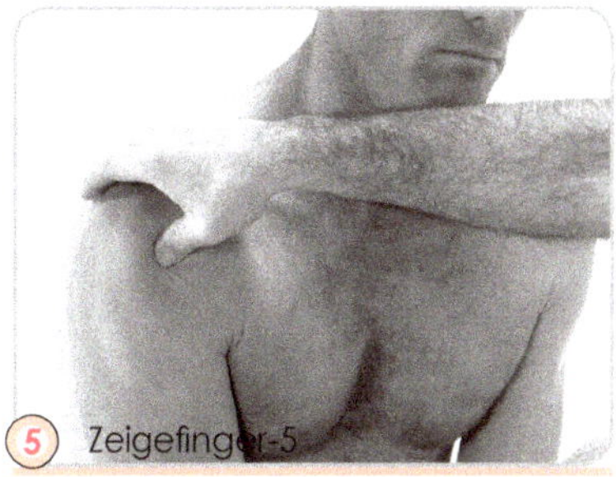

5 Zeigefinger-5

Abdomen Mittellinie

Diese Linie verläuft vom Processus xiphoideus – der unteren Spitze des Brustbeins (Sternum) – geradlinig abwärts entlang der Mittellinie des Abdomens auf der Linea alba, zwischen den Köpfen des M. rectus abdominis. Sie endet am Schambein.

Abdomen 1. Line

Diese Linie beginnt lateral zum Processus xiphoideus – der unteren Spitze des Brustbeins (Sternum). Sie verläuft geradlinig abwärts über den M. rectus abdominis, 2 Finger lateral zur Mittellinie. Sie endet am Schambein.

Abdomen 2. Linie

Diese Linie beginnt unterhalb der 6. Rippe. Sie verläuft geradlinig abwärts, über den M. rectus abdominis, 3 Finger lateral zur Mittellinie. Sie endet am Schambein.

Abdomen 3. Linie

Diese Linie beginnt unterhalb der 7. Rippe. Sie verläuft geradlinig abwärts, entlang der lateralen Grenze des M. rectus abdominis, 4 – 5 Finger lateral zur Mittellinie. Sie endet am Schambein.

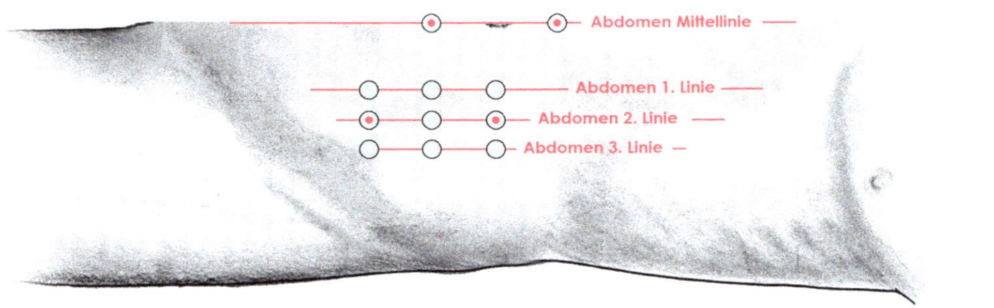
Abdomen Mittellinie
Abdomen 1. Linie
Abdomen 2. Linie
Abdomen 3. Linie

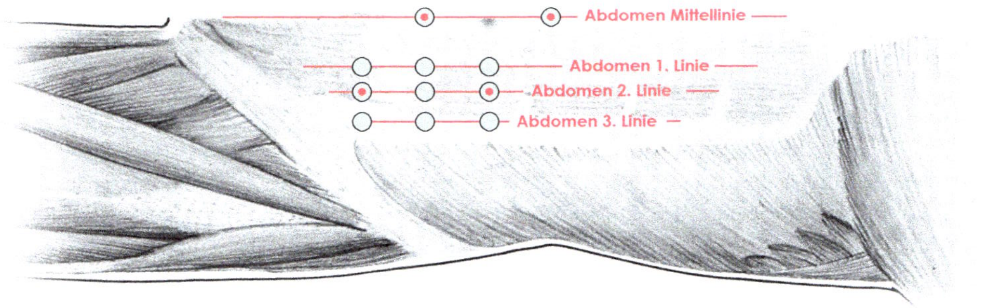
Abdomen Mittellinie
Abdomen 1. Linie
Abdomen 2. Linie
Abdomen 3. Linie

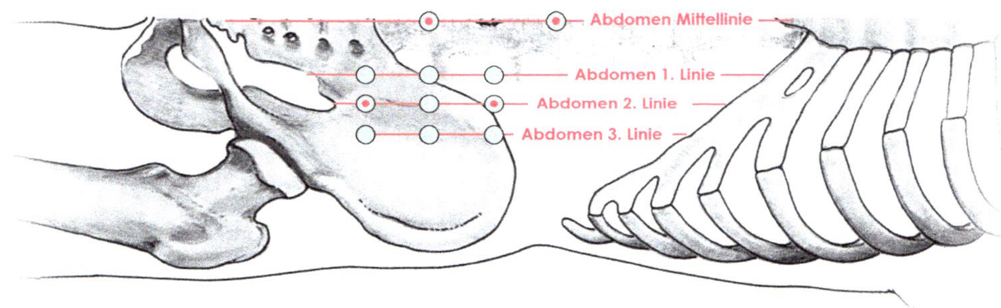
Abdomen Mittellinie
Abdomen 1. Linie
Abdomen 2. Linie
Abdomen 3. Linie

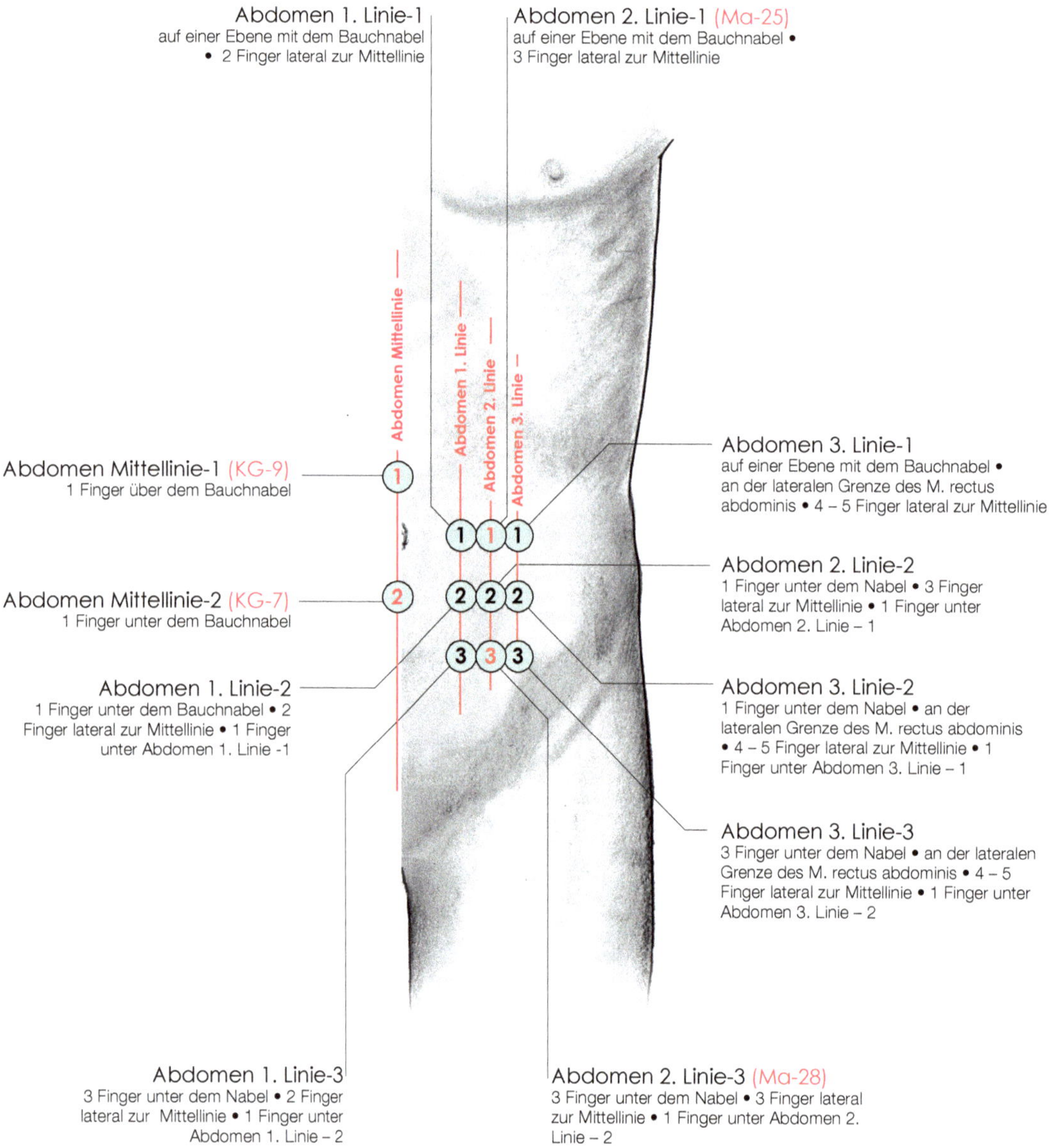
Abdomen 1. Linie-1
auf einer Ebene mit dem Bauchnabel • 2 Finger lateral zur Mittellinie
Abdomen 2. Linie-1 (Ma-25)
auf einer Ebene mit dem Bauchnabel • 3 Finger lateral zur Mittellinie
Abdomen Mittellinie
Abdomen 1. Linie
Abdomen 2. Linie
Abdomen 3. Linie
Abdomen Mittellinie-1 (KG-9)
1 Finger über dem Bauchnabel
Abdomen 3. Linie-1
auf einer Ebene mit dem Bauchnabel • an der lateralen Grenze des M. rectus abdominis • 4 – 5 Finger lateral zur Mittellinie
Abdomen 2. Linie-2
1 Finger unter dem Nabel • 3 Finger lateral zur Mittellinie • 1 Finger unter Abdomen 2. Linie – 1
Abdomen Mittellinie-2 (KG-7)
1 Finger unter dem Bauchnabel
Abdomen 1. Linie-2
1 Finger unter dem Bauchnabel • 2 Finger lateral zur Mittellinie • 1 Finger unter Abdomen 1. Linie -1
Abdomen 3. Linie-2
1 Finger unter dem Nabel • an der lateralen Grenze des M. rectus abdominis • 4 – 5 Finger lateral zur Mittellinie • 1 Finger unter Abdomen 3. Linie – 1
Abdomen 3. Linie-3
3 Finger unter dem Nabel • an der lateralen Grenze des M. rectus abdominis • 4 – 5 Finger lateral zur Mittellinie • 1 Finger unter Abdomen 3. Linie – 2
Abdomen 1. Linie-3
3 Finger unter dem Nabel • 2 Finger lateral zur Mittellinie • 1 Finger unter Abdomen 1. Linie – 2
Abdomen 2. Linie-3 (Ma-28)
3 Finger unter dem Nabel • 3 Finger lateral zur Mittellinie • 1 Finger unter Abdomen 2. Linie – 2

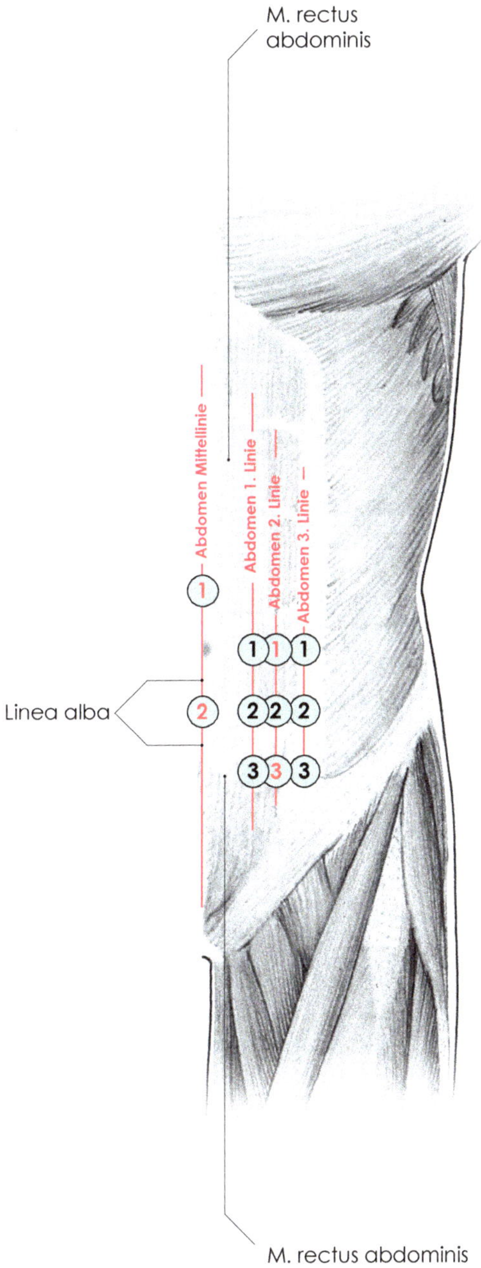
M. rectus abdominis
Abdomen Mittellinie
Abdomen 1. Linie
Abdomen 2. Linie
Abdomen 3. Linie
Linea alba
M. rectus abdominis

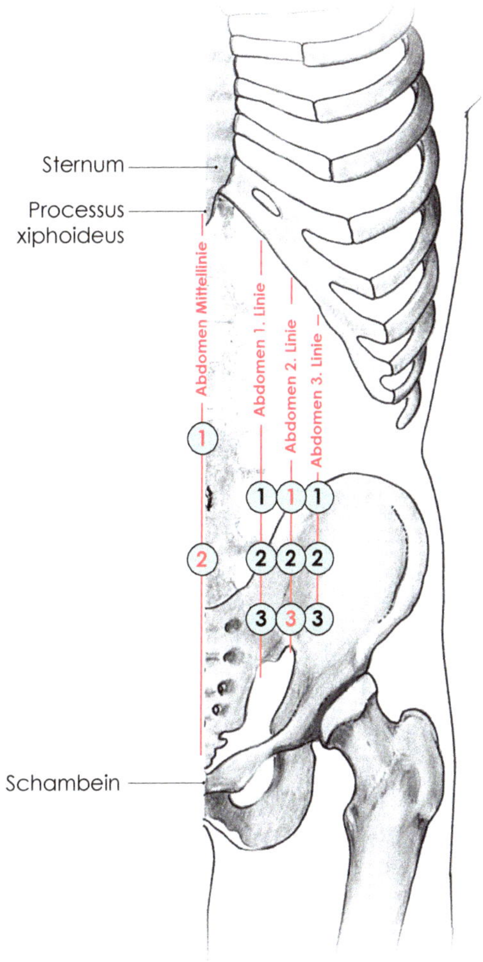
Sternum
Processus xiphoideus
Abdomen Mittellinie
Abdomen 1. Linie
Abdomen 2. Linie
Abdomen 3. Linie
Schambein

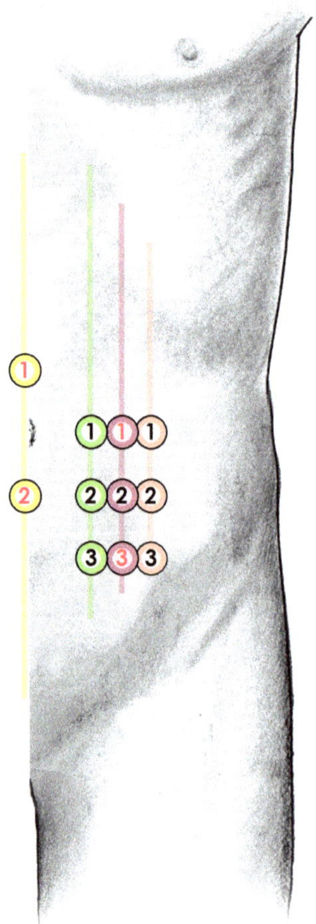
1
1
1
1
2
2
2
2
3
3
3

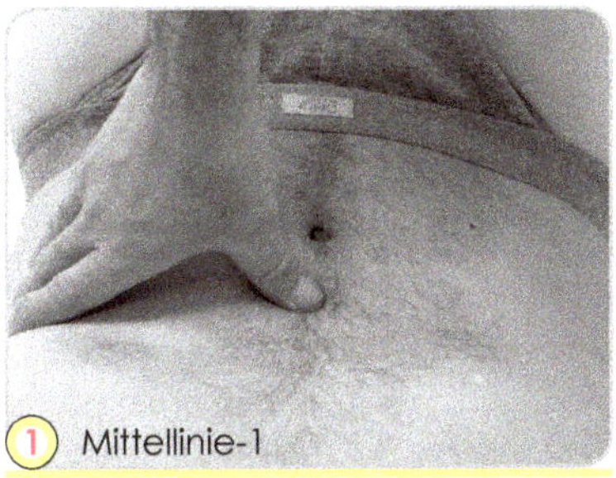

1 Mittellinie-1

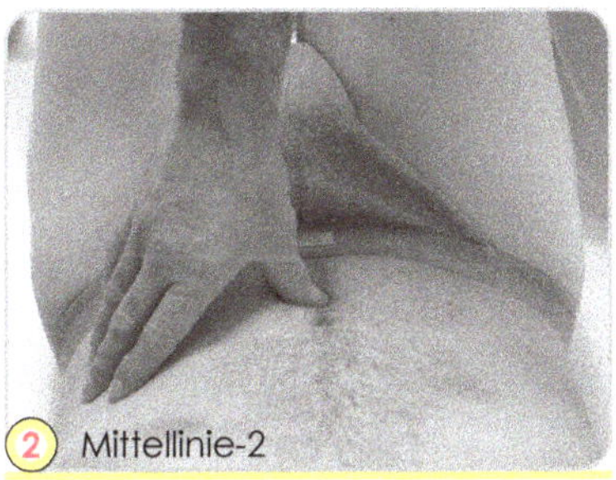

2 Mittellinie-2

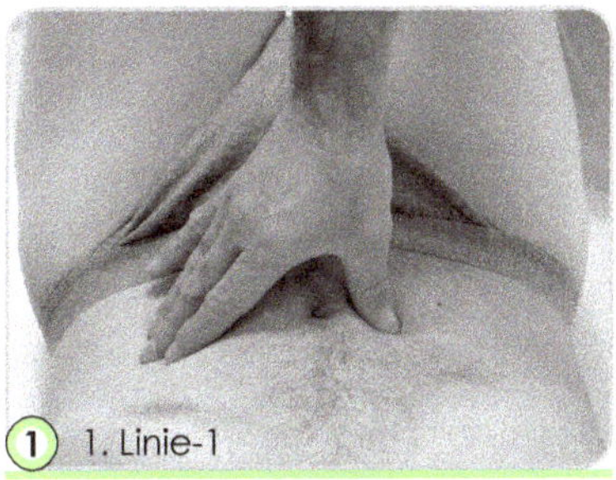

1 1. Linie-1

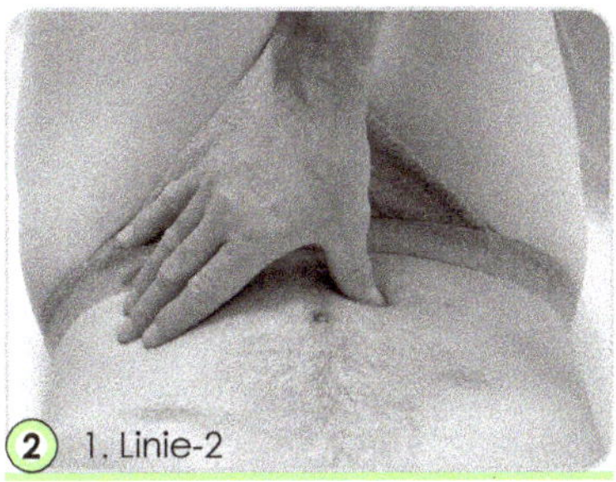

2 1. Linie-2

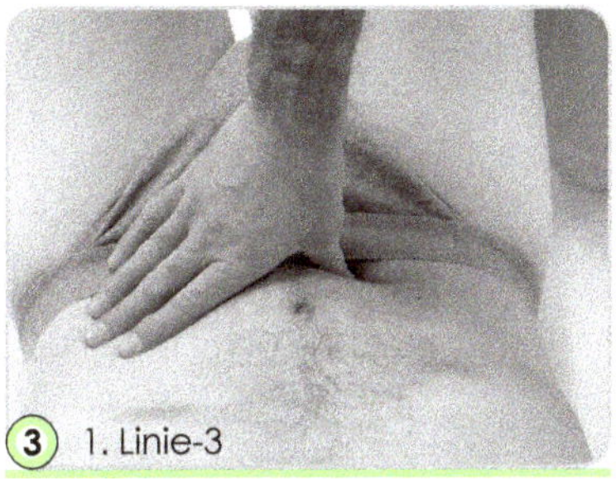

3 1. Linie-3

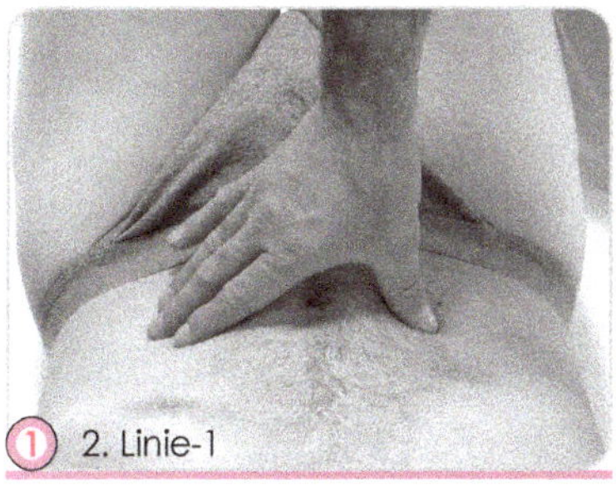

1 2. Linie-1

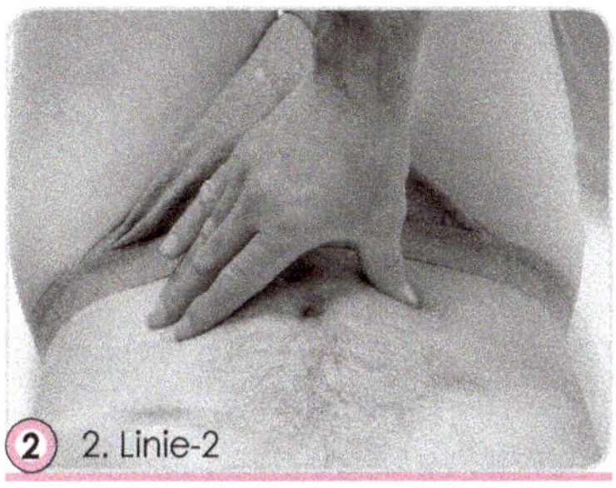

2 2. Linie-2

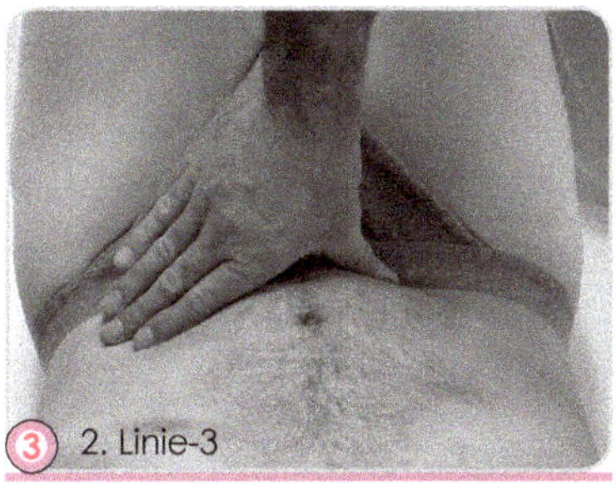

3 2. Linie-3

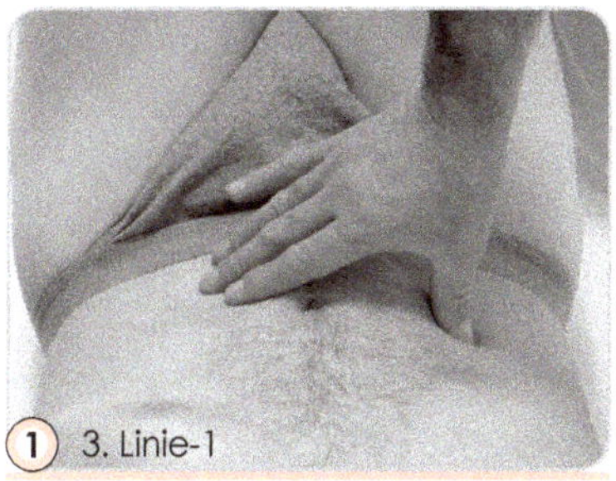

1 3. Linie-1

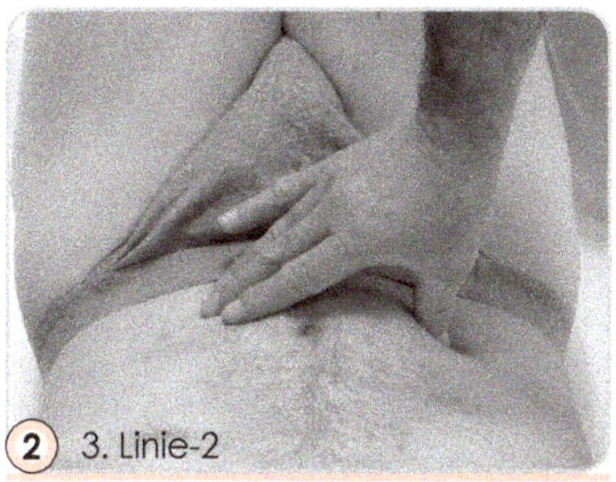

2 3. Linie-2

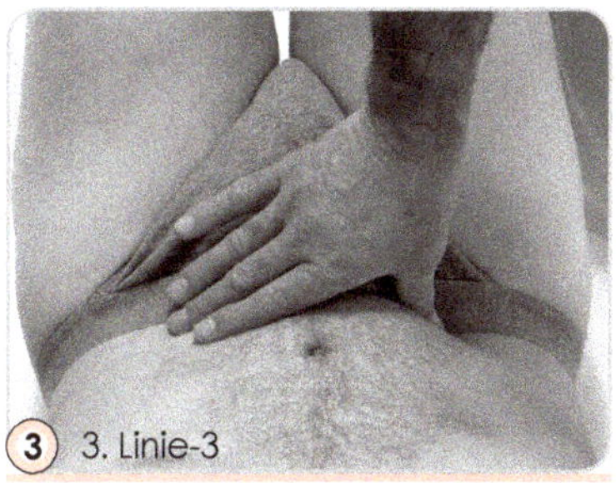

3 3. Linie-3

Oberschenkel 3. Innenlinie - Rückenlage

Diese Linie verläuft durch 2 Orientierungspunkte:

1. Oberhalb des Knies posterior zum M. gracilis
2. Unterhalb der Leiste posterior zum M. gracilis

- Die Linie beginnt oberhalb des Knies
- Sie verläuft aufwärts in einer Vertiefung posterior zum M. gracilis, hinter dem Femur. Sie endet in der Leiste.

Bein 2. Innenlinie - Rückenlage

Diese Linie verläuft durch 4 Orientierungspunkte:

1. Den medialen Teil der Achillessehne, auf einer Höhe mit dem Innenknöchel
2. Unterhalb des medialen Condylus der Tibia, 2 Finger posterior zur medialen Kante des Schienbeins auf dem medialen Bauch des M. Gastrocnemius
3. Oberhalb des medialen Epicondylus des Femurs zwischen dem M. vastus medialis und den Adduktoren.
4. Der Leistenbeuge auf der Arteria femoralis, zwischen dem M. Iliopsoas und M. Pectineus

- Die Linie beginnt am medialen Teil der Achillessehne
- Sie verläuft aufwärts auf dem medialen Bauch des M. gastrocnemius, 2 Finger posterior zur medialen Grenze des Schienbeins.
- Sie erreicht das Knie unterhalb des medialen Epicondylus der Tibia
- Sie beginnt wieder oberhalb des medialen Epicondylus des Femur, zwischen dem M. vastus medialis und den Adduktoren.
- Sie verläuft aufwärts in einer Vertiefung zwischen dem M. vastus medialis und den Adduktoren, setzt sich fort auf dem M. adductor longus und erreicht die Leistenbeuge auf der Arteria femoralis, zwischen dem M. Iliopsoas und dem M. Pectineus.

Bein 1. Innenlinie - Rückenlage

Diese Linie verläuft durch 4 Orientierungspunkte:

1. Die posteriore Kante des Innenknöchels
2. Unterhalb des Tibiakopfes
3. Oberhalb der superioren medialen Kante der Patella
4. In der Leiste, auf einer Linie mit der medialen Grenze des vorderen oberen Darmbeinstachels

- Diese Linie beginnt in deiner Vertiefung zwischen dem Innenknöchel und der Achillessehne.
- Sie verläuft aufwärts in einer Vertiefung die zunächst an Der medialen Grenze des Schienbeins auf dem M. flexor digitorum longus und dann an den M. soleus angrenzt. Sie erreicht den Tibiakopf unterhalb des Knies
- Sie beginnt wieder oberhalb der superioren medialen Kante der Patella und läuft aufwärts schräg auf dem M. vastus medialis, entlang der medialen Kante des M. rectus femoris.
- Sie verläuft auf dem Oberschenkel, entlang einer Vertiefung auf einer Linie von der medialen Grenze der Patella zur medialen Grenze des vorderen oberen Darmbeinstachels, sie endet unterhalb der Leiste.

Bein 1. Außenlinie - Rückenlage

Diese Linie verläuft durch 4 Orientierungspunkte:

1. Die Vertiefung zwischen den beiden Sehnen (des M. extensor hallucis longus und M. extensor digitorum longus) am vorderen Teil des Knöchels.
2. Unter dem Knie, unterhalb des Tibiakopfes
3. Über der Kniescheibe bündig mit deren Mittellinie
4. Unter dem vorderen oberen Darmbeinstachel

- Die Linie beginnt am vorderen Teil des Knöchels in der Vertiefung zwischen den Sehnen des M. extensor hallucis longus und M. extensor dititorum longus, auf einer Höhe mit dem Außenknöchel.
- Sie verläuft aufwärts, entlang der lateralen Kante des Schienbeins auf dem M. tibialis anterior und erreicht das Knie unterhalb des Tibiakopfes.
- Sie verläuft weiter aufwärts, von der oberen Kante der Kniescheibe bündig mit deren Mittellinie, über die Mittellinie des vorderen Oberschenkels auf dem Bauch des M. rectus femoris. Sie endet unterhalb des vorderen oberen Darmbeinstachels.

Bein 2. Außenlinie – Rückenlage

Diese Linie verläuft durch 4 Orientierungspunkte:

1. Oberhalb des Knöchels an der vorderen Grenze der Fibula
2. Unterhalb des Knies, anterior zum Fibulakopf
3. Der obere laterale Eckpunkt der Kniescheibe
4. Die vordere Grenze des Trochanter major

- Die Linie beginnt oberhalb des Knöchels, an der vorderen Grenze der Fibula, zwischen dem M. tibialis anterior und dem M. extensor digitorum longus. Sie erreicht einen Punkt unterhalb des Knies, anterior zum Fibulakopf.
- Sie beginnt erneut am oberen lateralen Eckpunkt der Kniescheibe.
- Sie verläuft weiter aufwärts in einer leichten Vertiefung zwischen dem M. rectus femoris und dem M. vastus lateralis, auf einer Linie die die laterale Kante der Kniescheibe und die vordere Grenze des Trochanter major miteinander verbindet.
- Sie endet auf halbem Weg zwischen dem Trochanter major und dem vorderen oberen Darmbeistachel, zwischen dem M. rectus femoris und dem M. tensor fasciae latae am lateralen Ende einer Falte, die entsteht, wenn das Hüftgelenk gebeugt wird.

Bein 3. Außenlinie – Rückenlage

Diese Linie verläuft durch 4 Orientierungspunkte:

1. der Außenknöchel
2. Der Fibulakopf
3. Oberhalb des Knies, auf dem Tractus iliotibialis
4. Der Trochanter major

- Die Linie beginnt hinter dem Außenknöchel.
- Sie verläuft aufwärts auf der Sehne des M. peroneus longus.
- Sie setzt sich fort auf dem hinteren Teil des Muskels der auf der Fibula verläuft (M. peroneus longus).
- Sie erreicht das Knie unterhalb des Fibulakopfes.
- Sie beginnt erneut oberhalb des Knies.
- Sie verläuft aufwärts auf dem Tractus iliotibialis bis sie den Trochanter major erreicht.

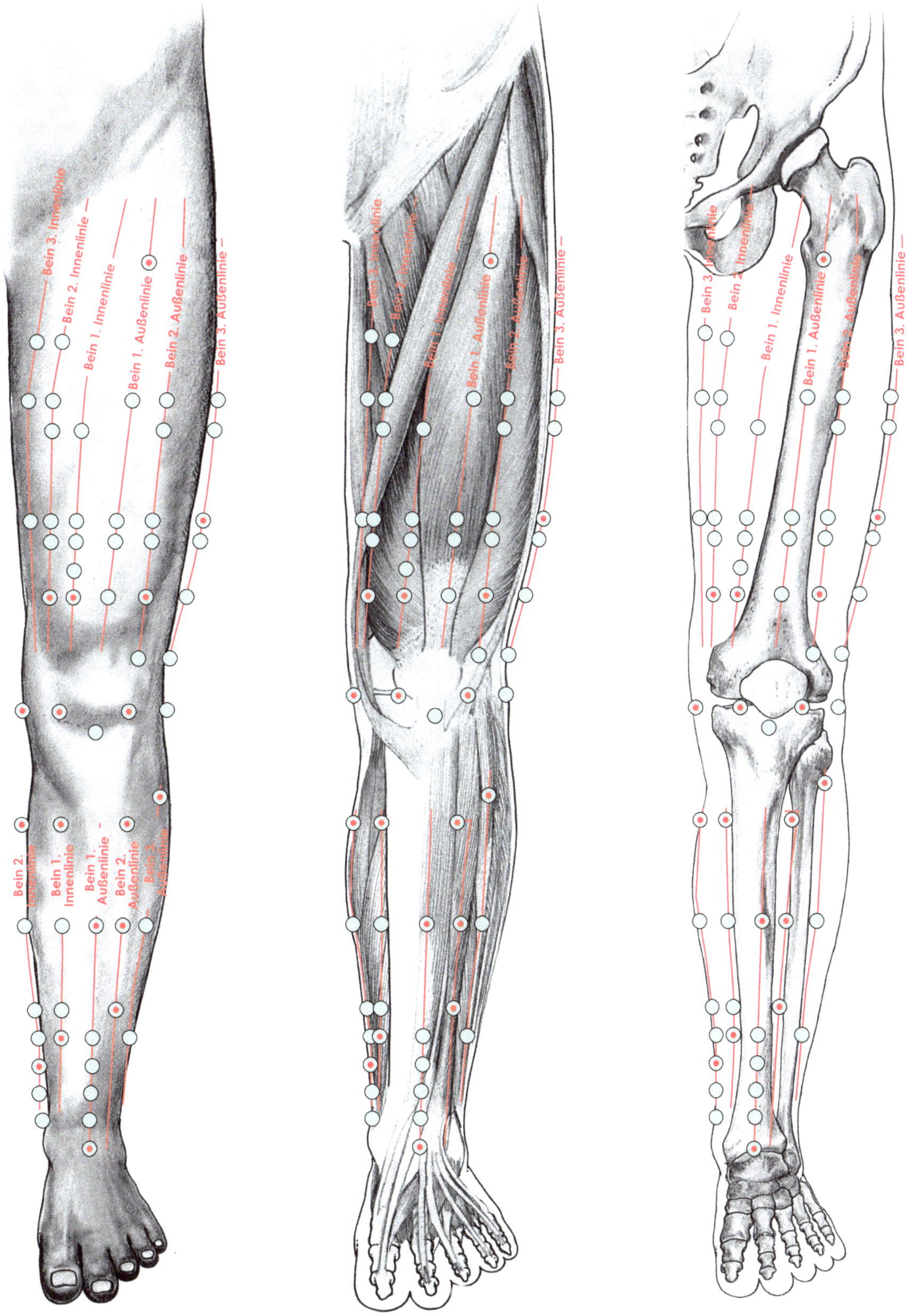
Bein 3. Innenlinie
Bein 2. Innenlinie
Bein 1. Innenlinie
Bein 1. Außenlinie
Bein 2. Außenlinie
Bein 3. Außenlinie
Bein 1. Innenlinie
Bein 1. Außenlinie
Bein 2. Außenlinie

Akupressurpunkte auf der **VORDERSEITE DES OBERSCHENKELS**

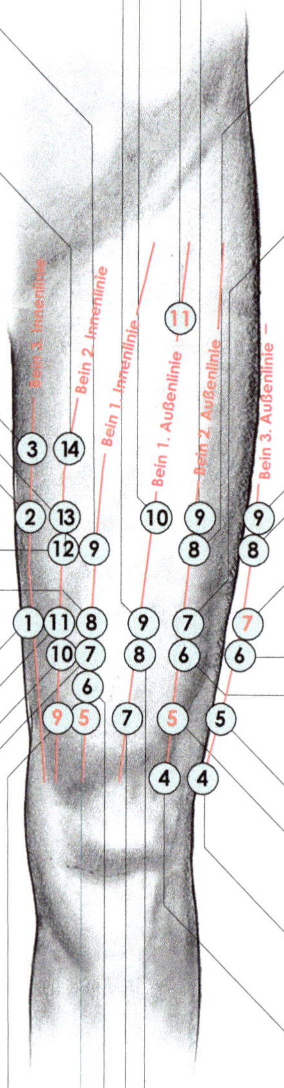

Bein 1. Außenlinie-10
10 Finger über der oberen Kante der Kniescheibe • auf halbem Weg zwischen dem Zentrum der Oberen Kante der Kniescheibe zum vorderen oberen Drambeinstachel • auf dem M. rectus femoris

Bein 1. Außenlinie-9
5 Finger über dem Zentrum der oberen Kante der Kniescheibe • auf dem M. rectus femoris

Bein 1. Innenlinie-9
9 Finger über dem oberen medialen Eckpunkt der Patella • auf halbem Weg von der oberen Grenze der Patella zur Leiste • auf einer Linie zwischen der medialen Grenze der Patella und der medialen Kante des vorderen oberen Darmbeinstachels • medial zum M. rectus femoris

Bein 2. Innenlinie-14
12 Finger über dem medialen Epicondylus des Femurs • in einer Vertiefung auf dem M. adductor longus • auf einer Linie gezogen vom medialen Epicondylus des Femur zu dem Punkt in der Leistenbeuge, an dem der Puls der Arteria femoralis leicht zu tasten ist, zwischen M. Iliopsoas und M. pectineus

Bein 3. Innenlinie-3
12 Finger über dem medialen Epicondylus des Femur • in einer Vertiefung posterior zum M. gracilis

Bein 2. Innenlinie-13
10 Finger über dem medialen Epicondylus des Femur • in einer Vertiefung auf dem M. adductor longus • auf einer Linie, gezogen vom medialen Epicondylus des Femur zu dem Punkt in der Leistenbeuge, an dem der Puls der Arteria femoralis leicht zu tasten ist, zwischen M. Iliopsoas und M. pectineus

Bein 3. Innenlinie-2
10 Finger über dem medialen Epicondylus des Femur • in einer Vertiefung posterior zum M. gracilis

Bein 2. Innenlinie-12
9 Finger über dem medialen Epicondylus des Femur • auf dem M. adductor longus • drücken Sie gerade in den Muskel und dann aufwärts

Bein 1. Innenlinie-8
5 Finger über dem oberen medialen Eckpunkt der Patella • auf einer Linie zwischen der medialen Grenze der Patella und der medialen Kante des vorderen oberen Darmbeinstachels • in der Vertiefung zwischen dem M. rectus femoris und dem M. vastus medialis obliquus

Bein 3. Innenlinie-1
5 Finger über dem medialen Epicondylus des Femur • in einer Vertiefung posterior zum M. gracilis

Bein 2. Innenlinie-11
5 Finger über dem medialen Epicondylus des Femur • in einer Vertiefung zwischen dem M. vastus medialis und den Adduktoren • drücken Sie gerade in den M. vastus medialis und dann aufwärts

Bein 2. Innenlinie-10
4 Finger über dem medialen Epicondylus des Femur • in einer Vertiefung auf ¼ des Weges von der Kniescheibe zur Leiste • in einer Vertiefung zwischen dem M. vastus medialis und den Adduktoren • drücken Sie gerade in den M. vastus medialis und dann aufwärts

Bein 1. Innenlinie-7
4 Finger über dem oberen medialen Eckpunkt der Patella • auf ¼ des Weges von der oberen Grenze der Patella zur Leiste • auf einer Linie zwischen der medialen Grenze der Patella und der medialen Kante des vorderen oberen Darmbeinstachels • in der Vertiefung zwischen dem M. rectus femoris und dem M. vastus medialis obliquus

Bein 2. Innenlinie-9 (Le-9)
2 Finger über dem medialen Epicondylus des Femur • in einer Vertiefung zwischen dem M. vastus medialis und den Adduktoren

Bein 1. Innenlinie-5 (Mi-10)
2 Finger über der oberen medialen Eckpunkt der Patella • auf einer Linie, gezogen zwischen der medialen Grenze der Patella und der medialen Kante des vorderen oberen Darmbeinstachels • auf dem M. vastus medialis obliquus

Bein 1. Außenlinie-11 (Ma-31)
5 Finger unter dem vorderen oberen Darmbeinstachel • auf einer Linie zwischen dem Zentrum der oberen Kante der Kniescheibe und dem vorderen oberen Darmbeinstachel • auf dem M. rectus femoris

Bein 2. Außenlinie-9
10 Finger über der Patella bei gebeugtem Bein• auf ½ Weg von der oberen lateralen Kante der Patella zur Erhebung des Trochanter major • zwischen dem M. rectus femoris und dem M. vastus lateralis • oder alternativ, direkt anterior zum Tractus iliotibialis

Bein 2. Außenlinie-8
9 Finger über der Patella, am gestreckten Bein • auf ½ Weg von der oberen lateralen Kante der Patella zur Erhebung des Trochanter major, bei gestrecktem Bein • zwischen dem M. rectus femoris und dem M. vastus lateralis • oder alternativ, direkt anterior zum Tractus iliotibialis

Bein 2. Außenlinie-7
5 Finger über der Patella • in einer leichten Vertiefung zwischen dem M. rectus femoris und dem M. vastus lateralis • oder alternativ, direkt anterior zum Tractus iliotibialis

Bein 3. Außenlinie-9
10 Finger über dem Knie auf dem Tractus iliotibialis • auf ½ Weg vom Knie zum Trochanter major

Bein 3. Außenlinie-8
9 Finger über dem Knie auf dem Tractus iliotibialis • auf ½ Weg vom Knie zum Trochanter major, bei gestrecktem Bein

Bein 3. Außenlinie-7 (Gb-31)
5 Finger über dem Knie auf dem Tractus iliotibialis • auf ¼ Weg vom Knie zum Trochanter major, bei gebeugtem Bein

Bein 3. Außenlinie-6
4 Finger über der lateralen Seite des Knies auf dem Tractus iliotibialis • auf ¼ Weg vom Knie zum Trochanter major, bei gestrecktem Bein

Bein 2. Außenlinie-6
4 Finger über der Patella • in einer leichten Vertiefung zwischen dem M. rectus femoris und dem M. vastus lateralis • oder alternativ, direkt anterior zum Tractus iliotibialis

Bein 3. Außenlinie-5
2 Finger über der lateralen Seite des Knies auf dem Tractus iliotibialis

Bein 2. Außenlinie-5 (Ma-34)
2 Finger über der Patella • in einer leichten Vertiefung zwischen dem M. rectus femoris und dem M. vastus lateralis • oder alternativ, direkt anterior zum Tractus iliotibialis

Bein 3. Außenlinie-4
direkt über der lateralen Seite des Kniegelenks auf dem Tractus iliotibialis

Bein 2. Außenlinie-4
über der oberen lateralen Ecke der Patella • auf der Sehne des M. vastus lateralis • anterior zum Tractus iliotibialis

Bein 1. Außenlinie-8
4 Finger über dem Zentrum der oberen Kante der Kniescheibe • auf dem M. rectus femoris

Bein 1. Außenlinie-7
2 Finger über dem Zentrum der oberen Kante der Kniescheibe • auf dem M. rectus femoris

Bein 1. Innenlinie-6
3 Finger über dem oberen medialen Eckpunkt der Patella • auf einer Linie, gezogen zwischen der medialen Grenze der Patella und der medialen Kante des vorderen oberen Darmbeinstachels • in der Vertiefung zwischen dem M. rectus femoris und dem M. vastus medialis obliquus

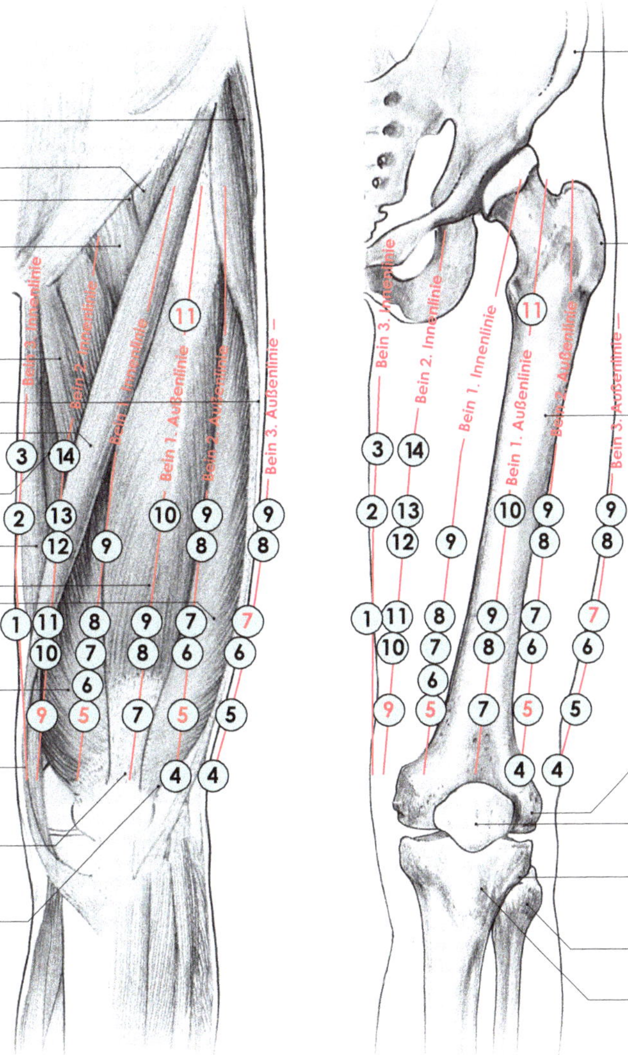
M. fasciae tensor latae
M. iliopsoas
Arteria femoralis
M. pectineus
Adduktoren
Tractus iliotibialis
M. sartorius
Adduktoren
M. gracilis
M. rectus femoris
M. vastus lateralis
M. vastus medialis obliquus
Sehne des M. semitendinosus
Sehne des M. rectus femoris
Sehne des M. vastus lateralis
Bein 3. Innenlinie
Bein 2. Innenlinie
Bein 1. Innenlinie
Bein 1. Außenlinie
Bein 2. Außenlinie
Bein 3. Außenlinie
Spina iliaca anterior superior (vorderer oberer Darmbeinstachel)
Trochanter major
Femur
medialer Epicondylus des Femur
Patella
medialer Condylus der Tibia
Fibulakopf
Tibiakopf

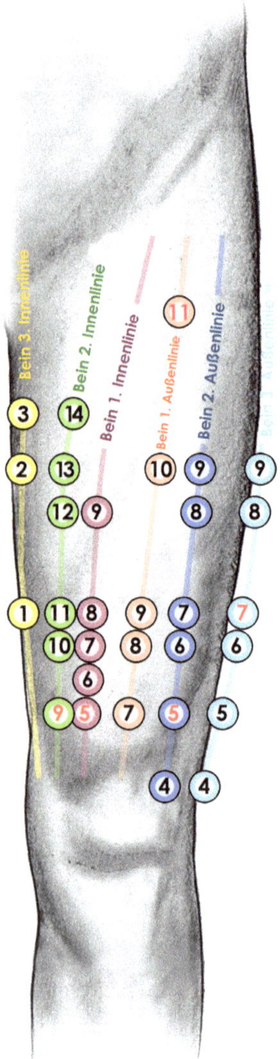

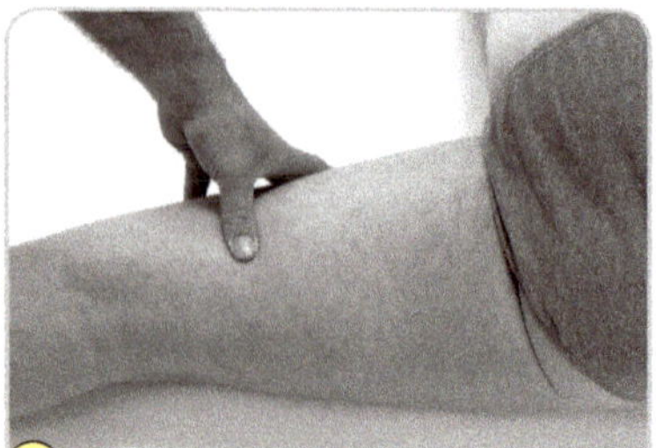
1 Bein 3. Innenlinie-1

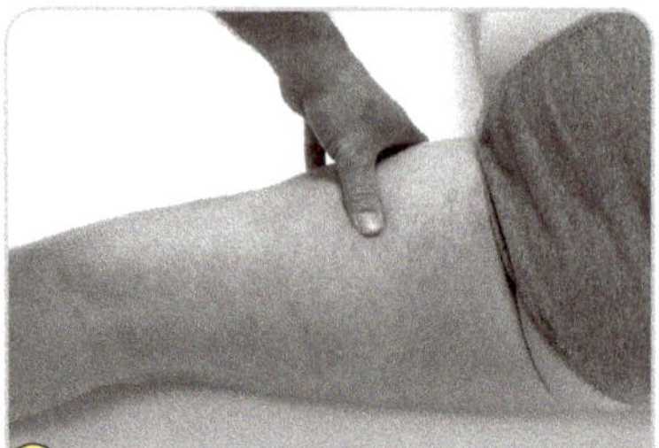
2 Bein 3. Innenlinie-2

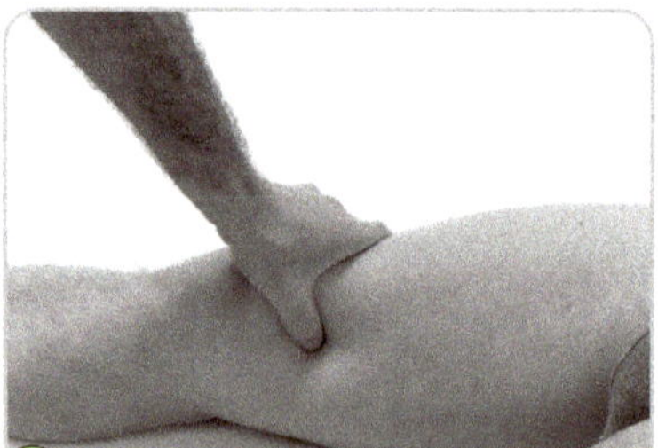
9 2. Innenlinie-9

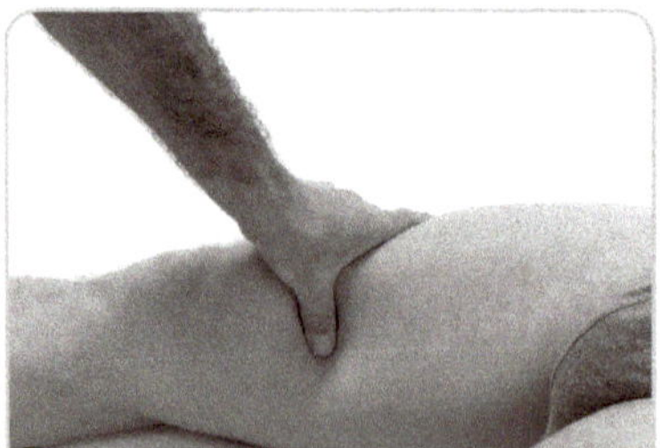
10 2. Innenlinie-10

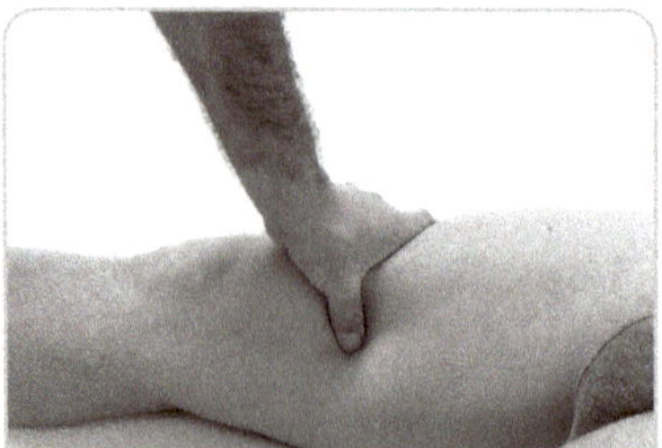
11 2. Innenlinie-11

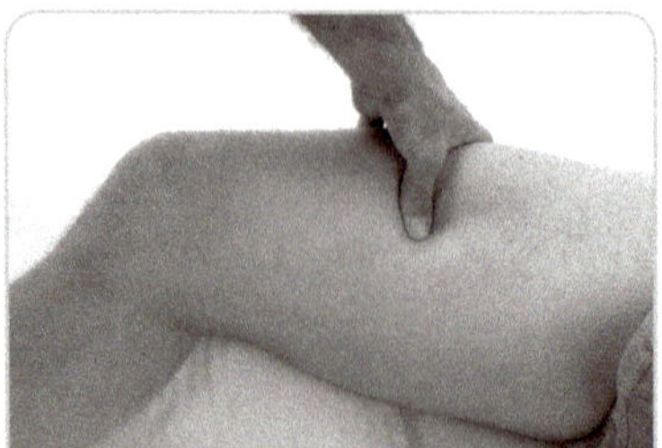
12 2. Innenlinie-12

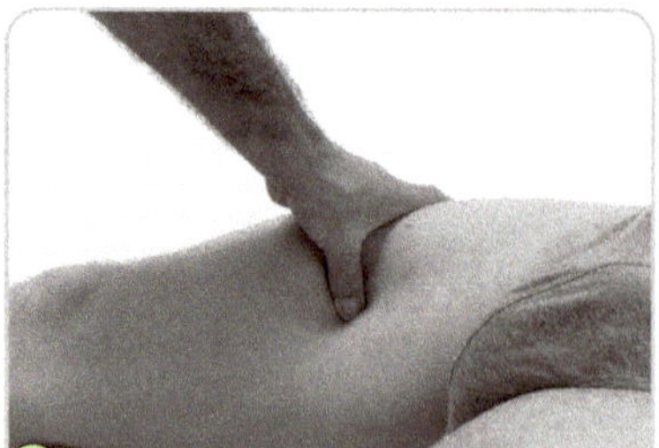
13 2. Innenlinie-13

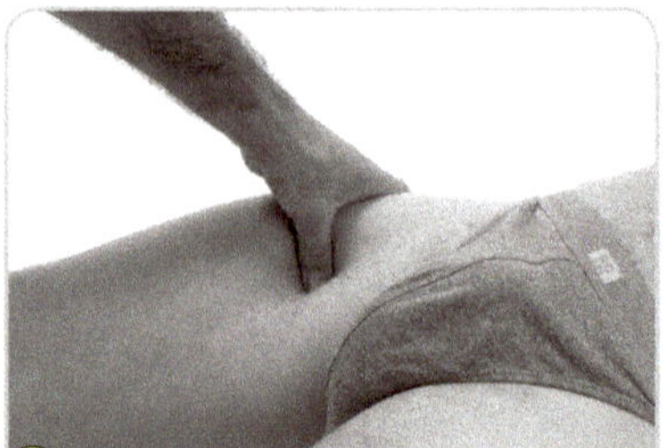
14 2. Innenlinie-14

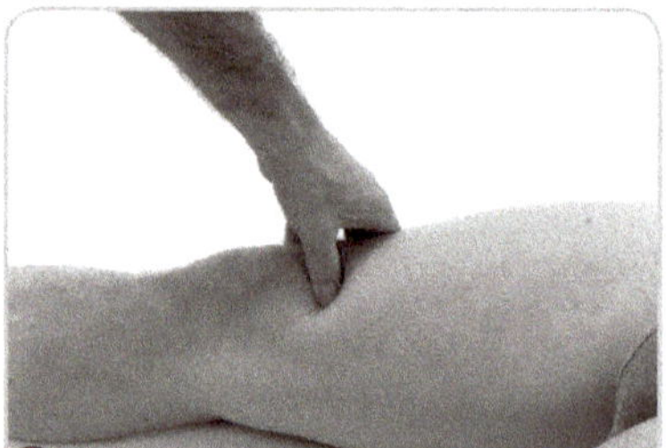
5 1. Innenlinie-5

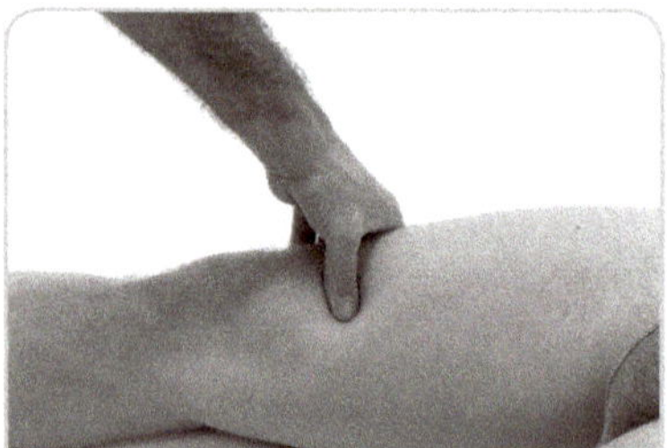
6 1. Innenlinie-6

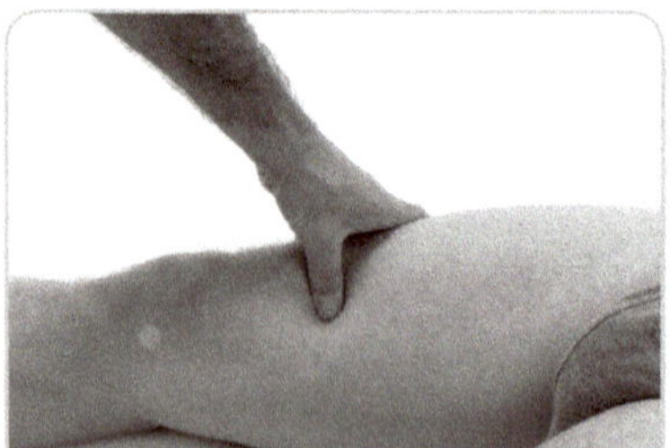
7 1. Innenlinie-7

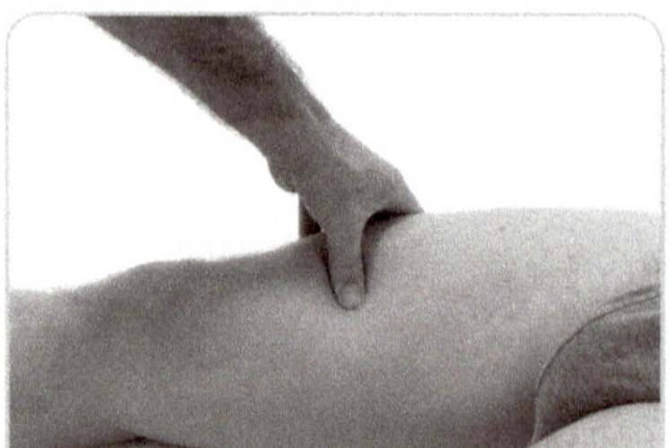
8 1. Innenlinie-8

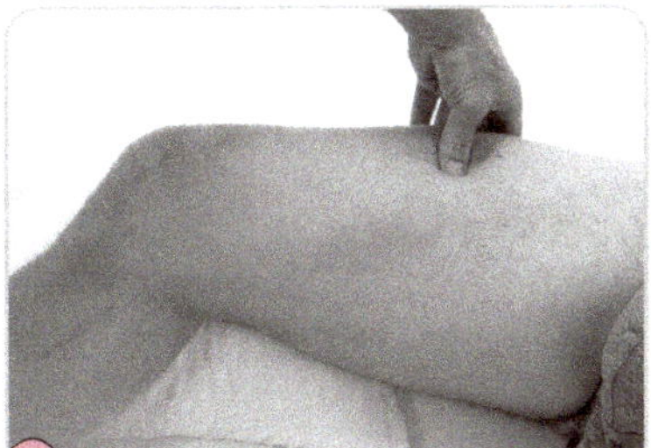
9 1. Innenlinie-9

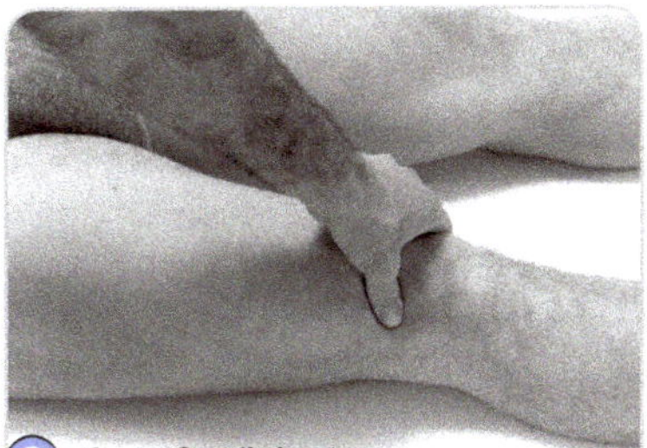
4 2. Außenlinie-4

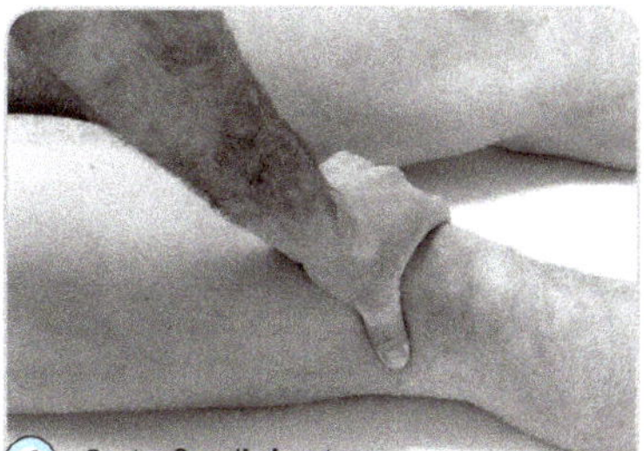
4 3. Außenlinie-4

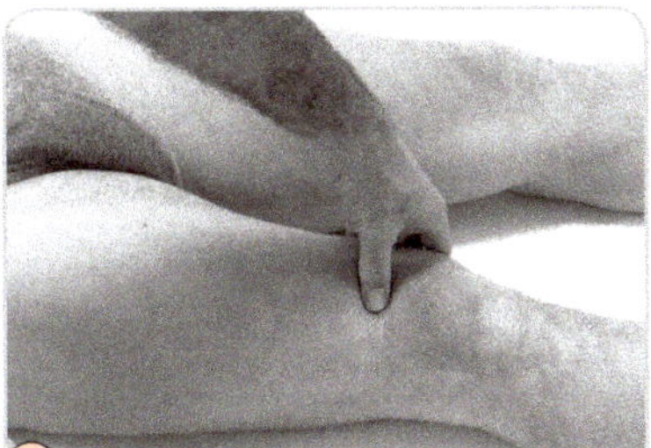
7 1. Außenlinie-7

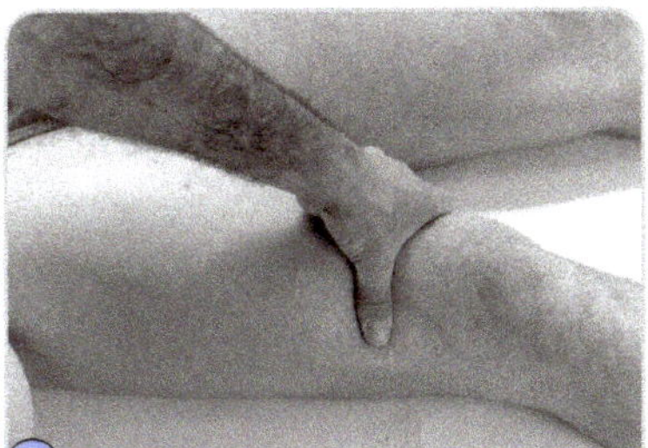
5 2. Außenlinie-5

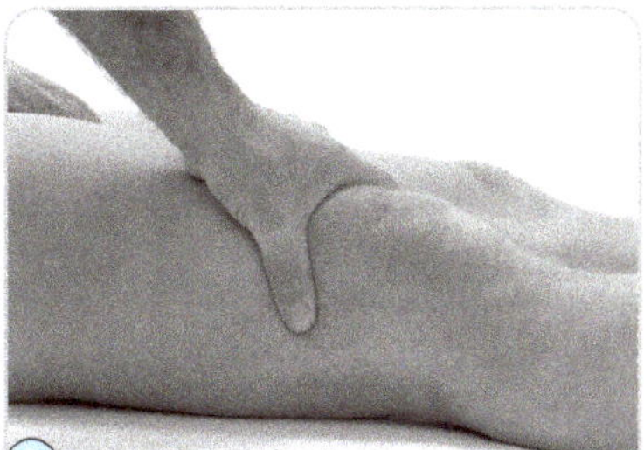
5 3. Außenlinie-5

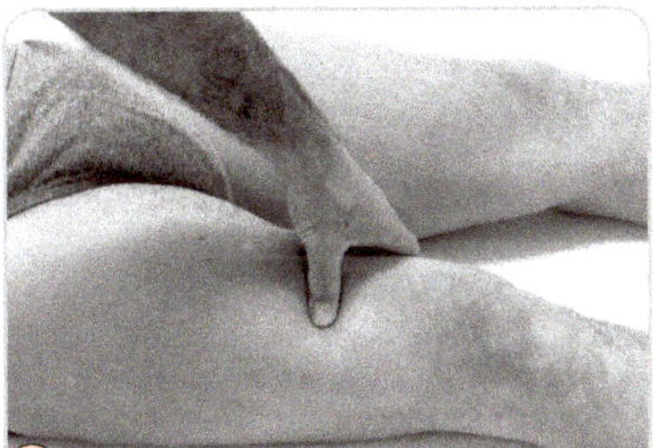
8 1. Außenlinie-8

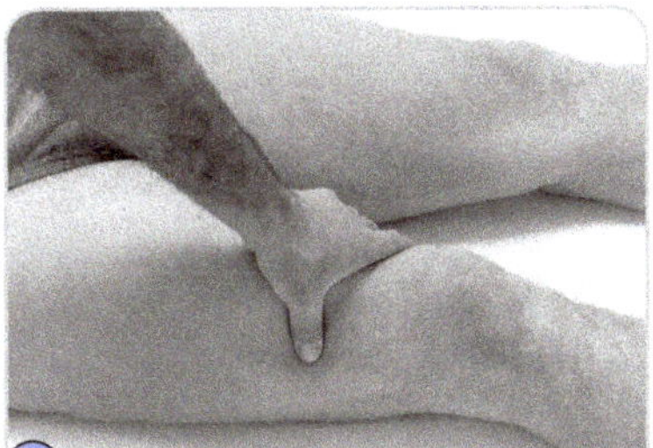
6 2. Außenlinie-6

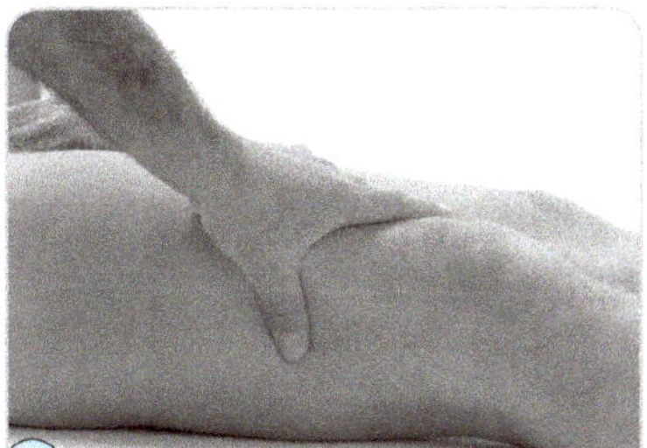
6 3. Außenlinie-6

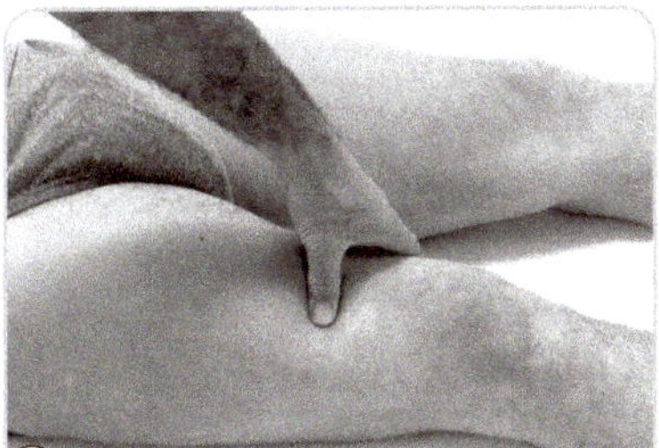
9 1. Außenlinie-9

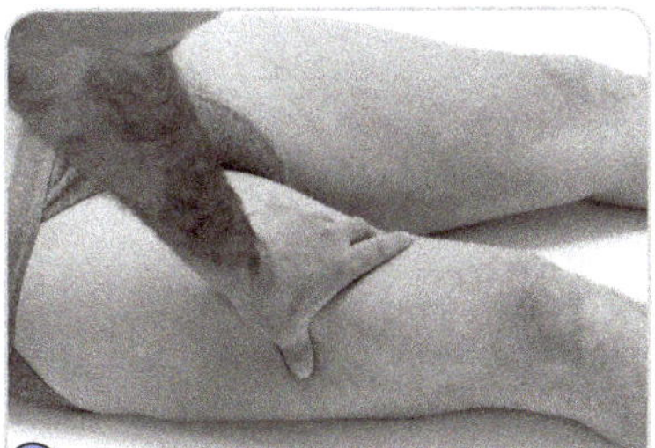
7 2. Außenlinie-7

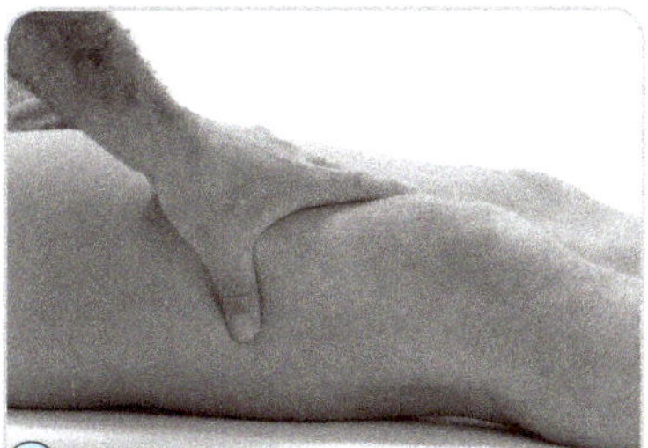
7 3. Außenlinie-7

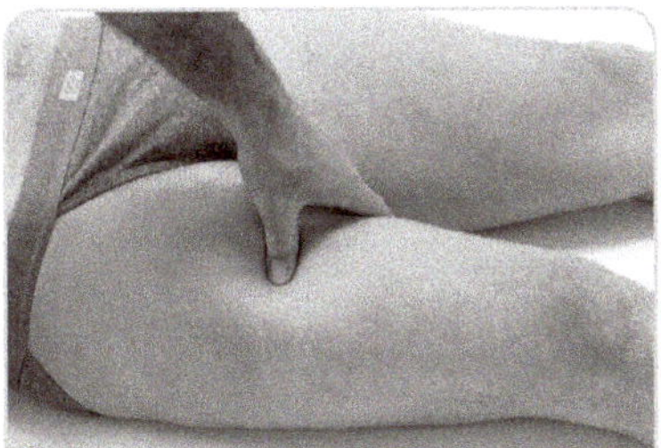
10 1. Außenlinie-10

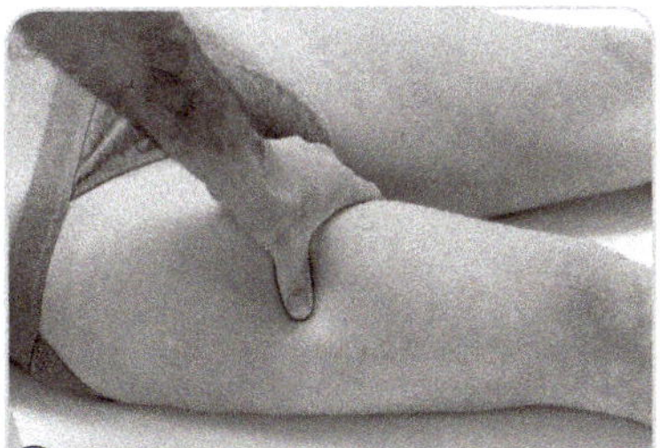
8 2. Außenlinie-8

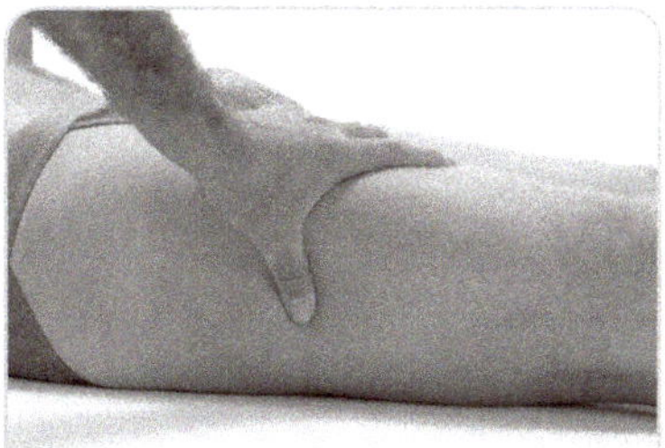
8 3. Außenlinie-8

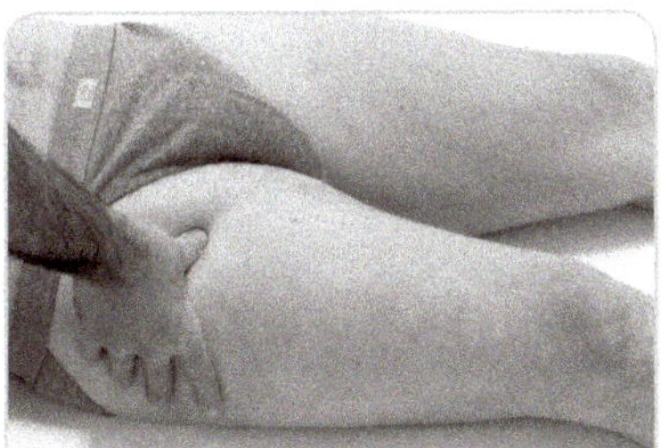
11 1. Außenlinie-11

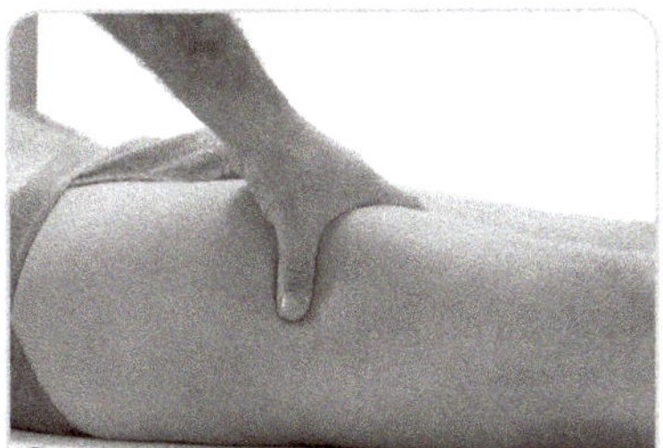
9 2. Außenlinie-9

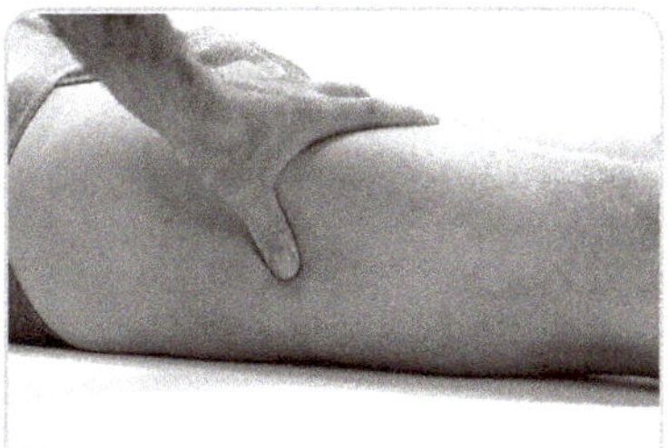
9 3. Außenlinie-9

Akupressurpunkte auf der **VORDERSEITE DES UNTERSCHENKELS**

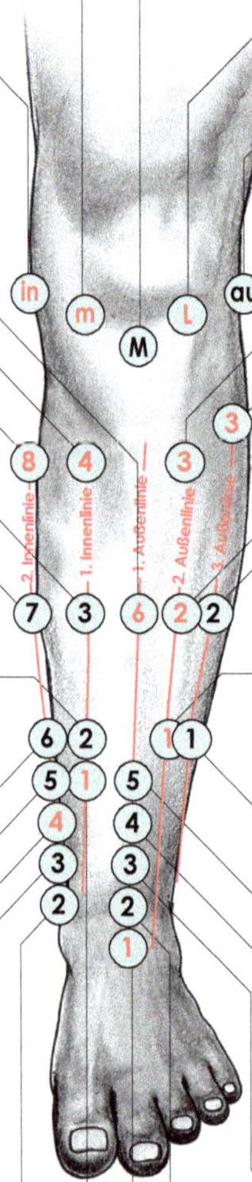

Knieauge – medial (Hsiyen)
1 Finger unter der Kniescheibe • in der medialen Kuhle, die entsteht, wenn das Knie gebeugt ist

Kniegelenk – medial (Le-8)
direkt über dem medialen Teil des Kniegelenks • auf einer Höhe mit der unteren Grenze der Patella • in einer schmalen Vertiefung zwischen Femur und Tibia – der Gelenkspalt

Bein 1. Außenlinie-6 (Ma-38)
auf ½ Weg vom Knöchel zum Knie, an die laterale Kante Tibia angrenzend • Drücken Sie den M. Tibialis anterior, nahe des Knochens

Bein 1. Innenlinie-4 (Mi-9)
4 Finger unter der unteren Kante der Kniescheibe • an die mediale Kante der Tibia angrenzend

Bein 2. Innenlinie-8 (Le-7)
unter dem medialen Condylus der Tibia • 3 Finger unter dem Knie

Bein 1. Innenlinie-3
auf ½ Weg vom Knöchel zum Knie • an die mediale Kante der Tibia angrenzend

Bein 2. Innenlinie-7
auf ½ Weg vom Knöchel zum Knie • zwischen dem M. Soleus und dem M. Gastrocnemius • unter dem Wadenmuskel, wenn er kontrahiert ist

Bein 1. Innenlinie-2
4 Finger über der Erhebung des Innenknöchels • an die mediale Kante der Tibia angrenzend

Bein 2. Innenlinie-6
am medialen Teil der Achillessehne • über Bein 2. Innenlinie – 5 • 4 Finger über dem Innenknöchel

Bein 2. Innenlinie-5
am medialen Teil der Achillessehne • über Bein 2. Innenlinie – 4 • 3 Finger über dem Innenknöchel

Bein 2. Innenlinie-4 (Ni-7)
at the medial aspect of the Achilles tendon am medialen Teil der Achillessehne • über Bein 2. Innenlinie – 3 • 2 Finger über dem Innenknöchel

Bein 2. Innenlinie-3
am medialen Teil der Achillessehne • über Bein 2. Innenlinie – 2 • 1 Finger über dem Innenknöchel

Bein 2. Innenlinie-2
am medialen Teil der Achillessehne • über Bein 2. Innenlinie – 1 • über dem Innenknöchel

Bein 1. Innenlinie-1 (Mi-6)
3 Finger über der Erhebung des Innenknöchels • an die mediale Kante der Tibia angrenzend

Knieauge Mitte (Hsihsia)
1 Finger unter der Kniescheibe auf einer Linie mit deren Mittellinie • auf ½ Weg zwischen den Knieuagen auf der Patellasehne

Knieauge lateral (Ma-35)
1 Finger unter der Kniescheibe • in der lateralen Kuhle, die entsteht, wenn das Knie gebeugt ist

Kniegelenk – lateral
genau über dem lateralen Teil des Kniegelenks • auf einer Höhe mit der unteren Grenze der Patella • in einer schmalen Vertiefung zwischen Femur und Tibia – der Gelenkspalt

Bein 2. Außenlinie-3 (Ma-36)
4 Finger unter der unteren Kante der Patella • auf dem M. Tibialis anterior, ca. 1 Finger lateral zum Ende der Tibia • strahlt zum Fuß aus

Bein 3. Außenlinie-3 (Gb-34 Region)
1 Finger posterior zu GB-34 • 3 Finger unter der Kniescheibe • unter dem Fibulakopf auf dem M. peroneus longus

Bein 2. Außenlinie-2 (ST-40)
auf ½ Weg vom Knöchel zum Knie • in einer Vertiefung vor der Fibula, zwischen den beiden Muskeln – M. peroneus longus und M. tibialis anterior

Bein 3. Außenlinie-2
auf ½ Weg vom Knöchel zum Knie auf der Sehne des M. Peroneus longus • schieben Sie die Sehne aufwärts in Richtung des Fibula

Bein 2. Außenlinie-1 (Gb-38)
4 Finger über dem Außenknöchel • lateral zum M. tibialis Anterior, 1 Finger anterior zur Fibula • Wenn der Punkt zu nah an der Fibula gedrückt wird kann er ein schmerzhaftes Kribbeln zum Fuß ausstrahlen

Bein 3. Außenlinie-1
4 Finger über der Erhebung des Außenknöchels • auf der Sehne des M. peroneus longus • schieben Sie die Sehne aufwärts in Richtung des Fibula

Bein 1. Außenlinie-5
über Bein 1. Außenlinie – 4 • 3 Finger über dem Außenknöchel • lateral zur lateralen Kante der Tibia • drücken sie den M. tibialis anterior nahe dem Knochen

Bein 1. Außenlinie-4
über Bein 1. Außenlinie – 3 • 2 Finger über dem Außenknöchel • lateral zur lateralen Kante der Tibia • drücken sie den M. tibialis anterior nahe dem Knochen

Bein 1. Außenlinie-3
über Bein 1. Außenlinie – 2 • 1 Finger über dem Außenknöchel • lateral zur lateralen Kante der Tibia • drücken sie den M. tibialis anterior nahe dem Knochen

Bein 1. Außenlinie-2
über Bein 1. Außenlinie – 2 • 1 Finger über dem Außenknöchel • lateral zur lateralen Kante der Tibia • drücken sie den M. tibialis anterior nahe dem Knochen

Bein 1. Außenlinie-1 (Ma-41)
In einer Vertiefung am Treffpunkt des Fußrückens mit dem Unterschenkel • zwischen den Sehnen des M. extensor hallucis longus und und M. extensor digitorum longus • auf Höhe des Außenknöchels

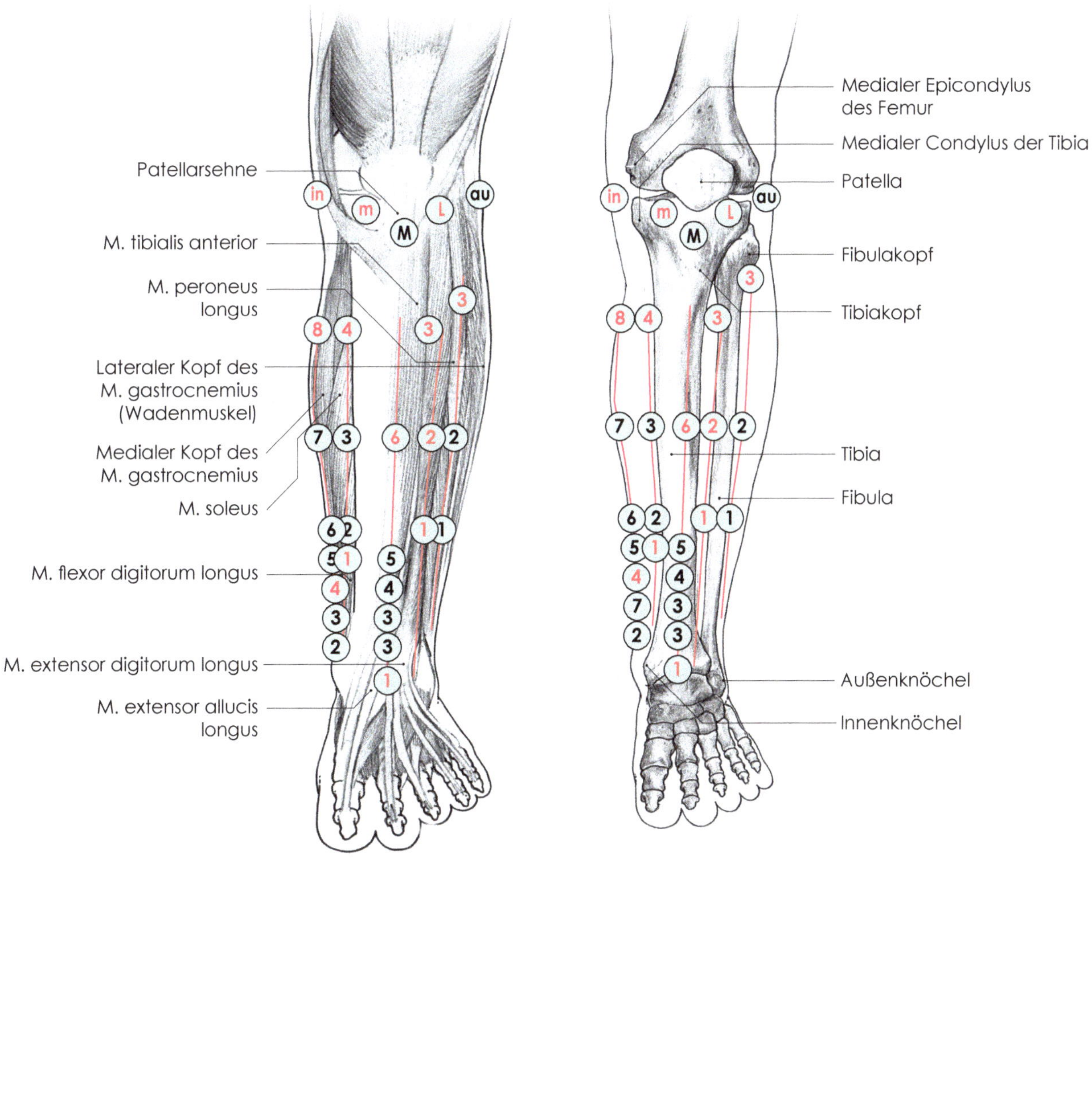
Patellarsehne
M. tibialis anterior
M. peroneus longus
Lateraler Kopf des M. gastrocnemius (Wadenmuskel)
Medialer Kopf des M. gastrocnemius
M. soleus
M. flexor digitorum longus
M. extensor digitorum longus
M. extensor allucis longus
Medialer Epicondylus des Femur
Medialer Condylus der Tibia
Patella
Fibulakopf
Tibiakopf
Tibia
Fibula
Außenknöchel
Innenknöchel

Akupressurpunkte auf der **VORDERSEITE DES UNTERSCHENKELS**

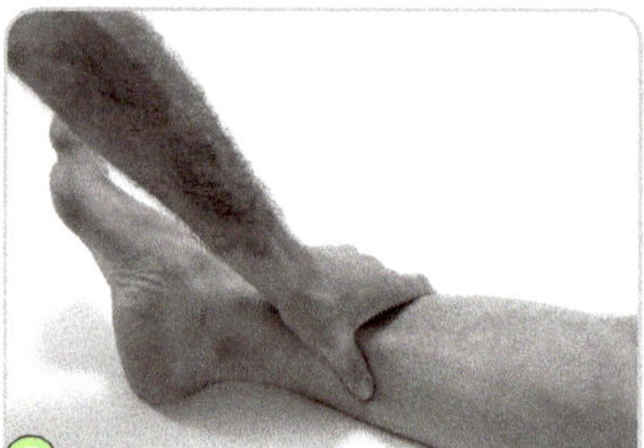

(6) 2. Innenlinie-6

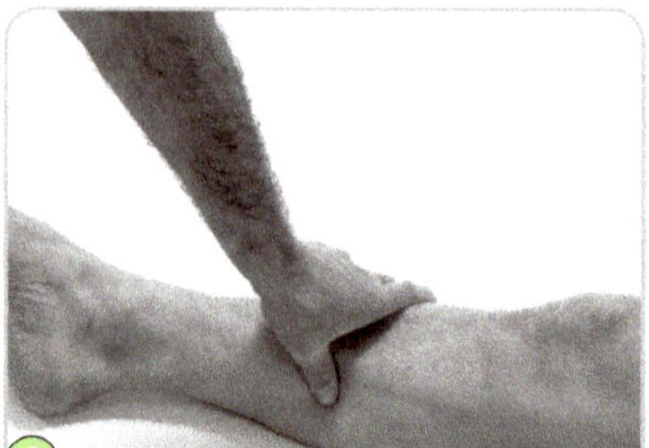

(7) 2. Innenlinie-7

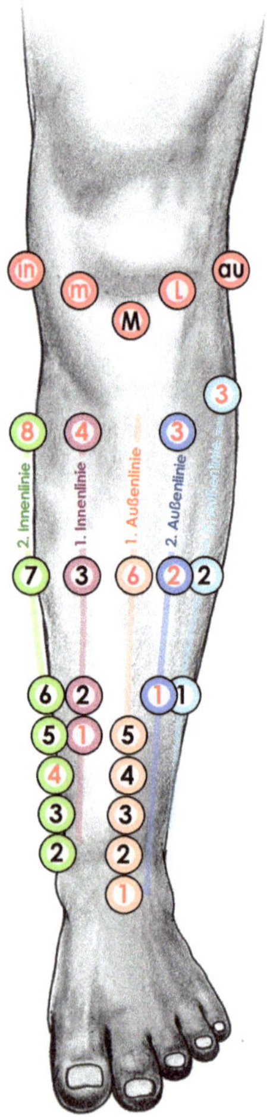

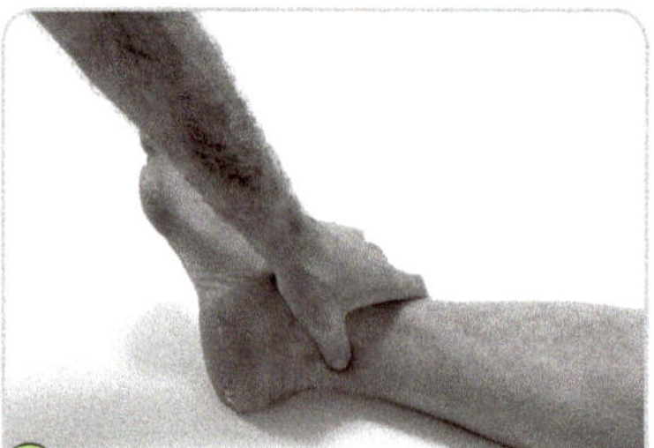

(2) 2. Innenlinie-2

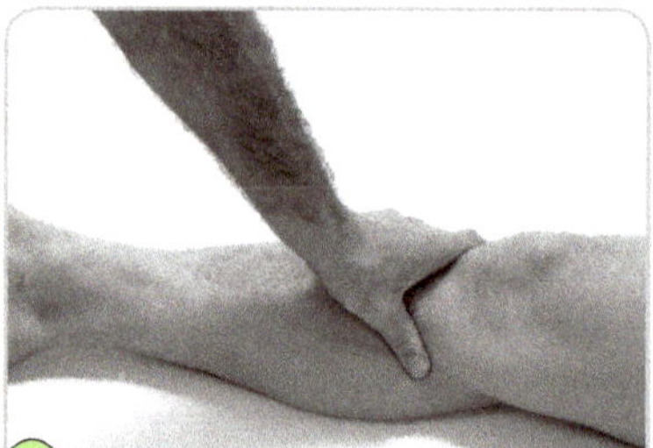

(8) 2. Innenlinie-8

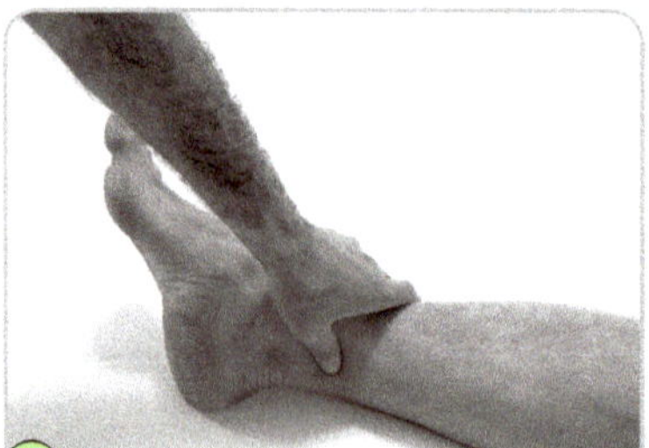

(3) 2. Innenlinie-3

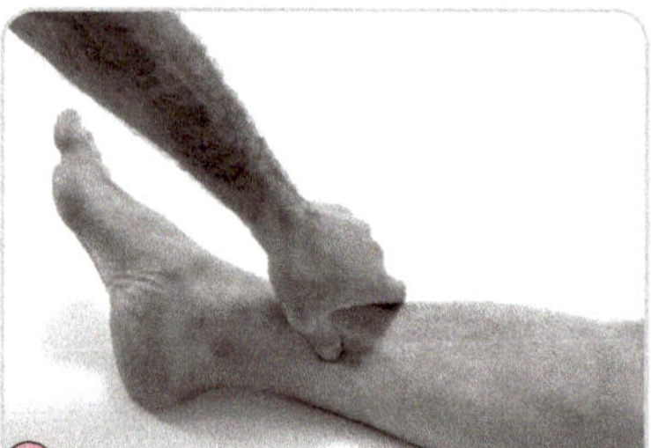

(1) 1. Innenlinie-1

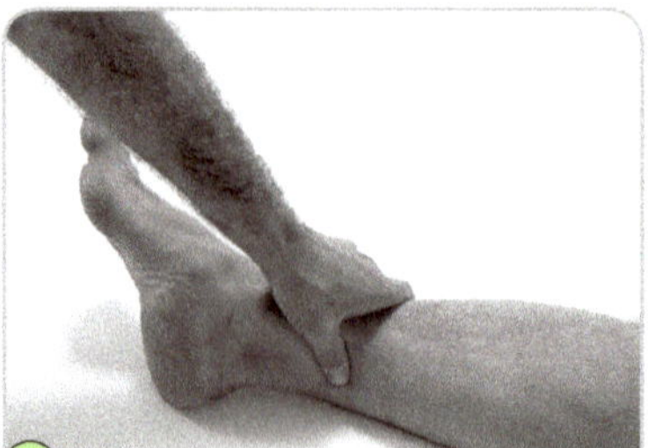

(4) 2. Innenlinie-4

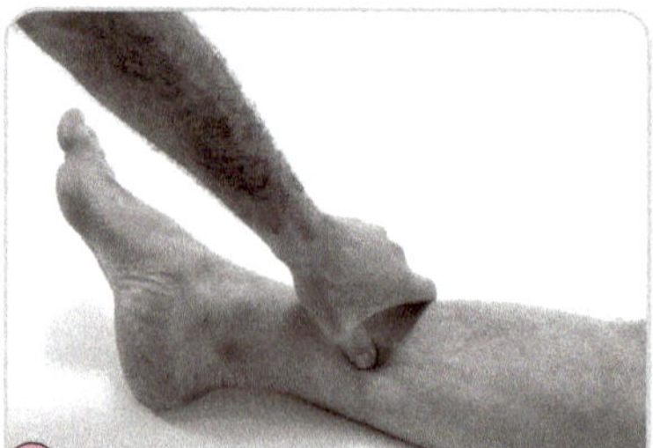

(2) 1. Innenlinie-2

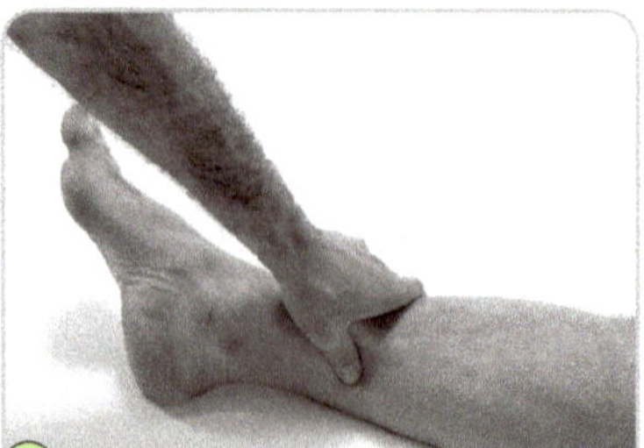

(5) 2. Innenlinie-5

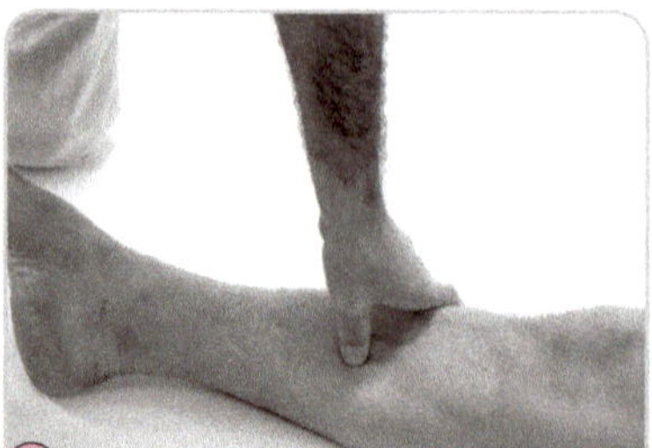

(3) 1. Innenlinie-3

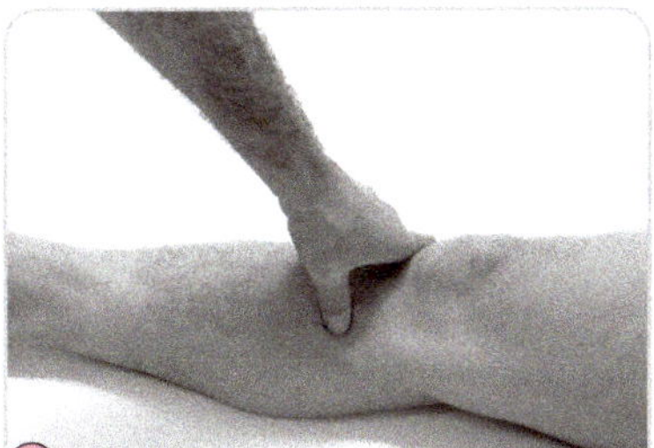

(4) 1. Innenlinie-4

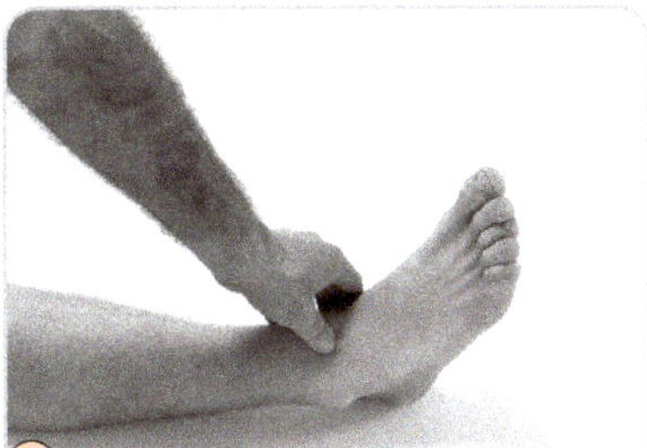

(1) 1. Außenlinie-1

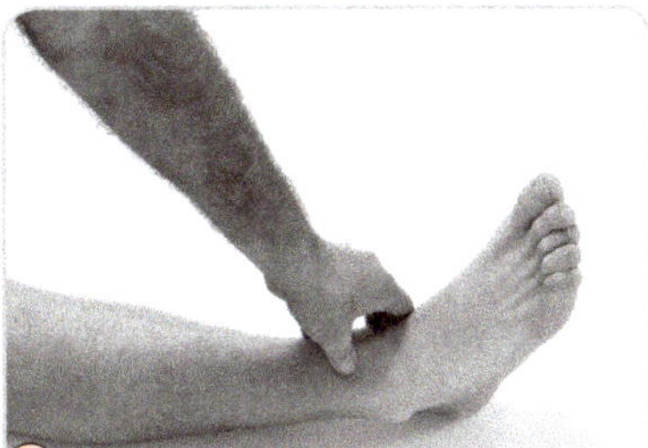

(2) 1. Außenlinie-2

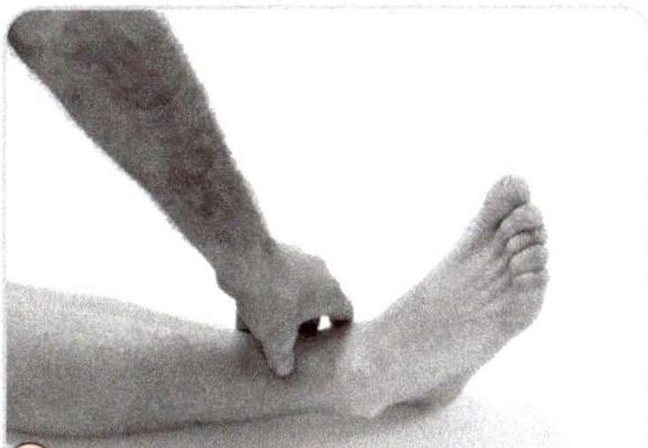

(3) 1. Außenlinie-3

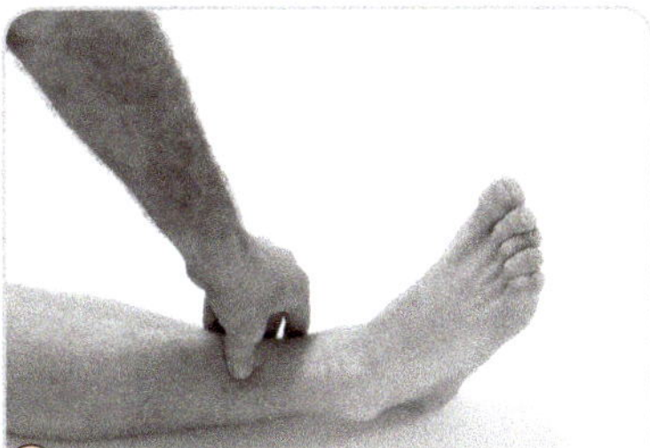

(4) 1. Außenlinie-4

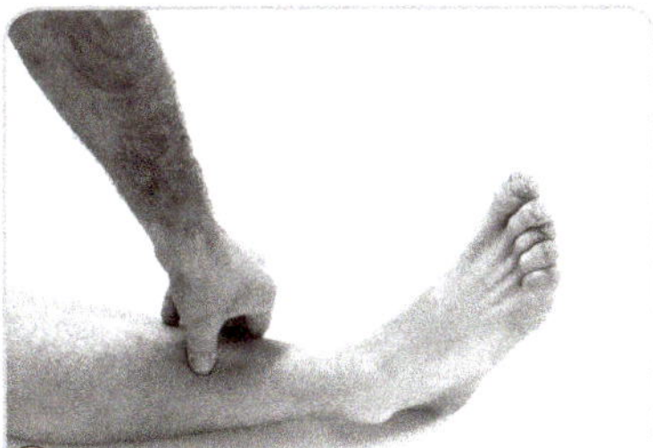

(5) 1. Außenlinie-5

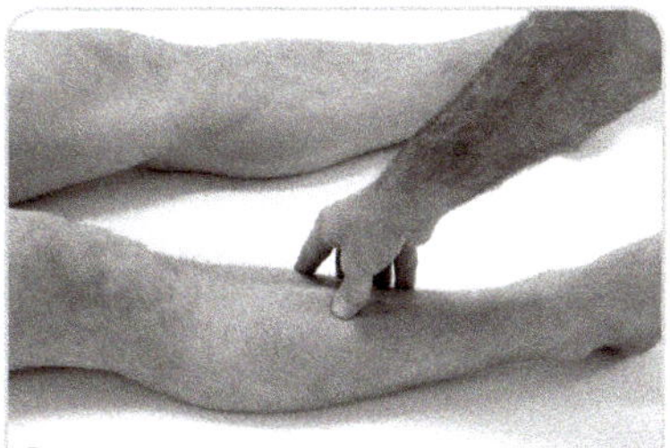

(6) 1. Außenlinie-6

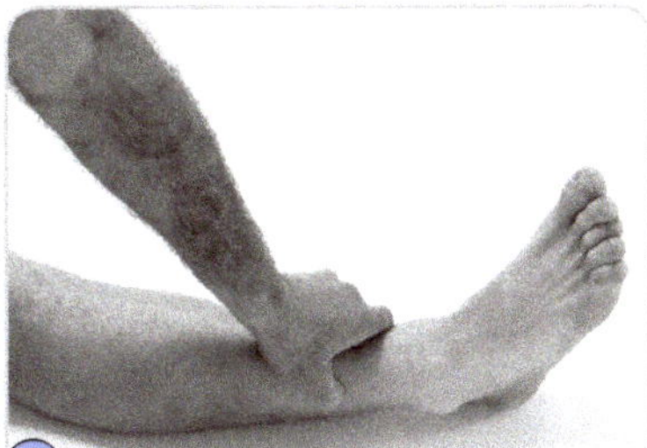

(1) 2. Außenlinie-1

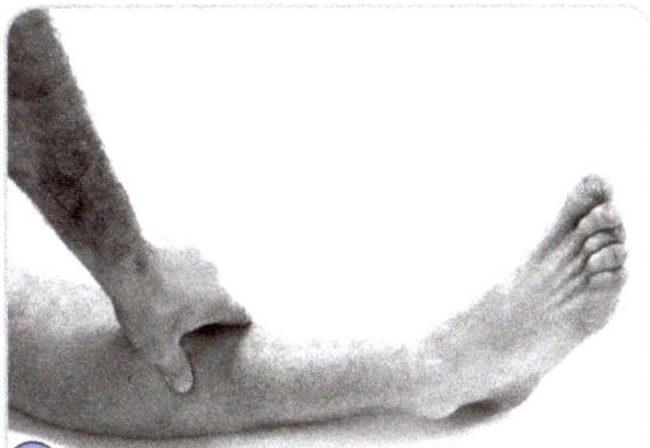

(2) 2. Außenlinie-2

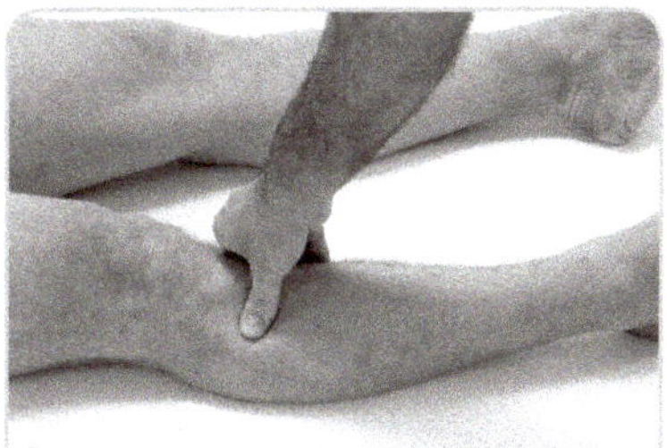

(3) 2. Außenlinie-3

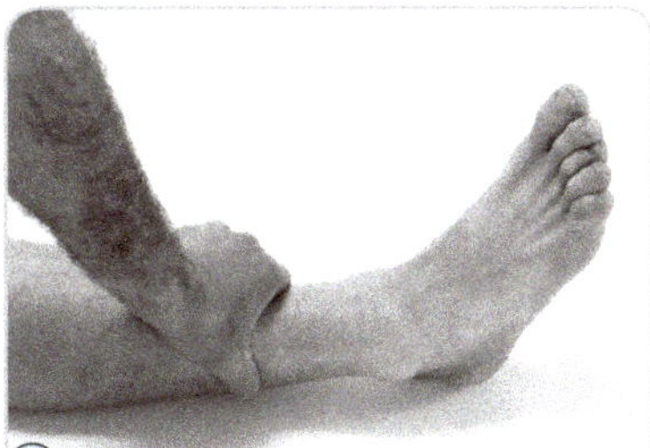

(1) 3. Außenlinie-1

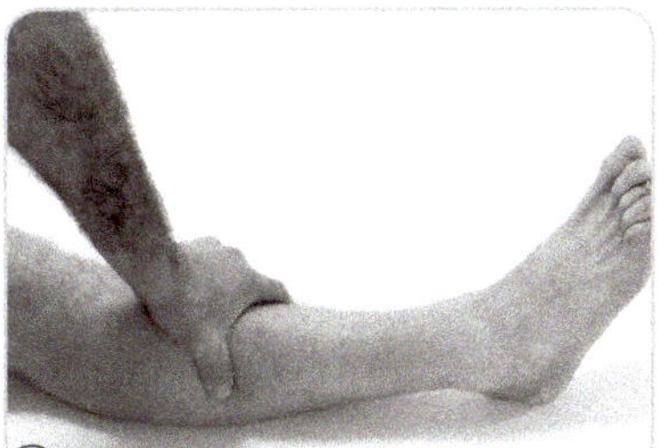

(2) 3. Außenlinie-2

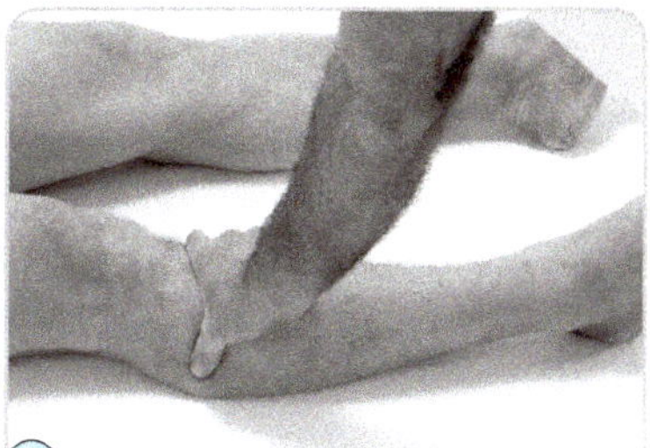

(3) 3. Außenlinie-3

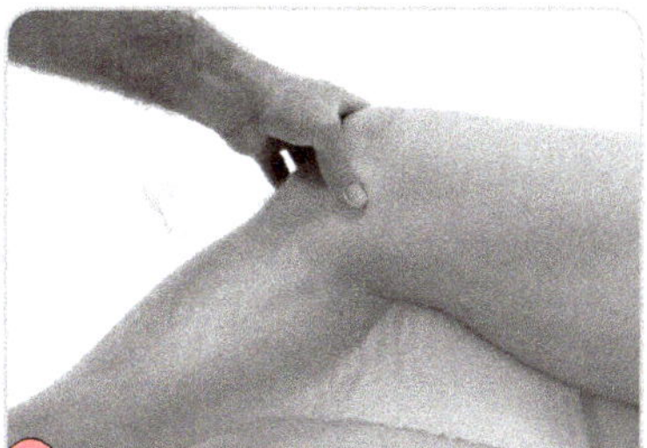

(IN) Kniegelenk - medial

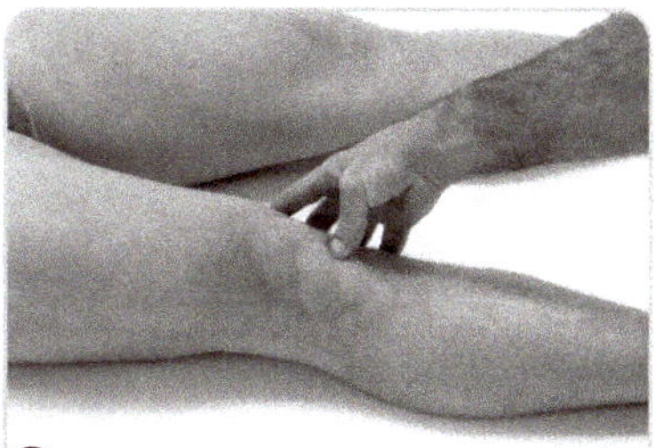

(m) Knieauge - Medial

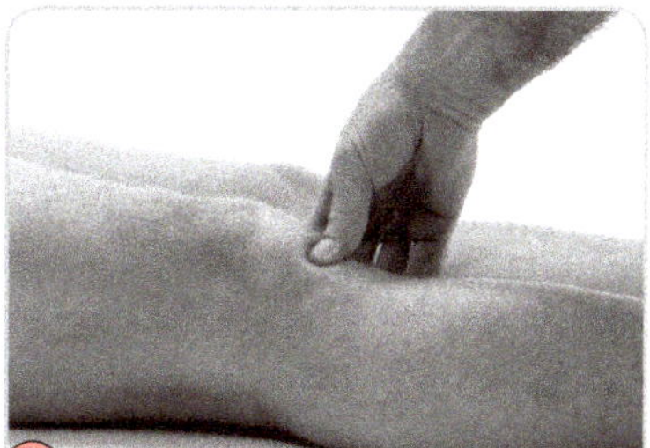

(M) Knieauge - Mitte

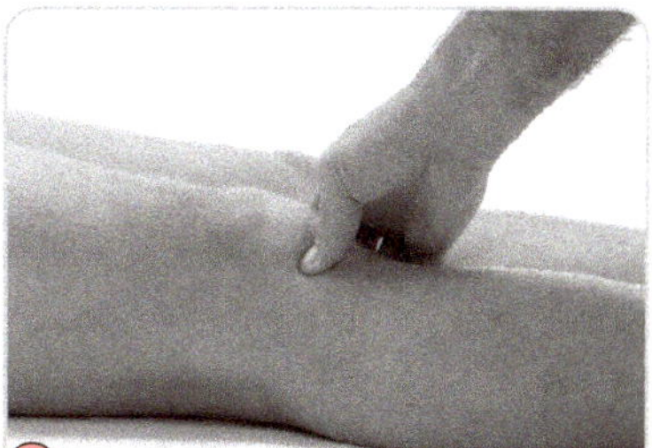

(L) Knieauge - lateral

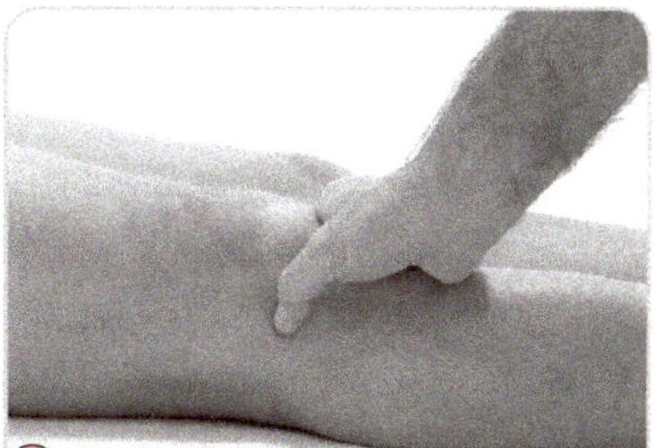

(au) Kniegelenk - lateral

Arme und Hände

Kleinfinger-Linie

Diese Linie verläuft durch 3 Orientierungspunkte:

1. Den Treffpunkt des kleinen und des Ringfingers
2. Den medialen Epicondylus des Ellenbogens
3. Das Zentrum der Achselhöhle

- Die Linie beginnt am Handgelenk, unter dem Kopf der Ulna, zwischen dem Os pisiforme und dem Os lunatum, in der Vertiefung zwischen den beiden Sehnen des M. flexor Digitorum superficialis und des M. flexor carpi ulnaris.
- Sie verläuft weiter aufwärts entlang des anteriomedialen Teils des Unterarms in einer leichten Vertiefung Zwischen M. flexor carpi ulnaris und M. palmaris longus. Danach kreuzt sie über den medialen Epicondylus des Humerus.
- Die Linie verläuft weiter über den medialen Teil des Humerus auf dem Bauch des medialen Kopfes desTrizeps bis zur Axelhöhle.

Mittlere Innenarm-Linie

Diese Linie verläuft durch 5 Orientierungspunkte:

1. Den Mittelfinger
2. Das mediale Ende der Ellenbogenbeuge, wenn der Ellenbogen vollständig angewinkelt ist
3. Der M. brachialis, zwischen Bizeps und Trizeps
4. Das distale Ende des Bizeps, im Zentrum
5. Die laterale Kante des Processus coracoideus des Schulterblatts

- Die Linie beginnt am Mittelpunkt der Handgelenksbeuge direkt unter dem Treffpunkt von Ulna und Radius, in der Vertiefung zwischen den Sehnen des M. palmaris longus und des M. flexor carpi radialis.
- Sie verläuft weiter entlang der Mittellinie des Unterarms und kreuzt den Ellenbogen auf ½ Weg zwischen dem medialen Epicondylus und der Sehne des M. biceps brachii, wenn der Ellenbogen angewinkelt ist.
- Danach folgt sie dem medialen M. brachialis und steigt auf zur Mittellinie des M. biceps brachii.
- Sie verläuft weiter 1 Finger lateral zur Grenzlinie der Brust und des Arms, wenn der Arm seitlich hängt (Adduktion), auf der Sehne des Bizeps. Sie endet an der lateralen Kante des Processus coracoideus des Schulterblattes.

Daumenlinie

Diese Linie verläuft durch 3 Orientierungspunkte:

1. Der Treffpunkt von Zeige- und Mittelfinger an der Handfläche
2. Das „Ellenbogenauge" (die größte Vertiefung der Ellenbogenbeuge)
3. Unter dem vorderen Akromion in einer Kuhle an der medialen Grenze des mittleren M. deltoideus

- Die Linie beginnt in einer Vertiefung in derHandgelenkbeuge, inferior zum distalen Ende des Radius, zwischen den Sehnen des M. flexor carpi radialis und des M. abductor pollicis longus
- Er verläuft weiter auf der ulnaren Seite des Radius, zwischen M. brachioradialis und M. flexor carpi radialis.
- Sie kreuzt die große Vertiefung des Ellenbogens, folgt dem lateralen Bauch des M. biceps brachii, und fällt in die Kuhle an der medialen Grenze des mittleren M. deltoideus.
- Die Linie endet unterhalb des vorderen Teils des Acromions, ungefähr 2 Finger lateral zur Grenzlinie zwischen Brust und Arm, wenn der Arm seitlich hängt (Adduktion).

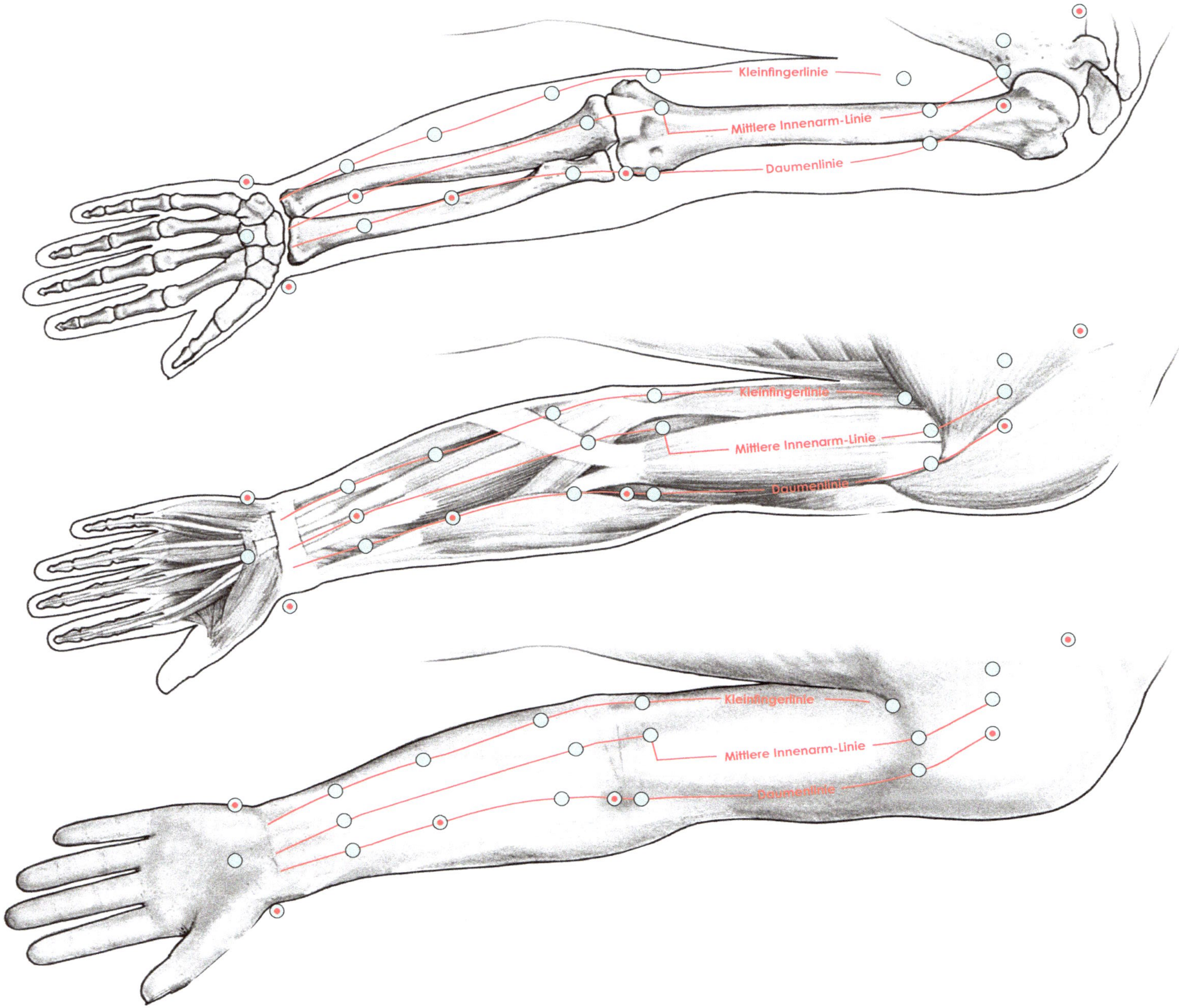

Therapieinien der **INNENSEITE DES ARMS**

Akupressurpunkte an der **INNENSEITE DES ARMS**

Mitte Innenarm-5
1 Finger lateral zu einer Linie, gezogen von der Achselhöhle aufwärts zum Schlüsselbein • auf einer Höhe mit dem Mittelpunkt zwischen Schlüsselbein und Achselhöhle • legen Sie den Daumen auf die Grenzlinie von Brust und Arm und drücken Sie lateral auf die Bizepssehne, auf den Humerus

Daumen-7 (Jianqian)
auf ½ Weg zwischen der Achselhöhle und der lateralen Spitze des Akromion • 2 Finger lateral zu einer Linie, gezogen von der Achselhöhle aufwärts zum Schlüsselbein • am Nacken des Humeruskopfes • drücken Sie in die Vertiefung an der medialen Grenze des anterioren M. deltoideus

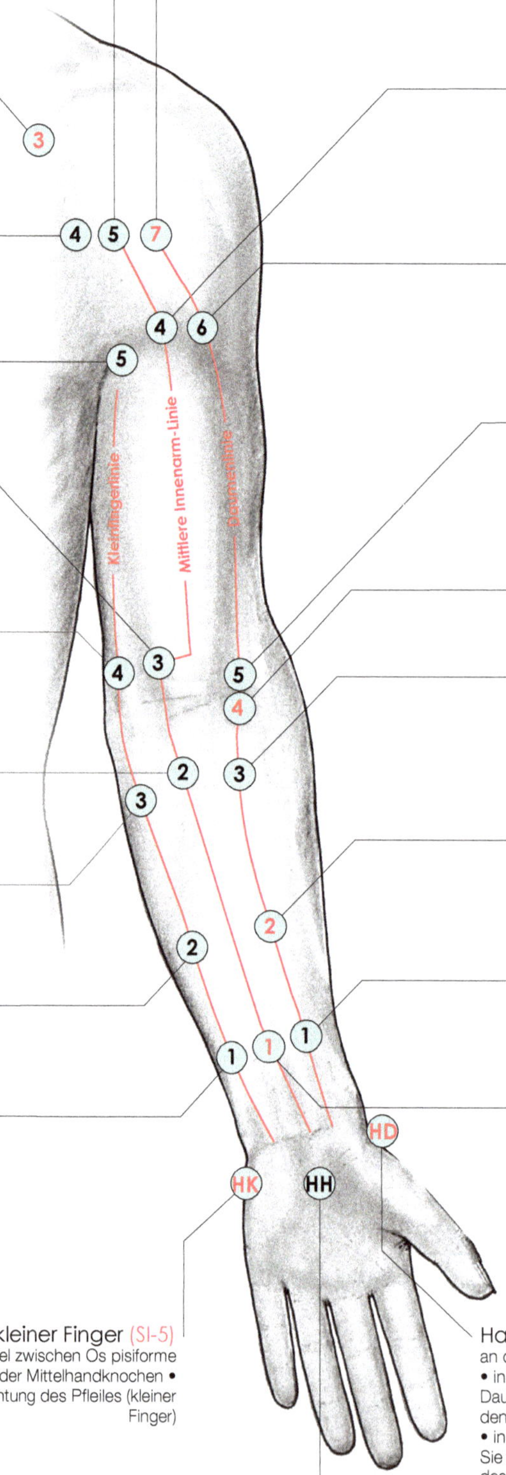

Brust-3 (Lu-2)
direkt unter dem Schlüsselbein • medial zum Processus coracoideus, in einer starken Vertiefung direkt vor der Schulter • drücken Sie vorwärts und aufwärts

Brust-4
auf der Grenzlinie zwischen Brust und Schulter • auf ½ Weg zwischen dem Schlüsselbein und der Achselhöhle

Brust-5
oberer Winkel der Achselhöhle • drücken Sie den Muskel aufwärts

Mitte Innenarm-3
auf einer Höhe mit der unteren Grenze des Bizeps, wenn der Arm halb angewinkelt ist (90o) • drücken Sie den M. Brachialis, zwischen Bizeps und Trizeps, gegen den Humerus

Kleiner Finger-4
1 Finger über dem medialen Epicondylus des Ellenbogens • auf dem medialen Kopf des Trizeps • drücken Sie gegen den Knochen • strahlt aus zum Handgelenk und kleinen Finger

Mitte Innenarm-2
1 finger below the midpoint between the medial epicondyle and the biceps tendon • on the belly of pronator teres

Kleiner Finger-3
1 Finger unter dem medialen Epicondylus des Ellenbogens • auf der Sehne des M. flexor carpi ulnaris • strahlt zum kleinen Finger aus

Kleiner Finger-2
auf ½ Weg zwischen Ellenbogen und Handgelenk • in der leichten Vertiefung zwischen M. palmaris longus und M. flexor carpi ulnaris

Kleiner Finger-1
auf ¼ des Weges (3 Finger) vom Handgelenk zum Ellenbogen • in der Vertiefung zwischen den Sehnen des M. palmaris longus und M. flexor carpi ulnaris

Mitte Innenarm-4
über der Achselhöhle • 1 Finger lateral zu einer Linie, gezogen von der Achselhöhle aufwärts zum Schlüsselbein • legen Sie Ihren Daumen direkt über die Achselhöhle und drücken Sie lateral auf die Bizepssehne, auf den Humerus

Daumen-6
Über der Achselhöhle • 2 Finger lateral zu einer Linie, gezogen von der Achselhöhle aufwärts zum Schlüsselbein • drücken Sie in die Vertiefung an der medialen Grenze des anterioren M. deltoideus

Daumen-5
ein Akupressurpunkt über der großen Vertiefung des Ellenbogens • unterhalb und lateral zur unteren Grenze des Bizeps, wenn der Ellenbogen halb angewinkelt ist (90o) • drücken Sie den M. brachialis in Richtung des Knochens

Daumen-4 (Lu-5)
in der großen Vertiefung des Ellenbogens

Daumen-3
2 Finger unter der großen Vertiefung des Ellenbogens • In der Vertiefung zwischen M. brachioradialis und M. flexor carpi radialis • drücken Sie gegen den Knochen • strahlt zum Daumen aus

Daumen-2 (Lu-6 Region)
auf ½ Weg zwischen Handgelenk und Ellenbogen • in der Vertiefung direkt medial zum Radius, zwischen M. brachioradialis und M. flexor carpi radialis

Daumen-1
auf ¼ des Weges (3 Finger) vom Handgelenk zum Ellenbogen • in einer Vertiefung zwischen dem Radius und der Sehne des M. flexor carpi radialis

Mitte Innenarm-1 (P-5)
auf ¼ des Weges (3 Finger) vom Handgelenk zum Ellenbogen • in einer Vertiefung zwischen den beiden Sehnen des M. palmaris longus und M. flexor carpi radialis

Handgelenk – kleiner Finger (SI-5)
drücken Sie den Muskel zwischen Os pisiforme und dem Basis der Mittelhandknochen • drücken Sie in Richtung des Pfleiles (kleiner Finger)

Handgelenk – Daumen (LI-5)
an der radialen Kante des Handgelenks • in der Kuhle, die entsteht, wenn der Daumen gestreckt ist • zwischen den langen und kurzen Daumenstreckern • in der anatomischen Tabatière • drücken Sie in die Vertiefung und dann in Richtung des Daumens

Handgelenk – Handfläche
1 Finger unter der Handgelenkbeuge • an der palmaren Kante des Retinaculum flexorum • drücken Sie einwärts und schieben dann in Richtung der schmerzhaften Region

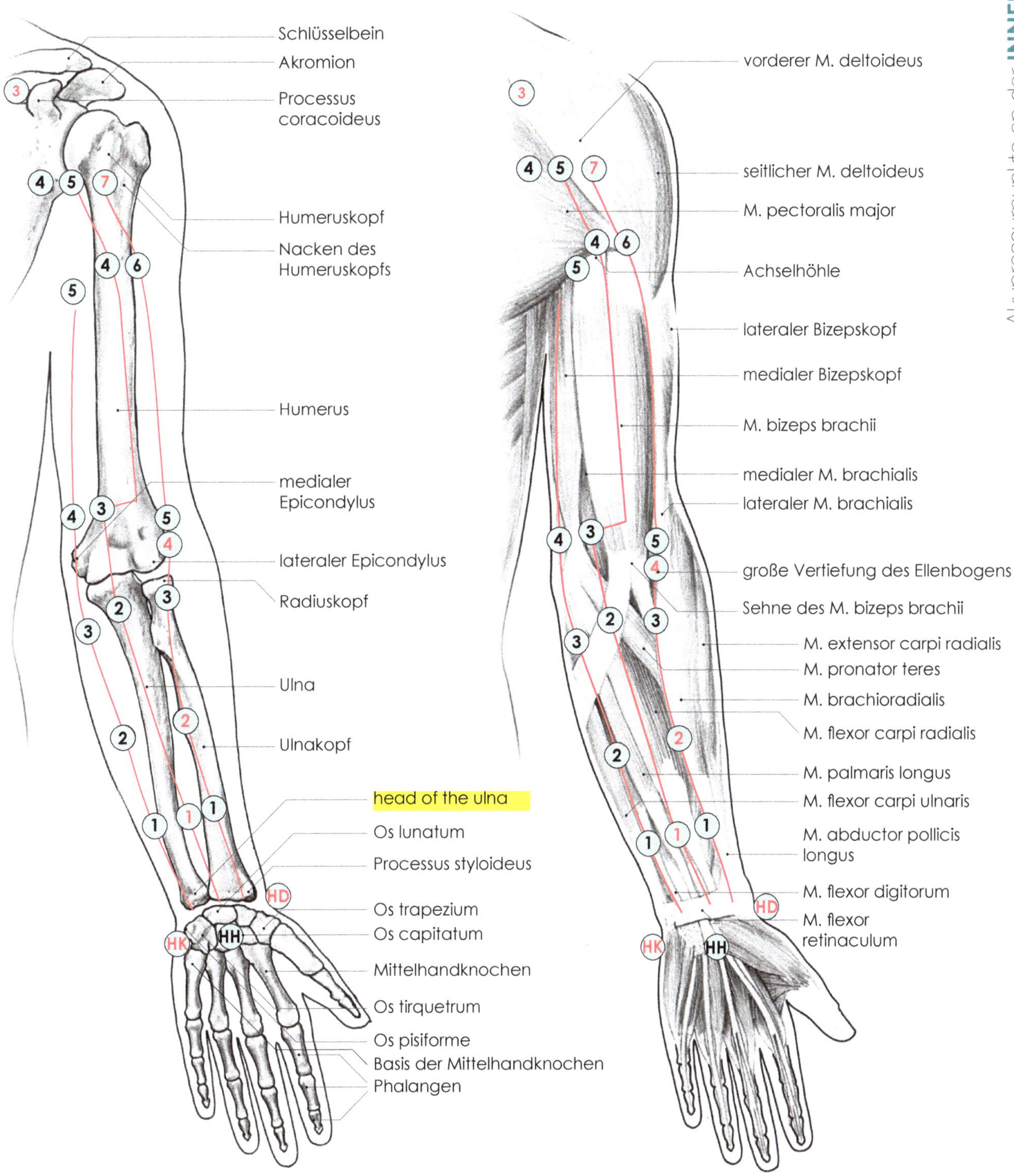
Schlüsselbein
Akromion
Processus coracoideus
Humeruskopf
Nacken des Humeruskopfs
Humerus
medialer Epicondylus
lateraler Epicondylus
Radiuskopf
Ulna
Ulnakopf
head of the ulna
Os lunatum
Processus styloideus
Os trapezium
Os capitatum
Mittelhandknochen
Os tirquetrum
Os pisiforme
Basis der Mittelhandknochen
Phalangen
vorderer M. deltoideus
seitlicher M. deltoideus
M. pectoralis major
Achselhöhle
lateraler Bizepskopf
medialer Bizepskopf
M. bizeps brachii
medialer M. brachialis
lateraler M. brachialis
große Vertiefung des Ellenbogens
Sehne des M. bizeps brachii
M. extensor carpi radialis
M. pronator teres
M. brachioradialis
M. flexor carpi radialis
M. palmaris longus
M. flexor carpi ulnaris
M. abductor pollicis longus
M. flexor digitorum
M. flexor retinaculum

Akupressurpunkte an der **INNENSEITE DES ARMS**

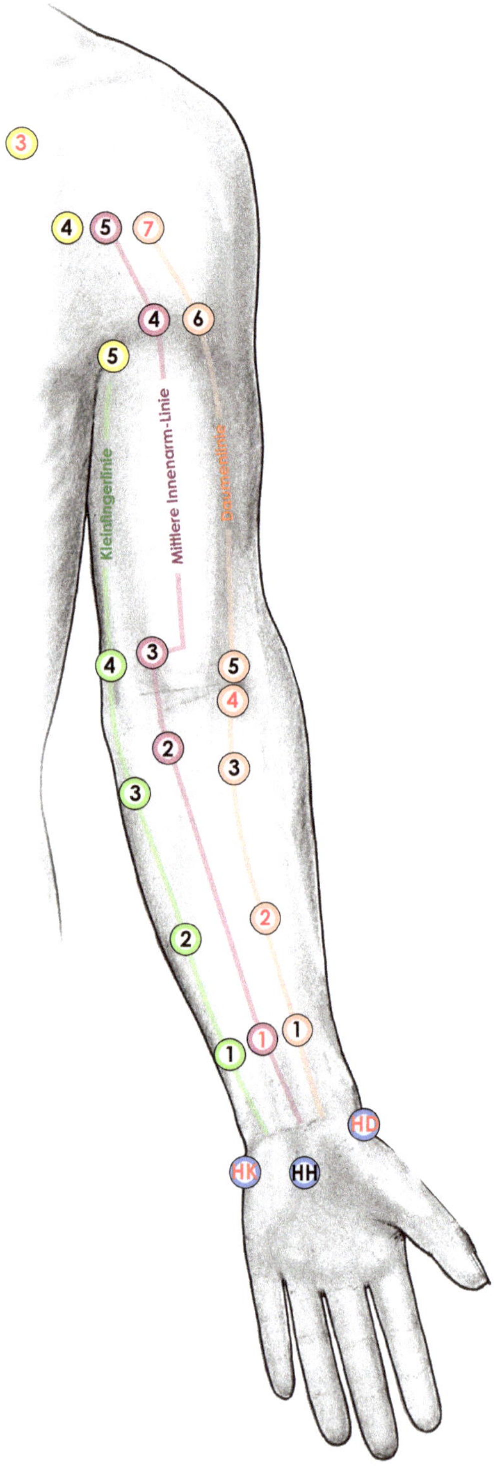

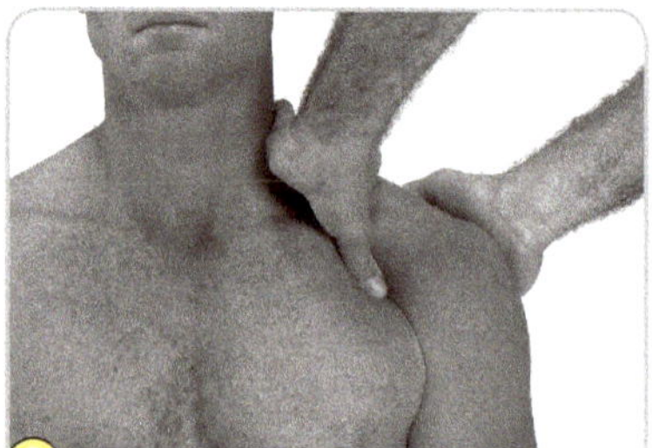
3 Brust-3

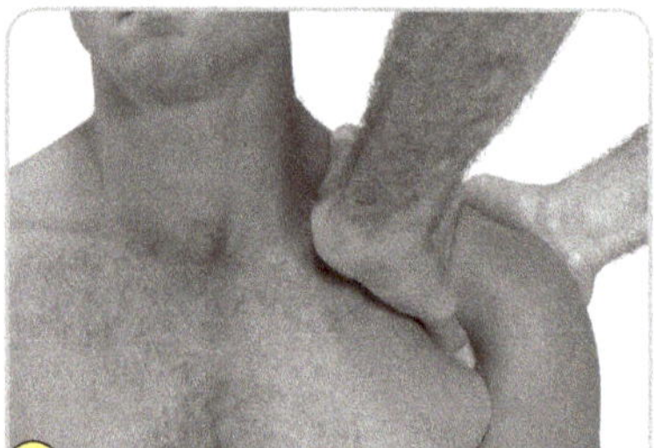
4 Brust-4

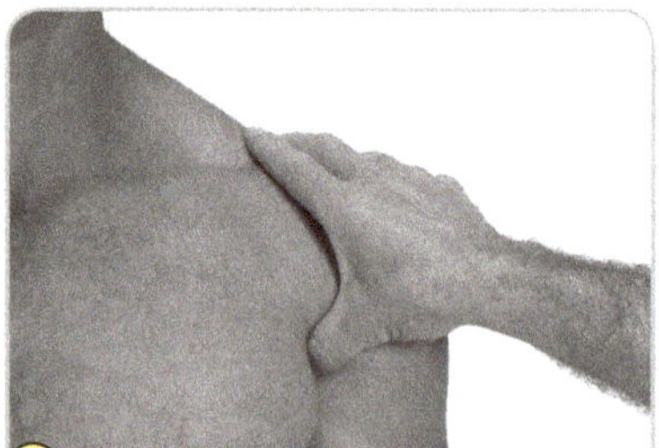
5 Brust-5

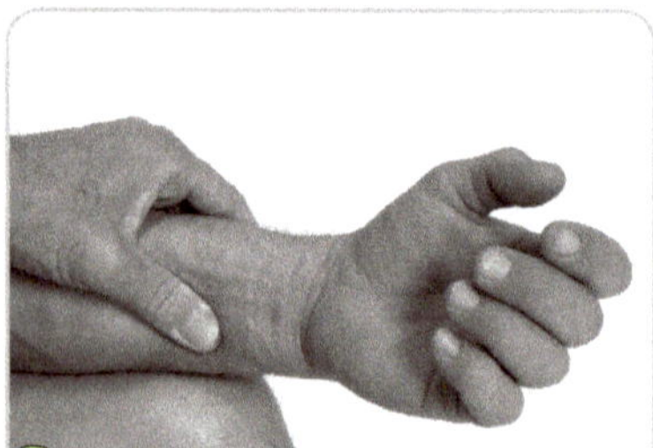
1 Kleiner Finger-1

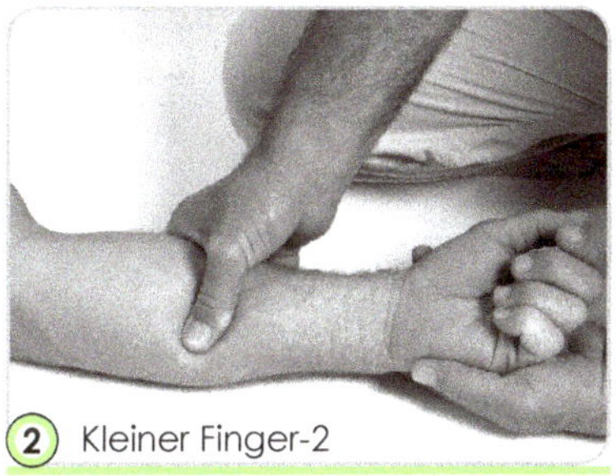
2 Kleiner Finger-2

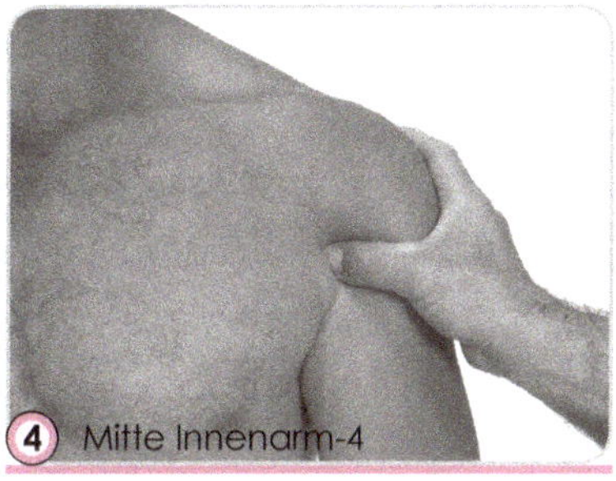
4 Mitte Innenarm-4

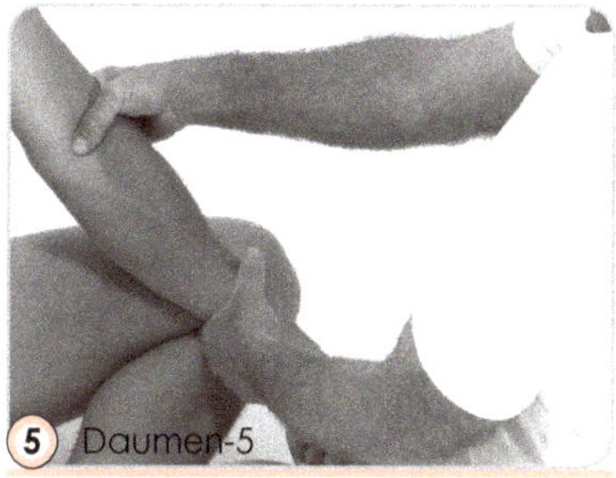
5 Daumen-5

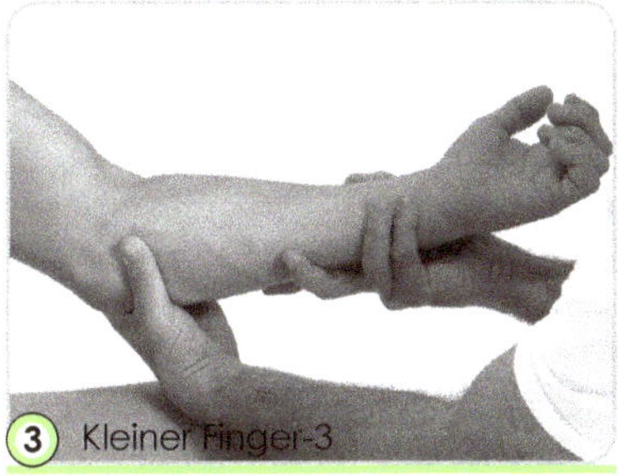
3 Kleiner Finger-3

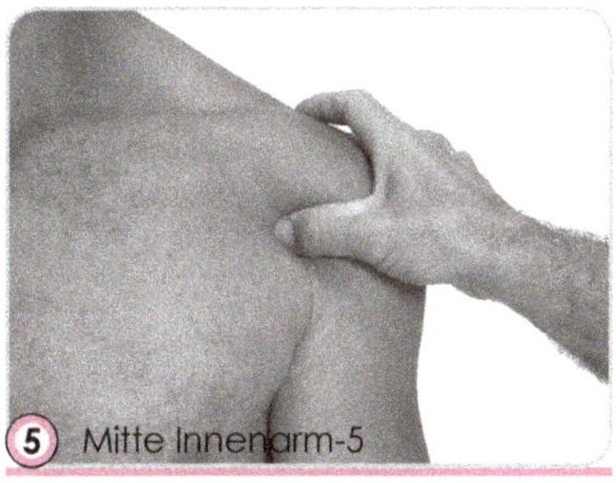
5 Mitte Innenarm-5

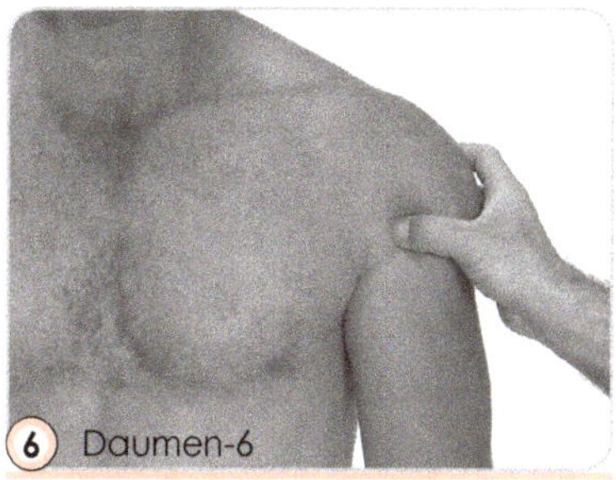
6 Daumen-6

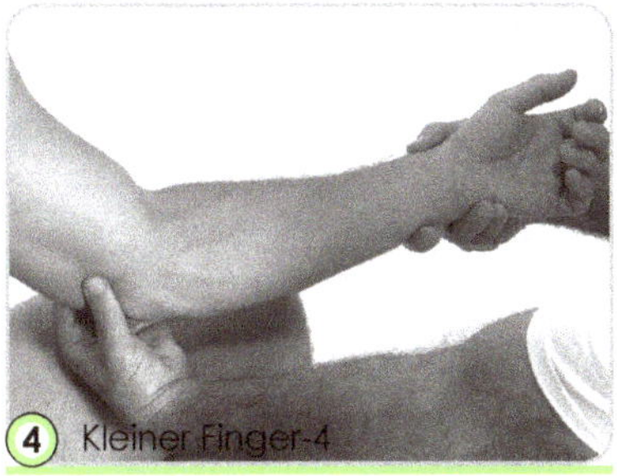
4 Kleiner Finger-4

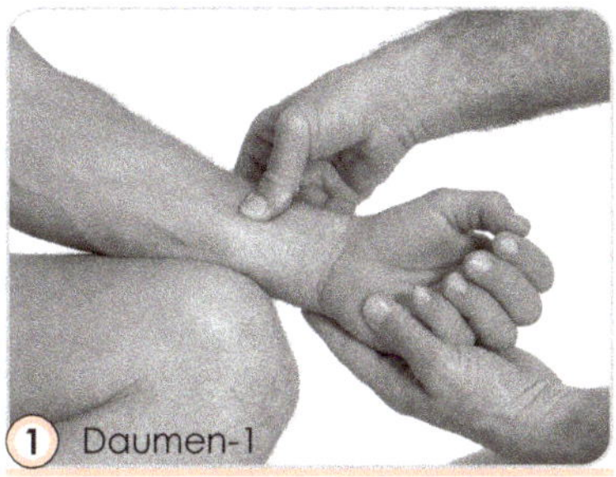
1 Daumen-1

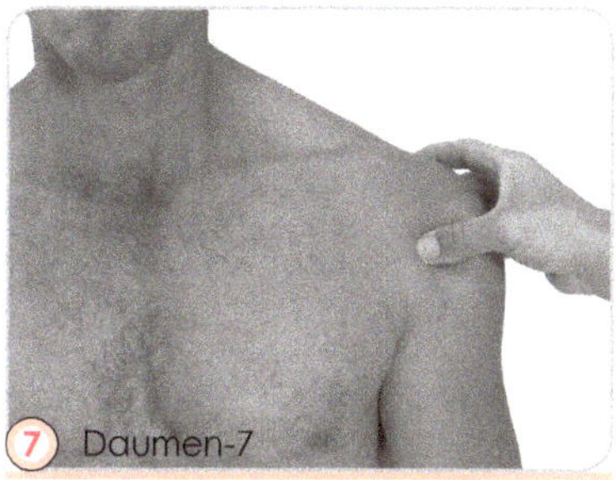
7 Daumen-7

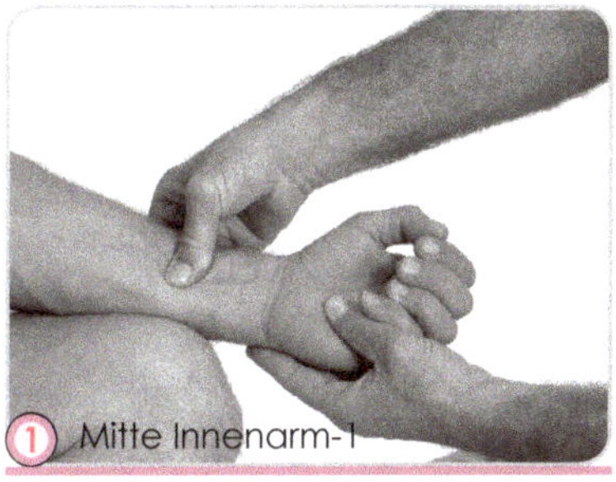
1 Mitte Innenarm-1

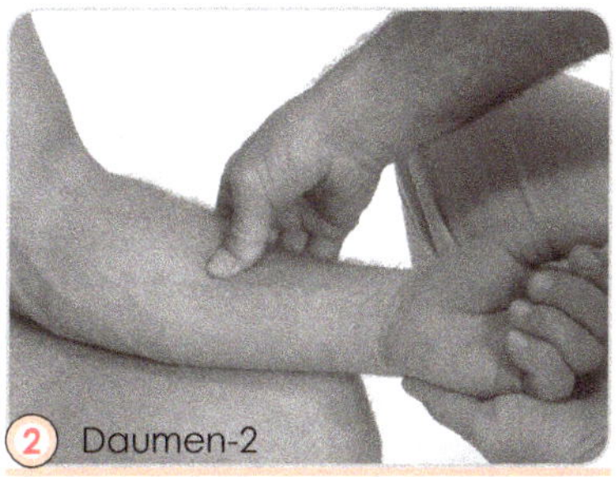
2 Daumen-2

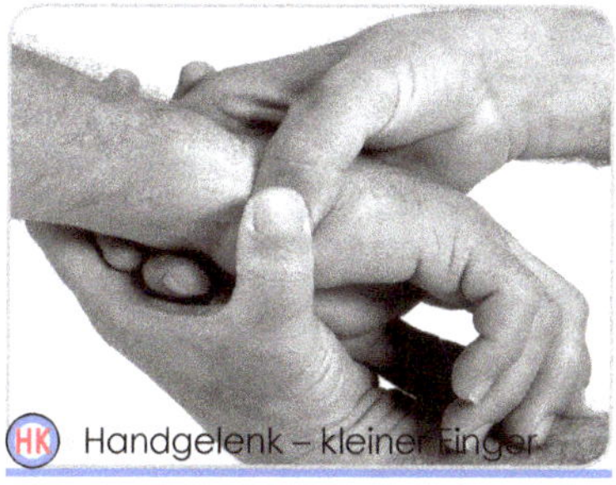
HK Handgelenk – kleiner Finger

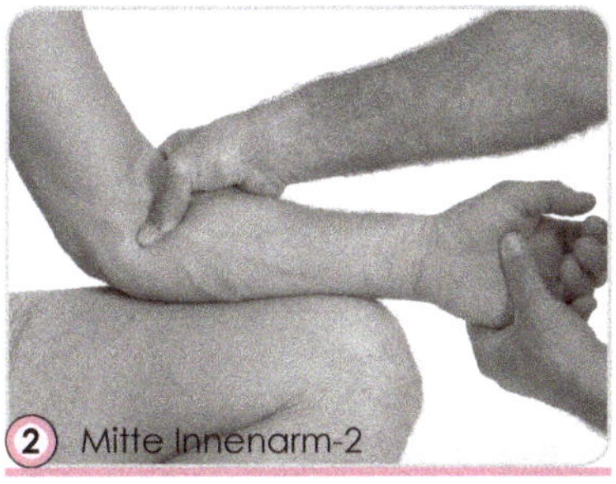
2 Mitte Innenarm-2

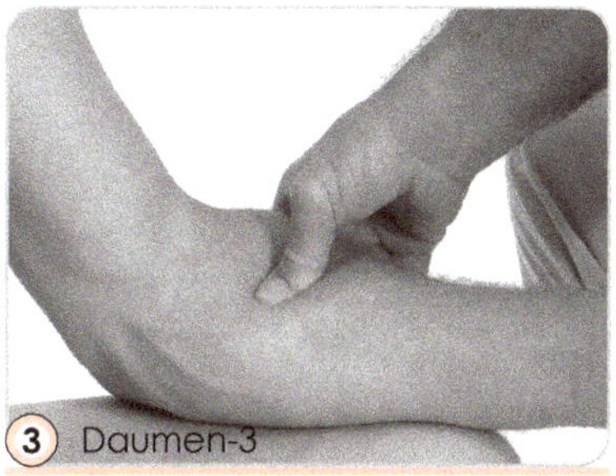
3 Daumen-3

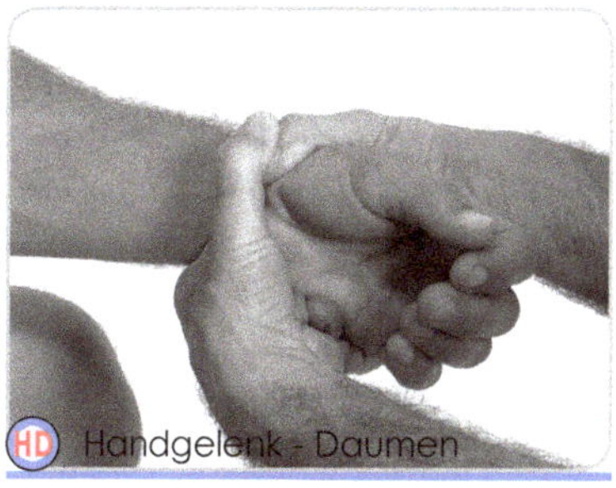
HD Handgelenk - Daumen

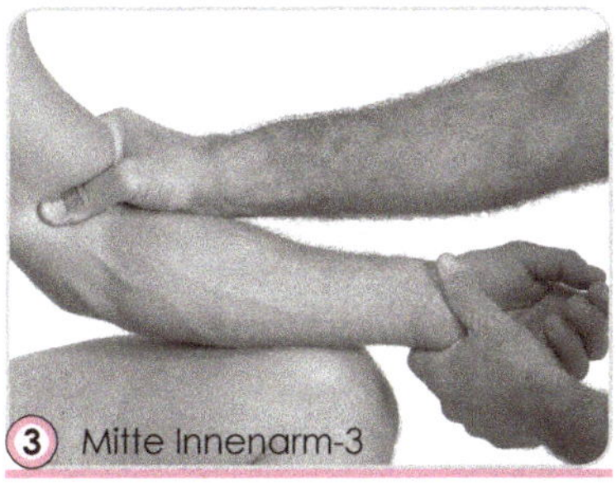
3 Mitte Innenarm-3

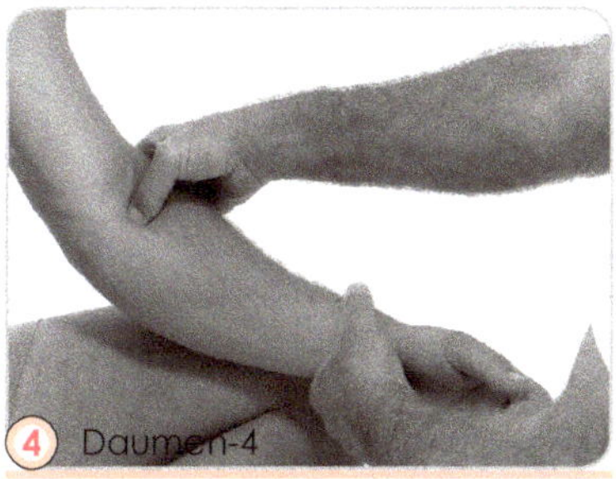
4 Daumen-4

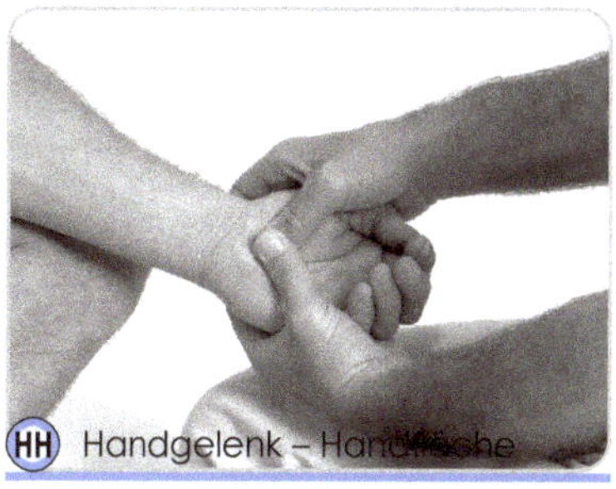
HH Handgelenk – Handfläche

Zeigefingerlinie

Diese Linie verläuft durch 3 Orientierungspunkte:

1. Der Zeigefinger.
2. Die Ellenbogenbeuge, 1 Finger lateral zur großen Vertiefung
3. Unter der lateralen Spitze des Akromion.

- Die Linie beginnt am dorsalen Teil des Handgelenks, in einer Vertiefung zwischen den Sehnen des M. extensor pollicis longus und des M. extensor digitorum, unterhalb des distalen Endes des Radius, auf einer Linie mit dem Zeigefinger.
- Sie läuft den Radiusknochen aufwärts auf den Mm. extensor pollicis brevis, abductor pollicis longus, extensor carpi radialis und danach über das Zentrum des M. brachioradialis.
- Sie erreicht die Ellenbogenbeuge 1 Finger lateral zur großen Vertiefung auf dem M. brachioradialis.
- Sie verläuft weiter aufwärts auf der lateralen Seite des Oberarmknochens.
- Sie setzt sich fort auf dem lateralen M. deltoideus
- Sie endet unterhalb der lateralen Spitze des Acromions.

Mittelfingerlinie

Diese Linie verläuft durch 4 Orientierungspunkte:

1. Der Mittelfinger.
2. Das laterale Ende der Ellenbogenbeuge.
3. Den posterolateralen Teil des Oberarmknochens, 3 Finger über dem Olecranon.
4. Die Vertiefung inferior und posterior zur Spitze des Akromion, wenn der Arm seitlich angehoben ist.

- Die Linie beginnt am Mittelpunkt der dorsalen Handgelenkbeuge, auf einer Linie mit dem Mittelfinger in einer Vertiefung unterhalb des Treffpunktes des Ulnakopfes mit dem distalen Ende des Radius auf dem Os lunatum.
- Sie läuft auf der Außenseite des Unterarms aufwärts, in einer Vertiefung zwischen Ulna und Radius.
- Sie setzt sich fort über den Radius, auf dem M. extensor digitorum und danach zwischen den Mm. extensor digitorum und extensor carpi radialis.
- Sie erreicht die Falte der Ellenbeuge an ihrem lateralen Ende, bei gebeugtem Ellenbogen, radial zum lateralen Epicondylus (Radiuskopf).
- Sie beginnt wieder an der posterolateralen Kante des Oberarmknochens, 3 Finger über dem Olecranon.
- Sie verläuft aufwärts auf der posterolateralen Kante des Humerus.
- Sie setzt sich fort in einer Furche zwischen dem mittleren und posterioren M. deltoideus.
- Sie endet posterior und inferior zur lateralen Spitze des Akromion in einer Vertiefung, die entsteht, wenn der Arm seitlich angehoben wird.

Ringfingerlinie

Diese Linie verläuft durch 4 Orientierungspunkte:

1. Der Ringfinger.
2. Der laterale Epicondylus (Radiuskopf).
3. Die Vertiefung oberhlab des Olecranon.
4. Das superiore Ende der Achselhöhle, wenn der Arm seitlich hängt (Adduktion).

- Die Linie beginnt an der dorsalen Handgelenkbeuge, in einer Vertiefung unterhalb des Ulnakopfes, auf einer Linie mit dem Ringfinger, zwischen den Sehnen des M. extensor carpi ulnaris und des M. extensor digiti minimi.
- Sie läuft aufwärts auf dem M. extensor carpi ulnaris bis zum Nacken des Radiuskopfes.
- Sie beginnt wieder in der Vertiefung oberhalb des Olecranon.
- Sie läuft die Mittellinie des Trizeps hoch zum superioren Ende der Achselhöhle, wenn der Arm seitlich hängt (Adduktion).

Linien der AUßENSEITE DES ARMS

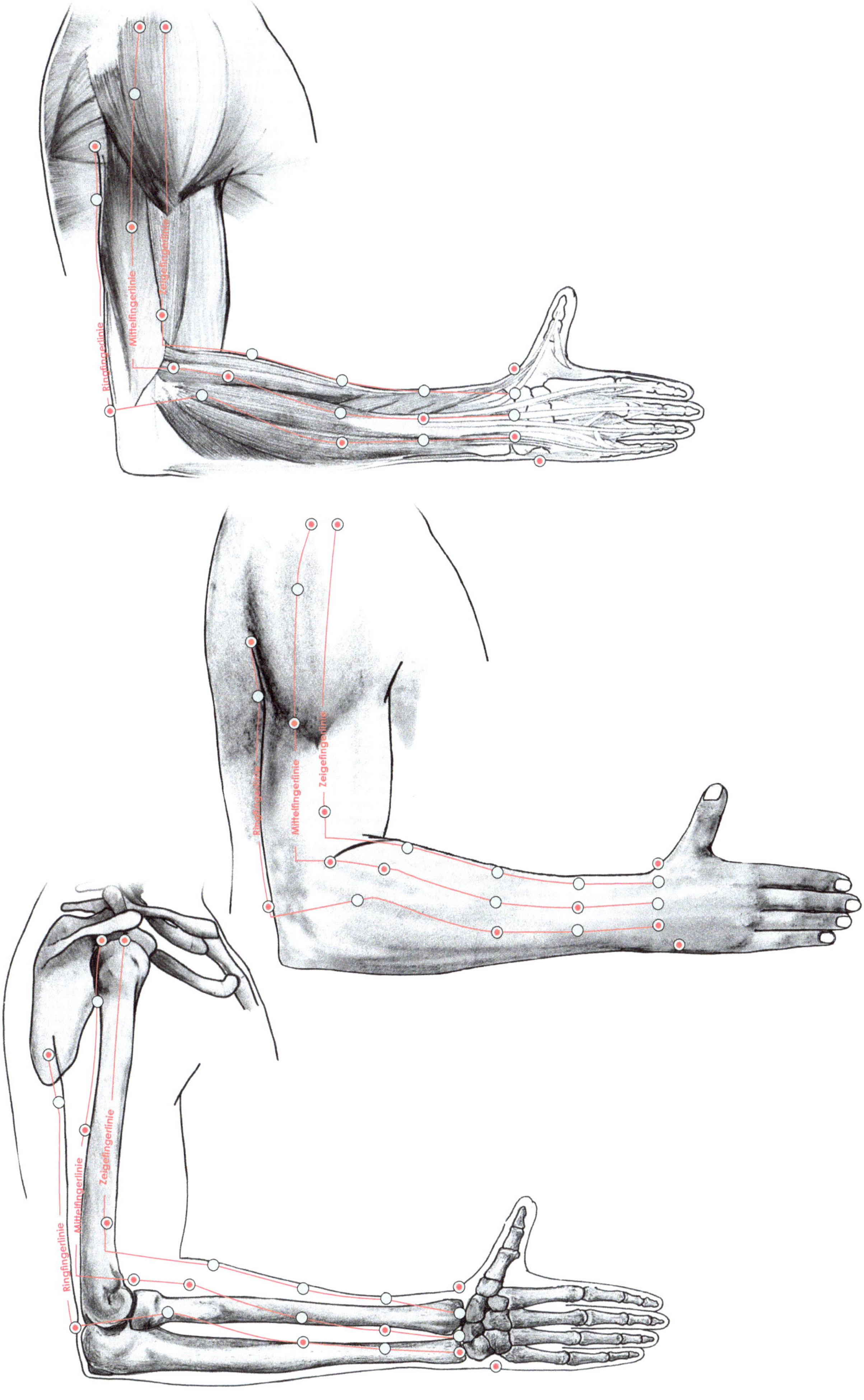

Akupressurpunkte der **AUßENSEITE DES ARMS**

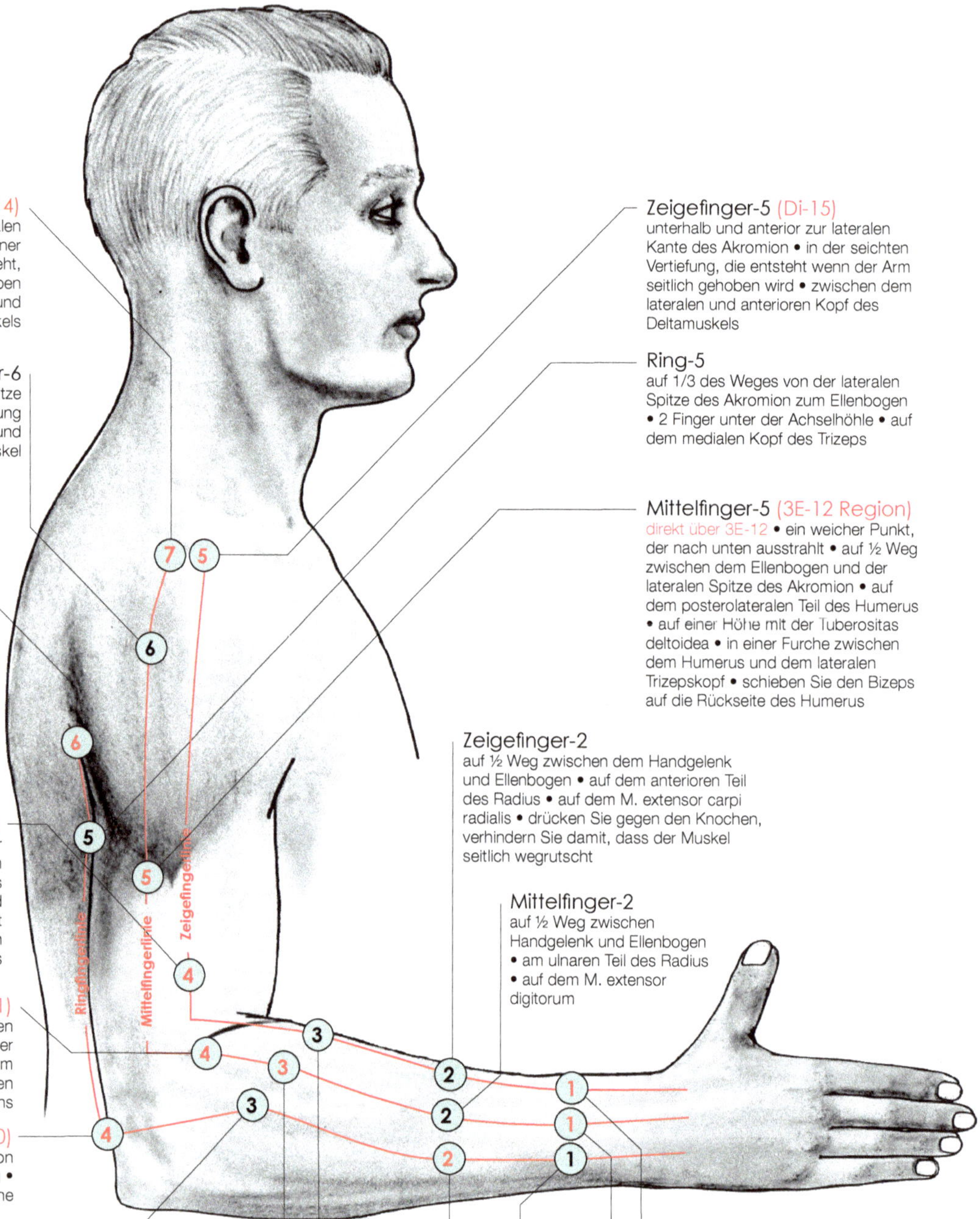

Mittelfinger-7 (3E-14)
unterhalb und posterior zur lateralen Kante des Akromion • in einer leichten Vertiefung, die entsteht, wenn der Arm seitwärts gehoben wird • zwischen dem lateralen und posterioren Kopf des Deltamuskels

Mittelfinger-6
3 Finger unter der lateralen Spitze des Akromion • in der Vertiefung zwischen dem lateralen und posterioren Deltamuskel

Ring-6 (Dü-9)
ein weicher Punkt, der den Arm abwärts ausstrahlt • legen Sie Ihren Daumen an die Achselhöhle und drücken Sie aufwärts gegen das Muskelgewebe, dort wo der Arm auf das Schulterblatt trifft. Alternativ, drücken Sie vorwärts, 2 Finger über der Achselhöhle

Zeigefinger-4 (Di-12)
2 Finger über der Ellenbogenbeuge • auf dem anteriolateralen Teil des Humerus • zwischen Bizeps und Trizeps • schieben Sie zuerst aufwärts und drücken Sie dann • strahlt in alle Finger aus

Mittelfinger-4 (Di-11)
in der Vertiefung zwischen dem lateralen Ende der Ellenbogenbeuge, wenn der Arm angewinkelt ist, am lateralen Epicondylus des Ellenbogens

Ring-4 (3E-10)
2 Finger über dem Olecranon • in der Mitte der Vertiefung • auf der Trizepssehne

Ring-3
1 Finger unter der Ellenbogenbeuge • direkt über dem Radiuskopf • auf dem M. extensor digitorum

Mittelfinger-3 (Di-10)
2 Finger unter dem lateralen Ende der Ellenbogenbeuge, wenn der Arm angewinkelt ist • in der leichten Vertiefung zwischen den Mm. extensor digitorum und extensor carpi radialis

Zeigefinger-3
3 Finger unter der Ellenbogenbeuge • auf dem M. brachioradialis • auf dem anterioren Teil des Radius • drücken Sie gegen den Knochen, verhindern Sie damit, dass der Muskel seitlich wegrutscht • strahlt zum Zeigefinger aus

Ring-2 (Dü-7 Region)
auf ½ Weg zwischen Handgelenk und Ellenbogen • auf dem M. extensor carpi ulnaris • drücken Sie einwärts in Richtung des Radius

Zeigefinger-5 (Di-15)
unterhalb und anterior zur lateralen Kante des Akromion • in der seichten Vertiefung, die entsteht wenn der Arm seitlich gehoben wird • zwischen dem lateralen und anterioren Kopf des Deltamuskels

Ring-5
auf 1/3 des Weges von der lateralen Spitze des Akromion zum Ellenbogen • 2 Finger unter der Achselhöhle • auf dem medialen Kopf des Trizeps

Mittelfinger-5 (3E-12 Region)
direkt über 3E-12 • ein weicher Punkt, der nach unten ausstrahlt • auf ½ Weg zwischen dem Ellenbogen und der lateralen Spitze des Akromion • auf dem posterolateralen Teil des Humerus • auf einer Höhe mit der Tuberositas deltoidea • in einer Furche zwischen dem Humerus und dem lateralen Trizepskopf • schieben Sie den Bizeps auf die Rückseite des Humerus

Zeigefinger-2
auf ½ Weg zwischen dem Handgelenk und Ellenbogen • auf dem anterioren Teil des Radius • auf dem M. extensor carpi radialis • drücken Sie gegen den Knochen, verhindern Sie damit, dass der Muskel seitlich wegrutscht

Mittelfinger-2
auf ½ Weg zwischen Handgelenk und Ellenbogen • am ulnaren Teil des Radius • auf dem M. extensor digitorum

Zeigefinger-1 (Di-6)
auf ¼ des Weges (3 Finger) vom Handgelenk zum Ellenbogen • auf dem anterioren Teil des Radius • auf dem diagonalen M. abductor pollicis longus • drücken Sie gegen den Knochen, verhindern Sie damit, dass der Muskel seitlich wegrutscht

Mittelfinger-1 (3E-6)
auf ¼ des Weges (3 Finger) vom Handgelenk zum Ellenbogen • in der Vertiefung zwischen Radius und Ulna

Ring-1
auf ¼ des Weges (3 Finger) vom Handgelenk zum Ellenbogen • auf dem M. extensor carpi ulnaris • drücken Sie einwärts in Richtung des Radius

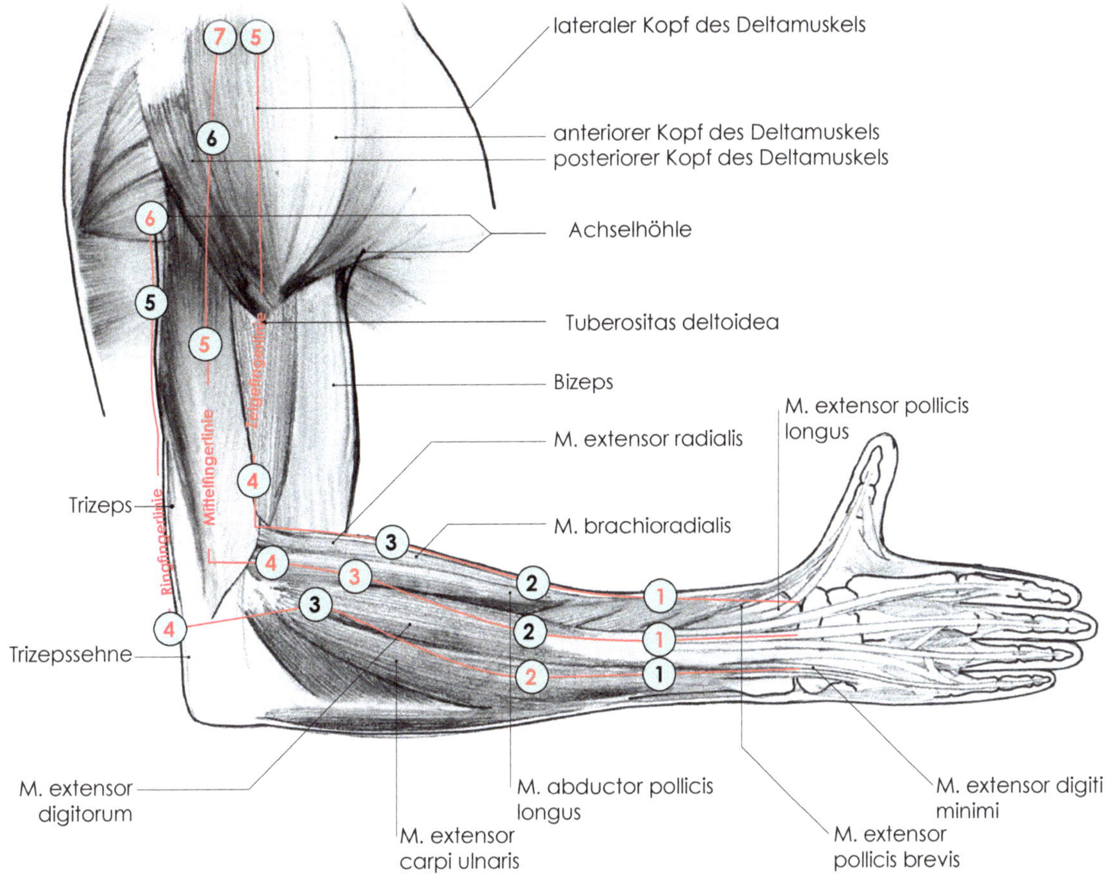
lateraler Kopf des Deltamuskels
anteriorer Kopf des Deltamuskels
posteriorer Kopf des Deltamuskels
Achselhöhle
Tuberositas deltoidea
Bizeps
M. extensor radialis
M. extensor pollicis longus
M. brachioradialis
Trizeps
Trizepssehne
Ringfingerlinie
Mittelfingerlinie
Zeigefingerlinie
M. extensor digitorum
M. abductor pollicis longus
M. extensor carpi ulnaris
M. extensor digiti minimi
M. extensor pollicis brevis

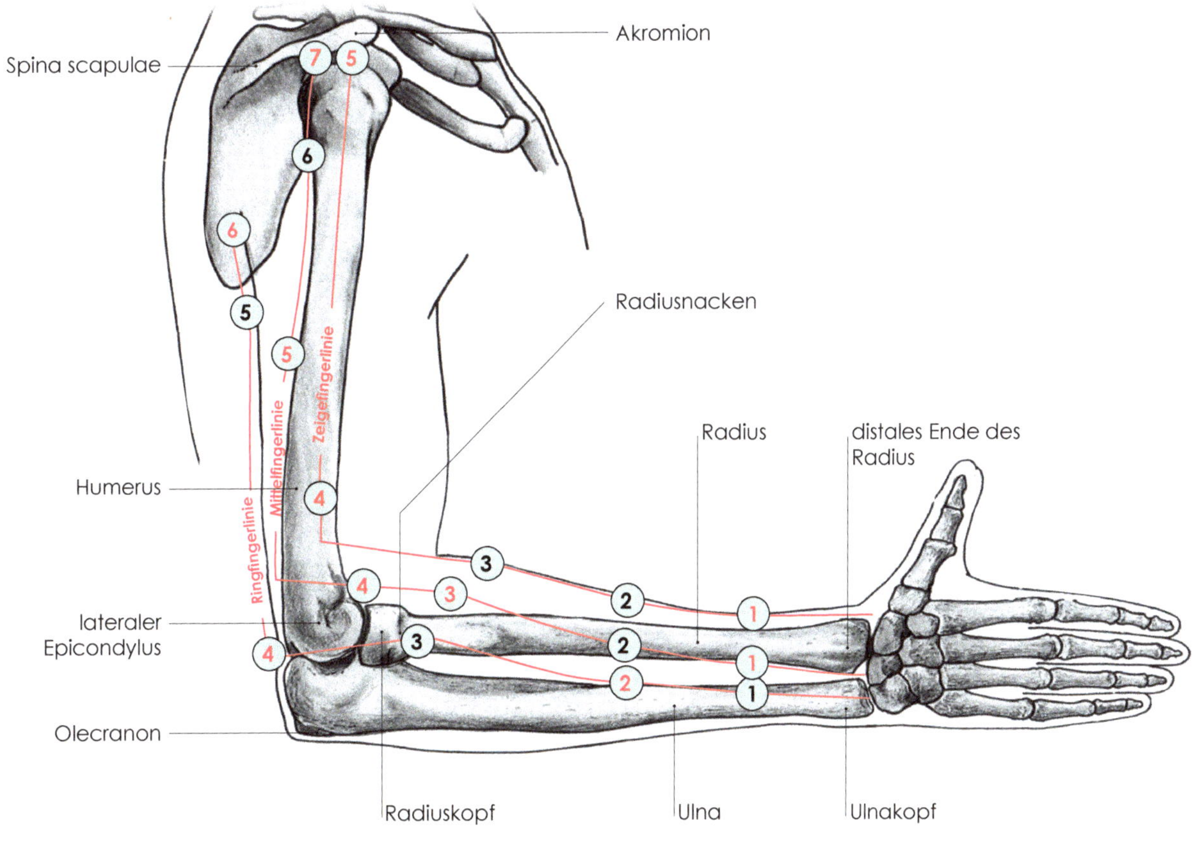
Akromion
Spina scapulae
Radiusnacken
Radius
distales Ende des Radius
Humerus
Ringfingerlinie
Mittelfingerlinie
Zeigefingerlinie
lateraler Epicondylus
Olecranon
Radiuskopf
Ulna
Ulnakopf

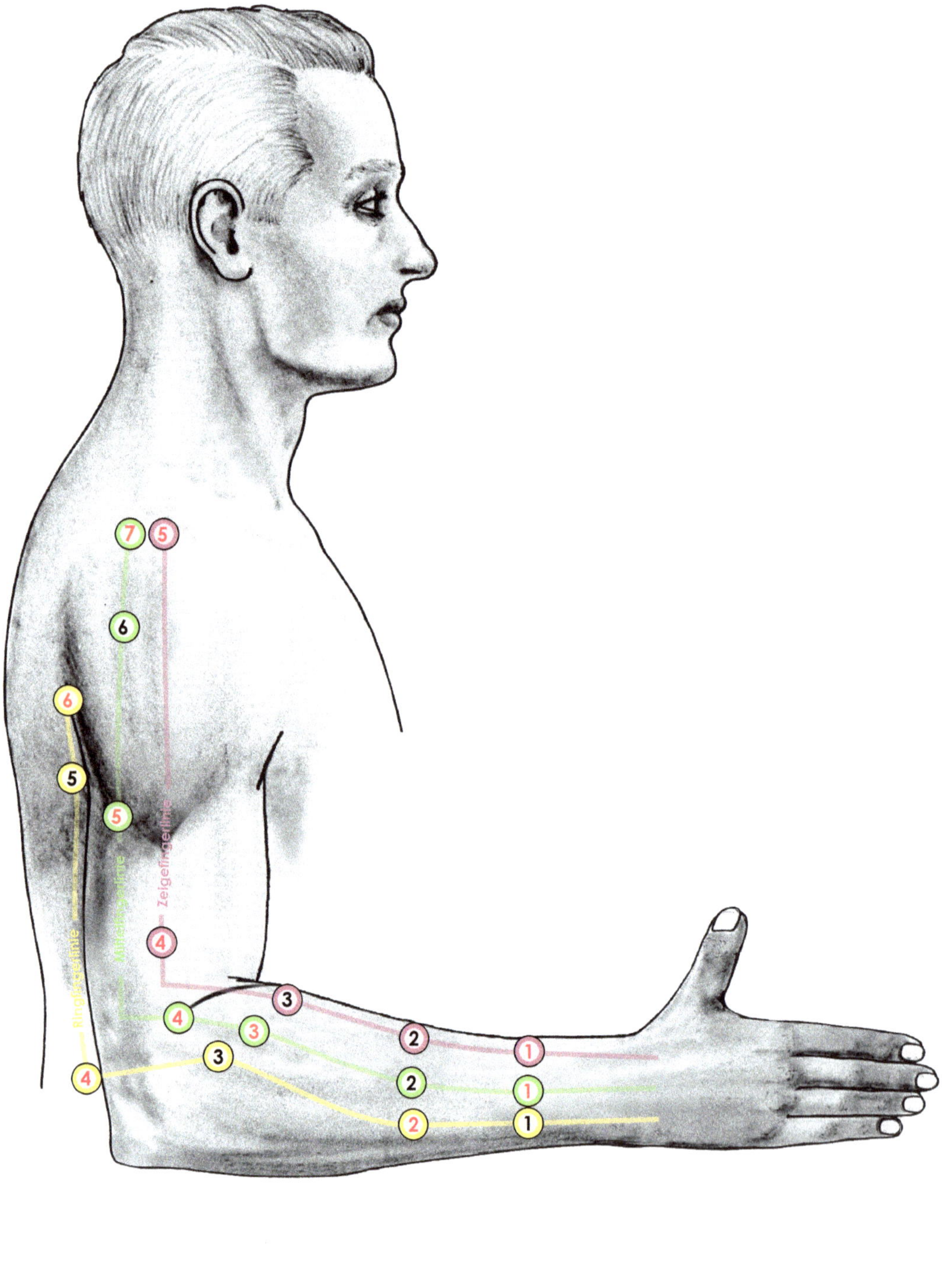
Ringfingerlinie
Mittelfingerlinie
Zeigefingerlinie

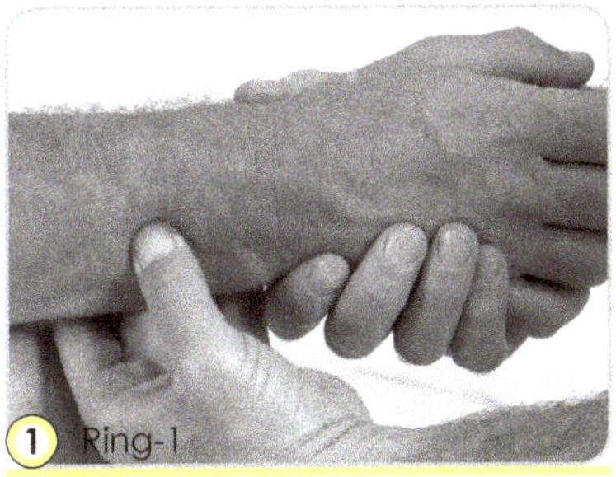
1 Ring-1

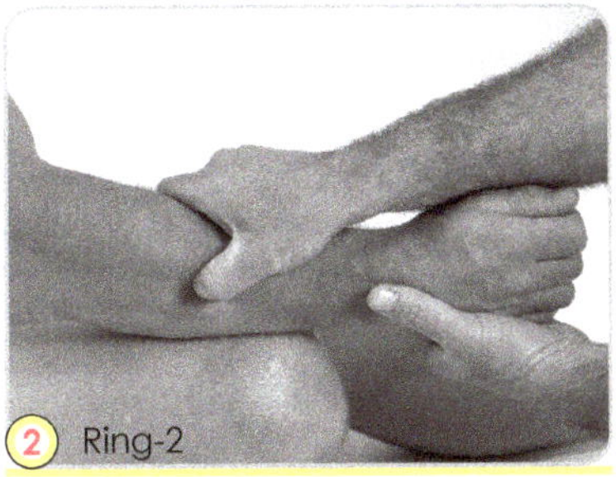
2 Ring-2

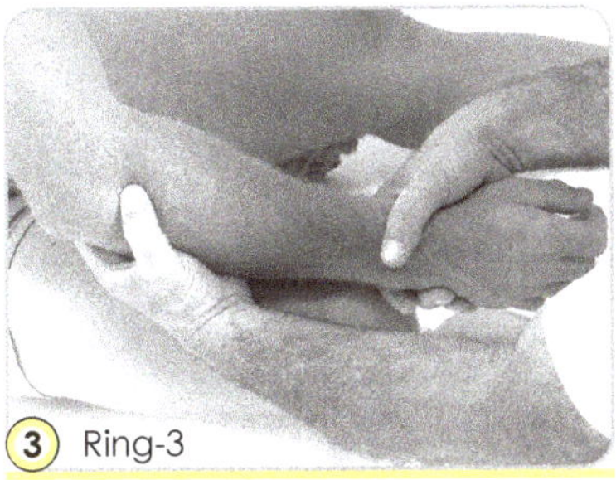
3 Ring-3

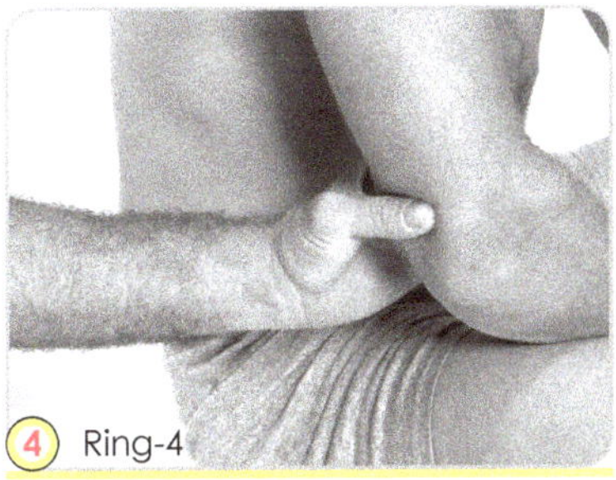
4 Ring-4

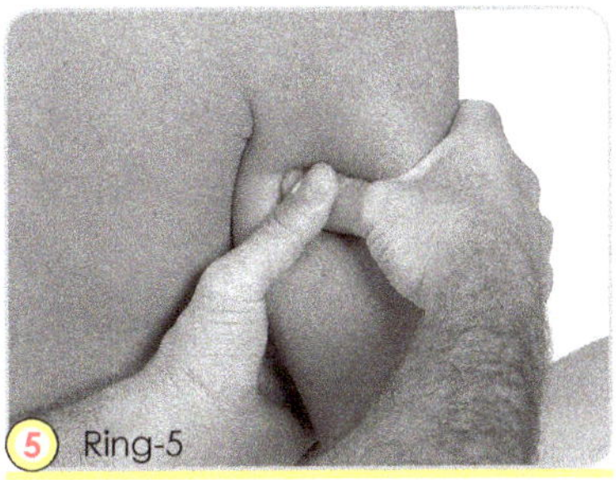
5 Ring-5

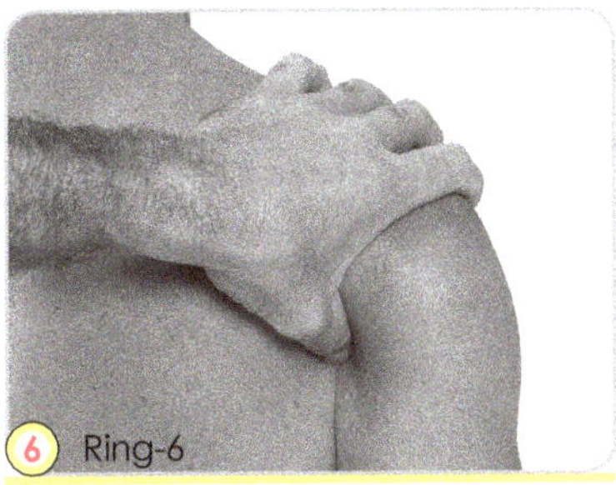
6 Ring-6

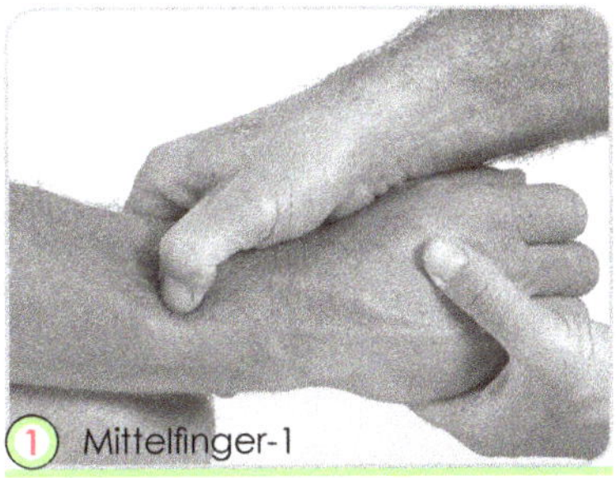
1 Mittelfinger-1

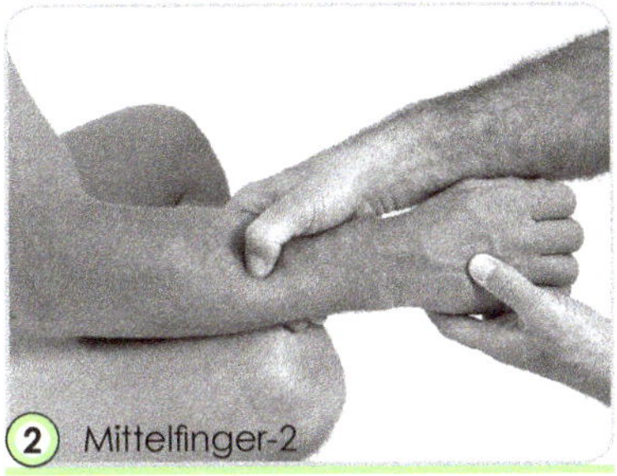
2 Mittelfinger-2

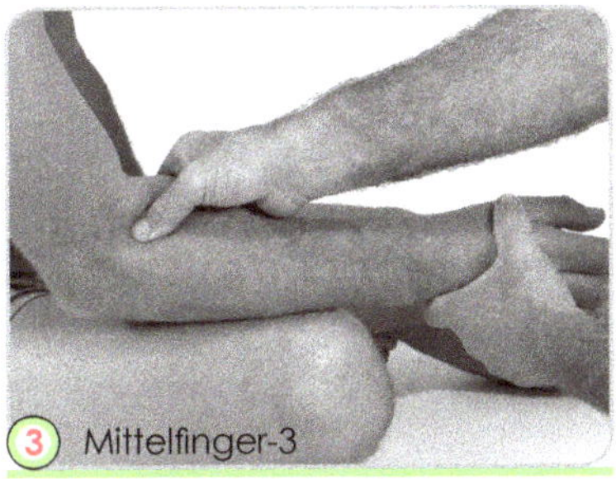
3 Mittelfinger-3

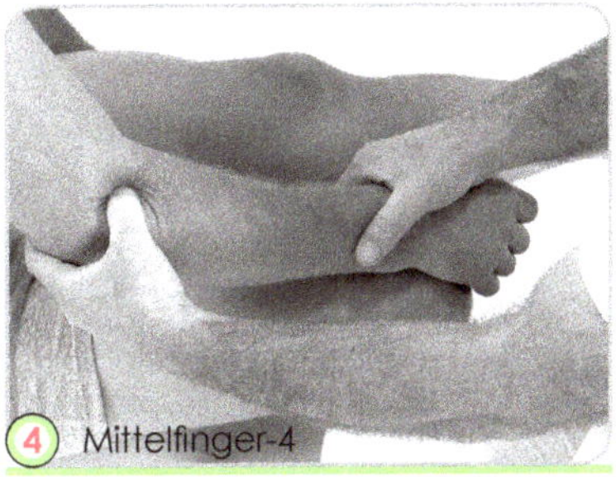
4 Mittelfinger-4

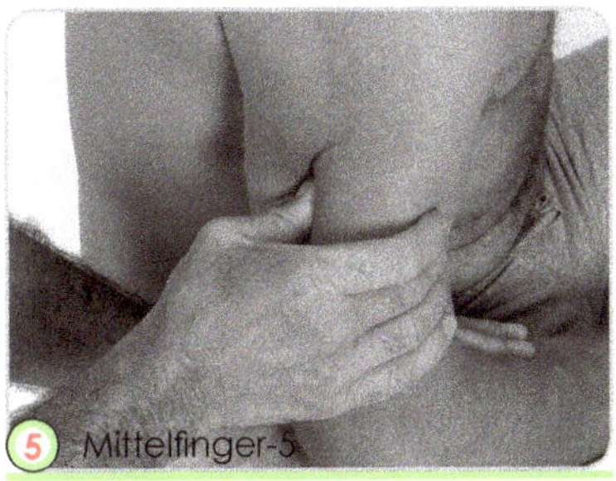
5 Mittelfinger-5

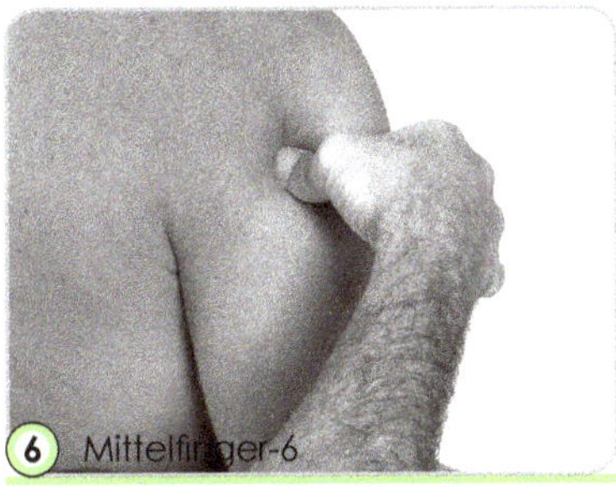
6 Mittelfinger-6

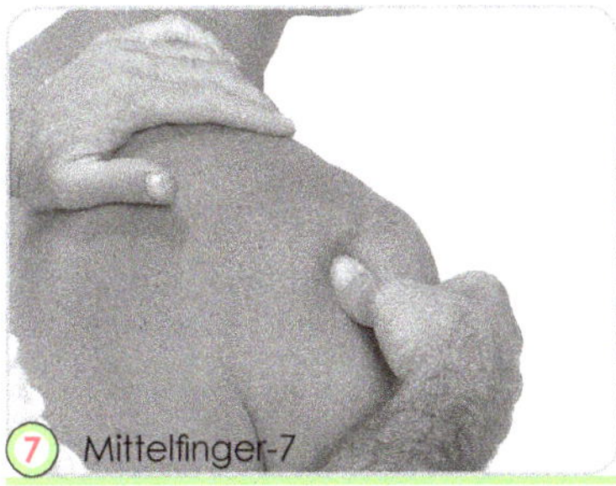
7 Mittelfinger-7

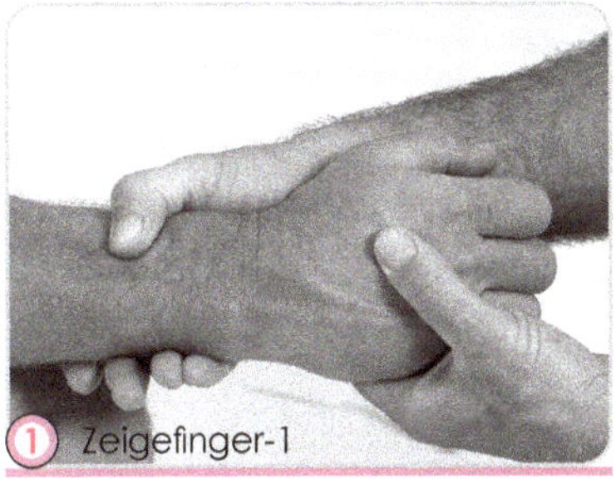
1 Zeigefinger-1

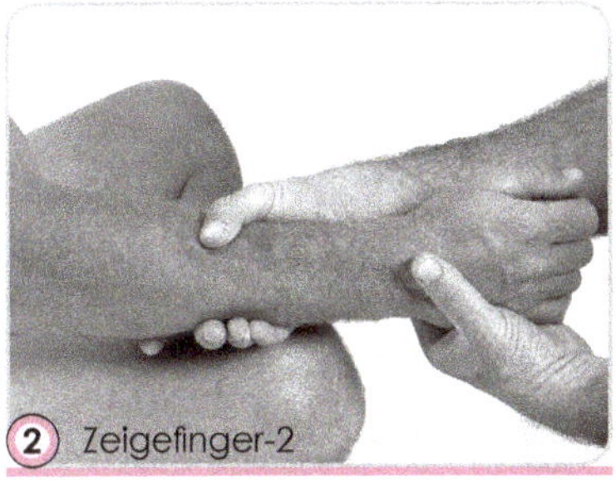
2 Zeigefinger-2

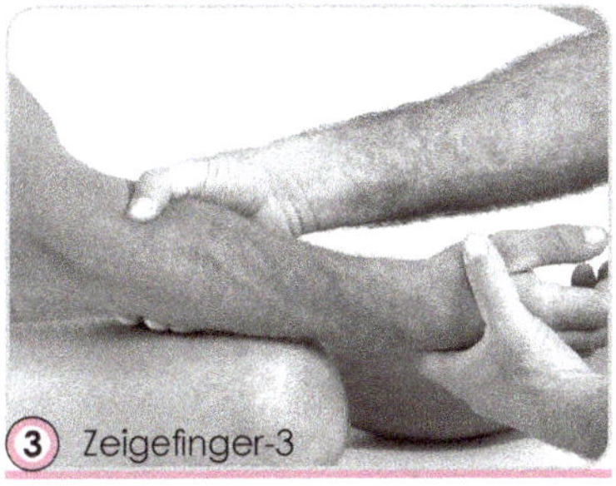
3 Zeigefinger-3

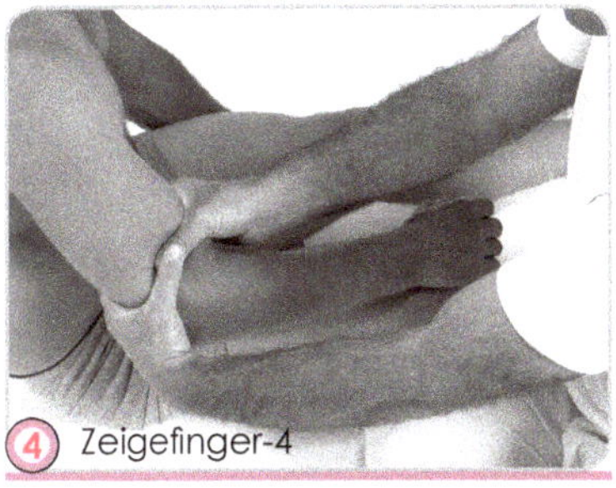
4 Zeigefinger-4

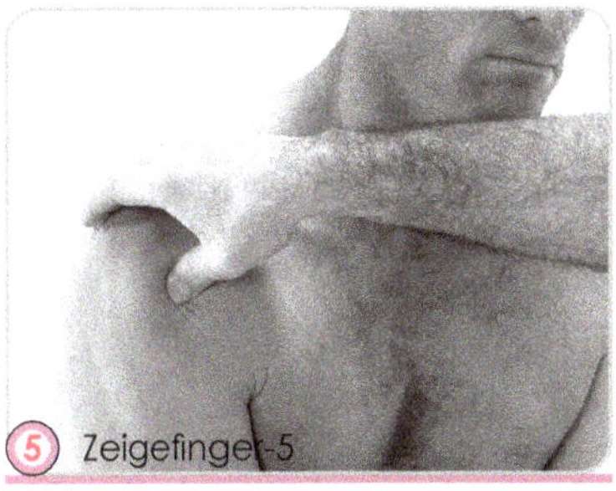
5 Zeigefinger-5

Akupressurpunkte des **HANDGELENKS UND DER FINGER**

Zeigefinger-radial (Di-3)
Rutschen Sie mit Ihrem Finger vom Handgelenk zur Erhebung des Zeigefingerknöchels • direkt proximal zum Kopf des zweiten Metakarpalknochens, an dessen radialer Kante

Handgelenk-Daumen (Di-5)
an der radialen Kante des Handgelenks • in der Kuhle, die entsteht, wenn der Daumen gestreckt ist • zwischen den langen und kurzen Daumenstreckern • in der anatomischen Tabatière • drücken Sie in die Vertiefung und dann in Richtung Pfeiles, auf den Daumen zu

Handgelenk-Zeigefinger
in einer Vertiefung auf einer Linie mit dem Zeigefinger • zwischen den beiden Sehnen des M. extensor pollicis longus und M. extensor digitorum • ½ Finger ulnar zur radialen Kante des Handgelenks

Handgelenk-Mittelfinger
in einer Vertiefung am Mittelpunkt der Rückseite des Handgelenks • auf einer Linie mit dem Mittelfinger

Handgelenk-Ringfinger (3E-4)
in einer Vertiefung auf einer Linie mit dem Ringfinger • zwischen den Sehnen des M. extensor carpi ulnaris und M. extensor digiti minimi • 1 Finger entfernt von der ulnaren Kante des Handgelenks

Handgelenk-kleiner Finger (Dü-4)
Drücken Sie den Muskel zwischen Os pisiforme und der Basis der Mittelhandknochen • drücken Sie in Richtung des Pfeils (kleiner Finger)

Mittelfinger-ulnar (Baxie)
drücken Sie in Richtung des Gelenkspalts • in der Furche auf der ulnaren Seite des Mittelfingerknöchels • 1 Finger über dem Punkt an dem sich die Haut von Mittel- und Ringfinger treffen (wenn die Hand zur Faust geballt ist)

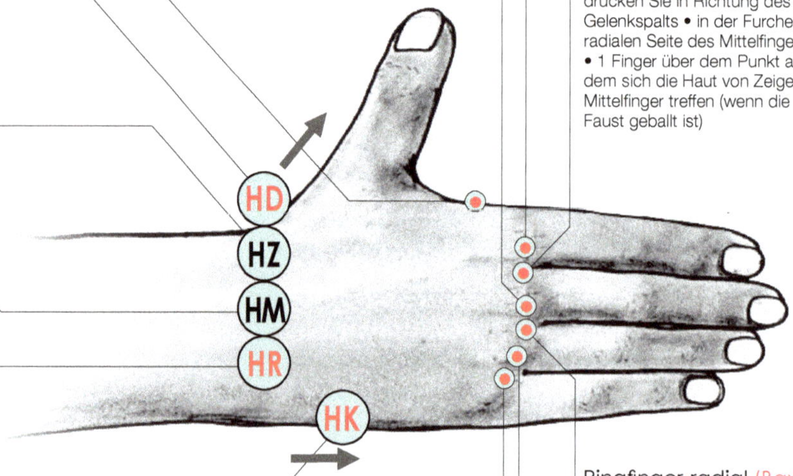

Kleiner Finger-radial (Baxie)
drücken Sie in Richtung des Gelenkspalts • in der Furche auf der radialen Seite des Kleinfingerknöchels • 1 Finger über dem Punkt an dem sich die Haut von Ring- und kleinem Finger treffen (wenn die Hand zur Faust geballt ist)

IKleiner Finger-ulnar (Baxie)
drücken Sie in Richtung des Gelenkspalts • in der Furche auf der ulnaren Seite des Zeigefingerknöchels • 1 Finger über dem Punkt an dem sich die Haut von Zeige- und Mittelfinger treffen (wenn die Hand zur Faust geballt ist)

Mittelfinger-radial (Baxie)
drücken Sie in Richtung des Gelenkspalts • in der Furche auf der radialen Seite des Mittelfingerknöchels • 1 Finger über dem Punkt an dem sich die Haut von Zeige- und Mittelfinger treffen (wenn die Hand zur Faust geballt ist)

Ringfinger-radial (Baxie)
drücken Sie in Richtung des Gelenkspalts • in der Furche auf der radialen Seite des Ringfingerknöchels • 1 Finger über dem Punkt an dem sich die Haut von Mittel- und Ringfinger treffen (wenn die Hand zur Faust geballt ist)

Ringfinger-ulnar (Baxie)
drücken Sie in Richtung des Gelenkspalts • in der Furche auf der ulnaren Seite des Ringfingerknöchels • 1 Finger über dem Punkt an dem sich die Haut von Ring- und kleinem Finger treffen (wenn die Hand zur Faust geballt ist)

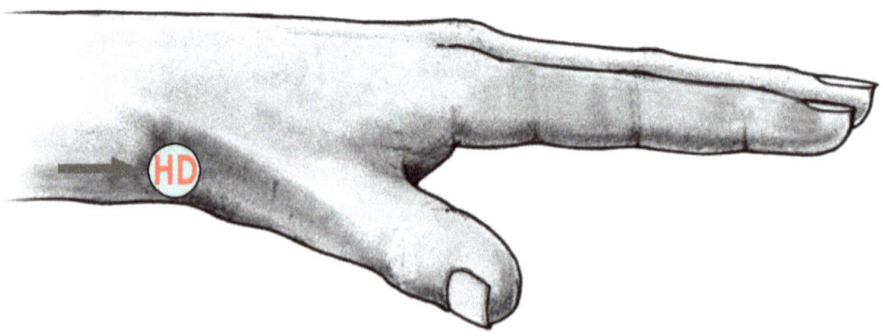

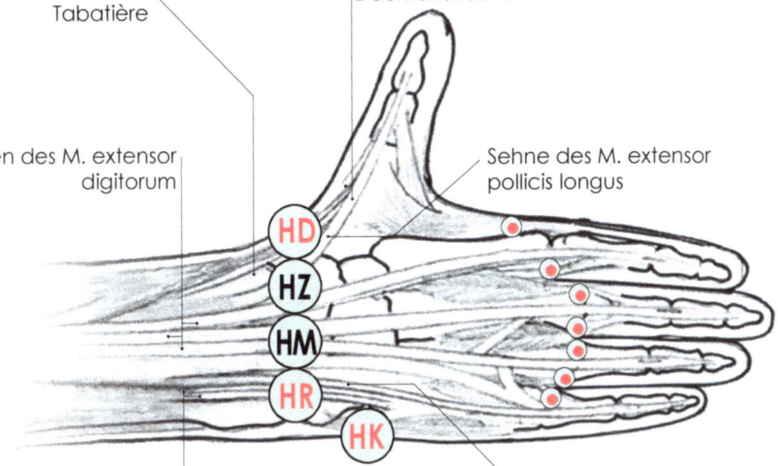
anatomische Tabatière
Sehnen der Daumenstrecker
Sehnen des M. extensor digitorum
Sehne des M. extensor pollicis longus
HD
HZ
HM
HR
HK
Sehne des M. extensor carpi ulnaris
Sehne des M. extensor digiti minimi

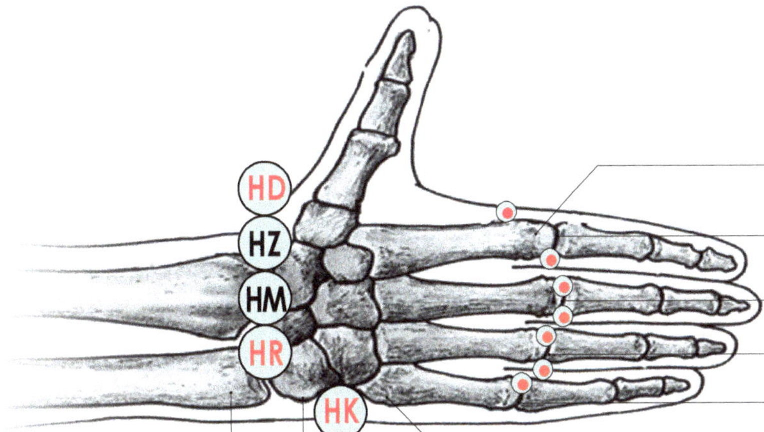
HD
HZ
HM
HR
HK
Kopf des zweiten Mittelhandknochens
Zeigefingerknöchel
Mittelfingerknöchel
Ringfingerknöchel
Kleinfingerknöchel
Ulnakopf
Os pisiforme
Basis/Ansatz der Mittelhandknochen

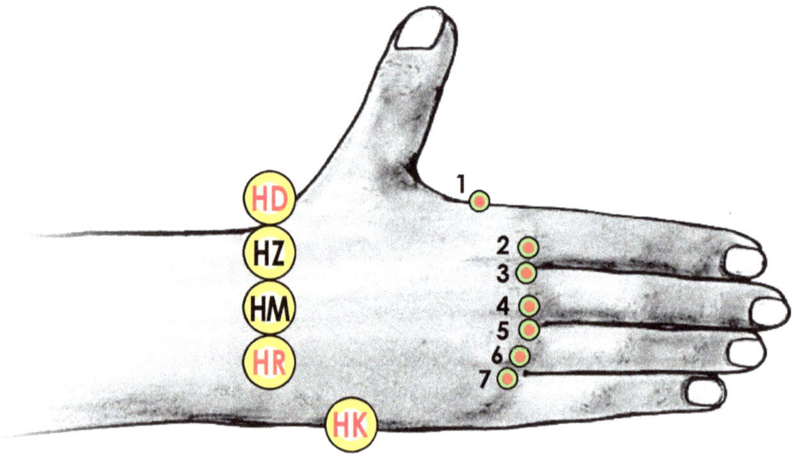
HD
HZ
HM
HR
HK
1
2
3
4
5
6
7

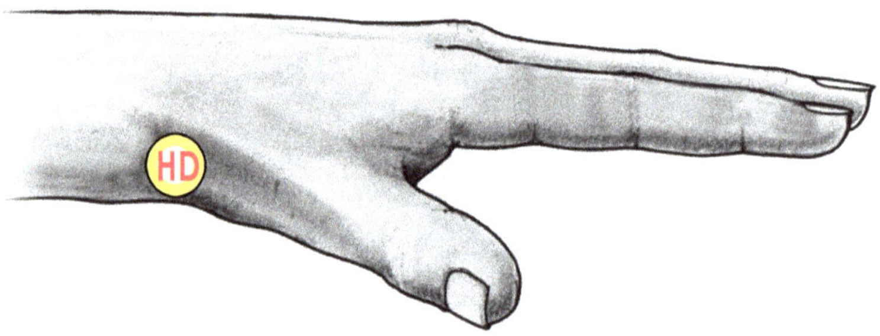
HD

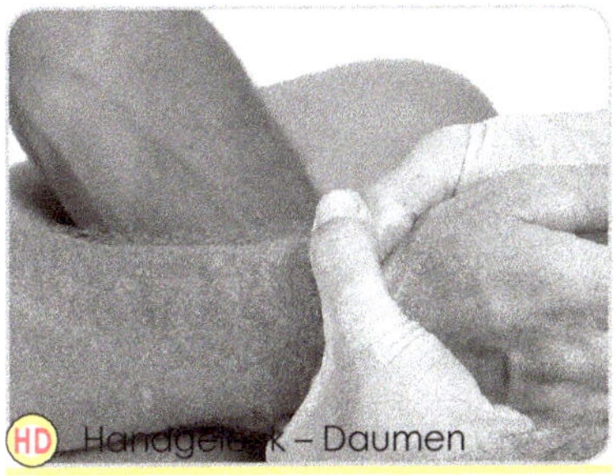
HD Handgelenk – Daumen

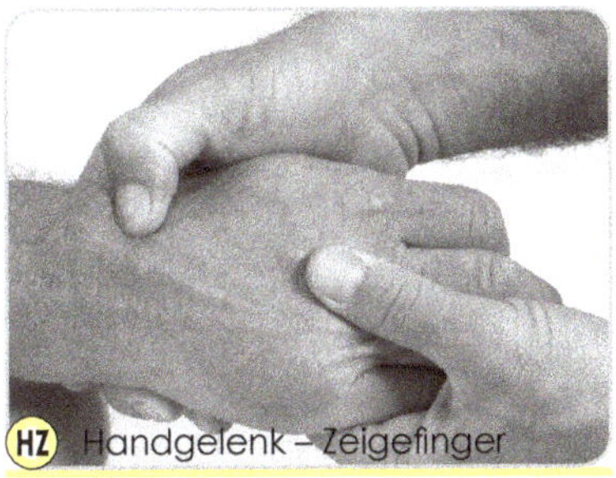
HZ Handgelenk – Zeigefinger

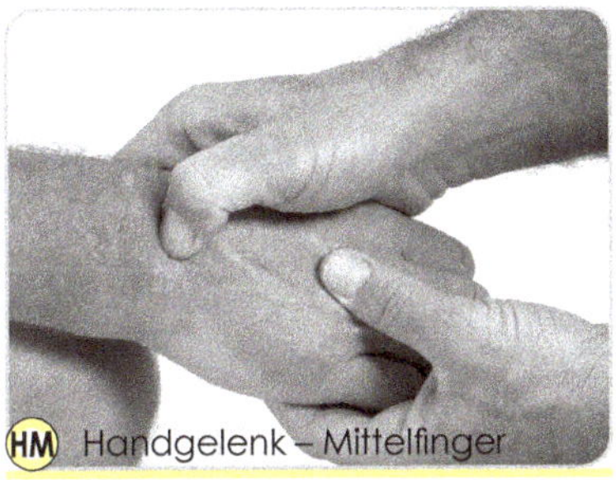
HM Handgelenk – Mittelfinger

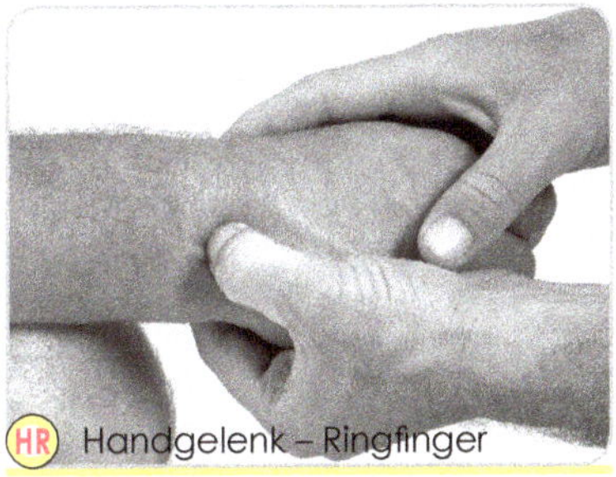
HR Handgelenk – Ringfinger

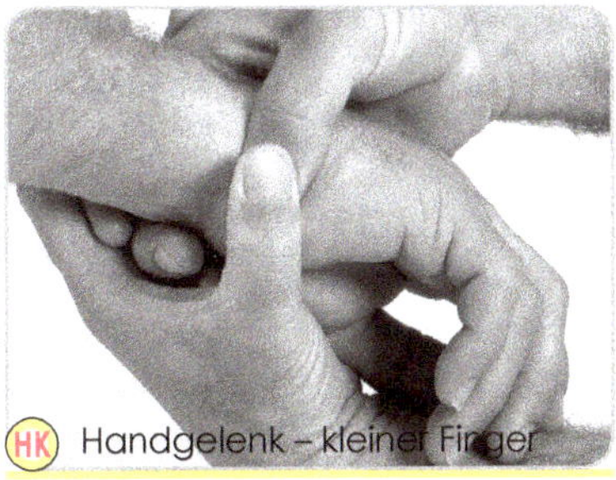
HK Handgelenk – kleiner Finger

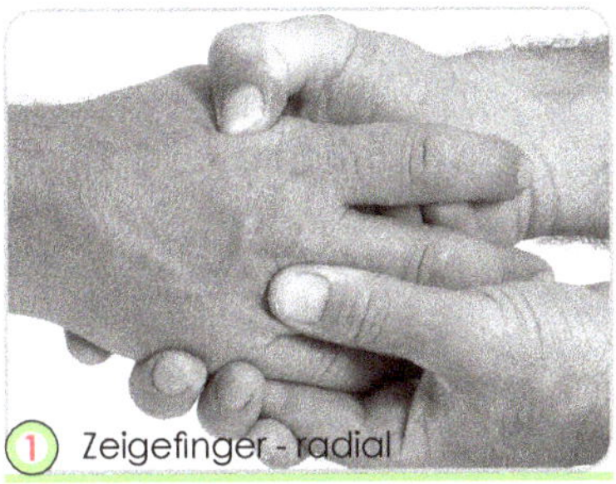
1 Zeigefinger – radial

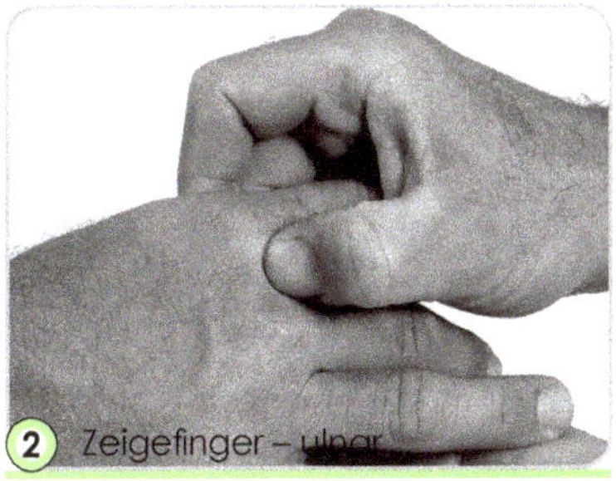
2 Zeigefinger – ulnar

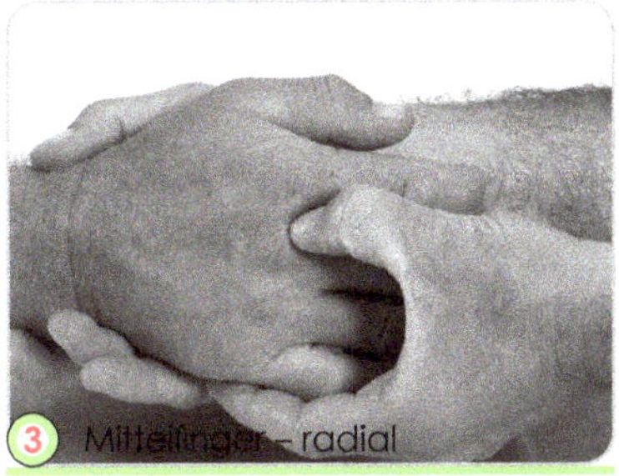
3 Mittelfinger – radial

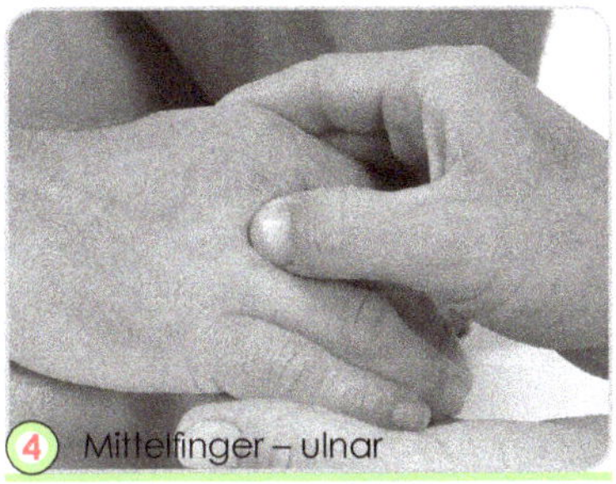
4 Mittelfinger – ulnar

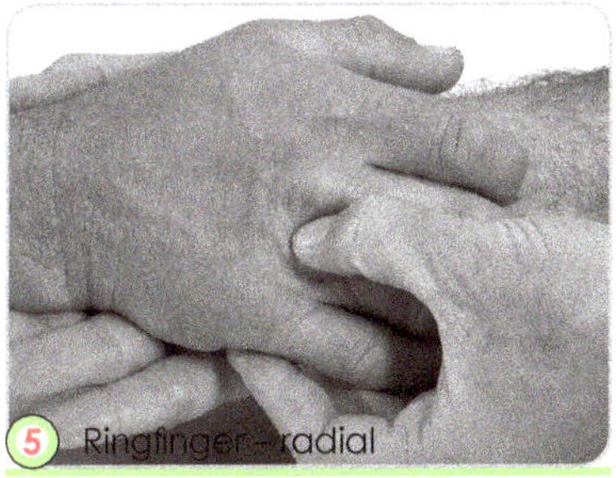
5 Ringfinger – radial

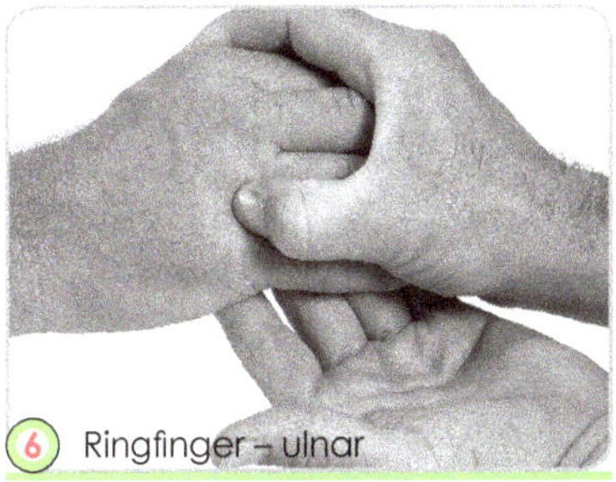
6 Ringfinger – ulnar

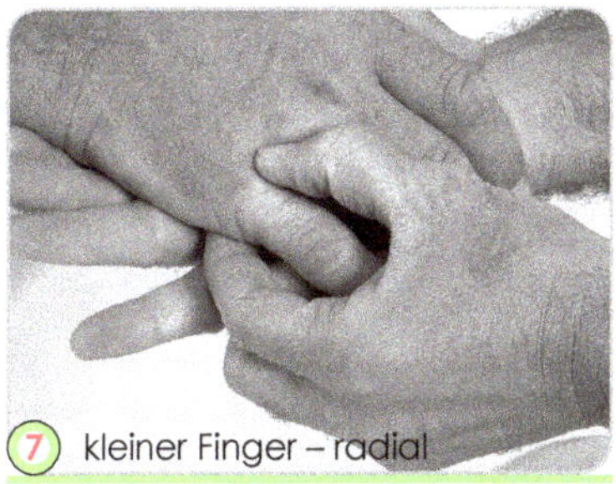
7 kleiner Finger – radial

Die Rückseite des Körpers

1. Rückenlinie

Diese Linie verläuft durch 2 Orientierungspunkte:

1. Die Schädelansatz, superior zu C-1, ½ Finger lateral zur Mittellinie.
2. ½ Finger lateral zum Dornfortsatz des 5. Lendenwirbels

- Die Linie beginnt am Os occipitale, an der Schädelbasis, superior zu C-1.
- Sie verläuft abwärts ½ Finger lateral zur Mittellinie des Nackens in der Vertiefung entlang der Wirbelsäule (Lamina arcus vertebrae).
- Sie läuft weiter ½ Finger lateral zum Dornfortsatz von C-6.
- Sie setzt sich fort ½ Finger lateral zu den Brustwirbeln.
- Sie setzt sich weiter fort ½ Finger lateral zu den Lendenwirbeln.
- Diese Linie verläuft durch eine Furche zwischen den Dornfortsätzen und der paraspinalen Muskulatur.
- Sie endet auf Höhe des Dornfortsatzes von L-5, an dem Punkt, wo die Furche zwischen den Wirbeln und der Rückenmuskulatur endet, am Kreuzbein.

2. Rückenlinie

Diese Linie verläuft durch 5 Orientierungspunkte:

1. 1,5 Finger lateral zur Mittellinie an der Schädelbasis, superior zu C-1.
2. 1,5 Finger lateral zum Dornfortsatz des 7. Halswirbels
3. 2 Finger lateral zum Dornfortsatz von T-7
4. 2,5 Finger lateral zum Dornfortsatz von L-1
5. 1 Finger lateral zum Dornfortsatz von L-5

- Die Linie beginnt am Os occipitale, an der Schädelbasis, superior zu C-1, auf ½ Weg von der Kuhle direkt superior zu C-1 zur Vertiefung zwischen dem M. Trapezius und dem M. Sternocleidomastoideus.
- Sie verläuft über den Nacken abwärts, auf dem höchsten Punkt des M. Trapezius, 1,5 Finger lateral zur Mittellinie, auf ½ Weg von der Mittellinie zur 3. Rückenlinie in der Vertiefung zwischen dem M. Trapezius und dem M. Sternocleidomastoideus.
- Sie verläuft weiter abwärts, über den oberen Rücken, 1,5 Finger lateral zu zum Dornfortsatz des 2. Brustwirbels.
- Sie setzt sich abwärts laufend fort über den mittleren Rücken auf dem höchsten Punkt der Rückenmuskulatur, 2 Finger lateral zum Dornfotsatz des 7. Brustwirbels
- Sie läuft weiter abwärts 2,5 Finger lateral zum Dornfortsatz des 3. Lendenwirbels.
- Sie endet am Treffpunkt der Linie mit dem Kreuzbein, 1 Finger lateral zum Dornfortsatz des 5. Lendenwirbels.

3. Rückenlinie

1. Zweig – verläuft durch 5 Orientierungspunkte:

1. Die Schädelbasis, superior zu C-1, in der Vertiefung zwischen dem M. trapezius und dem M. Sternocleidomastoideus.
2. 2,5 Finger lateral zum Dornfortsatz von C-7
3. 3,5 Finger lateral zum Dornfortsatz von T-7
4. 4,5 Finger lateral zum Dornfortsatz von L-3
5. 2,5 Finger lateral zur Lücke zwischen L-3 und L-4

- Der 1. Zweig beginnt inferior zum Os Occipitale, an der Schädelbasis in der Vertiefung zwischen M. Trapezius und M. Sternocleidomastoideus.
- Sie verläuft den Nacken abwärts in einer Vertiefung zwischen M. Trapezius und M. Sternocleidomastoideus, 3 bis 4 Finger lateral zur Mittellinie, bis zum Punkt 3. Rückenlinie – 4, wo ein zweiter Ast seitlich abzweigt und entlang der oberen Kante des M. Trapezius bis zur medialen Kante des Akromion läuft.
- Sie verläuft den Rücken weiter abwärts, in einer Vertiefung 2,5 Finger lateral zum Dornfortsatz von T-1.
- Sie setzt sich fort auf ½ Weg von den Dornfortsätzen zur medialen Kante des Schulterblattes.
- Sie läuft weiter abwärts, 3,5 Finger lateral zum Dornfortsatz von T-7.
- Sie erreicht einen Punkt 4,5 Finger lateral zum Dornfortsatz von L-3, direkt über dem Darmbein.
- Sie wendet sich einwärts und endet in einer leichten Vertiefung, 2,5 Finger lateral zu der Lücke zwischen L-3 und L-4.

2. Zweig – verläuft durch 2 Orientierungspunkte:

1. Der Bogen des M. trapezius in Richtung der Schulter.
2. Die mediale Kante des Akromion.

- Dieser Zweig verläuft über den höchsten Grat des M. Trapezius und endet an der Schulter.

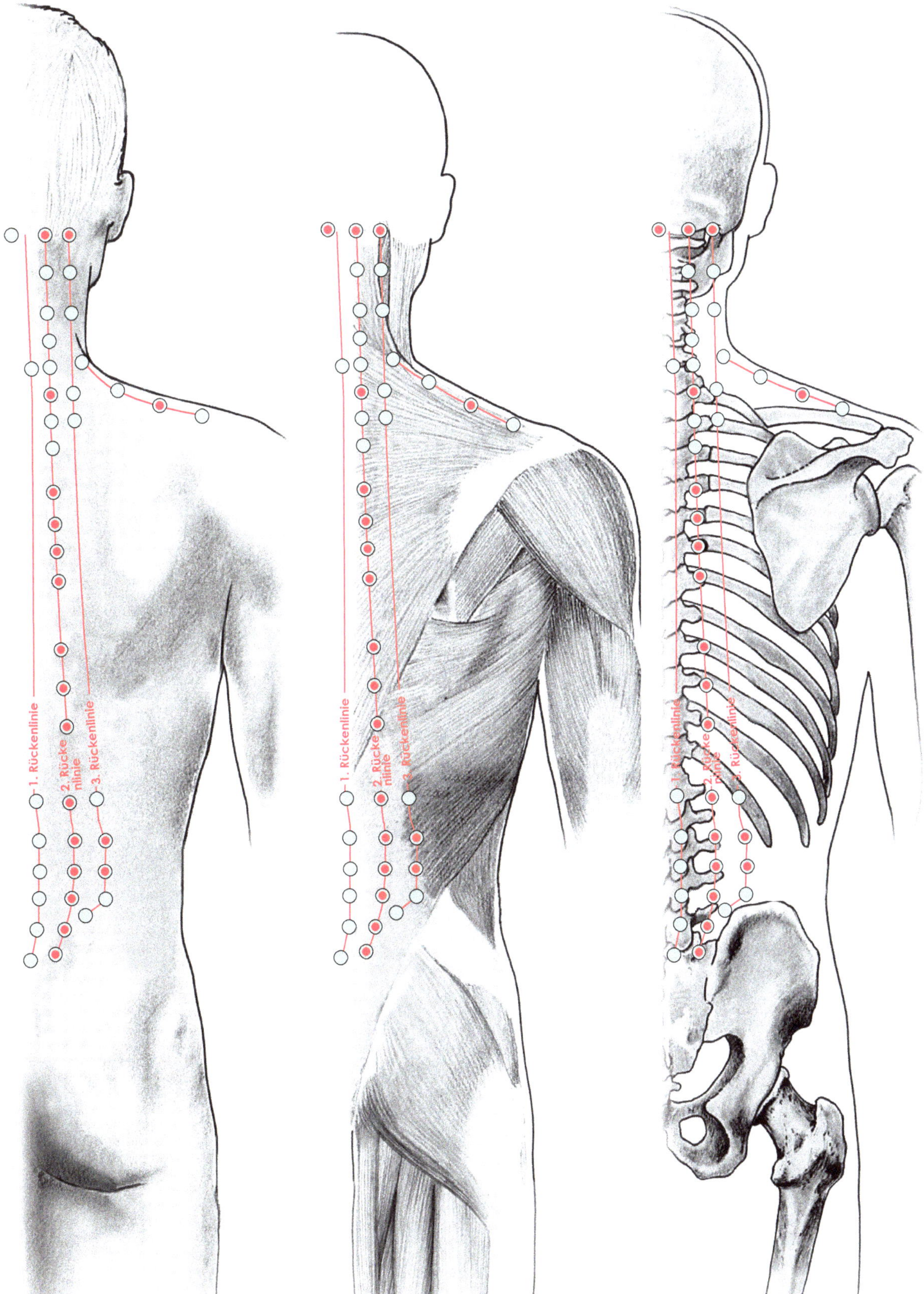
1. Rückenlinie
2. Rücke nlinie
3. Rückenlinie
1. Rückenlinie
2. Rücke nlinie
3. Rückenlinie
1. Rückenlinie
2. Rücke nlinie
3. Rückenlinie

Akupressurpunkte des **NACKENS, OBEREN UND MITTLEREN RÜCKENS**

2. Rückenlinie-2
auf ¼ des Weges vom Occiput zu C-7 • 1 Finger lateral zur Mittellinie • auf dem höchsten Punkt der paraspinalen Muskulatur • drücken Sie in Richtung Zentrum des Nackens, während Sie sie die Stirn des Klienten mit der anderen Hand stützen

Mitte Occiput (LG-16)
In der Vertiefung unterhalb der Protuberantia occipitalis externa • oberhalb von C-1

2. Rückenlinie-3
auf ½ Weg vom Occiput zu C-7 • 1 Finger lateral zur Mittellinie • in der Falte des Nackens, bei zurückgebeugtem Kopf • auf dem höchsten Punkt der paraspinalen Muskulatur • drücken Sie in Richtung Zentrum des Nackens, während Sie sie die Stirn des Klienten mit der anderen Hand stützen

2. Rückenlinie-4
unter 2. Rückenlinie – 3 • 1 Finger lateral zur Mittellinie • auf dem höchsten Punkt des M. Trapezius • drücken Sie in Richtung Zentrum des Nackens, während Sie sie die Stirn des Klienten mit der anderen Hand stützen

2. Rückenlinie-5
1 Finger lateral zur Mittellinie • auf einer Höhe mit dem Dornfortsatz von C-6 • direkt über C-7 • auf dem höchsten Punkt der paraspinalen Muskulatur • drücken Sie in Richtung Zentrum des Nackens, während Sie sie die Stirn des Klienten mit der anderen Hand stützen

1. Rückenlinie-1
Über C-7 in der Vertiefung direkt neben der Wirbelsäule • auf einer Höhe mit dem Dornfortsatz von C-6 • drücken Sie direkt neben dem Dornfortsatz in Richtung Zentrum des Nackens, während Sie sie die Stirn des Klienten mit der anderen Hand stützen

2. Rückenlinie-6 (Ding Chuan)
1 Finger lateral zur Kante des Dornfortsatzes von C-7 • auf dem höchsten Punkt der paraspinalen Muskulatur • drücken Sie vorwärts und 45o abwärts

2. Rückenlinie-7
1 Finger lateral zum Dornfortsatz von T-1 • direkt unter C-7 • auf ½ Weg zwischen 2. Rückenlinie- 6 und 2. Rückenlinie – 8 • auf dem höchsten Punkt der paraspinalen Muskulatur • drücken Sie vorwärts und 45° abwärts

2. Rückenlinie-8
1 Finger lateral zum Dornfortsatz von T-2 • 1 Finger unter C-7 • auf einer Höhe mit der oberen Kante des Schulterblattes • auf dem höchsten Punkt der paraspinalen Muskulatur • drücken Sie vorwärts und 45° abwärts

2. Rückenlinie-9 (Bl-13)
1 Finger lateral zum Dornfortsatz von T-3 • auf einer Höhe mit der medialen Kante der Spina scapulae • auf dem höchsten Punkt der paraspinalen Muskulatur • drücken Sie vorwärts

2. Rückenlinie-13 (Weiguanxiashu)
1,5 Finger lateral zum Dornfortsatz von T-8 • unterhalb der unteren Kante des Schulterblattes • auf dem höchsten Punkt der paraspinalen Muskulatur

2. Rückenlinie-1 (Bl-10)
an der Schädelbasis, direkt unter dem Os occipitale • 1 Finger lateral zur Mittellinie • auf dem höchsten Punkt der paraspinalen Muskulatur • drücken Sie mit Ihrem Daumen vorwärts, während Sie die Stirn des Klienten mit der anderen Hand stützen

3. Rückenlinie-1 (Gb-20)
unter dem Occiput, in der Vertiefung zwischen dem M. Trapezius und dem M. Sternocleidomastoideus • 4 Finger lateral zu Mittellinie, oberhalb von C-1 • drücken Sie in Richtung Zentrum des Nackens, während Sie die Stirn des Klienten mit der anderen Hand stützen

3. Rückenlinie-2
2 Finger unter dem Occiput, in der Vertiefung zwischen dem M. Trapezius und dem M. Sternocleidomastoideus • auf 1/4 des Weges vom Occiput zu C-7 • drücken Sie in Richtung Zentrum des Nackens, während Sie die Stirn des Klienten mit der anderen Hand stützen

3. Rückenlinie-3
4 Finger unter dem Occiput, in der Vertiefung zwischen dem M. Trapezius und dem M. Sternocleidomastoideus • auf ½ Weg vom Occiput zu C-7

3. Rückenlinie-4
4 Finger lateral zum Dornfortsatz von C-6 • ein empfindlicher Punkt am Bogen des Nackens auf der anteriolateralen Kante des M. Trapezius • drücken Sie 45o einwärts und abwärts in Richtung C-7

3. Rückenlinie-5
auf der oberen Kante des M. Trapezius • auf einer Höhe mit der medialen Kante des Schulterblatts • ein fester, empfindlicher Punkt, drücken Sie vorsichtig abwärts

3. Rückenlinie-6 (Gb-21)
auf der oberen Kante des M. Trapezius auf ½ Weg von der Mittellinie zum Akromion • direkt über Scapula – 1 • ein fester, empfindlicher Punkt, drücken Sie vorsichtig abwärts

3. Rückenlinie-7
auf der oberen Kante des M. Trapezius, medial zum Schultergelenk • drücken Sie abwärts auf die Sehne des M. Supraspinatus

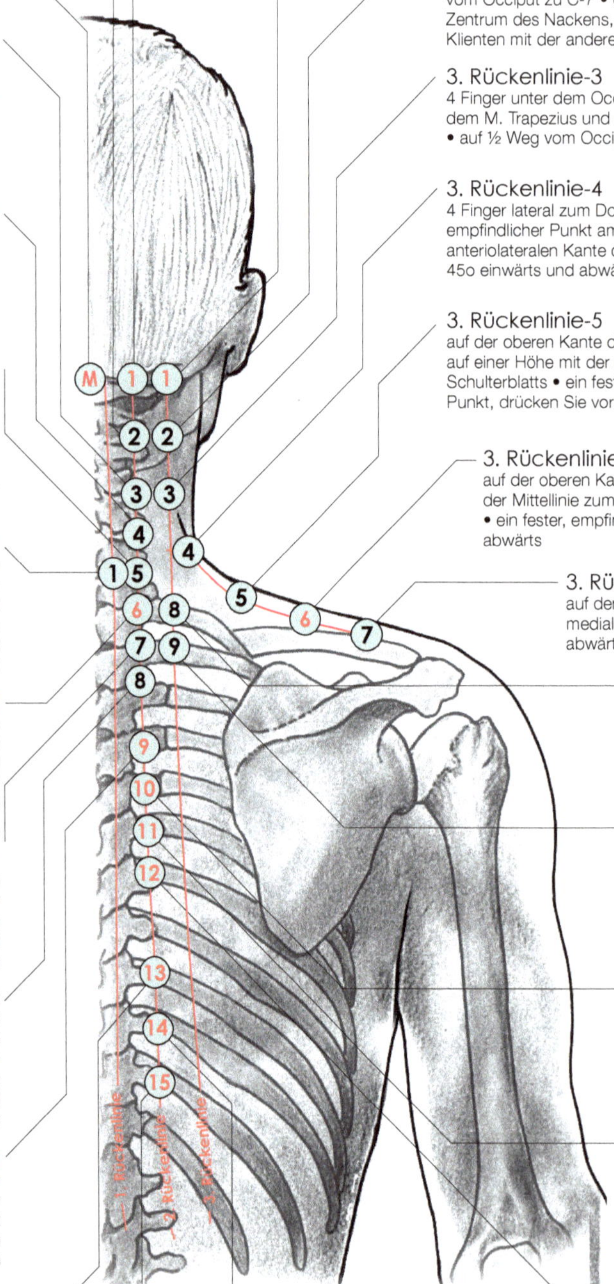

3. Rückenlinie-8
2 Finger lateral zum Dornfortsatz von C-7 • in einer schmalen Furche • drücken Sie 45o einwärts und vorwärts

3. Rückenlinie-9
2 Finger lateral zum Dornfortsatz von T-1 • auf einer Höhe mit 2. Rückenlinie – 7 • auf halbem Weg zwischen der oberen Kante des Schulterblattes und C-7 • drücken Sie vorwärts

2. Rückenlinie-10 (Bl-14)
1 Finger lateral zum Dornfortsatz von T-4 • 1 Finger über 2. Rückenlinie – 11 • auf dem höchsten Punkt der paraspinalen Muskulatur • auf einer Höhe mit dem unteren Rand der Spina Scapulae • drücken Sie vorwärts

2. Rückenlinie-11 (Bl-15)
1 – 1,5 Finger lateral zum Dornfortsatz von T-5 • auf einer Höhe mit dem Mittelpunkt der medialen Grenze des Schulterblattes • auf dem höchsten Punkt der paraspinalen Muskulatur

2. Rückenlinie-12 (Bl-16)
1 – 1,5 Finger lateral zum Dornfortsatz von T-6 • auf Höhe von 1/3 des Schulterblattes • 1 Finger unter 2. Rückenlinie – 11 • auf dem höchsten Punkt der paraspinalen Muskulatur

2. Rückenlinie-15 (Bl-19)
1,5 Finger lateral zum Dornfortsatz von T-10• 1 Finger unter 2. Rückenlinie – 14 • 4 Finger unterhalb der unteren Kante des Schulterblattes • auf dem höchsten Punkt der paraspinalen Muskulatur

2. Rückenlinie-14 (Bl-18)
1,5 Finger lateral zum Dornfortsatz von T-9 • 2 Finger unterhalb der unteren Spitze des Schulterblattes • auf dem höchsten Punkt der paraspinalen Muskulatur

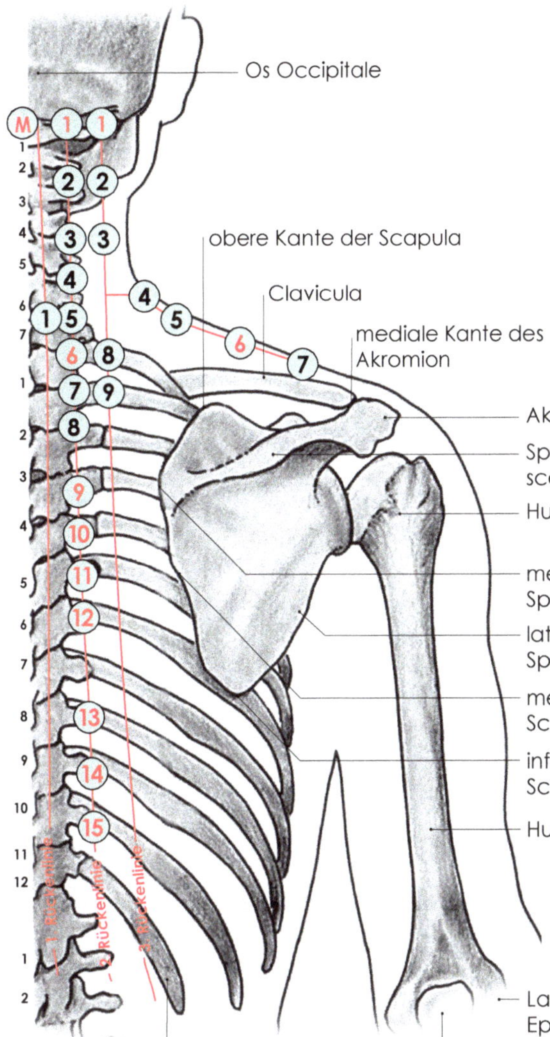
Os Occipitale
obere Kante der Scapula
Clavicula
mediale Kante des Akromion
Akromion
Spina scapulae
Humeruskopf
mediale Kante der Spina scapulae
laterale Kante der Spina scapulae
mediale Kante des Schulterblattes
inferiore Kante des Schulterblattes
Humerus
Lateraler Epicondylus des Humerus
unterste Rippe
Olecranon
1. Rückenlinie
2. Rückenlinie
3. Rückenlinie

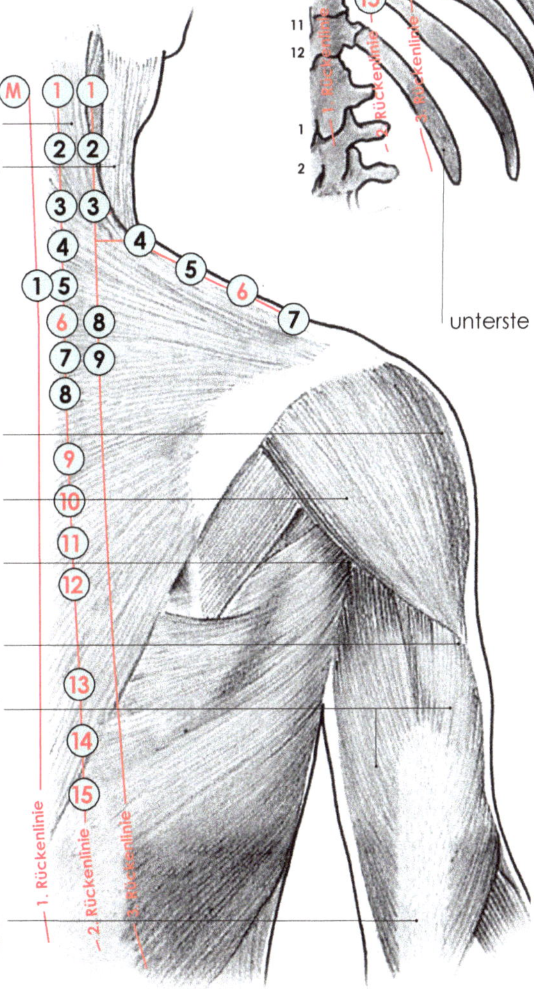
M. trapezius
M. Sternocleidomastoideus
lateraler Kopf des M. Deltoideus
posteriorer Kopf des M. Deltoideus
Achselhöhle
Tuberositas deltoidea
M. triceps brachii
Sehne des M. triceps brachii
1. Rückenlinie
2. Rückenlinie
3. Rückenlinie

Akupressurpunkte des **NACKENS, OBEREN UND MITTLEREN RÜCKENS**

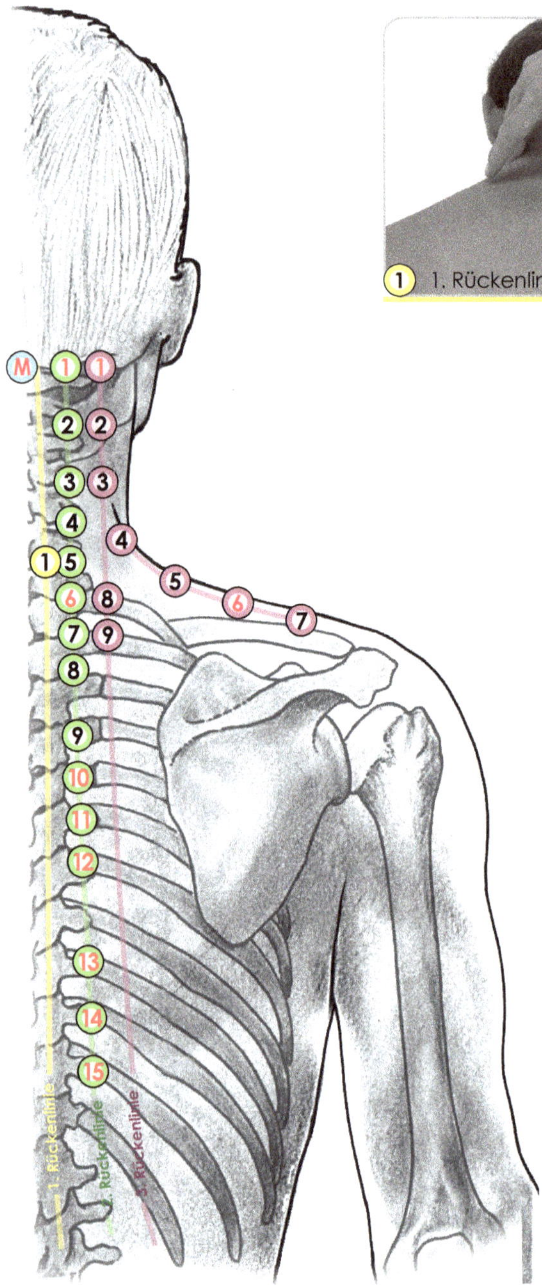

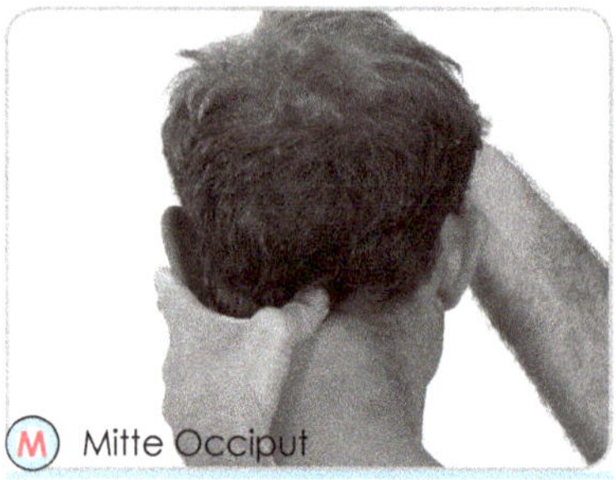
M Mitte Occiput

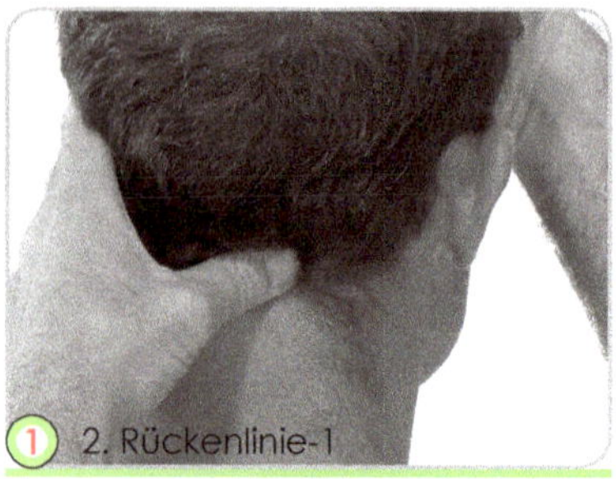
1 2. Rückenlinie-1

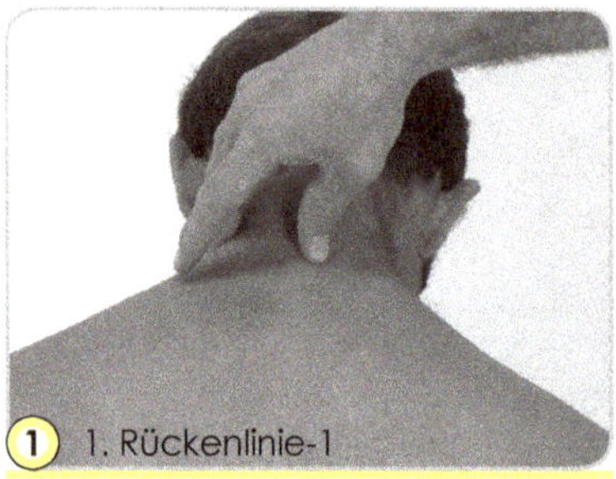
1 1. Rückenlinie-1

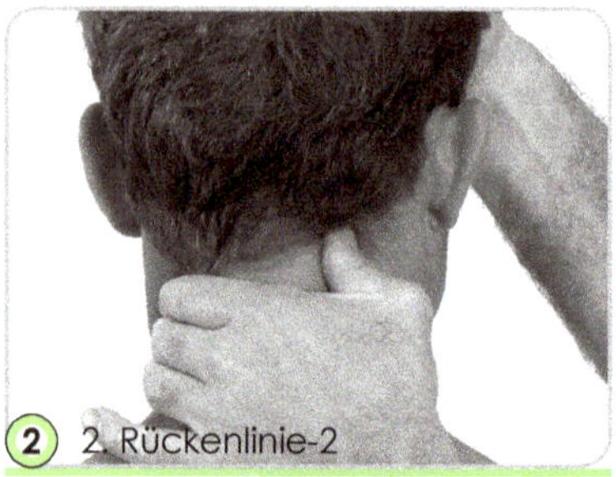
2 2. Rückenlinie-2

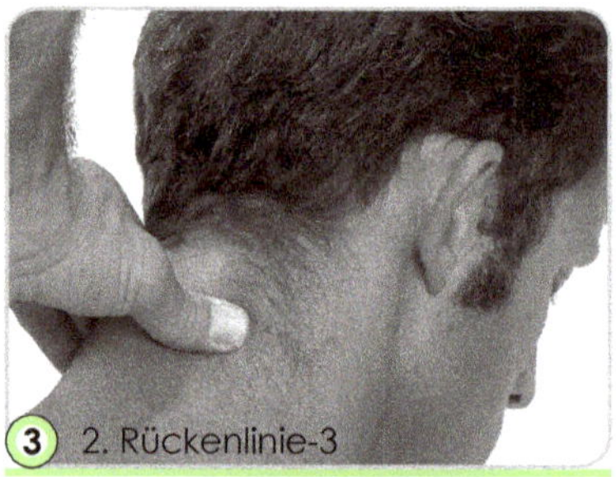
3 2. Rückenlinie-3

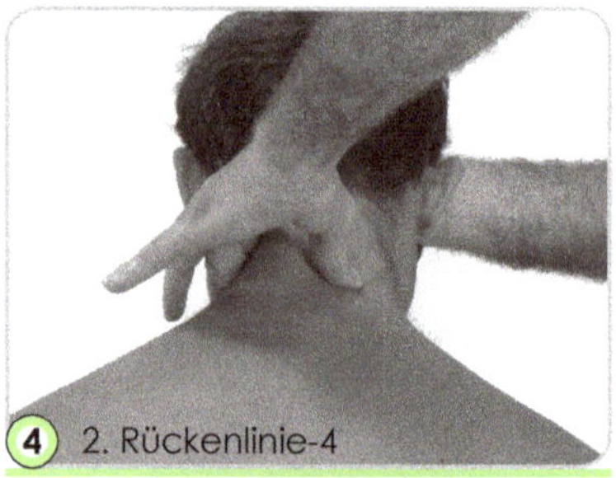
4 2. Rückenlinie-4

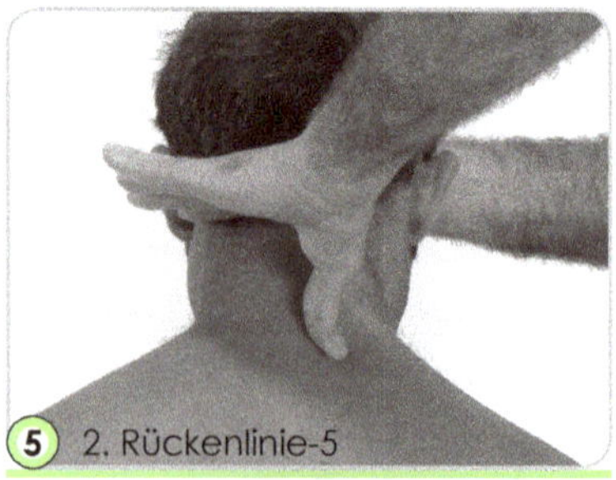
5 2. Rückenlinie-5

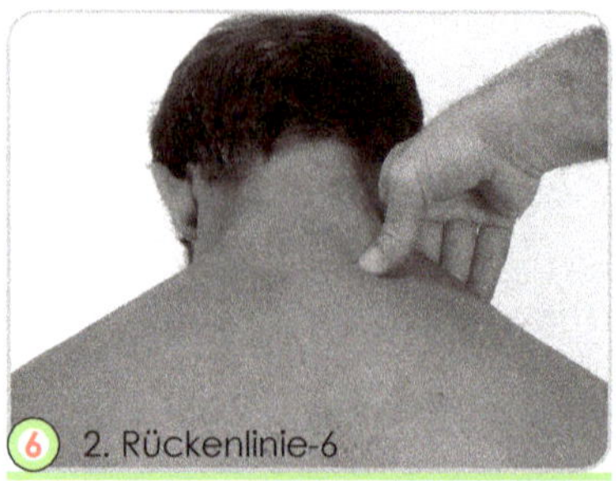
6 2. Rückenlinie-6

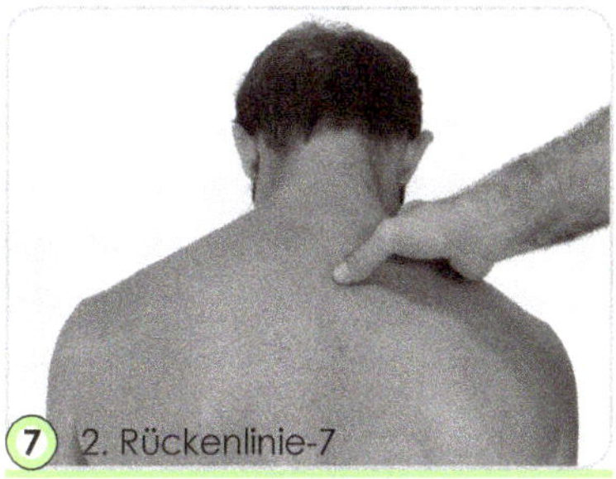
7 2. Rückenlinie-7

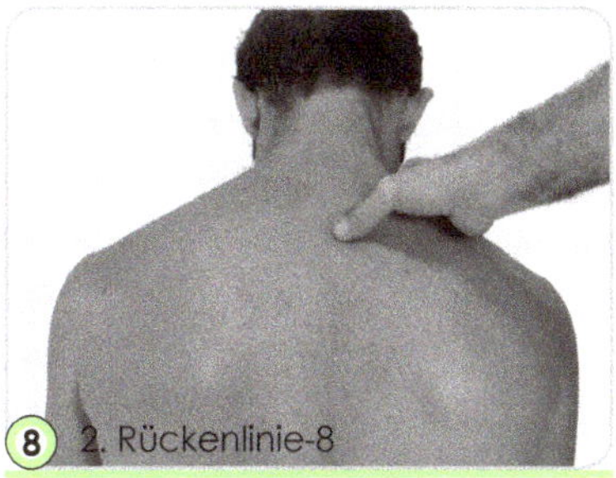
8 2. Rückenlinie-8

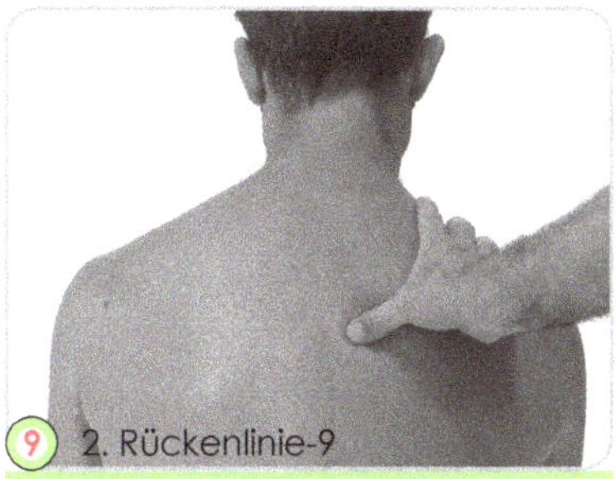
9 2. Rückenlinie-9

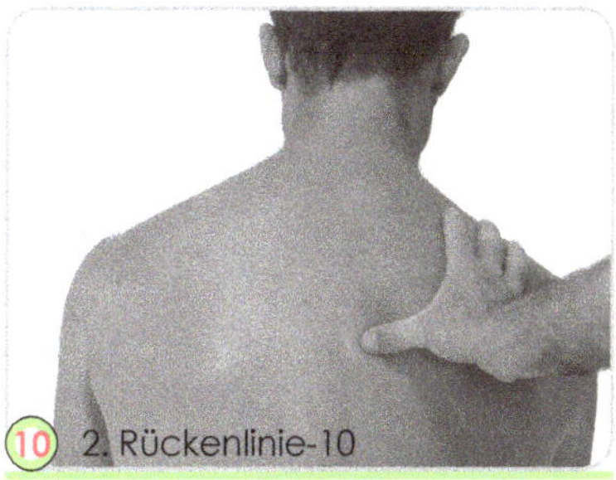
10 2. Rückenlinie-10

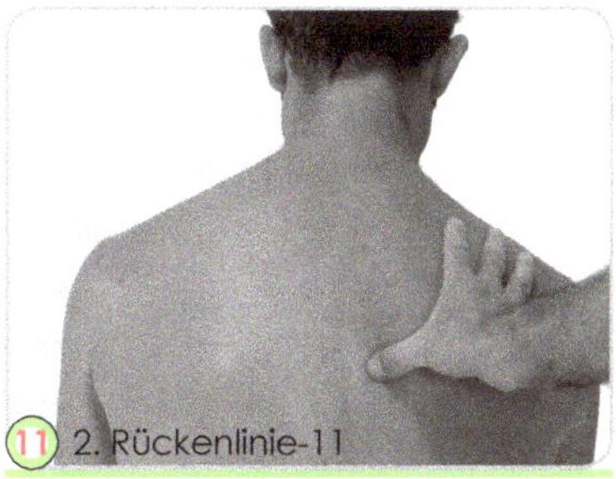
11 2. Rückenlinie-11

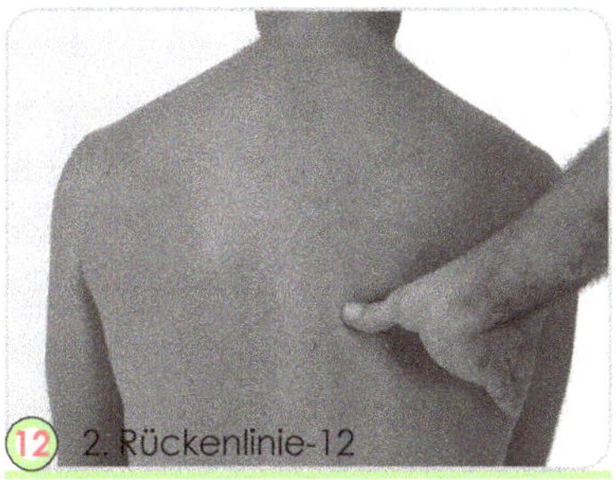
12 2. Rückenlinie-12

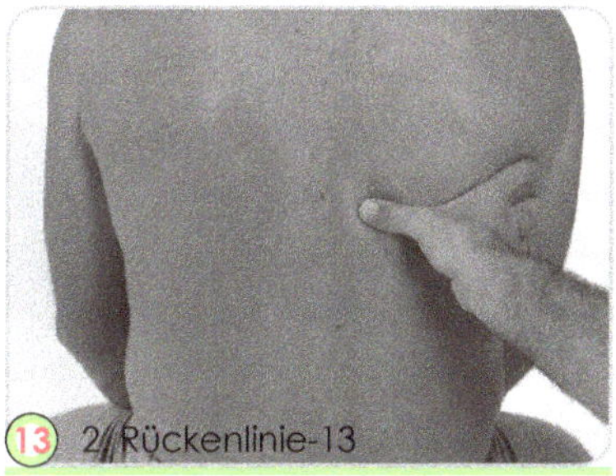
13 2. Rückenlinie-13

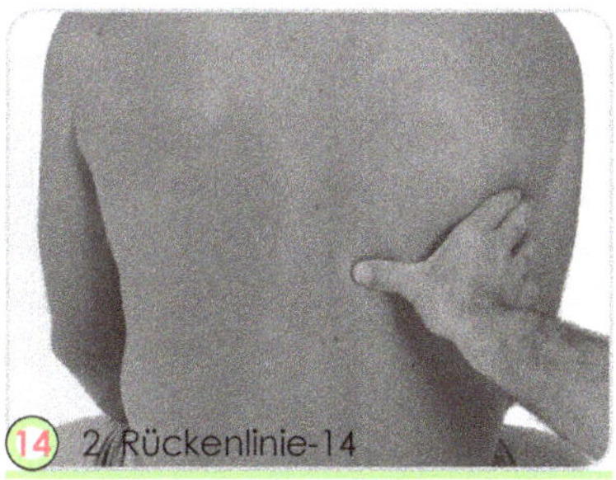
14 2. Rückenlinie-14

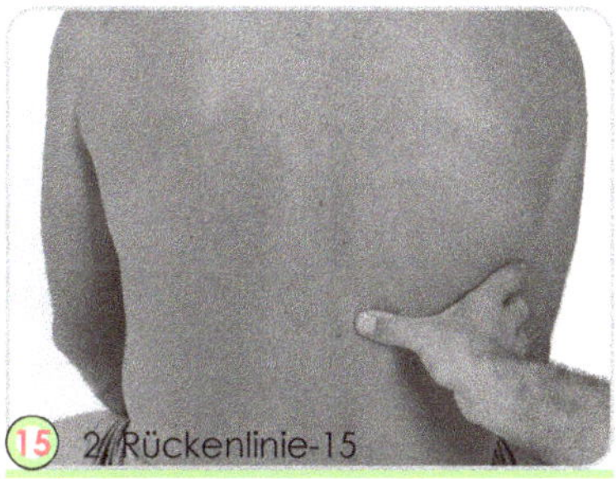
15 2. Rückenlinie-15

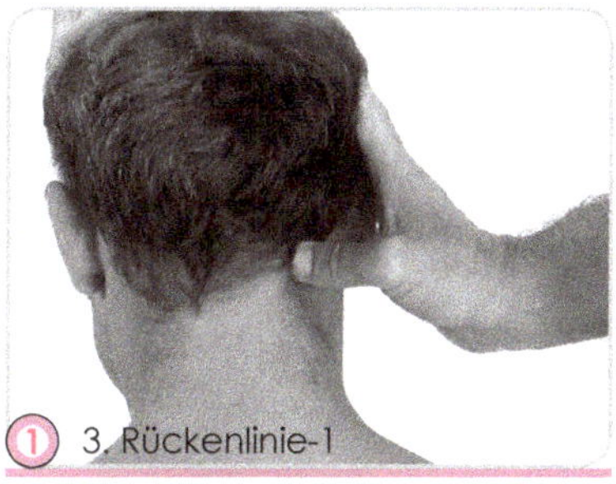
1 3. Rückenlinie-1

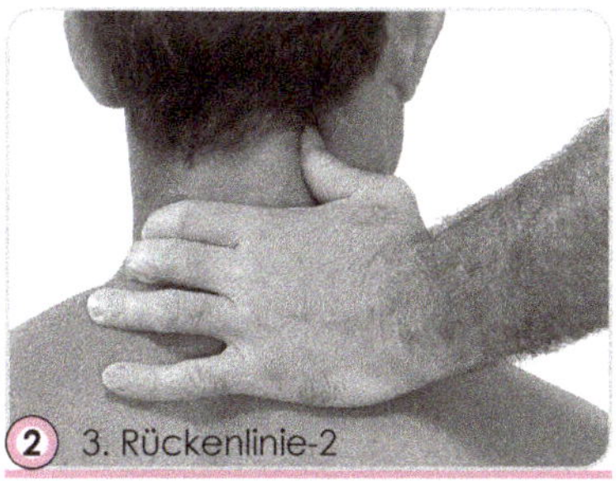
2 3. Rückenlinie-2

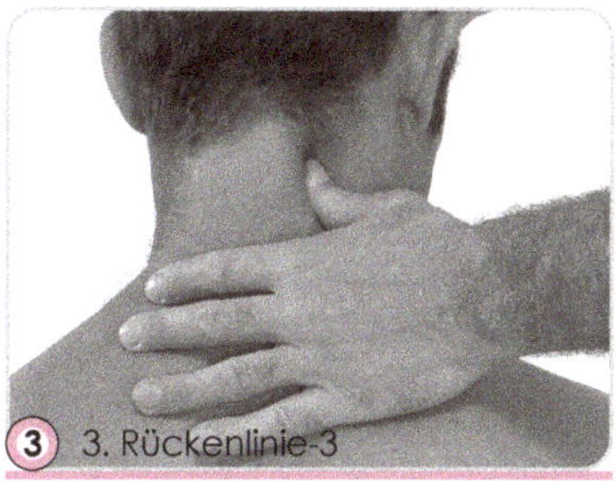
3 3. Rückenlinie-3

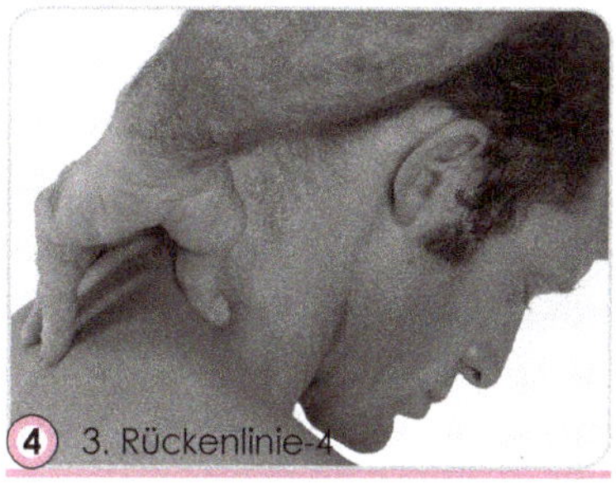
4 3. Rückenlinie-4

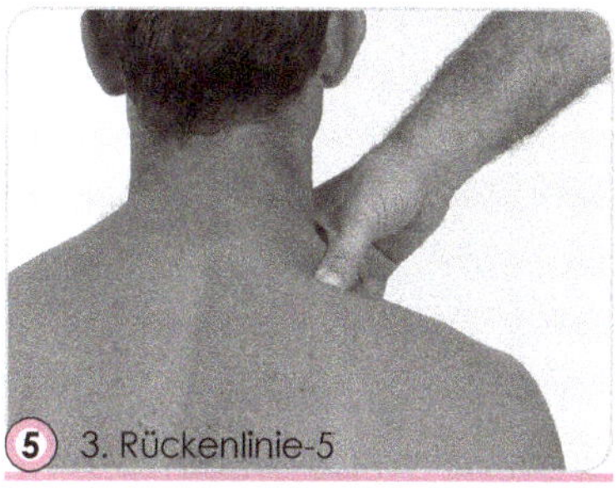
5 3. Rückenlinie-5

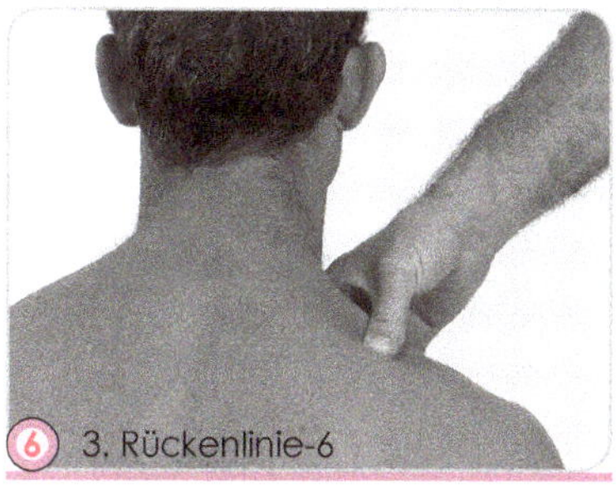
6 3. Rückenlinie-6

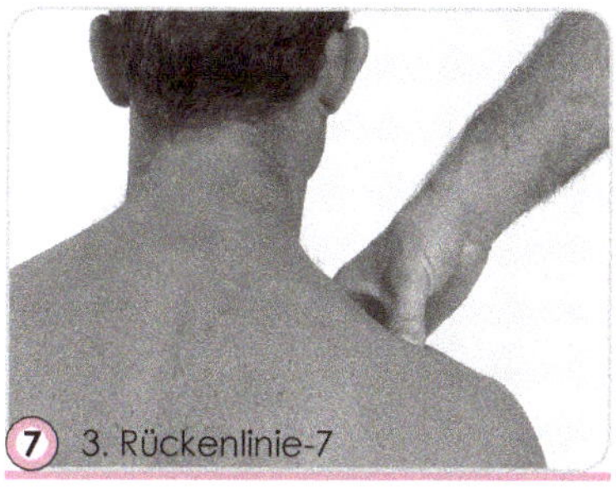
7 3. Rückenlinie-7

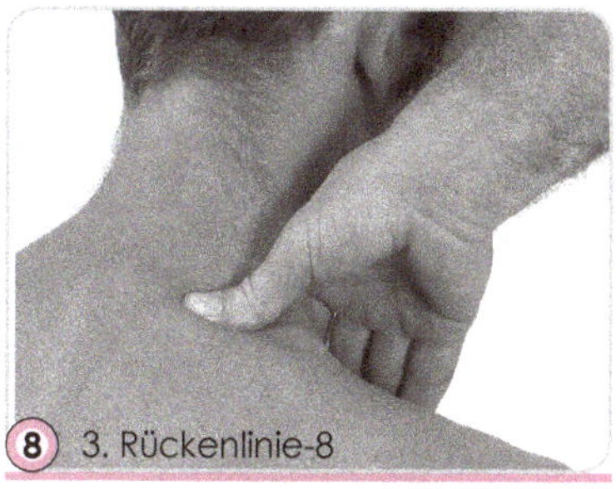
8 3. Rückenlinie-8

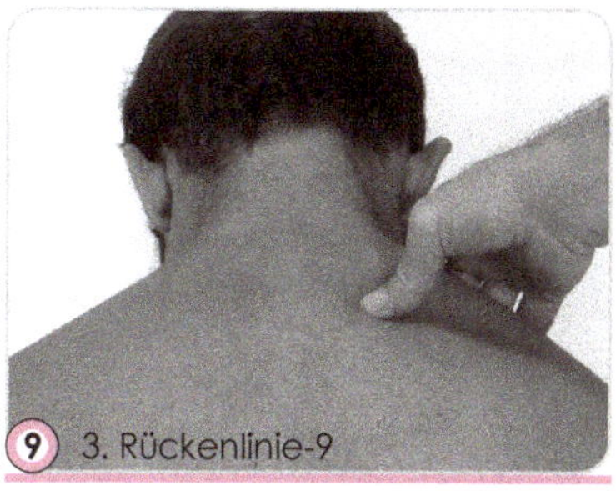
9 3. Rückenlinie-9

Scapula-Linie

Diese Linie verläuft durch 8 Orientierungspunkte:

1. Oberhalb des Mittelpunktes der Spina scapulae
2. Oberhalb der Spina scapulae, direkt lateral zu ihrem medialen Ende
3. Die obere Kante der Scapula
4. Die untere Kante der Scapula
5. Unter dem lateralen Ende der Spina scapulae, direkt über der Achselhöhle
6. Inferior zur Spina scapulae, direkt lateral zu ihrer medialen Kante
7. Oberhalb der unteren Kante der Scapula
8. Das Zentrum der Scapula

- Die Linie beginnt in einer Vertiefung über dem Mittelpunkt der Spina scapulae.
- Sie verläuft einwärts, lateral zur medialen Grenze der Spina scapulae.
- Sie läuft danach aufwärts zur oberen Kante der Scapula.
- Sie wendet sich nach unten und verläuft entlang der medialen Kante des Scapula bis sie ihre untere Kante erreicht.
- Danach wendet sie sich wieder aufwärts und verläuft entlang der lateralen Kante der Scapula.
- Sie läuft aufwärts medial an der posterioren Achselhöhle vorbei und erreicht die untere Grenze der Spina scapulae (Scapula – 13).
- Sie wendet sich danach einwärts, verläuft entlang der inferioren Kante der Spina scapulae und wendet sich abwärts an der lateralen Kante der medialen Grenze der Spina scapulae (Scapula – 14).
- Sie verläuft 1 Finger lateral zur medialen Kante der Scapula.
- Sie erreicht eine Vertiefung über oberhalb der unteren Kante Scapula, in einem V-förmigen, knöchernen Winkel (scapula – 16).
- Sie wendet sich wieder aufwärts und endet im Zentrum der Scapula (Scapula – 17).

Mittelfingerlinie

Diese Linie verläuft durch 4 Orientierungspunkte:

1. Der Mittelfinger
2. Die radiale Kante des lateralen Epicondylus (Radiuskopf)
3. Am posterolateralen Teil des Oberarmknochens, 3 Finger über dem Olecranon
4. Die Vertiefung inferior und posterior zur Spitze des Akromions, wenn der Arm seitlich gehoben wird

- Die Linie beginnt am Mittelpunkt der dorsalen Handgelenkfalte, auf einer Linie mit dem Mittelfinger in einer Vertiefung inferior zum Treffpunkt des Ulnakopfes mit dem distalen Ende des radius auf dem Os lunatum.
- Sie verläuft an der Außenseite des Unterarms aufwärts, in einer Vertiefung zwischen Ulna und Radius.
- Sie setzt sich fort entlang des Radius, auf dem M. extensor digitorum und danach zwischen dem M. extensor digitorum und dem M. extensor carpi radialis.
- Sie erreicht das laterale Ende der Ellenbogenbeuge, bei angewinkeltem Arm, radial zum lateralen Epicondylus (Radiuskopf).
- Sie beginnt erneut an der posterolateralen Kante des Oberarmknochens, 3 Finger über dem Olecranon.
- Sie verläuft aufwärts entlang der posterolateralen Kante des Humerus.
- Sie setzt sich fort in einer Furche zwischen dem mittleren und posterioren M. deltoideus.
- Sie endet posterior und inferior zur lateralen Spitze des Akromion, in der Vertiefung, die entsteht, wenn der Arm seitlich angehoben wird.

Ringfingerlinie

Diese Linie verläuft durch 4 Orientierungspunkte:

1. Der Ringfinger
2. Der laterale Epicondylus (Radiuskopf)
3. Die Vertiefung superior zum Olecranon
4. Das superiore Ende der Achselhöhle, wenn der Arm seitlich hängt (Adduktion).

- Die Linie beginnt in der dorsalen Handgelenkfalte, in einer Vertiefung inferior zum Ulnakopf, auf einer Linie mit dem Ringfinger, zwischen den Sehnen des M. extensor carpi ulnaris und M. extensor digiti minimi.
- Sie verläuft aufwärts auf dem M. extensor carpi ulnaris bis zum Nacken des Radiuskopfes (lateraler Epicondylus).
- Sie beginnt erneut in der Vertiefung superior zum Olecranon.
- Sie läuft in der Mitte des M. triceps brachii aufwärts, bis zum superioren Ende der Achselhöhle, wenn der Arm seitlich hängt (Adduktion).

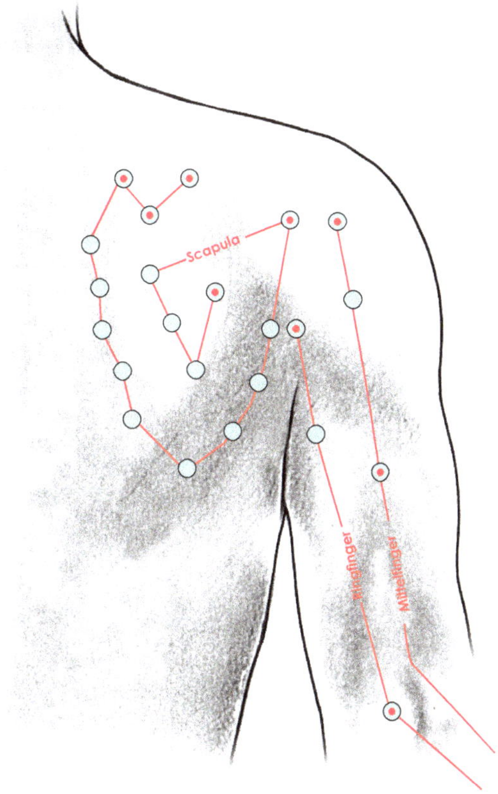
Scapula
Ringfinger
Mittelfinger

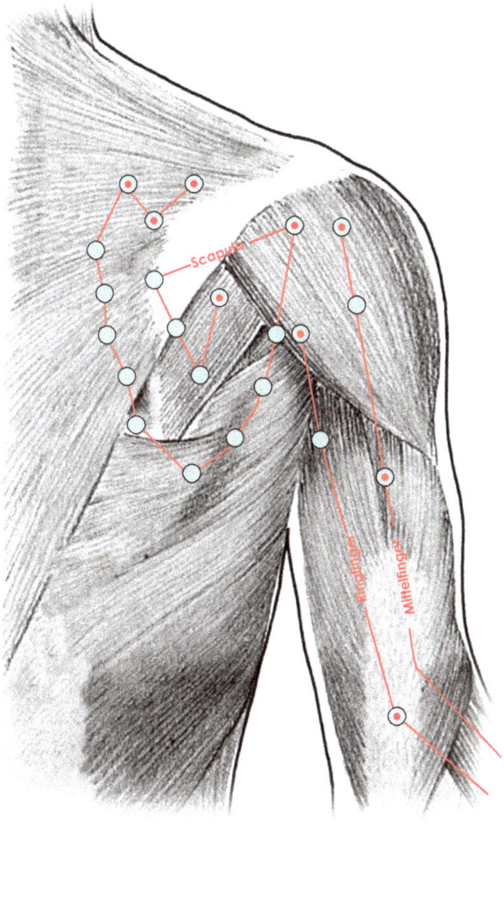
Scapula
Ringfinger
Mittelfinger

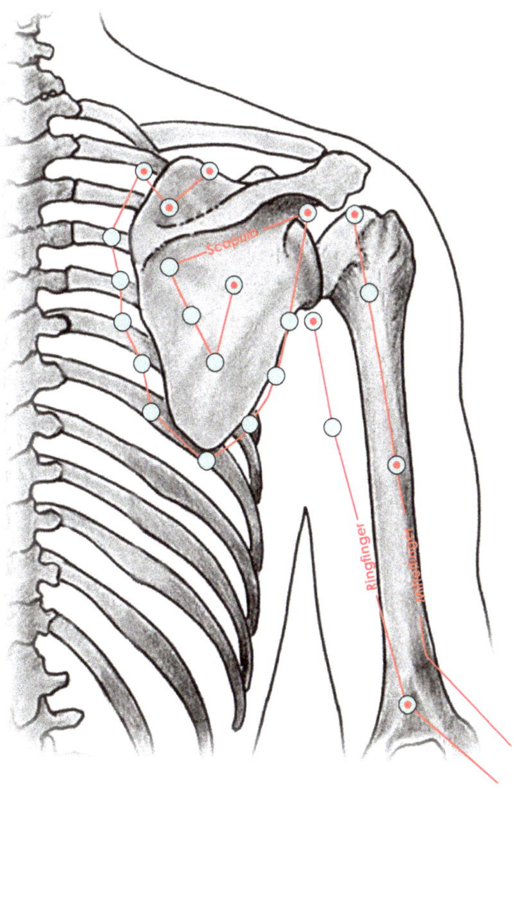
Scapula
Ringfinger
Mittelfinger

Akupressurpunkte des **SCHULTERBLATTES UND DER RÜCKSEITE DES ARMS**

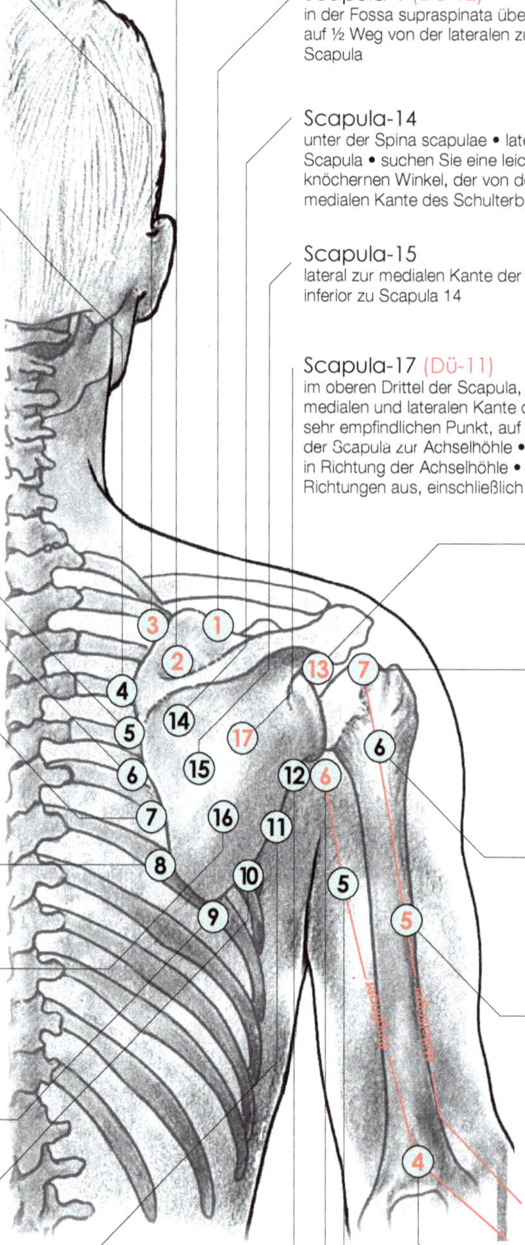

Scapula-3 (Dü-14)
oberer Winkel der Scapula • 1 Finger über der Spina scapulae • gleiten Sie mit Ihrer Fingerspitze aufwärts, entlang der medialen Kante der Scapula, bis sie sich nach lateral wendet und unter dem M. levator scapulae verschwindet. Drücken Sie diesen Punkt, verhindern Sie, dass der Muskel seitlich wegrutscht • Dies ist ein fester und sehr sensibler Punkt, der in alle Richtungen, einschließlich des Kopfes ausstrahlt

Scapula-4
medial zur medialen Kante der Scapula • auf einer Höhe mit der medialen Kante der Spina scapulae

Scapula-5
medial zur medialen Kante der Scapula • auf einer Höhe mit einer gedachten Linie, die unterhalb der Spina scapulae verläuft

Scapula-6
der Mittelpunkt der medialen Kante der Scapula • auf ½ Weg von der unteren zur oberen Kante der Scapula

Scapula-7
medial zur medialen Kante der Scapula • auf 1/3 des Weges von der unteren zur oberen Kante der Scapula • 1 Finger unter dem Mittelpunkt der medialen Kante der Scapula

Scapula-8
medial zur medialen Kante der Scapula • auf 1/5 des Weges von der unteren zur oberen Kante der Scapula • 2 Finger superior zur unteren Kante der Scapula

Scapula-16
1 Finger inferior zu Scapula – 16 • suchen Sie eine leichte Vertiefung im knöchernen Winkel, der von der medialen und lateralen Kante des Schulterblattes geformt wird • 3 Finger über der unteren Kante der Scapula

Scapula-9
ein wenig lateral unterhalb der unteren Kante der Scapula • suchen Sie einen schlüpfrigen Muskel

Scapula-10
lateral zur lateralen Kante der Scapula • 1 Finger superior zu Scapula – 9 • auf ½ Weg von der unteren Kante der Scapula zur Achselhöhle • drücken Sie in Richtung Kante der Scapula, gegen den Knochen

Scapula-11
lateral zur lateralen Kante der Scapula • auf einer Höhe mit der Achselhöhle • drücken Sie in Richtung Kante der Scapula, gegen den Knochen

Scapula-12 (3E-14)
lateral zur lateralen Kante der Scapula • 2 Finger über der Achselhöhle • drücken Sie medial • ein sehr sensibler Punkt über dem M. teres minor

Scapula-2 (Dü-13)
in einer Vertiefung über der Spina scapulae, lateral zur medialen Kante der Scapula • gleiten Sie mit Ihrem Finger entlang der superioren Kante der Spina scapulae, von der Schulter in Richtung der medialen Kante der Scapula, bis Sie eine Vertiefung direkt lateral zur medialen Grenze der Scapula erreichen • drücken Sie vorwärts und abwärts

Scapula-1 (Dü-12)
in der Fossa supraspinata über der Spina scapulae • auf ½ Weg von der lateralen zur medialen Kante der Scapula

Scapula-14
unter der Spina scapulae • lateral zur medialen Kante der Scapula • suchen Sie eine leichte Vertiefung an einem knöchernen Winkel, der von der Spina scapulae und der medialen Kante des Schulterblattes geformt wird

Scapula-15
lateral zur medialen Kante der Scapula • 1 Finger inferior zu Scapula 14

Scapula-17 (Dü-11)
im oberen Drittel der Scapula, auf ½ Weg zwischen der medialen und lateralen Kante der Scapula • suchen Sie einen sehr empfindlichen Punkt, auf ½ Weg von der oberen Kante der Scapula zur Achselhöhle • 1 Finger von Scapula – 14 in Richtung der Achselhöhle • dieser Punkt strahlt in alle Richtungen aus, einschließlich der Vorderseite Schulter

Scapula-13 (Dü-10)
direkt über der Achselhöhle • unterhalb der unteren Kante der Spina scapulae • drücken Sie in Richtung Körperzentrum (medial)

Mittelfinger-7 (3E-14)
unterhalb und hinter der lateralen Kante des Akromion • in einer leichten Vertiefung, die entsteht, wenn der Arm seitlich angehoben wird • zwischen dem mittleren und posterioren Kopf des M. deltoideus

Mittelfinger-6
3 Finger unter der lateralen Spitze des Akromion • in der Vertiefung zwischen dem lateralen und posterioren M. deltoideus

Mittelfinger-5 (3E-12 Region)
auf ½ Weg zwischen dem Ellenbogen und der lateralen Spitze des Akromion • ein empfindlicher Punkt auf dem posterolateralen Teil des Humerus • auf einer Höhe mit der Tuberositas deltoidea • in einer Furche zwischen dem Humerus und dem lateralen Kopf des M. triceps brachii • schieben Sie den M. triceps brachii auf die Rückseite des Humerus

Ringfinger-4 (3E-10)
2 Finger über dem Olecranon • in der Mitte der Vertiefung • auf der Sehne des M. triceps brachii

Ringfinger-5
auf 1/3 des Weges von der lateralen Spitze des Akromion zum Ellenbogen • 2 Finger unter der Achselhöhle • auf dem medialen Kopf des M. triceps brachii

Ringfinger-6 (Dü-9)
ein empfindlicher Punkt der den Arm herunter ausstrahlt • legen Sie Ihren Daumen an die Achselhöhle und drücken Sie aufwärts, auf den Muskel, dort wo der Arm auf die Scapula trifft, alternativ, drücken Sie vorwärts, 2 Finger über der Achselhöhle

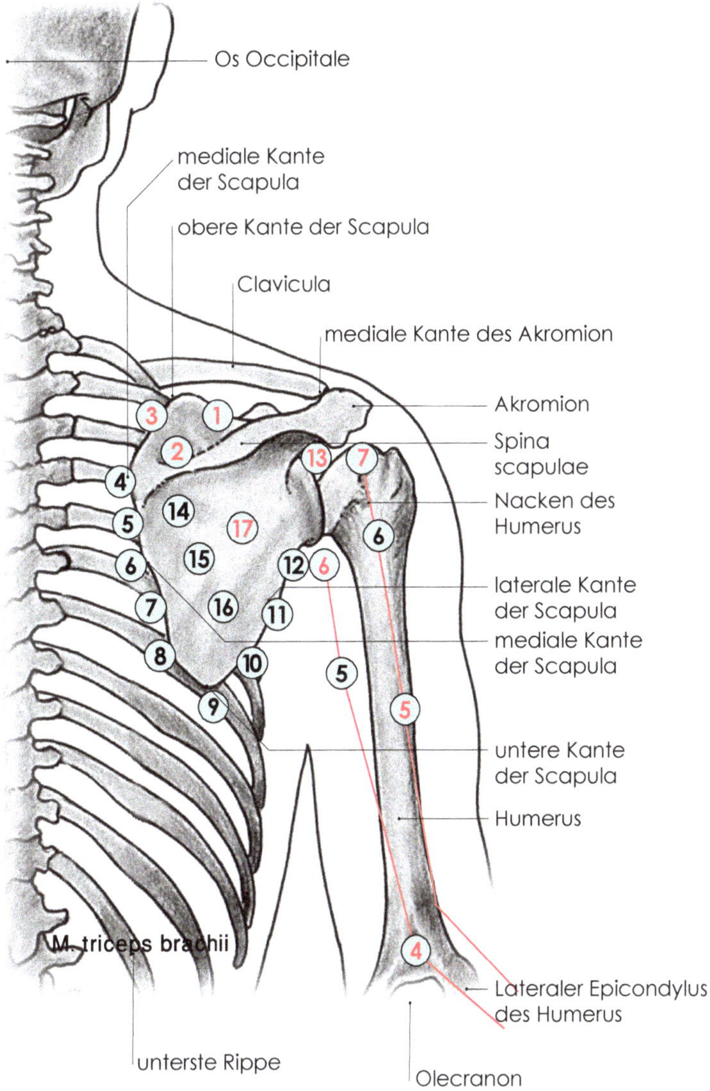
Os Occipitale
mediale Kante der Scapula
obere Kante der Scapula
Clavicula
mediale Kante des Akromion
Akromion
Spina scapulae
Nacken des Humerus
laterale Kante der Scapula
mediale Kante der Scapula
untere Kante der Scapula
Humerus
M. triceps brachii
Lateraler Epicondylus des Humerus
unterste Rippe
Olecranon

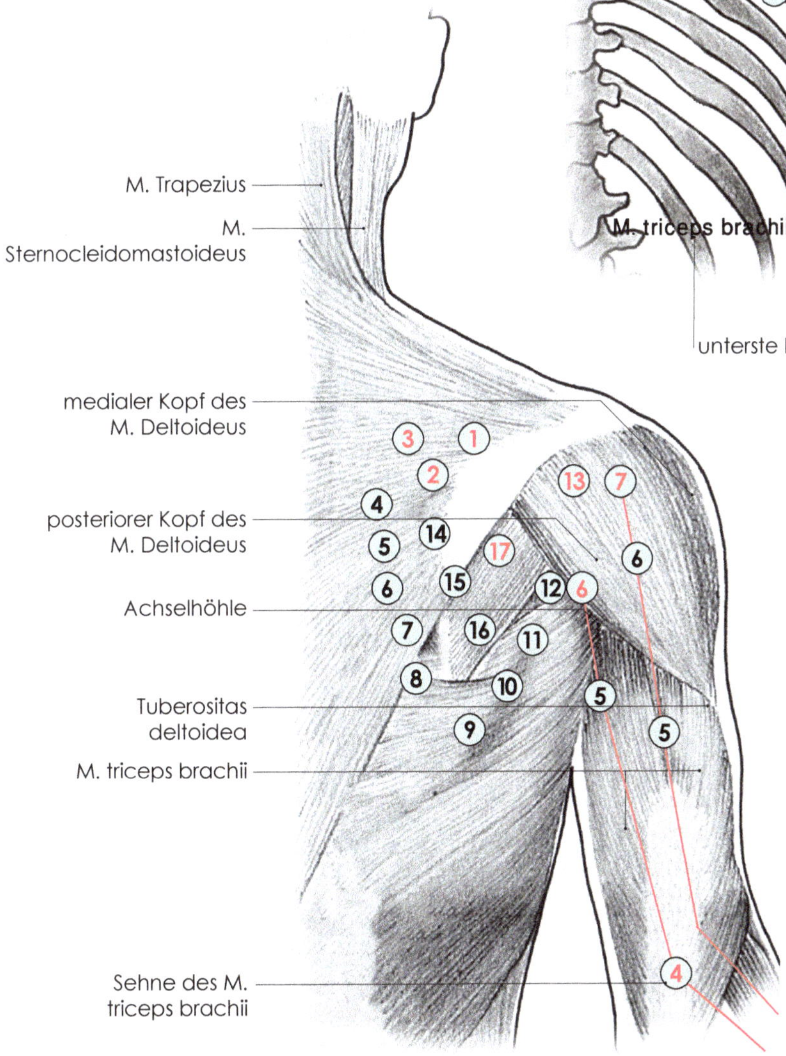
M. Trapezius
M. Sternocleidomastoideus
medialer Kopf des M. Deltoideus
posteriorer Kopf des M. Deltoideus
Achselhöhle
Tuberositas deltoidea
M. triceps brachii
Sehne des M. triceps brachii

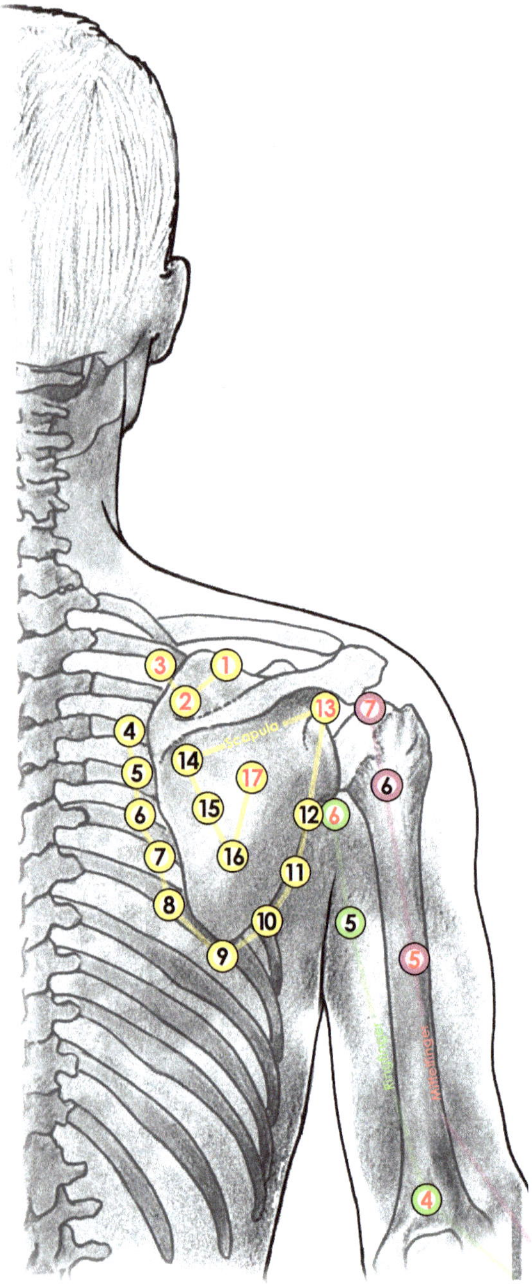

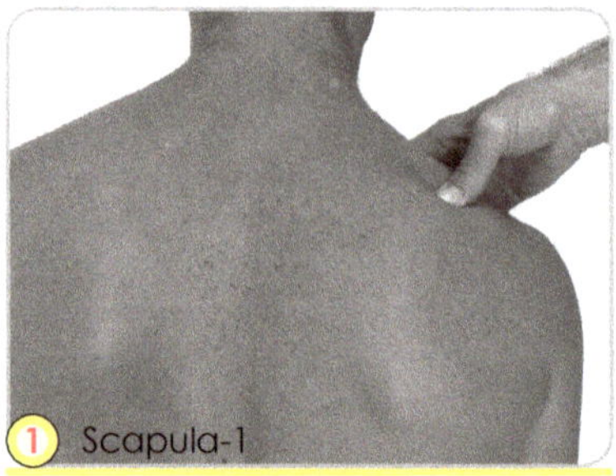

1 Scapula-1

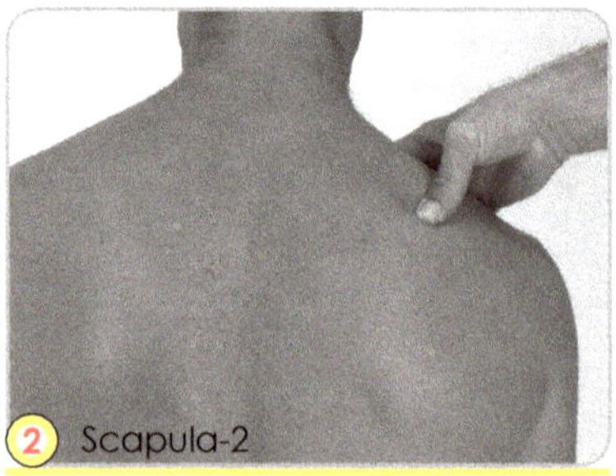

2 Scapula-2

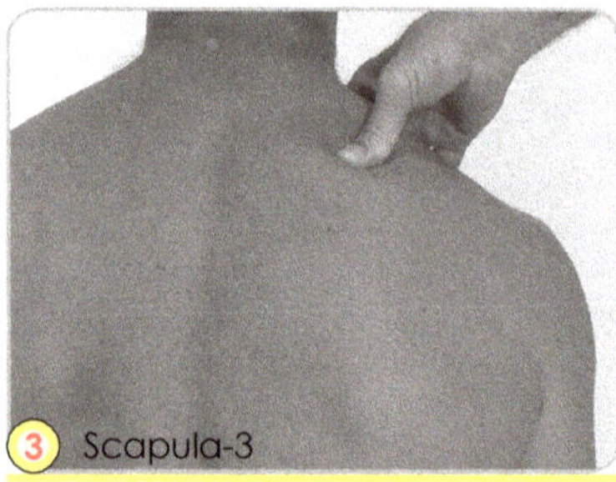

3 Scapula-3

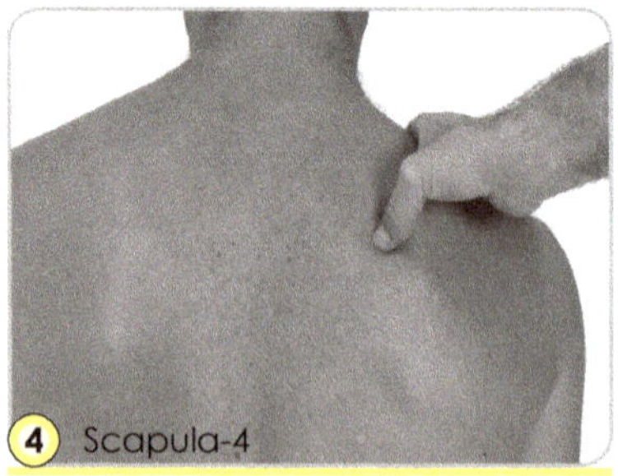

4 Scapula-4

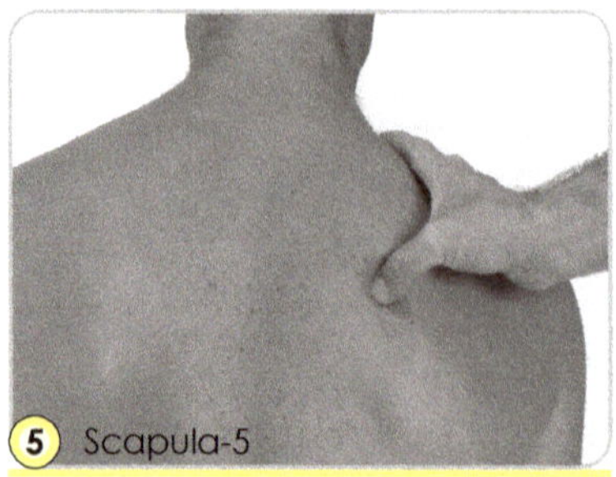

5 Scapula-5

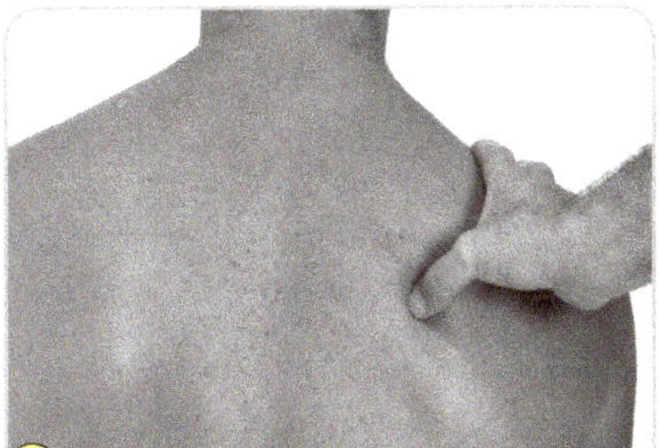
6 Scapula-6

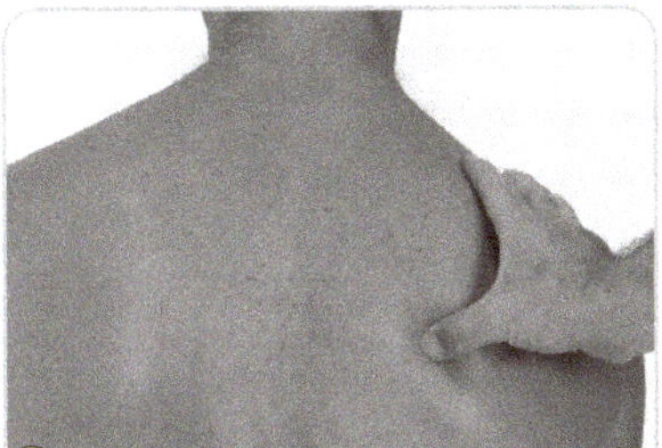
7 Scapula-7

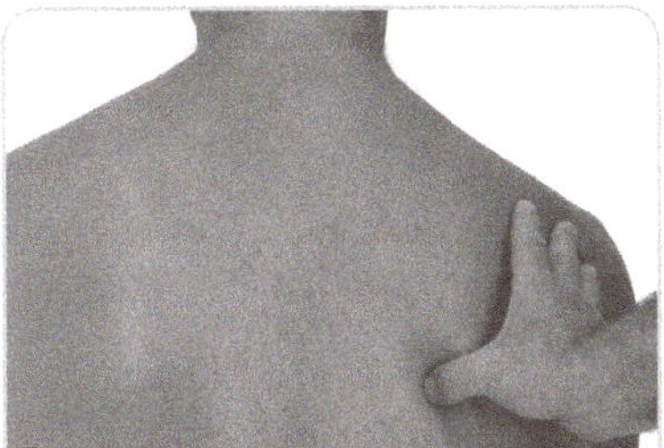
8 Scapula-8

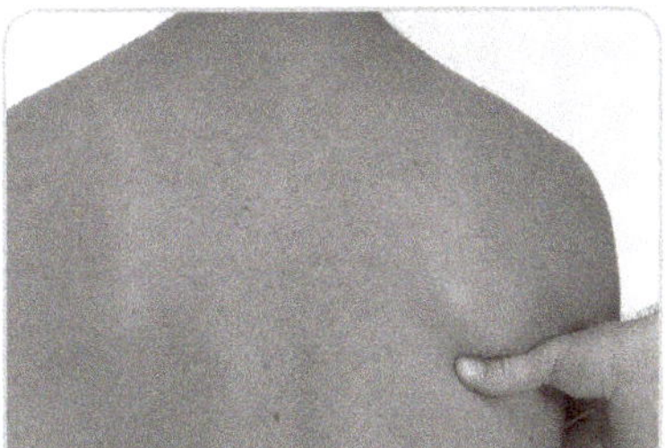
9 Scapula-9

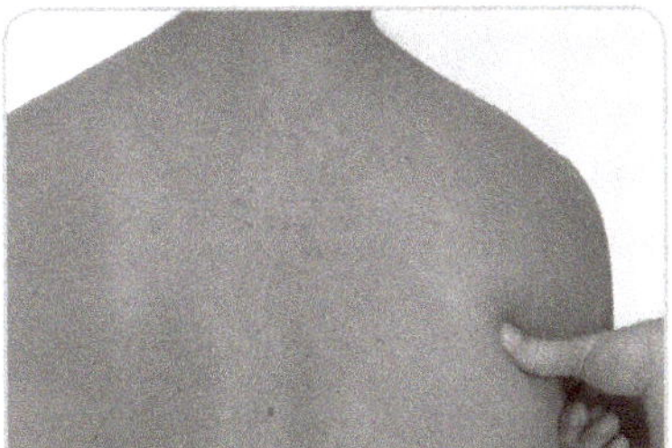
10 Scapula-10

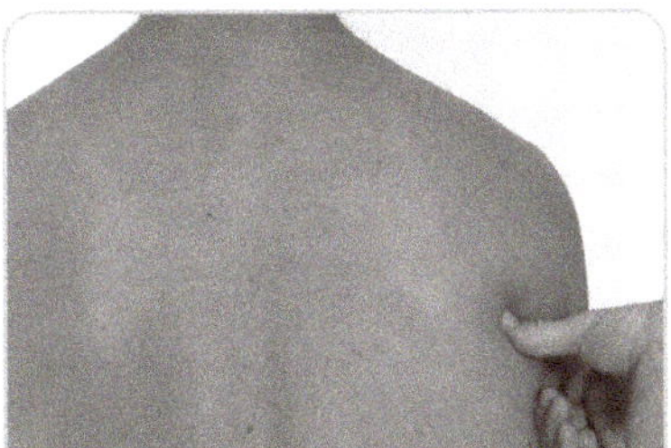
11 Scapula-11

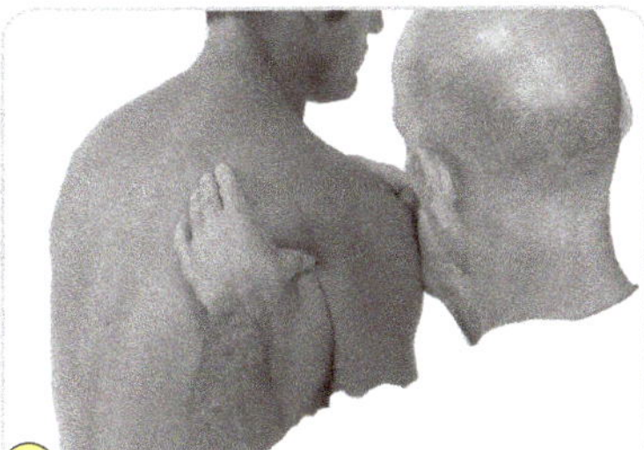
12 Scapula-12

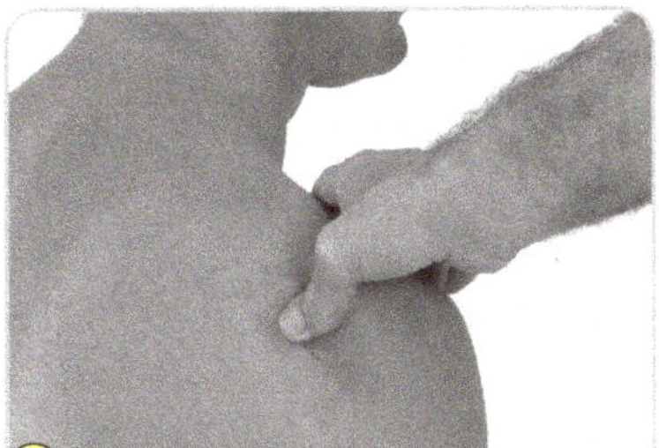
13 Scapula-13

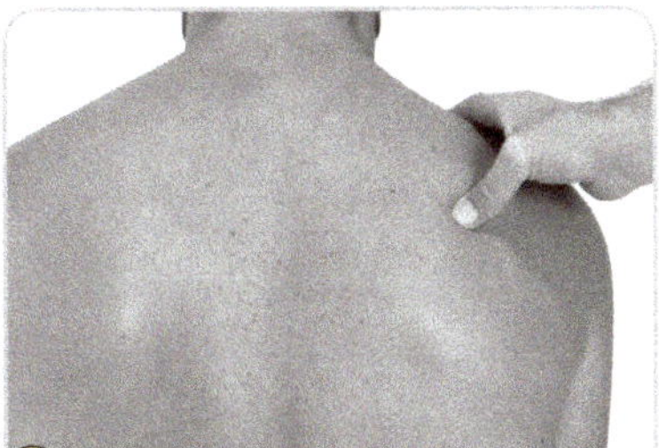
14 Scapula-14

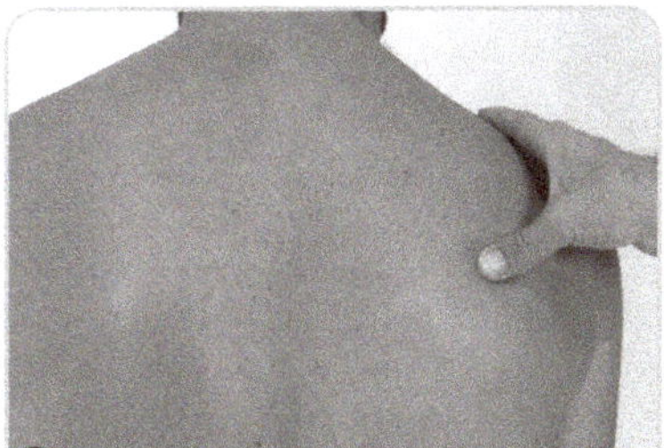
15 Scapula-15

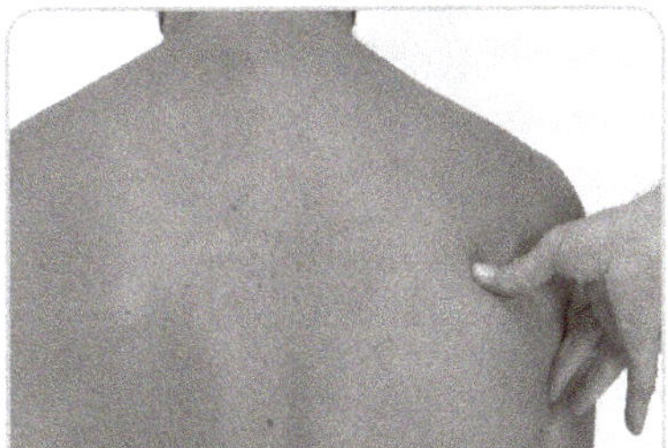
16 Scapula-16

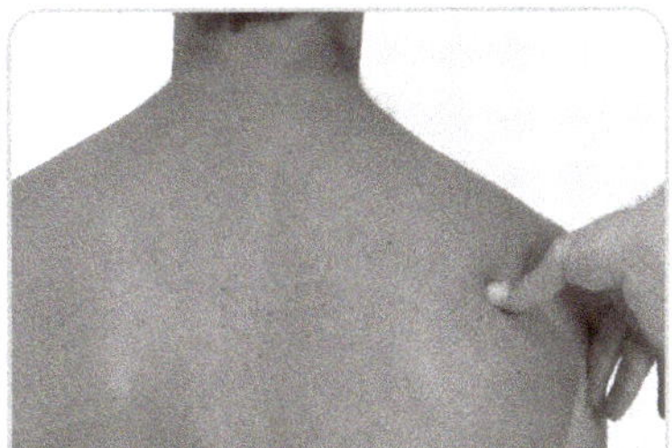
17 Scapula-17

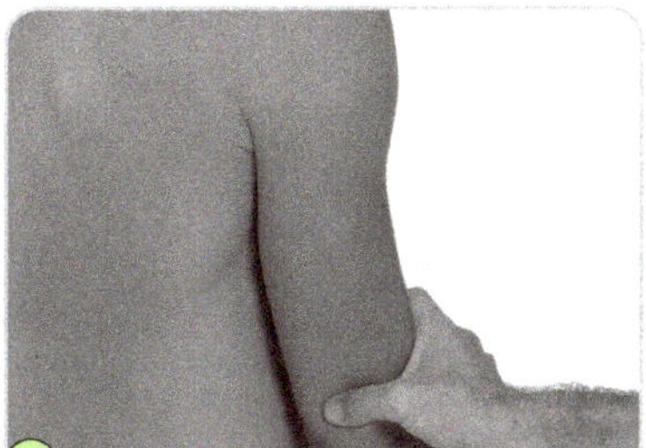
4 Ringfinger-4

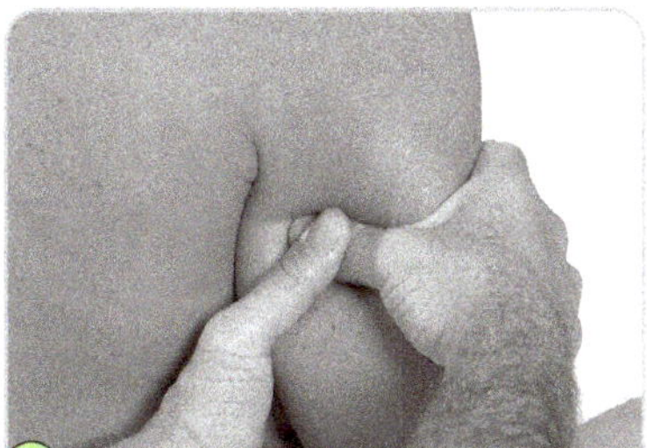
5 Ringfinger-5

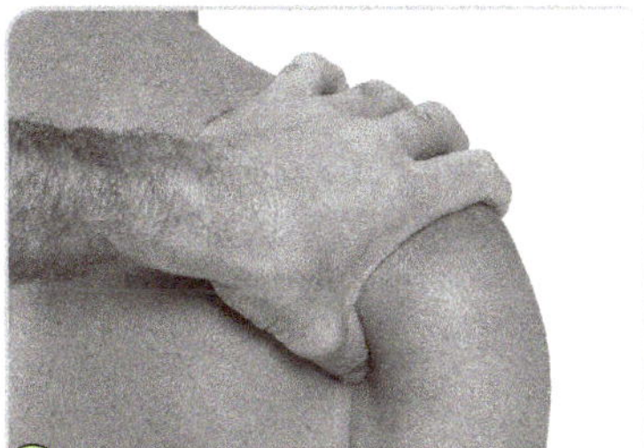
6 Ringfinger-6

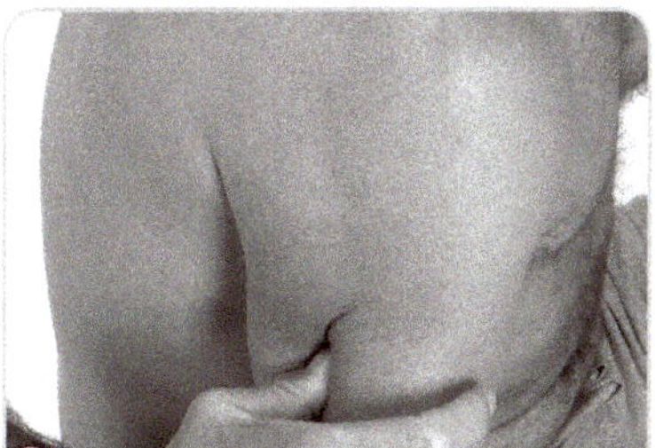
5 Mittelfinger-5

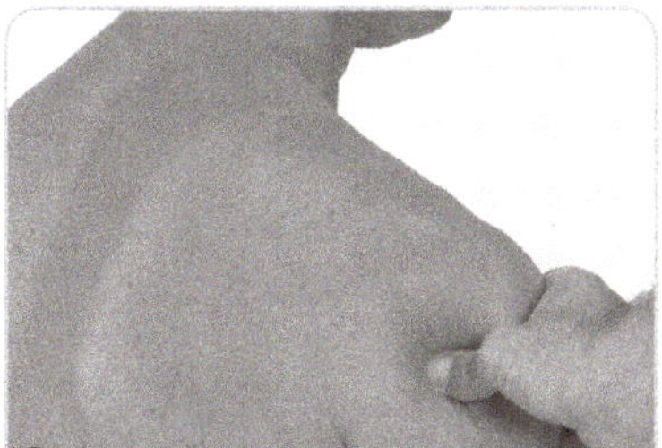
6 Mittelfinger-6

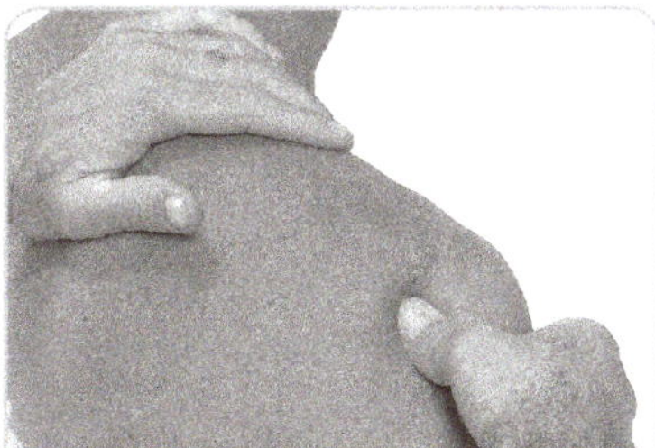
7 Mittelfinger-7

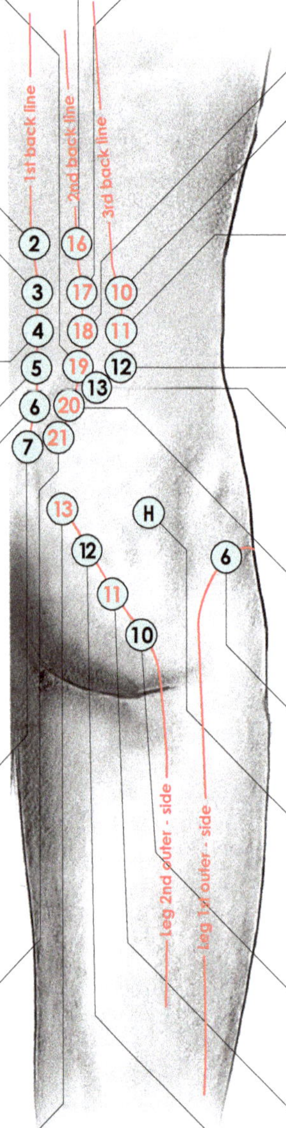

2. Rückenlinie-16 (Bl-21)
2 Finger lateral zum Dornfortsatz • auf einer Höhe mit der unteren Kante des Dornfortsatzes von T-12 • auf dem höchsten Punkt der paraspinalen Muskulatur

2. Rückenlinie-19 (Bl-24)
2 Finger lateral zum Dornfortsatz • auf einer Höhe mit der unteren Kante des Dornfortsatzes von L-3 • auf einer Höhe mit dem höchsten Punkt des Beckenkamms • auf dem höchsten Punkt der paraspinalen Muskulatur

1. Rückenlinie-2
auf einer Höhe mit der unteren Grenze des Dornfortsatzes von T-12 • in der Vertiefung entlang der Wirbelsäule (Lamina arcus vertebrae) • drücken Sie vorwärts, direkt neben dem Dornfortsatz

1. Rückenlinie-3
auf einer Höhe mit der unteren Grenze des Dornfortsatzes von L-1 • auf einer Höhe mit 3. Rückenlinie – 10 – direkt unterhalb der untersten Rippe • in der Vertiefung entlang der Wirbelsäule (Lamina arcus vertebrae) • drücken Sie vorwärts, direkt neben dem Dornfortsatz

1. Rückenlinie-4
auf einer Höhe mit der unteren Grenze des Dornfortsatzes von L-2 • auf ½ Weg zwischen dem höchsten Punkt des Beckenkamms und der untersten Rippe • in der Vertiefung entlang der Wirbelsäule (Lamina arcus vertebrae) • drücken Sie vorwärts, direkt neben dem Dornfortsatz

1. Rückenlinie-5
auf einer Höhe mit der unteren Grenze des Dornfortsatzes von L-3 • auf einer Höhe mit dem höchsten Punkt des Beckenkamms • in der Vertiefung entlang der Wirbelsäule (Lamina arcus vertebrae)• drücken Sie vorwärts, direkt neben dem Dornfortsatz

1. Rückenlinie-6
auf einer Höhe mit der unteren Grenze des Dornfortsatzes von L-4 • oberhalb des untersten Punkts dieser Linie • in der Vertiefung entlang der Wirbelsäule (Lamina arcus vertebrae) • drücken Sie vorwärts, direkt neben dem Dornfortsatz

1. Rückenlinie-7
auf einer Höhe mit der unteren Grenze des Dornfortsatzes von L-5 • der unterste Punkt dieser Linie, direkt über dem Kreuzbein • gleiten Sie mit Ihrem Daumen das Kreuzbein aufwärts bis zu seiner Spitze und drücken Sie dort, wo das weiche Gewebe beginnt – die gemeinsame Sehne der Muskelgruppen des M. erector spinea • drücken Sie vorwärts in der Vertiefung entlang der Wirbelsäule (Lamina arcus vertebrae), direkt neben dem Dornfortsatz

2. Rückenlinie-21 (Bl-26)
1 Finger lateral zum Dornfortsatz • auf einer Höhe mit dem Dornfortsatz von L-5 • der unterste Punkt der Linie, direkt über dem Kreuzbein • direkt medial zur Spina iliaca posterior superior • gleiten Sie mit Ihrem Daumen das Kreuzbein aufwärts bis zu seiner Spitze und drücken Sie dort, wo das weiche Gewebe beginnt – die gemeinsame Sehne der Muskelgruppen des M. erector spinae

2nd outer line side position-13 (Bl-29)
die laterale Kante des Kreuzbeins • auf einer Höhe mit S-3,4 • auf einer Höhe mit einer gedachten Linie, die horizontal über den Trochanter major verläuft

2. Rückenlinie-17 (Bl-22)
2 Finger lateral zum Dornfortsatz • auf einer Höhe mit der unteren Kante des Dornfortsatzes von L-1 • direkt unterhalb der untersten Rippe • auf dem letzten Punkt, an dem sich das Gewebe des unteren Rückens eindrücken lässt • auf dem höchsten Punkt der paraspinalen Muskulatur

2. Rückenlinie-18 (Bl-23)
2 Finger lateral zum Dornfortsatz • auf einer Höhe mit der unteren Kante des Dornfortsatzes von L-2 • auf ½ Weg zwischen dem höchsten Punkt des Beckenkamms und der unteren Kante der untersten Rippe • auf dem höchsten Punkt des M. erector spinae

3. Rückenlinie-10 (Bl-51)
4 Finger lateral zum Dornfortsatz von L-1, direkt unterhalb der untersten Rippe • drücken Sie vorwärts und 45° in Richtung der Wirbelsäule • strahlt nach unten aus

3. Rückenlinie-11 (Bl-52)
4 Finger lateral zum Dornfortsatz von L-2, 1 Finger unterhalb der untersten Rippe • auf ½ Weg zwischen dem Beckenkamm und der zwölften Rippe • drücke Sie vorwärts • strahlt nach unten aus

3. Rückenlinie-12
4 Finger lateral zum Dornfortsatz • auf einer Höhe mit dem höchsten Punkt des Beckenkamms • drücken Sie vorwärts und 45° in Richtung der Wirbelsäule

3. Rückenlinie-13
auf ½ Weg zwischen den unteren Enden der 2. und 3. Rückenlinie • in einer leichten Vertiefung auf dem M. erector spinae • direkt über der Spina iliaca posterior superior und ein wenig lateral

2. Rückenlinie-20 (Bl-25)
1 Finger lateral zur unteren Grenze des Dornfortsatzes von L-4 • oberhalb des untersten Punktes der Linie und direkt über der Spina iliaca posterior superior • auf dem höchsten Punkt der paraspinalen Muskulatur

1. Außenlinie Bein, Seitenlage-6
über der Erhebung des Trochanter major

Hüfte
auf ½ Weg auf einer gedachten Linie vom Trochanter major zum Fortsatz der Spina iliaca posterior superior • 3 Finger über dem Trochanter major und 2 – 3 Finger in Richtung des Kreuzbeins

2. Außenlinie, Seitenlage-10
1 Finger unter 2. Außenlinie, Seitenlage – 11 • auf dem M. gluteus maximus

2. Außenlinie, Seitenlage-11 (Gb-30)
auf 1/3 des Weges vom Trochanter major zur Spitze des Steißbeins

2. Außenlinie, Seitenlage-12
1 Finger unter 2. Außenlinie Bein, Seitenlage – 13

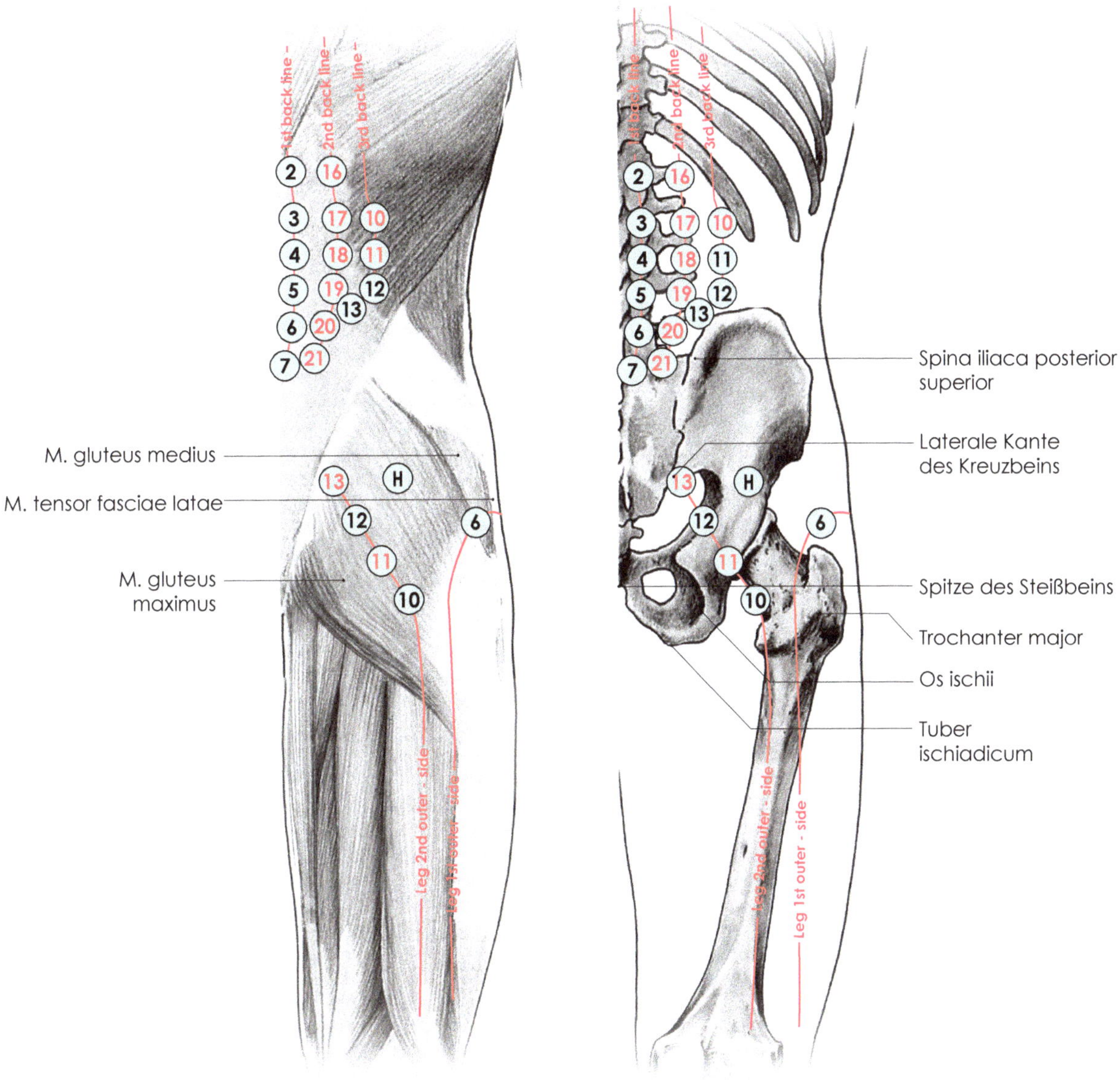

• Zur Lokalisierung der Lücke zwischen L-5 und S-1, suchen Sie die Linie, die die Spina iliaca posterior superior beider Seiten miteinander verbindet.

• Zur Lokalisierung von L-4 und L-3, suchen Sie die Linie, die die höchsten Punkte der Beckenkämme miteinander verbindet. Diese Linie verläuft zwischen L-3 und L-4.

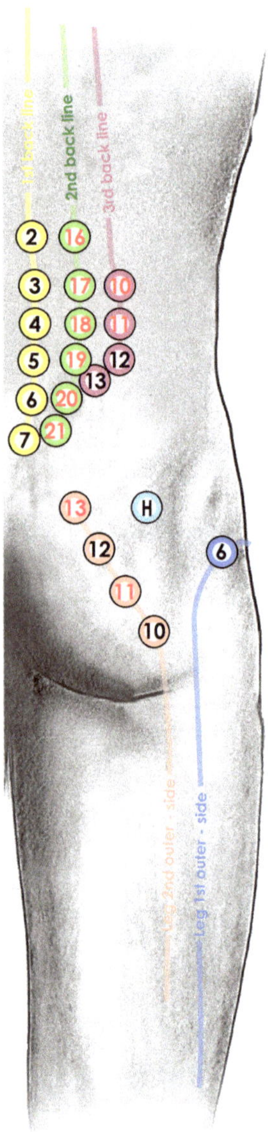

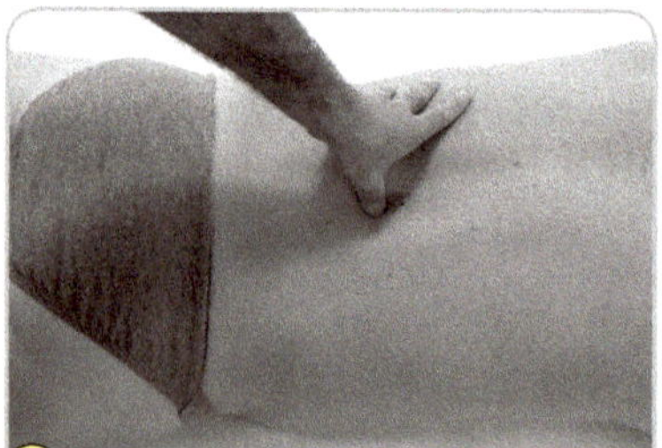
2 1. Rückenlinie-2

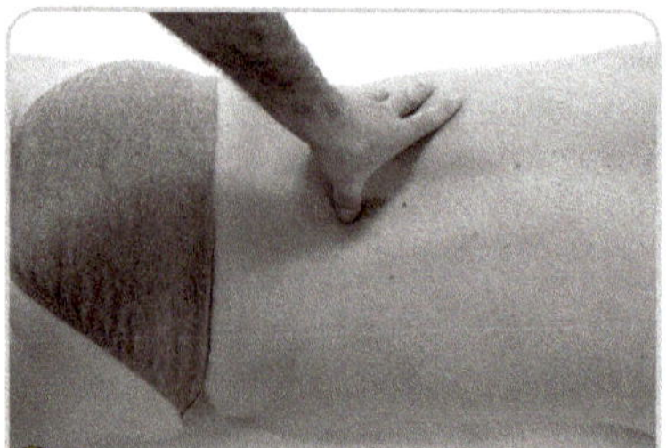
3 1. Rückenlinie-3

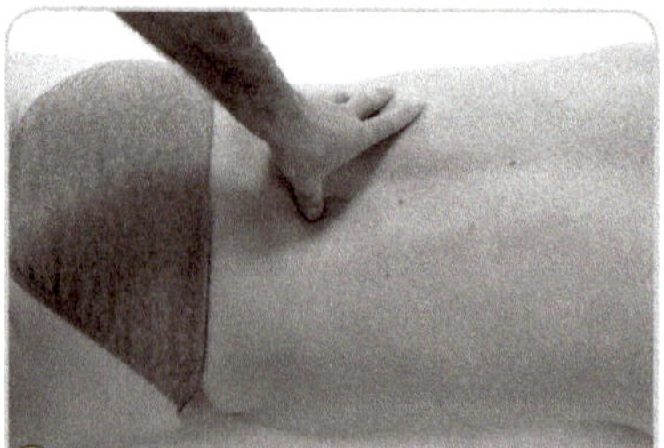
4 1. Rückenlinie-4

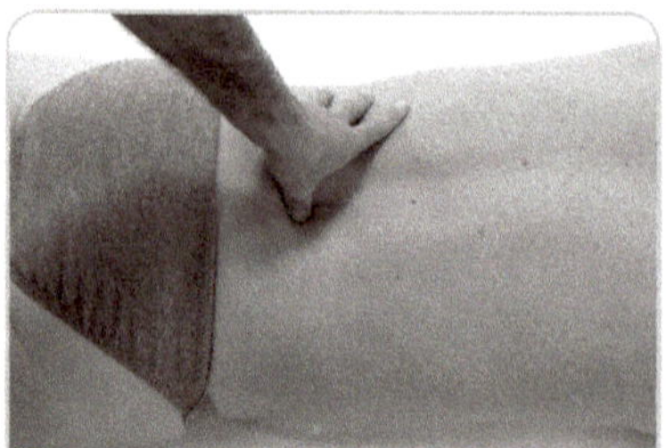
5 1. Rückenlinie-5

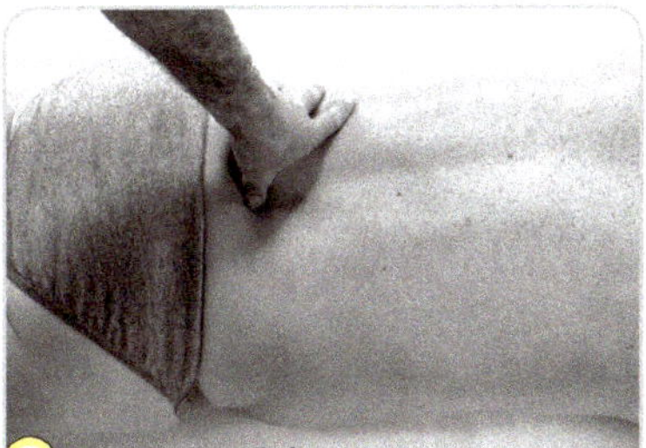
6 1. Rückenlinie-6

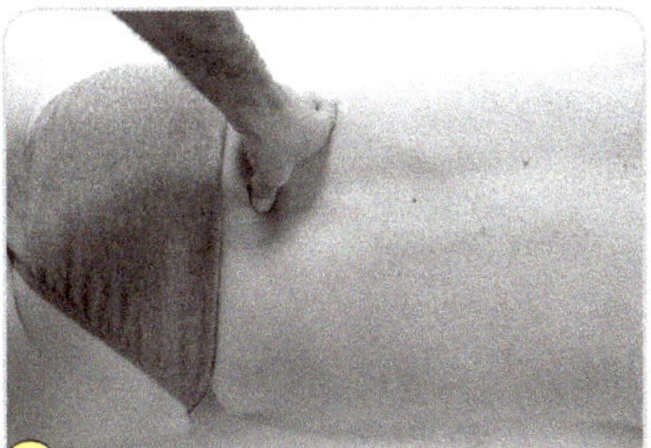
7 1. Rückenlinie-7

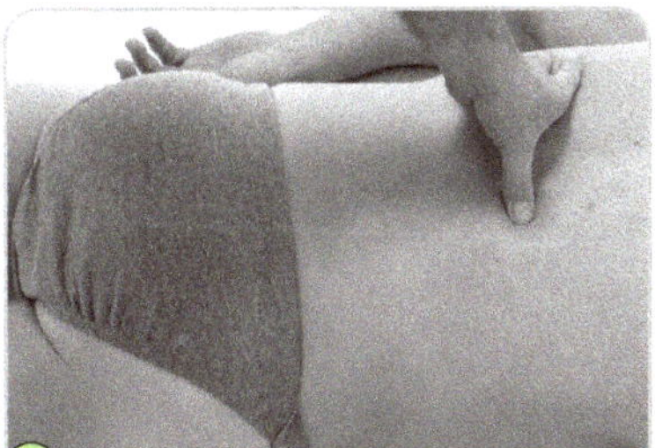
16 2. Rückenlinie-16

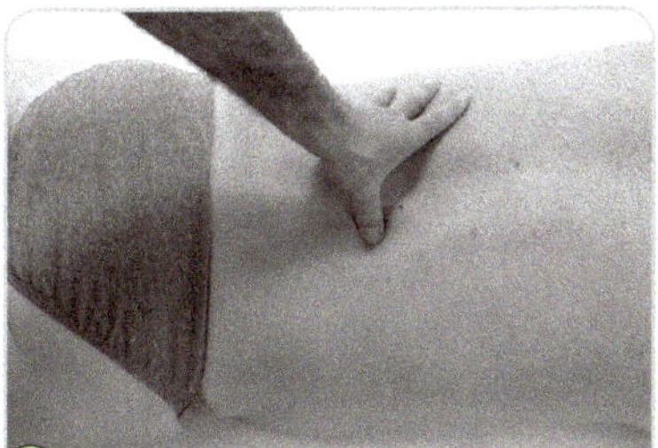
17 2. Rückenlinie-17

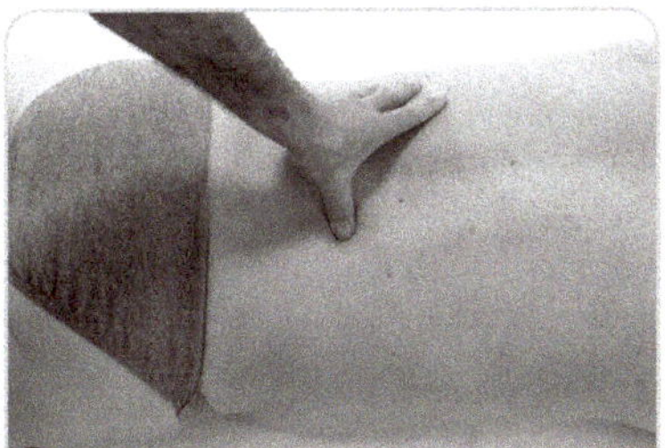
18 2. Rückenlinie-18

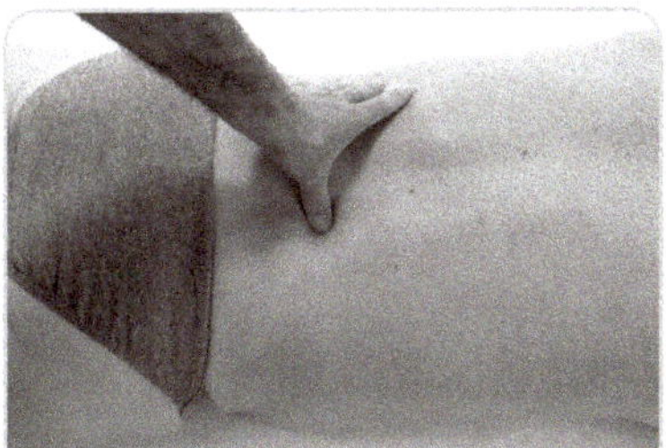
19 2. Rückenlinie-19

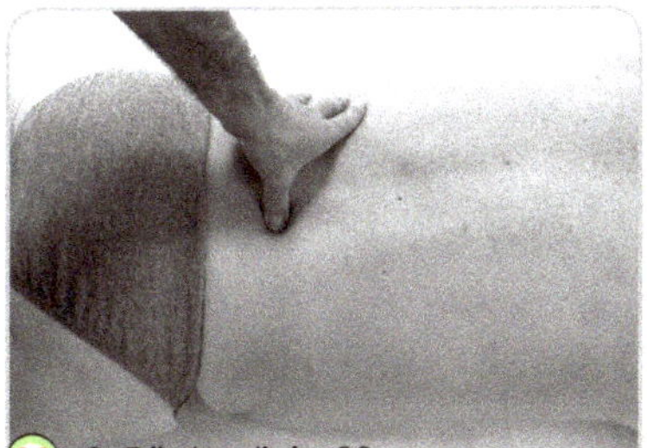
20 2. Rückenlinie-20

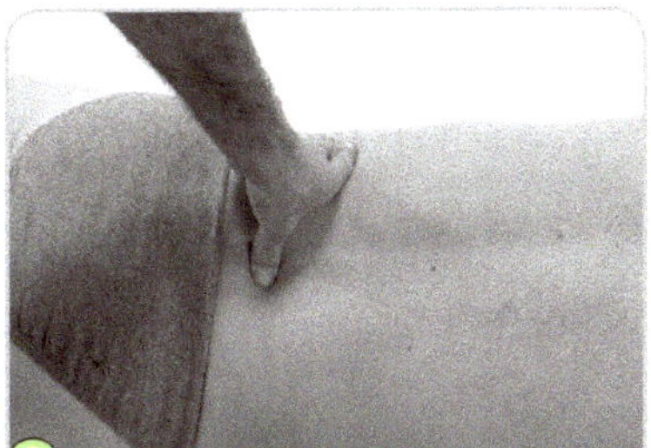
21 2. Rückenlinie-21

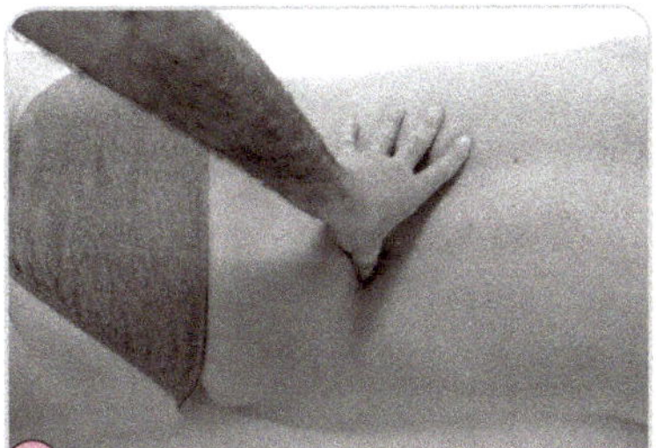
10 3. Rückenlinie-10

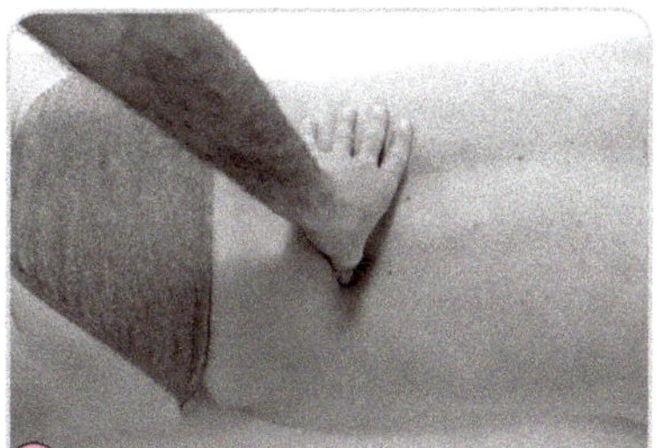
11 3. Rückenlinie-11

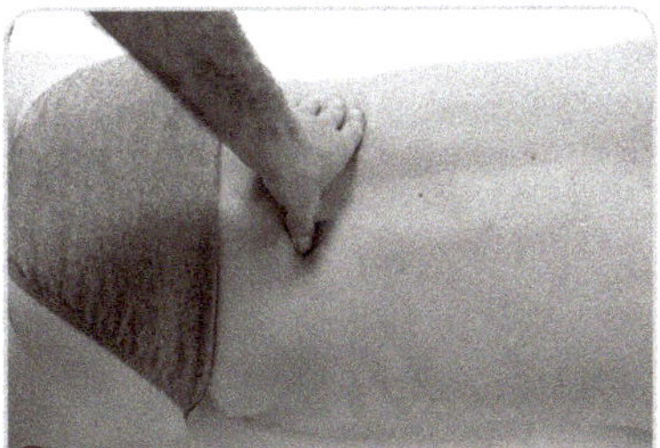
12 3. Rückenlinie-12

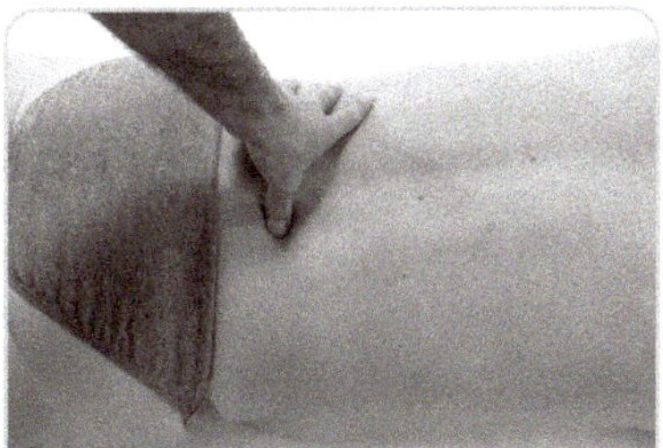
13 3. Rückenlinie-13

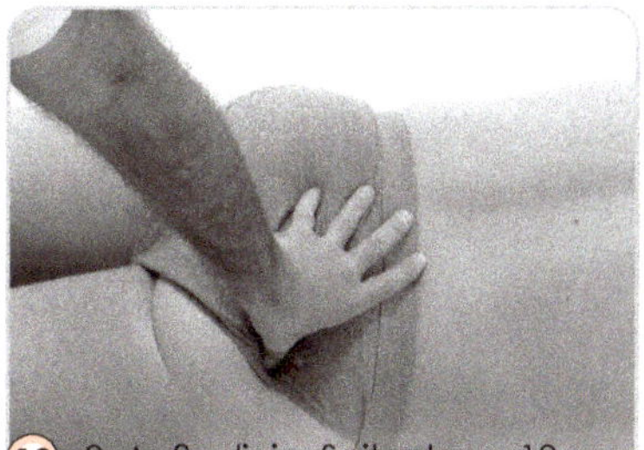
10 2. Außenlinie, Seitenlage-10

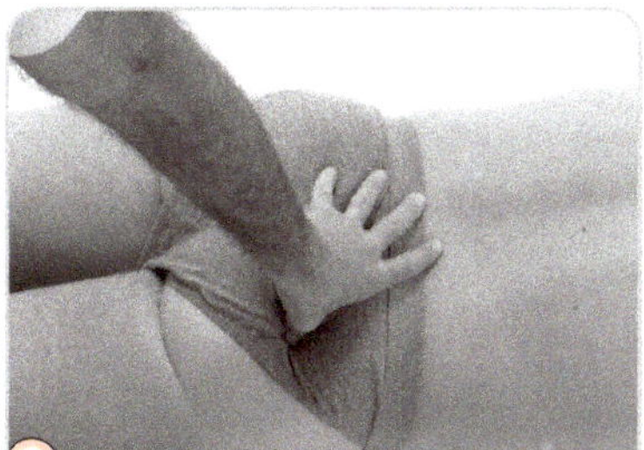
11 2. Außenlinie, Seitenlage-11

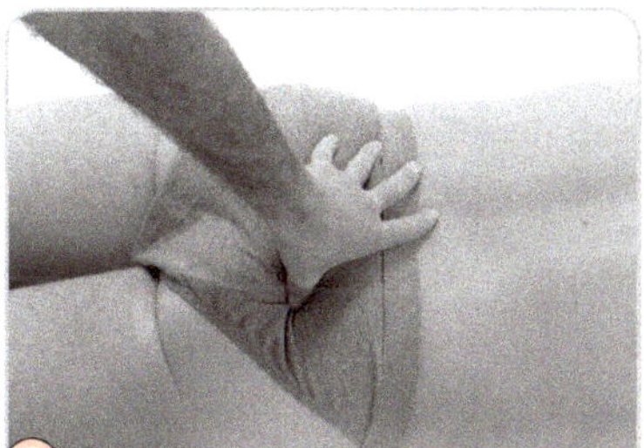
12 2. Außenlinie, Seitenlage-12

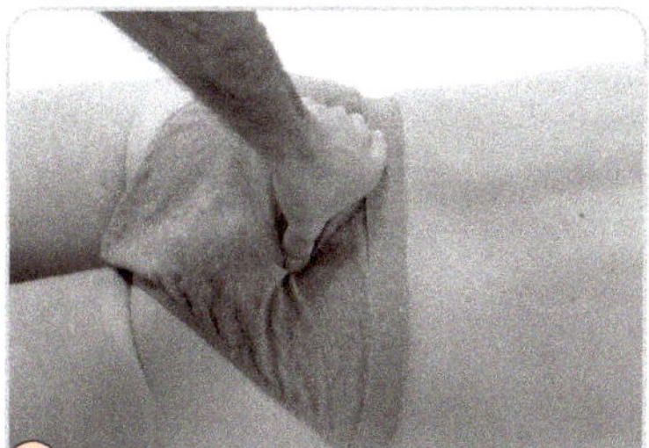
13 2. Außenlinie, Seitenlage-13

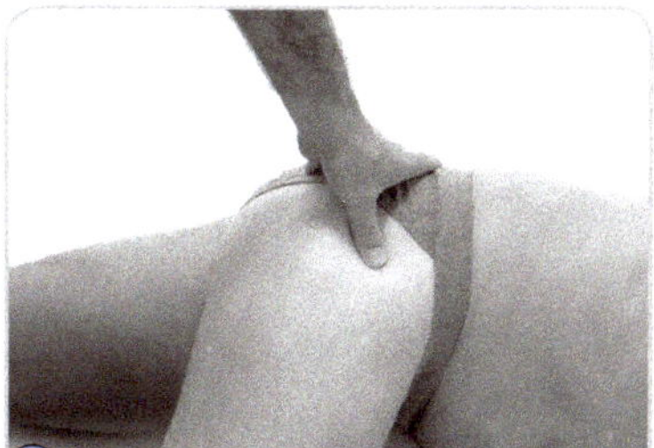
6 1. Außenlinie, Seitenlage-6

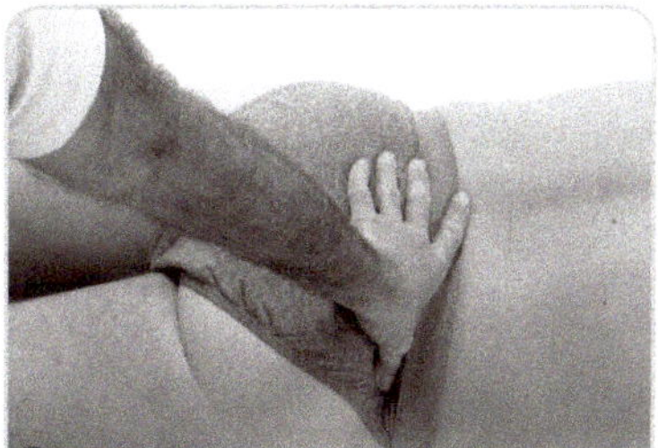
H Hüfte

Unterschenkel 1. Innenlinie – Seitenlage (identisch mit: 2. Innenlinie Bein – Rückenlage)

Diese Linie verläuft durch 2 Orientierungspunkte:

1. Der mediale Rand der Achillessehne, auf einer Höhe mit dem Innenknöchel
2. Unter dem medialen Condylus der Tibia. 2 Finger posterior zur medialen Kante der Tibia, auf dem medialen Kopf des M. gastrocnemius

- Die Linie beginnt am medialen Rand der Achillessehne, auf einer Höhe mit dem Innenknöchel.
- Sie läuft aufwärts, auf dem medialen Bauch des M. gastrocnemius, 2 Finger posterior zur medialen Kante der Tibia.
- Sie erreicht das Knie unterhalb des medialen Epicondylus der Tibia.

Oberschenkel 1. Innenlinie - Seitenlage

Diese Linie verläuft durch 2 Orientierungspunkte:

1. Oberhalb des Knies, auf dem M. semimembranosus
2. Unterhalb der Leiste, auf dem M. adductor magnus

- Die Linie beginnt oberhalb des Knies.
- Sie läuft aufwärts über die höchste Linie des Oberschenkels, wenn der Klient auf der Seite liegt.
- Sie läuft über die Mm. semimembranosus und adductor magnus und endet in der Leiste.

Bein rückwärtige Mittellinie

Diese Linie verläuft durch 3 Orientierungspunkte:

1. Der Treffpunkt von Achillessehne und Ferse
2. Das Zentrum der Kniekehle
3. Das Zentrum der Gesäßfurche

- Die Linie beginnt an der Ferse, läuft aufwärts über die Achillessehne und die Mittellinie des Wadenmuskels (M. gastrocnemius).
- Sie erreicht den Mittelpunkt der Kniekehle zwischen den Sehnen des M. biceps femoris und M. semitendinosus.
- Sie setzt sich aufwärts fort, in einer Vertiefung auf der Mittellinie der hinteren Oberschenkelmuskeln, zwischen dem M. biceps femoris und M. semitendinosus.
- Sie endet an der Gesäßfurche, unterhalb des Tuber ischiadicum.

Bein 2. Außenlinie - Seitenlage

Diese Linie verläuft durch 5 Orientierungspunkte:

1. Die laterale Seite/ Kante der Achillessehne, auf einer Höhe mit dem Außenknöchel
2. Die laterale Grenze der Kniekehle, medial zur Sehne des M. biceps femoris
3. Unter dem Gesäß, auf dem lateralen Kopf des rückwärtigen Oberschenkelmuskels (M. biceps femoris)
4. Auf den Gesäßhälften, in einer Vertiefung zwischen dem Os ischii und dem Trochanter major
5. Die laterale Grenze des Kreuzbeins, auf einer Höhe mit S-3,4

- Die Linie beginnt über der Ferse, posterior zum Knöchel, am lateralen Teil der Achillessehne.
- Sie läuft aufwärts mittig zwischen der Mittellinie des Wadenmuskels und der Fibula, über den lateralen Kopf des M. gastrocnemius.
- Sie erreicht das laterale Ende der Hautfalte an der Kniekehle.
- Sie läuft weiter aufwärts, entlang der Vertiefung auf dem lateralen Kopf des M. biceps femoris.
- Sie steigt auf die Gesäßhälfte und läuft durch eine Vertiefung zwischen dem Os ischii und dem Trochanter major.
- Sie endet an der lateralen Kante des Kreuzbeins, auf einer Höhe mit S-3,4.

Bein 1. Außenlinie – Seitenlage

Diese Linie verläuft durch 6 Orientierungspunkte:

1. Die Vertiefung hinter dem Außenknöchel
2. Die posteriore Kante des Fibulakopfes
3. Direkt oberhalb des Knies, in der Vertiefung hinter dem Tractus iliotibialis, sowie anterior zur Sehne des M. biceps femoris
4. Hinter dem Trochanter major
5. Über dem Trochanter major
6. Auf halber Strecke zwischen dem Trochanter major und der Spina iliaca anterior superior

- Die Linie beginnt hinter dem Außenknöchel und verläuft aufwärts, entlang der posterioren Kante der Fibula, zwischendem Knochen und dem M. gastrocnemius, bis zu einem Punkt unterhalb des Knies, posterior zum Fibulakopf.
- Sie setzt sich aufwärts fort oberhalb des Knies, posterior zum Tractus iliotibialis.
- Sie verläuft weiter aufwärts, entlang der posterioren Randes des Tractus iliotibialis.
- Sie steigt auf die Gesäßhälfte, läuft hinter den Trochanter major, umkreist ihn oberhalb und endet an dessen Vorderseite, am lateralen Ende einer Falte, die sich bildet, wenn die Hüfte gebeugt wird (wenn das Knie zum Bauch herangezogen wird), auf halber Strecke zwischen Trochanter major und Spina iliaca anterior superior.

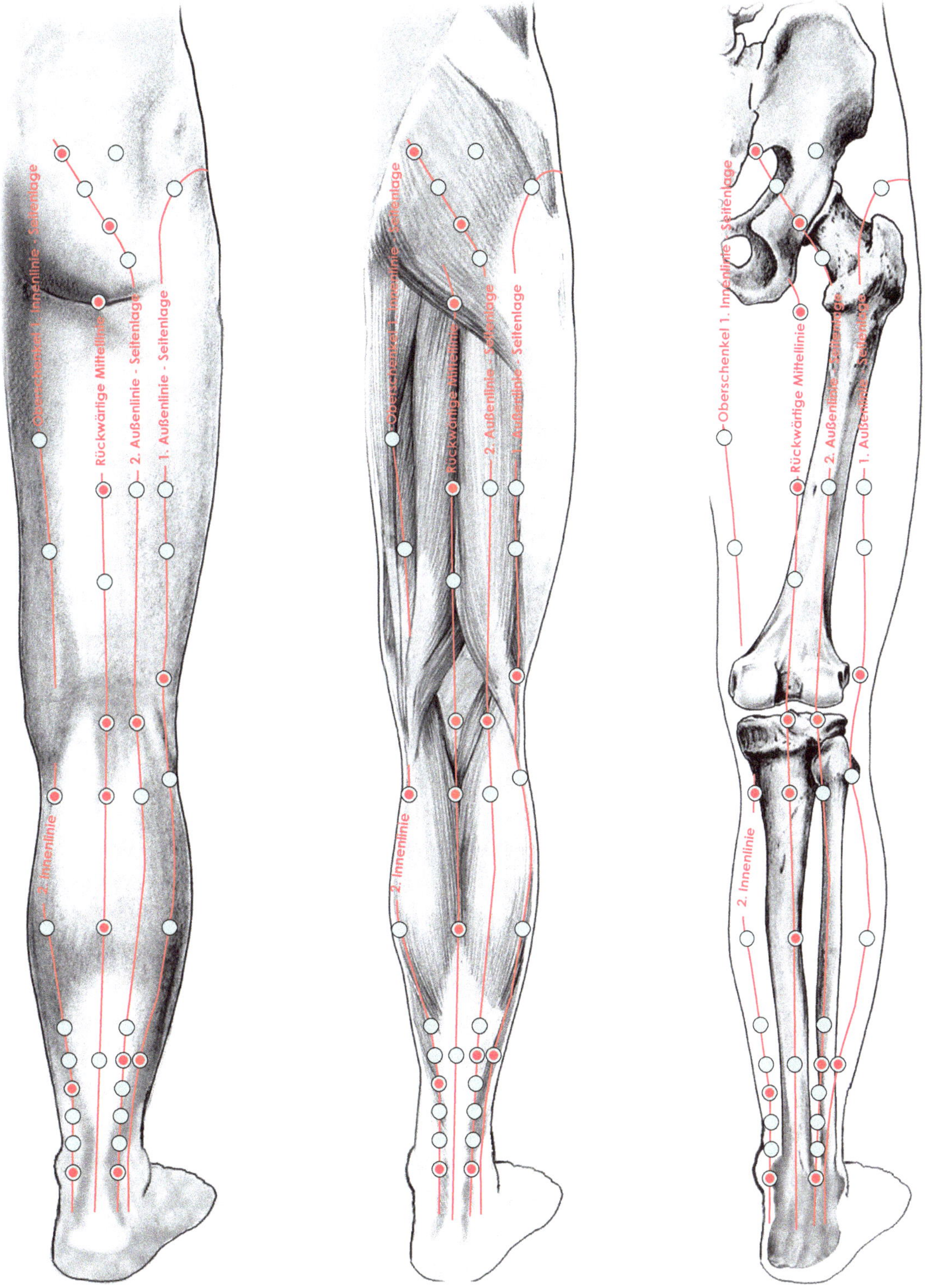
Oberschenkel 1. Innenlinie - Seitenlage
Rückwärtige Mittellinie
2. Außenlinie - Seitenlage
1. Außenlinie - Seitenlage
2. Innenlinie
Oberschenkel 1. Innenlinie - Seitenlage
Rückwärtige Mittellinie
2. Außenlinie - Seitenlage
1. Außenlinie - Seitenlage
2. Innenlinie
Oberschenkel 1. Innenlinie - Seitenlage
Rückwärtige Mittellinie
2. Außenlinie - Seitenlage
1. Außenlinie - Seitenlage
2. Innenlinie

Akupressurpunkte der **RÜCKSEITE DES BEINS**

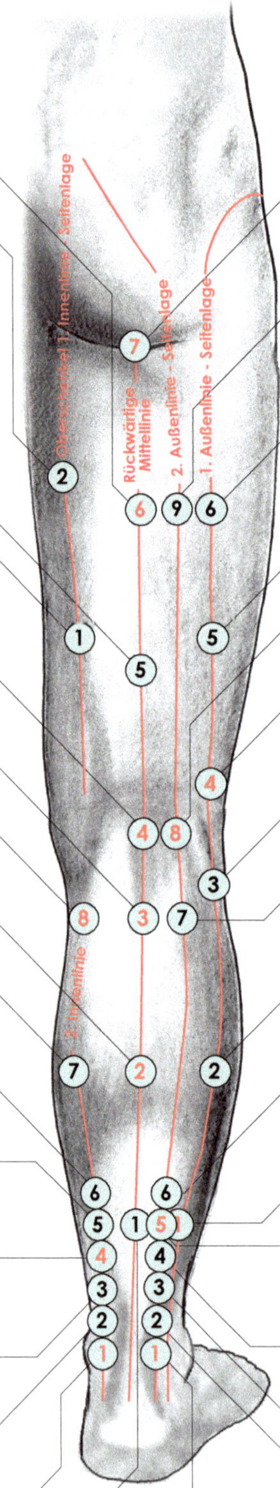

Bein rückwärtige Mittellinie-6 (Bl-37)
10 Finger über der Kniekehle, direkt über Bein rückwärtige Mittellinie – 5 • in einer Vertiefung auf der Mittellinie der rückwärtigen Oberschenkelmuskulatur • zwischen M. bizeps femoris und M. semitendinosus

Oberschenkel 1. Innenlinie Seitenlage-2
10 Finger über dem Knie • auf dem höchsten Grat des Oberschenkels, wenn der Klient auf der Seite liegt • auf 2/3 des Weges vom Knie zur Leiste, auf dem M. semimembranosus

Bein rückwärtige Mittellinie-5
5 Finger über der Kniekehle • in einer Vertiefung auf der Mittellinie der rückwärtigen Oberschenkelmuskulatur • zwischen M. bizeps femoris und M. semitendinosus

Oberschenkel 1. Innenlinie Seitenlage-1
5 Finger über dem Knie • auf dem höchsten Grat der Innenseite des Oberschenkels, wenn der Klient auf der Seite liegt • auf 1/3 des Weges vom Knie zur Leiste, auf dem M. semitendinosus

Bein rückwärtige Mittellinie-4 (Bl-40)
im Zentrum der Kniekehle • auf ½ Weg zwischen den Sehnen des M. biceps femoris und des M. semitendinosus • drücken Sie den Punkt ausschließlich am angewinkelten Bein

Bein rückwärtige Mittellinie-3 (Bl-55)
auf der Mittellinie des M. gastrocnemius • 2 Finger unter der Kniekehle • direkt über dem festen Muskelgewebe

Bein 2. Innenlinie-8 (Le-7)
unter dem medialen Condylus der Tibia • 4 Finger unterhalb des Knies

Bein rückwärtige Mittellinie-2 (Bl-57)
auf der Mittellinie des M. gastrocnemius • auf ½ Weg zwischen Kniekehle und Knöchel • in einer Vertiefung unterhalb des M. gastrocnemius, wenn der Muskel kontrahiert ist, auf dem Muskel-Sehnen-Übergang

Bein 2. Innenlinie-7
auf ½ Weg vom Knöchel zum Knie • zwischen dem M. soleus und dem M. gastrocnemius • unterhalb des M. gastrocnemius, wenn der Muskel kontrahiert ist

Bein 2. Innenlinie-6
am medialen Teil der Achillessehne • über Bein 2. Innenlinie – 5 • 4 Finger über dem Innenknöchel

Bein 2. Innenlinie-5
am medialen Teil der Achillessehne • über Bein 2. Innenlinie – 4 • 3 Finger über dem Innenknöchel

Bein 2. Innenlinie-4 (Ni-7)
am medialen Teil der Achillessehne • über Bein 2. Innenlinie – 3 • 2 Finger über dem Innenknöchel

Bein 2. Innenlinie-3
am medialen Teil der Achillessehne • über Bein 2. Innenlinie – 2 • 1 Finger über dem Innenknöchel

Bein 2. Innenlinie-2
am medialen Teil der Achillessehne • über Bein 2. Innenlinie – 1 • über dem Innenknöchel

Bein 2. Innenlinie-1 (Ni-3)
am medialen Teil der Achillessehne • auf einer Höhe mit dem Innenknöchel

Bein rückwärtige Mittellinie-1
auf der Achillessehne • 4 Finger über der Ferse, oder 3 Finger über dem Knöchel

Bein rückwärtige Mittellinie-7 (Bl-36)
in einer Vertiefung in der Mitte der Gesäßfurche • auf der Mittellinie der rückwärtigen Oberschenkelmuskulatur • drücken Sie ein- und aufwärts in Richtung des Tuber ischiadicum

2. Außenlinie Seitenlage-9
auf ½ Weg vom Knie zum Trochanter major • in einer Vertiefung auf dem lateralen Kopf des M. Biceps frmoris

1. Außenlinie Seitenlage-6
auf ½ Weg vom Knie zum Trochanter major • auf der posterioren Kante des Tractus iliotibialis

1. Außenlinie Seitenlage-5
5 Finger über dem Knie • auf der posterioren Kante des Tractus iliotibialis auf dem Oberschenkelknochen

2. Außenlinie Seitenlage-8 (Bl-39)
in der Kniekehle, am lateralen Ende der Hautfalte • in einer Vertiefung medial zur Sehne des M. biceps femoris • drücken Sie den Punkt ausschließlich bei angewinkeltem Bein

1. Außenlinie Seitenlage-4 (Gb-33)
direkt über dem Knie • auf einer Höhe mit der oberen Kante der Patella • zwischen der Sehne des M. biceps femoris und dem Femur • drücken Sie gegen den Knochen

1. Außenlinie Seitenlage-3
2 Finger unter dem Knie • ein empfindlicher Punkt an der posterioren Kante des Fibulakopfes

2. Außenlinie Seitenlage-7
2 Finger unter der Kniekehle • auf einer Höhe mit Bein rückwärtige Mittellinie – 3 • 1 Finger lateral zu Bein rückwärtige Mittellinie – 3

1. Außenlinie Seitenlage-2
auf ½ Weg vom Knöchel zum Knie • in einer Vertiefung zwischen Fibula und M. gastrocnemius

2. Außenlinie Seitenlage-6
an der lateralen Kante der Achillessehne • über 2. Außenlinie Seitenlage – 5 • 4 Finger über dem Außenknöchel

1. Außenlinie Seitenlage-1 (Gb-39)
3 Finger oberhalb der Erhebung des Auüenknöchels • in einer Vertiefung zwischen Fibula und Achillessehne • drücken Sie gegen die Fibula

2. Außenlinie Seitenlage-5
am lateralen Teil der Achillessehne • über 2. Außenlinie Seitenlage – 4 • 4 Finger über dem Außenknöchel

2. Außenlinie Seitenlage-4 (Bl-59)
am lateralen Teil der Achillessehne • über 2. Außenlinie Seitenlage – 3 • 3 Finger über dem Außenknöchel

2. Außenlinie Seitenlage-3
am lateralen Teil der Achillessehne • über 2. Außenlinie Seitenlage – 2 • 1 Finger über dem Außenknöchel

2. Außenlinie Seitenlage-2
am lateralen Teil der Achillessehne • über 2. Außenlinie Seitenlage – 1 • über dem Außenknöchel

2. Außenlinie Seitenlage-1 (Bl-60)
am lateralen Teil der Achillessehne • auf einer Höhe mit dem Außenknöchel

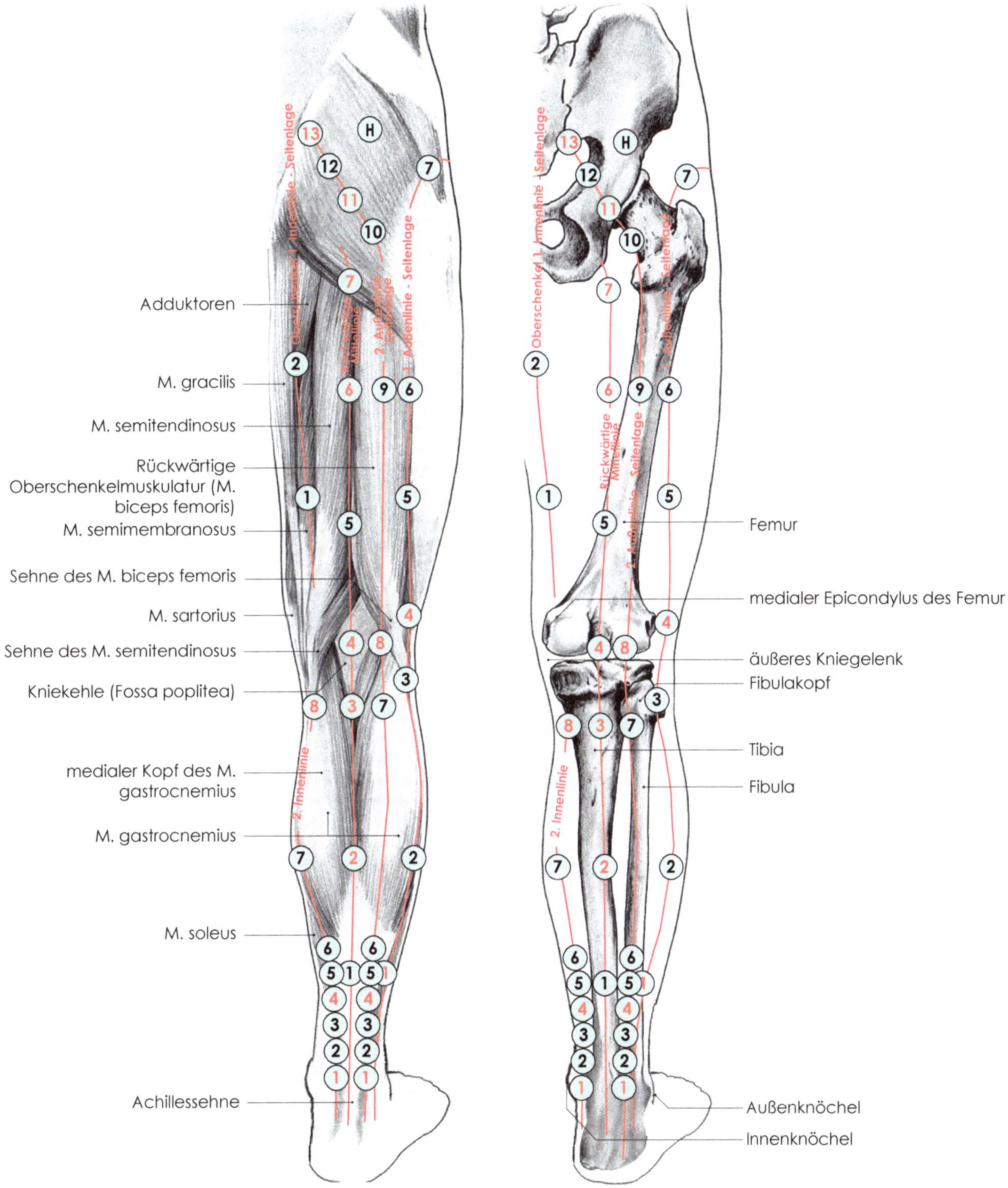
Adduktoren
M. gracilis
M. semitendinosus
Rückwärtige Oberschenkelmuskulatur (M. biceps femoris)
M. semimembranosus
Sehne des M. biceps femoris
M. sartorius
Sehne des M. semitendinosus
Kniekehle (Fossa poplitea)
medialer Kopf des M. gastrocnemius
M. gastrocnemius
M. soleus
Achillessehne
Femur
medialer Epicondylus des Femur
äußeres Kniegelenk
Fibulakopf
Tibia
Fibula
Außenknöchel
Innenknöchel

Akupressurpunkte der **RÜCKSEITE DES BEINS**

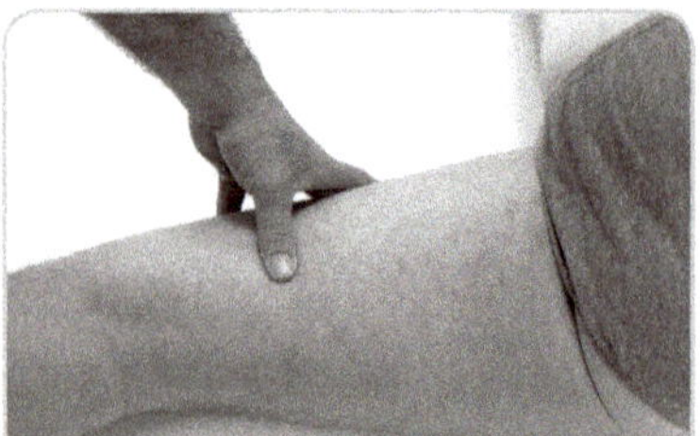

(1) Oberschenkel 1. Innenlinie Seitenlage-1

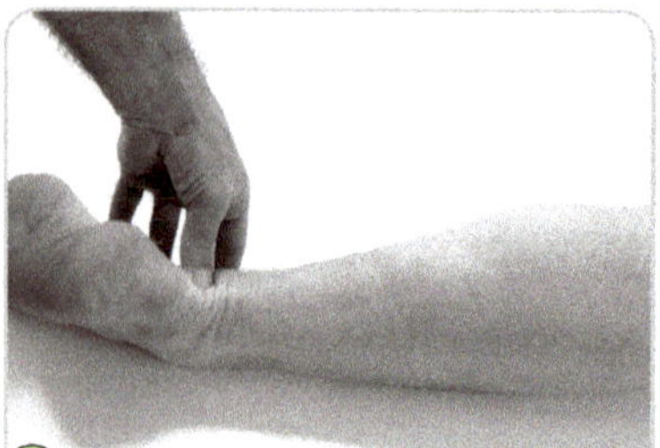

(1) 2. Innenlinie-1

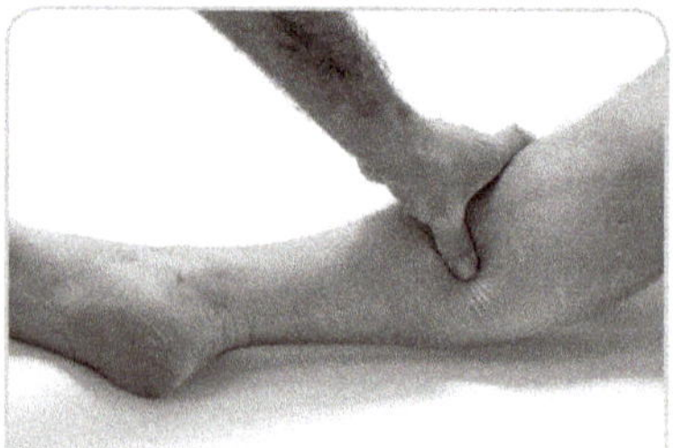

(7) 2. Innenlinie-7

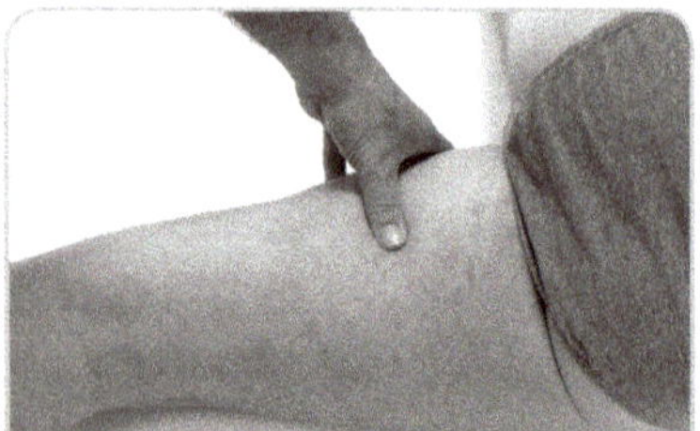

(2) Oberschenkel 1. Innenlinie Seitenlage-2

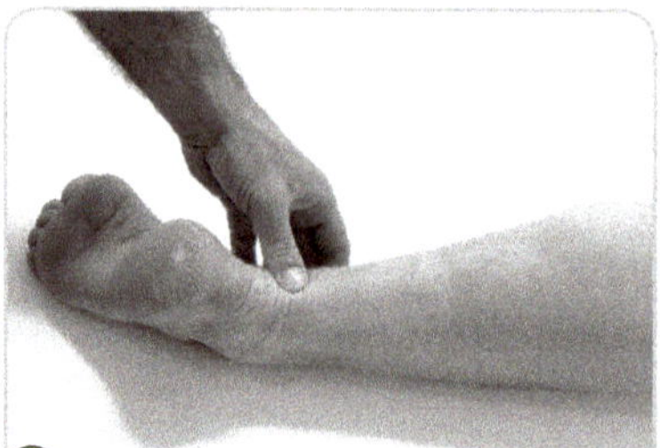

(2) 2. Innenlinie-2

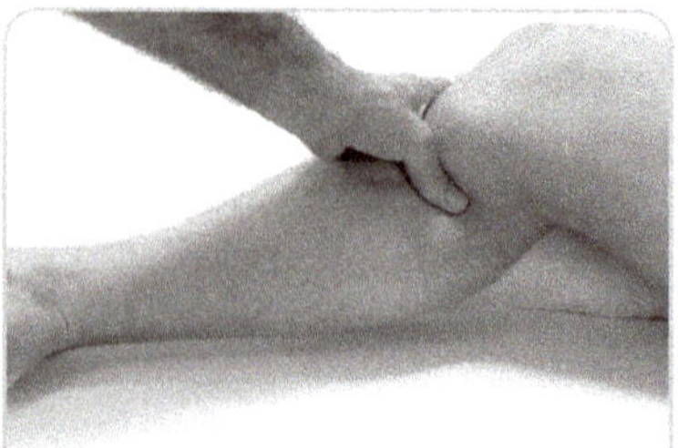

(8) 2. Innenlinie-8

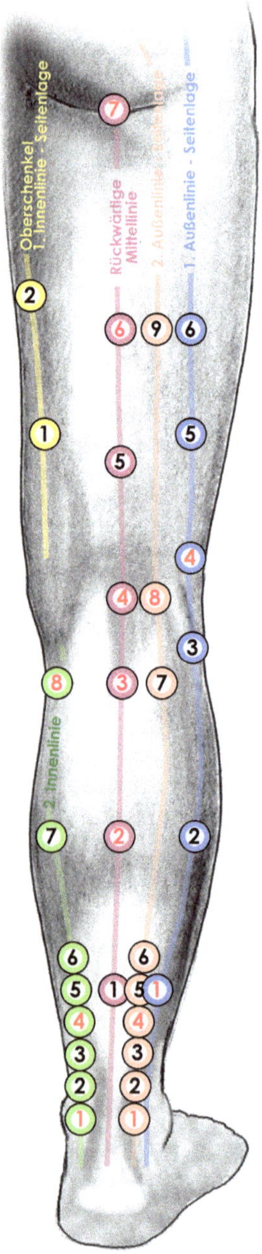

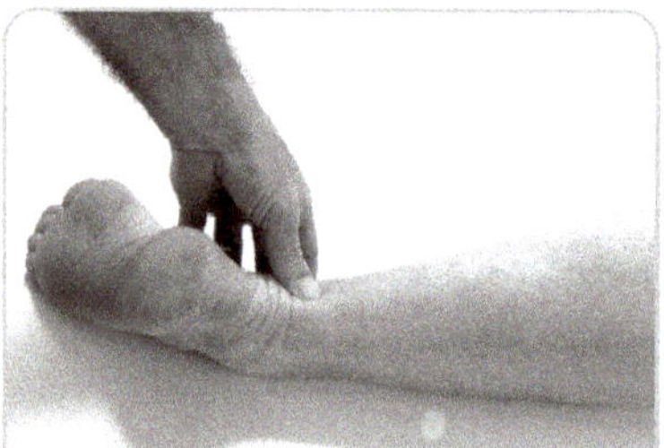

(3) 2. Innenlinie-3

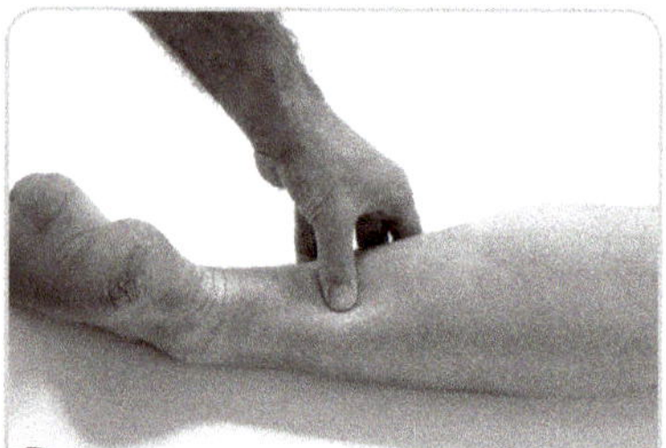

(1) Rückwärtige Mittellinie-1

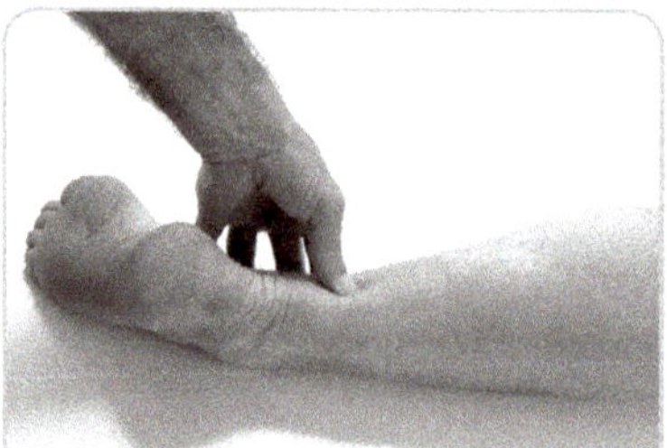

(4) 2. Innenlinie-4

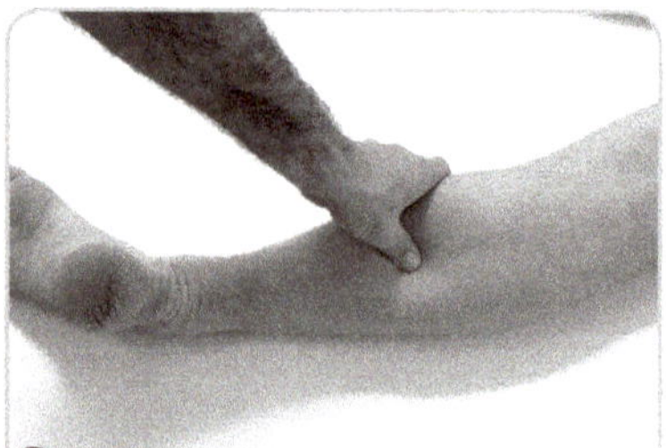

(2) Rückwärtige Mittellinie-2

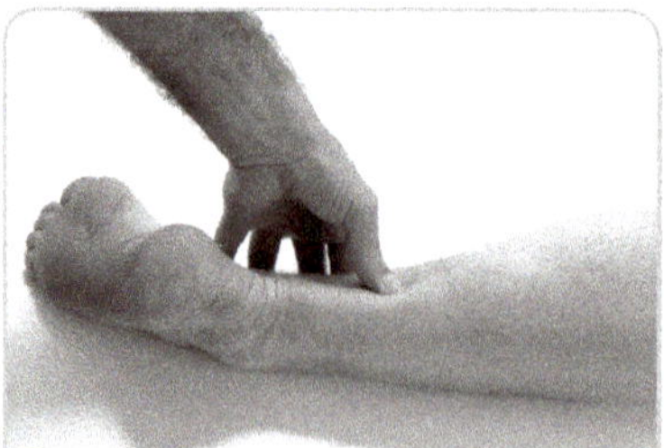

(5) 2. Innenlinie-5

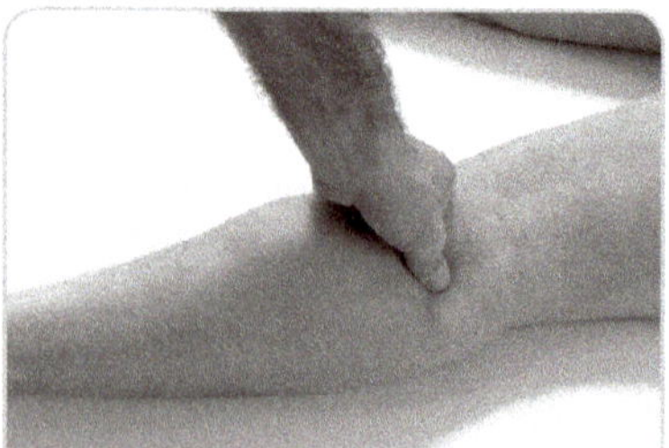

(3) Rückwärtige Mittellinie-3

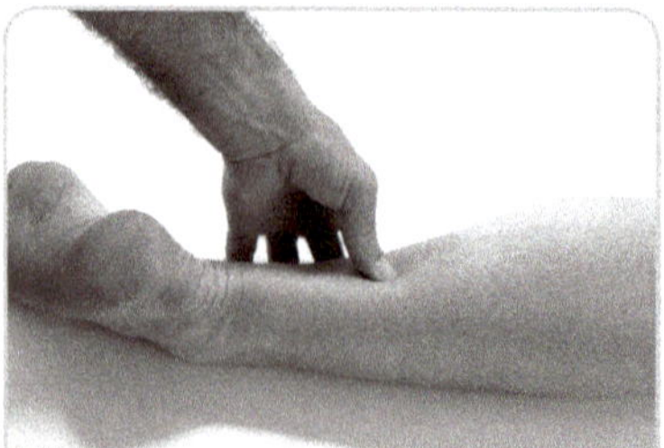

(6) 2. Innenlinie-6

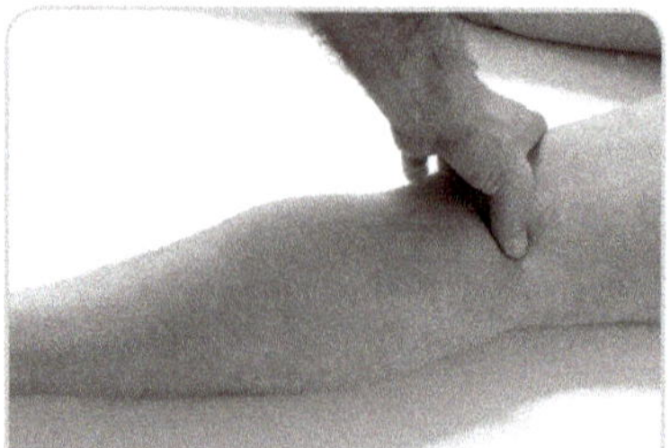

(4) Rückwärtige Mittellinie-4

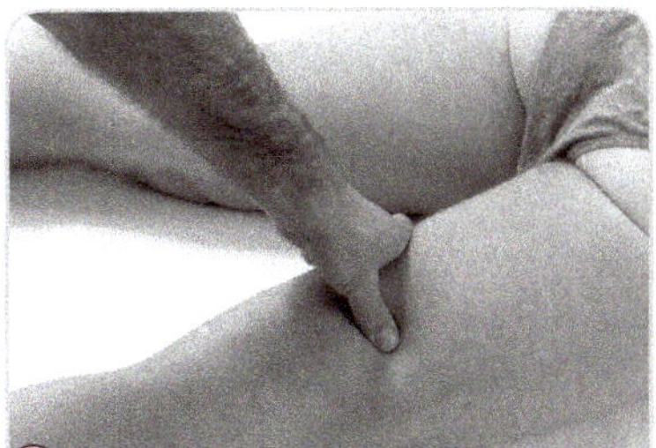
5 Rückwärtige Mittellinie-5

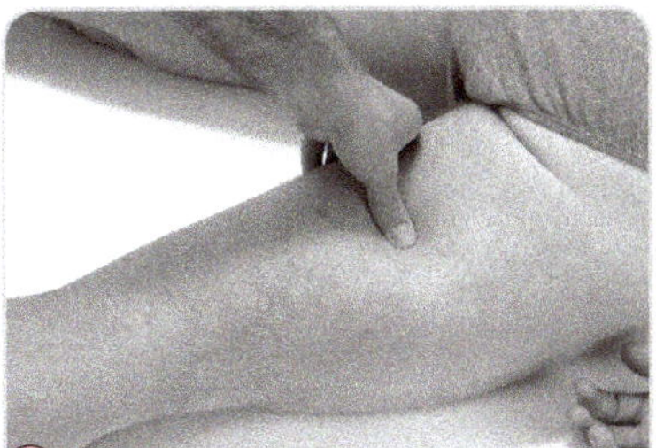
6 Rückwärtige Mittellinie-6

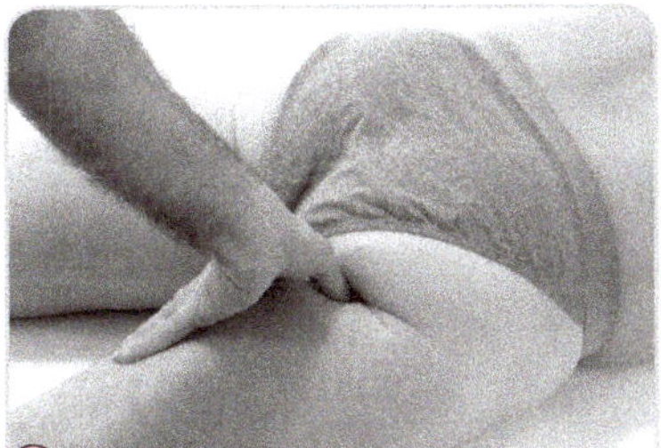
2 Rückwärtige Mittellinie-7

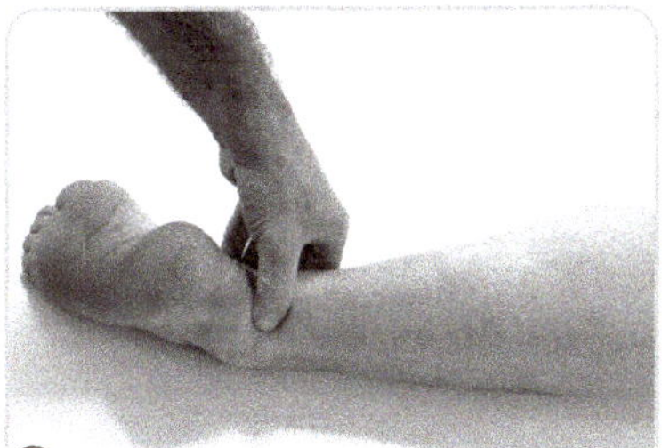
1 2. Außenlinie Seitenlage-1

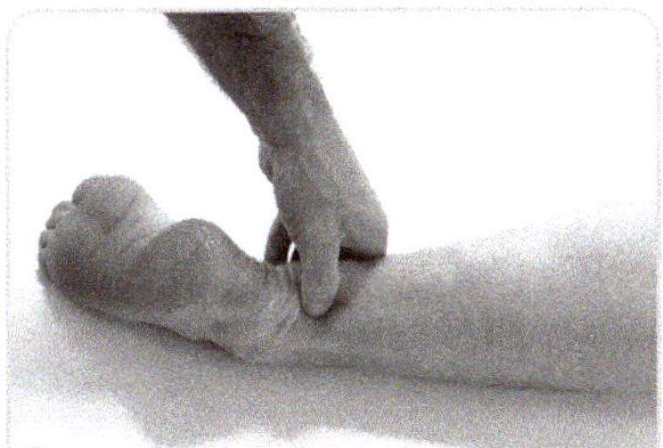
2 2. Außenlinie Seitenlage-2

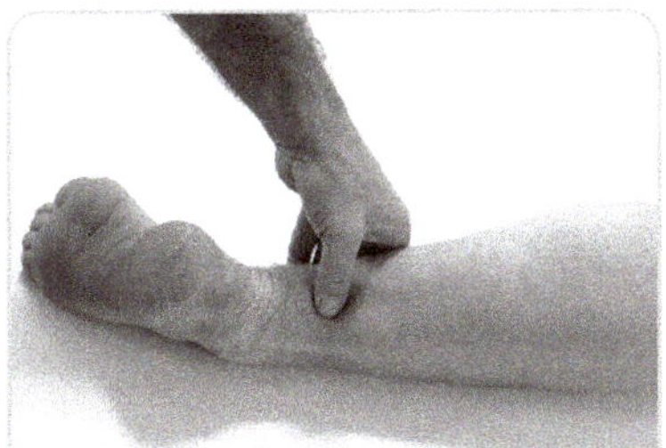
3 2. Außenlinie Seitenlage-3

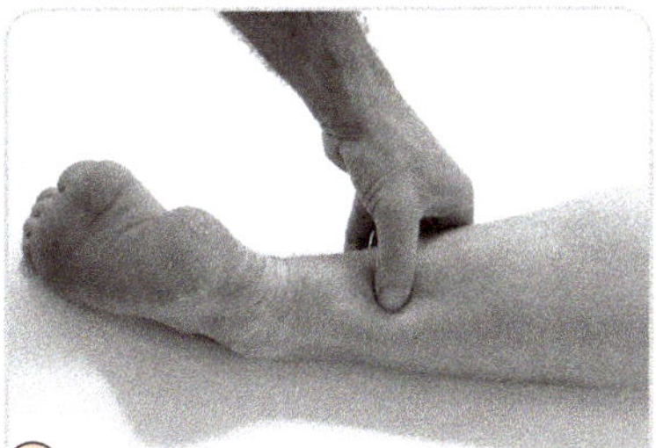
4 2. Außenlinie Seitenlage-4

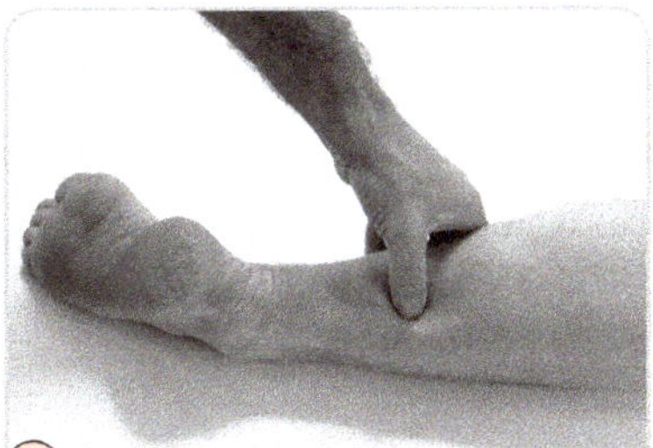
5 2. Außenlinie Seitenlage-5

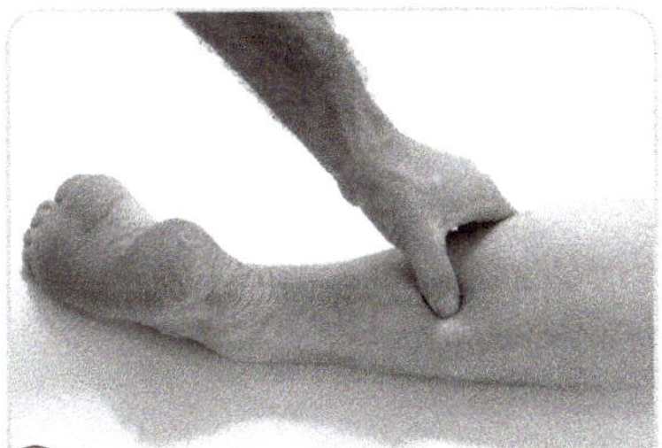
6 2. Außenlinie Seitenlage-6

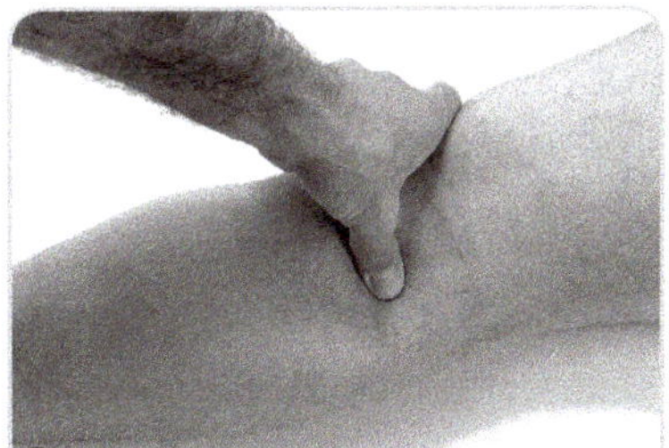
7 2. Außenlinie Seitenlage-7

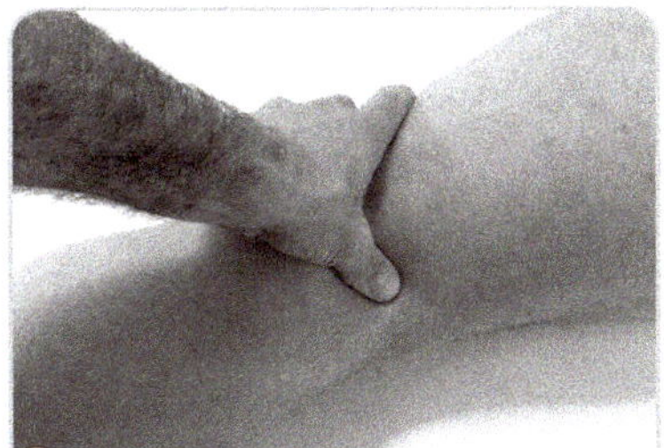
8 2. Außenlinie Seitenlage-8

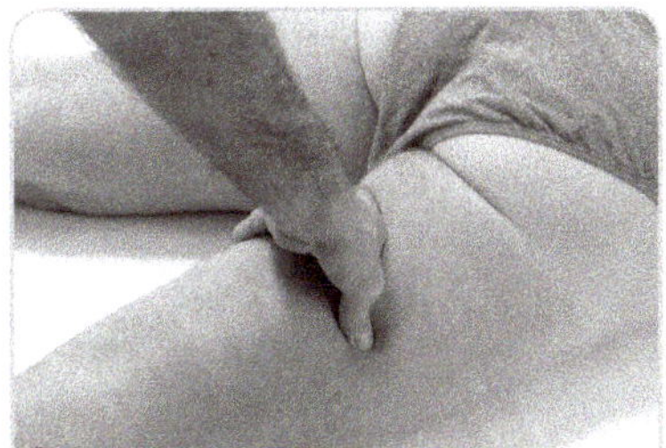
10 2. Außenlinie Seitenlage-10

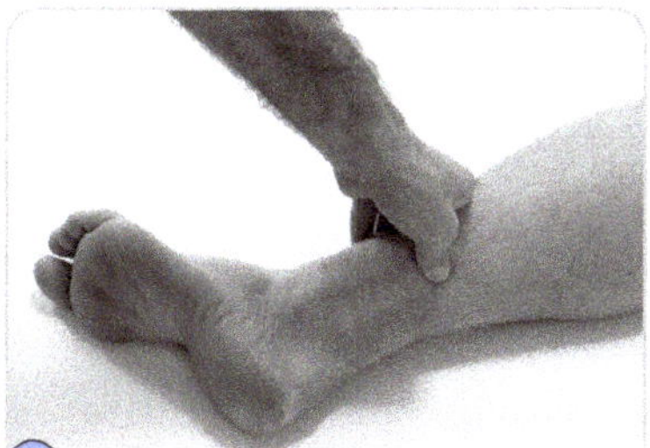
1 1. Außenlinie Seitenlage-1

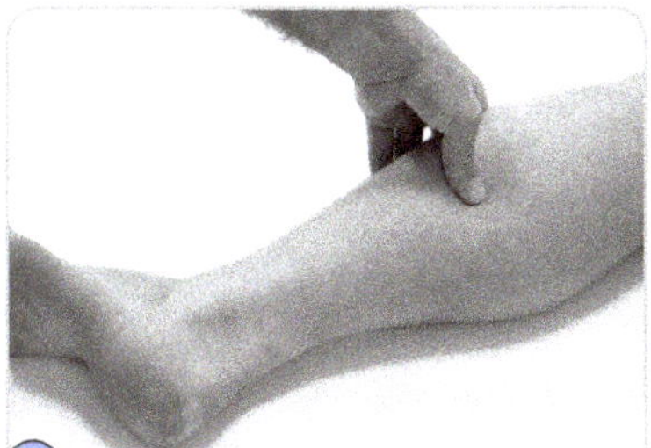
2 1. Außenlinie Seitenlage-2

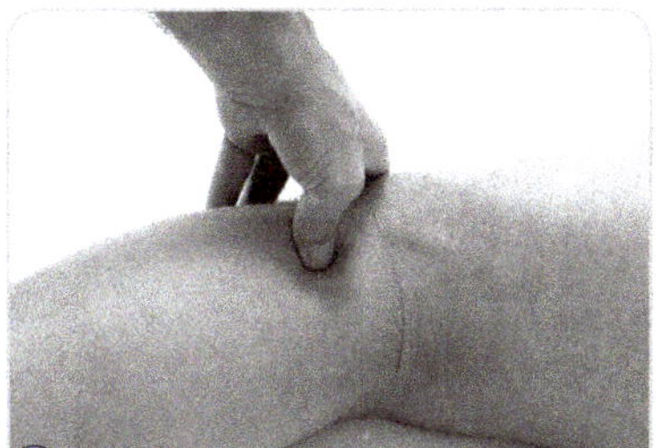
3 1. Außenlinie Seitenlage-3

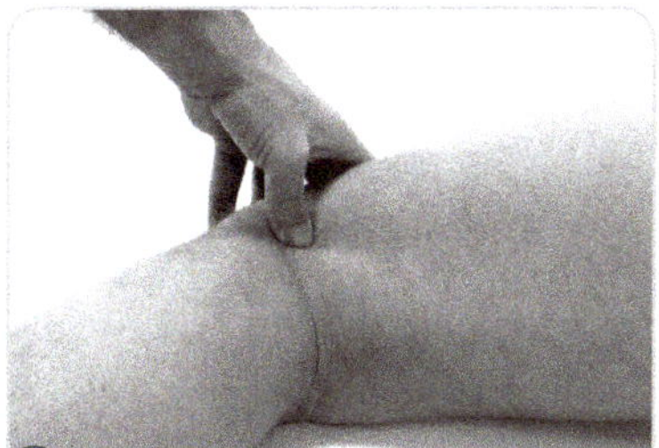
4 1. Außenlinie Seitenlage-4

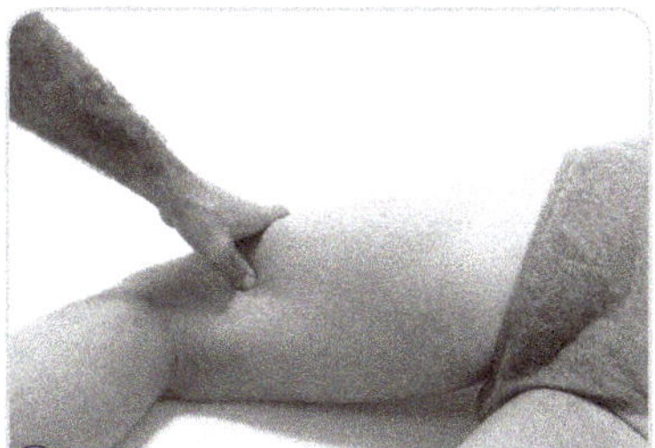
5 1. Außenlinie Seitenlage-5

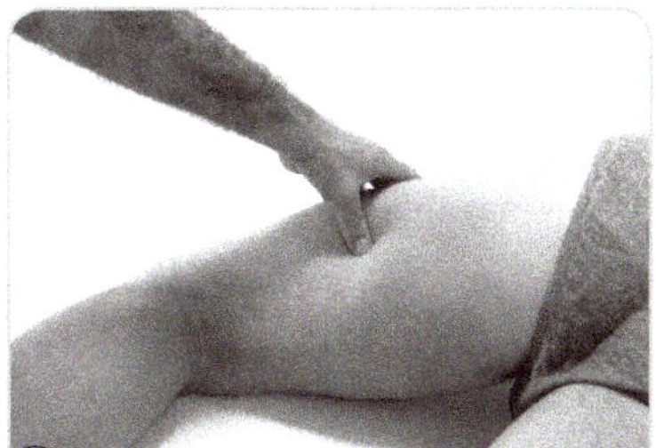
6 1. Außenlinie Seitenlage-6

Die Seite der Hüfte und des Beins

Bein 1. Außenlinie - Rückenlage

Diese Linie verläuft durch 4 Orientierungspunkte:

1. Die Vertiefung zwischen den Sehnen des M. extensor hallucis longus und M. extensor digitorum longus am vorderen Teil des Knöchels
2. Unterhalb des Knies, unter dem Tibiakopf
3. Über der Kniescheibe, auf einer Linie mit dessen Mittellinie
4. Unterhalb der Spina iliaca anterior superior

- Die Linie Beginnt am vorderen Teil des Knöchels, in der Vertiefung zwischen den Sehnen des M. extensor hallucis longus und M. extensor digitorum longus, auf einer Höhe mit dem Außenknöchel.
- Sie verläuft aufwärts, entlang der lateralen Kante der Tibia, auf dem M. tibialis anterior und erreicht das Knie unterhalb des Tibiakopfes.
- Sie setzt sich an der Mitte der oberen Kante der Kniescheibe fort, sie verläuft entlang der Mittellinie des vorderen Oberschenkels aufwärts, über den Bauch des M. rectus femoris, sie endet unterhalb der Spina iliaca anterior superior.

Bein 2. Außenlinie – Rückenlage

Diese Linie verläuft durch 4 Orientierungspunkte:

1. Über dem Knöchel, an der vorderen Kante der Fibula
2. Unter dem Knie, anterior zum Fibulakopf
3. Die obere, laterale Kante der Kniescheibe
4. Die anteriore Kante des Trochanter major

- Die Linie beginnt oberhalb des Knöchels, an der vorderen Kante der Fibula.
- Sie verläuft aufwärts, in einer Vertiefung an der vorderen Kante der Fibula, zwischen dem M. tibialis anterior und dem M. extensor digitorum longus, sie erreicht die untere Kante des Knies anterior zum Fibulakopf.
- Sie beginnt wieder an der oberen, lateralen Kante des Knies.
- Sie verläuft aufwärts in einer leichten Vertiefung zwischen dem M. rectus femoris und dem M. vastus lateralis auf einer gedachten Linie, die die laterale Kante der Kniescheibe mit der anterioren Kante des Trochanter major verbindet, alternativ findet man die Linie anterior zum iliotibialen Band.
- Sie endet auf halbem Weg zwischen Trochanter major und Spina iliaca anterior superior, zwischen M. rectus femoris und M. tensor fasciae latae, am lateralen Ende der Falte, die entsteht, wenn die Hüfte gebeugt ist.

Bein 3. Außenlinie – Rückenlage

Diese Linie verläuft durch 4 Orientierungspunkte:

1. der Außenknöchel
2. Der Fibulakopf
3. Oberhalb des Knies auf dem Tractus iliotibialis
4. Der Trochanter major

- Die Linie beginnt hinter dem Außenknöchel.
- Sie verläuft aufwärts, auf der Sehne des M. peroneus longus und auf der Fibula.
- Sie setzt sich fort auf dem posterioren Teil des M. peroneus longus (auf der Fibula).
- Sie erreicht das Knie unterhalb des Fibulakopfes.
- Sie beginnt erneut oberhalb des Knies.
- Sie läuft aufwärts, auf dem Tractus iliotibialis bis zum Trochanter.

Bein 1. Außenlinie - Seitenlage

Diese Linie verläuft durch 6 Orientierungspunkte:

1. Die Vertiefung hinter dem lateralen Knöchel
2. Die posteriore Kante des Fibulakopfes
3. Direkt oberhalb des Knies, in der Vertiefung hinter dem Tractus iliotibialis, anterior zum M. biceps femoris
4. hinter dem Trochanter major
5. Über dem Trochanter major
6. Auf halbem Weg zwischen Trochanter major und Spina iliaca anterior superior

- Die Linie beginnt hinter dem lateralen Knöchel und verläuft aufwärts, entlang der posterioren Kante der Fibula, zwischen dem Knochen und dem M. gastrocnemius, sie erreicht die untere Kante des Knies posterior zum Fibulakopf.
- Sie setzt sich oberhalb des Knies aufwärts fort, posterior zum Tractus iliotibialis.
- Sie verläuft aufwärts entlang der posterioren Kante des Tractus iliotibialis.
- Sie steigt hinter dem Trochanter major auf die Gesäßhälfte, umrundet diesen oberhalb und endet und endet an dessen Vorderseite, am lateralen Ende der Falte, die entsteht wenn die Hüfte gebeugt ist (wenn das Knie zum Bauch gezogen wird), auf halbem Weg zwischen Trochanter major und Spina iliaca anterior superior.

Bein 2. Außenlinie – Seitenlage

Diese Linie verläuft durch 5 Orientierungspunkte:

1. Die laterale Kante der Achillessehne, auf einer Höhe mit dem Außenknöchel
2. Der laterale Rand der Kniekehle, medial zur Sehne des M. biceps femoris
3. Unterhalb der Gesäßhälfte am lateralen Kopf des M. biceps femoris
4. Auf den Gesäßhälften in einer Vertiefung zwischen dem Os ischii und dem Trochanter major
5. Die laterale Kante des Kreuzbeins, auf einer Höhe mit S-3,4

- Die Linie beginnt über der Ferse, an der lateralen Kante der Achillessehne.
- Sie verläuft aufwärts zwischen der Mittellinie der Wade und der Fibula auf dem lateralen Kopf des M. gastrocnemius.
- Sie erreicht das laterale Ende der Hautfalte an der Kniekehle.
- Sie läuft aufwärts in einer Vertiefung entlang der posterioren Grenze des M. vastus lateralis und der anterioren Grenze des M. biceps femoris.
- Sie steigt auf die Gesäßhälfte und läuft weiter in einer Vertiefung zwischen dem Os ischii und dem Trochanter major.
- Sie endet an der lateralem Kante des Kreuzbeins, auf einer Höhe mit S-3,4.

Bein rückwärtige Mittellinie

Diese Linie verläuft durch 3 Orientierungspunkte:

1. Der Treffpunkt von Achillessehne und Ferse
2. Das Zentrum der Kniekehle
3. Das Zentrum der Gesäßfurche

- Die Linie beginnt an der Ferse und verläuft über die Achillessehne und die Mittellinie des M. gastrocnemius aufwärts.
- Sie erreicht den Mittelpunkt der Kniekehle am Mittelpunkt zwischen den Sehnen des M. biceps femoris und des M. semitendinosus.
- Sie setzt sich aufwärts fort in einer Vertiefung auf der Mittellinie der rückwärtigen Beinmuskulatur zwischen dem M. biceps femoris und dem M. semitandinosus.
- Sie endet in der Gesäßfurche unterhalb des Tuber ischiadicum

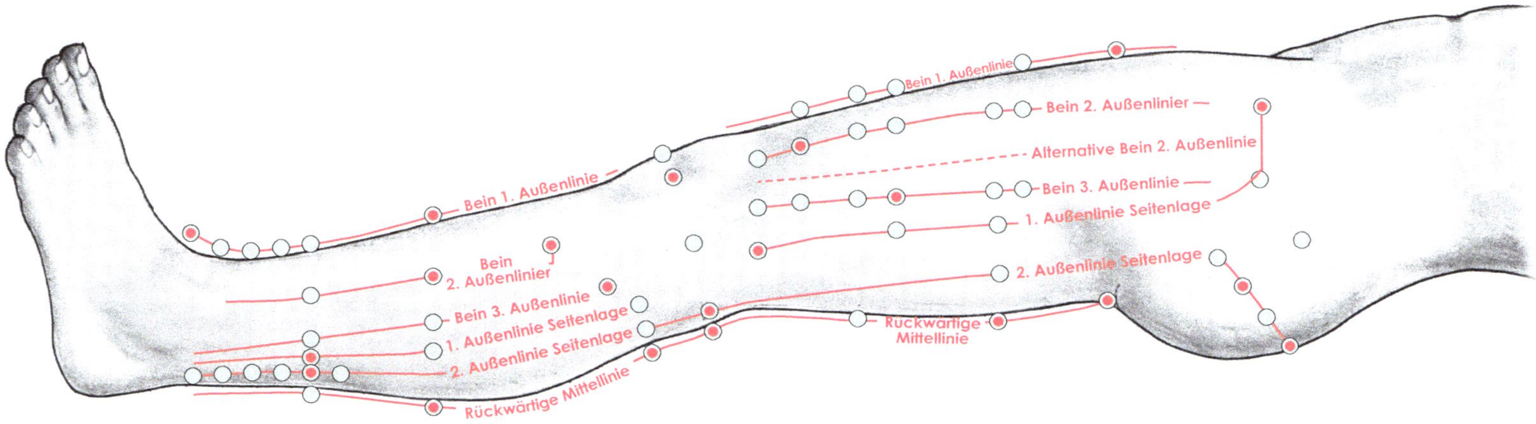

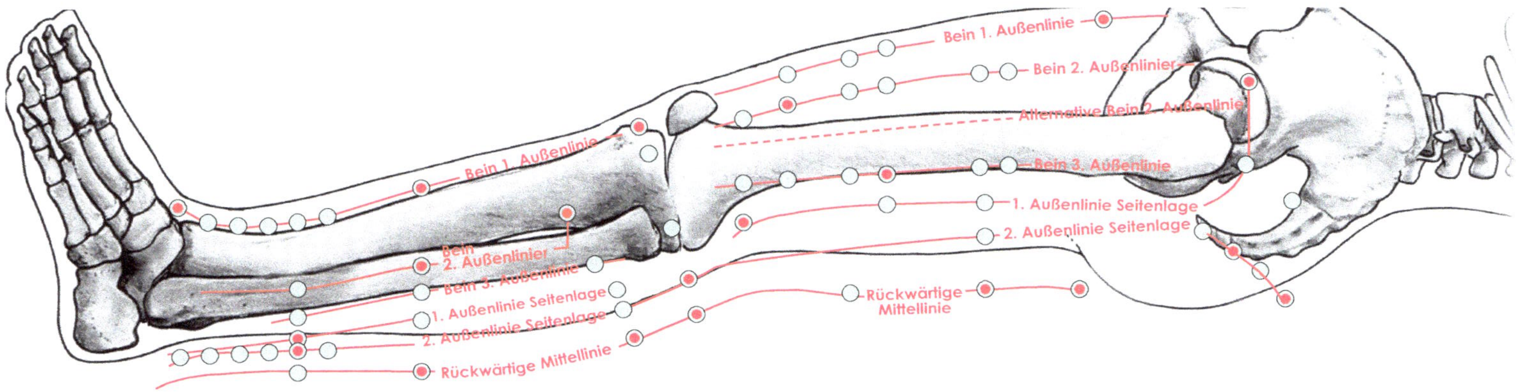

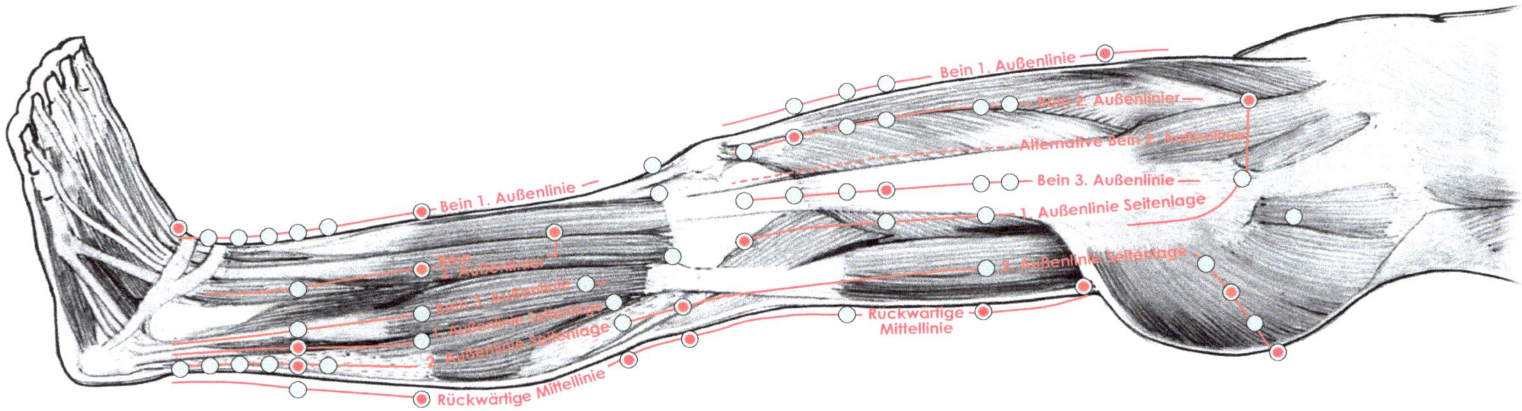

Linien der **SEITE DER HÜFTE UND DES BEINS**

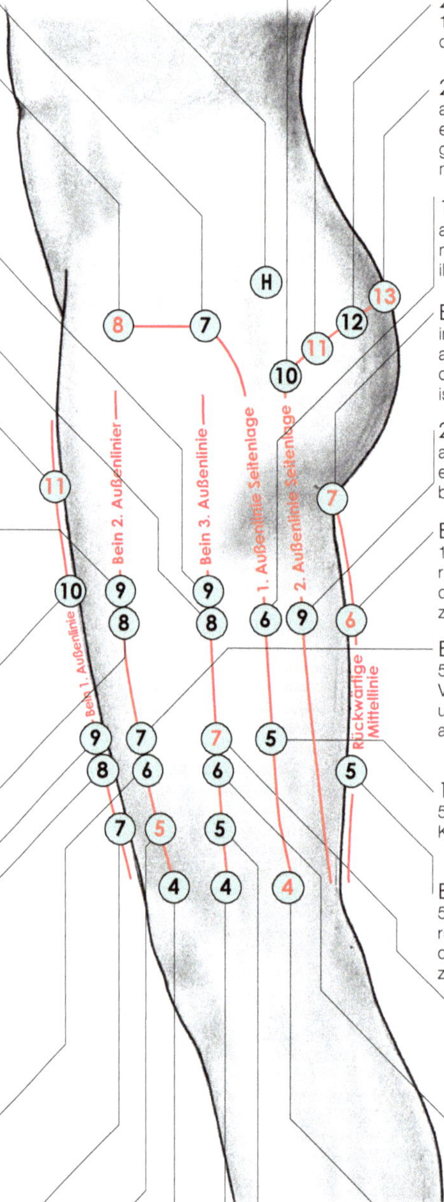

Hüfte
auf der Hälfte einer gedachten Linie zwischen dem Trochanter major und der Spina iliaca posterior superior • 3 Finger über dem Trochanter major und 2 – 3 Finger in Richtung Kreuzbein, auf dem M. gluteus medius

1. Außenlinie Seitenlage-7
über der Erhebung des Trochanter major

1. Außenlinie Seitenlage-8 (Gb-29)
auf der Hälfte einer gedachten Linie zwischen dem Trochanter major und der Spina iliaca anterior superior • am lateralen Ende der Hautfalte, die bei gebeugter Hüfte entsteht, wenn der Klient sein Bein zum Bauch zieht • auf dem vorderen Teil des M. tensor fasciae latae

Bein 3. Außenlinie-9
10 Finger über dem Knie auf dem Tractus iliotibialis • auf ½ Weg vom Knie zum Trochanter major, wenn das Knie gebeugt ist

Bein 3. Außenlinie-8
9 fingers above the knee on the iliotibial tract • 1/2-way from the knee to the prominence of the greater trochanter

Bein 1. Außenlinie-11 (Ma-31)
5 Finger unter der Spina iliaca anterior superior • auf einer gedachten Linie zwischen der Mitte der oberen Kante der Kniescheibe und der Spina iliaca anterior superior • auf dem M. rectus femoris

Bein 2. Außenlinie-9
10 Finger über der Patella • auf ½ Weg von der oberen lateralen Kante der Patella zur Erhebung des Trochanter major, bei gebeugtem Bein • zwischen dem M. rectus femoris und dem M. vastus lateralis • alternativ: direkt anterior zum Tracuts iliotibialis

Bein 1. Außenlinie-10
10 Finger über der Mitte der oberen Kante der Kniescheibe • auf ½ Weg auf einer gedachten Linie zwischen der Mitte der oberen Kante der Kniescheibe zur Spina iliaca anterior superior • auf dem M. rectus femoris

Bein 2. Außenlinie-8
9 Finger über der Patella, am gestreckten Bein • auf ½ Weg von der Patella zur Erhebung des Trochanter major • zwischen dem M. rectus femoris und dem M. vastus lateralis • alternativ: direkt anterior zum Tractus iliotibialis

Bein 1. Außenlinie-9
5 Finger über der Mitte der oberen Kante der Kniescheibe • auf dem M. rectus femoris

Bein 1. Außenlinie-8
4 Finger über der Mitte der oberen Kante der Kniescheibe • auf dem M. rectus femoris

Bein 2. Außenlinie-6
4 Finger über der Patella • in einer leichten Vertiefung zwischen dem M. rectus femoris und dem M. vastus lateralis • alternativ: direkt anterior zum Tractus iliotibialis

Bein 1. Außenlinie-7
2 Finger über der Mitte der oberen Kante der Patella • auf dem M. rectus femoris

Bein 2. Außenlinie-5 (Ma-34)
2 Finger über der Patella • in einer leichten Vertiefung zwischen dem M. rectus femoris und dem M. vastus lateralis • alternativ: direkt anterior zum Tractus iliotibialis

2. Außenlinie Seitenlage-10
1 Finger unter 2. Außenlinie Seitenlage – 11 • auf dem M. piriformis

2. Außenlinie Seitenlage-11 (Gb-30)
1 Finger unter „. Außenlinie Seitenlage . 12 • auf dem M. piriformis • auf 1/3 des Weges vom Trochanter major zur Spitze des Steißbeins

2. Außenlinie Seitenlage-12
1 Finger unter 2. Außenlinie Seitenlage – 13 • auf dem M. piriformis

2. Außenlinie Seitenlage-13 (Bl-29)
an der lateralen Kante des Kreuzbeins • auf einer Höhe mit S-3,4 • auf einer Höhe mit einer gedachten Linie die horizontal über dem Trochanter major entlang läuft

1. Außenlinie Seitenlage-6
auf ½ Weg zwischen dem Knie und dem Trochanter major • an der posterioren Kante des Tractus iliotibialis auf dem Femur

Bein rückwärtige Mittellinie-7 (Bl-36)
in einer Vertiefung in der Mitte der Gesäßfurche • auf der Mittellinie der rückwärtigen Beinmuskulatur • drücken Sie ein- und aufwärts in Richtung des Tuber ischiadicum

2. Außenlinie Seitenlage-9
auf ½ Weg vom Knie zum Trochanter major • in einer Vertiefung auf dem lateralen Kopf des M. biceps femoris

Bein rückwärtige Mittellinie-6 (Bl-37)
10 Finger über der Kniekehle, direkt über Bein rückwärtige Mittellinie – 5 • in einer Vertiefung auf der Mittellinie der rückwärtigen Beinmuskulatur • zwischen M. biceps femoris und M. semitendinosus

Bein 2. Außenlinie-7
5 Finger über der Patella • in einer leichten Vertiefung zwischen dem M. rectus femoris und dem M. vastus lateralis • alternativ: direkt anterior zum Tractus iliotibialis

1. Außenlinie Seitenlage-5
5 Finger über dem Knie • an der posterioren Kante des Tractus ilitibialis auf dem Femur

Bein rückwärtige Mittellinie-5
5 Finger über der Kniekehle, direkt über Bein rückwärtige Mittellinie – 4 • in einer Vertiefung auf der Mittellinie der rückwärtigen Beinmuskulatur • zwischen M. biceps femoris und M. semitendinosus

Bein 3. Außenlinie-7 (Gb-31)
5 Finger über dem Knie auf dem Tractus iliotibialis • auf ¼ des Weges vom Knie zum Trochanter major, bei gebeugtem Knie

Bein 3. Außenlinie-6
4 Finger über der lateralen Seite des Knies auf dem Tractus iliotibialis • auf ¼ des Weges vom Knie zum Trochanter major

1. Außenlinie Seitenlage-4 (Gb-33)
direkt über dem Knie • auf einer Höhe mit der oberen Kante der Patella • zwischen der Sehne des M. biceps femoris und dem Femur • drücken Sie in Richtung des Knochens

Bein 3. Außenlinie-5
2 Finger über der lateralen Seite des Knies auf dem Tractus iliotibialis

Bein 2. Außenlinie-4
über der oberen lateralen Kante der Patella • auf der Sehne des M. vastus lateralis • anterior zum Tractus iliotibialis

Bein 3. Außenlinie-4
direkt über der lateralen Seite des Knies auf dem Tractus iliotibialis

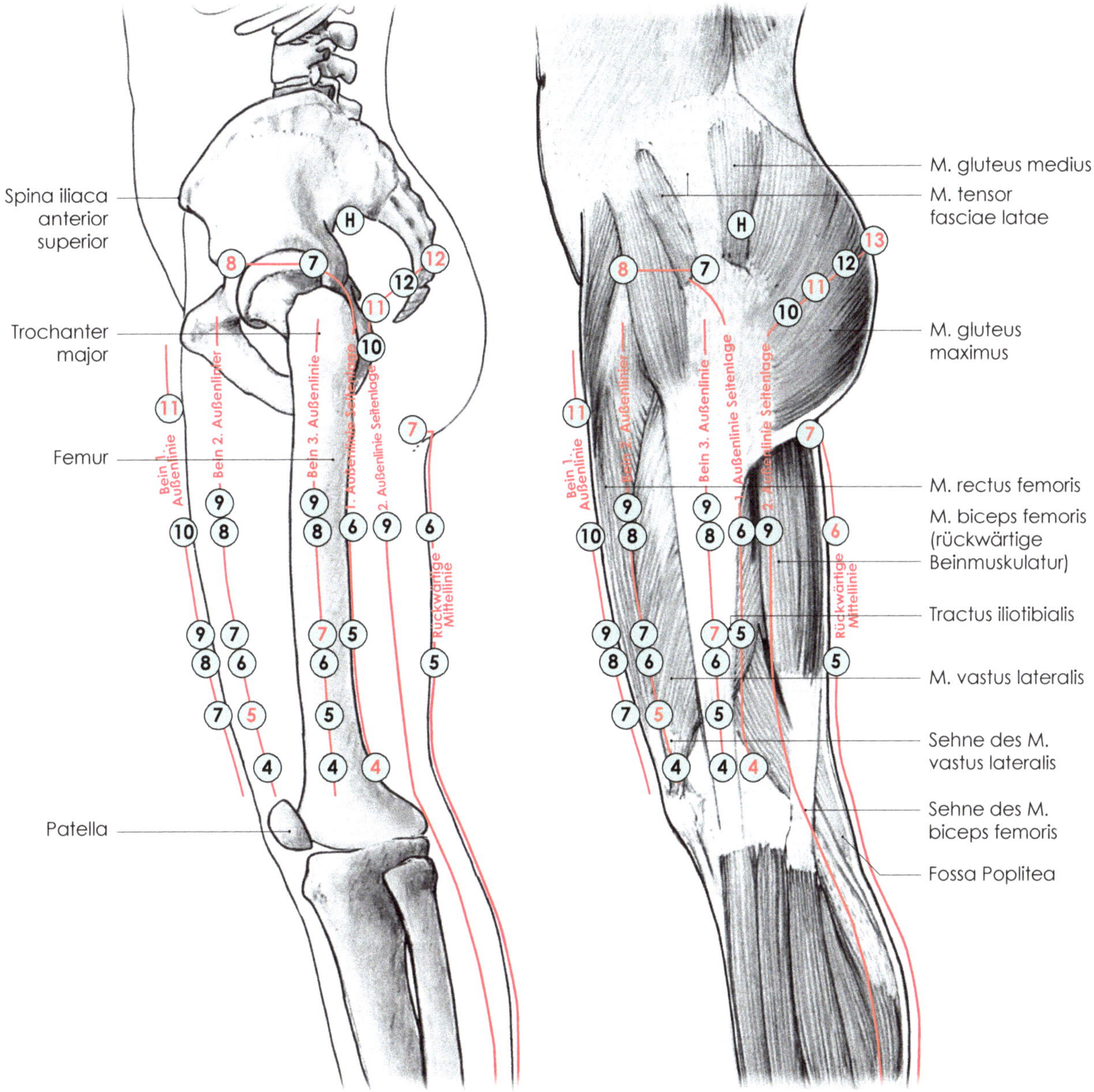

Die Lage der Punkte 10,11, 12 und 13 auf der Hüfte weicht auf den beiden Zeichnungen leicht voneinander ab, auf Grund von Unstimmigkeiten zwischen den Zeichnungen. Um die Punkte auf dem menschlichen Körper zu finden, halten Sie sich an die Beschreibungen des Textes.

Akupressurpunkte der **SEITE DER HÜFTE UND DES OBERSCHENKELS**

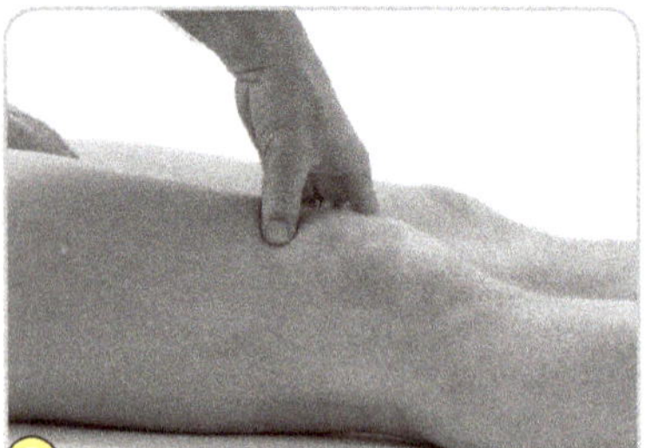
7 1. Außenlinie-7

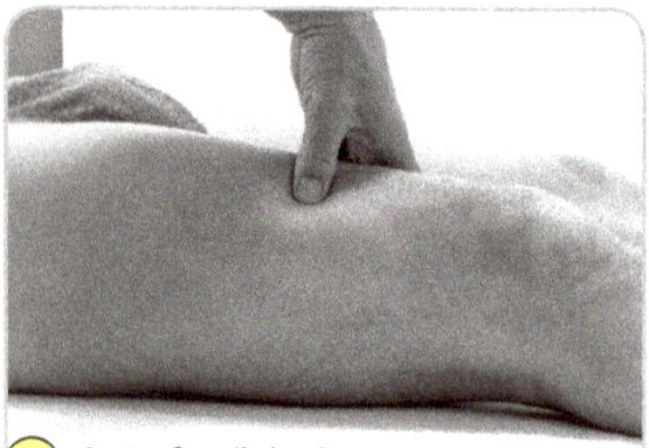
8 1. Außenlinie-8

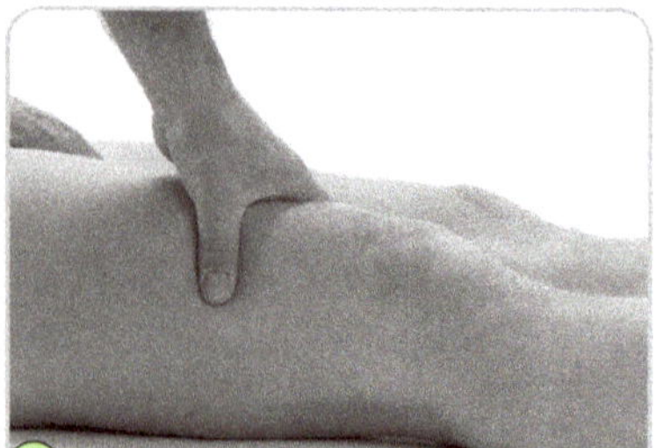
6 2. Außenlinie-6

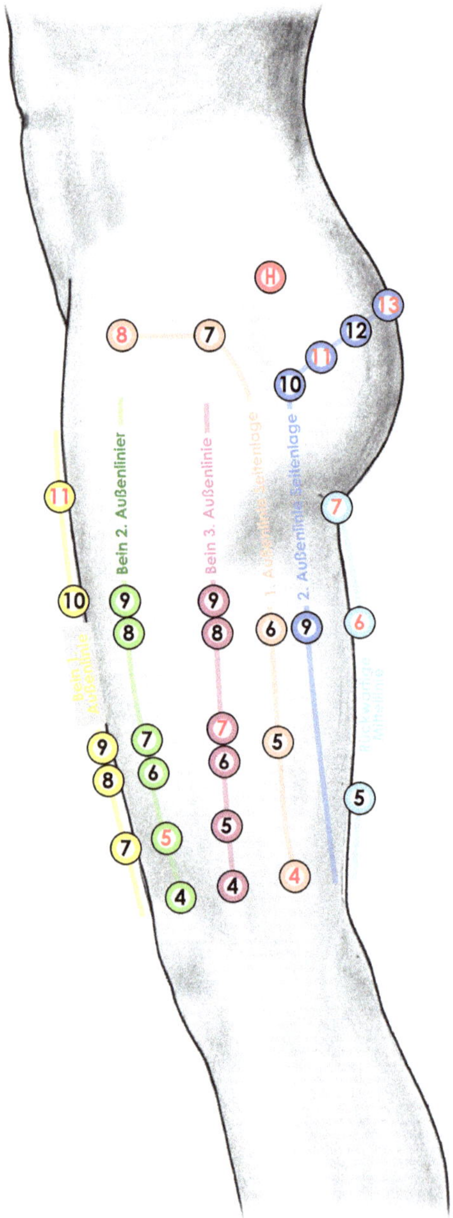

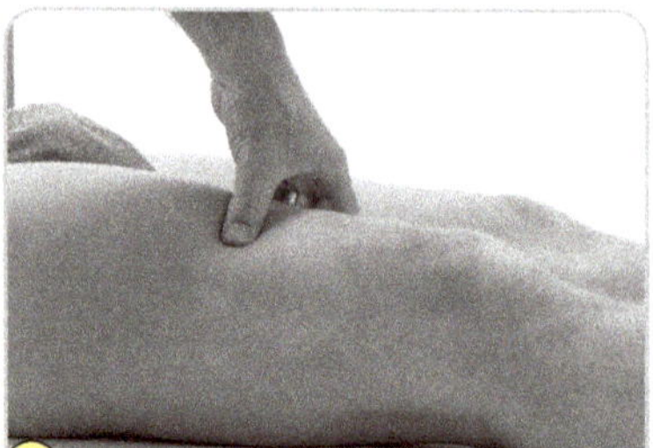
9 1. Außenlinie-9

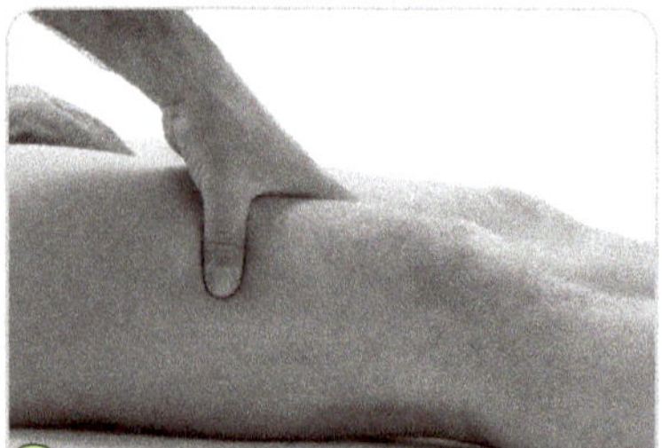
7 2. Außenlinie-7

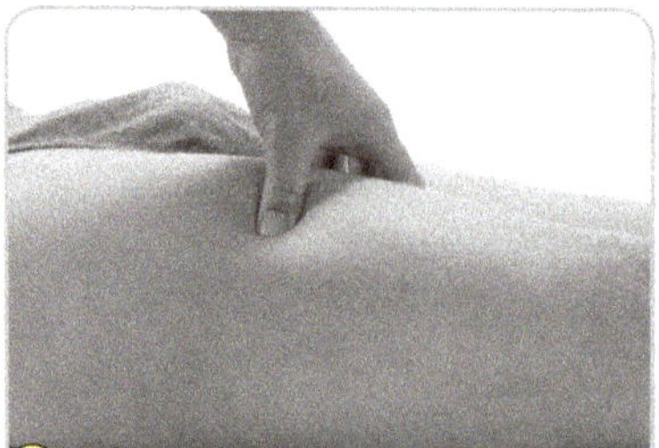
10 1. Außenlinie-10

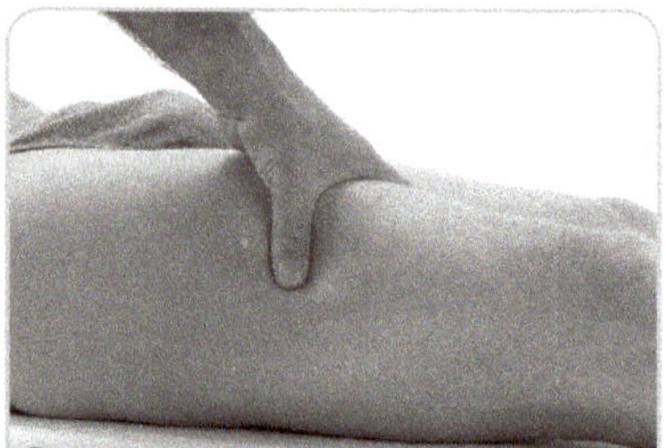
8 2. Außenlinie-8

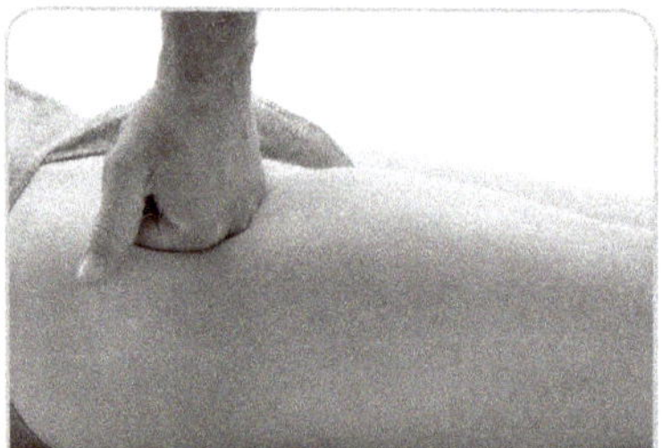
11 1. Außenlinie-11

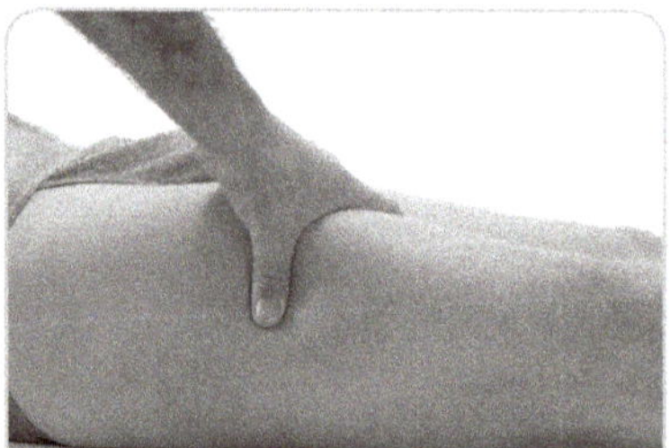
9 2. Außenlinie-9

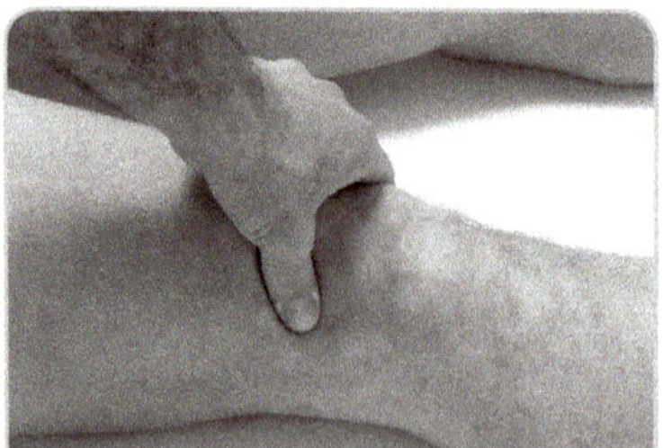
4 2. Außenlinie-4

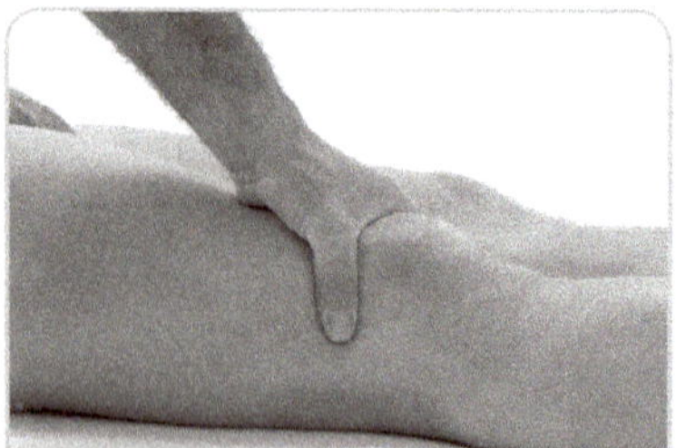
4 3. Außenlinie-4

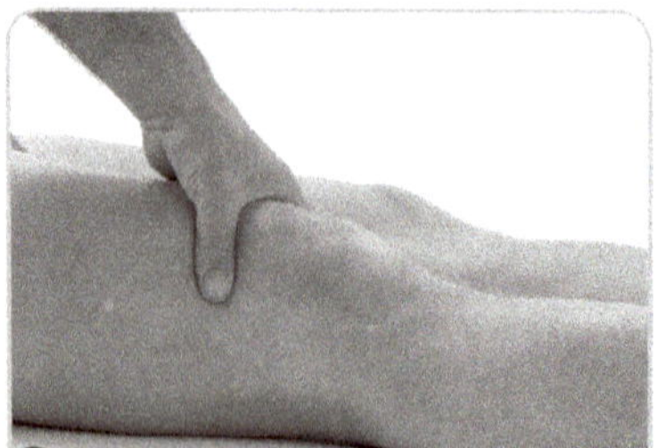
5 2. Außenlinie-5

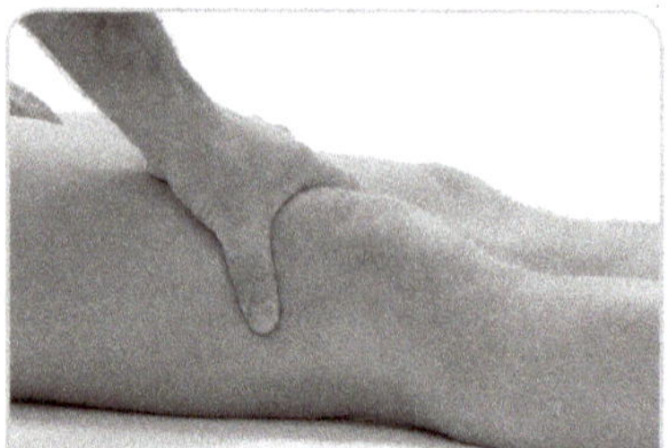
5 3. Außenlinie-5

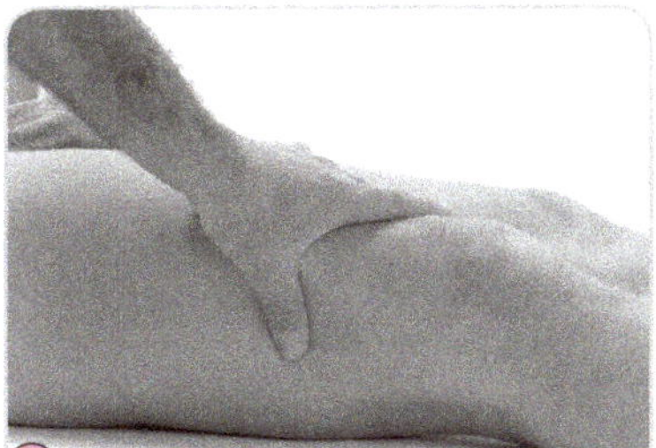
6 3. Außenlinie-6

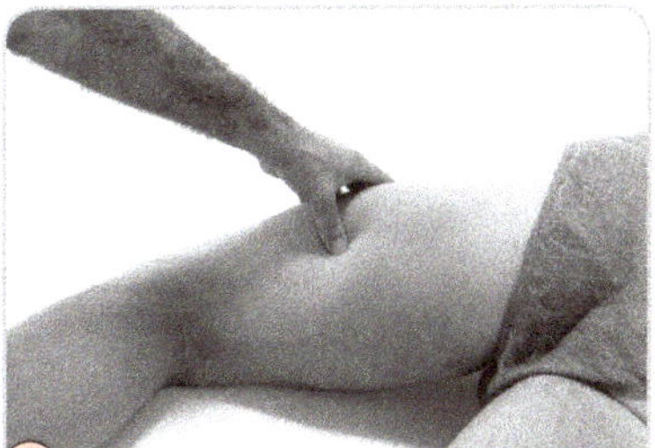
6 1. Außenlinie Seitenlage-6

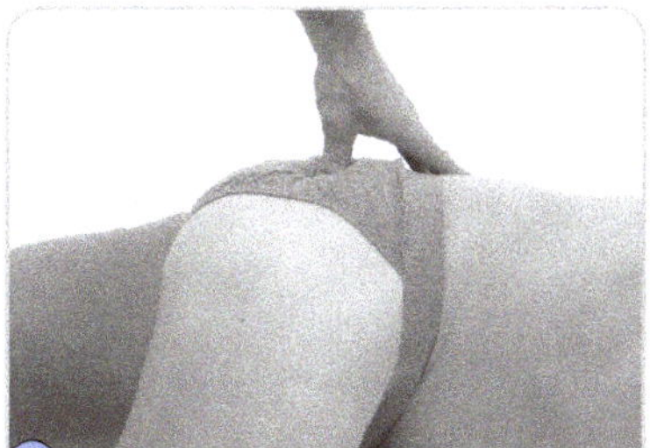
12 2. Außenlinie Seitenlage-12

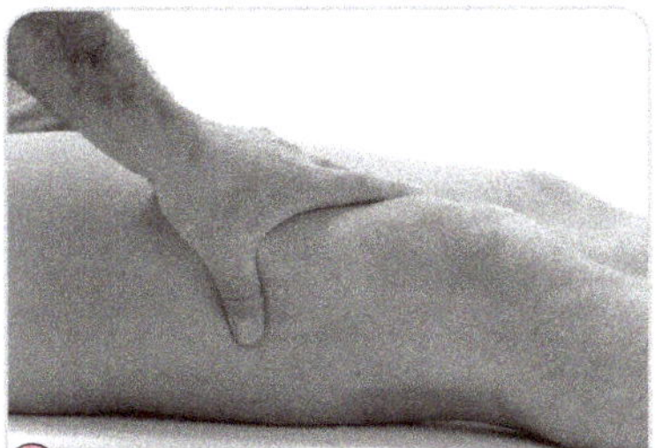
7 3. Außenlinie-7

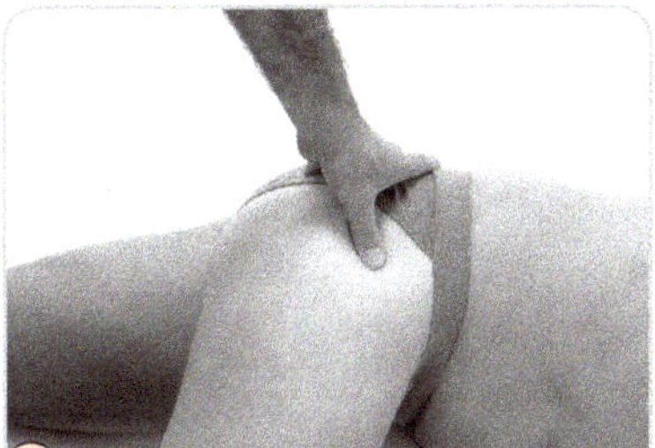
7 1. Außenlinie Seitenlage-7

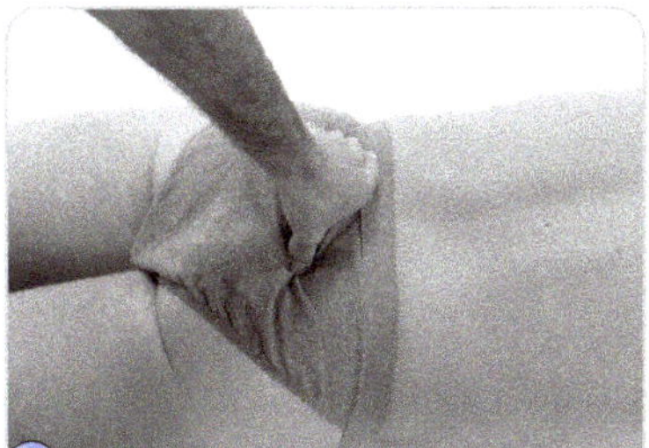
13 2. Außenlinie Seitenlage-13

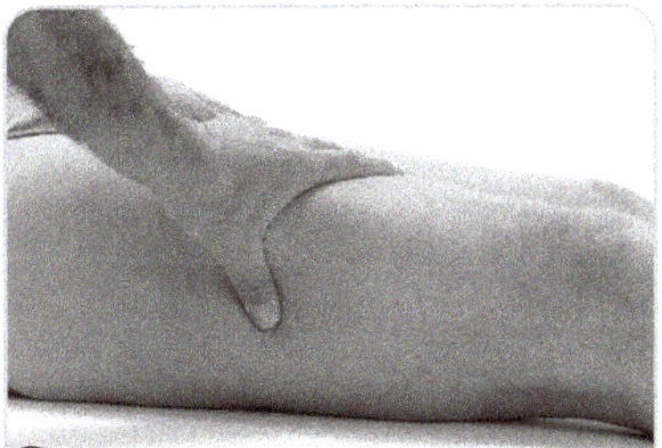
8 3. Außenlinie-8

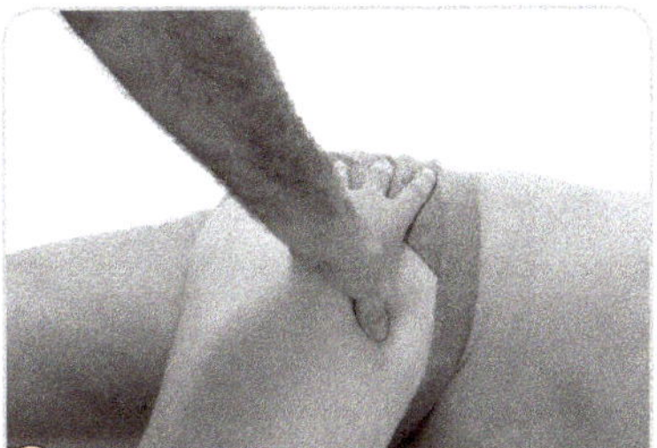
8 1. Außenlinie Seitenlage-8

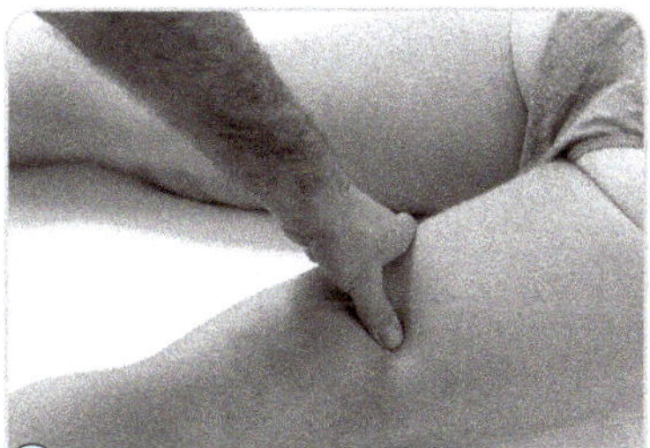
5 Rückwärtige Mittellinie-5

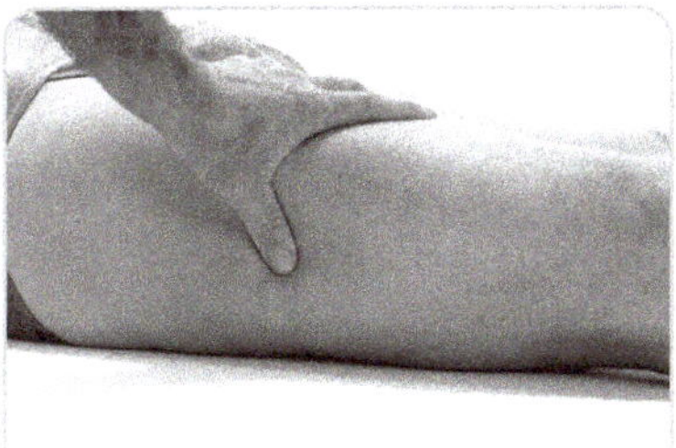
9 3. Außenlinie-9

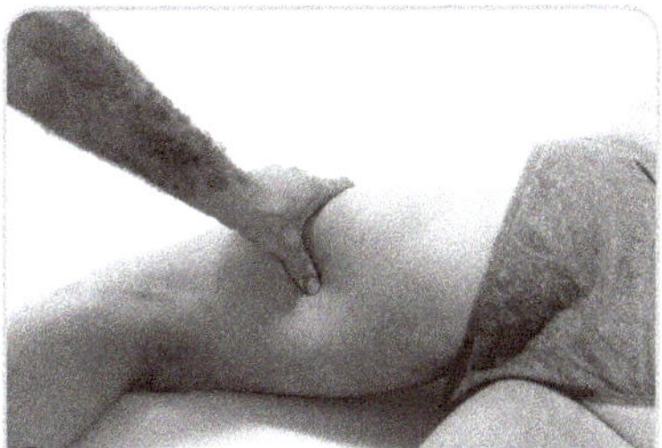
9 2. Außenlinie Seitenlage-9

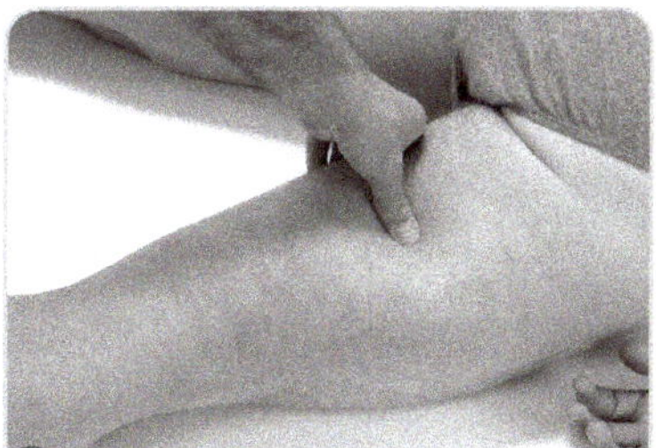
6 Rückwärtige Mittellinie-6

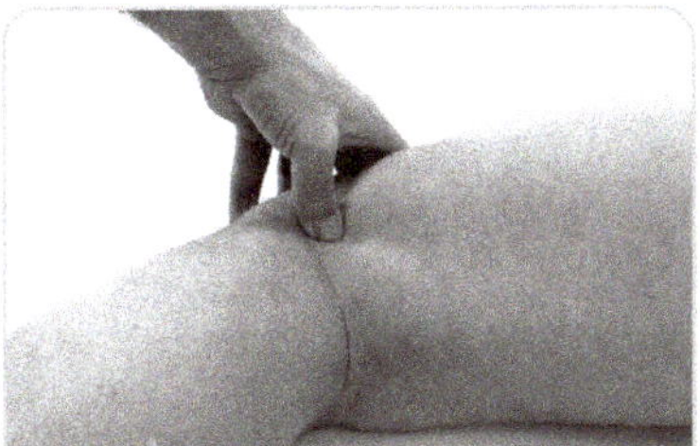
4 1. Außenlinie Seitenlage-4

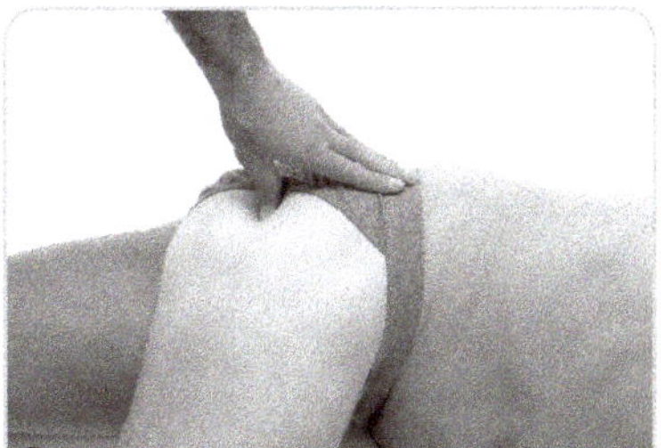
10 2. Außenlinie Seitenlage-10

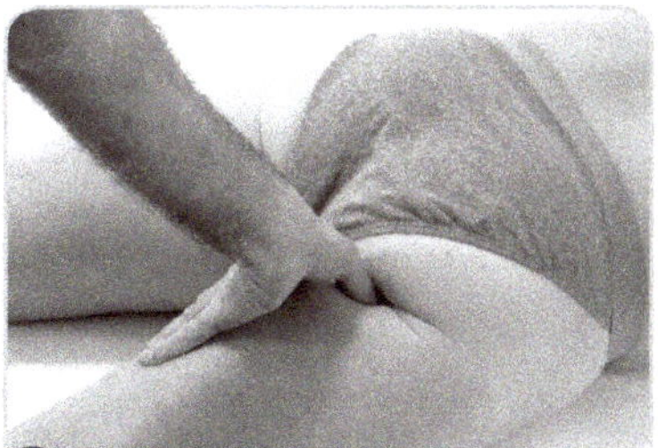
7 Rückwärtige Mittellinie-7

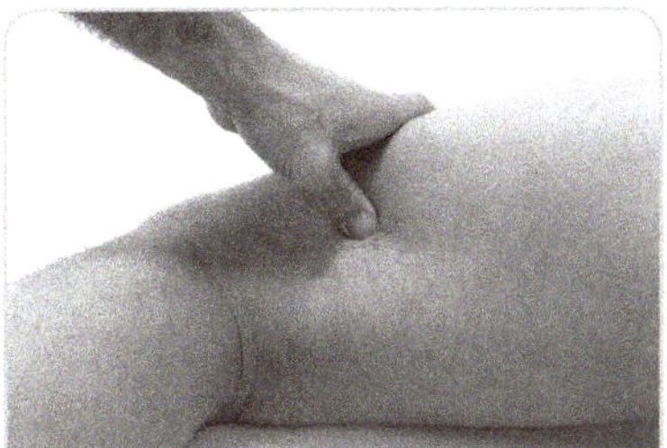
5 1. Außenlinie Seitenlage-5

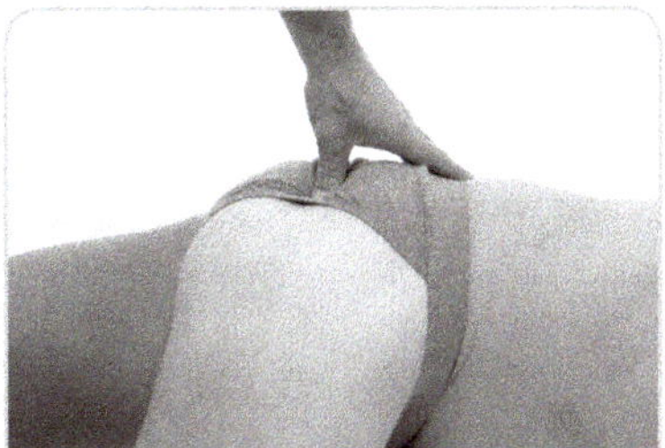
11 2. Außenlinie Seitenlage-11

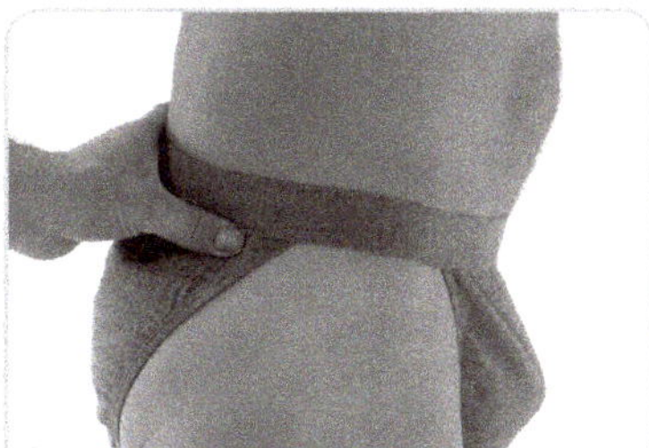
H Hüfte

Akupressurpunkte der **SEITE DES UNTERSCHENKELS**

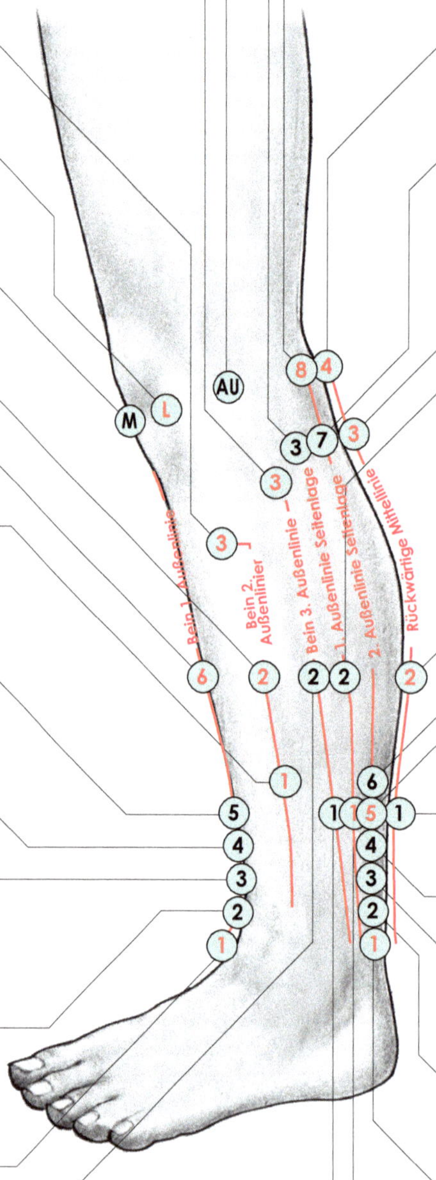

Kniegelenk-lateral
Exakt auf dem lateralen Teil des Kniegelenks • auf einer Höhe mit der unteren Grenze der Patella • in einer schmalen Vertiefung zwischen dem Femur und der Tibia – der Gelenkspalt

Bein 3. Außenlinie-3 (Gb-34 Region)
1 Finger posterior zu Gb-34 • 3 Finger unter der Patella, unterhalb des Fibulakopfes, auf dem M. peroneus longus

Bein 2. Außenlinie-3 (Ma-36)
4 Finger unterhalb der unteren Kante der Patella • auf dem M. tibialis anterior, ca. 1 Finger lateral zur vorderen Schienbeinkante • strahlt zum Fuß aus

Knieauge-lateral (Ma-35)
direkt unter der Kniescheibe • in der lateralen Kuhle, die entsteht, wenn das Knie gebeugt ist

Knieauge Mitte (Hsihsia)
1 Finger unter der Kniescheibe auf einer Linie mit deren Mittellinie • auf ½ Weg zwischen den Knieuagen auf der Patellasehne

Bein 2. Außenlinie-2 (Ma-40)
auf ½ Weg vom Knöchel zum Knie • in einer Vertiefung vor der Fibula zwischen den beiden Muskeln – M. peroneus longus und M. tibialis anterior

Bein 1. Außenlinie-6 (Ma-38)
auf ½ Weg vom Knöchel zum Knie, auf der lateralen Kante der Tibia • drücken Sie den M. tibialis anterior nahe dem Knochen

Bein 2. Außenlinie-1 (Gb-38)
4 Finger über dem Außenknöchel • 1 Finger anterior zur Fibula • wenn der Punkt nahe der Fibula gedrückt wird, kann er ein schmerzhaftes Kribbeln zum Fuß ausstrahlen

Bein 1. Außenlinie-5
über Bein 1. Außenlinie – 4 • 3 Finger über dem Außenknöchel • lateral zur lateralen Kante der Tibia • drücken Sie den M. tibialis anterior nahe dem Knochen

Bein 1. Außenlinie-4
über Bein 1. Außenlinie – 3 • 2 Finger über dem Außenknöchel • lateral zur lateralen Kante der Tibia • drücken Sie den M. tibialis anterior nahe dem Knochen

Bein 1. Außenlinie-3
über Bein 1. Außenlinie – 2 • 1 Finger über dem Außenknöchel • lateral zur lateralen Kante der Tibia • drücken Sie den M. tibialis anterior nahe dem Knochen

Bein 1. Außenlinie-2
über Bein 1. Außenlinie – 1 • oberhalb der oberen Kante des Außenknöchels • lateral zur lateralen Kante der Tibia • drücken Sie den M. tibialis anterior nahe dem Knochen

Bein 1. Außenlinie-1 (Ma-41)
in einer Vertiefung am Treffpunkt von Fußrücken und Bein • zwischen den Sehnen des M. extensor hallucis longus und M. extensor digitorum longus • auf einer Höhe mit dem Außenknöchel

Bein 3. Außenlinie-2
auf ½ Weg vom Knöchel um Knie, auf der Sehne des M. peroneus longus • schieben Sie die Sehne aufwärts in Richtung der Fibula

Bein 3. Außenlinie-1
3 Finger über der Erhebung des Außenknöchels • auf der Sehne des M. peroneus longus • schieben Sie die Sehne nach anterior , in Richtung der Fibula

1. Außenlinie Seitenlage-1 (Gb-39)
3 Finger über der Erhebung des Außenknöchels, in einer Vertiefung zwischen der Fibula und der Achillessehne • drücken Sie gegen die Fibula

1. Außenlinie Seitenlage-3
2 Finger unter dem Knie • ein empfindlicher Punkt an der posterioren Kante des Fibulakopfes

2. Außenlinie Seitenlage-8 (Bl-39)
in der Kniekehle, am lateralen Ende der Hautfalte • in einer Vertiefung medial zur Sehne des M. biceps femoris • nur bei gebeugtem Knie drücken

Bein rückwärtige Mittellinie-4 (Bl-40)
im Zentrum der Kniekehle • auf ½ Weg zwischen den Sehnen des M. biceps femoris und des M. semitendinosus • nur bei gebeugtem Knie drücken

2. Außenlinie Seitenlage-7
2 Finger unter der Kniekehle • auf einer Höhe mit Bein rückwärtige Mittellinie – 3 • 1 Finger lateral zur rückwärtigen Mittellinie des Beins

Bein rückwärtige Mittellinie-3 (Bl-55)
auf der Mittellinie des Wadenmuskels/M. gastrocnemius • 2 Finger unter der Kniekehle • direkt unterhalb eines festen Punktes im Muskelgewebe

1. Außenlinie Seitenlage-2
auf ½ Weg vom Knöchel zum Knie • in einer Vertiefung zwischen der Fibula und dem M. gastrocnemius

Bein rückwärtige Mittellinie-2 (Bl-57)
auf der Mittellinie des M. gastrocnemius • auf ½ Weg von der Kniekehle zum Knöchel • in einer Vertiefung unterhalb des M. gastrocenmius, bei kontrahiertem Muskel, auf dem Muskel-Sehnen-Übergang

2. Außenlinie Seitenlage-6
am lateralen Teil der Achillessehne • über 2. Außenlinie Seitenlage – 5 • 5 Finger über dem Außenknöchel

2. Außenlinie Seitenlage-5
am lateralen Teil der Achillessehne • über 2. Außenlinie Seitenlage – 4 • 3 Finger über dem Außenknöchel

Bein rückwärtige Mittellinie-1
auf der Achillessehne • 4 Finger über der Ferse oder 3 Finger über dem Knöchel

2. Außenlinie Seitenlage-4 (Bl-59)
am lateralen Teil der Achillessehne • über 2. Außenlinie Seitenlage – 3 • 2 Finger über dem Außenknöchel

2. Außenlinie Seitenlage-3
am lateralen Teil der Achillessehne • über 2. Außenlinie Seitenlage – 2 • 1 Finger über dem Außenknöchel

2. Außenlinie Seitenlage-2
am lateralen Teil der Achillessehne • über 2. Außenlinie Seitenlage – 1 • über dem Außenknöchel

2. Außenlinie Seitenlage-1 (Bl-60)
am lateralen Teil der Achillessehne • auf einer Höhe mit dem Außenknöchel

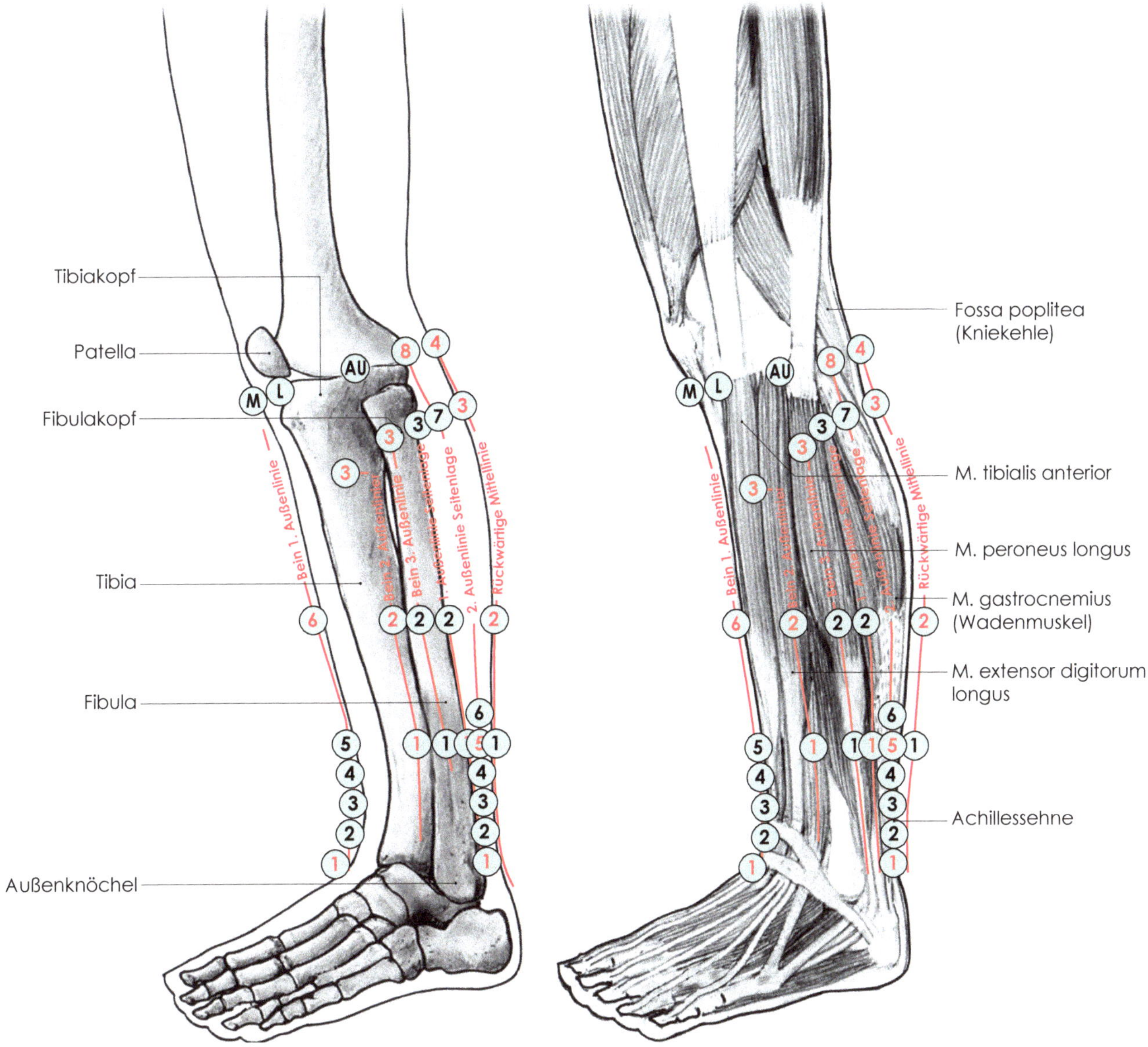
Tibiakopf
Patella
Fibulakopf
Tibia
Fibula
Außenknöchel
Bein 1. Außenlinie
Bein 3. Außenlinie
2. Außenlinie Seitenlage
Rückwärtige Mittellinie
Fossa poplitea
(Kniekehle)
M. tibialis anterior
M. peroneus longus
M. gastrocnemius
(Wadenmuskel)
M. extensor digitorum
longus
Achillessehne

Akupressurpunkte der **SEITE DES UNTERSCHENKELS**

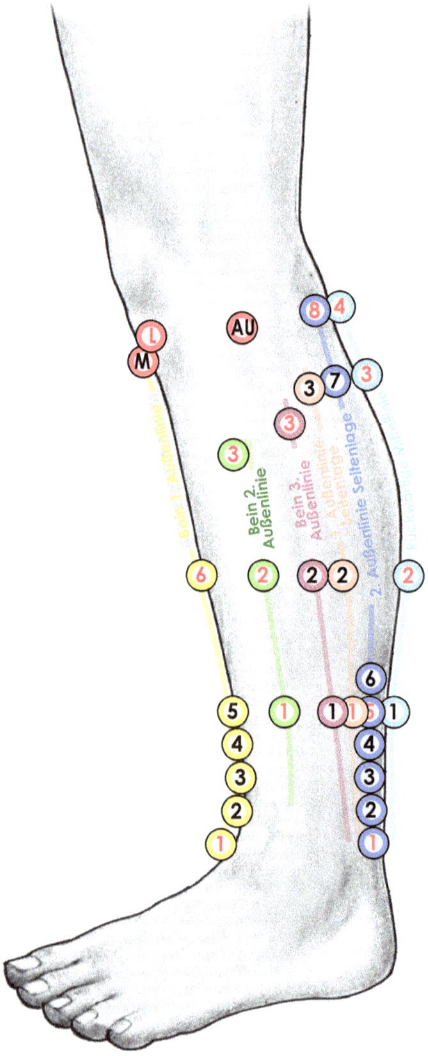
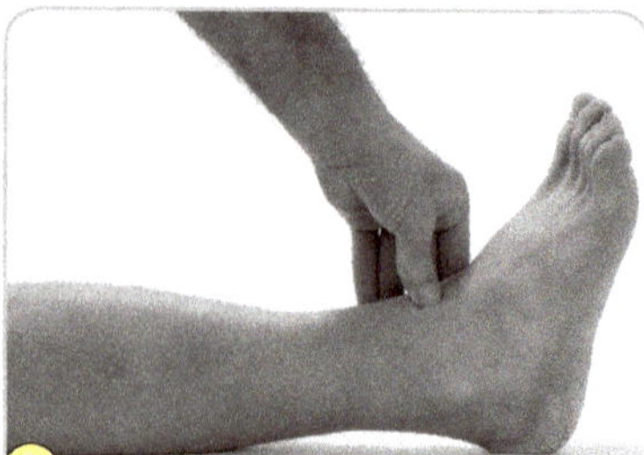

1 1. Außenlinie-1

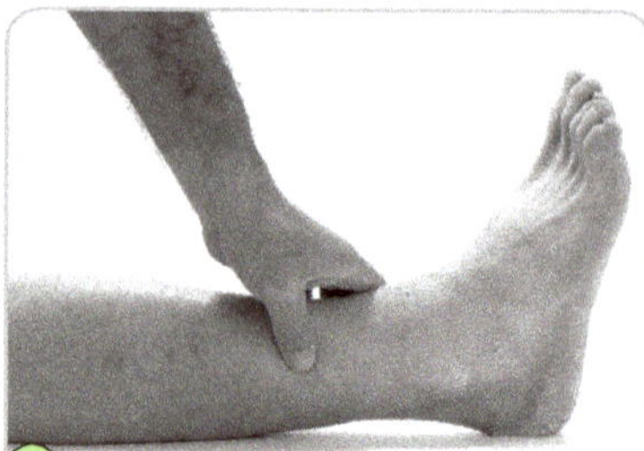

1 2. Außenlinie-1

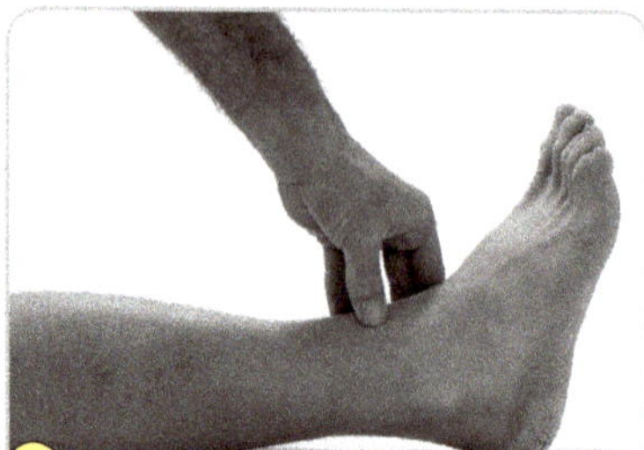

2 1. Außenlinie-2

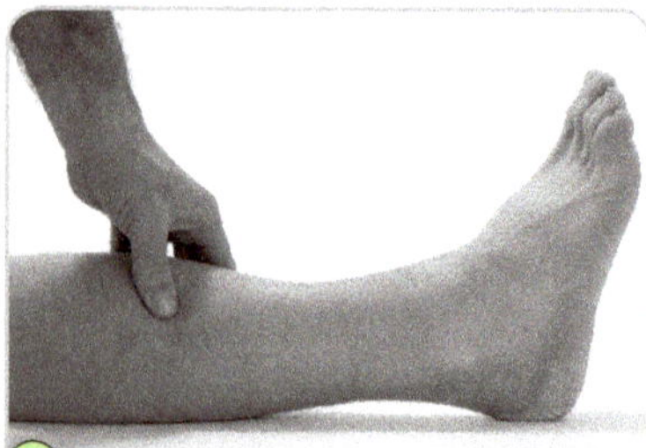

2 2. Außenlinie-2

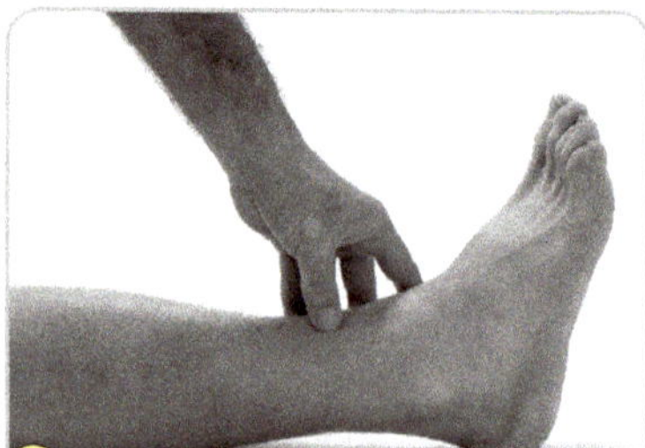

3 1. Außenlinie-3

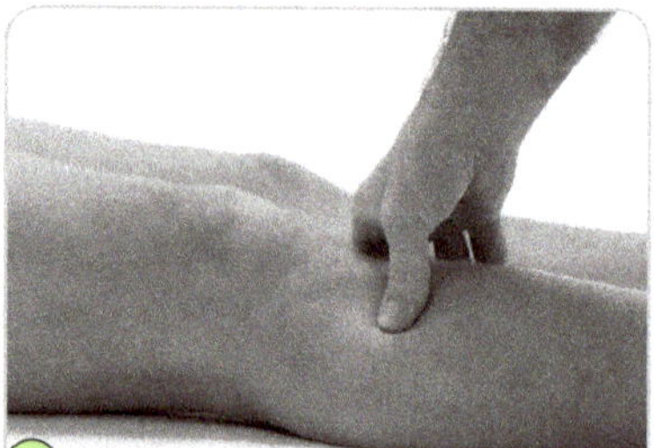

3 2. Außenlinie-3

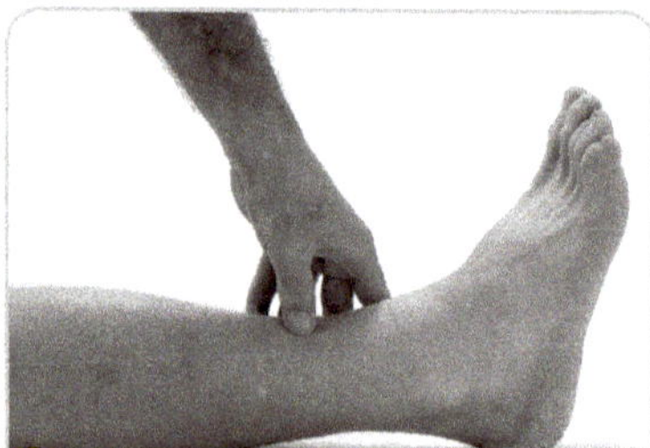

4 1. Außenlinie-4

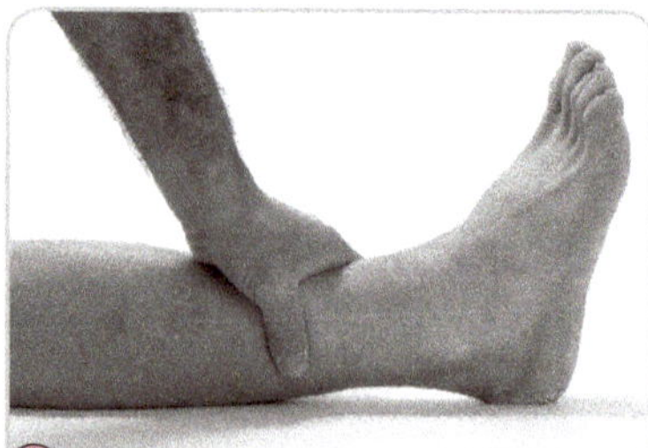

1 3. Außenlinie-1

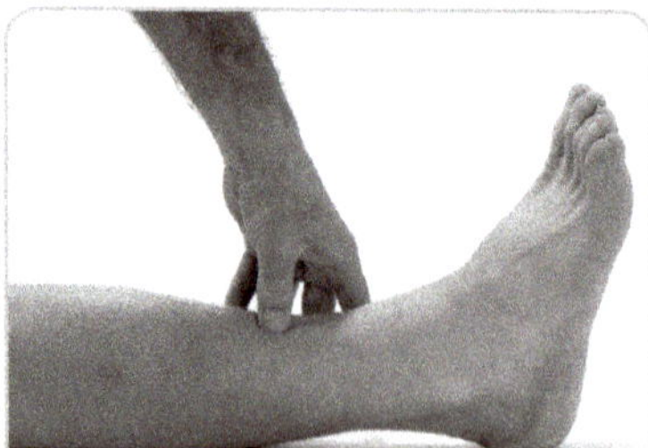

5 1. Außenlinie-5

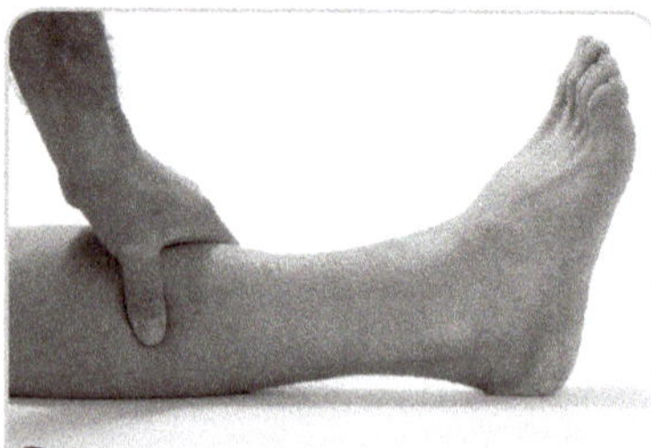

2 3. Außenlinie-2

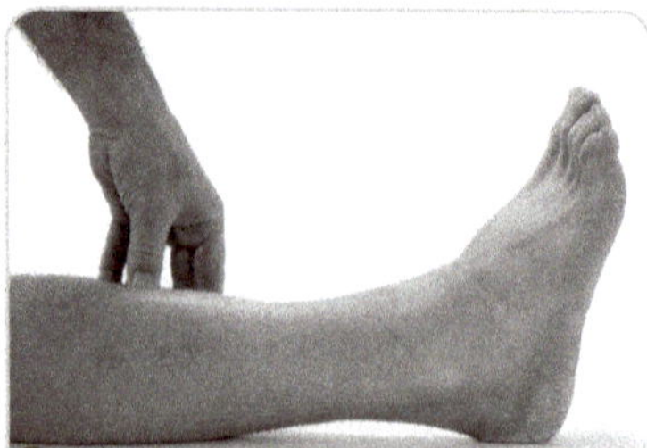

6 1. Außenlinie-6

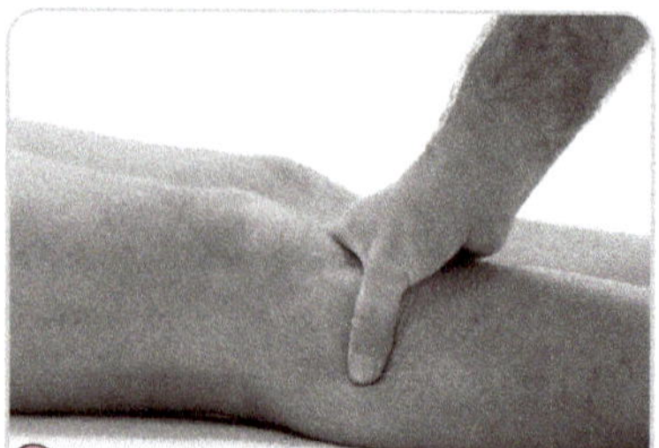

3 3. Außenlinie-3

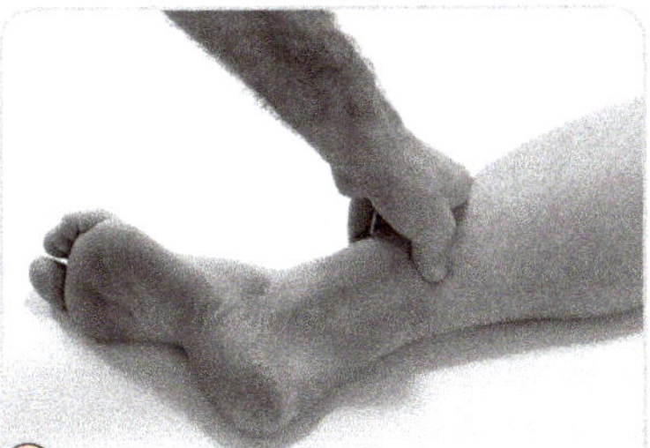

① 1. Außenlinie Seitenlage-1

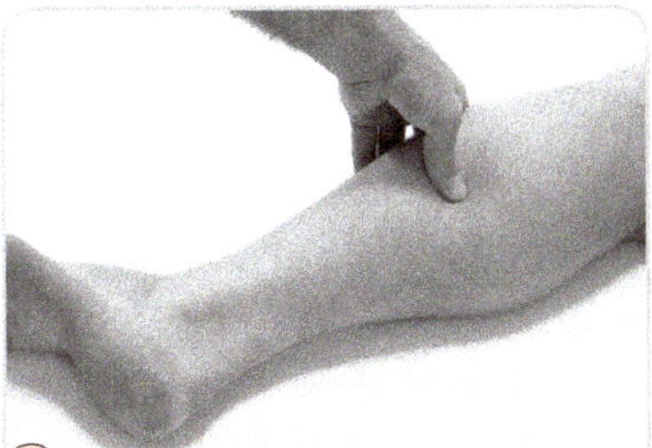

② 1. Außenlinie Seitenlage-2

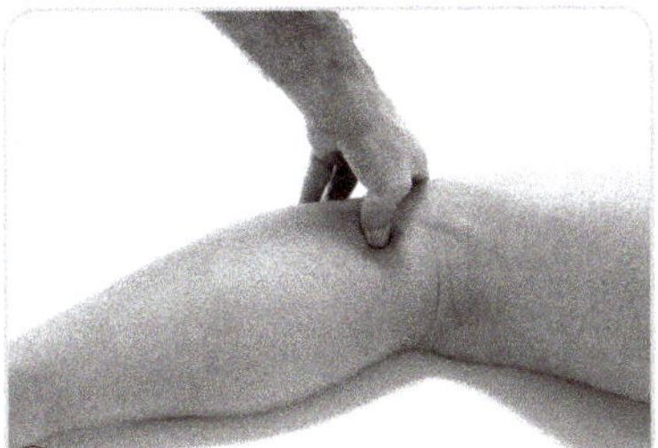

③ 1. Außenlinie Seitenlage-3

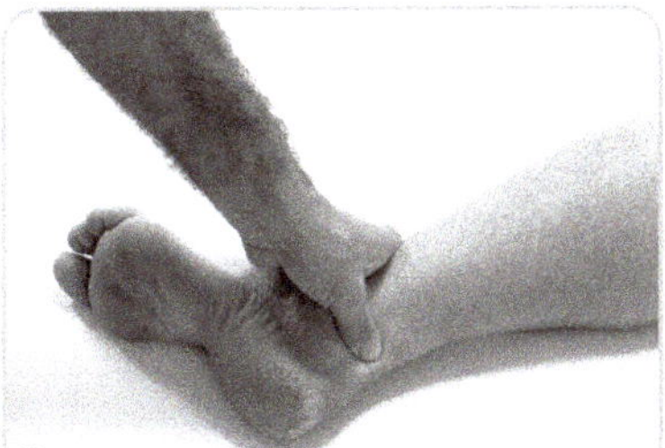

① 2. Außenlinie Seitenlage-1

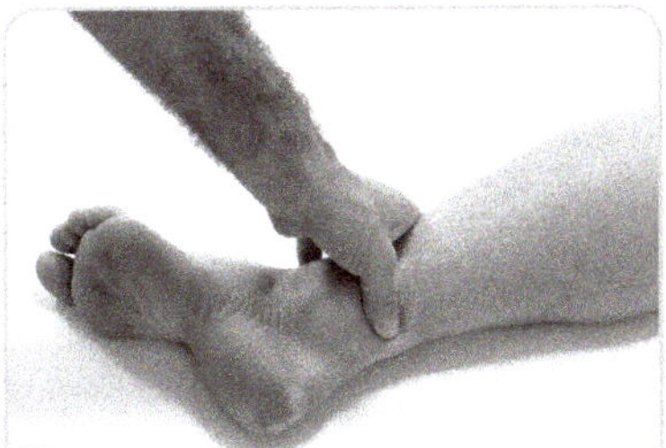

② 2. Außenlinie Seitenlage-2

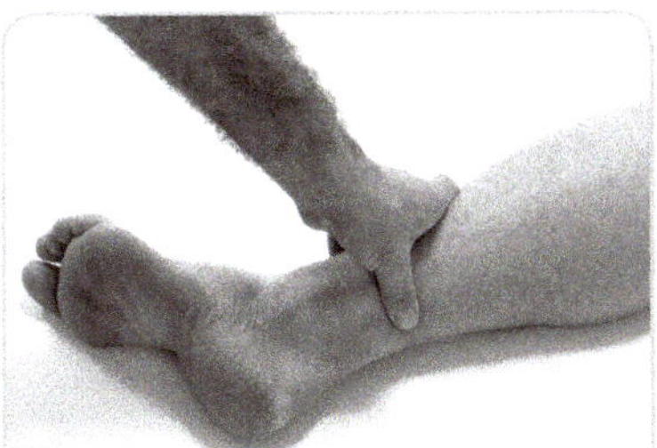

③ 2. Außenlinie Seitenlage-3

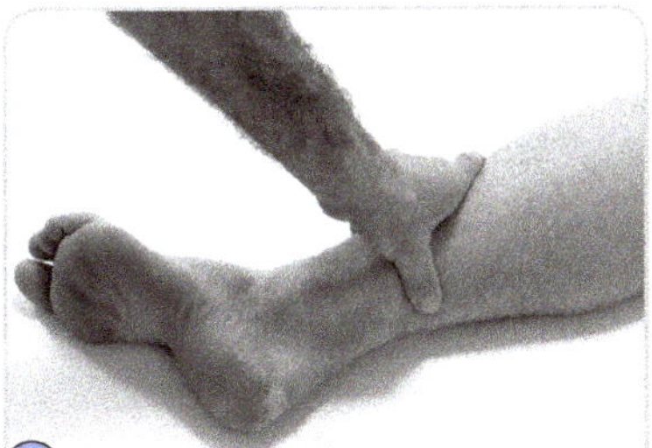

④ 2. Außenlinie Seitenlage-4

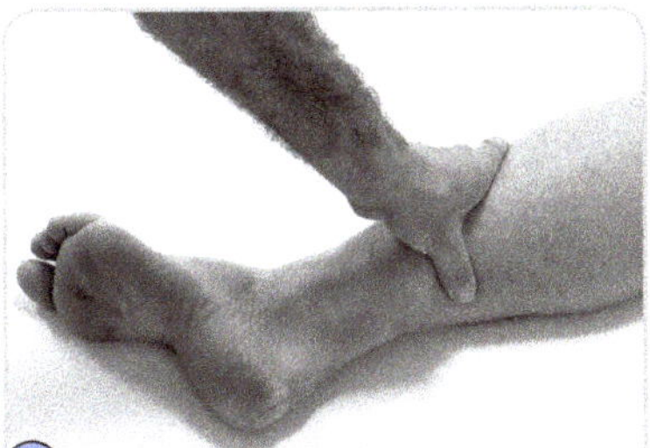

⑤ 2. Außenlinie Seitenlage-5

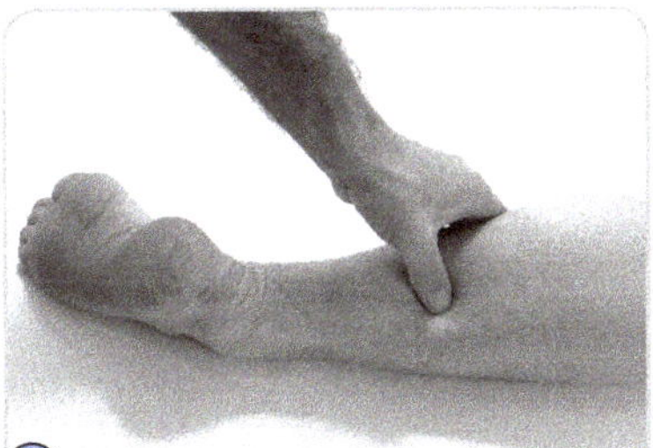

⑥ 2. Außenlinie Seitenlage-6

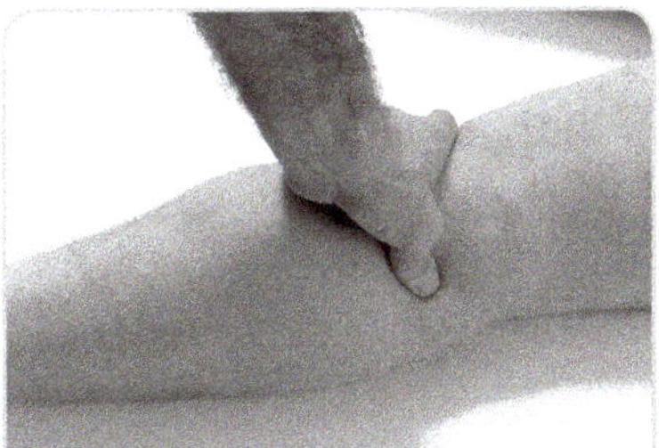

⑦ 2. Außenlinie Seitenlage-7

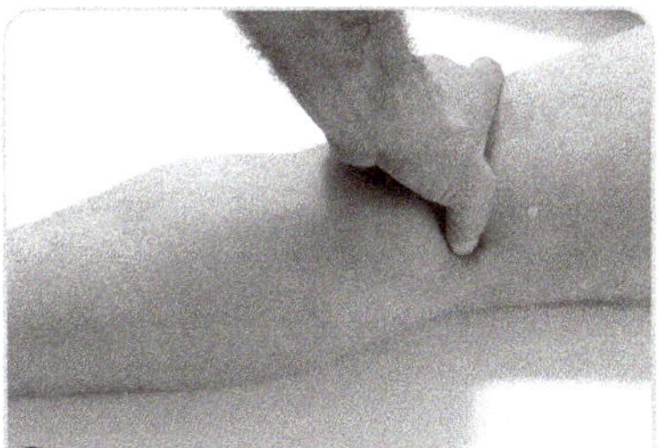

⑧ 2. Außenlinie Seitenlage-8

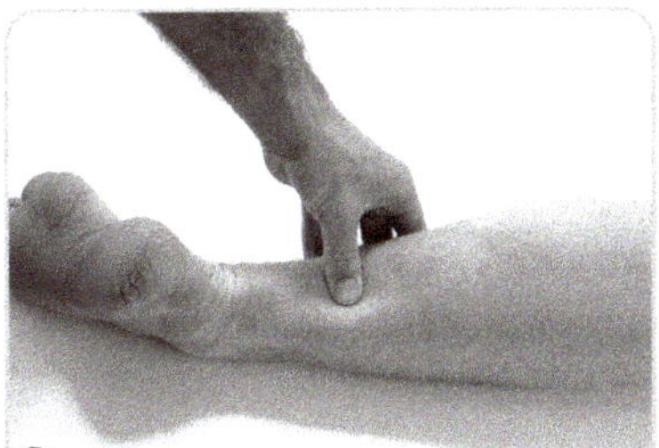

① Rückwärtige Mittellinie-1

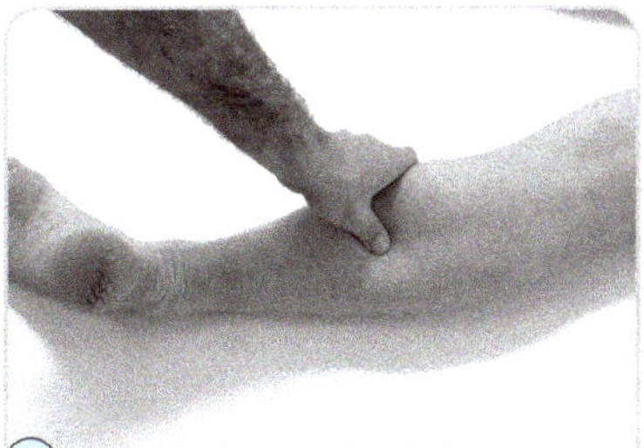

② Rückwärtige Mittellinie-2

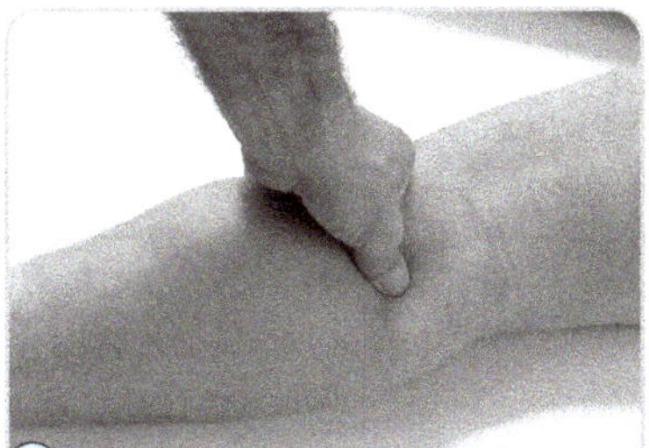

③ Rückwärtige Mittellinie-3

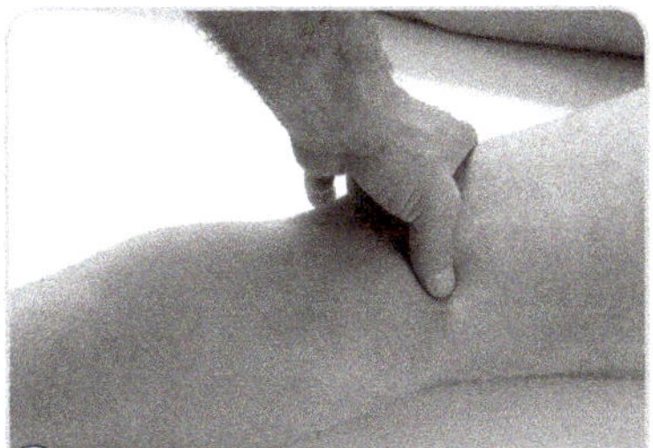

④ Rückwärtige Mittellinie-4

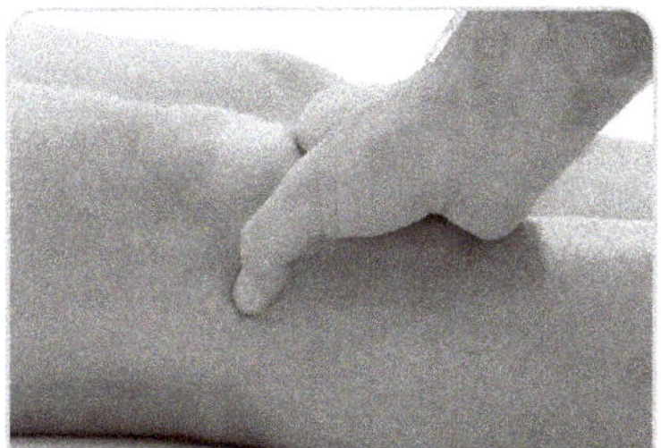

AU Kniegelenk-lateral

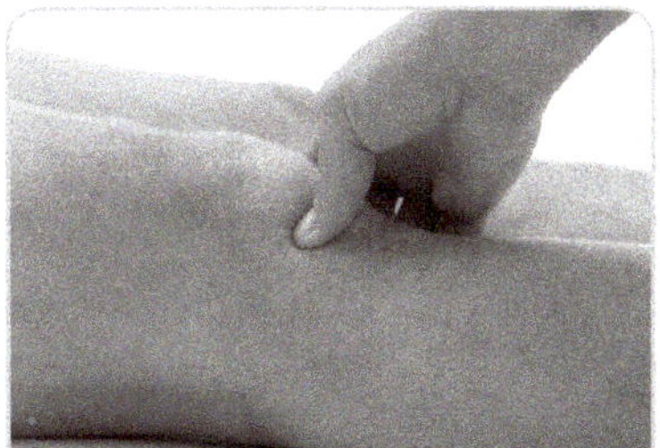

L Knieauge-lateral

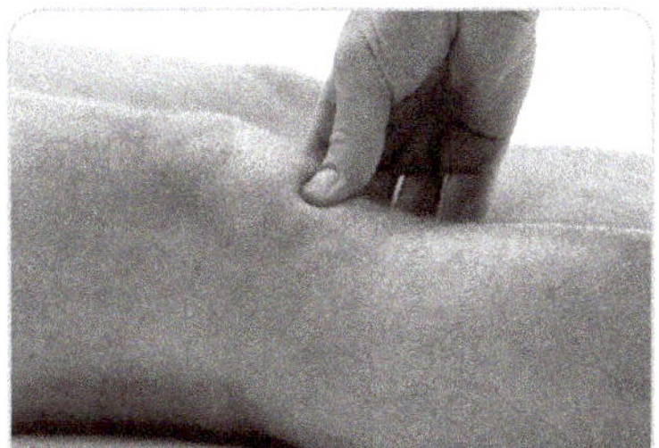

M Knieauge Mitte

Die Innenseite des Beins

Bein 1. Innenlinie – Rückenlage

Diese Linie verläuft durch 4 Orientierungspunkte:

1. Die posteriore Kante des Innenknöchels
2. Unterhalb des Tibiakopfes
3. Oberhalb der superioren medialen Kante der Patella
4. In der Leiste, in einer Linie mit der medialen Kante der Spina iliaca anterior superior

- Die Linie beginnt in der Vertiefung zwischen dem Innenknöchel und der Achillessehne.
- Sie verläuft aufwärts in der Vertiefung, die an die mediale Kante der Tibia angrenzt, zunächst auf dem M. flexor digitorum longus, danach auf dem M. soleus, bis sie den Tibiakopf unterhalb des Knies erreicht.
- Sie beginnt erneut oberhalb der superioren medialen Kante der Patella und läuft aufwärts auf dem M. vastus medialis obliquus, entlang der medialen Kante des M. rectus femoris.
- Sie läuft über den Oberschenkel, entlang einer Vertiefung auf einer gedachten Linie zwischen der medialen Kante der Patella und der medialen Kante der Spina iliaca anterior superior. Sie endet unterhalb der Leiste.

Bein 2. Innenlinie – Rückenlage

Diese Linie verläuft durch 4 Orientierungspunkte:

1. Die mediale Kante der Achillessehne, auf einer Höhe mit dem Innenknöchel
2. Unterhalb des medialen Condylus der Tibia, 2 Finger posterior zur medialen Kante der Tibia, auf dem medialen Kopf des Musculus gastrocnemius
3. Über dem medialen Epicondylus des Femur, zwischen M. vastus medialis und den Adduktoren
4. Die Leistenbeuge auf der Arteria femoralis, zwischen dem M. iliopsoas und dem M. pectineus

- Die Linie beginnt an der medialen Kante der Achillessehne, auf einer Höhe mit dem Innenknöchel.
- Sie verläuft aufwärts über den medialen Bauch des M. gastrocnemius, 2 Finger posterior zur medialen Kante der Tibia.
- Sie erreicht das Knie unterhalb des medialen Epicondylus der Tibia.
- Sie beginnt erneut über dem medialen Epicondylus des Femurs, zwischen dem M. vastus medialis und den Adduktoren.
- Sie verläuft aufwärts in einer Vertiefung hinter dem M. sartorius, läuft weiter über den M. adductor longus bis sie die Leistenbeuge auf der Arteria femoralis, zwischen dem M. iliopsoas und dem M. pectineus erreicht

Bein 3. Innenlinie – Rückenlage

Diese Linie verläuft durch 2 Orientierungspunkte:

1. Oberhalb des Knies, posterior zum M. gracilis
2. Unterhalb der Leiste, posterior zum M. gracilis

- Die Linie beginnt oberhalb des Knies.
- Sie verläuft aufwärts in einer Vertiefung posterior zum M. gracilis, hinter dem Femur. Sie endet an der Leiste.

Oberschenkel 1. Innenlinie – Rückenlage

Diese Linie verläuft durch 2 Orientierungspunkte:

1. Oberhalb des Knies, auf dem M. semimambranosus
2. Unterhalb der Leiste, auf dem M. adductor magnus

- Die Linie beginnt oberhalb des Knies.
- Sie läuft über die höchste Linie des Oberschenkels, wenn sich der Klient in der Seitenlage befindet.
- Sie verläuft über den M. semimembranosus und den M. adductor magnus. Sie endet in der Leiste

Bein rückwärtige Mittellinie

Diese Linie verläuft durch 3 Orientierungspunkte:

1. Der Treffpunkt von Achillessehne und Ferse
2. Das Zentrum der Kniekehle
3. Das Zentrum der Gesäßfurche

- Die Linie beginnt an der Ferse, sie läuft aufwärts über die Achillessehne und die Mittellinie des M. gastrocnemius.
- Sie erreicht den Mittelpunkt der Kniekehle, zwischen den Sehnen des M. biceps femoris und des M. semitendinosus.
- Sie läuft weiter aufwärts in einer Vertiefung auf der Mittellinie der rückwärtigen Oberschenkelmuskulatur, zwischen dem M. biceps femoris und dem M. semitendinosus.
- Sie endet an der Gesäßfurche, unterhalb dem Tuber ischiadicum

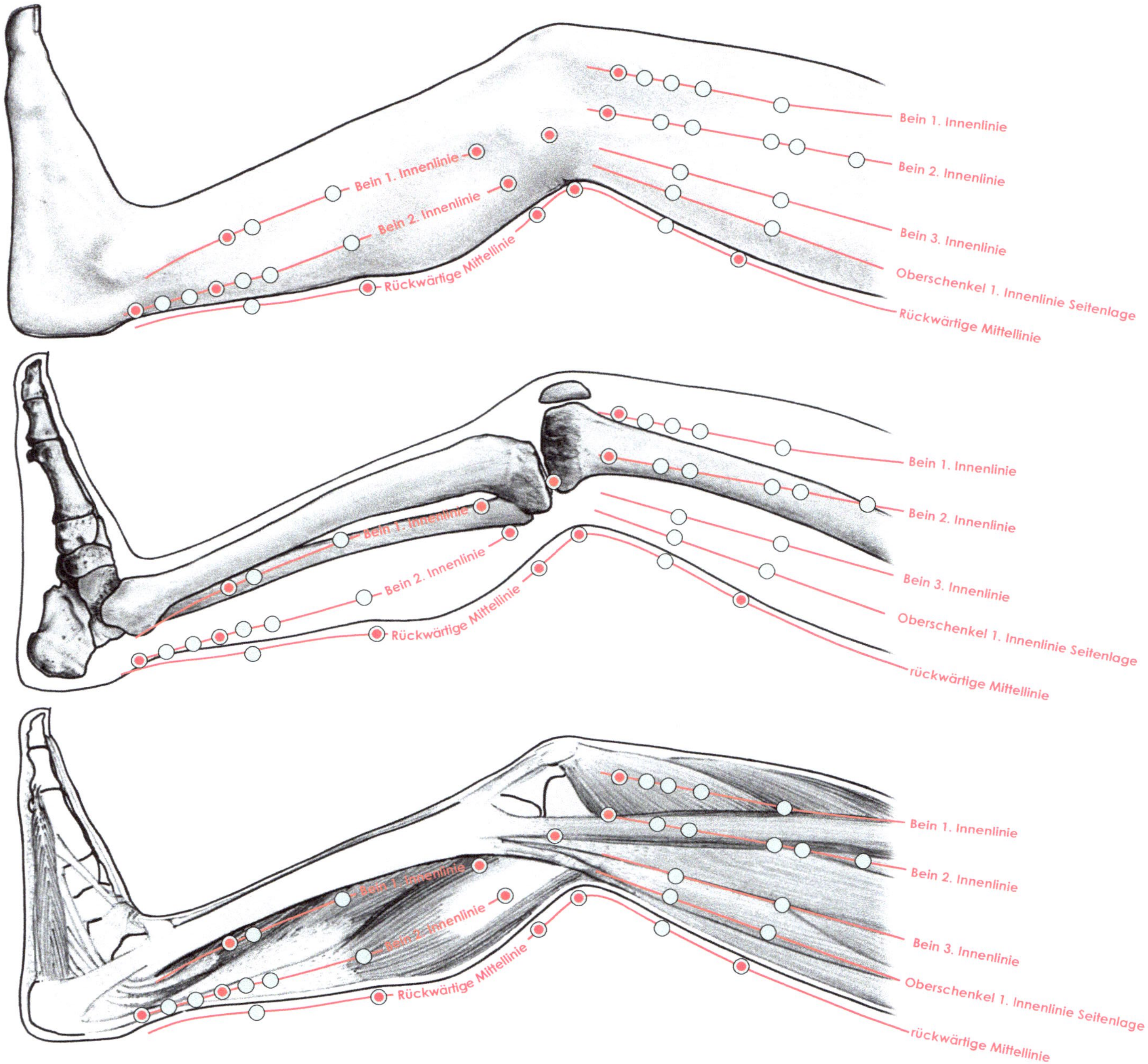

Therapielinien der **INNENSEITE DES BEINS**

Bein 2. Innenlinie-14
12 Finger über dem medialen Epicondylus des Femur • in einer Vertiefung auf dem M. adductor longus • auf einer gedachten Linie vom medialen Epicondylus des Femur zu dem Punkt in der Leistenbeuge, an dem der Puls der Arteria femoralis gut zu tasten ist

Bein 2. Innenlinie-13
10 Finger über dem medialen Epicondylus des Femur • in einer Vertiefung auf dem M. adductor longus • auf einer gedachten Linie vom medialen Epicondylus des Femur zu dem Punkt in der Leistenbeuge, an dem der Puls der Arteria femoralis gut zu tasten ist, zwischen dem M. iliopsoas und dem M. pectineus

Bein 1. Innenlinie-9
9 Finger über der oberen medialen Kante der Patella • auf ½ Weg von der oberen Kante der Patella zur Leiste, auf einer gedachten Linie zwischen der medialen Kante der Patella und der medialen Kante der Spina iliaca anterior superior • medial zum M. rectus femoris und laterale zu den Adduktoren

Bein 1. Innenlinie-8
5 Finger über der oberen medialen Kante der Patella • auf einer gedachten Linie zwischen der medialen Kante der Patella und der medialen Kante der Spina iliaca anterior superior • in einer Vertiefung zwischen dem M. rectus femoris und dem M. vastus medialis obliquus

Bein 1. Innenlinie-7
4 Finger über der oberen medialen Kante der Patella • auf ¼ des Weges von der oberen Kante der Patella zur Leiste • auf einer gedachten Linie zwischen der medialen Kante der Patella und der medialen Kante der Spina iliaca anterior superior • in der Vertiefung zwischen dem M. rectus femoris und dem M. vastus lateralis obliquus

Bein 1. Innenlinie-6
3 Finger über der oberen medialen Kante der Patella • auf einer gedachten Linie zwischen der medialen Kante der Patella und der medialen Kante der Spina iliaca anterior superior • in der Vertiefung zwischen dem M. rectus femoris und dem M. vastus lateralis obliquus

Bein 1. Innenlinie-5 (Mi-10)
2 Finger über der oberen medialen Kante der Patella • auf einer gedachten Linie zwischen der medialen Kante der Patella und der medialen Kante der Spina iliaca anterior superior •auf dem M. vastus lateralis obliquus

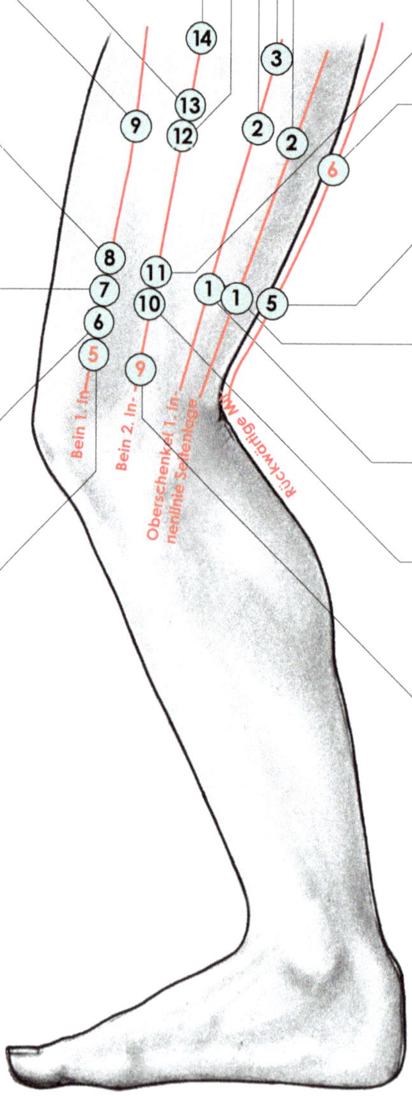

Bein 2. Innenlinie-12
9 Finger über dem medialen Epicondylus des Femur • auf dem M. adductor longus • drücken Sie ein- und aufwärts auf dem Muskel

Bein 3. Innenlinie- 2
10 Finger über dem medialen Epicondylus des Femur • in einer Vertiefung posterior zum M. gracilis

Bein 3. Innenlinie- 3
12 Finger über dem medialen Epicondylus des Femur • in einer Vertiefung posterior zum M. adductor longus, hinter dem Femur

Oberschenkel 1. Innenlinie Seitenlage-2
10 Finger über dem Knie, auf der höchsten Linie der Innenseite des Oberschenkels, wenn sich der Klient in der Seitenlage befindet • auf 2/3 des Weges vom Knie zur Leiste, auf dem M. adductor magnus

Bein 2. Innenlinie-11
5 Finger über dem medialen Epicondylus des Femur, in einer Vertiefung zwischen dem M. vastus medialis und den Adduktoren • drücke Sie den M. vastus medialis ein- und aufwärts

Bein rückwärtige Mittellinie-6 (Bl-37)
10 Finger über der Kniekehle, direkt über Bein rückwärtige Mittellinie – 5 • in einer Vertiefung auf der Mittellinie der rückwärtigen Beinmuskulatur • zwischen M. biceps femoris und M. semitendinosus

Bein rückwärtige Mittellinie-5
5 Finger über der Kniekehle, direkt über Bein rückwärtige Mittellinie – 4 • in einer Vertiefung auf der Mittellinie der rückwärtigen Beinmuskulatur • zwischen M. biceps femoris und M. semitendinosus

Oberschenkel 1. Innenlinie Seitenlage-1
5 Finger über dem Knie, auf dem höchsten Grat der Innenseite des Oberschenkels, wenn sich der Klient in der Seitenlage befindet • auf 1/3 des Weges vom Knie zur Leiste, auf dem M. semimembranosus

Bein 3. Innenlinie-2
5 Finger über dem medialen Epicondylus des Femur • in einer Vertiefung posterior zum M. gracilis

Bein 2. Innenlinie-10
4 Finger über dem medialen Epicondylus des Femur • in einer Vertiefung auf ¼ des Weges von der Kniescheibe zur Leiste • in einer Vertiefung zwischen dem M. vastus medialis und den Adduktoren • drücken Sie den M. vastus medialis ein- und aufwärts

Bein 2. Innenlinie-9 (Le-9)
2 Finger über dem medialen Epicondylus des Femur • in einer Vertiefung zwischen dem M. vastus medialis und den Adduktoren

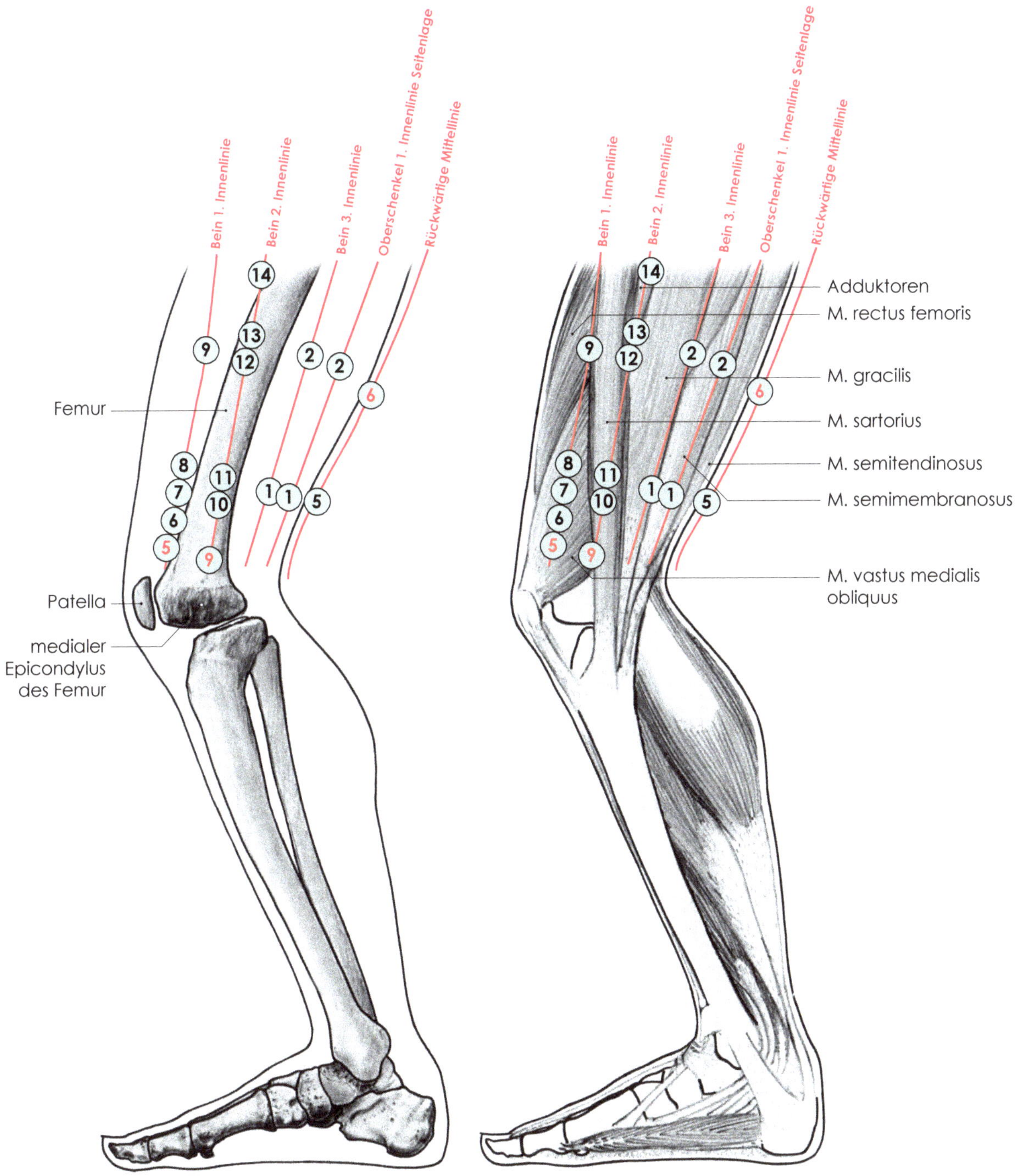
Bein 1. Innenlinie
Bein 2. Innenlinie
Bein 3. Innenlinie
Oberschenkel 1. Innenlinie Seitenlage
Rückwärtige Mittellinie
Femur
Patella
medialer Epicondylus des Femur
Adduktoren
M. rectus femoris
M. gracilis
M. sartorius
M. semitendinosus
M. semimembranosus
M. vastus medialis obliquus

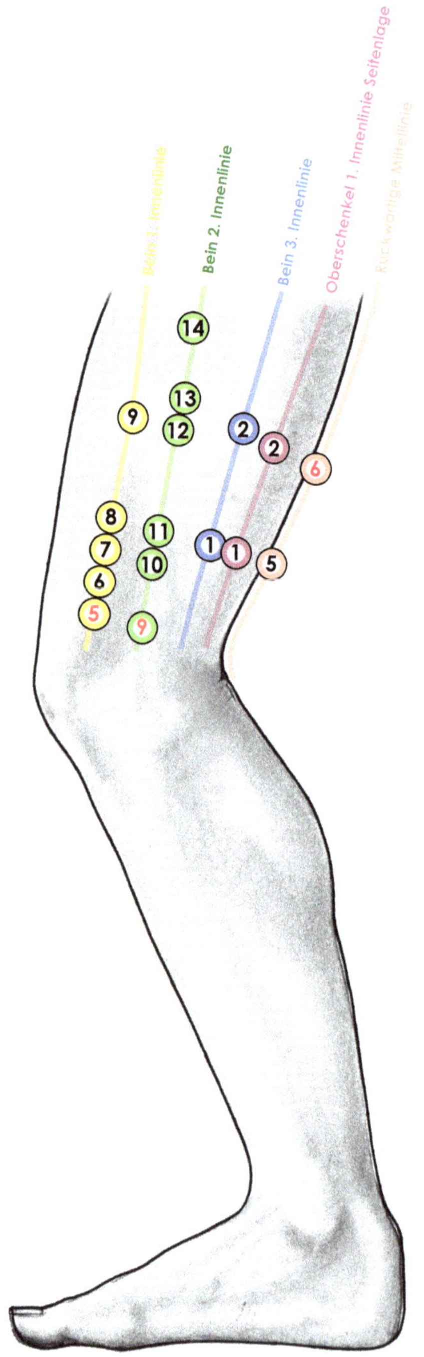

• Bein 3.Innenlinie - Rückenlage ist eine Sonderlinie.
Zu den entsprechenden Punkten 1, 2 und 3 auf dieser Linie sind keine Fotos vorhanden.

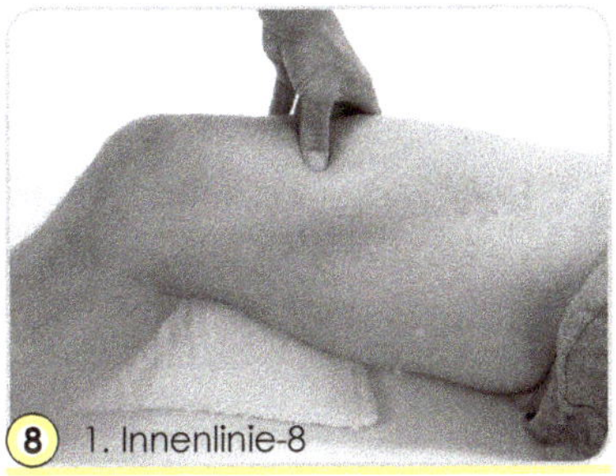
8 1. Innenlinie-8

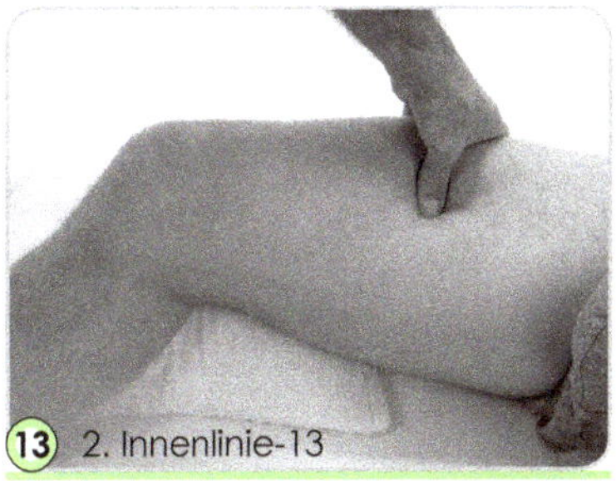
13 2. Innenlinie-13

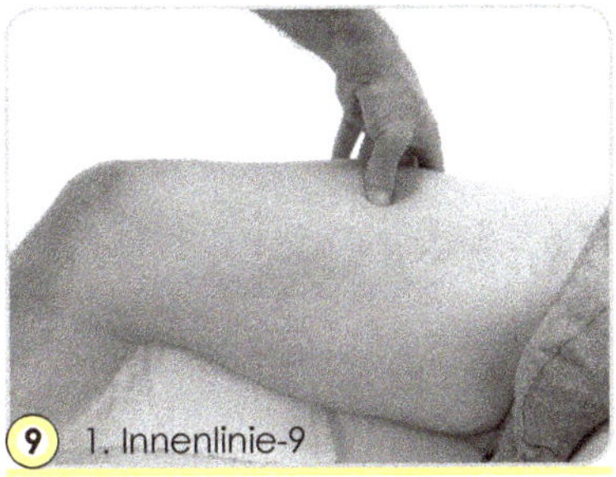
9 1. Innenlinie-9

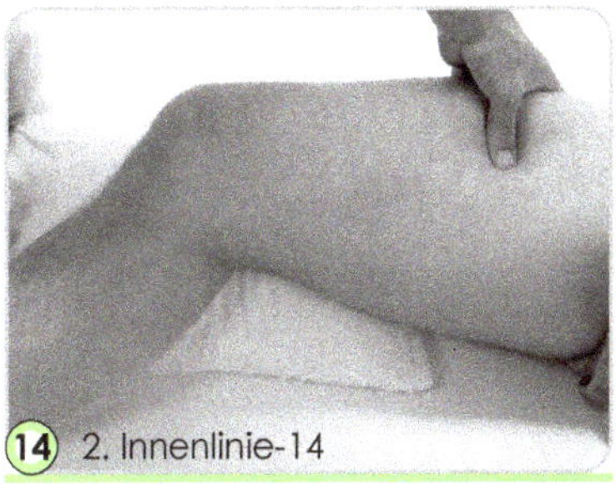
14 2. Innenlinie-14

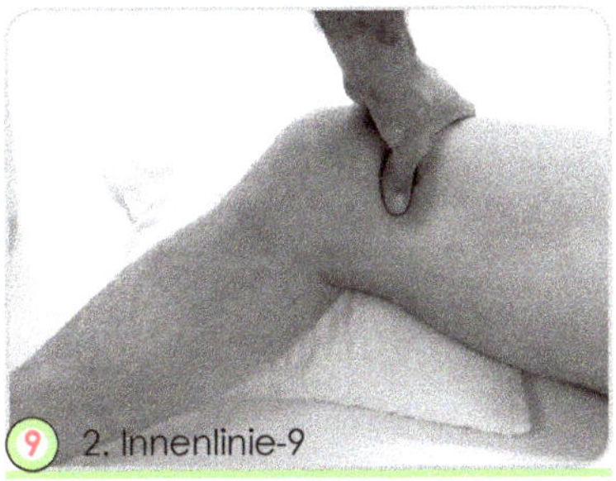
9 2. Innenlinie-9

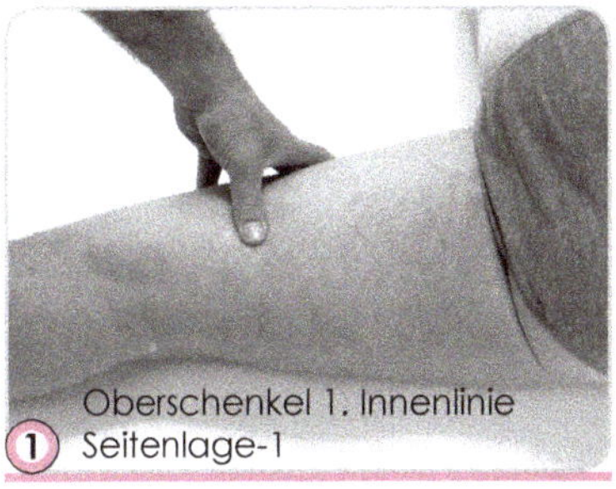
1 Oberschenkel 1. Innenlinie Seitenlage-1

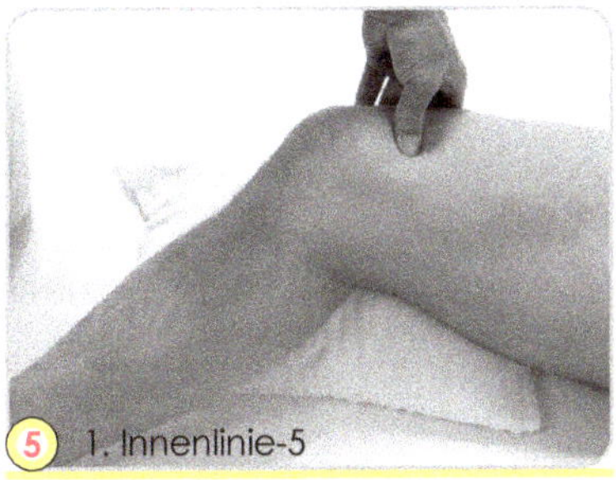
5 1. Innenlinie-5

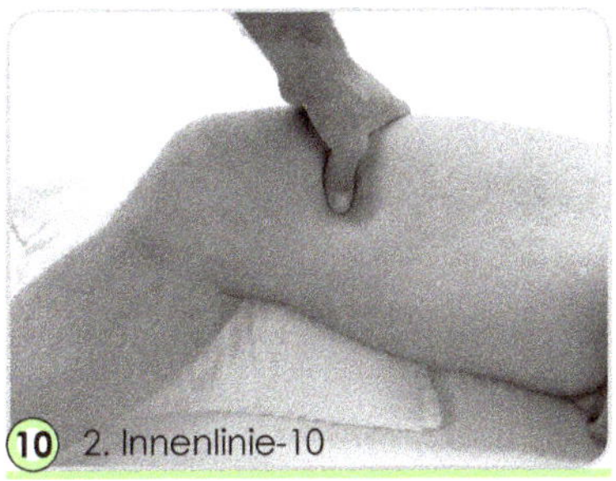
10 2. Innenlinie-10

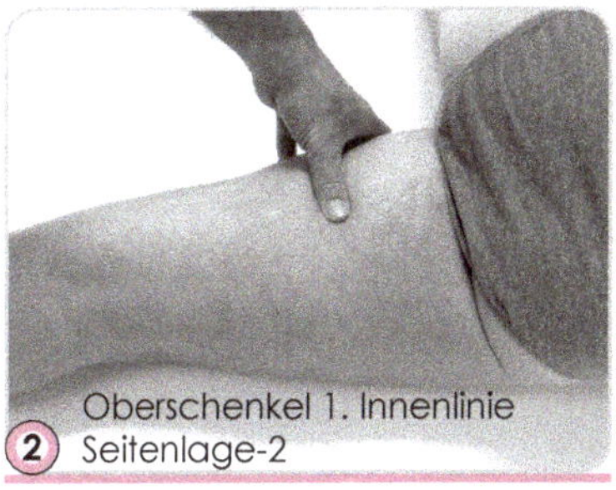
2 Oberschenkel 1. Innenlinie Seitenlage-2

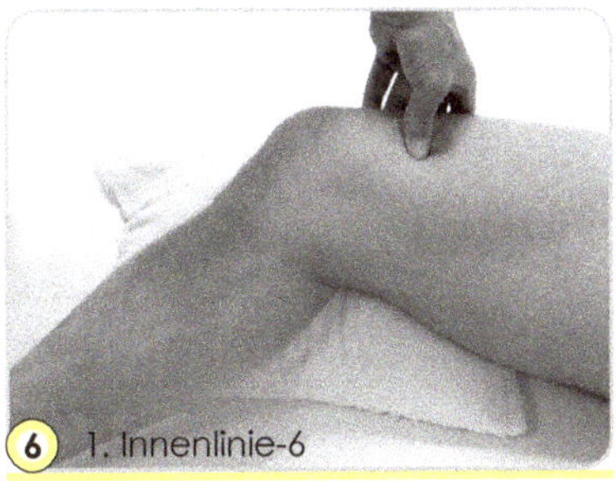
6 1. Innenlinie-6

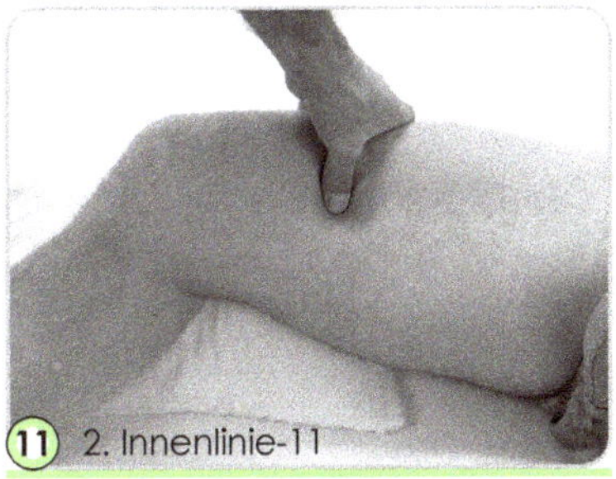
11 2. Innenlinie-11

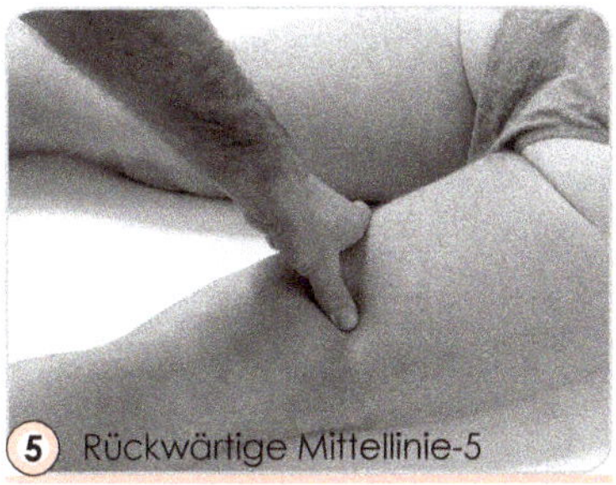
5 Rückwärtige Mittellinie-5

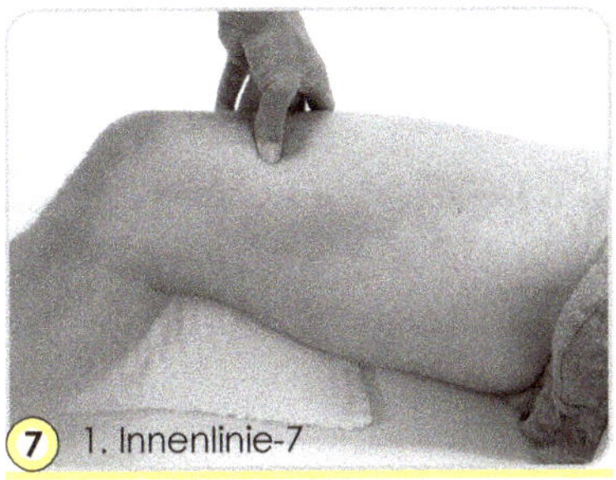
7 1. Innenlinie-7

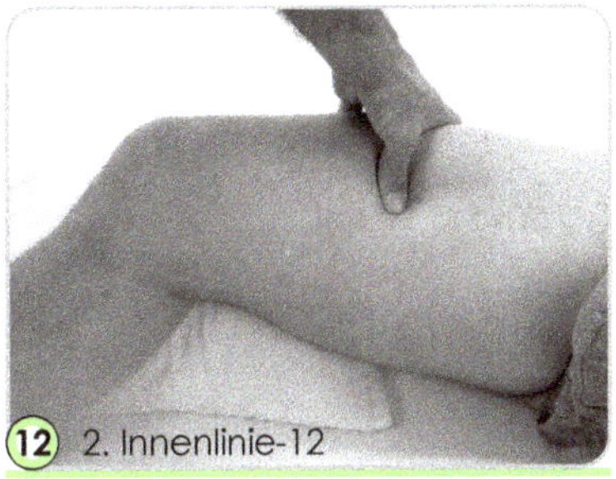
12 2. Innenlinie-12

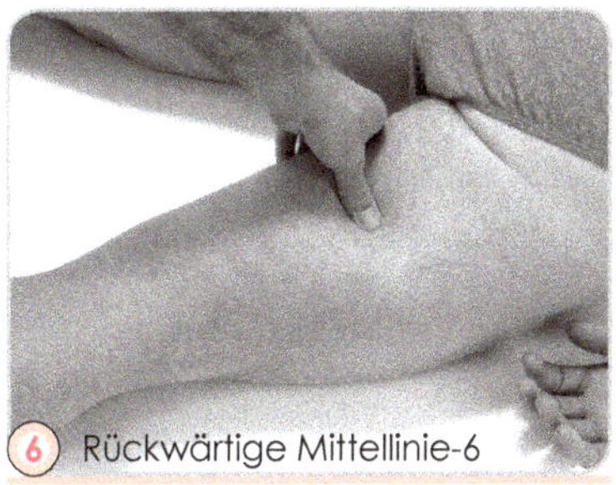
6 Rückwärtige Mittellinie-6

Akupressurpunkte der **INNENSEITE DES UNTERSCHENKELS**

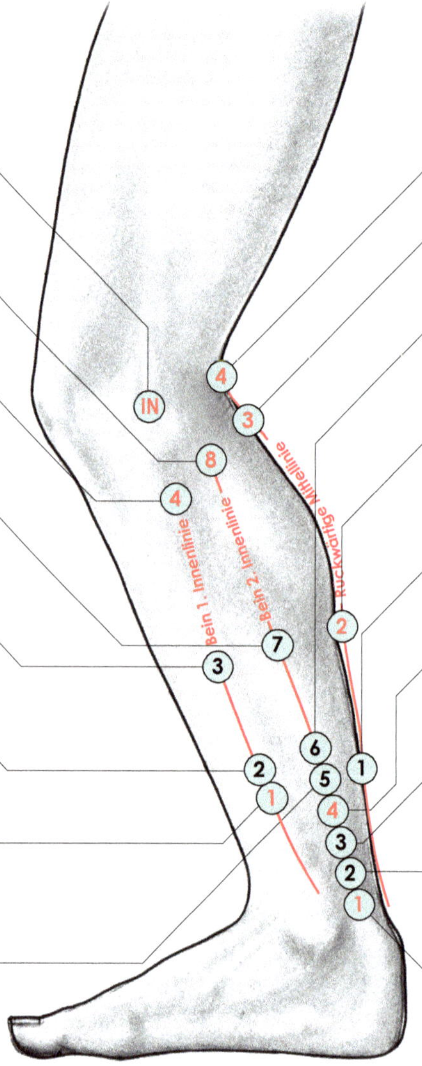

Kniegelenk-medial (Le-8)
genau über dem medialen Kniegelenk • auf einer Höhe mit der unteren Kane der Patella • in einer schmalen Vertiefung zwischen Femur und Tibia – der Gelenkspalt

Bein 2. Innenlinie-8 (Le-7)
unterhalb des medialen Condylus der Tibia • 4 Finger unter dem Knie

Bein 1. Innenlinie-4 (Mi-9)
3 Finger unterhalb der unteren Kante der Kniescheibe • an die mediale Kante der Tibia angrenzend

Bein 2. Innenlinie-7
auf ½ Weg vom Knöchel zum Knie • zwischen dem M. soleus und dem M. gastrocnemius • unterhalb des M. gastrocnemius, wenn er kontrahiert ist

Bein 1. Innenlinie-3
auf ½ Weg vom Knöchel zum Knie • an die mediale Kante der Tibia angrenzend

Bein 1. Innenlinie-2
4 Finger über der Erhebung des Innenknöchels • an die mediale Kante der Tibia angrenzend

Bein 1.Innenlinie-1 (Mi-6)
3 Finger über der Erhebung des Innenknöchels • an die mediale Kante der Tibia angrenzend

Bein 2. Innenlinie-5
am medialen Teil der Achillessehne • über Bein 2. Innenlinie – 4 • 3 Finger über dem Innenknöchel

Bein rückwärtige Mittellinie-4 (Bl-40)
im Zentrum der Kniekehle • auf ½ Weg zwischen den Sehnen des M. biceps femoris und des M. semitendinosus • drücken Sie den Punkt ausschließlich am gebeugten Knie

Bein rückwärtige Mittellinie-3 (Bl-55)
auf der Mittellinie des M. gastrocnemius • 2 Finger unterhalb der Kniekehle • direkt unterhalb des festen Muskelgewebes

Bein 2. Innenlinie-6
am medialen Teil der Achillessehne • über Bein 2. Innenlinie – 5 • 4 Finger über dem Innenknöchel

Bein rückwärtige Mittellinie-2 (Bl-57)
auf der Mittellinie des M. gastrocnemius • auf ½ Weg zwischen Kniekehle und Knöchel • in einer Vertiefung unterhalb des M. gastrocnemius auf dem Muskel-Sehnen-Übergang

Bein rückwärtige Mittellinie-1
auf der Achillessehne • 4 Finger über der Ferse oder 3 Finger über dem Knöchel

Bein 2. Innenlinie-4 (Ni-7)
am medialern Teil der Achillessehne • über Bein 2. Innenlinie – 3 • 2 Finger über dem Innenknöchel

Bein 2. Innenlinie-3
am medialern Teil der Achillessehne • über Bein 2. Innenlinie – 2 • 1 Finger über dem Innenknöchel

Bein 2. Innenlinie-2
at the medial aspect of the Achilles tendon am medialern Teil der Achillessehne • über Bein 2. Innenlinie – 1 • 1 Finger über dem Innenknöchel

Bein 2. Innenlinie-1 (Ni-3)
zwischen dem Innenknöchel und der Achillessehne • auf einer Höhe mit dem Knöchel

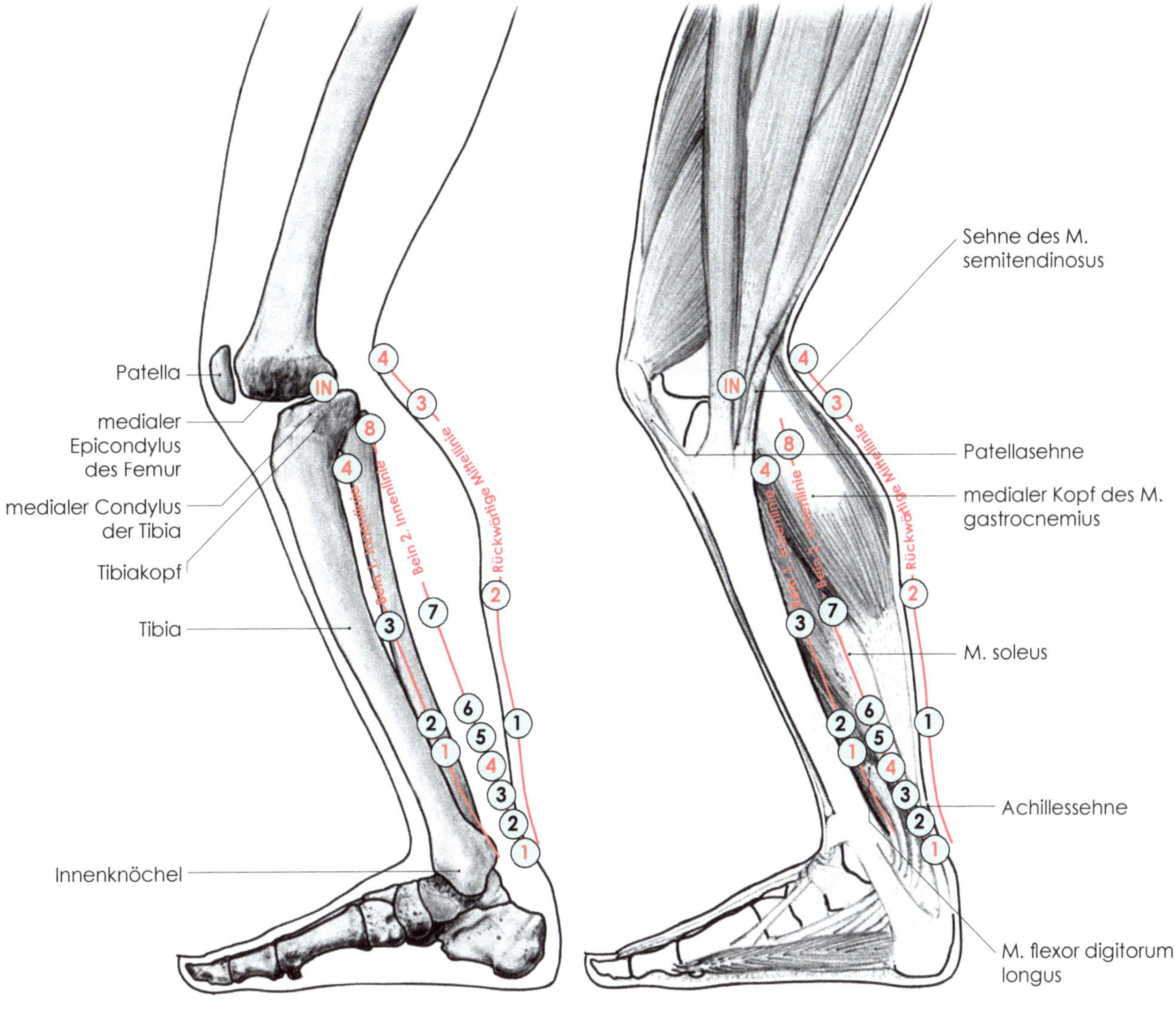
Patella
medialer Epicondylus des Femur
medialer Condylus der Tibia
Tibiakopf
Tibia
Innenknöchel
IN
Bein 1. Innenlinie
Bein 2. Innenlinie
Rückwärtige Mittellinie
Sehne des M. semitendinosus
Patellasehne
medialer Kopf des M. gastrocnemius
M. soleus
Achillessehne
M. flexor digitorum longus

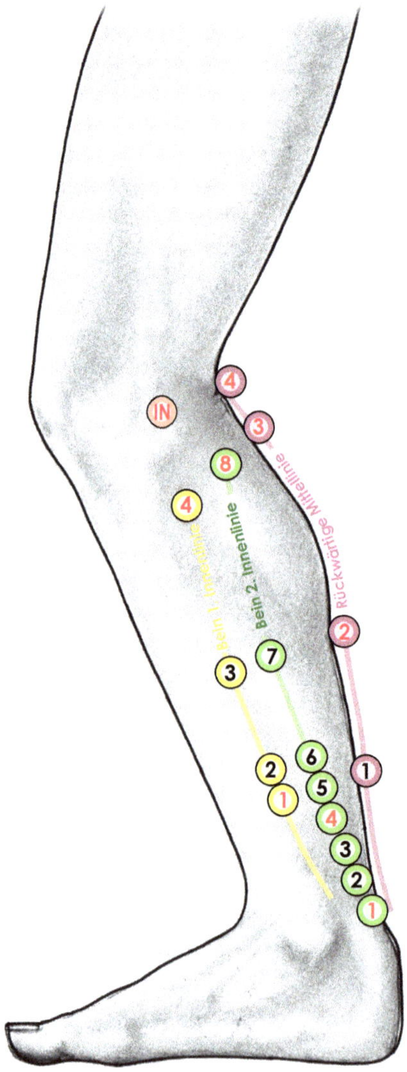
Bein 1. Innenlinie
Bein 2. Innenlinie
Rückwärtige Mittellinie
IN

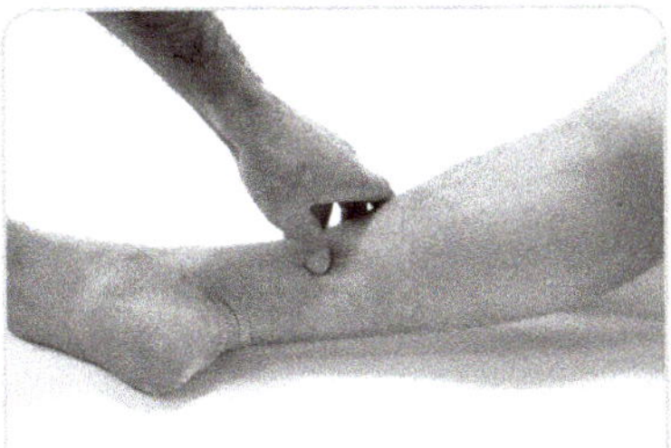
(1) 2. Innenlinie-1

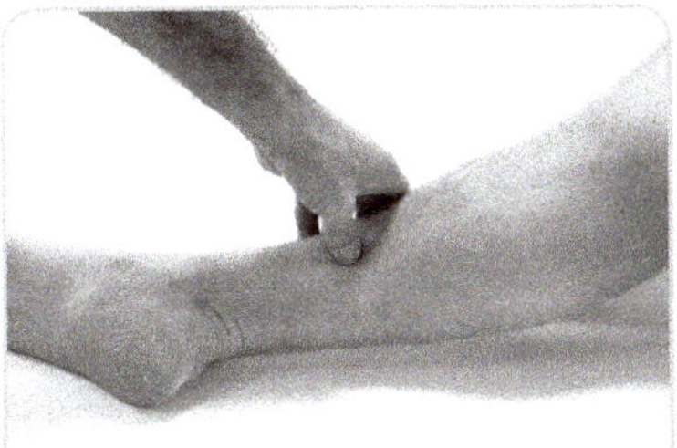
(2) 1. Innenlinie-2

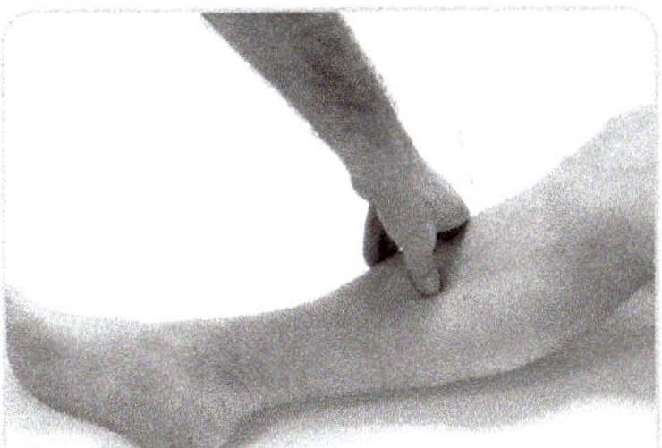
(3) 1. Innenlinie-3

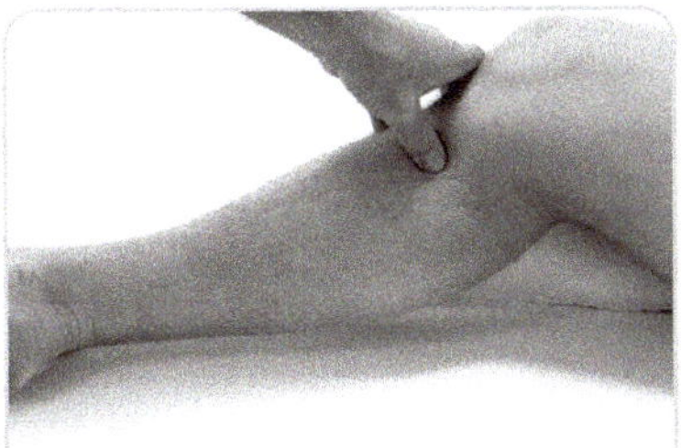
(4) 1. Innenlinie-4

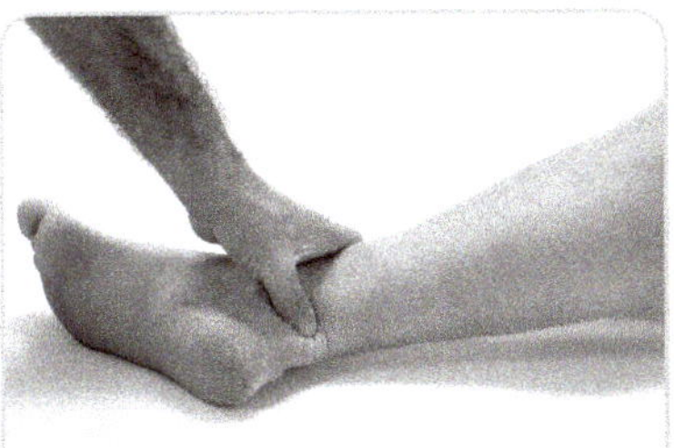
(1) 2. Innenlinie-1

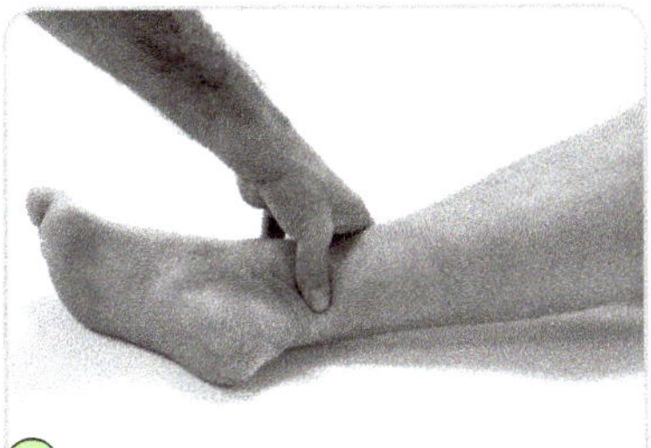
(2) 2. Innenlinie-2

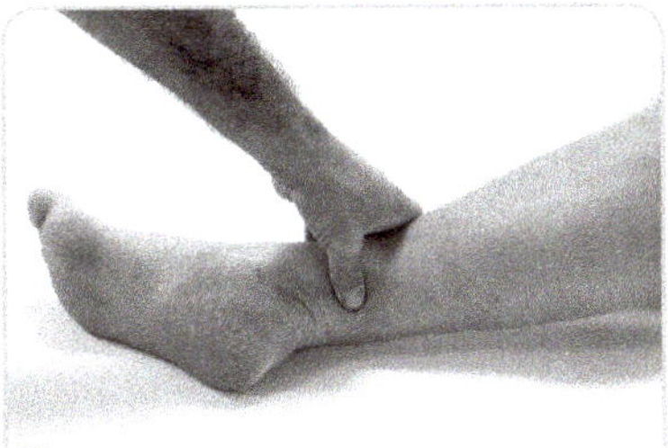
(3) 2. Innenlinie-3

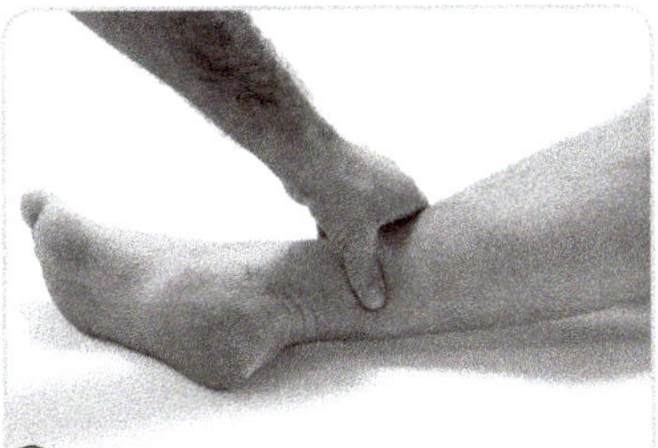
(4) 2. Innenlinie-4

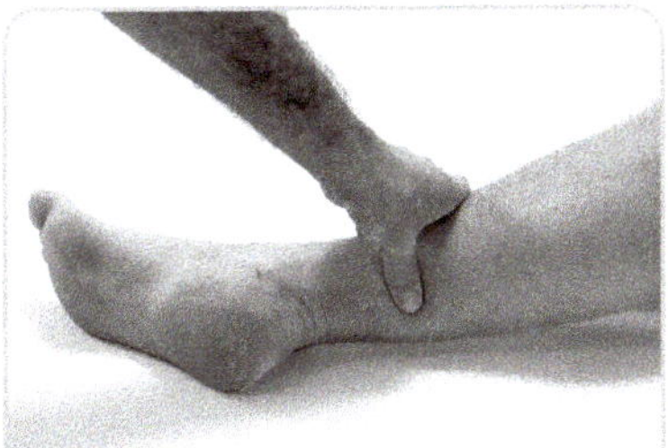
(5) 2. Innenlinie-5

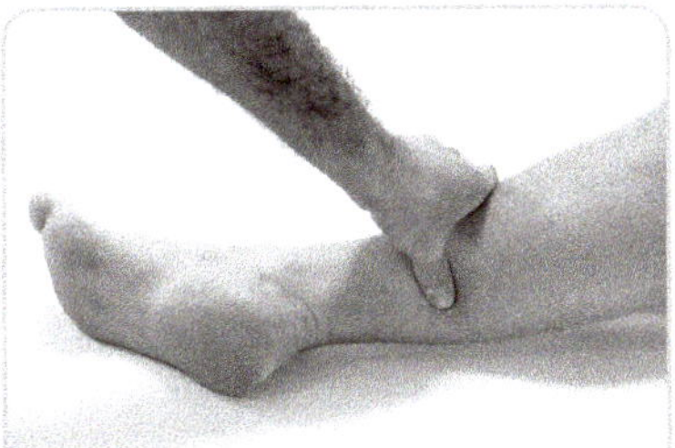
(6) 2. Innenlinie-6

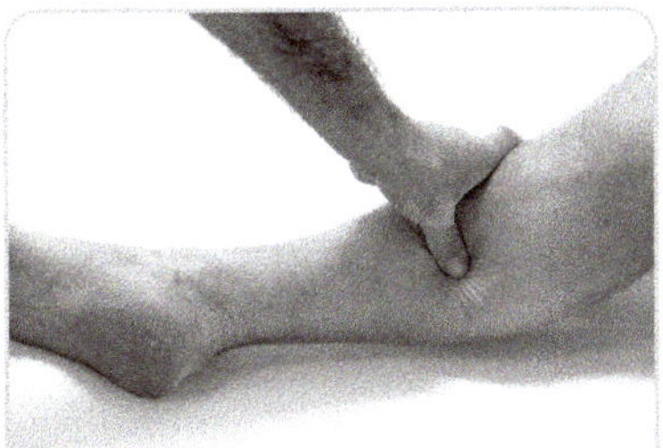
(7) 2. Innenlinie-7

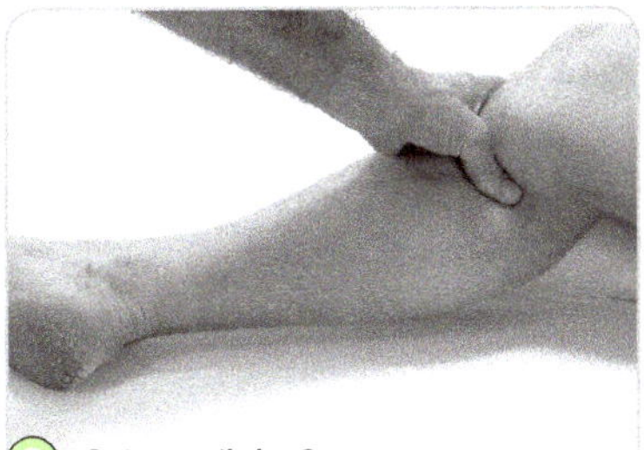
(8) 2. Innenlinie-8

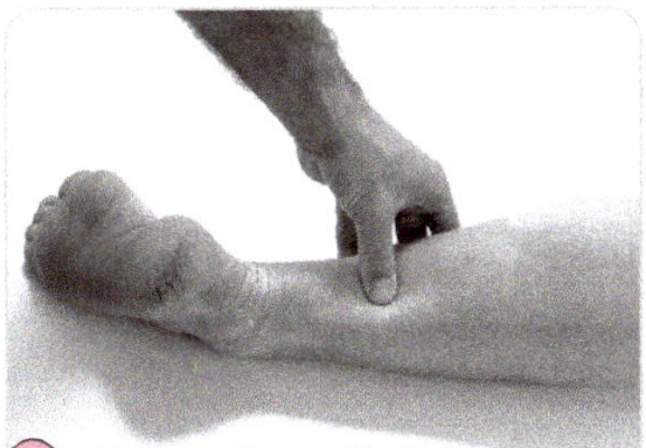
(1) Rückwärtige Mittellinie-1

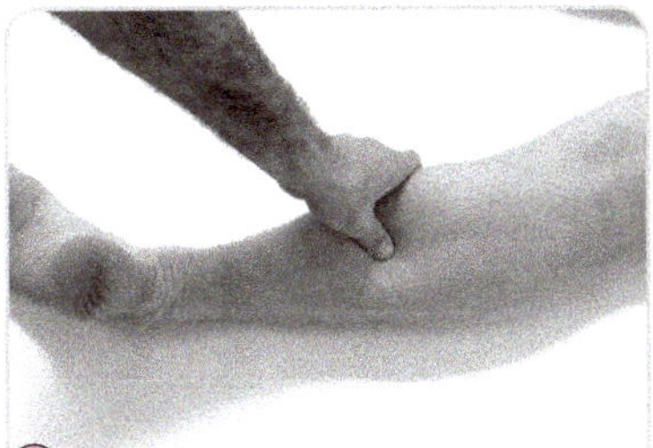
(2) Rückwärtige Mittellinie-2

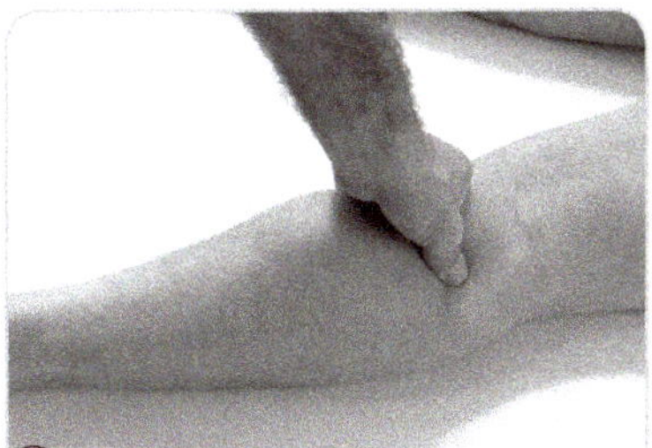
(3) Rückwärtige Mittellinie-3

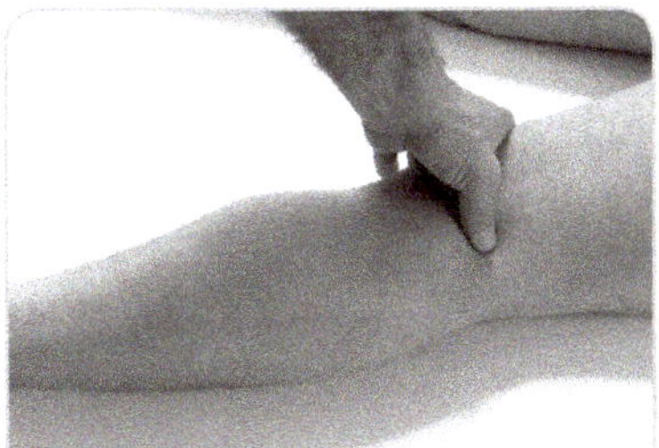
(4) Rückwärtige Mittellinie-4

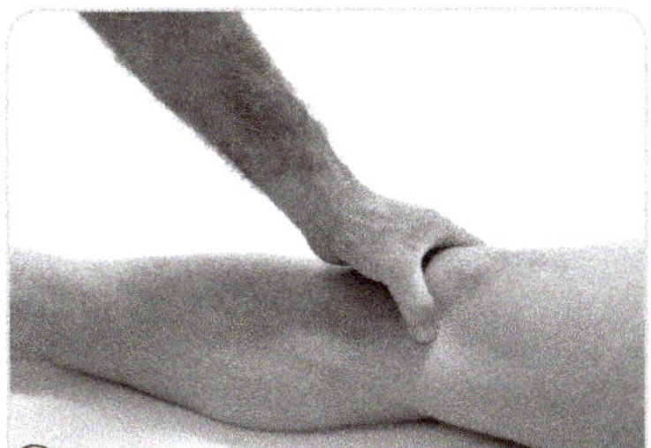
(IN) Kniegelenk-medial

Der Fuß

Akupressurpunkte **DES FUßES**

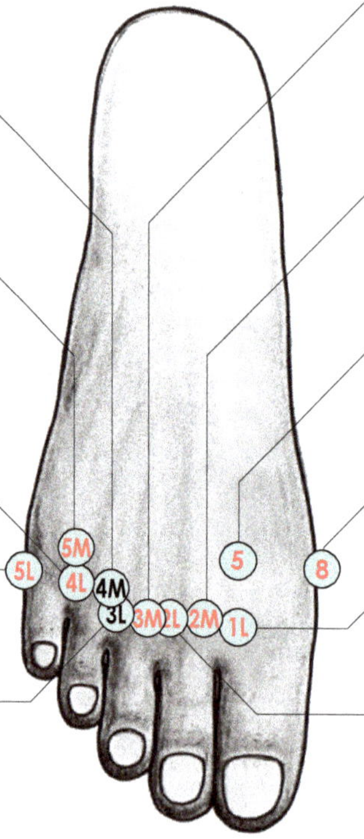

4. Zeh medial
proximal zum Seitenrand der Schwimmhaut zwischen dem 3. und 4. Zeh • in einer schmalen Vertiefung an der medialen Seite des 4. Metatarsophalangealgelenks • drücken Sie in Richtung des Gelenks

5. Zeh medial (Gb-43 Region)
0,5 Cun über Gb-43, drücken Sie in Richtung des Gelenks • proximal zum Seitenrand der Schwimmhaut zwischen dem 4. und 5. Zeh • in einer schmalen Vertiefung an der medialen Seite des 5. Metatarsophalangealgelenks • drücken Sie in Richtung des Gelenks

4. Zeh lateral (Gb-43 Region)
0,5 Cun über Gb-43, drücken Sie in Richtung des Gelenks • proximal zum Seitenrand der Schwimmhaut zwischen dem 3. und 4. Zeh • in einer schmalen Vertiefung an der lateralen Seite des 4. Metatarsophalangealgelenks • drücken Sie in Richtung des Gelenks

5. Zeh (kleiner) Zeh lateral (Bl-66)
on the outer side of the small toe, in a an der Außenseite des kleinen Zehs, in einer leichten Vertiefung anterior zum 5. Metatarsophalangealgelenk • drücken Sie in Richtung des Gelenks

3. Zeh lateral
proximal zum Seitenrand der Schwimmhaut zwischen dem 2. und 3. Zeh • in einer schmalen Vertiefung an der lateralen Seite des 3. Metatarsophalangealgelenks • drücken Sie in Richtung des Gelenks

3. Zeh-medial (Ma-44 Region)
0,5 Cun über Ma-44, drücken Sie in Richtung des Knochens • proximal zum Seitenrand der Schwimmhaut zwischen dem 2. und 3. Zeh • in einer schmalen Vertiefung an der medialen Seite des 3. Metatarsophalangealgelenks • drücken Sie in Richtung des Gelenks

2. Zeh-medial (Le-2 Region)
0,5 Cun über Le-2, drücken Sie in Richtung des Gelenks • proximal zum Seitenrand der Schwimmhaut zwischen dem großen und dem 2. Zeh • in einer schmalen Vertiefung an der medialen Seite des 2. Metatarsophalangealgelenks • drücken Sie in Richtung des Gelenks

Außenfuß-5 (Le-3)
ein empfindlicher Punkt zwischen dem 1. und dem 2. Zeh • in der Vertiefung 2 Finger über der Schwimmhaut • 2 Finger anterior zum Treffpunkt des 1. und 2. Metatarsalknochens

Innenfuß-8 (Mi-8)
proximal zum 1. Metatarsophalangealgelenk des großen Zehs • unterhalb des Metatarsalknochens

1. Zeh (großer Zeh)-lateral (Le-2 Region)
0,5 Cun über Le-2, drücken Sie in Richtung des Gelenks • proximal zum Seitenrand der Schwimmhaut zwischen dem 1. und 2. Zeh • in einer schmalen Vertiefung an der lateralen Seite des 1. Metatarsophalangealgelenks • drücken Sie in Richtung des Gelenks

2. Zeh-lateral (Ma-44 Region)
0,5 Cun über Ma-44, drücken Sie in Richtung des Gelenks • proximal zum Seitenrand der Schwimmhaut zwischen dem 2. und 3. Zeh • in einer schmalen Vertiefung an der lateralen Seite des 2. Metatarsophalangealgelenks • drücken Sie in Richtung des Gelenks

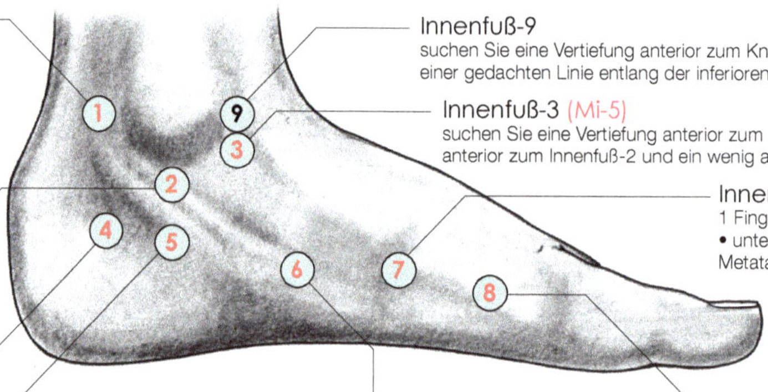

Bein 2. Innenlinie-1 (Ni-3)
zwischen dem Innenknöchel und der Achillessehne, auf einer Höhe mit dem Knöchel • bei verstauchtem Knöchel, drücken Sie in Richtung des Knöchels und bei versteifter Achillessehne, drücken Sie in Richtung der Achillessehne

Innenfuß-2 (Ni-6)
direkt unter dem Innenknöchel • suchen Sie eine schmale Vertiefung zwischen der inferioren Kante des Knöchels und des Talus

Innenfuß-9
suchen Sie eine Vertiefung anterior zum Knöchel • 1 Finger oberhalb einer gedachten Linie entlang der inferioren Grenze des Knöchels

Innenfuß-3 (Mi-5)
suchen Sie eine Vertiefung anterior zum Knöchel • 1/2 Finger anterior zum Innenfuß-2 und ein wenig aufwärts

Innenfuß-7 (Mi-4)
1 Finger anterior zu Innenfuß – 6 • unterhalb der Basis des 1. Metatarsalknochens

Innenfuß-4 (Ni-5)
1 Finger unterhalb des Knöchels, posterior zu einer gedachten Linie von der posterioren Kante des Knöchels nach unten

Innenfuß-5 (Ni-6)
1 Finger unterhalb der inferioren Kante des Knöchels • suchen Sie eine Vertiefung zwischen zwei Bändern unterhalb des Talus

Innenfuß-6 (Ni-2)
2 Finger unterhalb und 1 Finger vor dem Knöchel • in der Vertiefung unterhalb der Tuberositas des Os navicularа

Innenfuß-8 (Mi-3)
proximal zum 1. Metatarsophalangealgelenk des großen Zehs • unterhalb des Metatarsalknochens

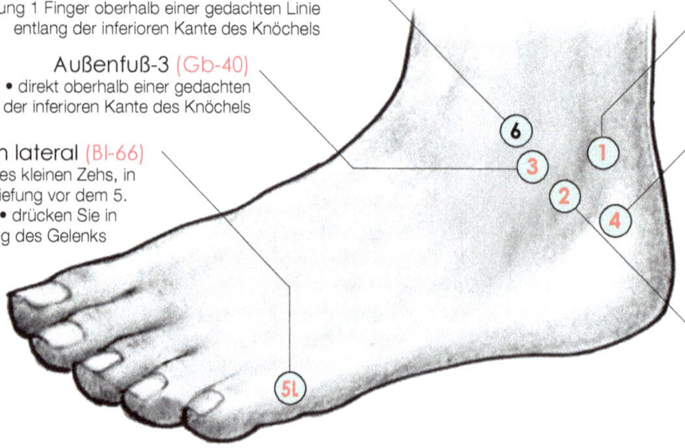

Außenfuß-6
in einer Vertiefung 1 Finger oberhalb einer gedachten Linie entlang der inferioren Kante des Knöchels

Außenfuß-3 (Gb-40)
Anterior zum Knöchel • direkt oberhalb einer gedachten Linie entlang der inferioren Kante des Knöchels

5. Zeh (kleiner) Zeh lateral (Bl-66)
an der Außenseite des kleinen Zehs, in einer leichten Vertiefung vor dem 5. Metatarsophalangealgelenk • drücken Sie in Richtung des Gelenks

2. Außenlinie Seitenlage-1 (Bl-60)
in einer Vertiefung an der posterioren Seite des Knöchels • drücken Sie in Richtung des Knöchels

Außenfuß-4 (Bl-61)
suchen sie eine leichte Vertiefung an der Ferse, auf ½ Weg von der Spitze des Knöchels zur posterioren inferioren Grenze der Ferse • 1 Finger unterhalb des Knöchels, auf einer gedachten Linie entlang der posterioren Grenze des Knöchels • drücken Sie und schieben Sie abwärts

Außenfuß-2 (Bl-62)
unterhalb der Erhebung des Knöchels • in einer schmalen Vertiefung zwischen dem Knöchel und den Sehnen des M. tibialis posterior

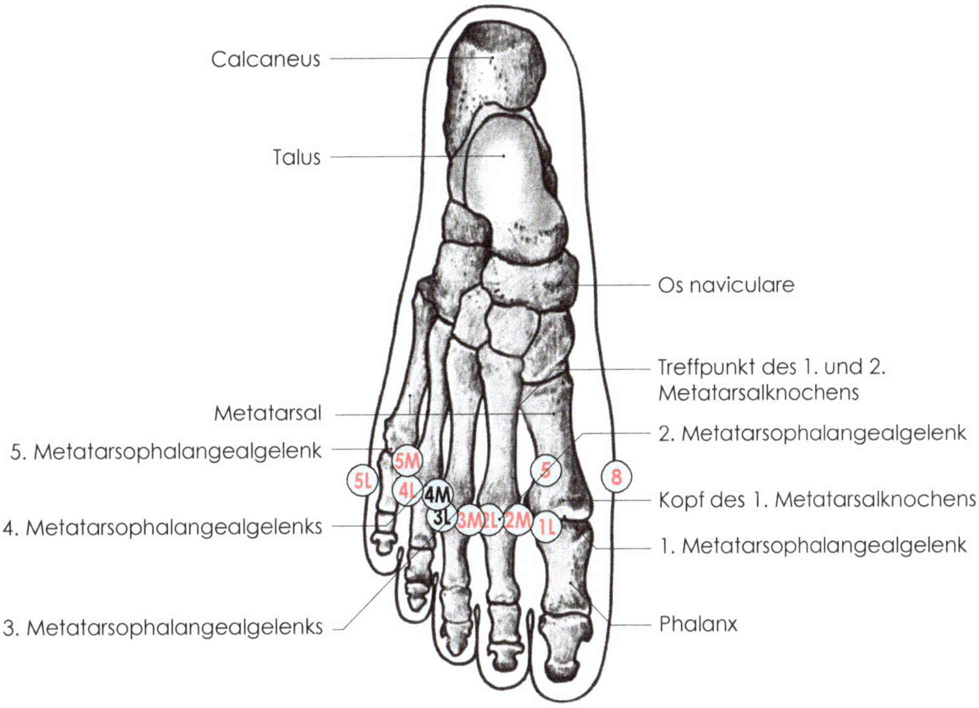
Calcaneus
Talus
Os naviculare
Treffpunkt des 1. und 2. Metatarsalknochens
Metatarsal
5. Metatarsophalangealgelenk
2. Metatarsophalangealgelenk
5M
5L
4L
4M
3L
3M
2L
2M
1L
5
8
Kopf des 1. Metatarsalknochens
4. Metatarsophalangealgelenks
1. Metatarsophalangealgelenk
3. Metatarsophalangealgelenks
Phalanx

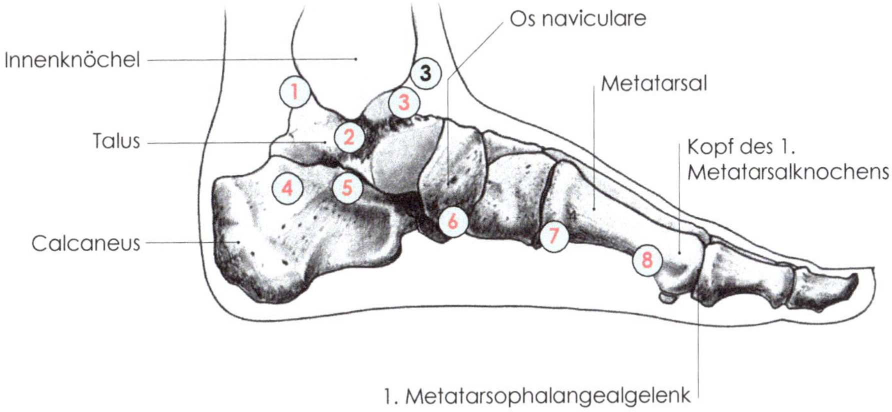
Os naviculare
Innenknöchel
Metatarsal
Talus
Kopf des 1. Metatarsalknochens
Calcaneus
1. Metatarsophalangealgelenk
1
2
3
3
4
5
6
7
8

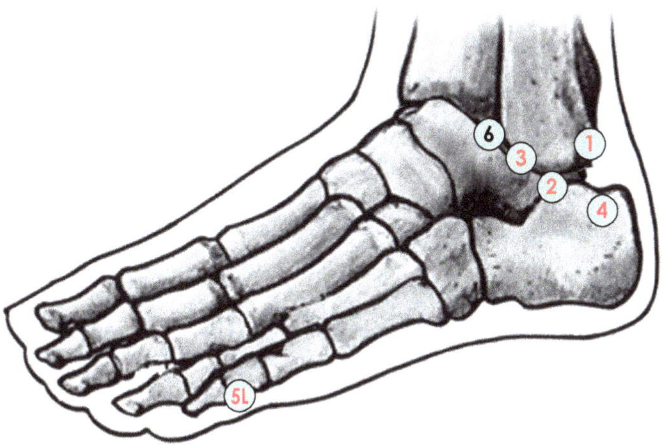
6
3
1
2
4
5L

Die blauen Punkte 6 und 9 sind Sonderpunkte, die bei der Behandlung eines verstauchten Zehs wirksam sein können. Sie sind nicht auf Fotos dargestellt.

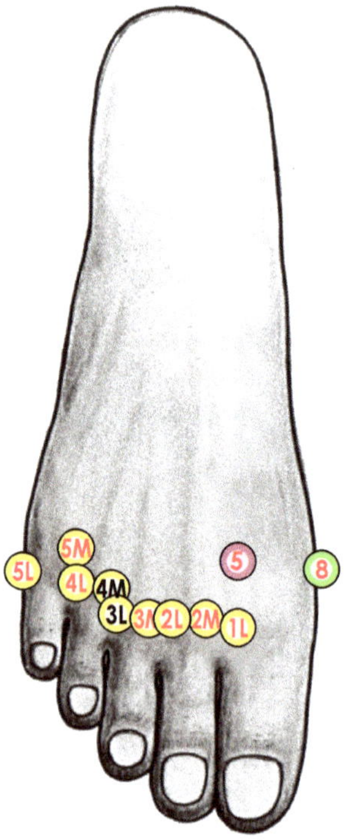

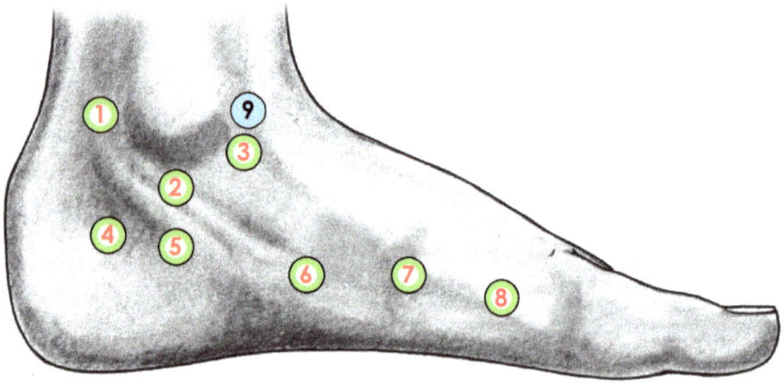

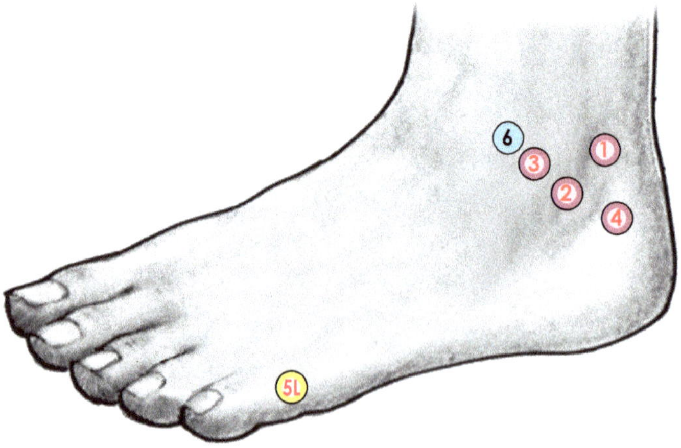

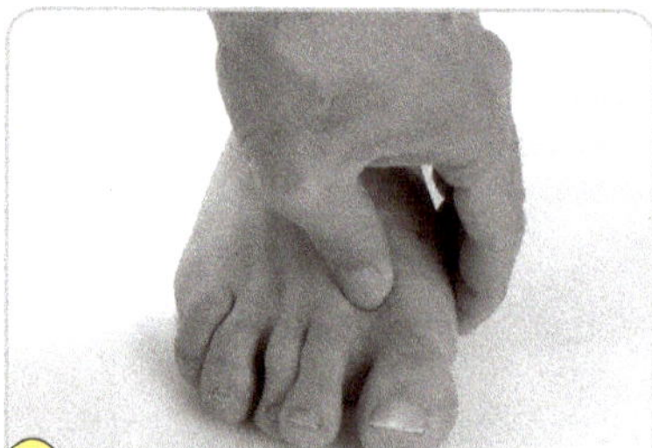
1L 1. Zeh-lateral

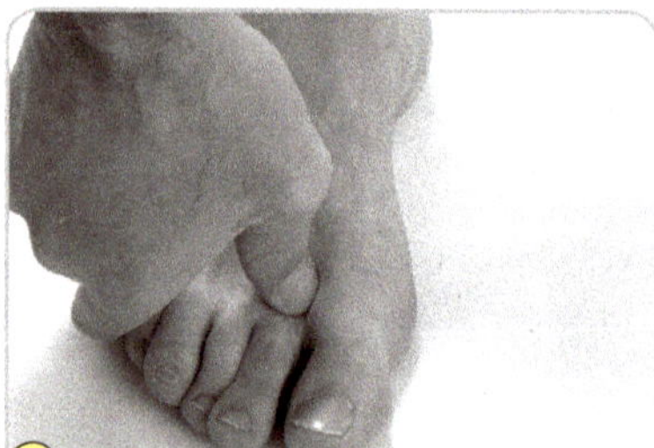
2M 2. Zeh-medial

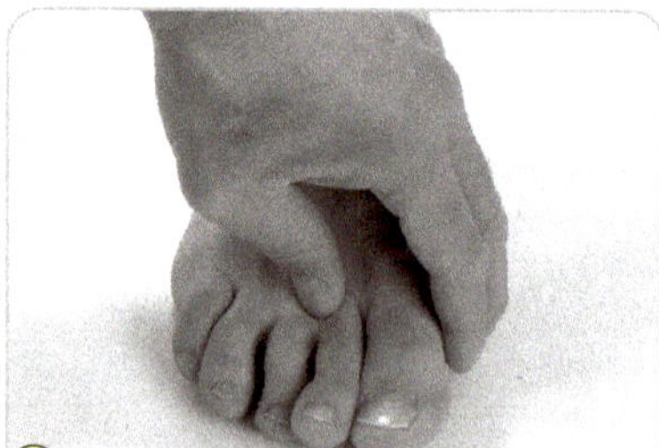
2L 2. Zeh-lateral

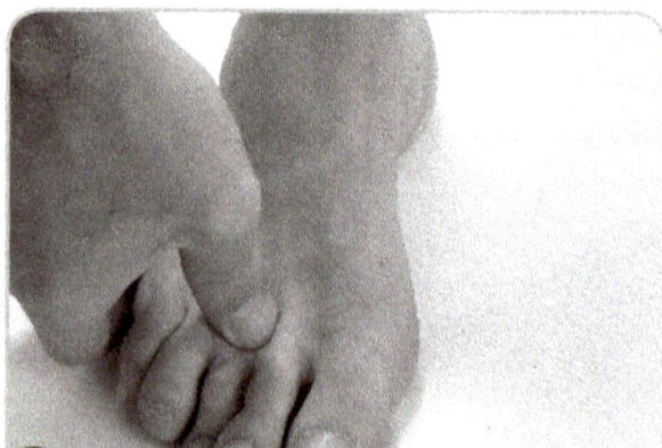
3M 3. Zeh-medial

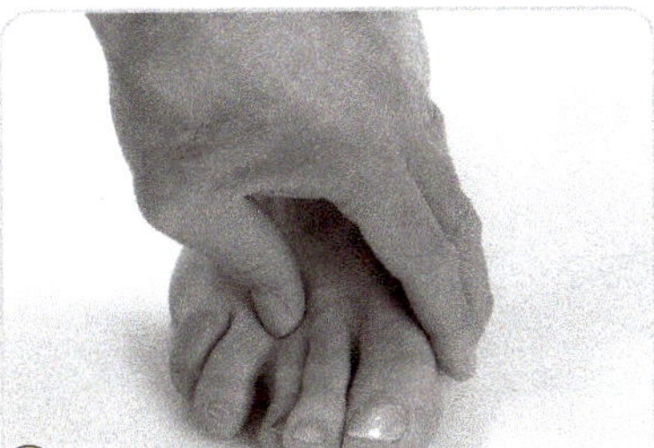
3L 3. Zeh-lateral

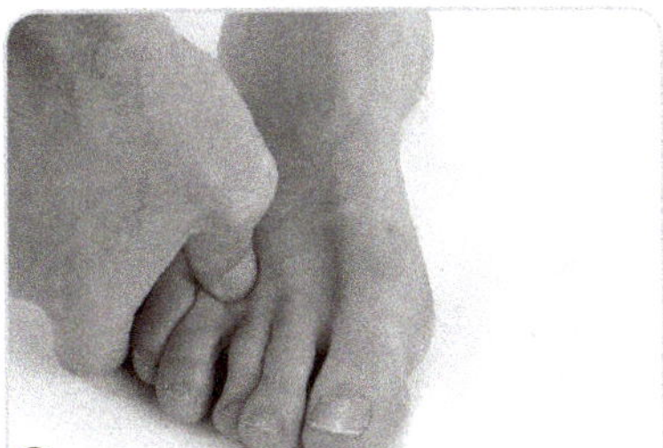
4M 4. Zeh-medial

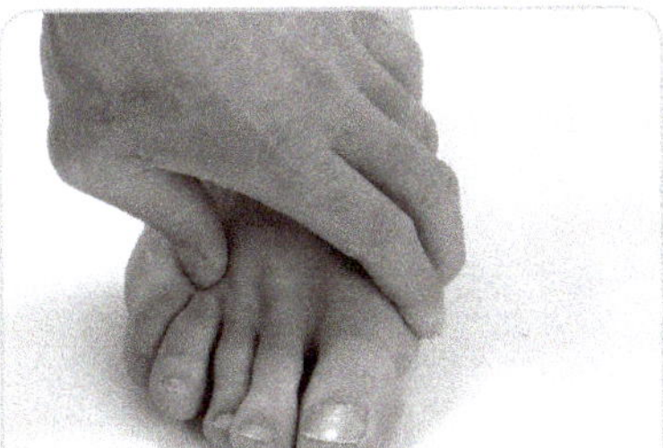
4L 4. Zeh-lateral

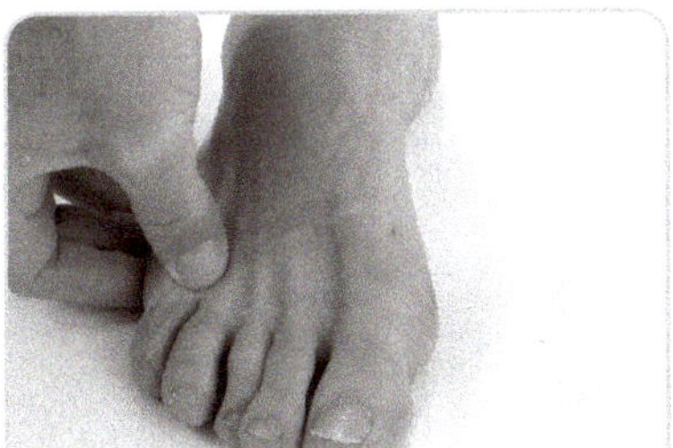
5M 5. Zeh-medial

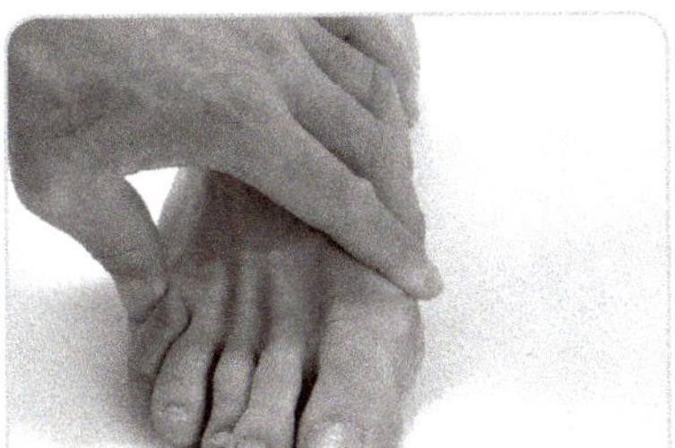
5L 5th toe-lateral

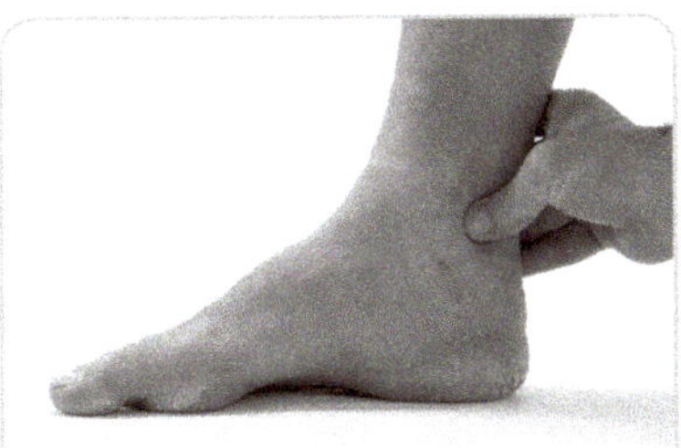
1 Bein 2. Innenlinie-1

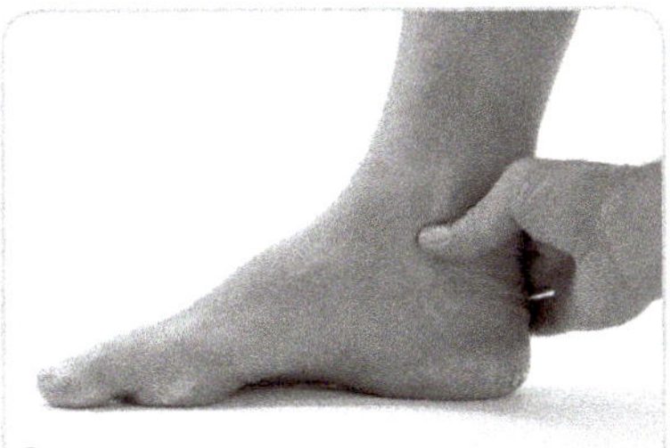
2 Innenfuß-2

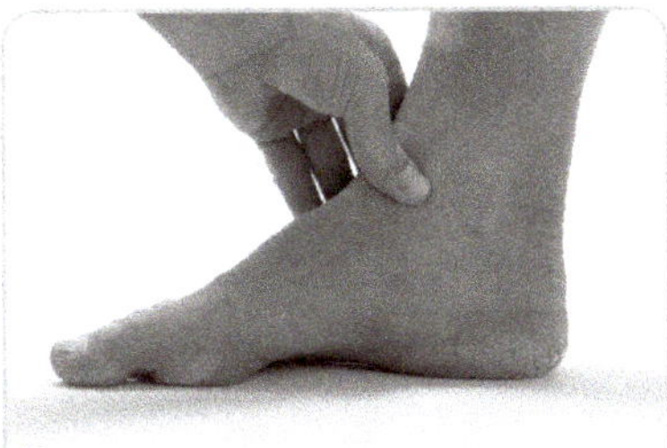
3 Innenfuß-3

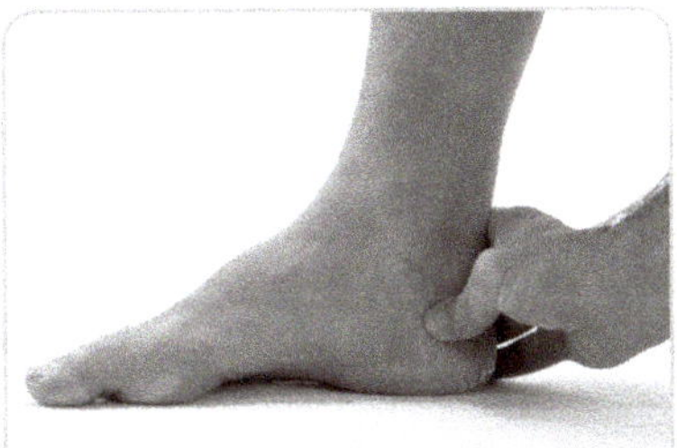
4 Innenfuß-4

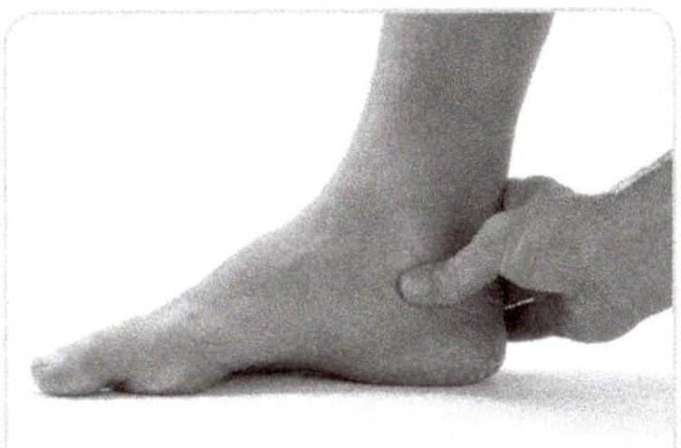
5 Innenfuß-5

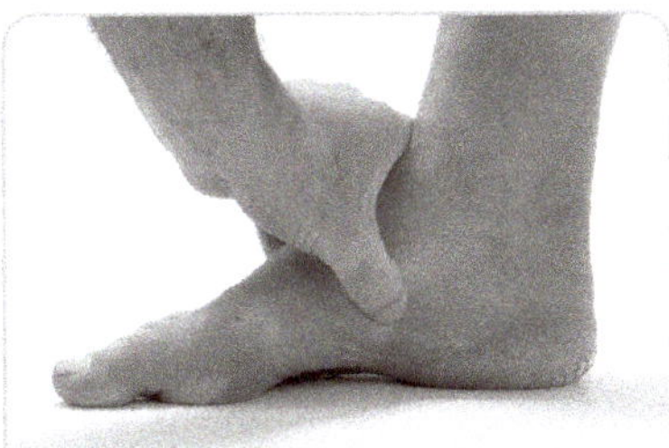
6 Innenfuß-6

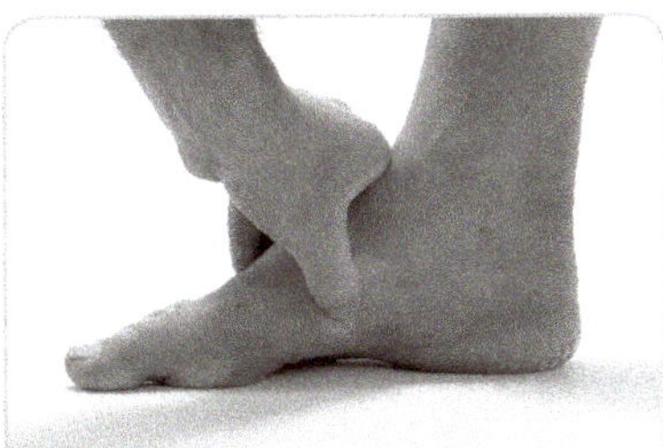
7 Innenfuß-7

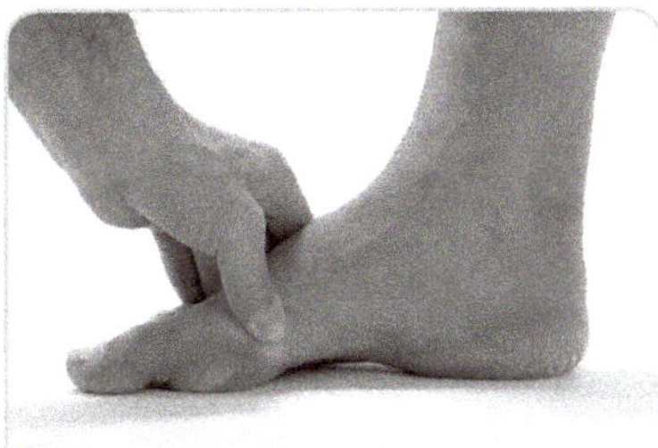
8 Innenfuß-8

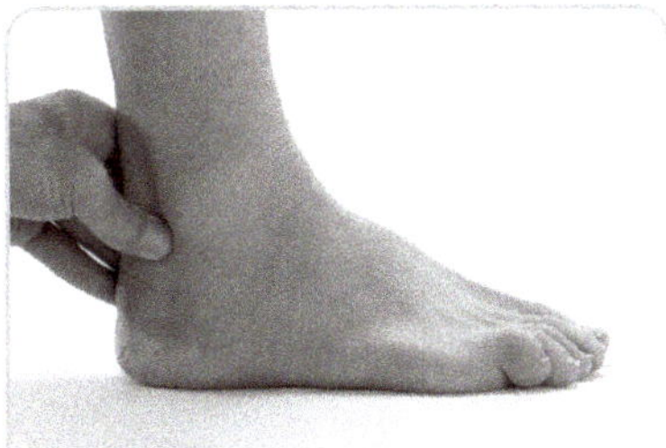
1 2. Außenlinie Seitenlage-1

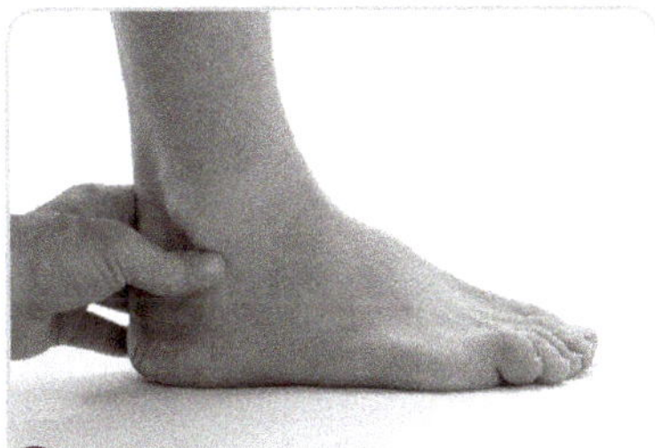
2 Außenfuß-2

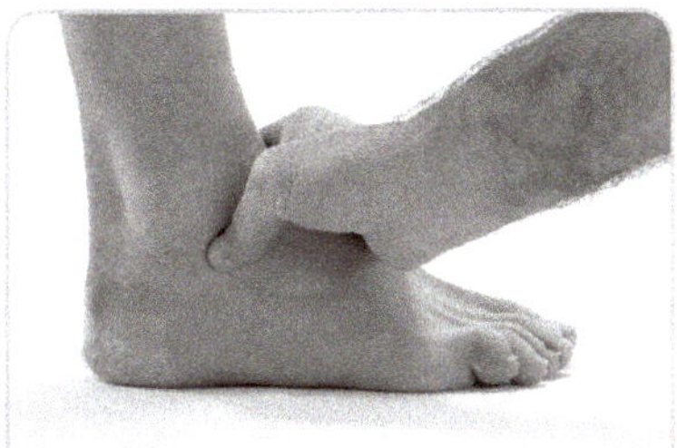
3 Außenfuß-3

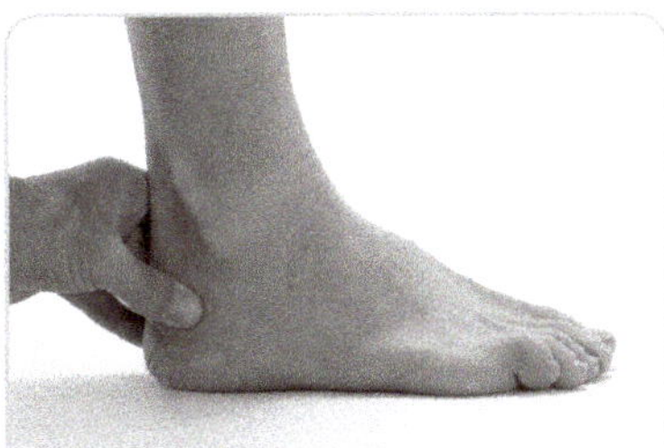
4 Außenfuß-4

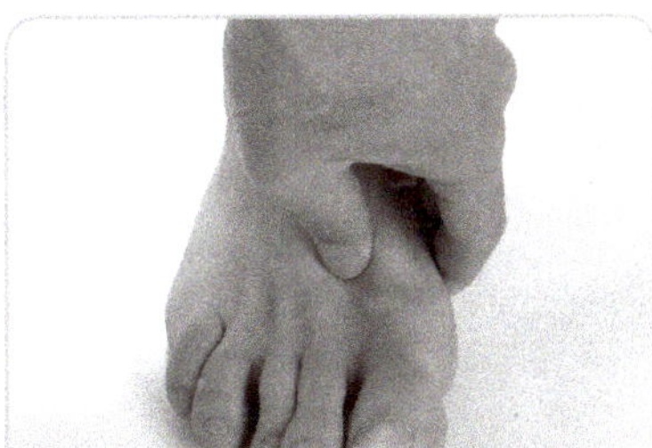
5 Außenfuß-5

www.ingramcontent.com/pod-product-compliance
Lightning Source LLC
LaVergne TN
LVHW072245300926
849160LV00017B/1597